# 现代内科疾病诊疗新进展

## （上）

许维涛等◎编著

吉林科学技术出版社

图书在版编目（CIP）数据

现代内科疾病诊疗新进展/ 许维涛等编著. -- 长春 ：
吉林科学技术出版社，2016.6
ISBN 978-7-5578-0731-3

Ⅰ．①现… Ⅱ．①许… Ⅲ．①内科—疾病—诊疗
Ⅳ．① R5

中国版本图书馆CIP数据核字(2016) 第133464 号

现代内科疾病诊疗新进展
XIANDAI NEIKE JIBING ZHENLIAO XIN JINZHAN

编　　著　许维涛等
出 版 人　李　梁
责任编辑　隋云平　端金香
封面设计　长春创意广告图文制作有限责任公司
制　　版　长春创意广告图文制作有限责任公司
开　　本　787mm×1092mm　1/16
字　　数　930千字
印　　张　309
版　　次　2016年6月第1版
印　　次　2017年6月第1版第2次印刷

出　　版　吉林科学技术出版社
发　　行　吉林科学技术出版社
地　　址　长春市人民大街4646号
邮　　编　130021
发行部电话/传真　0431-85635177　85651759　85651628
　　　　　　　　　　　　　　　85652585　85635176
储运部电话　0431-86059116
编辑部电话　0431-86037565
网　　址　www.jlstp.net
印　　刷　虎彩印艺股份有限公司

书　　号　ISBN 978-7-5578-0731-3
定　　价　150.00元
如有印装质量问题　可寄出版社调换
因本书作者较多，联系未果，如作者看到此声明，请尽快来电或来函与编辑
部联系，以便商洽相应稿酬支付事宜。
版权所有　翻印必究　举报电话：0431-86037565

# 编 委 会

**主 编**

| | |
|---|---|
| 许维涛 | 枣庄矿业集团中心医院 |
| 庞彩苓 | 潍坊市中医院 |
| 韩 晶 | 潍坊哮喘病医院 |
| 李 静 | 枣庄市峄城区人民医院 |
| 王小静 | 德州联合医院 |
| 刘延臣 | 聊城市妇幼保健院 |

**副主编**

| | |
|---|---|
| 闫振华 | 汝州市中医院 |
| 熊丽桂 | 湖北省中医院 |
| 郭亚利 | 平顶山市第一人民医院 |
| 刘 楠 | 中国人民解放军第四零一医院 |
| 刘翠翠 | 中国人民解放军第八十九医院 |

**编 委**　（按姓氏拼音字母排序）

| | | | |
|---|---|---|---|
| 陈 鹤 | 郭亚利 | 韩 晶 | 胡江东 |
| 柯 堃 | 李 朵 | 李 静 | 李彦芳 |
| 刘翠翠 | 刘 楠 | 刘延臣 | 庞彩苓 |
| 王小静 | 熊丽桂 | 许维涛 | 闫振华 |

# 前言

　　内科学是现代医学的根基，熟练掌握内科学的知识，对于初入医学大门的临床医师来说是非常重要的。随着现代科技水平的日新月异，医学的发展也是日益专业化。随着医学的快速发展，每一学科都愈来愈细分，愈来愈专业化。现阶段的医学著作往往只限于一个专科或亚专科，缺乏大内科层面较为系统的论述，而临床一线的医师，尤其是在基层医院工作的医师，每天面对的各种内科疾病患者，迫切需要了解各种常见内科疾病的新理论、新指南及新的诊疗技术。

　　现为满足基层临床医师的工作需求，我们特组织一批有丰富临床经验的内科各专业的专家、学者，以内科各系统常见疾病为纲，全面且系统的介绍了内科相关基础概念以及新理论、新技术。以便于内科医师了解和掌握内科常见疾病的最新诊疗手段，使之在日常工作中能够遵循指南，合理诊疗，给患者提供最佳的诊疗方案。全书内容贴近临床，知识系统，兼容并用、语言简练、注重更新，适合基层临床内科医师及相关专业医师参考阅读。

　　本书的编者们长期工作在繁忙的医、教、研第一线，在编写过程中付出了艰辛的劳动，再次向各位编者致以诚挚的谢意。由于本书参与编写人员较多，文笔不尽一致，繁简程度也不尽相同，加之编者水平有限，书中不足之处在所难免，唯盼诸位同道及广大读者不吝斧正，以期再版时修订完善。

# 目　　录

# 第一章　呼吸系统疾病

## 第一节　先天性肺疾病

### 一、肺发育不全

先天性肺未达到正常发育程度称肺发育不全,是先天性肺疾病中较多见的一种。

**【病理】**

胚胎后期发育发生障碍,此时已形成支气管、肺实质和血管系统,但支气管末端为结缔组织或囊肿样结构,无肺泡或虽有肺泡但存在不同程度的发育不全。肺发育不全可发生在一侧肺或一叶肺,多见于左上叶、右上叶合并中叶。常伴有先天性心脏病、膈疝、脊柱侧弯等先天性畸形。

**【诊断】**

1.临床表现　可无症状。多数患者易患呼吸道感染、咳嗽咳痰,重时伴呼吸困难。

2.X线　上叶发育不全,多呈现气囊肿样阴影,水平裂或斜裂上移。中下叶发育不全则表现为气性囊肿或心膈角处呈三角形密度增高影。必要时应行心导管检查或心血管造影。

3.鉴别诊断　此病需与中叶不张、肺囊肿、肺隔离症或支气管扩张相鉴别。

**【治疗】**

无症状者不需治疗,长期随访。有症状者行选择性肺叶或肺段切除。

### 二、肺未发生和肺未发育

胚胎肺发育障碍,导致肺、支气管、血管系统缺如,称肺未发生。肺胚芽已发生,但停滞在初级阶段,称肺未发育。两者仅在组织学上有所差异(后者可看到支气管残迹,亦无肺实质及血管系统）。

**【病因】**

胚胎发育障碍所致。

**【病理】**

双侧肺未发生或未发育多伴无脑畸形或其他畸形,产下即死亡。单侧者左右患病率大致相等,仅有一侧肺,一个主支气管,无隆突,一侧有动脉,肺泡代偿性增生,肺体积增大,但无气管分支、肺动脉分支稀少。

**【诊断】**

1.临床表现　新生儿期即有缺氧表现,气促、呼吸困难、发绀,常夭折。也有患者无症状,可正常生活,体检时偶尔发现。多数患者有反复呼吸道感染病史。体检患者胸部不对称,患侧呼吸音低。但可由于健侧肺代偿肥大疝入患侧,致双侧肺呼吸音无明显差异。可能伴有其他先天性畸形。

2.X线检查　胸片显示患侧均匀一致不透光,肋间隙缩小,气管、心脏移位。断层及支气管造影均见单一主支气管与气管州连。纤维支气管镜能发现无隆突,而血管造影则仅见一侧肺动脉。

3.鉴别诊断　需与先天性心脏病、新生儿透明肺、单侧肺不张、严重纤维胸相鉴别。

**【治疗】**

无症状者无需治疗,有感染者抗生素治疗,伴有其他先天性畸形可进行手术治疗。

# 三、透明肺

肺组织对 X 线的透过率过高,肺血管影稀疏而少即称透明肺。它不是一个独立的病名,可见于多种疾病,如阻塞性肺气肿、代偿性肺气肿、肺大疱、单侧透明肺综合征等。

**【病因】**

先天性单侧或单叶透明肺为大气管发育异常或感染所致,特发性单侧或单叶透明肺病因不明。

**【病理】**

1.先天性单叶或单侧透明肺或新生儿性单叶透明肺,约一半合并先天性心脏病。如为一叶性则左上叶最多见,其次为右中叶。病理类型有三种:

(1)肺泡数目多;

(2)肺泡发育和数目正常,仅有局部肺气肿;

(3)肺发育不全伴局部肺气肿。

2.特发性单叶或单侧透明肺,推测与婴儿期反复感染继发肺动脉发育不全有关。病理为慢性炎症。

**【诊断】**

**(一)临床表现**

1.先天性单侧透明肺　约 1/4 患者出生后即有症状,50％的患者在产后 1 个月出现症状,极少数在半岁以后发病。表现为呼吸困难进行性加重,伴咳嗽、发绀,严重时喂食困难。呼吸、心率增快。体征有胸廓不对称,病例叩诊呈过清音,呼吸音低,气管向健侧移位。

2.特发性单侧透明肺　可无症状,在体检时发现。也可有反复咳 X、发热、咯血、呼吸困难等,其进展较先天性透明肺慢。体征同先天性透明肺。

### (二)特殊检查

1.X线平片　一侧或一叶肺过度透光。病变部位容积增大,血管纹理稀少。透视下病变部位不随呼吸运动舒缩。因呼气时病变部位不能很好排空,保持膨胀状态,以致可能出现纵隔摆动。

2.心导管和血管造影　对先天性透明肺可了解异常血管和有无心脏畸形。特发性透明肺血管稀少纤细。

3.核素肺扫描　肺实质灌注减少。

4.支气管造影　特发性单侧透明肺表现出特殊型支气管扩张,病变一般在 4～6 级支气管,远端突然截断或呈枪尖状,有囊状或柱状扩张,5～6 级以下支气管及肺泡不充盈,呈干树枝样,借此可与先天性透明肺相鉴别。先天性透明肺支气管造影示受累支气管远端不完全充盈。

5.纤维支气管镜　特发性单侧透明肺显示支气管黏膜充血、水肿、增厚。

### (三)鉴别诊断

特发性单侧透明肺需与先天性单侧透明肺相鉴别。前者发病年龄多大于 20 岁,病情较轻,支气管造影表现出特殊型支气管扩张。后者发病年龄多小于半岁,病情较重。特发性单侧透明肺还需与肺动脉先天性不发育或发育不全相鉴别。后者肺动脉造影即可发现缺如的或发育不全的肺动脉。放射性核素扫描肺动脉未发育者,肺血流减少,支气管通畅,通气功能正常。而前者肺血流及通气功能均减低。

### 【治疗】

1.先天性单侧透明肺　若有严重呼吸困难及发绀,考虑为张力性肺气肿时,需紧急手术切除肺叶。术后效果良好。

2.特发性单侧透明肺　无症状者无需治疗,症状轻者给予对症治疗。症状重、反复咯血者手术切除病变部位。手术预后良好。

## 四、肺隔离症

肺隔离症是呼吸系统中较常见的先天性畸形,由于胚胎时期部分肺组织与正常肺分离造成。

### 【病因】

可能是胚胎时异常血管牵拉所致。

### 【病理】

肺隔离症依其所在部位分为叶内型和叶外型。叶内型存在于肺内,上叶少见,2/3 位于左下叶,1/3 位于右下叶,60%～70% 与支气管树相通。血供来自降主动脉、腹主动脉、肋间动脉、主动脉弓。部分为多支动脉供血,异常动脉多在肺下韧带内。静脉回流多入肺静脉。叶外型有自身独立的脏层胸膜,其中 90% 与左膈肌有关,常封闭于左下叶与膈肌之间或膈下。血供多来自腹主动脉,静脉回流多入下腔静脉,产生左右分流,可与食管或胃相通。

## 【诊断】

### (一)临床表现

无特异性。与正常支气管相通者反复发生同部位肺部感染为特点。可有发热、咳嗽、胸痛、乏力、咯血。叶外型常合并膈疝、先天性心脏病、先天性结肠重叠畸形等。

### (二)X 线表现

1.胸部平片　多表现为长椭圆形囊状或肿块状病变。囊状病变可为 1 个或多个囊腔,部分囊腔可有小液平,与支气管相通者常有感染,周围有炎性浸润。不通者囊腔边缘光滑。囊肿可随呼吸运动变形。肿块状病变可呈多种形态,边缘清楚,与良性肿瘤相似。

2.正常肺脏支气管受隔离肺压迫而移位,支气管部分充盈不全、粗细不等。造影剂很少进入囊腔。

3.异常动脉影　若异常动脉来自胸主动脉,胸片上表现为直径约 10mm 的指向后方的血管影。可借助透视观察其有无搏动而加以证实。

4.动脉造影　包括数字减影血管造影,这是确诊手段,可以直接显示异常动脉的来源、行程、数目等,对手术治疗参考意义很大。

### (三)鉴别诊断

肺隔离症需与肺囊肿、支气管扩张、肺脓肿、肺肿瘤、肺包囊虫等相鉴别。与前三种疾病不易鉴别。肺肿瘤的患者一般年龄较大,而肺包囊虫患者有接触史。

## 【治疗】

根治方法为手术切除。病变切除后恢复良好,但手术应小心细致,异常动脉弹性差,可能引起致命性大出血。若无症状可暂不手术。急性感染时用抗生素治疗。

# 五、先天性支气管囊肿

先天性支气管囊肿是较为常见的一种呼吸系统先天性畸形。由于胚胎时期,支气管肺组织局限伴发育障碍所致。

## 【病因】

胚胎发育期间,在某种因素影响下,支气管的一段或多段与肺芽分离成为盲囊,其内含黏液或空气。有人认为发育异常早的位于纵隔和肺门,发育异常较晚的位于肺内。

## 【病理】

囊肿为单个或多个,肺内者多在上肺,与支气管相通者易合并感染。5% 的患者伴有其他先天性畸形,如多囊肾、多囊肝。

【诊断】

1.临床表现　临床表现的有无及轻重,与囊肿的大小、位置和有无并发症相关。小囊肿、不与支气管相通的囊肿可无任何症状,多是做 X 线检查或尸解时偶尔发现。而大囊肿,离支气管较近的可出现压迫症状,如咳嗽、喘鸣、呼吸困难。与支气管相通的囊肿易继发感染,发热、咳嗽、脓痰、咯血。若囊肿与支气管相通部位为活瓣形,则囊内压力升高,形成张力性囊肿,引起呼吸循环障碍,出现发绀、呼吸困难,甚至危及生命。囊肿破溃入胸腔,引起自发性气胸或脓气胸。

2.X 线表现　X 线是诊断的重要手段。单个黏液囊肿呈界限清晰的圆形或椭圆形致密影。气囊肿为薄壁透亮影。直径 2～10cm,其形状及大小用 X 线动态观察,无明显变化。电视透视对单个囊肿诊断是一种有效的手段。与支气管相通的囊肿吸气时增大,呼气时缩小;不与支气管相通者则吸气时块影受压变形,呼气时复至原状;多囊性病变表现为蜂窝状阴影。囊内可有液平。

3.鉴别诊断　含液囊肿需与肺癌、结核球、错构瘤相鉴别。含气囊肿需与结核空洞和支气管扩张相鉴别。张力性囊肿需与张力性气胸相鉴别。合并感染的囊肿需与肺脓肿相鉴别。

【治疗】

明确诊断的,除无症状的单个小囊肿可由内科观察外均应手术。有症状的,与其他疾病难以鉴别的也应手术。多发性囊肿并感染的,在感染控制后,若肺功能允许,可做选择性切除。

# 六、肺动静脉瘘

肺动静脉瘘多为先天性血管畸形。末梢性肺微血管发育缺陷,肺动脉肺静脉之间无正常毛细血管网,两者直接吻合,形成异常沟通,造成右向左分流。亦称动静脉瘤、肺血管瘤、肺血管扩张、血管性错构瘤。偶见后天获得性动静脉瘘。

【病因】

先天性的如前述,获得性的可见于某些疾病(如甲状腺瘤、肺气肿等)引起的血管间异常交通。

【病理】

胚胎发育过程中,血管间隔形成障碍,肺动脉分支不经毛细血管网,直接与肺静脉分支相通。偶尔注入的血可来自支气管动脉和其他体循环动脉(胸主动脉、乳房内动脉、肋间动脉或冠状动脉)。此处血管壁较薄,逐渐扩张形成囊状。肺动静脉瘘多为单发(约 2/3),亦有多发。10％位于两侧。半数病例伴遗传性出血性毛细血管扩张症。肺动静脉瘘多位于下叶。流经此处的血液未经肺泡气体交换即进入体循环。可使动脉血氧分压降低,但动脉血二氧化碳分压不高。

【诊断】

（一）临床表现

微小的肺动静脉瘘无症状,亦无明显体征。较大者可有缺氧症状,如易感疲劳、气短,少数患者可出现咯血,血胸。合并遗传性出血性毛细血管扩张症者可有鼻出血、血尿、消化道出血、脑血管意外,体检时可见发绀、杆状指(趾),病变邻近的胸壁可闻及连续性血管杂音,以收缩期明显。

### (二)X 线表现

1.病变呈圆形或卵圆形阴影,多位于中下肺野,其密度均匀、边界光滑。直径 1～10cm,以 3～6cm 多见。其内侧可能见到与肺门相连的血管阴影。透视下肿块大小随呼吸运动有所改变。

2.少数肺动静脉瘘呈弥漫状,多在一侧肺内出现广泛血管纹理增粗、扭曲,若加断层则能看到一支或多支血管影。

3.血管造影　常用选择性右心室及肺动脉造影,可确定肺动静脉瘘部位、数目、大小、形态。此为确诊手段。

### (三)鉴别诊断

1.肺结核瘤　可能有阳性结核病史,病变多位于上叶,常有钙化,周围有卫星灶。

2.炎性假瘤　不易鉴别。部分炎性假瘤出现空洞,有的可显出支气管气相。

3.肺癌　年龄较大,病变周围有毛刺,可能引起阻塞性肺炎。

4.支气管腺瘤　多见于青年,易合并远端感染。纤维支气管镜有助于明确诊断。

5.其他　需排除先天性心脏病和肺动脉高压以及胸壁肿瘤等。

### 【治疗】

诊断明确的肺动静脉瘘,除两肺多发、广泛分布的病变无法手术外,一般应手术切除。手术切除预后良好。也可以选挥经导管栓塞治疗。

(郭亚利)

## 第二节　急性上呼吸道感染

急性上呼吸道感染是指鼻腔、咽或喉部急性炎症的概称。患者不分年龄、性别、职业和地区。全年皆可发病,冬春季节多发,可通过含有病毒的飞沫或被污染的用具传播,多数为散发性,但常在气候突变时流行。由于病毒的类型较多,人体对各种病毒感染后产生的免疫力较弱且短暂,并且无交叉免疫,同时在健康人群中有病毒携带者,故一个人一年内可有多次发病。

急性上呼吸道感染约 70%～80% 由病毒引起。主要有流感病毒(甲、乙、丙型)、副流感病毒、呼吸道合胞病毒、腺病毒、鼻病毒、埃可病毒、柯萨奇病毒、麻疹病毒、风疹病毒等。细菌感染可直接或继病毒感染之后发生,以溶血性链球菌为多见,其次为流感嗜血杆菌、肺炎链球菌和葡萄球菌等。偶见革兰阴性杆菌。其感染的主要表现为鼻炎、咽喉炎或扁桃腺炎。

当有受凉、淋雨、过度疲劳等诱发因素,使全身或呼吸道局部防御功能降低时,原已存在于上呼吸道或从外界侵入的病毒或细菌可迅速繁殖,引起本病,尤其是老幼体弱或有慢性呼吸道疾病如鼻旁窦炎、扁桃体炎、慢性阻塞性肺疾病者更易罹患。

本病不仅具有较强的传染性,而且可引起严重并发症,应积极防治。

**【诊断标准】**

根据病史、流行情况、鼻咽部发生的症状和体征,结合周围血象和胸部 X 线检查可作出临床诊断。进行细菌培养和病毒分离,或病毒血清学检查、免疫荧光法、酶联免疫吸附法、血凝抑制试验等,可能确定病因诊断。

1.临床表现　　根据病因不同,临床表现可有不同的类型。

(1)普通感冒俗称"伤风",又称急性鼻炎或上呼吸道卡他,以鼻咽部卡他症状为主要表现。成人多为鼻病毒引起,其次为副流感病毒、呼吸道合胞病毒、埃可病毒、柯萨奇病毒等。起病较急,初期有咽干、咽痒或烧灼感,发病同时或数小时后,可有喷嚏、鼻塞、流清水样鼻涕,2～3 天后变稠。可伴咽痛,有时由于耳咽管炎使听力减退,也可出现流泪、味觉迟钝、呼吸不畅、声嘶、轻微咳嗽等。一般无发热及全身症状,或仅有低热、不适、轻度畏寒和头痛。检查可见鼻腔黏膜充血、水肿、有分泌物,咽部轻度充血。如无并发症,一般 5～7 天后痊愈。

(2)流行性感冒简称"流感",是由流行性感冒病毒引起。潜伏期 1～2 日,最短数小时,最长 3 天。起病多急骤,症状变化很多,主要以全身中毒症状为主,呼吸道症状轻微或不明显。临床表现和轻重程度差异颇大。

①单纯型最为常见,先有畏寒或寒战、发热,继之全身不适,腰背发酸、四肢疼痛,头昏、头痛。部分患者可出现食欲不振、恶心、便秘等消化道症状。发热可高达 39～40℃,一般持续 2～3 天。大部分患者有轻重不同的喷嚏、鼻塞、流涕、咽痛、干咳或伴有少量黏液痰,有时有胸骨后烧灼感、紧压感或疼痛。年老体弱的患者,症状消失后体力恢复慢,常感软弱无力、多汗,咳嗽可持续 1～2 周或更长。体格检查:患者可呈重病容,衰弱无力,面部潮红,皮肤上偶有类似麻疹、猩红热、荨麻疹样皮疹,软腭上有时有点状红斑,鼻咽部充血水肿。本型中轻者,全身和呼吸道症状均不显著,病程仅 1～2 日,颇似一般感冒,单从临床表现颇难确诊。

②肺炎型本型常发生在两岁以下的小儿,或原有慢性基础疾患,如二尖瓣狭窄、肺心病、免疫力低下以及孕妇、年老体弱者。其特点是在发病后 24 小时内出现高热、烦躁、呼吸困难、咯血痰和明显发绀。全肺可有呼吸音减低、湿啰音或哮鸣音,但无肺实变体征。X 线胸片可见双肺广泛小结节性浸润,近肺门较多,肺周围较少。上述症状可进行性加重,抗菌药物无效。病程 1 周至 1 个月余,大部分患者可逐渐恢复,也可因呼吸循环衰竭在 5～10 日内死亡。

③中毒型较少见。肺部体征不明显,具有全身血管系统和神经系统损害,有时可有脑炎或脑膜炎表现。临床表现为高热不退、神志昏迷,成人常有谵妄,儿童可发生抽搐。少数患者由于血管神经系统紊乱或肾上腺出血,导致血压下降或休克。

④胃肠型主要表现为恶心、呕吐和严重腹泻,病程约 2～3 日,恢复迅速。

(3)以咽炎为主要表现的感染:

①病毒性咽炎和喉炎由鼻病毒、腺病毒、流感病毒、副流感病毒以及肠病毒、呼吸道合胞病毒等引起。临床特征为咽部发痒和灼热感,疼痛不持久,也不突出。当有吞咽疼痛时,常提示有链球菌感染,咳嗽少见。急性喉炎多为流感病毒、副流感病毒及腺病毒等引起,临床特征为声嘶、讲话困难、咳嗽时疼痛,常有发热、咽炎或咳嗽。体检可见喉部水肿、充血,局部淋巴结轻度肿大和触痛,可闻及喘鸣音。

②疱疹性咽峡炎常由柯萨奇病毒 A 引起,表现为明显咽痛、发热,病程约为 1 周。检查可

见咽充血,软腭、悬雍垂、咽及扁桃体表面有灰白色疱疹及浅表溃疡,周围有红晕。多于夏季发病,多见于儿童,偶见于成人。

③咽结膜热主要由腺病毒、柯萨奇病毒等引起。临床表现有发热、咽痛、畏光、流泪、咽及结膜明显充血。病程 4～6 天,常发生于夏季,游泳中传播。儿童多见。

④细菌性咽-扁桃体炎多由溶血性链球菌引起,次为流感嗜血杆菌、肺炎链球菌、葡萄球菌等引起。起病急,明显咽痛、畏寒、发热、体温可达 39℃ 以上。检查可见咽部明显充血,扁桃体肿大、充血,表面有黄色点状渗出物,颌下淋巴结肿大、压痛,肺部无异常体征。

2.实验室检查

(1)血常规:病毒性感染,白细胞计数多为正常或偏低,淋巴细胞比例升高。细菌感染者白细胞计数和中性粒细胞增多以及核左移。

(2)病毒和病毒抗原的测定:视需要可用免疫荧光法、酶联免疫吸附法、血清学诊断和病毒分离鉴定,以判断病毒的类型,区别病毒和细菌感染。细菌培养可判断细菌类型和进行药物敏感试验。

(3)血清 PCT 测定:有条件的单位可检测血清 PCT,有助于鉴别病毒性和细菌性感染。

【治疗原则】

上呼吸道病毒感染目前尚无特殊抗病毒药物,通常以对症处理、休息、忌烟、多饮水、保持室内空气流通、防治继发细菌感染为主。

1.对症治疗　可选用含有解热镇痛、减少鼻咽充血和分泌物、镇咳的抗感冒复合剂或中成药,如对乙酰氨基酚、双酚伪麻片、美扑伪麻片、银翘解毒片等。儿童忌用阿司匹林或含阿司匹林药物以及其他水杨酸制剂,因为,此类药物与流感的肝脏和神经系统并发症(Reye 综合征)相关,偶可致死。

2.支持治疗　休息、多饮水、注意营养,饮食要易于消化,特别在儿童和老年患者更应重视。密切观察和监测并发症,抗菌药物仅在明确或有充分证据提示继发细菌感染时有应用指征。

3.抗流感病毒药物治疗　现有抗流感病毒药物有两类:即离子通道 $M_2$ 阻滞剂和神经氨酸酶抑制剂。其中 $M_2$ 阻滞剂只对甲型流感病毒有效,治疗患者中约有 30% 可分离到耐药毒株,而神经氨酸酶抑制剂对甲、乙型流感病毒均有很好作用,耐药发生率低。

(1)离子通道 $M_2$ 阻滞剂金刚烷胺和金刚乙胺。

①用法和剂量:见表 1-1。

表 1-1　金刚烷胺和金刚乙胺用法和剂量

| 药名 | 1～9 岁 | 10～12 岁 | 13～16 | ≥65 |
|---|---|---|---|---|
| 金刚烷胺 | 5mg/(kg・d)<br>最高 150mg/d),分 2 次 | 100kg,每天 2 次 | 100kg,每天 2 次 | ≤100kg/d |
| 金刚乙胺 | 不推荐使用 | 不推荐使用 | 100kg,每天 2 次 | 100mg 或 200kg/d |

②不良反应:金刚烷胺和金刚乙胺可引起中枢神经系统和胃肠副反应。中枢神经系统副

作用有神经质、焦虑、注意力不集中和轻微头痛等,其中金刚烷胺较金刚乙胺的发生率高。胃肠道反应主要表现为恶心和呕吐,这些副作用一般较轻,停药后大多可迅速消失。

③肾功能不全患者的剂量调整:金刚烷胺的剂量在肌酐清除率≤50ml/min 时酌情减少,并密切观察其副反应,必要时可停药,血透对金刚烷胺清除的影响不大。肌酐清除率<10ml/min 时,金刚乙胺推荐减为 100mg/d。

(2)神经氨酸酶抑制剂

目前有 2 个品种,即奥司他韦和扎那米韦。我国目前只有奥司他韦被批准临床使用。

①用法和剂量:奥司他韦:成人 75mg,每天 2 次,连服 5 天,应在症状出现 2 天内开始用药。儿童用法见表 1-2,1 岁以内不推荐使用。扎那米韦:6 岁以上儿童及成人剂量均为每次吸入 10mg,每天 2 次,连用 5 天,应在症状出现 2 天内开始用药。6 岁以下儿童不推荐作用。

**表 1-2 儿童奥司他韦用量(mg)**

| 药名 | 体重(kg)≤15 | 体重(kg)16~23 | 体重(kg)24~40 | 体重(kg)>40 |
|---|---|---|---|---|
| 奥司他韦 | 30 | 45 | 60 | 75 |

②不良反应:奥司他韦不良反应少,一般为恶心、呕吐等消化道症状,也有腹痛、头痛、头晕、失眠、咳嗽、乏力等不良反应的报道。扎那米韦吸入后最常见的不良反应有头痛、恶心、咽部不适、眩晕、鼻衄等。个别哮喘和慢性阻塞性肺疾病患者使用后可出现支气管痉挛和肺功能恶化。

③肾功能不全的患者无需调整扎那米韦的吸入剂量。对肌酐清除率<30ml/min 的患者,奥司他韦减量至 75mg,每天 1 次。

4.抗菌药物治疗 通常不需要抗菌药物治疗。如有细菌感染,可根据病原菌选用敏感的抗菌药物。经验用药,常选青霉素、第一代和第二代头孢菌素、大环内酯类或氟喹诺酮类。

(郭亚利)

# 第三节 急性气管-支气管炎

急性气管-支气管炎是病毒或细菌感染、物理、化学性刺激或过敏因素等对气管-支气管黏膜所造成的急性炎症。该病大多数由病毒感染所致,其中成人多为流感病毒和腺病毒引起,儿童则以呼吸道合胞病毒或副流感病毒多见。此外,还有柯萨奇病毒、鼻病毒、冠状病毒等。肺炎支原体、肺炎衣原体亦是本病的常见病原体。细菌感染在本病占有重要地位,但有资料显示,细菌感染在本病所占比例不超过 10%,常见的致病菌有肺炎链球菌、流感嗜血杆菌、金黄色葡萄球菌、卡他莫拉菌以及百日咳杆菌等。百日咳杆菌感染以往认为主要在儿童发病,但近年来在年轻人感染有所上升。虽然细菌感染作为致病因子在本病所占比例不高,但值得重视的是,该病常在病毒感染的基础上合并细菌或支原体、衣原体感染,病毒感染抑制肺泡巨噬细胞的吞噬能力以及纤毛上皮细胞的活力,造成呼吸道免疫功能低下,使细菌、支原体和衣原体等病原菌有入侵的机会。非生物性病因中,有粉尘、刺激性气体(包括二氧化氮、二氧化硫、氨气、氯气等)、环境刺激物(包括二氧化碳、烟雾、臭氧)等。

一些常见的过敏原包括花粉、有机粉尘、真菌孢子等的吸入,可引起气管-支气管的过敏性炎症。

其病理改变主要为气管、支气管黏膜充血、水肿、黏液腺体肥大、分泌物增加,纤毛上皮细胞损伤脱落,黏膜及黏膜下层炎症细胞浸润,以淋巴细胞和中性粒细胞为主。急性炎症消退后,气管、支气管黏膜结构可完全恢复正常。

该病为常见的呼吸道疾病,以咳嗽症状为主,在健康成人通常持续 1~3 周。常继发于病毒性或细菌性上呼吸道感染。以冬季或气候突变时节多发,有自限性。

**【诊断标准】**

1.临床表现　起病往往先有上呼吸道感染的症状,如鼻塞、流涕、咽痛、声音嘶哑。全身症状有发热、轻度畏寒、头痛、全身酸痛等,全身症状一般 3~5 天可消退。开始一般为刺激性干咳,随着卡他症状的减轻,咳嗽逐渐明显并成为突出症状,受凉、吸入冷空气、晨起、睡觉体位改变或体力活动后咳嗽加重。咳嗽症状一般持续 1~3 周,吸烟者可更长。如为百日咳杆菌感染,咳嗽症状常超过 3 周以上,通常可达 4~6 周。超过半数可伴有咯痰,开始时常为黏液痰,部分患者随着病程发展可转为脓性痰。相当一部分患者由于气道高反应性发生支气管痉挛时,可表现为气急、喘鸣、胸闷等症状。

该病体征不多,主要有呼吸音增粗、干性啰音、湿性啰音等,支气管痉挛时可闻及哮鸣音,部分患者亦可无明显体征。

2.辅助检查

(1)血常规病毒感染时,血白细胞计数可降低,当有细菌感染时,血白细胞总数及中性粒细胞比例增高。

(2)X 线胸片一般无异常或仅有肺纹理增粗。

3.注意事项

(1)根据以上临床表现往往可得到明确的临床诊断,进行相关的实验室检查则可进一步作出病原学诊断。须注意与肺炎、肺结核、支气管扩张症、肺脓肿、肺癌等鉴别,以上疾病常以咳嗽、咯痰为主要症状,但胸部 X 线检查可发现各自特征性的影像学改变。

(2)肺功能检查可发现相当一部分患者气道反应性增高,但通常为一过性。由于本病部分患者气道反应性增高,少数患者可闻及干性啰音,应注意与支气管哮喘相鉴别。

(3)流行性感冒的症状与本病相似,但流行性感冒以发热、头痛、全身酸痛等全身症状为主,而本病以咳嗽等呼吸道症状为主要表现。

(4)该病很少超过 3 周,如咳嗽超过 3 周称为"亚急性咳嗽",超过 8 周称为"慢性咳嗽",应注意是否由于后鼻漏、哮喘、吸入性肺炎、胃食管反流等疾病所致。

**【治疗原则】**

1.平时注重锻炼身体,增强体质,防治感冒,是预防本病的有效措施。亦应注意避免粉尘、刺激性气体、环境刺激物等有害刺激物的刺激以及花粉等过敏原的吸入。

2.注意适当休息,发热、头痛及全身酸痛等全身症状明显时可加用对乙酰氨基酚等解热镇痛药治疗。

3.止咳、化痰等对症治疗是本病的主要措施,常用的止咳药有枸橼酸喷托维林,成人25mg/次,每日 3～4 次。右美沙芬,成人 15～30mg/次,每日 3～4 次。祛痰剂主要有氨溴索,成人 30mg/次,每日 3 次。

4.由于有部分患者气道反应性增高,导致支气管痉挛,临床上出现喘息症状,此时可应用 β-受体激动剂,如沙丁胺醇气雾剂吸入,成人 0.1～0.2mg/次,每日 3～4 次。或应用氨茶碱等药物解痉平喘,成人 0.1～0.2g/次,每日 3 次。或抗胆碱能药物如异丙托溴铵气雾剂,成人 0.5mg/次,每日 2～3 次,根据病情可用药 1～2 周。

5.本病不宜常规使用抗菌药物,特别是对病因未明者不应盲目使用抗菌药物。目前认为使用抗菌药物并不能缩短病程或减轻病情,应注意滥用抗菌药物可导致耐药菌的产生以及二重感染等严重后果。

6.如有细菌感染的依据或合并有严重基础疾病的患者,注意合理使用抗菌药物,常用的抗菌药物为 β-内酰胺类、喹诺酮类,亦可根据痰细菌培养药敏结果选择抗菌药物。如为肺炎支原体或肺炎衣原体感染时,首选大环内酯类或氟喹诺酮类抗菌药物。

(郭亚利)

## 第四节　慢性阻塞性肺疾病

慢性阻塞性肺疾病(COPD)是一种具有气流受限为特征的可以预防和治疗的疾病。这种气流受限常呈进行性发展,并伴有肺部对有害尘粒或气体(吸烟)呈异常的炎症反应。尽管COPD影响肺,但同时对全身会产生影响,伴有显著的肺外效应,肺外效应与患者疾病的严重性相关。重视对 COPD 病因的干预可以预防 COPD 的发生,早期发现 COPD 和去除病因(如戒烟),可以预防 COPD 的进展。目前的治疗方法可以改善 COPD 的症状,也有一些研究的结果显示可以改善 COPD 的长期预后。

近年来,全球感染性疾病和心脑血管疾病的发病率呈现显著下降,而慢性阻塞性肺疾病发病率与病死率反而呈上升趋势。COPD 是全球的第四位死亡原因,预计到 2020 年将达到疾病负担第五位,并成为第三大死亡原因,国内外对 COPD 的研究及临床诊治日益重视。2001 年世界卫生组织制定了关于 COPD 的全球防治创议(简称 GOLD),我国也于 2002 年制定了《慢性阻塞性肺疾病诊治规范》,2007 年我国又修订了慢性阻塞性肺疾病诊治指南,2009 年国际上更新了慢性阻塞性肺病全球创议(GOLD)修订版,于 2010 年 6 月英国国家卫生与临床优化研究所(NICE)更新英国慢性阻塞性肺疾病临床指南。

COPD 与慢性支气管炎和肺气肿关系密切。慢性支气管炎患者每年咳嗽、咳痰 3 个月以上,并连续 2 年,并能排除心、肺其他疾患而反复发作而能确诊。肺气肿是一种病理改变,指的是肺部终末细支气管远端气腔出现持久的扩张,包括呼吸性细支气管、肺泡管、肺泡囊和肺泡气腔增大,并伴有腔壁破坏性改变,而无明显的肺纤维化。COPD 患者咳嗽、咳痰常先于气流受限许多年出现;但不是所有的咳嗽、咳痰症状的患者均会发展为 COPD。当慢性支气管炎、肺气肿患者出现不能完全可逆的气流受限时,则能诊断为 OOPD。如患者无气流受限,则不能诊断为 COPD,只能诊断为"慢性支气管炎"或者"肺气肿"。部分患者仅有不可逆气流受限改变而无慢性咳嗽、咳痰症状,根据肺功能的检测同样可以诊断为 COPD。

虽然哮喘与 COPD 都是慢性气道的炎症性疾病,但两者的发病机制不同,临床表现、治疗方法及其预后均不同。哮喘患者的气流受限具有显著的可逆性,是其鉴别于 COPD 的一个关键特征;但是,部分哮喘患者随着病程延长,可出现较明显的气道重塑和结构改变,导致气流受限,临床很难与 COPD 相鉴别。COPD 和哮喘常常可以发生于同一位患者。

病因明确或具有特异病理表现的气流受限性疾病,如支气管扩张症、肺结核纤维化病变、肺囊性纤维化、弥漫性泛细支气管炎以及闭塞性细支气管炎等,均不属于 COPD 范畴。

【临床表现】

1.症状　起病隐匿,慢性咳嗽咳痰为早期症状,冬季较重;病情严重者,咳嗽咳痰终年存在。通常咳少量黏液痰,部分患者在清晨较多;合并感染时痰量增多,呈脓性痰。早期无气短或呼吸困难,或者仅于劳力时出现,以后逐渐加重,严重者走平路甚至休息说话也感气短。部分患者尤其是重度患者有喘息,胸部紧闷感通常于劳力后发生。在疾病的进展过程中,可能会发生食欲减退、体重下降、肌肉萎缩和功能障碍、精神抑郁和焦虑等。

2.体征　COPD 早期可以没有体征。随着疾病进展,可以出现胸廓形态异常,如胸部过度膨胀、前后径增加,肋间隙饱满,严重者如桶状胸;呼吸浅快、缩唇呼吸、下肢水肿、肝脏增大。心相对浊音界缩小或消失,肝上界下移,肺部叩诊可呈过度清音。两肺呼吸音语音减低,呼气时相延长,有时可闻干性啰音或者湿性啰音,心音遥远,剑突部心音较清晰响亮。

3.并发症

(1)慢性呼吸衰竭:常发生在 COPD 急性加重期或重度患者,症状明显加重,出现低氧血症和(或)高碳酸血症,可具有缺氧和二氧化碳潴留的临床表现。

(2)自发性气胸:如有突然加重的呼吸困难,并伴有明显的发绀或者胸痛,患侧肺部叩诊为鼓音,听诊呼吸音减弱或消失,应考虑并发自发性气胸,通过 X 线检查可以确诊。

(3)慢性肺源性心脏病:由于 COPD 肺病变引起肺血管床减少及缺氧致肺动脉痉挛、血管重塑,导致肺动脉高压、右心室肥厚扩大,最终发生右心功能不全。

(4)胃溃疡。

(5)睡眠呼吸障碍。

(6)继发性红细胞增多症。

4.实验室检查

(1)肺功能检查:肺功能目前仍然是判断气流受限的客观指标,对 COPD 的诊断、严重程度分级、预测疾病进展、预后及疗效等均有重要作用。气流受限通常是以 $FEV_1$ 和 $FEV_1$/FVC 来确定。吸入支气管扩张剂后 $FEV_1$/FVC$<70\%$者,可确定为气流受限,即可诊断 COPD。$FEV_1$/FVC 很敏感,轻度气流受限也可检出。实际 $FEV_1$ 占预计值的百分比是气流受限分级指标,变异性小。COPD 气流受限使肺总量(TLC)、功能残气量(FRC)和残气容积(RV)增高,肺活量(VC)减低。COPD 者弥散功能也受损。

2009 年版阻塞性肺病全球创议同时指出,随着年龄的变化,肺容量会有所改变。老年人存在轻微的 COPD 以及肺容量的下降都是正常的。而采用固定比率($FEV_1$/FVC)作为肺功能参考值,会导致对老年人的过度诊断;对于年龄$<45$岁的个体,这一固定比率可能会导致诊

断不足。

（2）影像学检查：

1）胸部 X 线摄片：COPD 早期 X 线胸片可无明显变化，后期可出现肺纹理增多、紊乱等改变；典型 X 线征为肺过度充气，肺野透亮度增高，体积增大，胸腔前后径增长，肋骨走向变平，肋间隙增宽，横膈位置下移，膈肌穹窿变平。心脏悬垂狭长，肺门血管纹理呈残根状，肺野外周血管纹理纤细稀疏，也可见肺大疱形成。

2）胸部 CT 检查：早期 CT 检查比胸部 X 线摄片敏感，高分辨率 CT 对鉴别小叶中心型和全小叶型肺气肿及确定肺大疱的大小和数量有很高的特异性，对评估肺大疱切除术和外科减容手术等的效果有一定价值。

（3）血气分析：对确定 COPD 呼吸衰竭有重要价值。临床中可以出现动脉血 $PaO_2<8kPa$（60mmHg）或伴动脉血 $PaCO_2>6.65kPa$（50mmHg）。是呼吸衰竭治疗中临床重要的监测指标。

（4）其他实验室检查：血常规对评判合并感染和红细胞增多症有价值。细菌培养等微生物检查对确定致病微生物有意义。

**【诊断和鉴别诊断】**

**（一）全面采集病史进行评估**

诊断 COPD 时，首先应全面采集病史，包括症状、既往史和系统回顾、接触史。症状包括慢性咳嗽、咳痰、气短。既往史和系统回顾应注意除外哮喘、变态反应性疾病、感染及其他呼吸道疾病史，如结核病史；COPD 和呼吸系统疾病家族史；COPD 急性加重和住院治疗病史；有相同危险因素（吸烟）的其他疾病，如心脏、外周血管和神经系统疾病；不能解释的体重下降；其他非特异性症状，喘息、胸闷、胸痛和晨起头痛；要注意吸烟史（以包年计算）及职业、环境有害物质接触史等。

**（二）诊断**

COPD 的诊断应根据临床表现、危险因素接触史、体征及实验室检查等资料综合分析确定。考虑 COPD 的主要症状为慢性咳嗽、咳痰、气急、气促、气短、喘息和（或）呼吸困难等，生活质量逐渐下降，常常受各种诱因诱发急性发作。COPD 患病过程应有以下特征：①吸烟史：多有长期较大量吸烟史或者被动吸烟史。②职业性或环境有害物质接触史：如较长期粉尘、烟雾、有害颗粒或有害气体接触。③家族史：COPD 有家族聚集倾向。④发病年龄及好发季节：多于中年以后发病，症状好发于秋冬寒冷季节，常有反复呼吸道感染及急性加重史。随病情进展，急性加重愈见频繁。⑤慢性肺源性心脏病史：COPD 后期出现低氧血症和（或）高碳酸血症，可并发慢性肺源性心脏病和右心衰竭。存在不完全可逆性气流受限是诊断 COPD 的必备条件。肺功能测定指标是诊断 COPD 的金标准。用支气管舒张剂后 $FEV_1/FVC<70\%$ 可确定为不完全可逆性气流受限。凡具有吸烟史及（或）环境职业污染接触史及（或）咳嗽、咳痰或呼吸困难史者均应进行肺功能检查。COPD 早期轻度气流受限时可有或无临床症状，提高认识和开展肺功能检查是早期发现 COPD 的重要措施。胸部 X 线检查有助于确定肺过度充气的程度及与其他肺部疾病鉴别。部分早期 COPD 可以完全没有症状。单纯依据临床表现

容易导致漏诊。

### （三）鉴别诊断

COPD应与支气管哮喘、支气管扩张症、充血性心力衰竭、肺结核等鉴别。与支气管哮喘的鉴别有时存在一定困难。COPD多于中年后起病,哮喘则多在儿童或青少年期起病;COPD症状缓慢进展,逐渐加重,哮喘则症状起伏大;COPD多有长期吸烟史和(或)有害气体、颗粒接触史,哮喘则常伴过敏体质、过敏性鼻炎和(或)湿疹等,部分患者有哮喘家族史;COPD时气流受限基本为不可逆性,哮喘时则多为可逆性。

然而,部分病程长的喘喘患者已发生气道重塑,气流受限不能完全逆转;而少数COPD患者伴有气道高反应性,气流受限部分可逆。此时应根据临床及实验室所见全面分析,必要时作支气管舒张试验和(或)峰流速(PEF)昼夜变异率来进行鉴别。在少部分患者中这两种疾病可以重叠存在。吸烟史(以包年计算)及职业、环境有害物质接触史。

### （四）分级

1.严重程度分级　按照病情严重度COPD分为4级。分级主要是依据气流受限的程度,同时参考心肺功能状况。$FEV_1/FVC$是诊断气流阻塞的敏感指标,目前的各种指南均采用GOLD提出的吸入支气管扩张剂后$FEV_1/FVC<70\%$这一固定值为标准,同时可以避免COPD的过度诊断。气流受限是诊断COPD的主要指标,同时也反映了病理改变的严重程度。由于$FEV_1$下降与气流受限有很好的相关性,因此$FEV_1$的变化是分级的主要依据。而且随着$FEV_1$降低,病死率增高。但是依据$FEV_1$变化分级也有其局限性,$FEV_1$相同的患者往往有不同的临床表现,气急、健康状况、运动耐力、急性加重均不同。

2.其他分级方法　COPD影响患者不仅与气流受限程度有关,还与出现的临床症状严重程度、营养状态以及并发症的程度有关。GOLD引入了多种参数对COPD进行全面评估。

BMI等于体重(kg)除以身高(m)的平方,$BMI<21kg/m^2$的COPD患者病死率增加。

功能性呼吸困难分级:可用呼吸困难量表来评价:

0级:除非剧烈活动,无明显呼吸困难;

1级:当快走或上缓坡时有气短;

2级:由于呼吸困难比同龄人步行得慢,或者以自己的速度在平地上行走时需要停下来呼吸;

3级:在平地上步行100m或数分钟后需要停下来呼吸;

4级:明显的呼吸困难而不能离开房屋或者当穿脱衣服时气短。

BODE指数:如果将$FEV_1$作为反映气流阻塞的指标,呼吸困难分级作为症状的指标,BMI作为反映营养状况的指标,再加上6min步行距离作为运动耐力的指标,将这4方面综合起来建立一个多因素分级系统(BODE指数),作者将4个指标根据严重程度依次评分,归纳后的综合评分以10分划分。分值低者,患者症状轻;分值高者,患者症状重;生存者分值低,死亡者分值高,两者有显著差异,COPD患者死亡与BODE指数高分值相关。因而认为BODE指数可比$FEV_1$更好地预测患者的全身情况、生活质量和病死率,反映COPD的预后。

生活质量评估:广泛应用于评价COPD患者的病情严重程度、药物治疗的疗效、非药物治疗的疗效(如肺康复治疗、手术)和急性发作的影响等。生活质量评估还可用于预测死亡风险,而与年龄、$FEV_1$ 及体重指数无关。

3.分期 COPD病程可分为急性加重期与稳定期。COPD急性加重期是指患者出现超越日常状况的持续恶化,并需改变基础COPD的常规用药者,通常在疾病过程中,患者短期内咳嗽、咳痰、气短和(或)喘息加重,痰量增多,呈脓性或黏脓性,可伴发热等炎症明显加重的表现。COPD患者每年急性加重平均次数>3 次/年(3~8 次/年),为频繁加重;平均加重次数<3 次/年(0~2 次/年),为非频繁加重。频繁加重患者需住院治疗的比例显著高于非频繁加重者(43%vs11%)。COPD病史越长,每年发生急性加重次数越多,频繁的急性加重显著降低患者生活质量。频繁的急性加重提高COPD患者病死率。

稳定期则指患者咳嗽、咳痰、气短等症状稳定或症状轻微。气流受限的基本特征持续存在,如果不作长期有效的防治,肺功能将进行性恶化。此外长期咳嗽排痰不畅,容易引起细菌繁殖,导致急性加重期发作更频繁和更严重,最终使慢阻肺的病情加速恶化。

【治疗】

COPD治疗计划包括4个部分:①疾病的评估和监测。②减少危险因素。③稳定期的治疗。④加重期的治疗。

预防COPD的产生是根本,但进行有效的治疗在临床中举足轻重,合理的治疗能够得到如下效果:①减轻症状,阻止病情发展。②缓解或阻止肺功能下降。③改善活动能力,提高生活质量。④降低病死率。⑤预防和治疗并发症。⑥预防和治疗急性发作。

COPD的防治包括如下方面。

**(一)减少危险因素,预防疾病进展**

确定危险因素,继而减少控制这些危险因素是所有疾病预防和治疗的重要途径。COPD的危险因素包括:吸烟、职业粉尘和化学物质、室内外空气污染和刺激物等。

**(二)COPD稳定期治疗**

COPD稳定期是相对的稳定,本质上炎症是进行性发展的。因此,COPD稳定期治疗应该强调以下观点:①COPD强调长期规范治疗,应该根据疾病的严重发展,逐步增加治疗,哮喘治疗中强调降阶梯治疗的方法不适合于COPD。COPD稳定期强调整体治疗,慢阻肺全球倡议据此提出根据病情轻重,应用支气管舒张剂和抗炎剂的阶梯治疗方案。②如果没有明显的副作用或病情的恶化出现,应该继续在同一水平维持长期的规偆治疗。③不同患者对治疗的反应不同,应该随访观察,及时地调整治疗方案。

1.教育与管理

(1)教育与督促患者戒烟和防止被动吸烟,远离有毒有害空气,迄今能证明有效延缓肺功能进行性下降。欧洲国家推荐,除非有禁忌证,应当为计划戒烟的COPD患者适当提供尼古丁替代治疗(NRT)、伐尼克兰或安非他酮,并酌情给予支持项目以优化戒烟率。

(2)教育要以人为本,形式多样,注意个体化,循序渐进,不断强化,逐渐深入和提高,将COPD的病理生理与临床基础知识传授给患者。

(3)掌握一般和部分特殊的治疗方法,学会如何尽可能减轻呼吸困难症状。

(4)学会自我控制病情,合理地锻炼,如腹式呼吸及缩唇呼吸锻炼等,增强体质,提高生活质量。

（5）了解赴医院就诊的时机。

（6）社区医生定期随访指导管理，建立健全定期预防和评估制度。

（7）自我管理和评估是一个有机整体，COPD 患者每人每年至少应测定 1 次全套肺功能，包括 $FEV_1$、肺活量、深吸气量、残气量、功能残气量、肺总量和弥散功能，以便了解肺功能下降的规律，预测预后和制定长期治疗方案。

（8）临终前有关事项。

2.控制职业性或环境污染避　免或防止职业粉尘、烟雾及有毒有害气体吸入。

3.药物治疗　COPD 穏定期炎症仍在进行，药物治疗可以控制症状和预防急性加重，减少急性

加重的发生频次和降低发作的严重程度，提高运动耐力和生活质量。

（1）支气管舒张剂：支气管舒张剂是控制 COPD 症状的主要药物（A 类证据），可以松弛支气管平滑肌、扩张支气管、缓解气流受限。还可以改善肺的排空，减少肺动态充气过度，提高生活质量。短期按需应用可缓解症状，长期规律应用可预防和减轻症状，增加运动耐力，但不能使所有患者的 $FEV_1$ 都得到改善。而且有时这些改变与 $FEV_1$ 的改善并不相匹配。长期规律应用支气管舒张剂不会改变 COPD 肺功能进行性下降这一趋势。与口服药物相比，吸入剂不良反应小，因此多首选吸入治疗。

支气管舒张剂主要有 $\beta_2$ 受体激动剂、抗胆碱药及甲基黄嘌呤类。短效支气管舒张剂较为便宜，但是规律应用长效支气管舒张剂，不仅方便，而且效果更好（A 类证据）。如何选择或者如何联合用药，取决于药物是否可以获得以及不同个体的反应。联合用药可增强支气管舒张作用、减少不良反应。短期按需使用支气管舒张剂可缓解症状，长期规律使用可预防和减轻症状。$\beta_2$ 受体激动剂、抗胆碱药物和（或）茶碱联合应用，肺功能与健康状况可获得进一步改善。

1）$\beta_2$ 受体激动剂：$\beta_2$ 受体激动剂主要作用于支气管黏膜上的 $\beta_2$ 肾上腺素能受体，扩张支气管，按作用时间持续长短可分为两大类，即短效 $\beta_2$ 激动剂，主要用于轻度 COPD 作按需短期使用。长效 $\beta_2$ 激动剂（LABA），可用于中度以上 COPD 长期治疗，或用于糖皮质激素联合治疗。按照起效时间和持续时间将 $B_2$ 激动剂分为 4 类：①起效快，作用时间长：如吸入型富马酸福莫特罗干粉吸入剂，$4.5\mu g$/喷。②起效较慢作用时间长：如沙美特罗粉吸入剂，$50\mu g$/喷。③起效慢，作用时间短：如口服特布他林，口服沙丁胺醇，口服福莫特罗等。④起效快，作用时间短：如吸入型特布他林，包括气雾剂（$250\mu g$/喷）和沙丁胺醇，包括气雾剂 $100\mu g$/喷，主要有沙丁胺醇数分钟内开始起效，$15\sim30min$ 达到峰值，维持疗效 $4\sim5h$，主要用于缓解症状，按需使用。福莫特罗、沙美特罗为长效定量吸入剂，作用持续 12h 以上。福莫特罗为完全受体激动剂，速效长效，吸入后 $1\sim3min$ 迅速起效，常用剂量为 $4.5\sim9\mu g$，每日 2 次。副作用：可引起心动过速、心律失常、骨骼肌震颤和低钾血症（尤其是与噻嗪类利尿剂合用时）。另外，静息状态下可使机体氧耗量增加，血 $PaO_2$ 可能有轻度下降。虽然对于 $\beta_2$ 激动剂和远期预后的关系，在很多年前就已提出了质疑，但目前的研究表明：长期使用 $\beta_2$ 激动剂不会加速肺功能的进行性下降，也不会增加病死率，更不能改变肺功能长期下降的趋势（A 级证据）。

2）抗胆碱药：主要品种有溴化异丙托品和噻托溴铵，可阻断 M 胆碱受体。定量吸入时开

始作用时间比沙丁胺醇等短效 $\beta_2$ 受体激动剂慢,但持续时间长,30~90min 达最大效果。维持 6~8h,剂量为每次 40~80$\mu$g(每喷 20$\mu$g),每日 3~4 次。该药不良反应小,长期吸入可改善 COPD 患者健康状况。噻托溴铵选择性地作用于 M3 和 M1 受体,为长效抗胆碱药,作用长达 24h 以上,吸入剂量为 18$\mu$g,每日 1 次。长期吸入可增加深吸气量,减低呼气末肺容积,进而改善呼吸困难、提高运动耐力和生活质量,也可减少急性加重频率。对于长效抗胆碱能药物噻托溴铵的疗效,2009 版 GOLD 的一项大规模、长期临床试验证实,在其他标准治疗中加入噻托溴铵,并未能对肺功能减退比率产生影响,并且也没有心血管风险的证据。

3)茶碱类药物:茶碱是甲基黄嘌呤的衍生物,主要有氨茶碱、喘定、多索茶碱等。它是一种支气管扩张剂,可直接作用于支气管,松弛支气管平滑肌。茶碱的支气管扩张作用部分是由于内源性肾上腺素与去甲肾上腺素释放的结果。茶碱能增强膈肌收缩力,增强低氧呼吸驱动,降低易疲劳性,因此有益于改善呼吸功能。尚有微弱舒张冠状动脉、外周血管和胆管平滑肌作用;有轻微增加收缩力和轻微利尿作用。另外,还有某些抗炎作用,对 COPD 有一定效果。血茶碱浓度>5mg/L 即有治疗作用,安全的血药浓度范围在 6~15mg/L。血茶碱浓度>15~20mg/L,早期多见的有恶心、呕吐、易激动、失眠,心动过速、心律失常,血清中茶碱超过 40$\mu$g/ml,可发生严重的不良反应。地尔硫䓬、维拉帕米、西咪替丁、大环内酯类和氟喹诺酮类等药物可增高其血药浓度或者增加其毒性。

对于 COPD 患者,茶碱能增强常规剂量的吸入 $\beta_2$ 激动剂沙丁胺醇、沙美特罗、福莫特罗或溴化异丙托品等的作用。能够显著地提高吸入制剂所形成的 $FEV_1$ 峰谷水平、改善症状。联合治疗的效果优于单独使用异丙托品或联合使用茶碱及沙丁胺醇。

4)糖皮质激素:COPD 炎症存在于疾病各阶段,即使在疾病早期同样有炎症存在。COPD 炎症越重,病情越重。肺部炎症通过全身炎症,引起全身效应。糖皮质激素可以减少细胞因子、C 反应蛋白、炎症细胞的产生。糖皮质激素可以减轻气道黏膜的炎症、水肿及分泌物亢进;上调 $\beta_2$ 肾上腺受体激动剂的敏感性,降低气道高反应性;减少气流受限,减少治疗失败率,减少复发率,推迟并发症的产生,延长患者生命。长期规律的吸入糖皮质激素较适用于 $FEV_1$<50%预计值伴有临床症状而且反复加重的 COPD 患者,治疗中能够获得良性的肺功能反应,改善生活质量。但是,COPD 稳定期长期应用糖皮质激素吸入治疗并不能阻止其 $FEV_1$ 自然降低的趋势。这一治疗可减少急性加重频率,减少急诊发生率,减少住院率,减少住院患者的住院天数,改善生活质量。联合吸入糖皮质激素(ICS)和 $\beta_2$(LABA)受体激动剂,比各自单用效果好,其协同作用机制在于 LABA 和 ICS 两者的作用部位不同(LABA 主要作用于平滑肌细胞,而 ICS 则主要针对于气道上皮细胞及炎性细胞等)和作用方式不同(ICS 以针对气道炎症方面为主,LABA 以针对平滑肌功能异常为主),因此决定了两者在治疗方面具有互补的作用。同时,在分子水平上,两者又具有协同效应目前已有福莫特罗/布地奈德、氟地卡松/沙美特罗两种联合制剂。主张沙美特罗/氟地卡松用 50/500$\mu$g 剂型。联合吸入治疗可以改善 $FEV_1$<60%患者肺功能减退的比率,但是联合治疗也有增加肺炎的可能性,并且对患者病死率并无显著影响。不推荐Ⅲ级和Ⅳ级患者长期口服糖皮质激素治疗。

5)祛痰药(黏液溶解剂):COPD 气道内可产生大量黏液分泌物,容易继发感染,并影响气道通畅,应用祛痰药似有利于气道痰液排出,改善通气。常用药物有盐酸氨溴索能使痰液中酸性糖蛋白减少,从而降低痰液稠度,易于咯出;还能刺激黏膜反射性增加支气管腺体分泌,使痰液稀释。乙酰半胱氨酸可使痰液中糖蛋白多肽链的二硫键断裂,对脱氧核糖核酸纤维也有裂解作用。故对白色黏痰或脓痰均能起溶解效应,使痰液黏度下降,易于咯出。并且还有抗炎以及抗脂质过氧化作用。桃金娘油,有较好的综合作用:调节气道分泌,增加浆液比例,恢复黏液清除功能;碱化黏液,降低其黏度;刺激纤毛运动,加快黏液运送;有一定抗炎和杀菌作用。此外,高渗氯化钠溶液(2%~3%)和高渗碳酸氢钠溶液(2%~7%)雾化吸入也可稀化痰液、降低黏滞度,促进痰液外排。

(2)抗氧化剂:COPD 气道炎症使氧化负荷加重,加重 COPD 的病理、生理变化,反过来对炎症和纤维化形成起重要作用。应用抗氧化剂谷胱甘肽(GSH)、N-乙酰半胱氨酸、维生素 C、维生素 E 及胡萝卜素等可降低疾病反复加重的频率。但目前尚缺乏长期、多中心临床研究结果,有待今后进行严格的临床研究考证。

(3)免疫调节剂:能提高免疫力,降低呼吸道感染的机会,临床常用药物有胸腺肽、核酪注射液、卡介苗,对降低 COPD 急性加重严重程度可能具有一定的作用。

(4)替代治疗:有严重 $\alpha_1$ 抗胰蛋白酶缺乏的患者,可进行替代治疗,对 COPD 稳定期治疗有一定作用。需每周静脉注射该酶制剂,但价格较高。

(5)疫苗:流感疫苗可减少 COPD 患者的严重程度和死亡。肺炎球菌疫苗含有 23 种肺炎球菌荚膜多糖,已在 COPD 患者中应用,但尚缺乏有力的临床观察资料。慢性阻塞性肺病患者应每年接种流感疫苗,每 6 年接种一次肺炎球菌疫苗。

(6)中医治疗:辨证施治是中医治疗的基本原则,对 COPD 的治疗亦有相当疗效。具有祛痰、支气管舒张、免疫调节等作用。

(7)其他用药:白三烯拮抗剂,磷酸二酯酶 4 抑制剂,可能有一定疗效。

4.氧气治疗 COPD 长期家庭氧疗适应证:慢性呼吸衰竭稳定期,睡眠型低氧血症,运动型低氧血症。

长期家庭氧疗(LTOT)对具有慢性呼吸衰竭的患者可延长稳定期 COPD 患者生存期;减轻呼吸困难;增强运动能力;提高生活质量;降低肺动脉压;改善血流动力学、血液学特征、肺生理和精神状态。

长期家氧氧疗应在 Ⅳ 级(极重度)COPD 患者应用,具体指征为血气分析:①$PaO_2 \leqslant$ 7.3kPa(55mmHg)或动脉血氧饱和度($SaO_2$)≤88%,伴有或没有高碳酸血症。②$PaO_2$ 7.3~ 8kPa(55~60mmHg),或 $PaO_2 <$89%,并有肺动脉高压、心力衰竭水肿或红细胞增多症(血细胞比容>0.55)。长期家庭氧疗一般是经鼻导管吸氧,低流量 1.0~2.0L/min,吸氧持续时间每日 15h。长期氧疗的目的是使患者在海平面水平,静息状态下,达到 $PaO_2 \geqslant$8kPa(60mmHg)和(或)使 $PaO_2$ 升至 90%以上,这样才可维持重要器官的功能,保证周围组织的氧供。一般氧疗 4~6 周后,因缺氧引起肺动脉痉挛而导致的肺动脉高压可以获得缓解。

5.康复治疗 康复治疗可以帮助重症患者改善活动能力、提高生活质量,是 COPD 患者一项重要的治疗措施。它包括:①呼吸生理治疗,协助患者咳嗽咳痰,促进分泌物排出。缩唇呼吸促进气体交换,以及避免快速浅表的呼吸以帮助克服急性呼吸困难等措施。②肌肉训练,步行、登楼梯、踏车、腹式呼吸增强膈肌功能,全身运动提高肌肉的协调性。③营养支持,合理营养,合理饮食结构,避免高碳水化合物饮食和过高热量摄入,防止过多的二氧化碳产生,达到理想体重。④精神治疗和教育等多方面措施。

6.手术治疗　手术的总体疗效为术后长达 24 个月内,术后肺活量、患者的氧分压($PaO_2$)得以提高,6min 行走距离增加,运动平板测试期间氧气使用减少。此外,手术还可减少患者静息、用力及睡眠状态下氧气的使用。

(1)肺大疱切除术:肺大疱压迫肺组织,挤压正常的肺组织影响通气,加重患者的负担,应行外科手术治疗,肺大疱在有指征的患者,术后可减轻患者呼吸困难的程度并使肺功能得到改善。术前胸部 CT 检查、动脉血气分析及术前评估是手术成败的关键。手术的原则是既要切除肺大疱、解除压力,又要尽可能保存有功能的肺组织。

(2)肺减容术(LVRS):单肺减容和双肺减容术都有疗效,双肺减容术比单肺减容术效果更佳。通过切除部分通气换气效率低下的肺组织,减少肺过度充气,使得压缩的肺组织通气血流比得以改善,减少做功,提高患者通气换气效率,提高生活质量,但无延长患者寿命的证据。主要适应于上叶明显非均质性肺气肿,康复训练运动能力得到改善极少的部分患者。

(3)肺移植术:国外自 1983 年肺移植成功后,至今已做了各种肺移植术 1 万余例,已经积累了丰富的经验,手术技术基本成熟,我国虽然起步晚,但发展迅速。

肺移植术适合于 COPD 晚期。选择的患者年龄不超过 55～60 岁,肺功能差,活动困难,在吸氧状态下能参加室内活动,无心、脑、肝、肾疾病,$FEV_1<25\%$预计值,$PCO_2\geqslant7.3kPa$(55mmHg),预计自身疾病存活期不足 1～2 年。肺移植术可改善生活质量,改善肺功能,但寻找供体困难,且术后存在排斥反应,终身需用免疫抑制剂,并长期测血药浓度,还要随时预防肺部感染等,费用高。闭塞性支气管炎是术后的主要并发症,一年术后生存率 80%,5 年术后生存率 50%,10 年生存率 35%。

肺移植禁忌证:左心功能严重不全,冠心病,不可逆的肝肾病变,HIV(+);明显的肺外全身性疾病又无法治疗的;活动性肺外感染,又不能治愈的。

(4)慢性阻塞性肺病并发自发性气胸的胸腔镜治疗:慢性阻塞性肺病并发自发性气胸临床处理不当有较高的病死率,经胸腔镜手术治疗可提高治愈率,治愈率可达 90%。且并发症少,手术安全可靠。

胸腔镜辅助下小切口手术治疗自发性气胸、肺大疱,小切口具有等同于 VATS 创伤性小、并发症少、美观及恢复快的优点,且可以降低手术费用及缩短手术时间。

### (三)COPD 急性加重期的治疗

1.确定 COPD 急性加重的原因　确定引起 COPD 加重的原因对确定治疗方案有很大的作用。COPD 急性加重的原因包括支气管-肺部感染、肺不张、胸腔积液、气胸、心律失常、左心功能不全、电解质紊乱、代谢性碱中毒、肺栓塞等,而且这些原发的疾病又酷似 COPD 急性发作的症状,需要仔细鉴别。2009 年版 GOLD 强调了 COPD 急性加重与肺栓塞的鉴别诊断。认为,对于急性加重患者,如果症状严重到需要入院治疗,就应该考虑肺栓塞的诊断,特别是对于那些肺栓塞概率为中度到高度的患者。

2.非住院治疗　COPD 频繁加重严重影响患者的生活质量,并显著提高患者的病死率。对于对 COPD 加重早期进行干预,可以降低住院费用,缩短住院时间,减慢肺功能的下降,减少发病的频度。

轻症患者可以在院外治疗,但应根据病情变化,决定继续院外治疗还是送医院治疗。COPD 加重期的院外治疗包括适当增加支气管舒张剂的剂量及增加使用频次。如果未曾使用过抗胆碱能药物,可以使用短效的异丙托溴铵或长效的噻托溴铵吸入治疗。对较重的患者,可以用大剂量的雾化吸入治疗。如沙丁胺醇 $2500\mu g$,异丙托溴铵 $500\mu g$,或沙丁胺醇 $1000\mu g$ 加异丙托溴铵 $250\sim500\mu g$ 雾化吸入,每日 $2\sim4$ 次。静脉或者口服使用糖皮质激素对加重期重症治疗有效,可迅速缓解病情和恢复肺功能。基础肺功能 $FEV_1<50\%$ 预计值的患者,应同时使用支气管舒张剂,并且口服泼尼松龙每日 $30\sim40mg$,连续用 $7\sim10$ 日。吸入支气管舒张剂(特别是吸入 $\beta_2$ 激动剂加用或不加用抗胆碱能药)和口服糖皮质激素是有效治疗 COPD 急性加重的手段(证据 A)。糖皮质激素联合长效 $\beta_2$ 受体激动剂雾化吸入是理想的治疗方法,尤其是 $3\sim5$ 日之后全身激素已发挥效果。对于中重度 COPD 急性加重并需要入院治疗的患者,雾化吸入布地奈德 $8mg/d$ 与静脉应用泼尼松龙 $40mg/d$ 的疗效相当。吸入激素治疗是最佳的序贯治疗方法是一种有效、安全的替代全身性激素治疗 COPD 急性加重的方法,$FEV_1$、$PaO_2$ 改善速度较快,对血糖影响较小。患 COPD 病程越长,每年加重的次数越频繁,COPD 症状加重期及并发症常怀疑与感染有关,或者咳痰量增多并呈脓性时应及早给予抗感染治疗。选择抗生素可以依据常见的致病菌或者患者经常复发时的细菌谱,或者结合患者所在地区致病菌及耐药流行情况,选择合适的抗生素。

3.住院治疗　COPD 急性加重病情严重者需住院治疗。COPD 急性加重到医院就诊或住院治疗的指征:①症状显著加剧,如突然出现的静息状况下呼吸困难。②出现新的体征或原有体征加重(如发绀、外周水肿)。③新近发生的心律失常。④有严重的伴随疾病。⑤初始治疗方案失败。⑥高龄 COPD 患者的急性加重。⑦诊断不明确。⑧院外治疗条件欠佳或治疗不力。

COPD 急性加重收大重症监护病房(ICU)治疗的指征:①严重呼吸困难且对初始治疗反应不佳。②精神障碍,嗜睡,昏迷。③经氧疗和无创性正压通气(NIPPV)后,低氧血症[$PaO_2<6.65kPa(50mmHg)$]仍持续或呈进行性恶化,和(或)高碳酸血症[$PaCO_2>9.31kPa(70mmHg)$]无缓解甚至有恶化,和(或)严重呼吸性酸中毒($pH<7.30$)无缓解,甚至恶化。

COPD 加重期主要的治疗方案如下。

(1)保持气道通畅:清除口腔或气道的分泌物,部分患者痰多严重阻塞气道需要气管插管或者气管切开。

(2)控制性氧疗:及早氧疗是治疗 COPD 加重者的最重要的手段。应根据患者缺氧的严重程度确定给氧的浓度,如果患者发绀,呼吸微弱,或者低氧血症导致意识不清或者昏迷,应给予高浓度吸氧,达到氧合水平[$PaO_2>8kPa(60mmHg)$ 或 $SaO_2>90\%$]。对待 $CO_2$ 潴留及呼吸性酸中毒的患者,应该控制吸氧的浓度,防止高浓度氧疗导致低氧对呼吸中枢的刺激减少,引起呼吸抑制导致 $CO_2$ 潴留进一步加重。氧疗 $30min$ 后应观察病情的变化、复查动脉血气,适时调整氧疗浓度。

(3)抗生素治疗:COPD 急性加重除了与劳累心功能衰竭等有关外,主要由感染引起,AlbertoPapi 等研究表明,在 COPD 重度急性加重患者中,感染因素占 $78\%$,其中细菌感染占

29.7%,病毒感染占 23.4%,混合感染占 25%,非感染因素占 22%。常见的细菌有肺炎链球菌、流感嗜血杆菌、卡他莫拉菌和支原体衣原体等,治疗初始,尚无微生物药物敏感试验结果。当怀疑是有感染引发急性加重时,应结合当地区常见致病菌类型及耐药流行趋势和药物敏感情况尽早选择敏感抗生素。获得微生物药物敏感性资料后,应及时根据细菌培养及药敏试验结果调整抗生素。肺炎链球菌对青霉素相对耐药,提高剂量有时能获得治疗效果。第二、三代头孢菌素以及高剂量阿莫西林、阿莫西林/克拉维酸等对大多数中度敏感肺炎链球菌有效。高耐药菌株可选择喹诺酮类(如左氧氟沙星、莫西沙星)或其他类抗生素;流感嗜血杆菌对氨苄西林耐药,可选择喹诺酮类药物治疗。通常 COPD 工级或 Ⅱ 级患者急性加重时,主要致病菌多为肺炎链球菌、流感嗜血杆菌及卡他莫拉菌。Ⅲ级及Ⅳ级的 COPD 急性加重时,除以上述细菌外,还可以有肠杆菌科细菌、铜绿假单胞菌及耐甲氧西林金黄色葡萄球菌。发生铜绿假单胞菌的危险因素有:近期住院、频繁应用广谱抗生素、既往有铜绿假单胞菌寄植的历史等。酶抑制剂的复方制剂、第四代头孢菌素、碳青霉烯类联合氨基糖苷类或喹诺酮类是常规推荐的治疗方案。抗菌治疗应尽可能将细菌负荷降低到最低水平,以延长 COPD 急性加重的间隔时间。长期应用广谱抗生素和糖皮质激素易继发深部真菌感染,应密切观察真菌感染的临床征象并采用防治真菌感染措施。

为了合理经验性选择抗生素,也有将 COPD 急性加重(AECOPD)患者按病情严重程度分为 3 组,A 组:轻度加重,无危险因素者。主要病原菌为肺炎链球菌、流感嗜血杆菌、卡他莫拉菌、肺炎支原体和病毒;B 组:中度加重,有危险因素。主要病原菌为 A 组中的病原菌及其耐药菌(产 β 内酰胺酶细菌、耐青霉素酶的肺炎链球菌)和肠杆菌科(肺炎克雷伯菌、大肠埃希菌、变形杆菌及肠杆菌属等);C 组:重度加重,有铜绿假单胞菌感染的危险因素。主要病原菌在 B 组基础上加铜绿假单胞菌。

(4)支气管舒张剂:解除气道痉挛,改善通气功能,可选择短效速效或长效速效 β₂ 受体激动剂。若效果不显著,加用抗胆碱能药物(为异丙托溴铵,噻托溴铵等)。对于较为严重的 COPD 加重者,还可考虑静脉滴注茶碱类药物。β₂ 受体激动剂、抗胆碱能药物及茶碱类药物的作用机制不同,药代学及药动学特点不同,且分别作用于不同大小的气道,所以联合应用可获得更大的支气管舒张作用,并且可减少单一药物较大剂量所产生的副作用。

(5)糖皮质激素:糖皮质激素治疗 COPD 加重期疗效显著,宜在应用支气管舒张剂基础上,同时口服或静脉滴注糖皮质激素,激素的应用与并发症减少相关。口服泼尼松 30~40mg/d,连续 7~10d 后逐渐减量停药。也可以静脉给予甲泼尼龙 40mg,每日 1 次,3~5d 后改为口服。或者给予雾化吸入糖皮质激素。

(6)机械通气:无创正压机械通气(NPPV)。COPD 患者呼出气流受限,肺泡内残留的气体过多,呼气末肺泡内呈正压,称为内源性呼气末正压(PEEPi),增大了吸气负荷,肺容积增大压迫膈肌影响膈肌收缩,辅助呼吸肌参与呼吸,而且增加了氧耗量。部分患者通气血流比改变,肺泡弥散功能下降。COPD 急性加重时上述异常进一步加重,氧耗量和呼吸负荷显著增加,超过呼吸肌自身的代偿能力使其不能维持有效的肺泡通气,从而造成缺氧及 $CO_2$ 潴留,严重者发生呼吸衰竭。应用机械通气的主要目的包括:改善通气和氧供,使呼吸肌疲劳得以缓解,通过建立人工气道以利于痰液的引流,在降低呼吸负荷的同时为控制感染创造条件。

NPPV 通过鼻罩或面罩方式将患者与呼吸机相连进行正压辅助通气，NPPV 是 AECOPD 的常规治疗手段。随机对照研究及荟萃分析均显示，NPPV 应用于 AECOPD 成功率高。可在短时间内使 pH、$PaCO_2$、$PO_2$ 和呼吸困难改善，长时间应用可降低气管插管率，缩短住院日。因此，NPPV 可作为 AECOPD 的一项常规治疗手段。早期 NPPV 成功率高达 93%，延迟 NPPV 的成功率则降为 67%，推荐及早使用。

NPPV 并非对所有的 AECOPD 患者都适用，应具备如下条件：神志基本清楚，依从度好，能配合和有一定的理解能力，分泌物少和咳嗽咯痰能力较强，血压基本稳定。对于病情较轻 [动脉血 pH>7.35，$PaCO_2$>6kPa（45mmHg）] 的 AECOPD 患者宜早期应用 NPPV。对于出现轻中度呼吸性酸中毒（7.25<pH<7.35）及明显呼吸困难的 AECOPD 患者，推荐使用 NPPV。对于出现严重呼吸性酸中毒（pH<7.25）的 AECOPD 患者，在严密观察的前提下可短时间（1～2h）试用 NPPV。对于伴有严重意识障碍的 AECOPD 患者不宜行 NPPV。

机械通气初始阶段，可给高浓度氧，以迅速纠正严重缺氧，若不能达上述目标，即可加用 PEEP、增加平均气道压，应用镇静剂或肌松剂接触人机对抗；若适当吸气压力和 PEEP 可以使 $SaO_2$>90%，应保持最低的 $FiO_2$。依据症状体征、$PaO_2$、PEEP 水平、血流动力学状态，酌情降低 $FiO_2$ 50% 以下，并维持 $SaO_2$>90%。

NPPV 可以避免人工气道导致的气道损伤、呼吸机相关性肺炎的不良反应和并发症，改善预后；减少慢性呼吸衰竭呼吸机的依赖，减少患者的痛苦和医疗费用，提高生活的质量。但是由于 NPPV 存在漏气，使得通气效果不能达到与有创通气相同的水平，临床主要应用于意识状态较好的轻、中度的呼吸衰竭，或自主呼吸功能有所恢复、从有创撤机的呼吸衰竭患者，有创和无创的效果并不似彼此能完全替代的。

NPPV 禁忌证：①误吸危险性高及气道保护能力差，如昏迷、呕吐、气道分泌物多且排除障碍等。②呼吸、心跳停止。③面部、颈部和口咽腔创伤、烧伤、畸形或近期手术。④上呼吸道梗阻等。

NPPV 相对禁忌证：①无法配合 NPPV 者，神志不清者。②严重低氧血症。③严重肺外脏器功能不全，如消化道出血、血流动力学不稳定等。④肠梗阻。⑤近期食管及上腹部手术。

常用 NPPV 通气模式以双水平正压通气模式最为常用。呼气相压力（EPAP）从 0.196～0.392kPa（2～4cmH$_2$O）开始，逐步上调压力水平，以尽量保证患者每一次吸气动作都能触发呼吸机送气；吸气相压力（IPAP）从 0.392～0.784kPa（4～8cmH$_2$O）开始，待患者耐受后再逐渐上调，直至达到满意的通气水平。

应用 NPPV，要特别注意观察临床表现和 $SpaO_2$，监测血气指标。治疗有效时，1～2h 后，患者的症状、体征和精神状态均有改善；反之可能与呼吸机参数设置（吸气压力、潮气量）不当、管路或漏气等有关，应注意观察分析并及时调整。并且注意是否有严重胃肠胀气、误吸、口鼻咽干燥、面罩压迫和鼻面部皮肤损伤、排痰障碍、恐惧（幽闭症）、气压伤。

有创正压机械通气（IPPV）：AECOPD 患者行有创正压通气的适应证为：危及生命的低氧血症 [$PaO_2$ 小于 6.65kPa（50mmHg）或 $PaO_2/FiO_2$<26.6kPa（200mmHg）]，$PaCO_2$ 进行性升高伴严重的酸中毒（pH≤7.20）。严重的神志障碍（如昏睡、昏迷或谵妄）。严重的呼吸窘迫症状（如呼吸频率>40 次 1min、矛盾呼吸等）或呼吸抑制（如呼吸频率<8 次/min）。血流动力学

不稳定。气道分泌物多且引流障碍,气道保护功能丧失。NPPV 治疗失败的严重呼吸衰竭患者。

(郭亚利)

# 第五节　肺源性心脏病

肺源性心脏病(简称肺心病)是由支气管-肺组织、胸廓或肺血管病变致肺血管阻力增加,产生肺动脉高压继而右心室结构或(和)功能改变的疾病。根据走程长短,可分为急性和慢性肺心病两类。临床上以后者多见。

## 一、急性肺源性心脏病

急性肺源性心脏病主要由于来自静脉系统或右心的栓子等进入肺循环,造成肺动脉主干或其分支的广泛栓塞,同时并发广泛细小动脉痉挛,使肺循环受阻,肺动脉压急剧升高而引起右心室扩张和右心衰竭。

【病因】

1.周围静脉血栓　以下肢深部静脉和盆腔静脉血栓形成,或血栓性静脉炎的血栓脱落并栓塞肺动脉为常见。

2.右心血栓　如长期心房颤动,右心室的附壁血栓;心内膜炎时肺动脉瓣的赘生物等都可脱落引起肺动脉栓塞。

3.癌栓　癌栓也可脱落进入小动脉引起广泛栓塞、癌细胞还可激发凝血系统的物质(如组蛋白、组织蛋白酶和蛋白酶),血液形成高凝状态,至血栓形成。

4.其他　如在胸部或心血管手术、肾周空气造影、人工气腹及腹腔镜等检查过程中,因操作不当,使空气进入静脉或右心室所致气栓,骨折、骨手术脂肪栓以及妊娠的羊水栓塞,寄生虫或其虫卵等均可使肺动脉压急剧增加。

【发病机制】

当肺动脉两侧的主要分支突然被巨大栓子阻塞,及由此所引起的广泛小动脉痉挛时,或多发小栓塞造成肺循环大面积阻引起的广泛小动脉痉挛时,或多发小栓塞造成肺循堵时,均可使肺循环压力急剧增高。由于右心室无法排出从体循环回流的血液,随即发生右心室扩张与右心衰竭。此外,血块崩解释放一些介质,还可引起肺小动脉痉挛,加重肺动脉压上升,右心负担也加重。

【诊断】

(一)临床表现

1.症状　发生大块肺栓塞或多发栓塞时,患者常突然感到呼吸困难、发绀、剧烈咳嗽、心悸和咯血。病变累及胸膜时,可出现剧烈胸痛并放射至肩部。由于左心排血量的减少,可导致血压急剧下降、面色苍白、大汗淋漓、四肢厥冷,甚至休克。因冠状动脉供血不足,心肌严重缺氧,出现胸闷或胸骨后疼痛。严重者可猝死。

2.体征　肺大块梗死,叩诊可呈浊音,呼吸音减弱或有干。湿罗音。如病变累及胸膜可出现胸膜摩擦音或胸腔积液体征。心率增快,心浊音界扩大,肺动脉瓣第 2 心音亢进,可听到收缩和舒张期杂音及奔马律和各种心律失常。右心衰竭时,颈静脉怒张,肝大并有疼痛及压痛,可出现黄疸、下肢浮肿,偶见血栓性静脉炎。

### (二)特殊检查

1.心电图检查　典型的心电图改变:①电轴显著右偏,极度顺钟转位和右束支传导阻滞;②Ⅰ、aVL 导联 S 波加深Ⅲ、aVF 导联出现 Q 波,T 波倒置;③肺型 P 波;④Ⅰ、Ⅱ、Ⅲ、aVL、aVF 导联 ST 段降低,右侧心前导联 T 波倒置。这些变化可在起病 5～24 小时出现,如病情好转,数天后消失。

2.X 线检查　早期可正常。发病 1～2 天以后,X 线检查发现栓塞区呈卵圆形或三角形密度增深阴影,底部向外与胸膜相连,并有胸腔积液影像,多发性栓塞时,阴影颇似支气管肺炎。肺动脉明显突出及心影增大。肺动脉造影可明确栓塞部位与范围。

### 【治疗】

1.卧床休息、吸氧以改善呼吸困难。

2.剧烈胸痛时可用派替啶 50～100mg 皮下注射或罂粟碱 30～60mg 口服。

3.可用阿托品 0.5～1mg 静脉注射或肌内注射,降低神经张力,解除肺血管痉挛。

4.休克者可用间羟胺或多巴胺。

5.右心衰可用毒毛花苷 K 或洋地黄静脉注射。

6.溶栓、抗凝。

### 【预防】

积极预防深部静脉的血栓形成或血栓性静脉炎的发生。术后早期离床活动,需长期卧床者,应在床上做深呼吸和下肢运动。

### 【预后】

视肺栓塞的面积及是否继续发生肺栓塞而定。面积小,预后好;复发性栓塞少,预后也较好。

## 二、慢性肺源性心脏病

慢性肺源性心脏病简称慢性肺心病,是由肺组织、肺血管或胸廓的慢性病变引起肺组织结构和(或)功能异常,产生肺血管阻力增加,肺动脉压力增高,使右心室扩张或(和)肥厚,伴或不伴右心功能衰竭的心脏病,并排除先天性心脏病和左心病变引起者。

### 【病因】

按原发病的不同部位,可分为三类:

1.支气管、肺疾病　以慢性阻塞性肺疾病(coPD)最为多见,占 80%～90%,其次为支气管哮喘、支气管扩张、重症肺结核等。

2.胸廓运动障碍性疾病　较少见,严重的脊椎后凸、侧凸、脊椎结核、类风湿关节炎造成的严重胸廓或脊椎畸形,以及神经肌肉疾患导致肺功能受损。气道引流不畅,反复感染,并反肺气肿或纤维化。

3.肺血管疾病　慢性血栓栓塞性肺动脉高压、肺小动脉炎、累及肺动脉的过敏性肉芽肿病,以及原因不明的原发性肺动脉高压,发展成慢性肺心病。

4.其他　原发性肺泡通气不足及先天性口咽畸形、睡眠呼吸暂停低通气综合征等导致肺动脉高压,发展成慢性肺心病。

【发病机制和病理】

引起右心室扩大、肥厚的因素很多。但先决条件是肺功能和结构的不可逆性改变,发生反复的气道感染和低氧血症,导致一系列体液因子和肺血管的变化,使肺血管阻力增加,肺动脉血管的结构重塑,产生肺动脉高压。

（一）肺动脉高压的形成

1.肺血管阻力增加的功能性因素:缺氧、高碳酸血症和呼吸性酸中毒。

2.肺血管阻力增加的解剖学因素:解剖学因素系指肺血管解剖结构的变化,形成肺循环血流动力学障碍。主要原因是:

（1）长期反复发作的慢性阻塞性肺疾病及支气管周围炎,可累及邻近肺小动脉,产生肺动脉高压。

（2）随肺气肿的加重,肺泡毛细血管床减损超过70%时肺循环阻力增大。

（3）肺血管重塑。

（4）血栓形成。

在慢性肺心病肺动脉高压的发生机制中,功能性因素较解剖学因素更为重要。在急性加重期经过治疗,缺氧和高碳酸血症得到纠正后,肺动脉压可明显降低,部分患者甚至可恢复到正常范围。

3.血液黏稠度增加和血容量增多。

（二）心脏病变和心力衰竭

右心室扩大和右心室功能衰竭。有少数可见左心室肥厚。

（三）其他重要器官的损害

脑、肝、肾、胃肠及内分泌系统、血液系统等发生病理改变,引起多器官的功能损害。

【临床表现】

本病发展缓慢,临床上除原有肺、胸疾病的各种症状和体征外,主要是逐步出现肺、心功能衰竭以及其他器官损害的征象。按其功能的代偿期与失代偿期进行分述。

（一）肺、心功能代偿期

1.症状　咳嗽、咳痰、气促,活动后可有心悸、呼吸困难、乏力和劳动耐力下降。急性感染可使上述症状加重。少有胸痛或咯血。

2.体征　可有 $\beta_2 > A2$ 度的发绀和肺气肿体征。偶有干、湿性啰音,心音遥远,$\beta_2 > A2$,三尖瓣区可出现收缩期杂音或剑突下心脏搏动增强,提示有右心室肥厚。部分患者因肺气肿使胸内压升高,阻碍腔静脉回流,可有颈静脉充盈。此期肝界下移是膈下降所至。

### (二)肺、心功能失代偿期

1.呼吸衰竭

(1)症状:呼吸困难加重,夜间为甚,常有头痛、失眠、食欲下降,但白天嗜睡,甚至出现表情淡漠、神志恍惚、谵妄等肺性脑病的表现。

(2)体征:明显发绀,球结膜充血、水肿,严重时可有视网血管扩张、视盘水肿等颅内压升高的表现。腱反射减弱或失,出现病理反射。因高碳酸血症可出现周围血管扩张的现,如皮肤潮红、多汗。

2.右心衰竭

(1)症状:气促更明显,心悸、食欲不振、腹胀、恶心等。

(2)体征:发绀更明显,颈静脉怒张,心率增快,可出现心失常,剑突下可闻及收缩期杂音,甚至出现舒张期杂音。肝且有压痛,肝颈静脉回流征阳性,下肢水肿,重者可有腹水。数患者可出现肺水肿及全心衰竭的体征。

### 【实验室和其他检查】

### (一)X 线检查

除肺、胸基础疾病及急性肺部感染的特征外,尚有肺动脉高压征,如右下肺动脉干扩张,其横径≥15mm;其横径与气管捷径比值≥1.07;肺动脉段明显突出或其高度≥3mm;中央动脉扩张,外周血管纤细,形成"残根"征;右心室增大征,皆为诊断慢性肺心病的主要依据。个别患者心力衰竭控制后可见心影有所缩小。

### (二)心电图检查

主要表现有右心室肥大改变,如电轴右偏、额面平均电轴≥+90°、重度顺钟向转位、$RV_1$ $+SV_5$≥1.05mV 及肺型 P 波。也可见右束支传导阻滞及低电压图形,可作为诊断慢性肺心病的参考条件。在 $V_1$、$V_2$ 甚至延至 $V_3$,可出现酷似陈旧性心肌梗死图形的 QS 波,应注意鉴别。典型慢性肺心病的心电图表现。

### (三)超声心动图检查

通过测定右心室流出道内径(≥30mm),右心室内径(≥20mm),右心室前壁的厚度,左、右心室内径比值(<2),右肺动脉内径或肺动脉干及右心房增大等指标,可诊断慢性肺心病。

### (四)血气分析

慢性肺心病肺功能代偿期可出现低氧血症或合并高碳酸血症,当 $PaO_2$＜60mmHg. $PaCO_2$＞50mmHg 时,表示有呼吸衰竭。

### (五)血液检查

红细胞及血红蛋白可升高。全血黏度及血浆黏度可增加,红细胞电泳时间常延长;合并感染时白细胞总数增高,中性粒细胞增加。部分患者血清学检查可有肾功能或肝功能改变;血清钾、钠、氯、钙、镁均可有变化。

### (六)其他

肺功能检查对早期或缓解期慢性肺心病患者有意义。痰细菌学检查对急性加重期慢性肺心病可以指导抗生素的选用。

【诊断】

根据患者有慢性支气管炎、肺气肿、其他胸肺疾病或肺血管病变,并已引起肺动脉高压、右心室增大或右心功能不全,如 $P_2 > A_2$、颈静脉怒张、肝大压痛、肝颈静脉反流征阳性、下肢水肿及体静脉压升高等,心电图、X 线胸片、超声心动图有右心增大肥厚的征象,可以做出诊断。

【鉴别诊断】

本病须与下列疾病相鉴别:

1.冠状动脉粥样硬化性心脏病(冠心病)　慢性肺心病与冠心病均多见于老年人,有许多相似之处,而且常有两病共存。冠心病有典型的心绞痛、心肌梗死病史或心电图表现,若有左心衰竭的发作史、原发性高血压、高脂血症、糖尿病史,则更有助于鉴别。体检、X 线、心电图、超声心动图检查呈左心室肥厚为主的征象,可资鉴别。慢性肺心病合并冠心病时鉴别有较多困难,应详细询问病史,并结合体格检查和有关心、肺功能检查加以鉴别。

2.风湿性心脏病　风湿性心脏病的三尖瓣疾患,应与慢性肺心病的相对三尖瓣关闭不全相鉴别。前者往往有风湿性性关节炎和心肌炎病史,其他瓣膜如二尖瓣、主动脉瓣常有病变,X 线、心电图、超声心动图有特殊表现。

3.原发性心肌病　本病多为全心增大,无慢性呼吸道疾病史,无肺动脉高压的 X 线表现等。

【治疗】

(一)急性加重期

积极控制感染;通畅呼吸道,改善呼吸功能;纠正缺氧和二氧化碳潴留;控制呼吸和心力衰竭;积极处理并发症。

1.控制感染　参考痰菌培养及药敏试验选择抗生素。在还没有培养结果前,根据感染的环境及痰涂片革兰染色选用抗生素。社区获得性感染以革兰阳性菌占多数,医院感染则以革兰阴性菌为主。或选用两者兼顾的抗生素。常用的有青霉素类、氨基糖苷类、喹诺酮类及头孢菌素类抗感染药物,且必须注意可能继发真菌感染。

2.氧疗　通畅呼吸道,纠正缺氧和二氧化碳潴留,可用鼻导管吸氧或面罩给氧。

3.控制心力衰竭　慢性肺心病心力衰竭的治疗与其他心脏病心力衰竭的治疗有不同之处,因为慢性肺心病患者一般在积极控制感染、改善呼吸功能后心力衰竭便能得到改善,患者尿量增多,水肿消退,不需加用利尿药。但对治疗无效的重症患者,可适当选用利尿药、正性肌力药或扩血管药物。

(1)利尿药:有减少血容量、减轻右心负荷、消除水肿的作用。原则上宜选用作用轻的利尿药,小剂量使用。如氢氯噻嗪 25mg,每日 1～3 次,一般不超过 4 天;尿量多时需加用 10% 氯化钾 10ml,每日 3 次,或用保钾利尿药,如氨苯蝶啶 50～100mg,每日 1～3 次。重度而急需行利尿的患者可用呋塞米 20mg,肌内注射或口服。利尿药应用后可出现低钾、低氯性碱中毒,痰液黏稠不易排痰和血液浓缩,应注意预防。

(2)正性肌力药:慢性肺心病患者由于慢性缺氧及感染,对洋地黄类药物的耐受性很低,疗效较差,且易发生心律失常。正性肌力药的剂量宜小,一般约为常规剂量的 1/2 或 2/3 量,同时选用作用快、排泄快的洋地黄类药物,如毒毛花苷 K0.125～0.25mg,或毛花苷丙0.2～0.4mg加于 10%葡萄糖液内静脉缓慢注射。用药前应注意纠正缺氧,防治低钾血症,以免发生药物毒性反应。低氧血症、感染等均可使心率增快,故不宜以心率作为衡量洋地黄类药物的应用和疗效考核指征。应用指征是:①感染已被控制、呼吸功能已改善、用利尿药后有反复水肿的心力衰竭患者;②以右心衰竭为主要表现而无明显感染的患者;③合并急性左心衰竭的患者。

(3)血管扩张药:血管扩张药可减轻心脏前、后负荷,降低心肌耗氧量,增加心肌收缩力,对部分顽固性心力衰竭有一定效果,但并不像治疗其他心脏病那样效果明显。血管扩张药在扩张肺动脉的同时也扩张体动脉,往往造成体循环血压下降,反射性产生心率增快、氧分压下降、二氧化碳分压上升等不良反应,因而限制了血管扩张药在慢性肺心病的临床应用。钙拮抗剂、一氧化氮(NO)、川芎嗪等有一定的降低肺动脉压效果。

4.控制心律失常　一般经过治疗慢性肺心病的感染、缺氧后,心律失常可自行消失。如果持续存在可根据心律失常的类型选用药物。

5.抗凝治疗　应用普通肝素或低分子肝素防止肺微小动脉原位血栓形成。

6.加强护理工作　因病情复杂多变,必须严密观察病情变化,宜加强心肺功能的监护。翻身、拍背排出呼吸道分泌物,是改善通气功能的一项有效措施。

**(二)缓解期**

原则上采用中西医结合综合治疗措施,目的是增强患者的免疫功能,去除诱发因素,减少或避免急性加重期的发生,希望使肺、心功能得到部分或全部恢复,如长期家庭氧疗、调整免疫功能等。慢性肺心病患者多数有营养不良,营养疗法有利于增强呼吸肌力,改善缺氧。

**【并发症】**

1.肺性脑病　这是由于呼吸功能衰竭所致缺氧、二氧化碳潴留而引起精神障碍、神经系统症状的一种综合征。但必须除外脑动脉硬化、严重电解质紊乱、单纯性碱中毒、感染中毒性脑病等。肺性脑病是慢性肺心病死亡的首要原因,应积极防治。

2.酸碱失衡及电解质紊乱　慢性肺心病出现呼吸衰竭时,由于缺氧和二氧化碳潴留,当机体发挥最大限度代偿能力仍不能保持体内平衡时,可发生各种不同类型的酸碱失衡及电解质紊乱,使呼吸衰竭、心力衰竭、心律失常的病情更为恶化,对患者的预后有重要影响。应进行严密监测,并认真判断酸碱失衡及电解质紊乱的具体类别及时采取处理措施。

3.心律失常　多表现为房性期前收缩及阵发性室上性心动过速,其中以紊乱性房性心动过速最具特征性。也可有心房扑动及心房颤动。少数病例由于急性严重心肌缺氧,可出现心室颤动以至心脏骤停。应注意与洋地黄中毒等引起的心律失常相鉴别。

4.休克　慢性肺心病休克并不多见,一旦发生,预后不良。发生原因有严重感染、失血(多由上消化道出血所致)和严重心力衰竭或心律失常。

5.消化道出血。

6.弥散性血管内凝血(DIC)。

**【预后】**

慢性肺心病常反复急性加重,随肺功能的损害病情逐渐加重,多数预后不良,病死率在10%～15%,但经积极治疗可以延长寿命,提高患者生活质量。

**【预防】**

主要是防治引起本病的存在于支气管、肺和肺血管等基础疾病。

1.积极采取各种措施,广泛宣传提倡戒烟,必要时辅以有效的戒烟药,使全民吸烟率逐步下降。

2.积极防治原发病的诱发因素,如呼吸道感染,避免各种变应原、有害气体、粉尘吸入等。

3.开展多种形式的群众性体育活动和卫生宣教,普及人群的疾病防治知识,增强抗病能力。

（李彦芳）

# 第六节　肺不张

**【概述】**

肺不张系指一个或多个肺段或肺叶的容量或含气量减少。由于肺泡内气体吸收,肺不张通常伴有受累区域的透光度降低,邻近结构(支气管、肺血管、肺间质)向不张区域聚集,有时可见肺泡腔实变,其他肺组织代偿性气肿,肺小叶、段(偶为肺叶)之间的侧支气管交通可使完全阻塞的区域仍可有一定程度的透光。

最常见的病因是支气管阻塞引起的阻塞性肺不张,其他尚有萎缩性肺不张及压迫性肺不张。

肺不张可分为先天性和后天获得性两种。先天性肺不张是指婴儿出生时肺泡内无气体充盈,临床上有严重的呼吸困难与发绀,患者多在出生后死于严重的缺氧,临床绝大多数肺不张为后天获得性。

**【诊断】**

**(一)症状与体征**

症状及体征由于病因及范围大小不同,症状也不同。现按不同范围的肺不张分别叙述如下:

1.一侧或双侧肺不张　常由多种原因,如胸肌、膈肌麻痹,咳嗽反射消失及支气管内分泌物梗阻等综合而发生一侧或双侧的肺不张起病很急,呼吸极为困难,年长儿能自诉胸痛和心悸,可有高热,脉速及发绀。发生于手术后者,多在术后24小时内发生,明显的胸部体征如下:

(1)同侧胸廓较扁平,呼吸运动受限制;

(2)气管及心尖搏动偏向病侧;

(3)叩诊时有轻微浊音,但在左侧可被上升的胃所遮蔽;

(4)呼吸音微弱或消失;

(5)膈肌移高。

2.大叶性肺不张　起病较慢,呼吸困难也较少见。体征近似全侧肺不张,但程度较轻,可随不张的肺叶而有所不同。上肺叶不张时,气管移至病侧而心脏不移位,叩诊浊音也仅限于前胸;下叶不张时,气管不移位而心脏移向病侧,叩诊浊音位于背部近脊椎处;中叶不张时,体征较少,难于查出。由于邻区代偿性肺气肿,叩诊浊音往往不明显。

3.肺段不张临床症状极少,不易察觉,常在影像学检查中发现。肺不张可发生于任何肺叶或肺段,但以左上叶最为少见,只有先天性心脏病时扩大的左肺动脉压迫左上叶支气管可引起左上叶肺不张。小儿肺不张最常见于两肺下叶及右肺中叶;下呼吸道感染时肺不张多见于左下叶及右中叶;结核性肿大淋巴结多引起右上及右中叶不张。"中叶综合征"指由于结核、炎症、哮喘或肿瘤引起的中叶不张,长期不消失,反复感染,最后可发展为支气管扩张。

### (二)检查

1.胸部 X 线检查　诊断肺不张最重要的手段。胸部 X 线片通常即可明确叶或段不张的存在及其部位。单侧肺不张肺野磨玻璃样、胸廓内陷、肋间隙变窄,膈面上抬、纵隔向患侧移位;左下叶肺不张所形成的脊柱旁三角形影在正位胸片中可因全被心影所遮盖而不易显示,但在侧位片上可清楚显示;胸部下后方三角形增高阴影,其前缘为向后移位的斜裂,呈平直或稍向后凸出的包裹性积液表现不同。右肺中叶不张常使右心缘显示不清楚,但在前后位一个由肺门向外伸展的狭三角形致密影(基底部在肺门,尖部可达胸壁,上下边缘锐利),在侧位片上可清楚显示自肺门区向前、向下斜行的带状致密影(上缘可稍凸但下缘无突出现象),这与中、下叶间积液(呈椭圆形或梭形,上、下缘有不同程度的凸出,叶间裂可凸出,位置正常)及中叶实变(体积较大,上窄下宽,位置正常)的 X 线表现相似,应注意鉴别。

右肺上叶不张诊断一般不难,而左肺上叶不张以左侧位显示较为清楚,整个斜裂向前移位并稍向前弯曲,不张的肺叶密度增高,体积缩小。

2.支气管镜检查　肺不张最有价值的诊断手段之一,适用于大部分病例。多数情况下可在镜下直接看到阻塞性病变并取活检。如果使用硬质支气管镜,则可扩张狭窄部位并取出外源性异物或内源性的结石。如异物或支气管结石被肉芽组织包绕,则在镜下不易明确诊断。

3.淋巴结活检与胸腔外活检　如果肺不张由支气管肺癌或淋巴瘤所致,而纤维支气管镜活检为阴性时,斜角肌下与纵隔淋巴结活检对诊断甚有帮助。如果有明确的肺门或纵隔肿大,淋巴结活检常有阳性发现,如果放射学改变只有远端的肺组织萎陷,则难以取得阳性结果。结节病、结核、真菌感染引起肺不张时,斜角肌下和纵隔淋巴结活检偶有阳性发现。胸腔外活检(肝脏、骨骼、骨髓、周围淋巴结)对某些疾病如结节病、感染性肉芽肿、淋巴瘤和转移性支气管肺癌有时能提供诊断帮助。

4.胸液检查与胸膜活检　肺不张时形成胸腔积液有多种原因。胸液可能掩盖肺不张的放射学征象。胸液检查与胸膜活检对恶性病变及某些炎症感染性病变有诊断价值。血胸见于胸部创伤或动脉瘤破裂,而血性胸液提示肿瘤、肺栓塞、结核或创伤。

5.剖胸探查　相当多的肺不张患者因诊断性或治疗性目的最终需行剖胸手术。支气管结石 35% 需要开胸得以确诊。由支气管肺癌、支气管狭窄、慢性炎症伴肺皱缩、局限性支气管炎以及外源性压迫所致的肺不张中也有部分病例需剖胸探查方能确诊。

6.其他检查

(1)痰或支气管抽吸物检查:因支气管肺癌引起的肺不张进行痰或支气管抽吸物细胞学检查有重要意义,阳性率可超过 50%,以小细胞肺癌最高,其次为鳞癌,而腺癌最低,应送痰检查4~6 次为宜;偶尔在淋巴瘤患者痰中可查到肿瘤细胞。

痰液检查对其他原因引起的肺不张诊断意义较小,因为咳出的分泌物主要来自未发生不张的肺。应做细菌、真菌和结核杆菌的涂片检查与培养,并常规做细胞学检查。变应性气管肺曲菌病(ABPA)时可培养出曲菌,但需注意实验室常有曲菌的污染。如果咳出痰栓,并在镜下发现大量的菌丝,即可确立诊断。

(2)血液检查:哮喘及伴有黏液嵌塞的肺曲菌感染,血嗜酸粒细胞增多,偶尔也可见于霍奇金病、非霍奇金淋巴瘤、支气管肺癌和结节病。阻塞远端继发感染时有血中性粒细胞增多、红细胞沉降率增快。慢性感染和淋巴瘤多有贫血。结节病、淀粉样变、慢性感染和淋巴瘤可见血细胞蛋白增高。

血清学试验检测抗曲菌抗体对诊断变态反应性支气管肺曲菌病(ABPA)的敏感性与特异性较高,组织胞浆菌病和球孢子菌病引起支气管狭窄时特异性补体结合试验可为阳性。

血及尿中检出 5-羟色胺对支气管肺癌引起的类癌综合征有诊断价值。

(3)皮肤试验:皮肤试验对肺不张诊断意义不大。支气管结石所致肺不张时结核菌素、球孢子菌素或组织胞浆菌素皮肤试验可为阳性,并为诊断提供线索,如肺不张由肺门淋巴结肿大压迫所致,结核菌素皮试在近期转为强阳性;特别是在儿童或青少年,有一定的诊断价值。变应性支气管肺曲菌病时皮肤试验典型的为立即反应,某些患者表现为双相反应。

### (三)诊断要点

通常根据临床表现和 X 线征象作诊断,X 线征象为肺容积缩小(表现为肋间隙变狭,横膈升高,气管、心脏和纵隔移向患侧,未累及的肺过度膨胀)以及肺组织实变和无气。如果病变仅限于一个肺段则阴影呈三角形,顶端指向肺门。小面积的肺不张由于周围肺组织膨胀,使该肺不张呈盘状表现,大多见于下叶亚段肺不张。当整个肺叶受累(肺叶不张),因肺叶无气,叶间裂移位,由于支气管、血管和淋巴管聚拢,使肺叶密度增高,确切的 X 线表现取决于哪一叶肺受累,以及其他肺组织对肺容积缩小的代偿。后前位和侧位胸片有助于诊断。

不论患者年龄大小均需寻找阻塞原因。借纤维支气管镜检查,可以见到支气管段和亚段分支。CT 可帮助澄清发生肺不张的原因。有经验的医生能够鉴别肺不张是由于支气管内堵塞或由于液体或气体引起的压迫性肺不张,以及慢性炎症引起的瘢痕收缩性肺不张。

### (四)鉴别诊断

对短期内形成支气管阻塞伴发热、呼吸困难的肺不张应与肺炎、肺梗死鉴别,无明显症状缓慢形成的肺不张应与叶间积液、包裹性积液鉴别,而弥散的肺小叶不张呈斑片状阴影时还需注意与支气管肺炎和肺结核鉴别。

### 【治疗】

肺不张的治疗主要是原发病治疗。急性肺不张(包括手术后急性大面积的肺萎陷)须尽快去除基础病因。并发感染时应使用抗生素。以下情况应考虑手术切除不张的肺叶或肺段:

①缓慢形成或存在时间较久的肺不张,常继发慢性炎症使肺组织机化挛缩,此时即使解除阻塞性因素,肺脏也难以复张;②由于肺不张引起频繁的感染和咯血。

### (一)急性肺不张

(1)异物吸入:体位引流,鼓励咳嗽,即刻行支气管镜摘取异物。

(2)呼吸道分泌物潴留:体位引流,拍背咳痰,经常翻身,纤维支气管镜灌洗吸痰。

### (二)慢性肺不张

(1)继发支气管扩张和肺纤维化,反复感染和咯血者,应做手术治疗。

(2)肿瘤或其他肉芽病变阻塞管腔引起肺不张,根据病情做手术切除、局部放疗或激光治疗或经纤维支气管镜置入支气管支架,保持气道通畅。

### 【病情观察】

根据患者的病史、体征,结合相关的辅助检查明确诊断者,患者应收住院,予以原发病治疗。密切观察肺不张症状,是否出现呼吸困难、阵发性咳嗽、胸痛、发绀、心动过速,有时伴有休克现象;发病缓慢者,因胸负压对胸膜及纵隔的牵引而产生胸痛及咳嗽;部分伴有感染者,可出现发热、咳脓性痰等。大块肺不张当支气管阻塞时,患侧肋间隙狭小或凹陷,呼吸运动减弱或消失,高度浊音或实音,呼吸间及语音减弱或消失。注意观察阻塞性肺不张肺容量减少的典型体征(触觉语颤减弱、膈肌上抬、纵隔向患侧移位)、叩浊、语音震颤和呼吸音减弱或消失。

### 【病历记录】

1.门急诊病历　记录患者胸痛、呼吸困难等的发病方式和时间,胸痛的性质和位置,是否随呼吸加重,咳嗽的性质,有无咯血、发热等。如为急诊,可先予紧急处置后,再仔细询问病史;对反复发作者,需记录以往发作及诊治经过。体检记录血压、发绀、呼吸频率、肺部啰音、胸膜摩擦音等。辅助检查记录 X 线胸片、心电图、肺通气/灌注扫描等检查结果。

2.住院病历　重点记录本病的断依据、鉴别诊断要点、诊疗计划,并请上级医师把关、认可。病程记录应能全面反映治疗后相关症状、体征的变化和辅助检查的结果分析、上级医师的查房意见等。

### 【注意事项】

1.医患沟通　如诊断本病,主治医师应如实告诉患者及家属本病的特点、发生过程、诊断方法、治疗手段等,以便患者及家属能理解、配合,支持可能采取的治疗方法。实施治疗的过程中,应与患者及家属保持随时沟通,告知治疗的利弊、风险,并请患者家属签字同意为据。

2.经验指导

(1)肺不张在临床中是十分常见的表现,它可作为一个独立事件发生,也可伴发其他疾病出现。因此,应注意辨认。肺不张的诊断包括两部分,首先确立肺不张的存在;其次明确肺不张的病因。

(2)肺段不张的诊断比较复杂,因为单纯肺段不张少见,并且临近肺段可伴有代偿性肺气肿和炎症或浸润性改变。盘状或条状肺不张是亚肺段性不张在 X 线上所显示的一种特殊形态,在临床上并不少见。这种不张大多由于该部位呼吸障碍与横膈运动减弱有关,此外,因少量分泌物使支气管阻塞引起亚肺段不张。

（3）在诊断肺不张的同时,特别需注意肺不张的支气管根部有无肿块和肺门、纵隔淋巴结肿大,有无胸腔积液等。对于不明原因的肺不张与肺实变、胸腔积液等其他病变难以鉴别时,应进行胸部 CT 检查,注意观察支气管腔内外病变情况。体层摄片对下述情况帮助较大:描述萎陷肺叶的位置与形状,有无支气管空气征,有无钙化及其位置,阻塞病变的性状,有无管腔内引起阻塞的包块。CT 检查对于此类问题的诊断价值更大,特别是对下述情况明显优于体层摄影,包括:明确支气管腔内阻塞性病变的位置甚或性质,探查肿大的纵隔淋巴结,鉴别纵隔包块与纵隔周围的肺不张。支气管造影主要用于了解非阻塞性肺不张中是否存在支气管扩张,但目前已基本为 CT 所取代。如怀疑肺不张由肺血栓栓塞所致,可考虑行肺通气—灌注显像或 CT 肺血管造影。

（4）对于黏液栓引起的阻塞性肺不张,纤维支气管镜下抽吸既是诊断性的也是治疗性的。纤维支气管镜下活检与刷检对引起阻塞的良性和恶性肿瘤、结节病及特异性炎症也有诊断价值。

（5）肺不张的病因诊断非常重要,一定要十分重视。一些临床状况可提示支气管阻塞和肺不张的可能性。哮喘患者持续发作喘息,发生肺不张,如 X 线胸片有弥漫游走片状阴影,咳丝状黏痰,则提示变态反应性支气管肺曲菌病诊断。因 ABPA 伴黏液嵌塞主要见于哮喘患者,而外科手术后 48 小时出现发热和心动过速（手术后肺炎）常由肺不张引起。心脏手术后最易发生左下叶肺不张。胸壁疾病患者不能进行有效的咳嗽,是肺不张的易患因素,这种患者一旦出现呼吸系统症状,应考虑到肺不张的可能性。单根或多根肋骨骨折均可发生肺不张,特别是存在有慢性支气管炎时。

（6）胸部影像学特征往往能提示病因。大部分患者肺下叶不张是由于支气管扩张引起的,尤其是青少年,其中经常能见到增粗条索状致密阴影,有时甚至可见到管状和小囊状透亮区域。肺上叶不张常见于结核和肺癌,可随结核病灶性质和癌肿浸润范围及有无继发感染,萎缩上叶可呈不同的 X 线表现,如在后者可形成"S"形 X 线征象。此外,萎缩的肺上叶如体积又增大,下缘从凹面向下弧形变为平直甚至向下凸出,应考。虑有新的或复发炎症。整个左肺上叶不张以肺癌较为常见,而其他病变如支气管结核等往往不累及舌叶而涉及上叶其他各段。

（7）40 岁以上的患者如并发肺不张时,应首先排除肺癌引起的肺不张,特别是右上肺叶不张的肺裂呈横"S"形时或纵隔向有大量胸膜腔积液的一侧移位,这些往往是肺癌的特征,但也必须除外胸膜纤维化对纵隔的牵拉。

（李彦芳）

# 第七节　支气管扩张症

支气管扩张症简称支扩,是支气管或细支气管管壁受损呈永久性扩张和变形所引起的病态。病因可分为先天性和继发性,继发者多见病因有幼年时曾患呼吸系统严重感染（如麻疹性肺炎、百日咳等）、肺结核、吸入异物或有毒气体等。支气管扩张症可以是全身性病（如囊性纤维化、免疫球蛋白缺乏症等）的局部表现。

## 【诊断步骤】

### (一)病史采集

1.现病史　应注意询问病人有无咳嗽、咯脓痰,应了解痰液的量、性状(是否分层)、气味(有无恶臭),注意询问病人是否有反复发作史;有无咯血,询问咯血量和血液的颜色,尤其应注意询问是否有反复咯血的病史,应仔细询问病人咯血的诱因以及与季节变化的关系。

2.过去史　有无反复发生的同一部位的肺部感染史,有无肺结核病史,幼时是否患过呼吸道严重感染,如麻疹等。

3.个人史　询问有无吸烟史,如有,应询问每天吸烟量和吸烟年限。

4.家族史　应注意询问有无肺囊性纤维化等疾病的家族史。

### (二)体格检查

1.肺部听诊闻及固定部位的湿性啰音,咳嗽后性质不变,这是本病的特征性体征。

2.如肺部闻及粗湿啰音,表明患者存在肺部感染或伴有咯血。

3.部分患者可有杵状指。

4.鼻窦及口咽部可有慢性感染的病灶。

5.后期,患者可出现颈静脉怒张、下肢水肿、肝肿大等右心功能不全的表现,提示已有肺心病。

### (三)辅助检查

1.实验室检查

(1)血常规:无感染的,血白细胞计数多正常,继发感染则有增高。

(2)痰液细菌培养:对于咯脓痰的病人(所谓湿性支扩)应做痰培养以明确细菌类型,对临床选择抗生素具指导意义;痰培养对判断抗感染的疗效也有一定价值。

2.特殊检查

(1)X线胸片:表现为一侧或双侧肺部纹理增生,以下肺野为主;典型表现为小的不规则环状透亮影呈卷发状。

(2)胸部CT(高分辨率CT):按CT所见形态,本病可分为柱状、曲张状及囊状支扩,三者常混合存在。柱状支扩特征为与支气管水平走行时,呈双轨征象;垂直走行时为厚壁环形,与伴行的圆形小动脉结合在一起,形成所谓的印戒征。曲张性支扩管径不规则,形似曲张的静脉,或呈珍珠项链样。囊状支扩管壁远端呈囊状膨大,多发的小囊腔形似葡萄珠样。

(3)支气管造影术现仅在进行高选择性支气管-肺切除术前才考虑使用,但仍可作为不具CT检查条件的医疗单位确诊支扩的有效方法,通常咯血停止2周后方可做造影检查。

(4)支气管镜检查可发现出血部位及支气管阻塞的原因,可用于局部止血治疗。

(5)肺功能检查多为阻塞性通气障碍,1秒钟呼气量和最大呼气量减低,残气占肺总量百分比增高。病情后期,通气血流比例失调以及弥散功能障碍等,可有动脉血氧分压降低和动脉血氧饱和度下降。

### (四)诊断要点

1.患者有慢性咳嗽、咯痰,部分患者有咯血,出现大咯血。

2.肺部听诊有固定部位的细湿啰音,咳嗽后性质不变。

3.以往可有麻疹、百日咳、支气管肺炎、肺结核等病史。

4.鼻窦及口咽部可有慢性感染病灶。

5.上述临床表现结合胸部 CT 或支气管造影可以明确诊断。

### (五)鉴别诊断

1.慢性支气管炎 以长期咳嗽、咯痰为主,痰量较少,咯血少见,肺部干、湿啰音不固定。胸部 X 线检查示双肺纹理增多或伴有肺气肿征象。

2.慢性肺脓肿 全身症状较重,X 线胸片见肺有大片浸润影、空洞伴液平形成。合并支扩时鉴别不易,应做 CT 检查。

3.肺结核 有结核中毒症状,X 线胸片检查可发现浸润性阴影,多位于肺上叶尖后段及下叶背段。

4.先天性肺囊肿合并感染 X 线胸片上可见有单个或多个圆形或椭圆形薄壁囊腔等典型的表现,直径常在 3～5cm,反复感染者壁常增厚并可见气液平面。

5.肺癌 部分病人咯血停止后可出现血凝块阻塞支气管,造成肺不张或中间支气管有新生物,纤维支气管镜有助于鉴别。

## 【治疗方案】

### (一)一般治疗

应嘱病人合理安排休息,合并感染或咯血的,应卧床休息。平时应避免受凉、戒烟,预防呼吸道感染。有反复发作的患者,应注意加强营养,增强抵抗力。

### (二)药物治疗

1.控制感染 有发热、咯脓痰等感染表现的,可根据病情、痰培养及药物敏感试验的结果,选用抗生素治疗。可用青霉素 G 并用庆大霉素或阿米卡星,对严重感染者,可静脉使用抗菌药物,如喹诺酮类及一、二代头孢菌素等。可用阿莫西林胶囊 0.5g,3 次/天,口服;或用青霉素 G80 万 U,2 次/天,肌内注射(青霉素皮试阴性后用);或用青霉素 G400 万 U 加入 5％葡萄糖注射液 250ml 中静脉滴注,2 次/天(青霉素皮试阴性后用)阿米卡星 0.6g 力口入 5％葡萄糖氯化钠注射液 500ml 中静脉滴注,1 次/天。

2.治疗咯血 可用安络血 5mg,3 次/天,口服;或用云南白药 2 片,3 次/天,口服。如咯血量＞150～300ml/天,可用垂体后叶素 10～20U 加入 5％葡萄糖注射液 500ml 中静脉滴注,1～2 次/天,一般咯血停止后再续用 3 天,后可予减量,维持使用 3～4 天仍无新鲜出血,可停药,高血压病、冠心病、孕妇等禁用。或用普鲁卡因 200～500mg(普皮试阴性用)加入 5％葡萄糖注射液 500ml 中静脉滴注,1 次/天;或用酚妥拉明 10～20mg 加入 5％葡萄糖溶液 250～500ml 中静脉滴注,1 次/天。药物治疗无效的,可行支气管动脉栓塞术,成功率可达 60％～96％。

3.祛除痰液 可采取体位引流,促进痰液排出。一般要求病变部位较气管和喉部为高的体位,使病肺处于高位,使引流支气管的开口向下;有痰液粘稠、不易咯出的,可用必嗽平 16mg,3 次/天,口服;或用氯化铵棕色合剂 10ml,3 次/天,口服;或用鲜竹沥 10ml,3 次/天,口服。

### （三）外科治疗

病灶局限、内科治疗无效的,可考虑手术治疗。手术指征:反复发作呼吸道急性感染或大量咯血,病变范围不超过两个肺叶,年龄在 10～40 岁之间,全身情况良好,心肺功能无严重障碍。病变广泛或伴有严重肺气肿、呼吸功能严重损害者,为手术禁忌。

### 【病情观察】

#### （一）观察内容

诊断不明确者,可根据病人的临床表现、体征,行 X 线胸片、胸部 CT、支气管镜等检查,以明确诊断。诊断明确者,则应根据病人就诊的具体症状,予以相应处理。主要观察治疗后患者症状是否改善,如咳嗽、咯痰是否控制,咯血是否停止,有发热的,体温是否恢复正常。并应根据病人治疗的情况,调整相应的治疗。注意复查 X 线胸片,以评估治疗疗效。

#### （二）动态诊疗

患者因咳嗽、咯脓痰或咯血就诊时,临床上可依据病人的临床表现,结合上述相关检查明确诊断;对有大量咳嗽、咯脓痰的,应予以祛痰治疗,如应用祛痰药物、体位引流等,结合细菌学检查,应用抗生素治疗,并根据治疗效果,调整治疗药物(如换用抗生素)。如有咯血,则予以止血治疗;药物治疗无效时,可予以支气管动脉栓塞术。

### 【临床经验】

#### （一）诊断方面

1.本病的起病往往可追查到患者童年曾有麻疹、百日咳或支气管肺炎的病史,以后则有反复发作的呼吸道感染。因此,积极防治上述疾病,对预防本病的发生有很大意义。

2.患者多有慢性反复发作的特点,如反复咳嗽、咯血,反复肺部感染等,如有此类临床特点,应高度怀疑本病。

3.影像学检查对本病的诊断有重要价值,目前认为 CT 的诊断价值有其优越性,而原来推崇的支气管碘油造影已经被摒弃。

#### （二）治疗方面

1.根治本病唯一的办法是将病变肺部组织手术切除,适用于反复发作呼吸道急性感染或大咯血,病变范围不超过两个肺叶,全身情况良好,无心肺功能严重障碍者。

2.本病的治疗中常需用抗生素治疗,须注意的是,青霉素 G、克林霉素、甲硝唑(或替硝唑)对厌氧菌感染有疗效,对怀疑合并有厌氧菌感染者应优先考虑选用,支气管扩张常合并铜绿假单胞菌感染,可考虑使用环丙沙星,对产 ESBL 菌株必要时需使用碳青霉烯类抗生素。抗生素应用时可多种途径联合用药。疗程以控制感染为度,即全身中毒症状消失、痰量及脓性成分减少,肺部啰音减少或消失即可停药。不主张长期使用抗菌药物,以免继发真菌感染。

3.痰液的体位引流非常重要,应持之以恒。必要时,可辅以雾化吸入,加强痰液的引流。

4.患者大咯血的,有条件时可行支气管动脉栓塞术治疗,以降低咯血的死亡率;大咯血致窒息时,需紧急处理,如吸氧、拍背,必要时头低足高位,开放静脉通路,可根据医院的条件,紧急行支气管镜局部止血或支气管动脉栓塞术或外科手术治疗。

### （三）医患沟通

诊断明确者,经治医师应如实告诉患者及其家属本病的临床特点、诊断方法、治疗原则等,以便病人及家属能理解,并明确告知病人及家属,由于本病的病理学改变的不可逆性(结构性肺病),势必反复发作,以使患者及其家属对本病有一个正确的认识,树立一个正确的防病治病观念。另外,对首次咯血的病人,应给予心理疏导,鼓励病人尽量咯出肺内的积血以防止窒息。需特殊检查或治疗的,如支气管动脉栓塞术,应以病人或其亲属的知情同意为据。

### （四）病历记录

1.门急诊病历　记录患者的咳嗽、咯痰的时间,痰液的性状及每日的痰液量;有咯血者,记录某一时间内的咯血量及颜色。既往史中记录有无同一部位的反复肺部感染史及幼时有无严重呼吸道感染史。体检记录肺部听诊有无固定部位的细湿啰音,咳嗽后性质不变。辅助检查记录 X 线胸片、胸部 CT 的表现。

2.住院病历　记录患者门急诊的诊治经过,尤其是以往的诊疗过程、治疗疗效等,重点记录本次入院后的诊治经过和治疗后的疗效判断。如需行支气管镜检查或行支气管动脉栓塞治疗的,应由病人或其亲属签署知情同意书。

（闫振华）

# 第八节　支气管哮喘

支气管哮喘(简称哮喘)是由多种细胞(如嗜酸粒细胞、肥大细胞、T 淋巴细胞、中性粒细胞、气道上皮细胞等)和细胞组分参与的气道慢性炎症性疾病。这种慢性炎症与气道高反应性相关,通常出现广泛多变的可逆性气流受限,并引起反复发作性的喘息、气急、胸闷或咳嗽等症状,常在夜间和(或)清晨发作、加剧,多数患者可自行缓解或经治疗缓解。支气管哮喘如诊治不及时,随病程的延长可产生气道不可逆性缩窄和气道重塑。而当哮喘得到控制后,多数患者很少出现哮喘发作,严重哮喘发作则更少见。哮喘合理的防治至关重要。世界各国的哮喘防治专家共同起草、更新全球哮喘防治倡议(GINA)。GINA 目前已成为防治哮喘的重要指南。

## 【病因】

哮喘的病因还不十分清楚,患者个体过敏体质及外界环境的影响是发病的危险因素。哮喘与多基因遗传有关,同时受遗传因素和环境因素的双重影响。哮喘患者亲属患病率高于群体患病率,并且亲缘关系越近,患病率越高。目前,哮喘的相关基因尚未完全明确。

环境因素中主要包括某些激发因素,如尘螨、花粉、真菌等各种特异和非特异性吸入物。感染,如细菌、病毒、原虫、寄生虫等;食物,如鱼、虾等;药物,如普萘洛尔(心得安)、阿司匹林等;气候变化、运动、妊娠等都可能是哮喘的激发因素。

## 【病理】

气道可见黏液栓和渗出物及细胞阻塞,气道表现上皮损伤脱落,有时可见鳞状上皮化生。上皮基底膜增厚,网状层增厚尤为明显,可有透明变性,小血管可扩张、充血和水肿。支气管壁细胞浸润,以嗜酸粒细胞和淋巴细胞为主。平滑肌细胞肥大,肌纤维增多,黏液腺和黏液分泌细胞体积增大,杯状细胞增彩,支气管壁增厚,支气管内腔变窄。

**【诊断】**

**(一)诊断标准**

1.反复发作喘息、气急、胸闷或咳嗽,多与接触变应原、冷空气、物理和化学性刺激、病毒性上呼吸道感染、运动等有关。

2.发作时在双肺可闻及散在或弥漫性,以呼气相为主的哮鸣音,呼气相延长。

3.上述症状可经治疗缓解或自行缓解。

4.除外其他疾病所引起的喘息、气急、胸闷和咳嗽。

5.临床表现不典型者(如无明显喘息或体征)应有下列三项中至少一项阳性:①支气管激发试验或运动试验阳性;②支气管舒张试验阳性;③昼夜 PEF 变异率≥20%。

符合 1~4 条或 4、5 条者,可以诊断为支气管哮喘。

**(二)支气管哮喘的分期及病期严重程度分级**

支气管哮喘可分为急性发作期、非急性发作期。

1.急性发作期　是指气促、咳嗽、胸闷等症状突然发生或症状加重,常有呼吸困难,以呼气流量降低为其特征,常因接触变应原等刺激物或治疗不当所致。程度轻重不一,病情加重可在数小时或数天内出现,偶尔可在数分钟内即危及生命,故应对病青做出正确评估。急性发作时严重程度可分为轻度、中度、重度和危重 4 级。

2.非急性发作期(亦称慢性持续期)　许多哮喘患者即使没有急性发作,但在相当长的时间内仍有不同频度和(或)不程度地出现症状(喘息、咳嗽、胸闷等),肺通气功能下降。目认为长期评估哮喘的控制水平是更为可靠和有用的严重性评估法,对哮喘的评估和治疗的指导意义更大。哮喘控制水平分为控制、部分控制和未控制 3 个等级,每个等级的具体指标。

**【鉴别诊断】**

**(一)左心衰竭引起的喘息样呼吸困难**

为避免混淆,目前已不再使用"心源性哮喘"一词。患者多仃高血压、冠状动脉粥样硬化性心脏病、风湿性心脏病和二尖瓣狭窄等病史和体征。阵发性咳嗽,常咳出粉红色泡沫痰,两肺可闻及广泛的湿啰音和哮鸣音,左心界扩大,心率增快,心尖部可闻及奔马律。病情许可作胸部 X 线检查时,可见心脏增大,肺淤血征,有助于鉴别。若一时难以鉴别,可雾化吸入 $\beta_2$ 肾上腺素受体激动剂或静脉注射氨茶碱缓解症状后,进一步检查,忌用肾上腺素或吗啡,以免造成危险。

**(二)慢性阻塞性肺疾病(COPD)**

多见于中老年人,有慢性咳嗽史,喘息长年存在,有加重期。患者多有长期吸烟或接触有害气体的病史。有肺气肿体征,两肺或可闻及湿啰音。但临床上严格将 COPD 和哮喘区分有时十分困难,用支气管舒张剂和口服或吸入激素做治疗性试验可能有所帮助。COPD 也可与哮喘合并同时存在。

**(三)上气道阻塞**

本病可见于中央型支气管肺癌、气管支气管结核、复发,多软骨炎等气道疾病或异物气管吸入,导致支气管狭窄或伴感染时,可出现喘鸣或类似哮喘样呼吸困难,肺部可闻及哮音。但根据临床病史,特别是出现吸气性呼吸困难,以及痰细胞学或细菌学检查,胸部 X 线摄片、CT 或 MRI 检查或支气镜检查等,常可明确诊断。

### (四)变态反应性肺浸润

本病见于热带性嗜酸粒细胞增多症、肺嗜酸粒细胞增多浸润、多源性变态反应性肺泡炎等。致病原为寄生虫、原虫、粉、化学药品、职业粉尘等,多有接触史,症状较轻,患者常有热,胸部 X 线检查可见多发性、此起彼伏的淡薄斑片浸润阴影可自行消失或再发。肺组织活检也有助于鉴别。

### 【并发症】

发作时可并发气胸、纵隔气肿、肺不张;长期反复发作和感染或并发慢支、肺气肿、支气管扩张、间质性肺炎、肺纤维化和肺源性心脏病。

### 【治疗】

目前尚无特效的治疗方法,但长期规范化治疗可使哮喘症状得到控制,减少复发乃至不发作。长期使用最少量或不用药物能使患者活动不受限制,并能与正常人一样生活、工作和学习。

### (一)脱离变应原

部分患者能找到引起哮喘发作的变应原或其他非特异刺激因素,立即使患者脱离变应原的接触是防治哮喘最有效的方法。

### (二)药物治疗

治疗哮喘药物主要分为两类。

1.缓解哮喘发作 此类药物主要作用为舒张支气管,故也称支气管舒张药。

(1)$\beta_2$ 肾上腺素受体激动剂(简称 $\beta_2$ 受体激动剂):$\beta_2$ 受体激动剂是控制哮喘急性发作的首选药物。常用的短效 $\beta_2$ 受体激动剂有沙丁胺醇、特布他林和非潇特罗,作用时间为 4~6 小时。长效 $\beta_2$ 受体激动剂有福莫特罗、沙美特罗及丙卡特罗,作用时间为 10~12 小时。不主张长效 $\beta_2$ 受体激动剂单独使用,须与吸入激素联合应用。但福莫特罗可作为应急缓解气道痉挛的药物。肾上腺素、麻黄素和异丙肾上腺素,因其心血管副作用多而已被高选择性的 $\beta_2$ 受体激动剂所代替。

用药方法可采用吸入,包括定量气雾剂(MDI)吸入、干粉吸入、持续雾化吸入等,也可采用口服或静脉注射。首选吸入法。常用剂量为沙丁胺醇或特布他林 MDI,每喷 $100\mu g$,每天 3~4 次,每次 1~2 喷。通常 5~10 分钟即可见效,可维持 4~6 小时。长效 $\beta_2$ 受体激动剂如福莫特罗 $4.5\mu g$,每天 2 次,每次一喷,可维持 12 小时。持续雾化吸入多用于重症和儿童患者,使用方法简单易于配合,如沙丁胺醇 5mg 稀释在 5~20ml 溶液中雾化吸入。沙丁胺醇或特布他林一般口服用法为 2.4~2.5mg,每日 3 次,15~30 分钟起效,但心悸、骨骼肌震颤等不良反应较多。$\beta_2$ 受体激动剂的缓释型及控制型制剂疗效维持时间较长,用于防治反复发作性哮喘和夜间哮喘。注射用药,用于严重哮喘。一般每次用量为沙丁胺醇 0.5mg,滴速 2~4$\mu g$min,易引起心悸,只在其他疗法无效时使用。

(2)抗胆碱药:吸入抗胆碱药与 $\beta_2$ 受体激动剂联合吸入有协同作用,尤其适用于夜间哮喘及多痰的患者。可用 MDI,每日 3 次,每次 25～75μg 或用 100～150μg/ml 的溶液持续雾化吸入。约 10 分钟起效,维持 4～6 小时。不良反应少,少数患者有口苦或口干感。近年发展的选择性 M1、M3 受体拮抗剂如泰乌托品作用更强,持续时间久(可达 24 小时)、不良反应更少。

(3)茶碱类:茶碱类是目前治疗哮喘的有效药物。茶碱与糖皮质激素合用具有协同作用。口服给药:包括氨茶碱和控(缓)释茶碱,静脉注射氨茶碱首次剂量为 4～6mg/kg,注射速度不宜超过 0.25mg/(kg·min),静脉滴注维持量为 0.6～0.8mg/(kg·h)。日注射量一般不超过 1.0g。静脉给药主要应用于重、危症哮喘。

最好在用药中监测血浆氨茶碱浓度,其安全有效浓度为 6～15μg/ml。发热、妊娠、小儿或老年,患有肝、心、肾功能障碍及甲状腺功能亢进者尤需慎用。合用西咪替丁(甲氰咪胍)、喹诺酮类、大环内酯类药物等应减少用药量。

2.控制或预防哮喘发作　此类药物主要治疗哮喘的气道炎症,亦称抗炎药。

(1)糖皮质激素:由于哮喘的病理基础是慢性非特异性炎症,糖皮质激素是当前控制哮喘发作最有效的药物。可分为吸入、口服和静脉用药。

吸入治疗是目前推荐长期抗炎治疗哮喘的最常用方法。常用吸入药物有倍氯米松(BDP)、布地奈德、氟替卡松、莫米松等,后两者生物活性更强,作用更持久。通常需规律吸入一以上方能生效。根据哮喘病情,吸入剂量(BDP 或等效量其皮质激素)在轻度持续者一般 200～500μg/d,中度持续者一 500～1000μg/d,重度持续者一般＞1000μg/d(不宜超 2000μg/d)(氟替卡松剂量减半)。吸入治疗药物全身性不反应少,少数患者可引起口咽念珠茵感染、声音嘶哑或呼吸不适,吸药后用清水漱口可减轻局部反应和胃肠吸收。长期用较大剂量(＞1000μg/d)者应注意预防全身性不良反应,肾上腺皮质功能抑制、骨质疏松等。

口服剂:有泼尼松(泼尼松)、泼尼松龙(泼尼松龙)。用于吸入糖皮质激素无效或需要短期加强的患者。起始 30～60mg/d,症状缓解后逐渐减量至≤10mg/d。然后停用,或改用吸入剂。

静脉用药:重度或严重哮喘发作时应及早应用琥珀酸氢化可的松,注射后 4。6 小时起作用,常用量 100～400mg/d,或甲泼尼龙(80～160mg/d)起效时间更短(2～4 小时)。地塞米松因在体内半衰期较长,不良反应较多,宜慎用,一般 10～30mg/d,症状缓解后逐渐减量,然后改口服和吸入制剂维持。

(2)LT 调节剂:通过调节 LT 的生物活性而发挥抗炎作用,同时可舒张支气管平滑肌。可以作为轻度哮喘的一种控制药物的选择。常用半胱氨酰 LT 受体拮抗剂,如孟鲁司特 10mg,每天 1 次。或扎鲁司特 20mg,每日 2 次,不良反应通常较轻微,停药后可恢复正常。

(3)其他药物:酮替酚和新一代组胺 $H_1$ 受体拮抗剂阿司咪唑、曲尼斯特、氯雷他定在轻症哮喘和季节性哮喘有一定效果,也可与 $\beta_2$ 受体激动剂联合用药。

### (三)急性发作期的治疗

急性发作的治疗目的是尽快缓解气道阻塞,纠正低氧血症,恢复肺功能,预防进一步恶化或再次发作,防止并发症。一般根据病情的分度进行综合性治疗。

(1)轻度:每日定时吸入糖皮质激素(200～500μgBDP);出现症状时吸入短效 $\beta_2$ 受体激动

剂,可间断吸入。效果不佳时可加用口服 $β_2$ 受体激动剂控释片或小量茶碱控释片(200mg/d),或加用抗胆碱药如异丙托溴胺气雾剂吸入。

(2)中度:吸入剂量一般为每日 $500\sim1000\mu gBDP$;规则吸入 $B_2$ 激动剂或联合抗胆碱药吸入或口服长效 $β_2$ 受体激动剂。亦可加用口服 LT 拮抗剂,若不能缓解,可持续雾化吸入 $β_2$ 受体激动剂(或联合用抗胆碱药吸入),或口服糖皮质激素($<60mg/d$)。必要时可用氨茶碱静脉注射。

(3)重度至危重度:持续雾化吸入 $β_2$ 受体激动剂,或合并抗胆碱药;或静脉滴注氨茶碱或沙丁胺醇。加用口服 LT 拮抗剂。静脉滴注糖皮质激素如琥珀酸氢化可的松或甲泼尼龙或地塞米松。待病情得到控制和缓解后(一般 3~5 天),改为口服给药。注意维持水、电解质平衡,纠正酸碱失稳,当 pH$<7.20$,且合并代谢性酸中毒时,应适当补碱;可给予氧疗,如病情恶化缺氧不能纠正时,进行无创通气或插管机械通气。若并发气胸,在胸腔引流气体下仍可机械通气。此外应预防下呼吸道感染等。

### (四)哮喘非急性发作期的治疗

根据哮喘的控制水平选择合适的治疗方案。

对于大多数未经治疗的持续性哮喘患者,初始治疗应从第 2 级治疗方案开始,如果初始评估提示哮喘处于严重未控制,治疗应从第 3 级方案开始。从第 2 级到第 5 级的治疗方案中都有不同的哮喘控制药物可供选择。而在每一步中缓解药物都应该按需使用,以迅速缓解哮喘症状。

其他可供选择的缓解用药包括:吸入型抗胆碱能药物、短效或长效口服 $β_2$ 受体激动剂、短效茶碱等。除非规律地 β 合使用吸入型糖皮质激素,否则不建议规律使用短效和长效 β 受体激动剂。

由于哮喘的复发性以及多变性,需不断评估哮喘的控制水平,治疗方法则依据控制水平进行调整。如果目前的治疗方案不能够使哮喘得到控制,治疗方案应该升级直至达到哮喘控制为止。当哮喘控制维持至少 3 个月后,治疗方案可以降级。通常情况下,患者在初诊后 1~3 个月回访,以后每 3 个月随访一次。如出现哮喘发作时,应在 2 周至 1 个月内进行回访。对大多数控制剂来说,最大的治疗效果可能要在 3~4 个月后才能显现,只有在这种治疗策略维持3~4 个月后,仍未达到哮喘控制,才考虑增加剂量。对所有达到控制的患者,必须通过常规跟踪及阶段性地减少剂量来寻求最小控制剂量。大多数患者可以达到并维持哮喘控制,但一部分难治性哮喘患者可能无法达成同样水平的控制。

以上方案为基本原则,但必须个体化,联合应用,以最小量、最简单的联合,副作用最少,达到最佳控制症状为原则。

### (五)免疫疗法

分为特异性和非特异性两种,前者又称脱敏疗法(或称减敏疗法)。由于有 60% 的哮喘发病与特异性变应原有关,采用特异性变应原作定期反复皮下注射,以产生免疫耐受性,使患者脱(减)敏。脱敏治疗需要在有抢救措施的医院进行。

非特异性疗法,如注射卡介苗、转移因子、疫苗等生物品抑制变应原反应的过程,有一定辅助的疗效。目前采用基因工程制备的人工重组抗 IgE 单克隆抗体治疗中、重度变应性哮喘,已取得较好效果。

### 【哮喘的教育与管理】

哮喘患者的教育与管理是提高疗效,减少复发,提高患者生活质量的重要措施。在医师指导下患者要学会自我管理、学会控制病情。应使患者了解或掌握以下内容:

1.相信通过长期、适当、充分的治疗,完全可以有效地控制哮喘发作;

2.了解哮喘的激发因素,结合每个人具体情况,找出各自的促激发因素,以及避免诱因的方法;

3.简单了解哮喘的本质和发病机制;

4.熟悉哮喘发作先兆表现及相应处理办法;

5.学会在家中自行监测病情变化,并进行评定,重点掌握峰流速仪的使用方法,有条件的应记录哮喘日记;

6.学会哮喘发作时进行简单的紧急自我处理方法;

7.了解常用平喘药物的作用、正确用量、用法、不良反应;

8.掌握正确的吸入技术(MDI 或 Spacer 用法);

9.知道什么情况下应去医院就诊;

10.与医师共同制定出防止复发,保持长期稳定的方案。

### 【预后】

哮喘的转归和预后因人而异,与正确的治疗方案关系密切。

(李彦芳)

## 第九节　肺炎

### 一、社区获得性肺炎

社区获得性肺炎(CAP)是指在医院外罹患的感染性肺实质(含肺泡壁,即广义上的肺间质)炎症,包括具有明确潜伏期的病原体感染而在入院后潜伏期内发病的肺炎。CAP 是威胁人类健康的常见感染性疾病之一,尽管抗微生物化学治疗等技术不断进步,但其病死率并没有下降。近年来,由于社会人口的老龄化、免疫损害宿主增加、病原体变迁和抗生素耐药率上升等原因,使 CAP 的诊治更为困难。此外,正确评价 CAP 的病情严重性,对选择治疗场所、抗生素的使用、是否给予呼吸及循环支持也十分重要。

### 【诊断标准】

1.临床表现

(1)发热:绝大多数 CAP 可出现发热,甚至高热,多呈急性起病,并可伴有畏寒或寒战。

(2)呼吸道症状:咳嗽是最常见的症状,大多伴有咯痰;病情严重者可有呼吸困难,病变累及胸膜时可出现胸痛,随深呼吸和咳嗽加重,少数患者出现咯血,多为痰中带血,或少量咯血。

一般细菌引起的肺炎咯痰量较多,且多为黄脓痰,并可伴有异味,而病毒和非典型病原体引起的肺炎多为干咳。真菌引起的肺炎咯血较其他病原菌常见,且可出现大咯血。个别 CAP 患者可完全没有呼吸道症状。

(3)其他症状:常见症状包括头痛、乏力、纳差、肌肉酸痛、出汗等。相对少见症状有咽痛、恶心、呕吐、腹泻等。老人肺炎呼吸道症状少,而精神不振、神志改变、活动能力下降、食欲不振、心悸、憋气及血压下降多见。

(4)体征:常呈热性病容,重者有呼吸、脉搏加快,甚至出现紫绀及血压下降。典型者胸部检查可有患侧呼吸运动减弱、触觉语颤增强、叩诊浊音、听诊闻及支气管呼吸音或支气管肺泡呼吸音,可有湿啰音。如果病变累及胸膜可闻及胸膜摩擦音,出现胸腔积液则有相应体征。胸部体征常随病变范围、实变程度、是否累及胸膜等情况而异。CAP 并发中毒性心肌炎或脑膜炎时出现相应的异常体征。

2.实验室检查

(1)血常规:白细胞总数及嗜中性粒细胞计数多升高,可出现红细胞沉降率加快、C 反应蛋白升高,细菌引起的 CAP 血清降钙素原(PCT)多升高。部分患者可出现心肌酶、肝酶增高、肌酐、尿素氮升高及电解质紊乱。

(2)病原学检查:CAP 患者的病原学检查应遵循以下原则。

①门诊治疗的轻、中度患者不必普遍进行病原学检查,只有当初始经验性治疗无效时才需进行病原学检查。

②住院患者应同时进行常规血培养和呼吸道标本的病原学检查。凡合并胸腔积液并能够进行穿刺者,均应进行诊断性胸腔穿刺,抽取胸腔积液行胸液常规、生化及病原学检查。

③侵袭性诊断技术,包括经支气管镜或人工气道吸引的下呼吸道标本,保护性支气管肺泡灌洗标本(BALF),保护性毛刷下呼吸道采集的标本(PSB)和肺穿刺活检标本,仅选择性地适用于以下 CAP 患者:经验性治疗无效或病情仍然进展者,特别是已经更换抗菌药物 1 次以上仍无效时;怀疑特殊病原体感染,而采用常规方法获得的呼吸道标本无法明确致病原时;免疫抑制宿主罹患 CAP 经抗菌药物治疗无效时;需要与非感染性肺部浸润性病变鉴别诊断者。

有关 CAP 病原体检测的标本、采集方法、送检、实验室检测方法及结果判定请参考中华医学会呼吸病学分会制定社区获得性肺炎诊断和治疗指南。值得提出的是,呼吸道标本,尤其是痰标本容易受到口咽部细菌的污染,且不同的病原菌对培养基及培养方法的要求也不同,培养的阳性率也差别很大,故普通培养结果应密切结合临床进行判断。此外,考虑病毒和非典型病原体(肺炎支原体、军团菌及肺炎支原体)感染者应进行急性期和恢复期双份血清抗体检测,怀疑真菌感染者应进行 1,3-β-D 葡萄糖抗原检测试验(G 试验)和半乳甘露糖抗原检测实验(GM 试验)。

3.辅助检查　影像学形态表现为肺部浸润性渗出影,呈片状或斑片状,实变及毛玻璃样阴影,个别患者可出现球型阴影,伴或不伴有胸腔积液,出现实变征者实变影内可见支气管充气征。其他 X 线表现尚可有间质性改变、粟粒或微结节改变、团块状改变、空洞形成等,但均少见。不同病原体所致肺炎其 X 线可以有一些不同的表现,但缺乏特异性,不能作为病原学诊断的依据。CAP 病变范围不一,轻者仅累及单个肺段或亚段,重者整个肺叶或多肺叶受累、甚至累及双侧肺脏;个别白细胞缺乏及严重肺气肿、肺大泡患者肺部可没有浸润影。

**【诊断标准】**

1.CAP 的临床诊断依据

(1)新近出现的咳嗽、咯痰或原有呼吸道疾病症状加重,并出现脓性痰,伴或不伴胸痛。

(2)发热。

(3)肺实变体征和(或)闻及湿性啰音。

(4)WBC$>10\times10^9$/L 或$<4\times10^9$/L,伴或不伴细胞核左移。

(5)胸部 X 线检查显示片状、斑片状浸润性阴影或间质性改变,伴或不伴胸腔积液。

以上 1～4 项中任何 1 项加第 5 项,并除外肺结核、肺部肿瘤、非感染性肺间质性疾病、肺水肿、肺不张、肺栓塞、肺嗜酸性粒细胞浸润症及肺血管炎等盾,可建立临床诊断。

2.CAP 病情严重程度的评价及治疗场所选择　满足下列标准之一,尤其是两种或两种以上条件并存时病情较重,建议住院治疗。

(1)年龄≥65 岁。

(2)存在以下基础疾病或相关因素之一。

①慢性阻塞性肺疾病。

②糖尿病。

③慢性心、肾功能不全。

④恶性实体肿瘤或血液病。

⑤获得性免疫缺陷综合征(AIDS)。

⑥吸入性肺炎或存在容易发生吸入的因素。

⑦近 1 年内曾因 CAP 住院。

⑧精神状态异常。

⑨脾切除术后,器官移植术后。

⑩慢性酗酒或营养不良;长期应用免疫抑制剂。

(3)存在以下异常体征之一。

①呼吸频率≥30 次/分。

②脉搏≥120 次/分。

③动脉收缩压$<90$mmHg(lmmHg$=0.133$kPa)。

④体温≥40℃或$<35$℃。

⑤意识障碍。

⑥存在肺外感染病灶如败血症、脑膜炎。

(4)存在以下实验室和影像学异常之一。

①WBC$>20\times10^9$/L 或$<4\times10^9$/L,或中性粒细胞计数$<1\times10^9$/L。

②呼吸空气时 $PaO_2<60$mmHg,$PaO_2/FiO_2<300$,或 $PaCO_2>50$mmHg。

③血肌酐(SCr)$>10^6\mu$mol/L 或血尿素氮(BUN)$>7.1$mmol/L。

④血红蛋白$<90$g/L 或红细胞压积(HCT)$<30\%$。

⑤血浆白蛋白$<25$g/L。

⑥有败血症或弥漫性血管内凝血（DIC）的证据，如血培养阳性、代谢性酸中毒、凝血酶原时间（PT）和部分凝血活酶对间（APU）延长、血小板减少。

⑦X线胸片显示病变累及 1 个肺叶以上、出现空洞、病灶迅速扩散或出现胸腔积液。不具备上述条件的患者为轻-中度肺炎，可门诊治疗，以节约医疗资源。

出现下列征象中 1 项或以上者可诊断为重症肺炎，病死率高，需密切观察，积极救治，有条件时，建议收住 ICU 治疗：意识障碍；呼吸频率≥30 次/分；$PaO_2 < 60mmHg$，$PaO_2/FiO_2 < 300$，需行机械通气治疗；动脉收缩压<90mmHg；并发感染中毒性休克。

**3.CAP 耐药菌或特定病原菌感染的危险因素**

（1）耐青霉素的肺炎链球菌易发生于下列患者年龄<65 岁；近 3 个月内应用过 β-内酰胺类抗生素治疗；酗酒；多种临床合并症；免疫抑制性疾病（包括应用糖皮质激素治疗）；接触日托中心的儿童。

（2）军团菌属感染多见于吸烟、细胞免疫缺陷（如器官移植）、肾功能衰竭或肝功能衰竭、糖尿病及恶性肿瘤患者。

（3）肠道革兰阴性菌感染多发生于居住在养老院，有心、肺基础病，有多种临床合并症，近期应用过抗生素治疗的患者。

（4）结构破坏性肺疾病（如：支气管扩张、肺囊肿、弥漫性泛细支气管炎等），应用糖皮质激素（泼尼松>10mg/d），过去 1 个月中广谱抗生素应用>7 天，营养不良，外周血中性粒细胞计数<$1 \times 10^9$/L 的患者容易感染铜绿假单胞菌。

（5）接触鸟类者应想到鹦鹉热衣原体、新型隐球菌感染的可能。

（6）有吸入因素者多合并厌氧菌感染。

**【治疗原则】**

1.初始经验性抗菌治疗　经验性抗菌药物治疗应覆盖 CAP 常见病原菌，并根据患者年龄、有无基础疾病及病情的严重性，结合本地、本医院常见病原菌及对抗菌药物的敏感性合理选药。CAP 的诊断确定后应尽快给予抗菌药物治疗。对于需要住院或入住 ICU 的中、重度患者，入院后 4～6 小时内开始治疗可提高临床疗效，降低病死率，缩短住院时间。

2.针对性抗菌治疗　明确 CAP 感染的病原菌后，应参考体外抗菌药物敏感性试验结果及时调整抗菌药物。由于呼吸道标本易受口咽部定植菌的污染，培养结果应密切结合临床，如初始经验性治疗效果显著，即使培养出的细菌对所选抗生素耐药，也不应更改治疗方案。

3.其他治疗　在抗菌治疗的同时应给予休息、对症支持治疗，痰液黏稠不易咳出者应给予祛痰药，并发呼吸、循环衰竭者应给予相应治疗。

4.疗效评价　初始治疗后 48～72 小时应对治疗效果进行评价，治疗后一般状况改善，体温下降，呼吸道症状好转，白细胞总数及嗜中性粒细胞计数逐渐恢复表明治疗有效，X 线胸片病灶吸收一般出现较迟。凡症状明显改善，不一定考虑痰病原学检查结果如何，仍可维持原有治疗。症状显著改善后，胃肠外给药者可改用同类或抗菌谱相近、或对致病原敏感的制剂口服给药，采用序贯治疗。初始治疗 72 小时后症状无改善或一度改善又恶化，视为治疗无效，其常见原因和处理如下。

（1）药物未能覆盖致病菌或细菌耐药，结合实验室痰培养结果并评价其意义，审慎调整抗感染药物,并重复病原学检查。

(2)特殊病原体感染,如分支杆菌、真菌、肺孢子菌、包括 SARS 和人禽流感在内的病毒或地方性感染性疾病。应重新对有关资料进行分析并进行相应检查,包括对通常细菌的进一步检测,必要时采用侵袭性检查技术,明确病原学诊断并调整治疗方案。

(3)出现并发症(脓胸、迁徙性病灶等)或存在影响疗效的宿主因素(如免疫损害),应进一步检查和确认,进行相应处理。

(4)CAP 诊断有误时,应重新核实 CAP 的诊断,明确是否为非感染性疾病。

5.疗程及出院标准　　CAP 治疗的疗程取决于患者的基础疾病、病情严重性及致病菌,不宜将肺部阴影完全吸收作为停用抗菌药物的指证。对于普通细菌性感染,如肺炎链球菌,用药至患者热退后 72 小时即可;对于金黄色葡萄球菌、铜绿假单胞菌、克雷伯菌属或厌氧菌等容易导致肺组织坏死的致病菌所致的感染,建议抗菌药物疗程≥2 周。对于非典型病原体,疗程应略长,如肺炎支原体、肺炎衣原体感染的建议疗程为 10～14 天,军团菌属感染的疗程建议为 10～21 天。经有效治疗后,患者病情明显好转,同时满足以下 6 项标准时,可以出院(原有基础疾病可影响到以下标准判断者除外)。

(1)体温正常超过 24 小时。

(2)平静时心率≤100 次/分。

(3)平静时呼吸≤24 次/分。

(4)收缩压≥90mmHg。

(5)不吸氧情况下,动脉血氧饱和度正常。

(6)可以接受口服药物治疗,无精神障碍等情况

**【预防】**

合理饮食、锻炼身体、增强体质、避免过度劳累和受凉,以及健康的生活方式,如戒烟、避免酗酒有助于减少肺炎的发生。预防接种肺炎链球菌疫苗可减少肺炎链球菌肺炎的发生,接种流感疫苗可减少流感及并发肺炎的可能性。

# 二、医院获得性肺炎

医院获得性肺炎(NP)是指在入院时不处于潜伏期而入院≥48 小时后发生的肺炎,包括在医院内获得感染而于出院后 48 小时内发病的肺炎。呼吸机相关性肺炎(VAP)和医疗保健相关性肺炎(HCAP)也包括在 HAP 范畴内。VAP 是指气管插管/切开(人工气道)和机械通气(MV)后 48～72 小时发生肺炎。HCAP 包括感染前 90 天内入住急性病医院 2 天以上的患者;在护理院或长期护理机构中生活者;最近 30 天内接受过静脉抗菌药物治疗、化疗或伤口护理;在医院或门诊接受血透治疗者。此外,一些重症 HAP 需要插管机械通气的患者,虽然不属于 VAP,也应当按 VAP 类似的方法处理。发病时间<5 天者为早发性 HAP 或 VAP,≥5 天者为晚发性 HAP 或 VAP,二者在病原体分布和治疗上有明显区别。

**【诊断标准】**

由于临床的复杂性,HAP 的诊断比较困难,迄今为止,并无公认的金标准。主要根据临床

症状、影像学资料、实验室检查，以及下呼吸道分泌物细菌培养结果，并分析多重耐药致病菌（MDR）感染的风险，寻求合理的临床和病原学诊断策略，目的是尽早给予足量恰当的抗菌药物治疗，同时根据微生物学培养和患者的临床治疗效果，及时降阶梯治疗，将疗程缩短到最短有效时间，从而避免过量使用抗菌药物。

1.临床表现

（1）急性起病为主，但因应用糖皮质激素/免疫抑制剂或因基础疾病导致机体反应性削弱者，起病可以比较隐匿。

（2）呼吸道症状咳嗽、脓痰为基本症状，但也常因咳嗽反射受抑制而很少表现咳嗽和咯脓痰。在接受 MV 患者可以仅表现为紫绀加重、人机不协调等。

（3）全身症状和肺外症状发热最常见，亦因人而异。重症 HAP 患者并发急性肺损伤和急性呼吸窘迫综合征以及合并左心衰竭、肺栓塞等。在接受 MV 患者一旦发生肺炎容易并发间质性气肿、气胸。

（4）体征 HAP 患者可有肺实变体征和湿啰音，但视病变范围和类型而定。VAP 患者则因人工通气的干扰致体征不明显或不典型。

2.辅助检查

（1）血常规常 WBC$>10\times10^9$/L，中性粒细胞百分比增高，伴或不伴核左移。

（2）胸片出现新的或渐进性渗出影，有的仅表现为支气管肺炎。VAP 患者可以因为 MV 肺泡过度充气使浸润和实变阴影变得对比不强，也可以因为合并肺损伤、肺水肿或肺不张等而变得难以辨认，故需结合临床综合考虑。

（3）争取在抗菌药物治疗前收集下呼吸道分泌物进行培养。

3.诊断要点

（1）初步临床诊断

目前并无公认的金标准。

①胸片提示新出现的或渐进性渗出灶。

②体温$>38$℃。

③近期出现的咳嗽、咯痰，或原有呼吸道症状加重，并出现脓痰。

④肺肺部实变体征和（或）湿性啰音。

⑤WBC$>10\times10^9$/L，中性粒细胞百分比增高，伴或不伴核左移。

临床诊断标准：①＋②～⑤任何 2 条，是开始抗菌药物经验治疗的指征。

①肺部实变体征和（或）湿啰音对于 VAP 的诊断意义较小。

②X 线征象诊断 HAP 特异性较低，同时正压通气模式对肺部影像学表现可能产生一定不良影响。

③接受 MV 患者出现气道脓性分泌物而 X 线阴性，临床上不一定诊断肺炎，可诊断为化脓性气管-支气管炎。

（2）病原学诊断

①下呼吸道分泌物定量培养有助于明确肺炎诊断及病原菌；疑似 VAP 者均应采取下呼吸道标本进行培养，并除外肺外感染，才能进行抗菌治疗。

②如高度怀疑肺炎,无论下呼吸道标本涂片是否发现细菌,需要积极抗菌治疗。延迟初始抗菌治疗可增加 HAP 的病死率,因此不能为了明确诊断而延误治疗。

4.分析是否存在多重耐药致病菌(MDR)感染的危险因素

MDR 主要包括:铜绿假单胞菌、不动杆菌、克雷伯杆菌、肠杆菌、耐甲氧西林金黄色葡萄球菌。

(1)近 3 个月内使用过抗菌药物。

(2)住院时间≥5 天。

(3)所在社区或医院病房存在高发耐药菌。

(4)有 HCAP 的危险因素,包括以前 90 天内有过≥2 天的住院、居住在护理院或长期疗养院中、家庭输液治疗(包括抗菌药物)、30 天内有长期透析、家庭伤口护理、家庭成员携带 MDR。

(5)免疫抑制(疾病或药物所致)。

【治疗原则】

1.经验性抗菌治疗  由于延迟初始适当抗菌药物治疗将增加 HAP 的病死率,而不适当治疗不但增加病死率和延长住院时间外,还可能造成细菌耐药,所以一旦高度怀疑 HAP,无论是否有细菌学结果,都应尽早开始经验性治疗。

选择抗菌药物时主要考虑以下几方面的因素。

(1)患者是否存在 MDR 病原菌感染的危险因素。

(2)对于晚发 HAP/VAP/HCAP 以及有 MDR 病原菌感染危险因素者,应使用广谱抗生素。

(3)无 MDR 病原菌感染危险因素的患者考虑使用窄谱抗菌药物。

2.针对性抗菌治疗  铜绿假单胞菌:主张联合用药。传统的联合抗菌方案是抗假单胞菌 β-内酰胺类(包括不典型 β-内酰胺类)联合氨基糖苷类。如果有效,5～7 天即可停用氨基糖苷类。另一种联合用药方案是抗假单胞菌 β-内酰胺类联合抗假单胞菌的喹诺酮类。喹诺酮类药物在安全范围内可适当提高剂量。由于容易产生耐药,喹诺铜类在医院感染治疗中不宜作为一线用药,也不应单一使用。泛耐药菌株可选择黏菌素或多黏菌素。

(1)不动杆菌比较有效的抗菌药物是亚胺培南、美罗培南、含舒巴坦的氨苄西林/舒巴坦、头孢哌酮/舒巴坦复方制剂多黏菌素或黏菌素。对于耐亚胺培南耐药或泛耐药不动杆菌所致 VAP 可选择含舒巴坦制剂联合氨基糖苷类,亦推荐黏菌素或多黏菌素,后者需要警惕其肾毒性,在全身应用受限时亦可经呼吸道雾化吸入。此外,新上市的替加环素为四环素类衍生物,对耐炭青烯酶不动杆菌有确定疗效,可单用或联合应用,但需注意其消化道不良反应。

(2)产 ESBLs 肠杆菌科细菌最有效的治疗药物是碳青霉烯类(包括无抗假单胞菌的帕尼培南和厄他培南),头霉素类亦有一定作用。

(3)MRSA 治疗 MRSA 肺炎可考虑使用标准剂量的万古霉素和利奈唑胺。

3.疗程  已接受适当初始治疗、无非发酵菌革兰阴性感染证据、且无并发症的 HAP/VAP 或 HCAP,若治疗效果良好者推荐短程治疗(7 天),但需注意,对于铜绿假单胞菌或不动杆菌属菌则短疗程治疗的复燃率较高。

4.对症处理 包括退热、止咳、化痰、吸氧或机械通气等处理。

5.合并症的处理 对肺脓肿、胸腔积液等并发症的处理,积极穿刺抽液体。

6.经验治疗无效的常见原因 表现为类似肺炎的非感染性疾病(如肺不张、肺栓塞、肺出血或肿瘤等);未知病原或耐药病原菌;抗菌药物剂量不足;并发肺外感染,如脓胸、肺脓肿等并发症。

7.预防

(1)强化医院感染控制措施。

(2)开展 ICU 医院感染监测。

(3)减少口咽部和上消化道细菌定植与吸入(优选经口气管插管,做好口腔护理,半卧位,声门下分泌物引留等)。

(4)维护胃黏膜完整性与功能(尽可能采用肠内营养,应用胃黏膜保护剂预防消化道应激性溃疡,治疗休克和低氧血症等)。

(5)减少外源性污染。

(6)控制高血糖、合理输血。

# 三、肺炎链球菌肺炎

肺炎链球菌肺炎是由肺炎链球菌(亦称肺炎球菌或肺炎双球菌)引起的急性肺部炎症,病变常呈叶、段分布,通常称大叶性肺炎。肺炎链球菌常寄生在人体鼻咽部,根据荚膜多糖的抗原特性,肺炎链球菌可分为 86 个血清型,其中部分菌株致病力很强。这种细菌引起的肺炎在当前社区获得性肺炎中仍占首位。近年由于抗菌药物的广泛应用,致使本病的起病方式、症状及 X 线改变均不典型。

**【诊断标准】**

1.临床表现

(1)发病前常有受凉、淋雨、疲劳或上呼吸道感染等诱因,多有上呼吸道感染的前驱症状。发病急骤,高热($38.0 \sim 40.0 \, ℃$)、寒战,伴全身肌肉酸痛、乏力等。可有患侧胸痛,放射至肩部或腹部,咳嗽或深呼吸时加剧。咳嗽,咯黏痰或脓性痰,血性痰或呈铁锈色痰。病变广泛者可有呼吸困难。部分患者可有消化道症状及神经系统症状。严重病例可发生感染性休克及中毒性心肌炎。

(2)体检急性病容,呼吸急促,部分患者口角可有疱疹,病变广泛时可出现发绀。有败血症者,可出现皮肤、黏膜出血点,巩膜黄染。早期肺部体征常无明显异常。肺实变时叩诊呈浊音,语颤、语音增强,有支气管呼吸音。消散期可闻及湿啰音。严重感染时可伴休克、急性呼吸窘迫综合征及神经精神症状。

2.辅助检查

(1)血常规

白细胞计数$(10 \sim 20) \times 10^9 / L$,中性粒细胞多在 80% 以上,可有核左移,细胞内可见中毒颗粒。血小板减少,凝血酶原时间延长。

(2)痰涂片及痰培养：可查见肺炎链球菌。部分患者血培养阳性。聚合酶链反应(PCR)及荧光标记抗体检测可提高病原学诊断率。如合并胸腔积液，可抽取积液进行细菌培养。

(3)血生化检查：可见血清酶学升高，部分患者可有血胆红素增高。动脉血气分析可正常，严重病例可有 $PaO_2$ 及 $PaCO_2$ 减低，pH 增高，呈低氧及呼吸性碱中毒。休克合并代谢性酸中毒则 pH 降低。

(4)胸部 X 线检查：早期肺部有均匀淡片状阴影，典型表现为大片均匀致密阴影，可见支气管充气征，呈叶、段分布。可有少量胸腔积液。老年患者容易形成机化性肺炎。

## 【治疗原则】

1.抗菌药物治疗　目前首选仍然是青霉素，耐苛霉素的肺炎链球菌在我国虽然已达 20%，但高耐药株<2%，因此，对于普通耐药株通过提高青霉素剂量，依然有效。青霉素剂量可用至 1000 万～2000 万 U/d。对青霉素过敏、耐青霉素者可用喹诺酮类(左氧氟沙星、莫西沙星)、头孢噻肟、头孢曲松或厄他培南等药物，多重耐药菌株感染者可用万古霉素、替考拉宁、利奈唑胺等。

由于目前我国大多数地区肺炎链球菌对大环内酯耐药率高达 70%，故对于已明确诊断的肺炎链球菌肺炎不推荐应用大环内酯类药物。

抗菌药物标准疗程通常为 7～10 天或更长，或在退热后 3 天停药或由静脉用药改为口服，维持数日。

2.支持治疗　患者应卧床休息，注意补充足够蛋白质、热量、水及维生素。

3.积极防治并发症　如肺外感染(脓胸、心肌炎、关节炎等)及感染性休克。

## 【预后与预防】

1.预后　大部分病例经过治疗可痊愈，甚至还能自愈。发生感染性休克者，病死率较高，经过积极治疗，大部分仍可治愈。合并菌血症的病死率为 30%～76%，极少数发生 ARDS 者，病死率高。

2.预防　我国使用的肺炎球菌疫苗为"多价肺炎球菌疫苗"(纽莫法 23)。该疫苗经一次注射后，2～3 周产生保护性抗体，保护期至少持续 5 年，必要时，在一次注射后第六年再注射一次。

# 四、葡萄球菌肺炎

葡萄球菌肺炎是由葡萄球菌引起的急性肺部化脓性炎症。主要为原发性金黄色葡萄球菌肺炎和血源性金黄色葡萄球菌肺炎。金黄色葡萄球菌是葡萄球菌属中最重要的致病菌，致病力极强，其耐药菌株逐渐增多。人体是金黄色葡萄球菌在自然界的主要宿主之一，通常葡萄球菌主要定植于鼻前庭黏膜、腋窝、阴道、皮肤破损处及会阴等部位。近年来，不但金黄色葡萄球菌肺炎呈增多趋势，而且其他葡萄球菌肺炎亦有增加。葡萄球菌肺炎一般病情重，病死率高，尤其是耐甲氧西林的金黄色葡萄球菌引起的肺炎，治疗困难，预后差，应引起临床的重视。

【诊断标准】

1.临床表现

(1)常发生于有基础疾病,如糖尿病、血液病、艾滋病、肝病、营养不良、酒精中毒、静脉吸毒或原有支气管肺疾病者。起病多急骤,寒战,高热,体温多高达 39.0～40.0℃,咳嗽,咯脓痰,带血丝或脓血痰,胸痛,呼吸困难等。毒血症状明显时,全身肌肉、关节酸痛,体质衰弱,精神萎靡,病情重者可早期出现周围循环衰竭。院内感染病例通常起病较隐袭,但亦有高热、脓痰等。老年人症状多不典型。

(2)体检:体征在早期不明显,其后可出现两肺散在湿啰音。病灶较大或融合时可有肺实变体征,气胸或脓气胸时则有相应体征。

(3)血源性葡萄球菌肺炎:常有皮肤伤口、疖痈和中心静脉导管置入等,或有静脉吸毒史,咯脓痰较少。应注意肺外病灶,静脉吸毒者多有皮肤针口和三尖瓣赘生物,可闻及心脏病理性杂音。

2.辅助检查

(1)血常规:白细胞计数明显升高,中性粒细胞比例增加,核左移并出现毒性颗粒。

(2)痰涂片可见成堆的葡萄球状菌及脓细胞,痰培养发现葡萄球菌,如凝固酶阳性,可诊断为金黄色葡萄球菌。血行感染时血培养阳性率高。

(3)胸部 X 线检查

①多发性肺段浸润或肺叶实变,可形成空洞,或呈小叶样浸润,其中有单个或多发的液气囊腔。

②肺部浸润、肺脓肿、脓胸、脓气胸为金黄色葡萄球菌肺炎的四大 X 线征象。

③X 线阴影的易变性是金黄色葡萄球菌肺炎的另一重要特征。表现为一处炎性浸润消失而另一处出现新病灶,或很小的单一病灶发展为大片阴影。

【治疗原则】

早期清除引流原发病灶,选用敏感的抗菌药物。

1.抗菌治疗　金黄色葡萄球菌多为凝固酶阳性葡萄球菌,近年来对青霉素 G 耐药率已高达 90% 左右。对甲氧西林敏感株(MSSA)首选耐青霉素酶的半合成青霉素或头孢菌素,如苯唑西林、氯唑西林单用或联合利福平、阿米卡星。替代:头孢唑啉、头孢呋辛、克林霉素、呼吸喹诺酮类,联合氨基糖苷类如阿米卡星等。β-内酰胺类/β-内酰胺酶抑制剂:阿莫西林/克拉维酸,氨苄西林/舒巴坦。对甲氧西林耐药株(MRSA)可用万古霉素、去甲万古霉素、替考拉宁、利奈唑胺等。万古霉素每日 1～2g 静脉滴注,副反应有静脉炎、皮疹、药物热、耳聋和肾损害等,替考拉宁首日 800mg 静点,以后 400mg/d,偶有药物热、皮疹、静脉炎等不良反应。利奈唑胺 600mg,每日 2 次,静脉滴注,注意监测血小板。近年来在院内感染中,凝固酶阴性葡萄球菌感染逐渐增多,如表皮葡萄球菌、溶血性葡萄球菌等,这些凝固酶阴性葡萄球菌所致肺炎发病及症状虽不如金黄色葡萄球菌凶险,但其对抗菌药物的耐药率则有过之而无不及,抗菌治疗原则同金黄色葡萄球菌肺炎。并发脓胸、脑膜炎、心内膜炎以及肾、脑、心肌转移性脓肿时,可选用上述药物,并要对脓腔做适当引流。

临床选择抗菌药物时可参考细菌培养的药物敏感试验。

抗菌治疗的疗程视病情而定,一般疗程 2～4 周,如严重感染或有脓胸等并发症需 4～8 周,甚至更长。

2.其他治疗　包括吸氧以及对症处理,营养支持治疗及对脓胸、脓气胸、循环衰竭等并发症的处理。血源性金黄色葡萄球菌肺炎需要积极治疗原发病以消除感染灶。

## 【预后与预防】

1.预后　一般病死率为 30％～40％,大多数患者有严重的合并症。部分健康成人在流感后患葡萄球菌肺炎,病情发展快,最后导致死亡,抗菌药物疗效起效慢,恢复期长。

2.预防　医护人员应严格无菌操作技术,做好病区内消毒隔离,接触每一患者后要洗手。

# 五、肺炎克雷伯杆菌肺炎

肺炎克雷伯杆菌肺炎是由肺炎克雷伯杆菌引起的肺部炎症,亦称肺炎杆菌肺炎。克雷伯杆菌在自然界普遍存在,是机会致病菌。多发生于中老年、慢性阻塞性肺疾病、酗酒、糖尿病、大手术、静脉置管、气管插管、鼻饲及全身衰竭等患者,是常见的医院获得性肺炎之一,病原传播迅速,可导致医院内爆发感染。该菌的耐药问题日益严重,成为防治中的难点。病死率较高。

## 【诊断标准】

1.临床表现

(1)常有慢性肺部疾病及近期手术史。急性发病者起病急骤,寒战、高热、咳嗽、痰黏稠,呈黄棕色脓性,可带血,典型者为棕红色黏稠胶胨状痰,伴胸痛、气急、心悸。严重病例有呼吸衰竭,周围循环衰竭。慢性病程者表现为咳嗽.咯痰、衰弱、贫血等。

(2)体检:呈急性病容,严重者有发绀,血压下降。典型病例肺部有实变体征,有时仅有呼吸音减弱和湿啰音。

2.辅助检查

(1)血常规:白细胞计数增高,中性粒细胞数多有增高,可有中毒颗粒及核左移现象。但约 1/4 的患者白细胞总数正常或减少,白细胞减少症常是预后不良的征兆,患者常合并有贫血。

(2)痰涂片:可见革兰阴性带荚膜的杆菌,痰培养连续 2 次或 2 次以上阳性有助于诊断。但它受到很多因素的影响。

①病理情况下,肺炎克雷伯杆菌的咽部定植率很高,易形成口咽部的标本污染。

②单一肺炎克雷伯杆菌肺炎减少,多种菌混合感染增多(尤其是院内感染),常无法确定主要病原菌。血培养或胸腔积液培养获得阳性,可确立肺炎克雷伯杆菌肺炎诊断。

(3)胸部 X 线检查:有大叶实变、小叶浸润、脓肿形成。大叶实变,内有不规则透光区,以右上叶、双肺下叶多见,由于炎性渗出物量多,黏稠且重,叶间裂呈弧形下坠。炎症浸润中见脓肿、胸腔积液,少数呈支气管肺炎。

## 【治疗原则】

1.抗菌治疗　及早使用有效抗菌药物是治愈的关键。社区获得性肺炎克雷伯杆菌肺炎一般首选头孢菌素,第二、第三代头孢菌素均有较好疗效。也可联合氨基糖苷或氟喹诺酮类。如头孢噻肟钠或头孢他定静滴合并阿米卡星或妥布霉素肌肉注射或静滴。但对于院内获得性肺炎克雷伯杆菌肺炎,该菌多产生超广谱 β-内酰胺酶(ESBLs),因此可能对所有头孢菌素类都耐药。对于产 ESBLs 的肺炎克雷伯杆菌,可选用 β-内酰胺抗生素/β-内酰胺酶抑制剂(哌拉西林/他唑巴坦)或碳青霉烯类抗菌药物治疗,或根据药敏试验结果来选择其他抗菌药物。

由于感染易于复发,抗菌药物治疗至少持续 2～3 周,主要取决于 X 线和临床治疗反应。对于肺脓肿和脓胸的治疗应持续 4～6 周或更长时间。

2.支持治疗　肺炎克雷伯杆菌肺炎患者一般病情危重,应给予吸氧,排痰等对症处理,必要时可给予机械通气辅助呼吸治疗等。

3.并发症的防治　并发症包括脓胸、气胸、慢性肺炎、感染性休克及脑膜炎,应给予积极防治。重症多有肺组织损伤,慢性病例有时需行肺叶切除。

**【预后与预防】**

1.预后　本病预后较差,因其多为院内感染,并且对多种抗菌药物耐药,治疗棘手。在有效抗菌药物治疗前,其病死率为 50%～97%,强有力抗菌药物治疗后仍有 20%～50% 死亡。血源性感染者病死率高达 80%。当混有其他革兰阴性菌感染时,预后更差。

2.预防

(1)医务人员应严格执行无菌操作及消毒与隔离制度。

(2)保护患者胃部酸性屏障。

# 六、铜绿假单胞菌肺炎

铜绿假单胞菌肺炎是由铜绿假单胞菌(又称绿脓杆菌)引起的肺部炎症。铜绿假单胞菌是一种条件致病菌,在正常人皮肤、呼吸道和肠道均存在。铜绿假单胞菌肺炎常发生于免疫功能低下或有基础疾病的患者,是一种严重而又常见的医院获得性肺炎,治疗棘手,病死率很高,已成为临床肺部感染中的一大顽症。

**【诊断标准】**

1.临床表现

(1)常为医院内感染。多见于原有慢性心肺疾病,长期使用抗菌药物、肾上腺糖皮质激素、抗癌药物以及免疫功能低下的患者,或有应用呼吸机、雾化器的治疗史。起病可急可慢,有的呈隐匿起病。重症者全身中毒症状明显,寒战、高热,体温波动大,部分患者伴相对缓脉。咳嗽,咯大量黄脓痰,典型者咯翠绿色脓性痰。呼吸困难、进行性发绀。严重可出现呼吸衰竭、周围循环衰竭、意识障碍。

(2)体检:体征不典型。肺部可闻及湿性啰音。部分患者可并发脓胸。

2.辅助检查

(1)外周血白细胞计数轻度增高,中性粒细胞增多不明显,可有核左移或胞质内出现中毒颗粒。血生化可出现低钾、钠、氯。

(2)痰涂片可见成对或短链状排列的革兰阴性杆菌,并经培养及生化试验鉴定为铜绿假单胞菌,或连续 3 次以上痰培养阳性,且药敏试验相同,估计为同一株铜绿假单胞菌时才有助于诊断。痰培养为铜绿假单胞菌,不一定是铜绿假单胞菌感染,而可能是定植,尤其是在长期建立人工气道患者。血、胸水培养可阳性。

(3)胸部 X 线检查:多为弥漫性双侧支气管肺炎,可累及多个肺叶。病变呈结节状浸润,后期可融合成直径更大的模糊片状实变阴影,其间可见小透亮区并可有多发性小脓肿,以下叶常见。少数患者可有胸腔积液征象。

**【治疗原则】**

1.抗菌治疗　轻症患者可单独选用抗生素治疗,重症患者联合用药。一旦获得细菌学培养及药敏试验结果后,可据此调整用药。

铜绿假单胞菌耐药情况比较严重,建议选用如下抗菌药物治疗:首选氨基糖苷类,抗假单胞菌 β-内酰胺类(哌拉西林/他唑巴坦、替卡西林/克拉维酸、美洛西林、头孢他啶、头孢哌酮/舒巴坦钠等)及氟喹诺酮类(氧氟沙星,左氧氟沙星,环丙沙星,其中环丙沙星敏感性最高)。替代:氨基糖苷类,可联合氨曲南、亚胺培南、美罗培南。

抗菌治疗的疗程根据病情严重程度、基础疾病而定,一般疗程 3～4 周。

2.其他治疗　铜绿假单胞菌肺炎多见于院内感染,合并基础疾病及重症患者较多。因此,除抗感染治疗外,应加强营养支持及其他各项对症治疗措施。

**【预后与预防】**

1.预后　本病预后差,病死率高。目前文献报道病死率多在 50%～81%。

2.预防

(1)严格执行各项操作和规章制度,切断交叉感染的途径。

(2)加强对昏迷患者口咽部护理,必要时可定期用 2%多黏菌素软膏涂布颊部和口咽部黏膜,以防铜绿色假单胞菌上呼吸道感染。

(3)严格消毒医用器械,包括人工呼吸器、雾化器、气管插管等。

(4)合理使用广谱抗生素,严格掌握使用糖皮质激素的指证。

# 七、军团菌肺炎

军团菌肺炎是嗜肺军团菌引起的以肺炎表现为主,可能合并肺外其他系统损害的感染性疾病,是军团菌病的一种临床类型。军团菌肺炎在非典型肺炎中是病情最重的一种,未经有效治疗者的病死率高达 45%。目前已发现军团菌有 50 种 70 个血清型,接近 50%已经证明对人类有致病性。中国曾发现有小规模流行,几乎在全国各省市都有散发病例报道。军团菌为水源中常见的微生物,暴发流行多见于医院、旅馆、建筑工地等公共场所。吸烟、患有慢性肺疾病和免疫低下是发生军团菌肺炎的三大危险因素。

**【诊断要点】**

1.临床表现　军团菌肺炎除有高热、寒颤、咳嗽等肺部表现外,尚伴有全身其他系统的表现:如 20%患者可有相对缓脉,25%可有恶心、呕吐和水样腹泻,25%～50%患者有蛋白尿、

30%有血尿,半数患者有低钠血症。严重者有神经精神症状,如感觉迟钝、谵妄,并可出现呼吸衰竭和休克。

本病的临床症状无特异性,但某些线索有提示作用:

(1)持续高热超过 40℃。

(2)痰革兰染色可见较多中性粒细胞而细菌很少。

(4)低钠血症。

(5)对 β 内酰胺类药物治疗无效。当临床肺炎患者出现上述情况时,应考虑军团菌感染的可能。

2.影像学检查　胸部 X 线检查主要表现为迅速进展的非对称性、边缘不清的肺实质性浸润阴影,胸腔积液见于约 30%的患者。

3.诊断标准　参照 1992 年中华医学会呼吸病分会制订的诊断标准如下。

(1)临床表现:发热、寒战、咳嗽、胸痛等呼吸道感染症状。

(2)X 线胸片具有浸润性性阴影或胸腔积液。

(3)呼吸道分泌物、痰、血或胸水在活性炭酵母浸液琼脂培养基(BCYE)或其他特殊培养基培养有军团菌生长。

(4)呼吸道分泌物直接荧光法(DFA)检查阳性。

(5)血间接荧光法(IFA):查前后 2 次抗体滴度呈 4 倍或以上增高,达 1∶128 或以上;血试管凝集试验(TAT):测前后 2 次抗体滴度呈 4 倍或以上增高,达 1∶160 或以上;微量凝集试验(Mα):测前后 2 次抗体滴度呈 4 倍或以上增高,达 1∶64 或以上。

凡具有 1、2 项,同时以具有 3、4、5 项中任何一项者,诊断为军团菌肺炎。

**【治疗原则】**

临床可用于治疗军团菌肺炎的药物,首选大环内酯类或氟喹诺酮类,四环素类、利福平等也有效。

1.大环内酯类

(1)红霉素:250～500mg 口服,每 6～8 小时一次;或 1～2g 分次静脉滴注。重症 2～4g/d,先静脉滴注,后可改口服,疗程至少 3 周。常见副作用有胃肠道反应、静脉炎、可逆性耳聋、Q-T 间期延长。

(2)阿奇霉素:500mg,每日 1 次,口服或静脉滴注,连用 3～5 天。

(3)罗红霉素:150mg,每日 2 次,疗程 2～3 周。

2.氟喹诺酮类

(1)左氧氟沙星:200mg,每日 2 次,口服或静脉滴注。

(2)莫西沙星:400mg,每日 1 次,口服或静脉滴注。

(3)环丙沙星:200mg,每日 2 次,口服或静脉滴注,疗程 2～3 周。

3.四环素类

(1)多西环素:100mg,口服,每日 1 次。

(2)米诺环素:100mg,口服,每日 2 次。

4.利福平　一般和上述药物联合应用,400～600mg 口服,每日 1 次。

## 八、支原体肺炎

支原体有 100 多种,与人类疾病关系最大的有三种支原体,即肺炎支原体、人型支原体和解脲支原体。肺炎支原体是明确的人类病原体,人型支原体和解脲支原体一般认为是机会性感染病原体。我国有关社区获得性肺炎的流行病学调查中,肺炎支原体肺炎是重要的致病原。

**【诊断要点】**

1.临床症状　肺炎支原体肺炎的突出症状是干咳或刺激性咳嗽。发热、有时可伴畏寒,但很少有寒战。有些患者可有肺部以外的并发症,如皮疹、心包炎、溶血性贫血、关节炎、脑膜脑炎和外周神经病变。

2.影像学检查　X 线显示双肺斑片状浸润影,中下肺野明显,有时呈网状、云雾状,而且多变。仅有 5%～20% 的肺炎支原体感染者有胸膜渗出。肺炎支原体肺炎有时表现为 X 线胸片与临床症状不相符合,X 线胸片表现重而临床症状轻。

3.病原学检查

(1)培养:肺炎支原体培养较为困难,需要特殊营养培养基,且生长需要 4～24 天。急性感染后数月内上呼吸道仍可排出肺炎支原体,故培养阳性并不能确定就是急性感染。

(2)间接血凝抗体试验:主要是 IgM,晚期可见 IgG。间接血凝抗体阳性可保持 1 年以上。抗体阳性是支原体感染的指标,但阴性时不能排除支原体感染。酶联免疫吸附试验(ELISA)检测血清抗体有重要诊断价值。

(3)急性期恢复期双份血清进行抗体测定:补体结合试验:起病 10 天后出现,恢复期效价 1∶64 或以上,或恢复期抗体效价与前相比有 4 倍或以上升高,有助于确诊。

(4)冷凝集反应:效价 1∶32 或以上为阳性,肺炎支原体感染时有 30%～80% 的阳性率,感染后第 1 周末或第 2 周初效价上升,第 4 周达高峰,此后下降。但其他感染和非感染性疾病也可以引起升高,应注意鉴别。

**【鉴别诊断】**

1.细菌性肺炎　临床表现较肺炎支原体肺炎重,X 线的肺部浸润阴影也更明显,且白细胞计数及中性值一般明显升高。

2.病毒性肺炎　如流感病毒性肺炎发生在流行季节,起病较急,肌肉酸痛明显,可能伴胃肠道症状;腺病毒肺炎多见于军营,常伴腹泻。

3.军团菌肺炎和肺炎衣原体肺炎　临床鉴别诊断较为困难,应通过病原学加以鉴别。

**【治疗原则】**

1.抗菌药物　临床可用于肺炎支原体肺炎治疗的药物包括大环内酯类、氟喹诺酮类、四环素类等。

(1)首选大环内酯类

①红霉素:250～500mg 口服,每 6～8 小时一次;或 1～2g,分次静脉滴注。疗程 2～3 周。

②阿奇霉素:500mg,每日 1 次,口服或静脉滴注;因半衰期长,连用 5 天后停 2 天再继续,

疗程一般为 10～14 天。

③罗红霉素:150mg,每日 2 次。疗程常为 10～14 天。

(2)氟喹诺酮类

①左氧氟沙星:200mg,每日 2 次,口服或静脉滴注。

②莫西沙星:400mg,每日 1 次,口服或静脉滴注。

③环丙沙星:200mg,每日 2 次,口服或静脉滴注。疗程常为 7～14 天。

(3)四环素类

①多西环素:100mg,口服,每日 1 次。

②米诺环素:100mg,口服,每日 2 次。

(4)红霉素和四环素虽然有效,但用药后痰内肺炎支原体仍可持续存在达数月之久,约 10%肺炎可复发,故少数症状迁延,肺阴影反复发生者,应延长抗菌药物疗程,或换用另一种抗生素。

2.对症治疗　镇咳药物,化痰药物,雾化吸入治疗。发生严重肺外并发症,给予相应处理。

## 九、衣原体肺炎

衣原体属,包括 4 个衣原体种,即沙眼衣原体、鹦鹉热衣原体、肺炎衣原体和家畜衣原体。沙眼衣原体引起人类沙眼、包涵体性结膜炎、非淋球菌尿道炎、宫颈炎等。鹦鹉热衣原体引起人类的鹦鹉热,表现为呼吸道感染或以呼吸系统为主的全身性感染。家畜衣原体尚无引起人类疾病的报道。血清流行病学调查显示,人类的肺炎衣原体感染是世界普遍性的,成人有一半以上感染过肺炎衣原体,即血清存在肺炎衣原体特异性 IgG 抗体。

【诊断要点】

1.病史　追问鹦鹉、家禽、鸟类饲养或接触史。

2.临床症状　肺炎衣原体肺炎的症状无特异性,有时表现为无症状,有时症状较重。表现为发热、咳嗽等。有些患者可出现喘息或哮喘,成人肺炎患者多较严重,可发生呼吸衰竭。

3.影像学　X 线显示双肺片状浸润,胸膜渗出不常见。鹦鹉热衣原体肺炎患者肺内阴影吸收缓慢,有报道治疗 7 周后尚有 50%患者病灶不能完全吸收。

4.病原学检查

(1)微生物学培养肺炎衣原体培养需要通过细胞培养,细胞内包涵体在 72 小时以后出现,可通过特异性荧光抗体检测加以证实。

(2)微量免疫荧光法 IgG≥512 和(或)IgM≥1:32,在排除类风湿因子影响后提示近期感染。

(3)急性期恢复期(发病后第 2～3 周)双份血清进行抗体测定后者抗体效价与前者相比有 4 倍或以上升高,有助于确诊。

【治疗原则】

1.抗菌药物

(1)首选四环素类或大环内酯类

①多西环素:首剂 200mg,以后 100mg,口服,每日 2 次。

②红霉素:500mg 口服,每 6 小时一次。疗程均为 3 周。复发者可进行第 2 疗程。阿奇霉素:在细胞内半衰期更长,胃肠道副作用少,逐渐取代红霉素的治疗。首剂 500mg,每日 1 次,以后 4 天每次 250mg,每日 1 次口服。或罗红霉素 150mg,每日 2 次。疗程常为 21 天。

(2)氟喹诺酮类对肺炎衣原体也有效。

2.注意隔离和对症治疗。

# 十、病毒性肺炎

病毒是引起呼吸道感染的常见病原体,病程通常为自限性。病毒性肺炎患者多为婴幼儿、免疫功能缺陷患者和老年人,健康成人少见。引起病毒性肺炎的病毒:原发性引起呼吸道感染的病毒:包括流感病毒、呼吸道合胞病毒、副流感病毒、麻疹病毒、鼻病毒、冠状病毒、腺病毒;机会性引起呼吸道感染的病毒:包括巨细胞病毒、水痘-带状疱疹病毒、单纯疱疹病毒和 EB 病毒。病毒性肺炎的临床表现和 X 线影像学改变无特异性。上呼吸道感染咳嗽加重和进行性呼吸困难提示肺炎的发生。病毒性肺炎的诊断依靠流行病学、影像学特征,排除细菌性、支原体和衣原体等其他病原体引起的肺炎。病原学检查,包括病毒分离、血清学检查、病毒及病毒病原检测是确诊的依据。

## (一)流感病毒肺炎

【诊断标准】

1.流行病学　在流感流行季节,会出现一个单位或地区发生大量上呼吸道感染患者,或医院门诊、急诊上呼吸道感染患者明显增加。流感病毒是成人病毒性肺炎最常见病因。

2.临床表现　单纯的原发性病毒性肺炎少见,易累及有心脏病的患者,尤其是二尖瓣狭窄患者。常表现为持续高热,进行性呼吸困难,肺部可闻及湿性啰音。少数病例病情进展迅速,出现休克、心力衰竭、急性呼吸窘迫综合征(ARDS)、多脏器功能障碍综合征。患者原有的基础疾病亦可被诱发加重,呈现相应的临床表现。X 线显示双肺弥漫性间质性渗出性病变,重症者两肺中下野可见弥漫性结节性浸润,少数可有肺实变。抗生素治疗无效。患者常因心力衰竭或呼吸衰竭死亡。

3.病原学检查

(1)病毒特异抗原及其基因检查:取患者呼吸道标本,采用免疫荧光或酶联免疫法检测甲、乙型流感病毒型特异的核蛋白(NP)或基质蛋白(Ml)及亚型特异的血凝素蛋白。RT-PCR 法检测编码上述蛋白的特异基因片段。

(2)病毒分离:从患者呼吸道标本中分离到流感病毒。

(3)将呼吸道标本接种到马达犬肾细胞过夜增殖后,进行病毒特异抗原及其基因检查。

(4)血清学检查:急性期(发病后 7 天内采集)和恢复期(间隔 2~3 周采集)双份血清进行抗体测定。后者抗体效价与前者相比有 4 倍或以上升高,有助于确诊。

**【治疗原则】**

1.及早应用抗流感病毒药物治疗　抗流感病毒药物治疗只有早期(起病1～2天内)使用,才能取得最佳疗效。

(1)离子通道M阻滞剂:包括金刚烷胺及金刚乙胺,对甲型流感病毒有活性。

①金刚烷胺:成人100mg,每日2次。65岁及以上老人每天不超过100mg。

②金刚乙胺:成人100mg,每日2次。65岁及以上老人每天100mg或200mg。

③肌酐清除率≤50ml/min时酌情减少用量,必要时停药。

(2)神经氨酸酶抑制剂:能有效治疗和预防甲、乙型流感。奥司他韦75mg,每天2次,连服5天,应在症状出现2天内开始用药。肾功能不全患者肌酐清除率<30ml/min时,应减量至75mg,每天1次。

2.其他治疗

(1)要注意流感病毒肺炎可能同时合并有细菌性肺炎,根据情况选用相应的抗菌药物。

(2)对于重症流感病毒肺炎,合并呼吸衰竭时应给予呼吸支持,首选无创正压通气。

(3)合并休克时给予相应抗休克治疗。出现其他脏器功能损害时,给予相应支持治疗。

(4)中医中药辨证治疗。

### (二)单纯疱疹病毒肺炎

**【诊断标准】**

1.成人单纯疱疹病毒肺炎　主要见于免疫功能缺陷患者,如骨髓抑制及实体脏器移植应用免疫抑制剂的患者,一般发生在移植后的2个月内。咳嗽和呼吸困难是最常见的症状,大多数患者有发热,胸部X线表现为多灶性浸润病变,常伴有口腔和面部疱疹。严重患者有低氧血症。

2.病原学检查

(1)病毒分离是诊断单纯疱疹病毒感染的主要依据。

(2)通过支气管镜毛刷、灌洗和活检取得下呼吸道样本进行细胞学和组织学检查,发现多核巨细胞和核内包涵体有助于诊断。

(3)抗体检测有助于原发性感染的诊断,对复发性感染的诊断价值不大。

**【治疗原则】**

阿昔洛韦和阿糖腺苷对单纯疱疹病毒感染有效,首选阿昔洛韦。免疫缺陷者单纯疱疹病毒感染时,阿昔洛韦的剂量为5mg/kg,静脉注射,8～12小时一次,根据肾功能调整剂量,疗程至少7天。

### (三)巨细胞病毒肺炎

**【诊断标准】**

成人巨细胞病毒(CMV)肺炎多发生于器官移植后数月内,诊断要点如下。

(1)体温超过38℃,持续3天以上。

(2)干咳、呼吸困难及低氧血症进行性加重。

(3)X线胸片或CT有磨玻璃影伴结节影及斑片状渗出等改变。

(4)病原学检测阳性肺泡灌洗液分离到 CMV 病毒；酶联免疫吸附法(ELISA)检测血清中 CMVIgM 阳性；定量 CMV～DNA 含量≥$10^4$/ml 基因拷贝数；CMVpp65 抗原阳性。

(5)细菌、真菌、支原体、衣原体、肺孢子菌及结核菌等检查均为阴性。

**【治疗原则】**

(1)调整或停用免疫抑制剂。

(2)抗病毒治疗：首选更昔洛韦。

①诱导期：静脉滴注 5mg/kg，每 12 小时 1 次，每次静滴 1 小时以上，疗程 14～21 日，肾功能减退者剂量应酌减。

②维持期：静脉滴注 5m/kg，每日 1 次，静滴 1 小时以上，维持期的时间应根据患者的病情。与 CMV 免疫球蛋白联用可提高疗效。阿昔洛韦、阿糖腺苷或干扰素的疗效不确切。

(3)根据病情甲泼尼龙 40～80mg 静脉注射，每天 1～2 次。

(4)可应用免疫球蛋白。

(5)合并呼吸衰竭时应给予呼吸支持，首选无创正压通气。

（闫振华）

# 第十节　肺真菌病

## 一、肺念珠菌病

**【概述】**

肺念珠菌病或称念珠菌肺炎是由念珠菌引起的急性、亚急性或慢性肺部感染。通常也包括支气管念珠菌病，统称支气管肺念珠菌病。支气管肺念珠菌的病原性真菌主要是白色念珠菌，其次是热带念珠菌和克柔念珠菌。

**【诊断】**

**(一)症状与体征**

1.支气管炎型　全身情况良好，症状轻微，一般不发热。主要表现剧咳，咳少量白色黏液痰或脓痰。检查发现口腔、咽部及支气管黏膜上被覆散在点状白膜，胸部偶尔听到干性啰音。

2.肺炎型　大多见于免疫抑制或全身情况极度衰弱的患者。呈急性肺炎或败血症表现，出现畏寒、发热、咳嗽、咳白色黏液胶冻样痰或脓痰，常带有血丝或坏死组织，呈酵母臭味，甚至有咯血、呼吸困难等。肺部可闻及干、湿啰音。

**(二)检查**

1.微生物学检查

(1)痰液或支气管肺泡灌洗液培养连续两次以上同一念珠菌阳性有意义，尤以肺泡灌洗液意义更大。并发有真菌血症时血培养真菌阳性。真菌培养不仅可以明确真菌类型，体外药敏试验还可以帮助选择敏感抗真菌药物。痰液应以刷牙漱口后第二口深处咳出的黏痰为佳。

(2)痰液或支气管肺泡灌洗液直接镜检或细胞学检查见到酵母细胞和(或)假菌丝,尤以分隔菌丝最有意义。患者就诊初期先行痰涂片检查,当日可出结果,有助于该病早期诊断。

(3)免疫荧光法:使用荧光色素标记抗体与相对应的菌体抗原相结合后通过荧光显微镜进行观察。

2.血清学检查 主要有乳胶凝集试验、补体结合试验等。

3.组织病理学检查 通过针吸或活检肺组织标本 HE 染色、PAS 染色发现真菌是诊断的金标准。高度怀疑真菌感染但又缺乏微生物学证据时,在患者能耐受该项检查的情况下可采取。临床上对肺炎症性实变、空洞形成、并发胸腔积液的肺炎可以经皮穿刺肺活检结合胸液病原学检测诊断。

4.影像学检查 X 线胸片以两肺中下野多见,表现为弥漫的、密度不均、大小不等的斑片影,病灶可融合形成团块影,部分实变区域内可出现空腔,并有较快进展。通常认为念珠菌肺炎不具有特殊的影像学特点。

5.其他实验室检查 白细胞常轻度升高,重度感染亦可降低。可有肝肾功能的损害等。

### (三)诊断要点

1.确诊

(1)X 线胸片显示急性浸润性阴影,与临床考虑肺真菌相符合。

(2)可接受的下呼吸道标本包括经皮针吸、经支气管肺活检、剖胸肺活检或胸腔镜直视活检标本培养分离到念珠菌。

(3)活组织切片染色检查发现假菌丝。

2.拟诊

(1)念珠菌抗原或抗体阳性。

(2)具有发病危险因素,同时痰或下呼吸道分泌物多次分离到同一种念珠菌;镜检同时见到菌丝和孢子。

肺念珠菌病诊断困难。确诊需要组织学诊断和微生物学诊断证据同时具备。本病绝大多数是继发性的,尤其常见于终末期疾病和接受广谱抗生素和(或)肾上腺皮质激素治疗的患者,痰标本查到念珠菌或口腔黏膜见到念珠菌斑或粪便中分离到念珠菌是肺炎念珠菌诊断的重要线索,但不是诊断依据。影像学改变没有特征性。由于活组织检查受到多种因素的限制,难以普遍实施。在具有高危因素患者,痰中查到念珠菌,特别是多次查到,临床上给予诊断性抗真菌治疗,如果确实有效,即微生物和影像学均显示有效,或许可以反证诊断,但问题是很难评价疗效,因为抗真菌治疗后念珠菌的清除仍不能区分二重寄植与二重感染,而影像学异常的改善往往很慢,而且常因为原发细菌感染,抗生素治疗不能完全撤停,到底是抗生素还是抗真菌治疗有效不能区别。因此,目前临床应尽量争取应用防污染采样或灌洗标本,如果涂片见到菌丝和孢子,而且培养到念珠菌,则诊断价值较高。倘若病情允许和技术条件成熟,则在纤维支气管镜防污染采样或灌洗,同时作经支气管肺活检,争取获得组织学诊断。组织学所见真菌与培养到真菌如果一致,当可确诊。

### (四)鉴别诊断

肺念珠菌病需要与其他肺真菌病和细菌性肺炎鉴别。当真菌和细菌混合感染时,则不是鉴别而是需要确诊。偶尔肺念珠菌病在影像上呈球形或结节性病灶,则需与肿瘤等进行鉴别。唯一鉴别手段是肺活检标本组织病理学和微生物学检查。

**【治疗】**

1.一般治疗　加强营养支持,必要时补充外源性增强免疫物质,如血浆、免疫球蛋白;加强口腔护理,防止局部念珠菌增生。

2.用药常规

(1)两性霉素 B

用药指征:适用于念珠菌属感染性支气管-肺感染,其中白色念珠菌对本品极为敏感。本品对多数致病真菌如念珠菌属、大多数曲霉菌、组织胞浆菌、新型隐球菌、高大毛霉菌等均敏感,仅土曲霉菌、放线菌、波伊德假霉样真菌和镰孢菌属等对本品耐药。皮肤和毛发真菌大多耐药。

用药方法:先以灭菌注射用水 10ml 配制本品 50mg,或 5ml 配制 25mg,然后用 5% 葡萄糖注射液稀释(不可用氯化钠注射液,因可产生沉淀),注射液的药物浓度不超过 0.1mg/ml,避光缓慢静脉滴注,每次静脉注射时间需 6 小时以上,稀释用葡萄糖注射液的 pH 值应在 4.2 以上。成人常用剂量:开始静脉滴注时先试以 1～5mg 或按体重每次 0.02～0.1mg/kg 给药,后根据患者耐受情况每日或隔日增加 5mg,增加至每次 0.6～0.7mg/kg 时即可暂停,成人每日最高剂量不超过 1mg/kg,每日或隔日给药 1 次,累积总量 1.5～3.0g 或以上,疗程 1～3 个月,也可长至 6 个月,视病情而定。

联合用药:①氟胞嘧啶与本品有协同作用,但也可增强氟胞嘧啶的毒性反应;②本品与吡咯类抗真菌药如氟康唑、伊曲康唑等在体外具拮抗作用,而且吡咯类可诱导真菌对两性霉素 B 耐药,故两者不宜联合;③抗肿瘤药、万古霉素、氨基糖苷类、多黏菌素、环孢素、卷曲霉素等肾毒性药物与本品同时应用可增强其肾毒性;④洋地黄类药物,因两性霉素 B 所致低钾血症可增强潜在的洋地黄毒性,故应密切观测血钾和心电图;⑤肾上腺皮质激素可以控制本品的不良反应但也可加重本品诱发的低钾血症,故如需同时应用激素时应选最小剂量和最短疗程,并监测血钾;⑥碱性药物可增强本品的排泄,减少肾小管酸中毒的发生可能。

用药体会:本品为迄今抗真菌谱最广的强效药物,理论上应为治疗侵袭性真菌感染的最有效药物,但其毒性大、不良反应多,许多患者应用受到限制或因不能耐受而被迫终止治疗,因此应用时要权衡利弊。多用于敏感菌所致的进展性、危及生命的真菌感染治疗。在经济条件允许的情况下,可先使用其他敏感的、毒副反应较小的抗真菌药。

(2)两性霉素 B 含脂复合制剂:具体包括有以下 3 种制剂:①两性霉素 B 脂质复合体;②两性霉素 B 胆固醇复合体;③两性霉素 B 脂质体。

用药指征:抗菌谱和抗菌活性同两性霉素 B,但毒副反应明显下降,适用于包括念珠菌肺炎在内的绝大多数侵袭性真菌感染的经验及确诊治疗;无法耐受传统两性霉素 B 制剂的患者;肾功能严重损害,不能使用传统两性霉素 B 制剂的患者。

用药方法:起始剂量为每日 1mg/kg,经验治疗的推荐剂量为每日 3mglkg,确诊治疗为每日 3～5mg/kg,静脉滴注时间不应少于 1 小时,以 2 小时为宜。疗程同两性霉素 B。

联合用药:同两性霉素 B。

用药体会:两性霉素 B 脂质体临床应用抗真菌(尤其抗念珠菌属,曲霉菌属)效果好,毒副反应也较两性霉素 B 显著降低,但费用相对较高,且相对于对念珠菌属敏感的氟康唑来说,该药毒副反应仍相对较大,故选择时应根据病情和患者的经济情况慎重考虑。建议限于氟康唑耐药的或危重念珠菌肺炎治疗。

(3)氟康唑

用药指征:抗菌谱包括念珠菌属,主要为白色念珠菌。对光滑念珠菌活性降低,对克柔念珠菌无活性、新型隐球菌、小孢子菌属、荚膜组织胞浆菌和毛癣菌属感染等,对曲霉菌感染无效。适用于敏感念珠菌、隐球菌所致的严重感染的治疗,也可用于预防放化疗后恶性肿瘤患者、免疫功能受抑制的患者的真菌感染(本品治疗播散性真菌病时通常与两性霉素 B 联合应用,因单独应用时易致真菌耐药性的发生)。血中药物可透析清除。

用药方法:念珠菌肺炎常用氟康唑静脉滴注,每 200mg 加入 0.9％氯化钠注射液 100ml 中,滴注时间为 30～60 分钟。每日剂量为第 1 日 400mg,随后每日 200～400mg。疗程根据临床疗效而定。肾功能不全者,需根据肾功能减退程度减量给药。

联合用药:①本品与两性霉素 B 具协同作用,两性霉素 B 亦可增强本品的毒性,此与两性霉素 B 可使细胞摄入药物量增加以及肾排泄受损有关;②有报道同时接受氟康唑和华法林治疗的患者可合并凝血酶原时间延长,发生出血性不良事件,应严密监测凝血酶原时间;③口服咪达唑仑后给予氟康唑可引起咪达唑仑血药浓度明显升高,故同时应用时应减少咪达唑仑的用量;④氟康唑与利福平同时应用可导致氟康唑的曲线下面积减少 25％,并使其半衰期缩短 20％,对同时服用氟康唑和利福平的患者,应考虑增加氟康唑的剂量;⑤氟康唑 200mg,连用 14 日可导致茶碱平均血浆清除率降低 18％。故同时服用氟康唑时应注意观察其茶碱中毒症状,必要时调整剂量。

用药体会:本品对白色念珠菌最为敏感,性价比较高,为敏感白色念珠菌的首选治疗药物。但目前耐氟康唑的白色念珠菌菌株呈增多趋势,故还应以药敏结果为主。重危患者的经验性用药可能需要比氟康唑抗菌活性更强、抗菌谱更广的药物。

(4)伊曲康唑:为三唑类抗真菌药,药理作用同氟康唑。

用药指征:抗菌谱包括白色念珠菌、多数非白色念珠菌属,但光滑念珠菌和热带念珠菌对本品敏感性最低。对曲霉菌属、毛孢子菌属、地霉菌属、新型隐球菌属、皮肤癣菌和多数暗色孢科真菌如产色芽生菌属、组织胞浆菌属、波伊德假霉样真菌和马尔尼非青霉菌属有效。另外,伊曲康唑不能抑制的主要真菌有接合菌纲(如根霉菌属、根毛菌属、毛霉菌属和犁头霉属)、镰刀菌属、足放线病菌属和帚霉菌属。

用药方法:①注射液:第 1,2 日治疗方法:每日 2 次,每次 1 个小时静脉滴注 200mg 伊曲康唑。第 3 日起,每日 1 次,每次 1 个小时静脉滴注 200mg 伊曲康唑。静脉用药超过 14 日的安全性尚不清楚。②胶囊剂:治疗念珠菌病、组织胞浆菌病和曲霉菌病的成人常用剂量为每日 200～400mg,剂量超过 200mg 宜分 2 次给药。但目前基本上仅限于浅表部位真菌感染或需要较长期维持序贯治疗的后期用药。③口服液:为达到最佳吸收,本品不应与食物同服。服药后至少 1 小时内不要进食。a.预防真菌感染,每日 5mg/kg,分 2 次服用。在临床试验中,预防治疗开始于细胞抑制剂前和抑制手术 1 周前,治疗一直持续至嗜中性粒细胞数恢复正常(即>

1000/µl)。b.对于伴有发热的中性粒细胞减少症患者,疑为系统性真菌病时的经验治疗,首先应给予伊曲康唑注射液进行治疗,推荐剂量为每次 200mg、每日 2 次,给药 4 次后,改为每次 200mg、每日 1 次,共使用 14 日,每剂的输液时间均应在 1 小时以上,然后使用伊曲康唑口服液每次 200mg(2 量杯或 20ml)、每日 2 次进行治疗,直至临床意义的中性粒细胞减少症消除。对非粒细胞减少念珠菌肺炎患者口服液适用于静脉滴注后的序贯治疗,疗程以肺部影像学渗出性病变吸收为准。对疑为系统性真菌病发热患者超过 28 日治疗的安全性和有效性尚未明确。对于念珠菌肺炎的预防来说,首选药物仍然是氟康唑。

联合用药:①影响伊曲康唑代谢的药物:诱酶药物如利福平、利福布丁和苯妥英可明显降低伊曲康唑的口服生物利用度,而导致疗效降低,因此,本品不应与强效酶诱导药物合用。尚无有关其他酶诱导剂,如卡马西平、苯巴比妥和异烟肼的正式研究,但与其作用相似。②伊曲康唑对其他药物代谢的影响:伊曲康唑会抑制由细胞色素 3A 酶代谢药物的代谢过程,这会导致药物作用的增加和(或)延长(包括不良反应)。停用伊曲康唑治疗后,伊曲康唑血浆浓度逐渐下降,其下降速度取决于用药量和用药时间(参见药代动力学项),当考虑伊曲康唑对同服药物的抑制作用时,应考虑此特点。③对蛋白结合的影响:体外研究表明在血浆蛋白结合方面,伊曲康唑与丙咪嗪、普萘洛尔、地西泮、西咪替丁、吲哚美辛、甲苯磺丁脲和磺胺二甲基嘧啶之间无相互作用。

用药体会:伊曲康唑是真菌尤其曲霉菌经验治疗和诊断后治疗的首选药物,对敏感的曲霉菌和念珠菌疗效好,不良反应相对较弱,并有多种剂型供选择,尤以注射液＋口服液的序贯治疗最为经典,疗效最好。目前,伊曲康唑针剂-口服液序贯疗法已经成为粒细胞缺乏及骨髓或实体器官移植患者真菌感染预防与治疗的首选药物,对于普通念珠菌肺炎患者多首选氟康唑,较重肺炎或者不能排除曲霉菌感染者或者可疑氟康唑耐药者首选伊曲康唑。该药虽脑脊液中浓度很低,但也有个例报道治疗脑曲霉菌病有效。

(5)伏立康唑:为三唑类抗真菌药,药理作用同氟康唑。

用药指征:抗真菌谱包括念珠菌(对氟康唑耐药的克柔念珠菌、光滑念珠菌、白念珠菌耐药菌株也具抗菌活性)、新生隐球菌、曲霉菌、镰刀霉菌属和荚膜组织胞浆菌等致病真菌,还包括有足放线菌属。

用药方法:本品在静脉滴注前先溶解成 10mg/ml,再稀释至 2～5mg/ml。本品不宜用于静脉推注。建议本品的静脉滴注速度最快不超过每小时 3mg/kg,稀释后每瓶滴注时间需 1～2 小时以上。

成人用药:静脉滴注和口服的互换方法。无论是静脉滴注或口服给药,首次给药时第 1 日均应给予首次负荷剂量,以使其血药浓度在给药第 1 日即接近于稳态浓度。由于口服片剂的生物利用度很高(96%),所以在有临床指征时静脉滴注和口服两种给药途径可以互换。

序贯疗法:静脉滴注和口服给药尚可以进行序贯治疗,此时口服给药无需给予负荷剂量,因此前静脉滴注给药已经使伏立康唑血药浓度达稳态。

疗程:静脉用药疗程不宜超过 6 个月。

注意事项:因伏立康唑视觉障碍常见,应监测视觉功能,包括视敏度、视力范围和色觉。

联合用药:①伏立康唑禁止与利福平、卡马西平、苯巴比妥合用,后者可使伏立康唑药效降低;②伏立康唑禁止与特非那定、阿司咪唑、西沙必利、匹莫齐特、奎尼丁合用,因可引起尖端扭转性室速;③伏立康唑可使华法令药效增强,后者应减量;④伏立康唑可使苯二氮类药效增长。

用药体会:该药多适用于免疫抑制患者的严重真菌感染,急性侵袭性曲霉菌病,有氟康唑耐药的念珠菌引起的侵袭性感染,镰刀霉菌引起的感染等。但价格较昂贵,多作为二线用药。

(6)卡泊芬净:为棘白菌素的第一个上市品种。

用药指征:卡泊芬净的抗真菌谱包括多种致病性曲霉菌属(如烟曲霉、黄曲霉、土曲霉和黑曲霉等)和念珠菌属(如白色念珠菌、光滑念珠菌、克柔念珠菌、热带念珠菌等),但对新生隐球菌、镰刀霉菌属和毛霉菌属等无活性。

用药方法:第1日静脉注射每日70mg,之后每日50mg,输注时间不少于1小时。疗程依病情而定,一般为末次真菌培养阳性后至少14日。

本品不良反应轻微。本品常见的不良反应为皮疹、皮肤潮红、瘙痒、热感、发热、面部水肿、支气管痉挛、静脉炎、恶心、呕吐等。也见呼吸困难、喘鸣、皮疹恶化等变态反应的报道。也可见转氨酶升高、血清碱性磷酸酶升高、血钾降低、嗜酸粒细胞增多、尿蛋白升高、尿红细胞升高等。对症处理有效,停药可消失。严重肝功能异常者应避免用药。

联合用药:①利福平可使本药血药谷浓度降低,合用时本品应加量至每日70mg;②他克莫司与本品应用时应减量。

用药经验:多用于侵袭性念珠菌病、侵袭性曲霉菌病治疗的二线用药。毒副反应小,但价格高。临床常用于两性霉素B及其脂质体不能耐受的重症念珠菌感染或伊曲康唑无效的肺曲霉菌病。

(7)5-氟胞嘧啶:为氟化嘧啶化合物。为抑菌剂,高浓度时有杀菌作用。

用药指征:适用于敏感念珠菌、隐球菌感染的治疗。本品治疗播散性真菌病通常与两性霉素B联合应用,因本品单独应用时易致真菌耐药性的发生。

用药方法:口服或静脉注射每日100~150mg/kg,口服分4次给药;静脉注射分2~4次给药。静脉滴注速度4~10ml/min。

注意事项:肾功能不全者禁用。短期内真菌就会产生对本品的耐药,合用两性霉素B可延缓耐药性的产生。

联合用药:①本品与两性霉素B具协同作用,但两性霉素B也可增强本品的毒性;②阿糖胞苷可抑制本品的活性。

用药经验:本品治疗播散性真菌病通常与两性霉素B联合应用,因抗菌活性有限,目前较少用于念珠菌属的治疗。

3.其他治疗 对某些严重神经肌肉疾患者应减少吸入性肺炎发生的可能性,必要时建立人工气道。

**【病情观察】**

本病患者大多有基础疾病,诊断本病者,主要观察患者治疗后咳嗽、咳痰、胸闷、气急等症状是否缓解,肺部湿啰音是否消失,X线胸片上的病变是否吸收,并注意适时根据患者的临床变化,调整治疗用药。

## 【病历记录】

1.门急诊病历　记录患者起病的急缓,发热的程度及时间;有无咳嗽、胸痛和咯血等表现;既往史记录有无基础疾病史,如有,记录过去的诊断和治疗情况;体检注意记录肺部湿啰音等阳性体征及基础疾病的表现;辅助检查记录外周血常规、痰培养或涂片、X线胸片等检查结果。

2.住院病历　重点记录患者本次入院后的诊治经过,着重记录反映治疗后的症状和体征的变化,如有严重基础疾病的,病变进展快,治疗效果不佳时应及时与家属沟通,所用的抗真菌药物有一定的毒副反应,均必须记录患者的知情同意。

## 【注意事项】

1.医患沟通　诊断本病的,应如实告知患者和家属肺念珠菌病的感染的特点、诊断方法、治疗药物,尤其是抗真菌药物治疗的重要性、不良反应,以使患者及家属理解,取得患者的配合、支持。

2.经验指导

(1)基础疾病的治疗,去除诱因。如减少广谱抗生素的应用,减少糖皮质激素和免疫抑制剂的使用,控制血糖。加强营养支持治疗。必要时可应用丙种球蛋白、新鲜血浆等提高机体免疫力。

(2)合理的选用抗真菌药物

1)预防用药:指在真菌感染高危的患者中,预防性应用抗真菌药物。适用于接受高强度免疫抑制治疗的骨髓移植、肿瘤化疗出现粒细胞减少等患者;对于支气管-肺部感染的患者有上述真菌感染危险因素,经规范有效抗生素治疗超过14日无效或好转后再出现新病灶、留置静脉导管、静脉高营养、从2个以上的无菌部位分离到念珠菌、腹部手术或重度肺感染不能除外真菌病时,可以考虑预防性抗真菌干预。首选药物为伊曲康唑口服液、氟康唑口服或静脉注射。对于骨髓或实体器官移植患者疗程2～4周为宜,其他情况视临床感染征象及相应病原微生物检测结果综合评估。

2)经验治疗:指免疫缺陷、长期应用广谱抗生素或糖皮质激素后出现的不明原因发热,广谱抗生素治疗7日无效,或起初有效但3～7日后再出现发热,或临床上呈现真菌性肺感染的迹象,如:肺内渗出性病变经抗生素治疗不改善、好转后再现新病变、化脓性痰液减少但气道阻塞症状无好转且痰液黏稠、肺部影像学呈现了真菌特征性改变,如炎性实变内有空洞样改变等。此时,应在积极寻找病因的同时,经验应用抗真菌治疗。首选药物仍为伊曲康唑和氟康唑,一般静脉输注给药。疗程需结合临床综合判断。

3)临床诊断患者的治疗:应参照病原学报告、药物敏感情况,结合临床选药,并均应足量、足疗程应用抗真菌治疗。两性霉素B、伊曲康唑、氟康唑均为一线药物,但两性霉素B肾功能损害及寒颤、高热等不良反应较多应慎重应用。氟康唑则主要对白色念珠菌有效,对光滑念珠菌活性降低,对克柔念珠菌无活性,如不能排除非白色念珠菌致病及氟康唑耐药可能,应选择其他抗真菌药,如伊曲康唑则几乎覆盖整个念珠菌属,且不良反应相对较少,其他也可考虑应用伏立康唑、卡泊芬净。

4)确诊后的治疗:应根据念珠菌种类、药物敏感情况及病情酌情选择,并均应足量、足疗程应用抗真菌治疗。可选药物有伊曲康唑、氟康唑、两性霉素B、两性霉素B脂质体等,必要时选用伏立康唑、卡泊芬净等,甚至联合治疗。

## 二、肺曲菌病

### 【概述】

肺曲菌病致病菌主要为烟曲菌,少数为黄曲菌、土曲菌、黑曲菌、棒状曲菌、构巢曲菌及花斑曲菌等。肺部曲菌病绝大多数为继发感染,原发者极为罕见。临床上一般将本病分为曲菌球、变态反应性支气管肺曲菌病(ABPA)和急性侵袭性肺曲菌病(IPA)等三种类型。

### 【诊断】

#### (一)症状与体征

1.变态反应性支气管肺曲菌病

(1)典型表现:急性期主要症状有喘息(96%)、咯血(85%)、黏脓痰(80%)、发热(68%)、胸痛(55%)和咯出棕色痰栓(54%)。其中,咯血绝大多数为血痰,但有4%患者咯血量偏大。急性期症状持续时间较长,往往需要激素治疗半年才能消退,少数病例演变为激素依赖性哮喘期。由于对急性发作期界定不一,其发生频率报道不一。在变态反应性支气管肺曲菌病虽然哮喘症状较轻,但有近半数患者需要长期局部吸入或全身应用激素。

(2)不典型表现:偶见变态反应性支气管肺曲菌病与曲菌球同时存在。变态反应性支气管肺曲菌病在极少数患者也可以出现肺外播散,如出现脑侵犯、脑脊液淋巴细胞增多,胸腔积液等。

2.曲菌球　肺曲菌球的最常见症状是咯血,发生率在50%～90%,咯血量亦多变化,从很少量到大量致死性咯血不等。咯血原因有几种假设:如随呼吸运动曲菌球对血管的机械性摩擦与损伤、曲菌内毒素所致溶血作用与抗凝作用、空洞壁血管的局部性侵蚀可能也是一种参与因素。其他常见症状有慢性咳嗽,偶有体重减轻。除非并发细菌性感染,患者一般无发热。毗邻胸膜的曲菌球可以引起胸膜腔感染,个别病例可导致支气管胸膜瘘。部分患者呈现隐匿性过程,持续多年无症状,但绝大多数最终出现症状。

3.急性侵袭性肺曲菌病　典型病例为粒细胞缺乏或接受广谱抗生素、免疫抑制剂和激素过程中出现不能解释的发热,胸部症状以干咳、胸痛最常见。咯血虽不像前两种症状那么常见,但十分重要,具有提示性诊断价值。当肺内病变广泛时则出现气急、甚至呼吸衰竭。此外,尚可出现胃肠出血及各种中枢神经系统症状。

#### (二)检查

1.微生物检查

(1)痰液或支气管肺泡灌洗液培养连续2次以上检出同一曲霉菌阳性有意义,尤以肺泡灌洗液意义更大。并发有真菌血症时,血培养真菌阳性,但很少能从血液中分离出曲霉菌。真菌培养不仅可以明确真菌类型,体外药敏试验还可帮助选择敏感抗真菌药物。

(2)痰液或支气管肺泡灌洗液直接镜检或细胞学检查见到分隔菌丝,其上有特征性的二分叉结构最有意义。患者就诊初期先行痰涂片检查,方便快捷,当日可出结果,有助于该病早期诊断,但因空气中常有曲霉菌存在,故应谨慎对待痰涂片结果。一般认为:免疫功能正常者痰中分离出曲霉菌通常代表定植菌,而高危患者痰曲霉菌阳性可以预测感染。例如粒细胞缺乏症患者痰曲霉菌阳性 80~90％可能为侵袭性曲霉肺炎。

2.血清学检查　主要有曲霉沉淀素试验等。

3.曲霉菌素皮肤试验　用曲霉抗原作皮肤试验有助于过敏性曲霉菌病的诊断。肺曲菌球、过敏性曲霉菌病患者皮试常为阳性,但严重患者可因免疫受损而出现假阴性。

4.组织病理学检查　通过针吸或活检肺组织标本 HE 染色、PAS 染色发现曲霉菌是诊断的金标准。高度怀疑曲霉菌感染但又缺乏微生物学证据时,在患者能耐受该项检查的情况下可采取。

5.影像学检查　胸部 X 线片以两肺中下野多见,表现为弥漫的、密度不均匀的、大小不等的的斑片影,病灶可融合形成团块影,部分实变区域内可出现空腔,且进展较快。肺 CT 除以上改变外,后期还可见光晕征、新月形空气征等。这些特征性影像学改变是判断真菌肺炎的重要手段,不仅有助于该病早期诊断,还可用来评价抗真菌治疗的有效性。

6.其他实验室检查　白细胞升高或降低,中性粒细胞减少 $<0.5\times10^9/L$,并可有肝肾功能的损害。

### （三）诊断要点

1.确诊曲霉菌肺炎　通过针吸或活检肺组织标本用组织化学或细胞化学方法检获菌丝或球形体可确诊;或通常无菌而临床表现或放射学检查支持存在感染的部位,在无菌术下取得的标本,其培养结果呈阳性。

2.临床诊断曲霉菌肺炎　至少符合一项宿主因素,且肺感染部位符合一项主要(或两项次要)临床标准,一项微生物学因素。

3.拟诊曲霉菌肺炎　至少符合一项宿主因素,一项微生物学因素,或肺感染部位符合一项主要(或两项次要)临床标准。

4.宿主因素

(1)外周血中性粒细胞减少,中性粒细胞计数 $<0.5\times10^9/L$,且持续 $>10$ 日。

(2)体温 $>38℃$ 或 $<36℃$,并伴有以下情况之一:①之前 60 日内出现过持续的中性粒细胞减少( $>10$ 日);②之前 30 日内曾接受或正在接受免疫抑制剂治疗;③有侵袭性真菌感染病史;④患有艾滋病;⑤存在移植物抗宿主病的症状和体征,持续应用类固醇激素 3 周以上;⑥有慢性基础疾病,或外伤、术后长期住院在 ICU 病房,长期使用机械通气,体内留置导管,全胃肠外营养和长期使用广谱抗生素治疗等。

5.主要特征　侵袭性肺曲霉感染的胸部 X 线和 CT 影像学特征为早期出现胸膜下密度增高的结节实变影,数日后病灶周围可出现晕轮征,10~15 日后肺实变区液化、坏死,出现空腔阴影或新月征。

6.次要特征

(1)肺部感染的症状和体征;

(2)影像学出现新的肺部浸润影;

(3)持续发热 96 小时,经积极的抗菌治疗无效。

7.微生物学检查

(1)合格痰液经直接镜检发现曲霉属菌丝,真菌培养 2 次阳性;

(2)支气管肺泡灌洗液直接镜检发现菌丝,真菌培养阳性;

(3)血液标本曲霉菌半乳甘露聚糖抗原(GM)(ELISA)检测连续 2 次阳性;

(4)血液标本真菌细胞壁成分 1,3-β-D 葡聚糖抗原(G 试验)连续 2 次阳性。

【鉴别诊断】

1.变态反应性支气管肺曲菌病　需要与其他原因的支气管哮喘、肺不张、过敏性肺炎、肺结核和细菌性肺炎相鉴别。血清曲菌特异性 IgE 和 IgG 增高、肺浸润灶伴中央性支气管扩张以及下呼吸道防污染标本分离到曲菌是诊断变态反应性支气管肺曲菌病的最有力支持,确诊尚需组织学证据。

2.曲菌球　影像学显示典型的新月征具有诊断意义,偶尔其他真菌球可以有同样征象,则需要借助微生物学资料以资鉴别。倘若真菌球过大,充盈整个空腔而不能显示新月征,或球体过小则可能造成诊断困难,需要与肺肿瘤、各种原因的肺结节灶相鉴别,主要有赖于病原(因)学的诊断证据。

3.急性侵袭性肺曲菌病　应与其他病原微生物的肺炎、肺栓塞、基础疾病(如白血病)肺部病变以及药物性肺部疾病相鉴别。影像学技术缺乏鉴别诊断价值,病理组织学上发现曲菌和培养分离到曲菌当可确诊。但是在此类患者侵袭诊断技术采集组织学标本极其困难,合格痰标本培养到曲菌仍有重要参考价值。

【治疗】

1.基础疾病的治疗,去除诱因　如减少广谱抗生素的应用,减少糖皮质激素和免疫抑制剂的使用,控制血糖。

2.加强营养支持治疗　必要时可应用丙种球蛋白、新鲜血浆等迅速提高机体免疫。

3.合理的选用抗真菌药物　分为以下四个阶段。

(1)预防治疗:指在真菌感染高危的患者中,预先使用抗真菌治疗。如接受高强度免疫抑制治疗的骨髓移植患者,肿瘤化疗出现粒细胞减少的患者等,首选药物为伊曲康唑口服液。疗程 2～4 周为宜。

(2)经验治疗:指免疫缺陷、长期应用广谱抗生素或糖皮质激素后出现的不明原因发热,广谱抗生素治疗 7 日无效,或起初有效但 3～7 日后再出现发热,在积极寻找病因的同时,可经验应用抗真菌治疗。近几年曲霉菌感染的发生率明显上升,而白色念珠菌的感染则有所下降,曲霉菌对伊曲康唑敏感而对氟康唑耐药,故首选药物仍为伊曲康唑。

(3)临床诊断患者的治疗:应根据药敏情况及病情酌情选择,并均应足量、足疗程应用抗曲霉菌治疗。两性霉素 B、伊曲康唑均为一线药物,但两性霉素 B 对肾功能损害及出现寒颤、高热等不良反应较多,故较少应用。氟康唑则主要对白色念珠菌有效,因此,对临床诊断为肺曲霉菌病者不再选用氟康唑。伊曲康唑则几乎覆盖整个念珠菌属及曲霉菌属,且毒副反应相对较少。其他也可考虑应用伏立康唑、卡泊芬净,但主要定位为伊曲康唑无效时选用的二线药物。

(4)确诊后的治疗:可选药物有伊曲康唑、两性霉素 B、两性霉素 B 脂质体等,均应足量、足疗程应用抗真菌治疗。

1）变态反应性支气管肺曲菌病：目前倾向于将变反态应性支气管肺曲菌病排除在侵袭性肺曲菌病的范畴，认为其发病与曲霉菌吸入有关，但不属于曲霉菌大量繁殖侵害组织引起的感染性疾病，而是机体对曲霉菌的变态反应。治疗包括：脱离过敏原，轻症患者无需治疗。急性加重期的患者可应用激素治疗（静脉激素＋吸入激素），并同时应用支气管扩张药物，如氨茶碱、万托林等，有报道两性霉素 B 雾化吸入治疗有一定疗效。慢性期的患者则不适合激素治疗，而应以包括抗真菌感染在内的综合治疗。

2）肺曲菌球：通常肺曲菌球并不直接损害肺组织，也不与肺循环相交通。虽然咯血是常见症状，但抗真菌治疗无理论依据，通常也无效。如发生大量或反复的咯血则应行手术治疗。通常需切除病变肺叶以确保根治。如患者既有较多量咯血又不耐受肺叶切除，可以采用病变肺叶萎陷疗法。

3）急性侵袭性肺曲菌病：有很多种联用方案：如两性霉素 B 联用氟胞嘧啶或利福平、两性霉素 B 联用伊曲康唑等，但均以两性霉素 B 为标准治疗方案。不能耐受两性霉素 B 毒副反应的患者可选用伊曲康唑或两性霉素 B 脂质体，但价位均较高。

4）慢性坏死性肺曲霉病：如药物治疗效果差，可根据患者耐受情况及病变范围，酌情行手术切除坏死病灶及病变周围组织。

【病情观察】

诊断本病者，主要观察患者治疗后咳嗽、咳痰、胸闷、气急、喘息、咯血、黏脓痰、发热、胸痛和咳出棕色痰栓等症状是否缓解，X 线胸片上的病变是否吸收，并注意适时根据患者的临床变化，调整治疗用药。

【病历记录】

1.门急诊病历　记录患者起病的急缓，发热的程度及时间；有无咳嗽、胸闷、气急、黏脓痰和咯血等表现；既往史记录有无基础疾病史，如有，记录过去的诊断和治疗情况。体检注意记录肺部等阳性体征及基础疾病的表现。辅助检查记录外周血常规、痰培养或涂片、X 线胸片等检查结果。

2.住院病历　重点记录患者本次入院后的诊治经过，着重记录反映治疗后的症状和体征的变化，如有严重基础疾病的，病变进展快，治疗效果不佳时应及时与家属沟通，所用的抗真菌药物有一定的毒副反应，均必须记录患者的知情同意。

【注意事项】

1.医患沟通　应如实告知者和家属肺曲菌病感染的特点、诊断方法、治疗药物，尤其是抗真菌药物治疗的重要性、不良反应，以使者及家属理解，取得患者的配合、支持。

2.经验指导

（1）变态反应性支气管肺曲菌病和肺曲菌球有比较典型的临床症状和影像学特征，诊断相对容易，但是误诊或漏诊仍不在少数，其原因在大致有：①临床医师对此两型肺曲菌病无经验，缺少感性认识；②表现不典型。因此凡遇原因不明的咯血，特别是反复发作且咯血量较多，即使通常影像学上未见到病灶，亦应将曲菌病例为鉴别诊断的重要疾病之一。当高分辨率 CT

或许为"微小"肺曲菌球的发现提供了有用的手段,所以此两型肺曲菌病虽然总体上有比较典型的症状和影像学征象,但也可以不典型,这就需拓宽临床思路。

(2)应用激素治疗可以缓解和消除急性加重期症状,并可预防永久性损害,如支气管扩张、不可逆性气道阻塞和肺纤维化的发生。其他治疗如吸入抗真菌药物包括两性霉素 B,有助于急性症状消退,但仍常有反复发作。

(3)曲菌球的治疗应当个体化。无症状或症状轻微者可进行医学观察;有症状、但不适宜或拒绝手术者可试用药物治疗。现有抗真菌药物中仅有两性霉素 B 和伊曲康唑有效。前者亦有学者推荐采用空洞内注射疗法。手术切除是目前唯一根治治疗方法,适用于反复咯血或存在影响预后的危险因素时。

(4)急性侵袭性肺曲菌病治疗首选两性霉素 B,成人推荐剂量每日 0.6mg/kg 体重,2～3日后逐步增加剂量,直至每日 1.0mg/kg 体重。疗程未确定。累积剂量最高可达 4000mg。氟胞嘧啶对曲菌的抗菌活性通常较低,但与两性霉素 B 有协同作用,在重症感染患者可以联合使用。伊曲康唑对曲菌有良好的抗菌活性,已有成功治疗肺曲菌病的报道,急性肺曲菌球有时会破溃造成严重的系统性播散。

## 三、肺隐球菌病

### 【概述】

肺隐球菌病为新型隐球菌感染引起的亚急性或慢性内脏真菌病。主要侵犯肺和中枢神经系统,但也可以侵犯骨骼、皮肤、黏膜和其他脏器。新型隐球菌按血清学分类分为 A、B、C、D、AD 五型,我国以 A 型最为常见。

### 【诊断】

#### (一)症状

肺隐球菌病多无症状,1/3 病例无症状而自愈。部分患者可以有发热、咳嗽,以干咳为主或有少量痰液。常有难以言其状的胸痛和轻度气急。其他症状包括少量咯血、盗汗、乏力和体重减轻,由于患者免疫状态的不同,可形成两种极端:其一是无症状患者,系 X 线检查而被发现,见于免疫机制健全者,组织学上表现为肉芽肿病变;其二是重症患者,有显著气急和低氧血症,并常伴有某些基础疾病和免疫抑制状态,X 线显示弥漫性间质性病变,组织学仅见少数炎症细胞,但有大量病原菌可见。

#### (二)体征

肺隐球菌病的体征取决于病灶的范围和性质,通常很少阳性体征。当病变呈大片实变、空洞形成或并发胸腔积液时则有相应体征,体格检查多有实变体征和湿啰音;并发脑膜炎,症状明显而严重,有头痛、呕吐、大汗、视力障碍、精神症状,出现脑膜刺激征。

#### (三)检查

1.微生物检查

(1)直接镜检:痰液或支气管肺泡灌洗液直接行墨汁染色或黏卡染色可见菌体,临床现以墨汁染色多用。连续两次以上阳性有意义。因本病常可同时累及中枢神经系统,故脑脊液镜检也可发现隐球菌,通常只要在脑脊液中发现隐球菌即可诊断隐球菌性脑部感染。

(2)痰培养:痰液或支气管肺泡灌洗液培养连续两次以上阳性有意义。

(3)抗原检查:乳胶凝集试验检测新型隐球菌荚膜多糖抗原,可简便快速有效诊断。血液、胸液标本隐球菌抗原阳性均可诊断。

2.影像学检查　可见为纤维条索影、结节影、片状影、空洞或团块影,表现变化多端,需与肿瘤、结核相鉴别。

3.组织病理学检查　肿大淋巴结等部位的组织活检可明确诊断。

### (四)诊断要点

1.确诊

(1)胸部 X 线异常。

(2)组织病理学特殊染色见到隐球菌,并经培养鉴定,或脑脊液(及其他无菌体液)培养分离到新生隐球菌。

2.拟诊

(1)胸部 X 线异常符合隐球菌肺炎的通常改变。

(2)痰培养分离到隐球菌或肺外体液/组织抗原检测阳性,或特殊染色显示隐球菌典型形态特征。

肺隐球菌病的诊断有赖于临床的警惕和组织病理学联合微生物的确诊证据。在伴有神经症状的患者脑脊液标本传统的墨汁涂片镜检有很高的诊断价值,如果培养分离到隐球菌即可确诊。有人提倡腰穿脑脊液检查作为肺隐球菌病的常规检查,其诊断敏感性尚无确切资料;相反,如果隐球菌脑膜炎患者肺部同时出现病灶,自然首先要考虑肺隐球菌病,但如果肺部病变出现在治疗过程中,尚需考虑其他病原体的医院获得性肺炎,活检组织和无菌体液培养到隐球菌是确诊的最重要证据。痰或非防污染下呼吸道标本分离到隐球菌,结合临床仍有很重要诊断意义,尽管本菌可以在上呼吸道作为定植菌存在,但较念珠菌明显为少,说明痰培养隐球菌阳性意义显著高于念珠菌阳性。

### (五)鉴别诊断

肺隐球菌病发病比较隐匿,痰找隐球菌阳性率低,肺部影像学无特征性改变,易与肺癌、肺转移性肿瘤、肺结核及韦格肉芽肿等疾病相混淆,尤其是孤立性肿块与肺癌不易鉴别。故对可疑患者,纤维光束支气管镜、经皮肺穿刺活检等有创检查乃至开胸手术对于肺隐球菌病诊断的确立具有重要价值。

## 【治疗】

### (一)一般治疗

去除易感诱因。能进食者鼓励患者进食高蛋白、高营养的食物、增强抵抗力,必要时可应用丙种球蛋白、新鲜血浆等。

### (二)药物治疗

1.两性霉素 B　是多烯类抗真菌药物,静脉给药每日 0.5mg/kg 体重,多次给药后血药峰浓度为 0.5～2mg/L，血浆半衰期为成人 24 小时。

用药指征：适用于新型隐球菌的各个血清型的治疗。

用药方法：可静脉给药，也可鞘内给药。

（1）静脉给药成人常用剂量：开始静脉滴注时先试以 1～5mg 或按体重每次 0.02～0.1mg/kg 给药，后根据患者耐受情况每日或隔日增加 5mg，增加至每次 0.6～0.7mg/kg 体重时即可，成人每日最高剂量不超过 1mg/kg 体重，每日给药 1 次，累积总量 1.5～3.0g 或以上，疗程 2～3 个月，也可更长，视病情而定。

（2）鞘内给药成人常用剂量：仅用于伴有中枢神经系统隐球菌感染者，首次 0.05～0.1mg，以后逐渐增至每次 0.5mg，最多 1 次不超过 1mg，每周给药 2～3 次，总量 15mg 左右。鞘内给药时宜与小剂量地塞米松同时应用，并需用脑脊液反复稀释药液后逐渐注入。

不良反应及预防措施：神经及骨骼肌肉系统，可有头痛、全身骨骼肌肉酸疼，鞘内注射严重者可发生下肢截瘫。故需用脑脊液反复稀释药液后逐渐注入，并同时应用少量激素。

联合用药：对于免疫功能异常的严重的肺隐球菌病，可两性霉素 B 联用 5-氟胞嘧啶疗效更好，但不良反应也有所增加。

用药体会：两性霉素 B 是肺隐球菌病治疗的常用药物，但严重的肺隐球菌病常联合 5-氟胞嘧啶使用。多途径给药可明显改善疗效，特别是并发新型隐球菌脑膜炎者。另外，疗程必须足够长，以便彻底清除颅内感染菌。

2.5-氟胞嘧啶　为氟化嘧啶化合物，水溶性，可通过血-脑屏障。

用药指征：适用于新型隐球菌的各个血清型的治疗。尤其合并隐球菌脑膜炎的治疗。

用药方法：口服或静脉注射每日 100～150mg/kg 体重，口服分 4 次给药，静脉注射分 2～4 次给药。静脉滴注速度 4～10ml/min。多与两性霉素 B 联用。

注意事项与联合用药：因短期内真菌就会产生对本品的耐药，故合用两性霉素 B 可延缓耐药性的产生，但两者合用不良反应也有所增加。

用药体会：本品联合两性霉素 B 是治疗新型隐球菌肺炎及脑膜炎的经典方案，疗效肯定，但应注意不良反应也有所增加。

3.氟康唑　是三唑类抗真菌药。口服生物利用度高，空腹口服 400mg 后 0.5～1.5 小时平均血药峰浓度为 6.7mg/L，血浆清除半衰期接近 30 小时。氟康唑能够很好的进入人体的各种体液，包括脑脊液（约达到血药浓度的 70%），而唾液和痰液中的浓度与血浆浓度近似。

用药指征：适用于新型隐球菌的各个血清型的治疗。尤其早期轻症患者的治疗。

用药方法：首剂静脉注射 400mg，以后可用每日 200～400mg 静脉注射，直至脑脊液或痰液转阴后继续 200～400mg 口服，维持 3～12 个月。

用药体会：本品目前仅适用于肺隐球菌病轻症患者治疗和重症患者后续的维持治疗。

4.伊曲康唑　为三唑类抗真菌药，脂溶性，不易通过血-脑屏障，因而脑脊液中浓度很低。理论上不能用于中枢神经感染。但对局限于肺内的隐球菌有效。

用药指征：适用于新型隐球菌的各个血清型肺隐球菌病的治疗。

用药方法：注射液：第 1,2 日治疗方法，每日 2 次，每次 1 小时静脉滴注 200mg 伊曲康唑；第 3 日起，每日 1 次，每次 1 小时静脉滴注 200mg 伊曲康唑。

联合用药:在该病治疗初期,多联合应用两性霉素 B 与氟胞嘧啶或三唑类抗真菌药,以使病情尽快控制。疗程 8～12 周,后可口服伊曲康唑维持治疗 3～4 个月,以防复发。有复发倾向者再加用口服伊曲康唑 3～5 个月或更长。

用药体会:治疗肺隐球菌病效果较好,但对于并发有隐球菌脑膜炎时认为无效,但也有报道真菌脑膜炎用本品治疗有效的个例。

### (三)其他治疗

早期局限性肺部肉芽肿或空洞,采用抗真菌药物治疗效果不佳时,有必要手术切除。

### 【病情观察】

本病患者大多有基础疾病,长期使用抗生素和糖皮质激素,诊断本病者,主要观察患者治疗后咳嗽、咳痰、胸闷、气急、咯血、盗汗、乏力等症状是否缓解,肺部湿啰音是否消失,X 线胸片上的病变是否吸收,并注意适时根据患者的临床变化,调整治疗用药。

### 【病历记录】

1.门急诊病历　记录患者发热的程度及时间;有无盗汗、乏力、咳嗽、胸痛和咯血等表现;体检注意记录肺部湿啰音等阳性体征及基础疾病的表现;辅助检查记录外周血常规、痰培养或涂片、X 线胸片等检查结果。

2.住院病历　重点记录患者本次入院后的诊治经过,着重记录反映治疗后的症状和体征的变化,如有严重基础疾病的,病变进展快,治疗效果不佳时应及时与家属沟通,所用的抗真菌药物有一定的毒副反应,均必须记录患者的知情同意。

### 【注意事项】

1.医患沟通　诊断本病的,应如实告诉患者和家属肺隐球菌病的感染特点、诊断方法、治疗药物,尤其是抗真菌药物治疗的重要性、不良反应。以使患者及家属理解,取得患者的配合、支持。

2.经验指导

(1)抗隐球菌用药常规。美国感染病学会(IDSA)的肺隐球菌病的治疗指南建议分程度治疗。

1)对于免疫功能正常的肺隐球菌病患者:①无症状,但肺组织隐球菌培养阳性,可不用药,密切观察;或氟康唑每日 200～400mg,3～6 个月;②症状轻到中度,痰培养阳性,氟康唑每日 200～400mg,6～12 个月;或伊曲康唑每日 200～400mg,6～12 个月;若不能口服,可予以两性霉素 B 每日 0.5～1.0mg/kg 体重。

2)对于免疫功能异常的严重的肺隐球菌病治疗方法:两性霉素 B 每日 0.7～1.0mg/kg 体重,联用氟胞嘧啶每日 100mg/kg 体重,2 周;然后再用氟康唑每日 400mg,疗程至少 10 周。

(2)首先必须就有无播散和机体免疫状态进行评估。前者包括血液、脑脊液和男性按摩前列腺后的尿液做抗原检测及培养,后者重点是细胞免疫特别是 T 细胞亚群测定。宿主免疫机制健全、无播散证据的肺隐球菌病有自发消退倾向,不必立即治疗。若在随访中病变扩大、有明显临床症状,再予治疗。播散性肺隐球菌病、或虽然病变局限于肺部但宿主免疫抑制低下,则需要立即治疗。药物选择推荐两性霉素 B 联合氟胞嘧啶,两者有协同作用,确切疗程尚未肯定,通常 3～6 周,亦有主张 2～3 个月或更长;咪唑类抗真菌药已成功用于隐球菌感染的治疗;氟康唑水溶性高,蛋白结合率低,半衰期长,脑脊液药物浓度可达到血药浓度的 50%～60%;在并发脑膜炎患者氟康唑首剂 400mg,然后每日 200～400mg,疗程 2～3 个月,亦有主张长至 6 个月,初期静脉给药,病情改善后可改口服给药维持;在 HIV/AIDS 并发原发性肺隐球菌病患者给予低剂量氟康唑(每日 200mg)长疗程口服治疗有效,并可阻止其播散,疗程通常 3 个月;伊曲康唑亦具有抗隐球菌活性,但临床应用经验尚少。不论何种治疗,其疗程结束后仍需继续随访,每 3 个月 1 次,至少 1 年。

(柯　堃)

# 第十一节　肺脓肿

　　肺脓肿是由于多种病原菌所引起的肺实质坏死的肺部化脓性感染。早期为肺组织的感染性炎症,继而坏死液化,由肉芽组织包绕形成脓肿。临床主要表现为高热、咳嗽、脓肿破溃进入支气管后咯大量脓臭痰。脓肿一般为单个病灶,偶尔可出现多发性散在病灶,典型胸部 X 线显示肺实质呈圆形空腔并伴有气液平面。本病可见于任何年龄,多发生于青壮年,男多于女。临床上,根据感染的不同病因和感染途径将肺脓肿分为三种类型:吸入性肺脓肿、继发性肺脓肿和血源性肺脓肿;根据发病的时间可分为急性肺脓肿和慢性肺脓肿。自抗生素广泛应用以来,肺脓肿的发病率已明显下降。

**【诊断标准】**

　　根据有口腔手术、昏迷、呕吐、异物吸入等病史,结合临床表现如急性或亚急性起病,畏寒发热,咳嗽和咯大量脓性痰或脓臭痰,外周血白细胞总数和中性粒细胞比例显著增高,胸部 X线检查显示肺部大片浓密炎性阴影中有脓腔及液平的征象,可以作出急性肺脓肿的诊断;血、痰培养,包括需氧菌与厌氧菌培养,有助于病原学诊断。有皮肤创伤感染、疖肿等化脓性病灶者,出现发热不退、咳嗽、咯痰症状,胸部 X 线显示双肺多发性小脓肿,可诊断血源性肺脓肿。

　　1.临床表现

　　(1)症状

　　①急性吸入性肺脓肿起病急骤,患者畏寒、发热,体温可高达 39～40℃。伴咳嗽、咯黏液痰或黏液脓痰。炎症波及局部胸膜可引起胸痛,呼吸时加重。病变范围较大者,可出现气急。此外,还有精神不振、乏力、纳差等。如感染不能及时控制,约 1～2 周后,咳嗽加剧,脓肿破溃于支气管,咳出大量脓臭痰及坏死组织,每天可达 300～500ml,臭痰多为厌氧菌感染所致。约有 1/3 的患者有痰血或小量咯血,偶有中、大量咯血。如治疗及时有效,一般在咯出大量脓臭痰后体温即明显下降,全身毒性症状随之减轻,数周以后一般情况逐渐恢复正常,获得治愈。如机体抵抗力下降和病变发展迅速时,脓肿可破溃到胸膜腔,出现突发胸痛、气急等脓气胸症状。

　　②继发性肺脓肿多继发于肺部其他疾病,如细菌性肺炎或支气管扩张、支气管肺癌、空洞型肺结核等,由继发于葡萄球菌性肺炎、肺炎杆菌肺炎、流感嗜血杆菌肺炎及军团菌肺炎等,可在发病后 2～3 周,此时肺炎本应治愈或好转,再出现高热、脓痰量增加,常伴乏力等症状。

③血源性肺脓肿多常有肺外感染史,先有原发病灶引起的畏寒、高热等全身的脓毒血症的症状,经数日至2周才出现咳嗽、咯痰,痰量不多,极少咯血。

④慢性肺脓肿急性阶段未能及时有效治疗,支气管引流不畅,抗菌治疗效果不佳、不充分、不彻底,迁延3个月以上即为慢性肺脓肿。患者常有慢性咳嗽、咯脓痰、反复咯血、不规则发热、贫血、消瘦等慢性毒性症状。

(2)体征　体征与肺脓肿的大小和部位有关。疾病早期病变较小或肺深部病变,肺部可无异常体征,或患侧出现湿性啰音等肺炎体征。病变继续发展、病变较大时,可出现实变体征,叩诊呈浊音或实音,可闻及支气管呼吸音,有时可闻湿啰音。疾病较晚时,肺脓肿脓腔较大时,支气管呼吸音更明显,可有空嗡音或空洞性呼吸音。如病变累及胸膜可闻及患侧胸膜擦音或出现胸腔积液体征。产生脓胸或脓气胸时可出现相应的体征。慢性肺脓肿患者患侧胸廓略塌陷,叩诊浊音,呼吸音减低,常有杵状指(趾)。血源性肺脓肿体征大多阴性。

2.辅助检查

(1)血常规:外周血白细胞总数升高,总数可达$(20\sim30)\times10^9/L$,中性粒细胞在90%以上,核明显左移,常有中毒颗粒。慢性肺脓肿患者的白细胞可稍升高或正常,但可有轻度贫血,红细胞沉降率加快。

(2)病原学检查:痰液涂片革兰染色检查、痰液培养、包括厌氧菌培养和细菌药物敏感试验。可采用纤维支气管镜防污染毛刷采集标本或经胸腔穿刺采集胸腔脓液,进行厌氧菌和需氧菌培养。血源性肺脓肿患者的血培养可发现致病菌。

(3)影像学检查:肺脓肿的X线表现根据类型、病期、支气管的引流是否通畅以及有无胸膜并发症而有所不同。

①吸入性肺脓肿在早期化脓性炎症阶段,其典型的X线征象为大片密度较高的炎性模糊浸润阴影,边缘不清,分布在一个或数个肺段,与细菌性肺炎相似。脓肿形成后,大片密度高的炎性阴影中出现圆形透亮区及液平面。在消散期,脓腔周围炎症逐渐吸收,脓腔缩小而至消失,最后残留少许纤维条索阴影。

②慢性肺脓肿脓腔壁增厚,内壁不规则,周围炎症略消散,但不完全,伴纤维组织显著增生,并有程度不等的肺叶收缩,胸膜增厚。纵隔向患侧移位。

③血源性肺脓肿在一侧或两侧圆形多发的浸润阴影,中心可见透亮区及液平。

④肺脓肿并发脓胸时,患侧胸部呈大片浓密阴影;若伴发气胸则可见液平。

⑤胸部CT扫描较普通的胸部平片敏感,胸部CT检查可发现多发类圆形的厚壁脓腔,脓腔内可有液平出现。脓腔内壁常表现为不规则状,周围有模糊炎性阴影。

(4)纤维支气管镜检查:纤维支气管镜检查有助于明确病因、病原学诊断及治疗。如见异物取出可以解除梗阻,使气道引流恢复通畅;如怀疑肿瘤,可通过组织活检做病理检查明确诊断;经支气管镜保护性防污染采样,做相应的病原学培养,可明确病原。借助支气管镜吸引脓液和病变部位注入抗生素,可促进支气管引流和脓腔愈合。

【鉴别诊断】

肺脓肿由于肺内空腔样病变应与下列疾病相鉴别。

1.细菌性肺炎　早期肺脓肿与细菌性肺炎在症状及X线表现上很相似。细菌性肺炎中肺炎球菌肺炎最常见,常有口唇疱疹、咯铁锈色痰而无大量黄脓痰。胸部 X 线片示肺叶或肺段实变或呈片状淡薄炎性病变,边缘模糊不清,但无脓腔形成。如细菌性肺炎经正规的抗生素治疗后高热不退、咳嗽加剧、并咳出大量脓痰时,应该考虑肺脓肿可能。

2.空洞型肺结核 发病缓慢,病程长,常伴有午后低热、乏力、盗汗、长期咳嗽、食欲减退、反复咯血等症状。胸部 X 线片示空洞壁较厚,其周围可见结核浸润病灶,或伴有斑点、结节状病变,一般空洞不伴液平,有时伴有同侧或对侧的结核播散病灶。痰中可找到结核杆菌。继发感染时,亦可有多量黄脓痰,应结合过去史,在治疗继发感染的同时,反复查痰涂片抗酸染色可发现结核杆菌。

3.支气管肺癌 支气管肺癌阻塞支气管可引起阻塞性炎症及支气管化脓性感染,形成肺脓肿。其病程相应较长,脓痰量相应较少。由于支气管引流不畅,阻塞性感染引起的炎症及发热多不容易控制。肺鳞癌病变本身可发生坏死液化,形成空洞,即"癌性空洞",但一般无急性感染症状,胸部 X 线片显示空洞壁较厚,多呈偏心空洞,残留的肿瘤组织使空洞内壁凹凸不平,空洞内一般无液平,空洞周围亦较少有炎症浸润,由于癌肿经常发生转移,可有肺门淋巴结肿大,故不难与肺脓肿鉴别。通过 X 线胸片、胸部 CT 扫描、痰脱落细胞检查和纤维支气管镜组织活检等明确诊断。

4.肺囊肿继发感染 肺囊肿呈圆形,腔壁薄而光滑,当继发感染时,其周围组织可有炎症浸润,囊肿内可见液平,但炎症反应较轻,常无明显的感染中毒症状,咳嗽较轻,可脓痰较少。感染控制、炎症吸收后,可呈现光滑整洁的囊肿壁。若有感染前的 X 线片相比较,则更易鉴别。

【治疗原则】

1.一般治疗 肺脓肿患者一般多有消耗性表现,特别是体质差者应加强营养支持治疗,如补液、高营养、高维生素治疗;有缺氧表现时可以吸氧。

2.抗生素治疗 在应用抗生素之前,应送痰、血和胸腔积液等标本做需氧和厌氧菌培养和药物敏感试验,应根据药物敏感试验结果调整抗生素。

吸入性肺脓肿是以厌氧菌感染为主的混合性感染,一般对青霉素敏感,疗效较佳,因此经验治疗应首选青霉素。根据病情,每天剂量为静脉滴注 240 万～1000 万 U,严重感染时可用 2000 万 U/d。对厌氧菌感染还可以选用或联合其他抗厌氧菌感染治疗。如林可霉素 1.8～2.4g/d,静脉滴注;克林霉素 0.6～1.8g/d,分 2～3 次肌肉注射或静脉滴注;甲硝唑 1.0～1.5g/d,分 2～3 次静脉滴注。当疗效不佳时,应根据细菌培养的药敏结果选用合适的抗生素。

血源性肺脓肿多为金黄色葡萄球菌感染,可选用耐青霉素酶的半合成青霉素如苯唑西林钠 6～12g/d,分次静脉滴注,亦可加用氨基糖苷类或第二代头孢菌素;耐甲氧西林金黄色葡萄球菌(MRSA)应选用万古霉素;革兰阴性杆菌感染时,常用第二代、第三代头孢菌素(头孢西丁、头孢噻肟、头孢他定)、氟喹诺酮(左旋氧氟沙星、莫西沙星),必要时可联合使用氨基糖苷类抗生素;如嗜肺军团杆菌所致的肺脓肿,红霉素和氟喹诺酮治疗有良效;对阿米巴原虫引起的肺脓肿,应选择甲硝唑治疗。

抗生素治疗的疗程一般为 8～12 周左右,直到临床症状完全消失,X 线片显示脓腔及炎性病变消散,或残留条索状纤维阴影为止。

在全身用药的基础上,可以加上抗生素的局部治疗,如环甲膜穿刺经鼻导管气道内或经支气管镜局部给药,常用青霉素 40 万～80 万 U,5～10ml 生理盐水稀释。滴药后,按脓肿部位采取适当体位静卧 1 小时。

3.痰液引流　　有效的痰液引流可以缩短病程、提高疗效。一般可采用体位引流,辅助以祛痰药、雾化吸入和纤维支气管镜吸引等。

4.外科治疗　　急性肺脓肿经有效抗生素治疗后,大多数患者可治愈,少数治疗效果不佳,在全身状况和肺功能允许的情况下,可考虑外科手术治疗。其手术适应证如下。

①慢性肺脓肿经内科治疗 3 个月以上脓腔仍不缩小,感染不能控制或反复发作。

②并发支气管胸膜瘘或脓胸,经抽吸冲洗脓液疗效不佳者。

③大咯血经内科治疗无效或危及生命时。

④支气管阻塞疑为支气管肺癌致引流不畅的肺脓肿。

(闫振华)

# 第十二节　　肺结核

肺结核是由结核分枝杆菌感染引起的肺部传染病,其基本病理特征为渗出、增生、干酪样坏死等,可形成空洞。

## 【诊断步骤】

### (一)病史采集

1.现病史　　有无咳嗽、咯血等症状,如有,应询问咳嗽的性质,有无咯痰。咯血的量,是否为痰中带血。注意询问病人有无午后低热、乏力、盗汗等全身症状,有无消瘦、食欲不振等表现。

2.过去史　　有无肺结核病史,如有,应注意询问诊治经过;有无与肺结核患者的密切接触史。

3.个人史　　有无糖尿病、免疫缺陷性疾病和糖皮质激素和(或)免疫抑制剂的长期应用等病史。

4.家族史　　一般无特殊。

### (二)体格检查

1.鉴于肺结核好发于肺上叶尖后段及下叶背段,故锁骨上下、肩胛间区叩诊浊音。

2.咳嗽后肺部偶尔可闻及湿啰音。

3.部分病人有发热、消瘦。

### (三)辅助检查

1.实验室检查

(1)血常规:少数患者可有贫血、血白细胞减少。个别患者白细胞明显升高。血沉和血 C 反应蛋白升高。

(2)结核菌检查:方法有直接涂片法、集菌法、培养法等。痰菌阳性即为开放性肺结核,具有传染性,是重要传染源。

（3）结核菌素试验：强阳性提示活动性结核病，如 2 年内本试验皮疹范围从＜10mm 增加至 10mm 以上，并增加 6mm 以上，提示新近感染。

（4）痰、支气管肺泡灌洗液、胸液等结核菌聚合酶链反应（PCR）和探针检查由于结核菌生长缓慢，分离培养阳性率不高，需要快速、灵敏和特异的病原学检查和鉴定技术。研究结果显示痰液 PCR 和探针检测可获得比涂片镜检明显高的阳性率和略高于培养的阳性率，且省时快速，成为结核病病原学诊断的重要参考。

（5）血清抗结核抗体检查：血清学诊断是结核病的快速辅助诊断手段，但特异性不高，敏感性较低，其诊断价值尚需进一步研究。

2.特殊检查

（1）X 线胸片：对了解病变部位、范围、性质及其演变有帮助，典型的 X 线改变有诊断价值。典型的表现有：①纤维钙化的硬结病灶，表现为密度较高边缘清晰的斑点、条索或结节；②浸润病灶，表现为密度较淡、边缘模糊的云雾状阴影；③干酪样病灶表现为密度较高、浓淡不一、有环形边界透光区的空洞等，可有多种性质病灶混合存在及肺内播散。

（2）胸部 CT：对于发现微小或隐蔽的病灶有帮助。

（3）支气管镜检查：经支气管镜对支气管或肺内病灶活组织检查行组织病理学检查，也可行刷检、冲洗或吸引标本用于结核菌病原学检查，有利于提高肺结核的诊断敏感性和特异性，尤其是适用于痰涂阴性等诊断困难的患者。

**（四）诊断要点**

1.有慢性咳嗽、咯血及低热、乏力等症状。

2.X 线胸片见肺尖部密度较淡、边缘模糊的云雾状阴影，或密度较高、浓淡不一、有环形边界透光区的空洞可初步诊断。

3.痰菌阳性则可确诊。

4.临床诊断应包括肺结核类型、病变范围及空洞部位，痰菌检查、活动性及转归等。2004年我国实施新的结核病分类标准。分为原发性肺结核、血行播散性肺结核、继发性肺结核、结核性胸膜炎、其他肺外结核、痰菌阴性肺结核。病变部位按左、右侧，每侧按上、中、下肺叶记述。痰菌检查阳性以（＋）表示，阴性则以（－）表示，需记录痰检的方法（如涂片、培养等），如无痰或未查痰时，则应注明无痰或未查。根据化疗病史，分为初治和复治。初治是指以往未用过抗结核药物治疗或用药时间少于 1 个月的新发病例；复治是指凡既往应用抗结核药物 1 个月以上的新发病例、复发病例、初治治疗失败的病例等。一般临床上根据患者的临床表现、肺部病变、痰菌等情况判定病人的活动性及转归，进展期：①新发现的活动性病变；②病变较前增多、恶化；③新出现的空洞或空洞增大；④痰菌阳转。凡具备上述 1 项者，即为进展期。好转期：①病变较前吸收；②空洞缩小或闭合；③痰菌减少或阴转。凡符合上述 1 项者，即为好转期。稳定期：①病变无活动性；②空洞关闭；③痰菌连续阴性（每月至少 1 次）达 6 个月以上；④空洞者痰菌阴性连续 1 年以上。

**（五）鉴别诊断**

1.中央型肺癌　应与肺门淋巴结核鉴别，前者多无毒性症状，可有刺激性咳嗽、痰中带血、胸痛、消瘦等，支气管镜检查亦有助于诊断。

2.周围型肺癌　应与结核球鉴别,前者呈球形、分叶状块影,边缘可有切迹、毛刺,而结核球周围可有卫星病灶、钙化。

3.肺炎球菌性肺炎　应与干酪样肺炎鉴别,前者急性起病,寒战、高热、口唇疱疹,抗生素治疗有效。

4.肺脓肿空洞　应与肺结核空洞鉴别,前者多见于下叶,常有液平,后者多在肺上叶,很少有液平。

5.慢性支气管炎、支气管扩张　应与慢性纤维空洞型肺结核鉴别,前二者反复痰找结核菌阴性,X线胸片显示肺纹理增深或卷发状阴影,后者则有结核病灶,有时痰菌阳性。

## 【治疗方案】

### (一)一般治疗

病人应注意休息,加强营养,以增强抵抗力。

### (二)抗结核治疗

抗结核治疗的原则是早期、规律、全程、适量、联合等五项原则,整个化疗方案分为强化治疗和巩固治疗两个阶段。

1.初治肺结核的治疗　初治方案宜采用标准的化疗方案,为强化期 2 个月/巩固期 4 个月。前 2 个月强化期用链霉素(S)、异烟肼(H)、利福平(R)、吡嗪酰胺(Z),应用时可将链霉素换为乙胺丁醇(E);后 4 个月继续用异烟肼及利福平,即 2S(E)HR2/4HR。另外还有 2S(E)HR2/4H$_3$R$_3$;2S$_3$(E$_3$)H$_3$R$_3$2$_3$/4H$_3$R$_3$;2S(E)HR2/4HRE(右下角数字表示每周用药次数)。如用链霉素注射液 0.75g,1 次/天,肌内注射;异烟肼片 0.3g,1 次/天,口服;利福平胶囊 0.45g,1 次/天,口服;吡嗪酰胺 0.5g,3 次/天,口服。异烟肼、利福平和吡嗪酰胺均可能致肝损害,故治疗期间应注意肝功能的监测。

2.复治肺结核的治疗　复治方案为强化期 3 个月/巩固期 5 个月。常用的化疗方案有:2SHRZE/1HRZE/5HRE;　　2SHRZE/1HRZE/5H$_3$R$_3$E$_3$;　　2S$_3$H$_3$R$_3$2$_3$E$_3$/1H$_3$R$_3$Z$_3$E$_3$/5H$_3$R$_3$E$_3$。另外,喹诺酮类药物有中度抗结核作用,对复治病人可将其加入联用方案。

### (三)对症治疗

对有高热等严重毒性症状者,在抗结核的基础上,可用糖皮质激素治疗,如泼尼松(强的松)5～10mg,3 次/天,口服,但应注意,症状控制后逐渐减量,疗程应在 1 个月以内。如有咯血,则予以相应处理。

### (四)外科治疗

目前仍有 2%～5% 的肺结核病人需要外科手术治疗。手术指征:

1.经过化疗 9～12 个月痰菌仍为阳性的厚壁空洞、干酪性病灶;

2.尚需鉴别诊断的肺结核球;

3.毁损肺;

4.结核性脓胸或支气管胸膜瘘;

5.肺结核合并大咯血;

6.自发性气胸、纵隔淋巴结结核或结核性支气管狭窄;

7.合并或怀疑肺癌的。

**【病情观察】**

**（一）观察内容**

患者经有关检查明确诊断的,即应予以抗结核治疗。治疗中主要观察患者的症状如低热、盗汗、消瘦等是否有所改善,X线胸片或CT等影像学改变是否减轻,或病灶是否缩小或消失,以及痰菌是否阴转等,评估治疗疗效;同时,应观察有无治疗的毒副反应。如应用利福平治疗,应注意检测肝功能,以及时发现有无肝损害及时调整治疗用药。

**（二）动态诊疗**

根据病人的临床表现、体征,结合X线胸片等,本病诊断一般不难,明确诊断后,应进一步明确病变类型,痰菌是否阳性,是否为初治病人或为复治病人,明确病变为进展期或是好转期、稳定期。肺结核患者一般不住院化疗,急、危、重的肺结核患者和有严重并发症、合并症、药物毒副反应和耐多药的肺结核患者需住院治疗。治疗过程中,重要的是必须按照肺结核的治疗原则实施治疗,应定期随诊,评估治疗疗效。如有药物治疗副反应,应及时换药或停用药物;如有明显的结核中毒症状,可用中、小剂量的泼尼松治疗,随时检测痰菌,以确定痰菌是否阴转。

**【临床经验】**

**（一）诊断方面**

1.虽然肺结核缺乏特征性临床表现,但仔细的询问病史对诊断是重要的。一般认为有以下情况的,应考虑有本病可能,并行进一步检查,以明确诊断:长期低热;咯血或痰中带血;起病隐匿、病程迁延,或呼吸道感染抗炎治疗无效或效果不显著;有与排菌肺结核患者密切接触史;肺部体检锁骨上下及肩胛区闻及湿啰音或局限性哮鸣音;既往有淋巴结结核等肺外结核的病史;存在结核病好发危险因素如糖尿病、肾功能不全、免疫抑制剂应用、HIV感染等。

2.痰结核菌检查不仅是诊断肺结核的主要依据,也是考核疗效、病情随访的重要指标,痰菌检查应反复进行,以提高检测的阳性率。

3.X线检查是诊断肺结核的必要手段,对早期诊断,确定病变部位、范围、性质,了解演变过程和选择治疗等具有重要意义。

4.痰菌阳性即可确诊开放性肺结核,但痰菌阴性并不能排除肺结核。菌阴肺结核(定义为3次痰涂片及1次培养阴性的肺结核)的诊断标准为:①有典型的肺结核临床症状和胸部X线表现;②抗结核治疗有效;③临床可排除其他非结核性肺部疾患;④PPD强阳性;血清抗结核抗体阳性;⑤痰结核菌PCR和探针检测呈阳性;⑥肺外组织病理证实结核病变;⑦支气管肺泡灌洗液中检出抗酸分支杆菌;⑧支气管或肺部组织病理证实结核病变。具备①~⑥中3项或⑦~⑧条中任何1项可确诊。

5.免疫损害者(指艾滋病、糖尿病及接受放、化疗和免疫抑制药物治疗患者)患肺结核可能在症状、体征、胸部X线表现和临床经过等诸多方面与一般的肺结核患者有许多不同特点,即所谓"不典型肺结核",容易延误诊断,应引起临床医师的重视。

**（二）治疗方面**

1.肺结核病人一般可在门诊治疗,在不住院条件下要取得化学疗法的成功,关键在于对肺结核患者实施有效治疗管理,即目前推行的在医务人员直接面视下督导化疗(DOTS),确保肺结核患者在全疗程中规律、联合、足量和不间断地实施规范化疗,以减少耐药性的产生,最终获得治愈。

2.临床上,由于患者对抗结核药物的耐受性不一样,肝、肾功能情况不同(尤其是老年患者)和存在耐多药结核(MDR-TB)感染的情况,要十分注意化疗方案的个体化原则,以确保化疗的顺利完成,提高耐药结核痰菌的阴转率。初治肺结核的常用方案:2S(E)HR2/4HR;2S(E)HR2/4H₂R2;2S(E)HR2/4HRE。复治肺结核的复治方案为强化期 3 个月＋巩固期 5 个月,常用方案:2SHRZE/1HRZE/5HRE;2SHRZE/1HRZE/5HRE;2SHRZE/1HRZE/5HRE。耐多药肺结核的化疗主张采用每日给药,疗程要延长至 21 个月,WHO 推荐的一线和二线抗结核药物可以混合用于治疗耐多药结核。

### (三)医患沟通

诊断明确者,应如实向病人及家属告知本病的特点、诊断方法、治疗原则、常用的药物等,以便增强患者治疗的依从性,积极完成规定的疗程,因为保证患者在治疗过程中坚持规律用药、完成规定疗程是肺结核治疗能否成功的关键,并向病人详述长期药物治疗可能发生的副作用,如何避免或减少副作用的发生。应明确告知病人及家属,所有治疗患者需采取有效的管理,实行归口管理和督导化疗。同时,应做好卫生宣教工作,避免与活动性肺结核病人密切接触,以减少传染机会。

### (四)病历记录

1.门急诊病历　记录患者咳嗽、咯血的特点,有无结核中毒症状,如是否有低热、乏力、盗汗等,是否为慢性起病,有无消瘦。记录有无糖尿病、有无长期糖皮质激素的使用及免疫缺陷性疾病。体检记录可能的阳性体征,如有无肺部湿性啰音。辅助检查记录痰菌结果、X 线表现及()T 试验的结果。临床诊断应包括肺结核类型、病变范围及空洞部位,痰菌检查,活动性及转归等。

2.住院病历　记录患者门急诊病历的相应内容,重点记录本次入院后的诊治经过,记录治疗后的病情变化、治疗疗效等。如为浸润性肺结核存在空洞合并咯血,应记录采取的治疗、防范措施和治疗后疗效等。

(韩　晶)

## 第十三节　肺栓塞

肺栓塞(PE)是内源性或外源性栓子堵塞肺动脉引起肺循环障碍的临床和病理生理综合征。包括肺血管栓塞(PTE)、羊水栓塞、脂肪栓塞、空气栓塞等。PTE 为 PE 的最常见类型。急性 PTE 造成肺动脉广泛栓塞,出现急性肺源性心脏病。肺梗死(PI)为肺栓塞发生肺组织出血或坏死者。深静脉血栓形成(DVT)引起 PTE 的血栓主要来自深静脉血栓,DVT 和 PTE 实质上为同一疾病的不同阶段、不同部位的表现,二者统称为静脉血栓栓塞症(VTE)。大块肺栓塞:栓塞 2 个或 2 个以上肺叶者,或小于 2 个肺叶伴休克和(或)血压下降者(收缩压＜90mmHg 或血压下降≥40mmHg,持续 15min 以上)。临床上以休克和低血压为主要表现,须除外新发生的心律失常、低血容量或感染中毒症所致血压下降。非大面积PTE:不符合以上大面积PTE标准的PTE。此类型患者中,超声心动图表现有右心室运动功能减弱或临床上出现右心功能不全表现,归为次大面积PTE亚型。

**【PTE病因和危险因素】**

1.血栓性胸脉炎、静脉曲张 绝大多数PE是以下肢静脉病开始,以肺疾病终结,栓子最多来自骨盆和四肢静脉。

2.年龄与性别 肺栓塞以50~60岁年龄段最多见,90%致死性肺栓塞发生在50岁以上。20~39岁年龄段女性深静脉血栓病的发病比同龄男性高10倍。

3.心肺疾病 慢性心肺疾病是肺血栓栓塞的主要危险因素,25%~50%PE患者同时有心肺疾病,并发于心血管疾病者占12%,特别是房颤伴心力衰竭患者尤易发生。

4.创伤、手术 并发于外科或外伤者约占43%,其中创伤患者约15%并发PE。大面积烧伤和软组织创伤也可并发PE。

5.肿瘤 癌症能增加PE的危险,其并发PE的原因可能与凝血机制异常有关。

6.长期制动 即使是短期(1周内)制动也易于导致VTE。在实施疝修补术的患者中,DVT的发生率大约为5%,在腹部大手术的患者中为15%~30%,在髋骨骨折的患者中为50%~75%,在脊髓损伤的患者中为50%~100%。

7.妊娠 孕妇VTE的发生率比同龄未孕妇女高5~7倍,易发生于妊娠的前3个月和围生期,其中75%DVT发生于分娩前。

8.避孕药 服避孕药的妇女VTE的发生率比不服药者高4~7倍。

9.其他因素 肥胖、脱水、有创检查、吸烟等。

**【流行病学】**

国外肺栓塞的发病率很高,美国每年新发患者可达65万~70万例,在心血管疾病中占第3位。在西方国家总人群中深静脉血栓形成和PTE的年发病率估计分别为1.0‰和0.5‰。我国尚无确切的流行病学资料,阜外心血管病医院连续900例尸检资料证实,肺段以上PTE占心血管疾病的11.0%、风湿性心脏病的29.0%、心肌病的26%、肺源性心脏病的19%。

**【易患因素】**

1.先天性易患因素 主要包括遗传性抗凝血酶-Ⅲ(AT-Ⅲ)1缺乏症、遗传性蛋白C缺乏症、遗传性蛋白S缺乏症、活化的蛋白e抵抗、凝血酶原基因G2O210A变异和先天性纤溶异常等。

2.获得性易患因素

(1)年龄与性别:PTE的发病率随年龄增加而增高,男女性别比值约为1.24:2;

(2)血栓性静脉炎、静脉曲张;

(3)外科手术;

(4)骨折创伤;

(5)心肺脑血管疾病;

(6)恶性肿瘤;

(7)制动;

(8)妊娠和服用避孕药;

(9)结缔组织病;

(10)其他如肥胖、吸烟、肾病综合征、糖尿病、长途旅行、植入人工假体等。

## 【病理】

肺栓塞的栓子最多见的为血性栓子,其他的还有少见的空气、脂肪、羊水等。栓子可从微血栓到巨大的骑跨型血栓。累及 2 个或 2 个以上肺叶动脉者称为"大块肺栓塞"。就栓塞部位而言,右肺多于左肺,下叶多于上叶,可发生于单侧,也可发生于双侧,后者多于前者。发生于肺动脉主干者不及 10%。肺梗死不多见,仅占尸检肺栓塞的 10%~15%,且多见于原有心肺疾病、支气管循环障碍或肺静脉高压患者。若纤溶机制不能完全溶解血栓,24h 后栓子的表面即逐渐为内皮样细胞被覆,2~3 周后牢固贴于动脉壁,血管重建。早期栓子退缩,血流再通的冲刷作用,覆盖于栓子表面的纤维素、血小板凝集物及溶栓过程,都可以产生新的栓子进一步栓塞小的血管分支。梗死肺有出血性改变,多靠近肋膈角附近的下肺叶,常累及邻近胸膜,发生血性或浆液性胸腔渗液。梗死处的坏组织被吸收,常不遗留瘢痕或仅有少量条状瘢痕形成。慢性患者在愈合的梗死区或机化的血栓栓塞部位,可通过扩大的毛细血管发生支气管肺动脉侧支吻合。

## 【病理生理】

肺栓塞对生理学的影响取决于 3 个因素:①栓子的性质、大小和数量,栓塞的部位程度,多发性栓子的递次栓塞间隔和血栓的溶解速度等相关因素;②患者基础心肺功能及神经体液反应状态;③栓子嵌塞肺血管后释放的 5-羟色胺(5-HT)、组胺、血栓素 $A_2$(TXA$_2$)等介质。因此,临床分级上所使用的大面积和非大面积 PTE 是根据是否引起严重的血流动力学改变作为评判标准来反映栓塞的严重程度,而不是以栓子大小为依据的。

1.对血流动力学的影响　栓子堵塞肺动脉后,肺循环阻力增加,肺动脉压力升高,约 70% 的 PTE 患者肺动脉平均压(MPAP)大于 20mmHg,常为 25~30mmHg。当达到 40mmHg 时,可发生急性右心衰竭(即急性肺源性心脏病)。机械阻塞作用是栓塞后最主要而直接的影响因素,是形成肺动脉高压的基础。在没有心肺基础疾病时,肺动脉压力的升高与肺血管床被阻塞的程度呈正比,当 50% 以上血管床被阻塞时,才出现显著肺动脉高压。肺栓塞后释放的血管活性物质,如 TXA$_2$、5-HT、组胺、内皮素-1,在肺栓塞肺动脉高压形成中也起着重要作用。

随着肺循环阻力的增加,右心室舒张末期充盈压升高,右心室扩张,心排血量下降,右心房压力升高,右心房扩大。此时临床上可以出现右心功能损害的表现如右心室扩大,体循环淤血等。肺循环阻力(PVR)升高的幅度越大,速度越快,右心功能损害就越严重,乃至可发生猝死。正常人群中有 20%~30% 的存在卵圆孔未闭,但在通常情况下,由于左房压力高于右房压力,并不出现分流。PTE 时,右心房压力明显升高,而左房压力随着回心血流减少而下降,可导致卵圆孔开放,出现右向左分流。卵圆孔的重新开放,可以部分减轻体循环淤血状态,但是由于大量混合静脉血汇入循环,加重低氧血症。同时来源于静脉系统的血栓也可以经卵圆孔进入体循环,造成脑、肾等重要器官的栓塞,引起所谓矛盾栓塞。

由于肺循环阻塞,经肺静脉回流至左心房的血流减少,左室舒张末期充盈压下降,体循环压力趋于下降,早期由于交感神经兴奋。外周血管收缩,血压可一过性升高,当心脏通过正性频率和正性肌力作用无法弥补回心血量进一步下降所带来的改变时,心排血量明显下降,血压下降。此时内脏血管收缩,外周循环阻力增加,严重时出现休克症状。由于休克是因肺循环阻塞引起,因此称之为心外梗阻性休克。如梗阻较重,可不出现血压升高的反应,而直接进入低血压甚至休克状态,严重者可出现心、脑、肾等重要器官功能障碍。右心室扩张引起室间隔左移,导致室间隔和左室游离壁之间的距离缩小,可影响左室舒张期充盈进而影响心排血量。左室结构和功能状态的这种改变,可能对 PTE 的治疗产生较大的影响,在治疗 PTE 所致心外梗阻性休克时,补液,尤其是快速补液,由于不能缓解右心后负荷,而又导致前负荷增加过快,可加剧右心功能恶化,导致室间隔进一步左移,左室充盈度更下降,左心室舒张压和左房压可能升高。因为此时右室的急剧扩张受较多补液因素的影响,与肺循环梗阻的程度不完全相符。此时的经肺静脉回流血量可高于影响后的左室舒张末期容积,最终导致心排血量急剧下降。在急性 PTE 血流动力学尚稳定的患者,由于此时肺循环阻力增高和右心功能减弱的矛盾尚未恶化,心脏的代偿作用还可维持血流动力学的稳定,补液后右心室舒张末期压力虽然有所升高,但是心肌长度增加及收缩力提高,导致心排指数增高。

PTE 可发生心肌缺血,其主要原因包括冠状动脉痉挛、低血压、低氧血症和心肌耗氧增加等。冠状动脉血流取决于有效灌注压和心脏血管阻力。PTE 时,可出现体循环压力下降,甚至休克,同时右心功能不全引起体循环淤血,冠状静脉压力升高,导致心脏有效灌流压下降。PTE 时右心室室壁张力明显升高,加之体循环低血压等因素,导致灌注压下降,右冠脉血流在收缩期可明显减少甚至停止。此时右心室的血供主要依赖舒张期冠脉血流。而由于肺动脉高压、右心室射血时间延长、心率增快、舒张期时间缩短以及舒张期右心室内压力升高等因素影响,舒张期心肌血供也明显减少。同时,PTE 促使肺内皮细胞释放内皮素原,在冠状动脉中经细胞中介,在内皮素转化酶的作用下转化为内皮素-1,可引起冠状动脉强烈收缩。

2.对呼吸功能的影响 肺栓塞引起的呼吸功能改变,不仅取决于栓子大小和数量、栓塞的部位和程度、多发性栓子的递次栓塞间隔和血栓的溶解速度等相关因素,同时还受到患者神经体液反应状态和栓塞前心肺功能条件的影响。主要表现为:

(1)肺泡死腔量增大。当栓子阻塞肺血管,不论是否造成血管腔完全闭塞,都会造成部分肺组织血流明显下降,而多数情况下,这部分肺组织肺泡通气正常,因而在局部形成无灌注或低灌注的区域,不能进行有效气体交换,导致肺泡死腔量增大。

(2)通气受限。栓子表面附着的大量活化血小板释放 5-羟色胺(5-HT)、组胺、缓激肽和血小板激活因子等均可诱发支气管痉挛,同时肺血管内皮细胞在 TXA。等作用下释放的内皮素也促使气道痉挛,其中以内皮素-1 的作用最强,其收缩作用缓慢而持久。临床表现为中心气道管径缩小,阻力增高。气道痉挛往往是一过性的,范围可遍及全肺,也可以局限于栓塞部位。由于栓塞部位通气量减少,使部分死腔通气量减少,缩小高 VA/QQ 区域,降低 V/Q 比例失调的程度,这可视为机体的自适应机制,起到一定的代偿作用。但是如果发生广泛的气道痉挛,栓塞面积过大或血流相对正常的肺组织原本存在通气功能障碍,则可明显增加患者呼吸功耗,加重其呼吸困难的症状。

(3)肺萎陷和肺不张。PTE 时,由于用于合成表面活性物质的原料在肺动脉血流逐渐减少或消失时,供应减少,合成受阻,肺泡内的表面活性物质逐渐消耗。肺泡气液交界面表面张力增高,出现肺萎陷。同时由于跨毛细血管静水压差增大,液体进入间质和肺泡腔引起肺水肿。上述改变严重时可出现肺不张。如果肺萎陷及不张是单纯由于肺泡表面活性物质减少引起,则肺泡内的液体应为漏出性质,蛋白及细胞含量少。如果血栓溶解速度足够快时,在肺泡表面活性物质耗竭前恢复一定血流,就可以恢复部分肺泡Ⅱ型上皮细胞的合成功能,延缓或阻止肺萎陷、肺水肿的发生。同时血栓栓塞可激活血小板释放大量血管活性物质,如 5-HT、组胺、白三烯 $B_4$、$C_4$、$D_4$ 等均可以增加血管通透性,同时也可以激活白细胞,从而导致大量蛋白和细胞成分进入间质和肺泡,加重局部肺水肿,导致肺萎陷和肺不张。同时局部血管在缺血和缺氧条件下也可以出现通透性增高,最终导致所谓出血性肺不张。临床上可有咯血表现。但是此时肺泡及间质组织并未出现坏死,当血流恢复后,可恢复局部正常的组织形态及功能。

PTE 时低氧血症的原因除与以上因素引起 V/Q 比例失调外,同时与肺内右向左分流有关。通常情况下,肺动脉和肺静脉之间存在的毛细血管前交通支,肺动脉和支气管动脉间存在的交通支都是关闭的,在 PTE 时,肺动脉压力急剧升高,可导致大量未经氧合的混合静脉血进入肺静脉,形成解剖性右向左分流,加重低氧血症。当体循环严重淤血时,右心房压力明显大于左心房,可通过未闭的卵圆孔产生右向左分流,从而加重低氧血症。PTE 时由于低氧、精神因素以及神经体液因素的作用,可导致过度通气,从而出现低碳酸血症。

3.胸腔积液　PTE 时出现胸腔积液是由于 5-HT、组胺等血管活性物质的释放,白细胞的激活,引起局部肺组织炎性渗出性反应。当栓塞部位靠近胸膜时,局部肺组织中的血管活性物质及其他炎性介质的作用可波及胸膜,使其出现充血、水肿,同时血管通透性增加,胸膜渗出,产生胸腔积液。在局部炎性反应的基础上,右心功能不全,体循环淤血导致血管内静水压升高,使胸腔积液进一步加重。

**【临床表现】**

1.PTE 有 5 个基本临床症候群

(1)急性肺源性心脏病:突然发作的呼吸困难、濒死感、发绀、右心功能不全、低血压、肢端湿冷等,常见于突然栓塞 2 个以上肺叶的患者。

(2)出血性肺不张和肺梗死:突然发作的呼吸困难、胸痛、咯血、胸膜摩擦音和胸腔积液。

(3)不能解释的呼吸困难:栓塞面积相对较小,是提示死腔增加的唯一症状。

(4)慢性血栓:栓塞性肺动脉高压起病缓慢,可有间断发作性呼吸困难,但多较轻或被误诊,发现较晚,主要表现为重症肺动脉高压和右心功能不全,是一种进行性发展的临床类型。

(5)猝死:另外也有少见的矛盾性栓塞和非血栓性肺栓塞,前者多有与肺栓塞同时存在的脑卒中等,由肺动脉高压、卵圆孔开放、静脉栓子达到体循环系统引起;后者可能是由长骨骨折引起的脂肪栓塞综合征或与中心静脉导管有关的空气栓塞。

2.临床 PTE 分型

(1)大面积 PTE:临床上以休克和低血压为主要表现,即体循环压<90mmHg,或较基础值下降幅度≥40mmHg,持续 15min 以上,须除外新发的心律失常、低血容量或感染中毒症所致的血压下降。

(2)非大面积PTE不符合以上大面积PTE标准的患者。此型患者中,一部分人的超声心动图表现有右心室运动功能减弱或临床上表现右心功能不全表现,归为次大面积PTE亚型。大面积PTE和次大面积PTE属于危重症和重症PTE,临床上一般需要积极采取合理治疗方案进行治疗。

3.肺栓塞的常见症状

(1)呼吸困难:呼吸频率>20次/min,伴或不伴发绀,是肺栓塞最常见的症状,占80%~90%,多于栓塞后即刻出现,尤以活动后明显,静息时缓解。有时很快消失,数日或数月后可重复发生,系肺栓塞复发所致,应予重视。呼吸困难可轻可重特别要重视轻度呼吸困难者。

(2)胸痛:包括胸膜炎性胸痛和心绞痛样胸痛。胸膜炎性胸痛发生率为40%~70%,程度多为轻到中度,有时胸痛可十分强烈,主要与局部炎性反应程度、胸腔积液量和患者的痛觉敏感性有关。与患者病情转归并无明显关联,相反胸痛却往往提示栓塞部位比较靠近外周,预后可能较好。心绞痛样胸痛发生率为4%~12%,发生时间较早,往往在栓塞后迅速出现,严重者可出现心肌梗死样剧烈胸痛,持续不缓解。

(3)咯血:发生率约占30%。其原因除了肺梗死外,可能更多的是由于出血性肺不张引起。多于栓塞后24h左右出现,量不多,鲜红色,数日后可变成暗红色。慢性栓塞性肺动脉高压患者,可由于支气管黏膜下代偿性扩张的支气管动脉系统血管破裂引起出血。

(4)惊恐:发生率约为55%,原因不清,可能与胸痛或低氧血症有关。临床上对于有忧虑和呼吸困难者不要轻易诊断为癔症或高通气综合征。

(5)咳嗽:约占37%,多为干咳,或有少量白痰,也可伴有喘息,发生率约9%。

(6)心悸:发生率为10%~18%,多于栓塞后即刻出现,主要由快速心律失常引起。

(7)晕厥:占11%~20%,其中约30%的患者表现为反复晕厥发作。主要表现为突然发作的一过性意识丧失,多合并有呼吸困难和气促。可伴有晕厥前症状,如头晕、黑矇、视物旋转等。多数患者在短期内恢复知觉。晕厥往往提示患者预后不良,有晕厥症状的PTE患者病死率高达40%,其中部分患者可发生猝死。

(8)腹痛:肺栓塞有时有腹痛发作,可能与膈肌受刺激或肠缺血有关。

(9)猝死:主要表现为突发严重呼吸困难,极度焦虑和惊恐,濒死感强烈。部分患者在数秒至数分钟内即出现意识丧失、心跳、呼吸停让。

4.体格检查　常有低热,占43%。可持续一周左右,也可发热达38.5℃以上。70%呼吸频率增快,最高可达40~50次/分,19%出现紫绀,病变部位叩诊呈浊音,15%可听及哮鸣音和湿啰音,也可闻及肺血管性杂音及胸膜摩擦音。30%~40%出现心动过速,$\beta_2$亢进,也可听到右心房性奔马律(24%)和室性奔马律(3%)。可出现颈静脉充盈,肝脏增大,肝颈静脉反流征阳性和下肢水肿。

【监护】

对肺栓塞、肺梗死患者进行循环呼吸监护,这是及时发现和处理病情变化的保证,从而可提高疗效,防止并发症的发生。

1.临床监测

(1)一般生命体征监测

1)体温　PTE后常有低热,可持续一周左右。约2%的患者体温可大于38.9℃。栓塞继发肺部感染及严重肺梗死或继发肺炎时,可出现高热,应注意体温的观察。

2)呼吸频率

自主呼吸频率是反映病情变化的一个敏感指标。呼吸急促、呼吸频率>20次/分,是PTE最常见的症状,可随着呼吸困难的缓解而消失,可也作为疗效的监测指标。但观察时,应注意除外神经精神因素的影响,如大面积PTE时,随着意识状态和循环功能的恶化,呼吸频率和幅度均可逐渐减低,但此时呼吸频率减慢非但不是提示病情好转,往往预示患者可能面临复苏。

3)脉搏　脉搏的快慢、节律是否规则和脉搏的强弱等都可初步判断心功能和循环情况。如心律不齐、血容量不足等均可出现脉搏的快慢、节律和强弱的变化。

4)血压　血压是重要的生命体征之一,血压的测定除采用常规方法外,必要时可行动脉穿刺留置导管,连接压力传感器直接连续监测血压。动脉内留置导管,也便于随时采取标本测定血气。部分PTE患者在栓塞早期血压可一过性升高,但随着神经反射作用的逐渐减弱或消失,血压可恢复正常。大面积PTE患者可出现血压下降、低血压状态,甚至出现休克。

(2)物理检查　在肺栓塞、肺梗死治疗的过程中,应经常检查患者颈静脉充盈、肺部啰音、呼吸音、胸膜摩擦音、心音、心率、心律、肝脏大小、肝颈静脉反流征、下肢水肿和下肢静脉曲张等体征,据此了解病情进展、及时发现病情变化或并发症的发生。

(3)实验室检查

根据病情需要,进行必要的实验室检查,包括血常规、红细胞沉降率、肝肾功能、心肌酶、纤维蛋白原降解产物和D-二聚体等,有助于对病情的掌握。

(4)心电图检查

肺栓塞患者多在发病后数小时出现心电图异常,常于数周内消失,因此要做动态观察。最常见的改变是窦性心动过速,T波倒置和ST段下降。比较有意义的改变是$S_I Q_{II} T_{III}$型,需与冠心病心肌缺血或心肌梗死相区别。

(5)影像学检查

是了解患者胸部病情进展的常用检查方法。包括X线胸部平片、胸部CT、CTA、核素肺扫描及超声心动图检查,对观察病情变化和考核疗效有重要价值。

2.血流动力学监测:机体是一个统一协调的整体,气体变换功能的顺利完成,有赖于循环系统的密切配合,因此应充分了解PTE对血流动力学的影响。正确分析各种血流动力学参数,为临床治疗提供正确指导。血压、脉搏、尿量的测定是最基本的血流动力学监测手段。在病情需要及条件具备时,尚可进行更详尽的血流动力学检测。在肺动脉内插入并留置带有4个气腔的漂浮导管,可测得右心房压力、右心室压力、肺动脉压、平均肺动脉压、肺动脉关闭压,脉动脉关闭压(PAOP)也称为肺毛细血管楔压(PCWP)及心输出量等。同时,也可以得到混合静脉血标本,测定出混合静脉血氧分压和血氧饱和度。通过以上测定,又可以进一步计算出氧消耗量、氧输送能力、肺内血液分流率及肺血管阻力等重要参数。

PAOP近似于左心房压,而左心房压又近似于左心室舒张末期压,因此,PAOP又与左心室舒张末期容积相关,临床上常用PAOP来反映左心室的前负荷,但应注意只有在左心室的顺应性正常或固定不变时PAOP才能真正反映左心室前负荷变化。PAOP对判断肺水肿的原因有很大帮助,因充血性心力衰竭引起的心源性肺水肿,PAOP 明显增高,而因通透性增高引起的肺水肿,PAOP 并不增高。如血压偏低时,PAOP<7.5mmHg,是补充血容量的指征;如无血压下降趋势,PAOP>15～19mmHg 则为应用利尿剂的指征。

混合静脉血的氧分压或血氧饱和度,能较好地反映组织器官的氧合情况。

CVP 主要用来反映右心室的充盈,然而右心室的前负荷是由舒张末期容量决定的,因此孤立的 CVP 值不能反映心室的顺应性。由于心脏顺应性个体差异很大,且同一患者不同时间也不一样,因此 CVP 的动态变化比绝对值更有用。

3.气体交换功能的监测

(1)血氧分压的监测

①动脉血氧分压($PaO_2$)的监测:$PaO_2$ 是在动脉血液中以物理状态存在的 $O_2$ 的压力,其大小与年龄及体位有关:坐位 $PaO_2$(mmHg)=104.2-0.27×年龄(岁);卧位 $PaO_2$(mmHg)=103.5-0.42×年龄(岁)。$PaO_2$ 是反映动脉血氧合程度的指标,但不能说明动脉的氧含量,$PaO_2$ 受肺通气量、血流量、V/Q 比值、心排血量、混合静脉血氧分压、组织耗氧量和吸氧浓度等多因素影响。最常用的监测方法为动脉采血进行血气分析,其缺点为不能连续动态监测。而且该方法为创伤性,反复动脉穿刺易造成局部血肿。近年来,有人采用动脉内留置导管,以便于随时采取标本,同时还可连续监测血压,但有一定的并发症,在我国还较少用。

②动脉血氧饱和度($SaO_2$)的监测:$SaO_2$ 反映血红蛋白和氧结合的程度和机体的氧合状态,受 $PaO_2$ 和氧解离曲线的影响。目前监测 $SaO_2$ 有两种方法:其一是采取动脉血标本经血气分析仪测出;其二是用测氧仪通过红外线来测定氧合血红蛋白含量。测氧仪测得的氧饱和度与血分析测得的动脉血氧饱和度相关性较好,绝对值也十分接近,但随动脉氧分压改变而略有变化,可用公式表示:

测氧仪测得值=100.8%$SaO_2$($PaO_2$>80mmHg)

=101.9%$SaO_2$(80mmHg>$PaO_2$>60mmHg)

=103.3%$SaO_2$($PaO_2$>60mmHg)

此外,测定局部如有色素沉着、黄疸等会影响测氧仪测定结果,局部血流灌注不良时,误差也会增大。

③混合静脉血氧分压($PvO_2$)和混合静脉血氧含量($CvO_2$)及混合静脉血氧饱和度($SvO_2$):$PvO_2$、$SvO_2$ 和 $CvO_2$ 在一定程度上是反映组织供氧情况的指标,代表组织细胞水平氧的情况,$PvO_2$ 和 $SvO_2$ 可通过右心导管直接取右心的血样测定。$CvO_2$ 可根据 $SvO_2$ 及血红蛋白求得。

根据 $VO_2 = QT×(CaO_2-CvO_2)$

$CvO_2 = CaO_2-VO_2/QT$

可见 $CvO_2$ 受动脉血氧含量($CaO_2$)、氧利用量($VO_2$)和心排出量($QT$)的影响,因此,$PvO_2$、$SvO_2$ 和 $CvO_2$ 不仅与组织供氧、氧耗有关,而且还反映了循环功能状态。

(2)二氧化碳监测

①动脉血二氧化碳分压($PaCO_2$):体内代谢所产生的 $CO_2$ 通过肺排出,肺泡内 $CO_2$ 分压

（$PACO_2$）受到体内 $CO_2$ 产生量（$VCO_2$）和肺泡通气量（$VA$）影响。$PACO_2 = VCO_2 \times 0.863/VA$。

$CO_2$ 的弥散能力较强，肺泡毛细血管中的 $CO_2$ 很快进入肺泡，直至与肺泡内 $CO_2$ 达到平衡。因此，动脉-肺泡内 $CO_2$ 分压差 $[P_{(A-a)}CO_2]$ 应等于零。可见 $PaCO_2$ 可基本上代替 $P_ACO_2$。

$$PaO_2 = PACO_2 = VCO_2 \times 0.683/V_A$$

一般情况下，$VCO_2$ 较为稳定。故 $PaCO_2$ 直接反映了 $V_A$ 的变化。因此 $PaCO_2$ 实际上是反映通气功能的重要指标，也是判断酸碱平衡的重要指标。

②经皮二氧化碳分压（$PtcCO_2$）：其是将局部皮肤加热至 44℃ 左右，血液中氧和二氧化碳经皮下组织毛细血管弥散到皮肤表面，在该处用电极测定其分压，并连续显示监测结果。仪器可输入同时所测定的 $PaCO_2$ 进行校正，一般情况下 $PaCO_2 = PtcCO_2/1.55$。在末梢循环不良时，$PaCO_2$ 与 $PtcCO_2$ 的相关性将会降低，临床上使用时应考虑到循环状态，必要时做血气分析对其进行再校正。

③呼气末二氧化碳分压（$PETCO_2$）：$PETCO_2$ 与 $PaCO_2$ 相关性较好，在自主呼吸时二者几乎相等而在肺梗死、休克、心力衰竭时，$PEICO_2$ 与 $PaCO_2$ 差值可明显增大。

4.肺功能检测　肺功能检测包括通气量、肺容量、肺顺应性、气道阻力等指标，对病情判断、考核疗效和指导治疗有重要意义。

【治疗】

1.一般处理　确诊 PTE 的患者，应进行监测呼吸、心率、血压、静脉压、心电图及血气的变化，对大面积 PTE 可收入重症监护治疗病房（ICU）；为防止栓子再次脱落，要求绝对卧床，保持大便通畅，避免用力；对于有焦虑和惊恐症状的患者应予安慰并可适当使用镇静药；胸痛者可予止痛药；对于发热、咳嗽等症状可给予相应的对症治疗。

2.积极抗休克，改善呼吸、纠正低氧血症，呼吸循环支持治疗

（1）纠正休克：出现有心功能不全，心排血量下降，但血压尚正常的患者，可给予具有一定肺血管扩张作用和正性肌力作用的多巴酚丁胺和多巴胺；若出现血压下降，可增大剂量或使用其他血管加压药物，如间羟胺、肾上腺素等。对于液体负荷疗法须持审慎态度，因过大的液体负荷可能会加重右室扩张，并进而影响心排出量，一般所给负荷量限于 500~1000ml。

（2）纠正缺氧：对有低氧血症的患者，采用经鼻导管或面罩吸氧，当合并严重的呼吸衰竭时，可使用面罩无创性机械通气，当氧合指数（动脉氧分压/吸氧浓度：$PaO_2/FiO_2$）＜300mmHg 时，及时经气管插管行机械通气。应避免做气管切开，以免在抗凝或溶栓过程中局部大量出血。应用机械通气中需注意尽量减少正压通气对循环的不利影响。

3.溶栓治疗　溶栓治疗可迅速溶解部分或全部血栓，恢复肺组织再灌注，减小肺动脉阻力，降低肺动脉压，改善右室功能，减少严重 PIE 患者的病死率和复发率。

（1）溶栓治疗的适应证

①大块 PE；②不管 PE 的解剖学血管大小伴有休克和体动脉低灌注者；③原有心肺疾病的次大块 PE 引起循环衰竭者。溶栓治疗宜高度个体化。溶栓的时间窗一般定为 14d 以内，但鉴于可能存在血栓的动态形成过程，对溶栓的时间窗不作严格规定。溶栓应尽可能在 PTE

确诊的前提下慎重进行。对有溶栓指征的病例宜尽早开始溶栓。

（2）绝对禁忌证：①活动性胃肠道出血；②2个月内颅内出血，颅、脊柱创伤或手术者；③活动性颅内病变（动脉瘤、血管畸形、肿瘤等）；④2周内的胸腹外科手术、卒中。对于大面积PTE，因其对生命的威胁极大，上述绝对禁忌证亦应被视为相对禁忌证。

（3）相对禁忌证

①未控制的高血压（≥200/110mmHg）；②出血素质以及与此有关的肝病和肾病；③10d内外科大手术、穿刺、器官活检或分娩；④近期大小创伤，包括心肺复苏；⑤感染性心内膜炎；⑥心包炎；⑦动脉瘤；⑧左房血栓；⑨潜在的出血性疾病；⑩出血性视网膜病。

（4）溶栓时间窗：溶栓治疗对14d以内的PE都有效。有些学者认为溶栓对2个月内的PE也有效。发病后和复发后越早溶栓效果越好。溶栓治疗的主要并发症为出血。用药前应充分评估出血的危险性与后果，必要时应配血，做好输血准备。溶栓前宜留置外周静脉套管针，以方便溶栓中取血监测，避免反复穿刺血管。

（5）常用药物及用法：常用的溶栓药物有尿激酶（UK）、重组组织型纤溶酶原激活酶（rt-PA）。二者溶栓效果相仿，临床上可根据条件选用。rt-PA可能对血栓有较快的溶解作用。目前尚未确定完全适用于中国人的溶栓药物剂量。

美国食品药物管理局批准用法：UK负荷量4400U/（kg·10min），继2200U/（kg·h）持续静脉滴注24h，或者20000U/kg静脉滴注2h。rt-PA50～100mg/2h静脉滴注。

我国常用方法 UKPE溶栓治疗的具体实施：溶栓前配血型和备新鲜血，溶栓过程减少搬动，溶栓过程不用肝素。溶栓完成后应测APTT，如＜对照值2.5倍（或＜80s）开始应用肝素（不用负荷剂量），APTT维持在对照值1.5～2.5倍。如不能及时测定APTT，可于溶栓后即给予肝素。溶栓重要的并发症是出血，发生率平均为5％～7％，其中致死性出血为1％。最严重的是颅内出血为1.2％，约半数死亡，舒张压升高是颅内出血的危险因素。

（6）溶栓治疗有效的主要指标：症状（呼吸困难）减轻，血流动力学状况好转，氧合改善等，心电图显示异常Q波、T波、右束支传导阻滞等好转。溶栓治疗结束24h之后可以根据实际情况复查超声心动图、螺旋CT、电子束CT、肺动脉造影等，用以判断溶栓治疗效果。

4.抗凝治疗　为PTE和DVT的基本治疗方法，可以有效地防止血栓再形成和复发，同时机体自身纤溶机制溶解已形成的血栓。目前临床上应用的抗凝药物主要有普通肝素（以下简称肝素），低分子肝素和华法林。一般认为，抗血小板药物的抗凝作用尚不能满足PTE或DVT的抗凝要求。

临床疑诊PTE时，即可安排使用肝素或低分子肝素进行有效的抗凝治疗。应用肝素/低分子肝素前应测定基础APTT、PT及血常规（含血小板计数、血红蛋白）；注意是否存在抗凝的禁忌证，如活动性出血，凝血功能障碍，血小板减少，未予控制的严重高血压等。因肝素半衰期仅60～70min。威胁生命的出血，停止肝素的同时应用鱼精蛋白，肝素100U需用鱼精蛋白1mg。肝素通常应用5～7d，APTT证明已达到有效治疗范围的第一天始用华法林，首剂量为3mg，它是维生素K的对抗药。

（1）普通肝素：普通肝素在消化道内会被灭活，故采取静脉滴注和皮下注射。用药原则应快速、足量和个体化。推荐采用持续静脉泵入法：首剂负荷量80U/kg（或5000～10000u静脉推注),继之以 18U/(10g·h)速度泵入,然后根据 APTT 调整肝素剂量。也可使用皮下注射的方法:一般先予静脉注射负荷量 2000~5000U,然后按 250U/kg 剂量每 12h 皮下注射 1 次。调节注射剂量使注射后 6~8h 的 APTT 达到治疗水平。肝素抗凝治疗在 APTT 达到正常对照值的 1.5 倍时称为肝素的起效阈值。达到正常对照值 1.5~2.5 倍时是肝素抗凝治疗的适当范围。溶栓治疗后,当 APTT 降至正常对照值的 2 倍时开始应用肝素抗凝,不需使用负荷剂量肝素。

(2)低分子肝素:低分子肝素(LMWH)具有皮下注射药物吸收完全、生物利用度高(>90%)、生物半衰期较长,具有良好的剂量效应关系、出血发生率低和一般不需监测凝血指标等.特点,因此从临床应用角度来讲,已成为临床广泛应用的抗凝。目前可应用低分子肝素代替肝素,剂量为每次 100U/kg,皮下注射每日 2~3 次。对于大多数患者,按体质量给药是有效的,不需监测 APTT 和调整剂量,但对过度肥胖者或孕妇,宜监测血浆抗 Xa 因子活性并据以调整剂量:目前常用的 LMWH 有 3 种:依诺肝素(克赛)100U/kg,每日 2 次;达肝素(法安明)100U/kg,每日 2 次;那屈肝素(速避林)85U/kg,每日 2 次或 0.1ml/10kg,每日 2 次。

(3)华法林在治疗第 1~3 天后或达到治疗性 APTT 水平后都应口服维生素 K 拮抗药华法林作为抗凝维持阶段的治疗。因华法林对已活化的凝血因子无效、起效慢,因此不适用于静脉血栓形成的急性期。初始剂量为 3.0~5.0mg/d。由于华法林需要数天才能发挥全部作用,因此需与肝素至少重叠应用 4~5d,当连续 2d 测定的国际标准化比率(INR)达到 2.5(2.0~3.0)时,或 PT 延长至 1.5~2.5 倍时,即可停止使用肝素/低分子肝素,单独口服华法林治疗。应根据 INR 或 PT 调节华法林的剂量。在达到治疗水平前,应每日测定 INR,其后 2 周每周监测 2~3 次,根据 INR 的稳定情况每周监测 1 次或更少。

5.肺动脉血栓摘除术　适用于经积极的保守治疗无效的紧急情况,患者符合以下标准:

(1)大面积 PTE,肺动脉主干或主要分支次全堵塞,不合并固定性肺动脉高压者;

(2)有溶栓禁忌证者;

(3)经溶栓和其他积极的内科治疗无效者。

6.静脉滤器　为防止下肢深静脉大块血栓再次脱落阻塞肺动脉,可于下腔静脉安装滤器。适用于下肢近端静脉血栓,而抗凝治疗禁忌或有出血并发症;经充分抗凝而仍反复发生 PTE;伴血流动力学变化的大面积 PTE;近端大块血栓溶栓治疗前;伴有肺动脉高压的慢性反复性PTE。置入滤器后,如无禁忌证,宜长期口服华法林抗凝;定期复查有无滤器上血栓形成。

【肺栓塞的诊断】

对存在危险因素,特别是并存多个危险因素的病例,需有经验的医师诊断。临床症状、体征,特别是在高危患者出现不明原因的呼吸困难、胸痛、晕厥和休克,或伴有单侧或双侧不对称性下肢肿胀、疼痛等对诊断有重要的提示意义。结合心电图、动脉血气分析等基本检查,可以初步疑诊为 PTE 或排除其他疾病。宜尽快常规行 D-二聚体检测,以作出可能的排除诊断。超声检查可以迅速得到结果并在床旁进行,虽一般不能作为确诊方法,但对于提示 PTE 诊断和排除其他疾病具有重要的价值,宜列为疑诊 PTE 时的一项优先检查项目。若同时发现下肢深静脉血栓的证据则更增加了诊断的可能性。螺旋 CT/电子束 CT 或 MRI 有助于发现肺动脉内血栓的直接证据,已成为临床上经常应用的重要检查手段。肺动脉造影目前仍为 PTE 诊断的"金标准"。需注意该检查具有侵入性，费用较高，而且有时其结果亦难于解释。随着无创检查技术的日臻成熟，多数情况已可明确诊断，故对肺动脉造影的临床需求已逐渐减少。

为了评估标准的规范化，便于在不同层次医疗部门使用，近期提出了多种标准的评分模型。实用并已得到广泛验证的评估模型有：

1.加拿大 Wells 评分模型　是目前研究最深入、验证最广泛、应用最简便的模型。对可疑 PE 患者：总分<2 分为低危 PTE，2~6 分为中危 PTE，>6 分为高危 PTE；其相应发生 PE 的比例分别为 2%、19% 及 50%。但其主要缺点为其中一项指标具有明显的主观性。

2.日内瓦 Wicki 评分模型　该模型为完全客观性的评分模型，但它要求具有血气分析的结果。总分 0~4 分为低危 PTF，5~8 分为中危 PTE，9~16 分为高危 PTE。其相应发生 PE 的比例分别为 9%、33% 及 66%。此模型主要用于急诊室，具有较高的准确性，但对住院患者不适用。

### 【肺栓塞的鉴别诊断】

肺栓塞的临床类型不一，需与其鉴别的疾病也不相同。以肺部表现为主者常被误诊为其他胸肺疾病，以肺动脉高压和心脏病为主者，则易误诊为其他心脏疾病。临床最易误诊的重要疾病是心肌梗死、冠状动脉供血不足、肺炎、充血性心力衰竭（左心）、心肌病、原发性肺动脉高压、胸膜炎，支气管哮喘、心包炎、夹层动脉瘤及肋骨骨折等。

1.急性心肌梗死　常有高血压、糖尿病、血脂异常及吸烟等心血管疾病高危因素，主要特点为：①突然发生的缺血性胸痛和临床症状；②心电图的 ST-T 和出现新的 Q 波的动态演变；③心肌坏死的血清心肌标志物浓度的动态改变。

2.肺炎　有肺部感染和全身感染的表现，如咳脓性痰、高热和寒战；血白细胞和中性粒细胞显著升高；胸部 X 线片显示肺部炎性变化；心电图无右心房和右心室压力增加变化，应用抗菌药物有效。

3.支气管哮喘　反复发作喘息、气急、胸闷、频繁咳嗽，咯白色稀薄痰，多与接触过敏原、冷空气、运动、化学刺激性物品等有关，发作时双肺闻及广泛性、呼气相为主的哮鸣音，经支气管解痉治疗或自行缓解，支气管激发试验或运动试验阳性、支气管舒张试验阳性等。

4.原发性肺动脉高压　劳累型呼吸困难、胸痛、头晕或晕厥，咯血比较少见。查体见急性右心室负荷增加表现，如肺动脉瓣区第二心音亢进、颈静脉怒张、肝大、腹水、下肢水肿等，心电图显示右室、右房大，电轴右偏、顺钟向转位；胸部 X 线片显示肺动脉突出、增宽等；超声心动图显示右室肥厚、扩大，肺动脉压力增加，收缩压 30mmHg、舒张压 15mmHg，平均压 20mmHg。

5.主动脉夹层动脉瘤　常有高血压病史，在劳累、情绪剧烈波动时突然发生撕裂样胸痛、腹痛等，疼痛一开始即达到高峰，放射至背、腰、肋、腹和下肢，两上肢的血压和脉搏可不一致，可有主动脉瓣关闭不全、偏瘫等表现，心电图无明显异常变化（可有左心室肥大劳损），血清心肌损伤标志物无明显升高，二维超声心动图、磁共振检查可确诊。

鉴别诊断的思维如下：

(1)症状和体征的特点；

(2)伴随的症状和体征；

(3)相关病史的提示;

(4)有关实验室检查的结果。以呼吸困难为例,肺栓塞的呼吸困难是突然发生的,往往伴有胸痛、咯血、休克或晕厥。如果病史中提示一些危险因素如骨折或长期制动,实验室检查发现下肢静脉血栓,影像学显示肺动脉高压征或右心室扩大甚至发现肺动脉阻塞征,即不难与其他疾病鉴别。

(韩　晶)

# 第十四节　间质性肺病

## 一、特发性肺纤维化

### 【概述】

特发性肺(间质)纤维化(IPF)是一种原因不明的、进行性的、以两肺间质纤维化伴蜂窝状改变为特征的疾病。近年来关于 IPF 的界定较过去更严格,它属于特发性间质性肺炎(IIP)中的一种特殊类型,病理上呈现普通型间质性肺炎(UIP)的组织学征象,肺功能测试显示限制性通气损害和(或)换气障碍,HRCT 扫描可见周围性分布、而以两肺底更显著的粗大网织样改变伴蜂窝肺形成。近 20 年来其发病率增加,治疗不理想,生存期中位数 2.9 年,5 年生存率<50%,几与恶性肿瘤无异。因而本病目前倍受关注,基础研究已有一定进展,新的治疗药物或治疗方案也在积极探索中。

### 【诊断】

#### (一)症状

1.呼吸困难　劳力性呼吸困难并进行性加重,呼吸浅速,可有鼻翼扇动和辅助肌参与呼吸,但大多没有端坐呼吸,也没有喘息。

2.咳嗽、咳痰　早期无咳嗽,以后可有令人烦恼的干咳或咳少量黏液痰;继发感染时出现黏液脓性痰或脓痰,偶见血痰。

3.全身症状　可有消瘦、乏力、食欲不振、关节酸痛等,一般比较少见。

#### (二)体征

1.呼吸困难和发绀。

2.胸廓扩张和膈肌活动度降低。

3.两肺中下部 Velcro 音,具有一定特征性。

4.杵状指(趾)。

5.终末期呼吸衰竭和右心衰竭相应征象。

IPF 的慢性病程中有时出现急性加重,可以发生于病程各个阶段,原因不清。症状有发热、咳嗽加剧等,颇似流感样表现,但不能肯定任何微生物学病因。HRCT 可见周围性多灶性或弥漫性斑片状阴影,与剖胸肺活检病理上成纤维细胞灶或急性弥漫性肺泡损害相符合。虽然对激素可以有良好反应,但大多数患者在 3 个月内死亡。

### (三)检查

1.胸部 X 线　表现为弥漫性、网状及结节状浸润影,常常是双侧病变,病变首先出现在双肺基底部并逐渐向中上肺野扩展,在肺的周边部和胸膜下区明显。随着疾病的进展,肺容积收缩。

2.常规 CT 与 HRCT　常规 CT 在诊断 IPF 中比胸部 X 线有较大的优势,HRCT 可进行 1~2mm 的薄层扫描,对诊断 IPF 有更高的敏感性和特异性;HRCT 能更细致地显示肺实质形态结构的变化,与病变有良好相关性和重复性;HRCT 可早期诊断 IPF。通常表现为片状的、周边网状的、粗细不同的线条状阴影交叉而成。可有局灶性磨玻璃样阴影、蜂窝样囊肿、支气管空气相、支气管壁和血管壁增厚及不规则,在病变严重区域可见支气管扩张、细支气管扩张和蜂窝样囊肿。

3.肺功能检查　IPF 的典型肺功能改变为限制性通气功能障碍,肺总量(TLC)、功能残气量(FRC)和残气量(RV)在所有 IPF 患者的病程进展中都会下降。压力-容积曲线常右移,表明肺组织僵硬、顺应性差。若压力-容积曲线提示在潮气量减少的基础上呼气流速正常或增大,应怀疑 IPF。早期或并发慢性阻塞性肺疾病时肺容积可能正常。当病情进展时肺顺应性下降,肺容积减少。气体总弥散量(DLCO)是最敏感的基础肺功能参数,在肺容积正常时 DLCO 即可降低,可早期发现 IPF 患者。

(1)限制性通气功能障碍:IPF 患者肺组织变应失去弹性,但气道仍通畅,表现为肺活量(VC)、肺总量减少、功能残气量和残气量随病情发展而降低。呼出气流不受影响,结果 $FEV_1/FVC$ 之比值正常或增加。流速容量曲线(MEFV)的最大峰值 $V_{50}/V_{35}$ 均增加。

(2)一氧化碳弥散功能(DLCO):是静息肺功能最敏感的测量方法,在肺容量尚无变化的情况下即可以降低,DLCO 间接反映肺泡壁与毛细血管之间的破坏情况,肺组织的破坏程度与 DLCO 密切相关,IPF 患者的肺泡结构及毛细血管破坏和丧失,使弥散面积减少,弥散量可降至正常值的 1/2~1/5。

(3)通气/血流比例:IPF 病程早期在静息状态下测定血液气体分析可表现为正常或仅有轻度低氧血症和呼吸性碱血症,静息时低氧血症的主要原因为通气/血流比例失调。

(4)运动肺功能:气体的交换异常,低氧血症或肺泡-动脉血氧分压差$[P_{(A-a)}DO_2]$加大是 IPF 患者的重要标志,静息时 IPF 患者的 $P_{(A-a)}DO_2$ 一般增加>85%,运动时恶化,运动时 $P_{(A-a)}DO_2$ 的变化与组织病理学相吻合的程度优于肺容量与 DLCO。运动肺功能可部分弥补普通肺功能的不足,当患者有呼吸困难而胸部 X 线和普通肺功能不能确诊 IPF 时,可做运动肺功能来帮助诊断或排除。氧气从肺泡弥散到毛细血管的时间为红细胞通过肺泡毛细血管所需时间的 1/3。IPF 患者在静息情况下氧气的弥散过程仍然能在大部分红细胞离开肺泡毛细血管前完成。运动后血流加快,红细胞来不及接受肺泡内的氧气即离开交换场所,结果使 $P_{(A-a)}DO_2$ 进一步拉大。运动时呼吸次数增加,每分钟通气量增加,$PaO_2$、$SaO_2$ 下降,$PaCO_2$ 上升。

(5)支气管肺泡灌洗:67%~90% 的 IPF 患者支气管肺泡灌洗液(BALF)检查可见嗜中性粒细胞或嗜酸性粒细胞增高(或两者均增高),嗜酸性粒细胞增高的患者,激素药物治疗的效果不如细胞毒性药物,预后较差;不足15％的IPF患者BALF中淋巴细胞增高,肺活检显示较多的细胞,这类患者较少发生蜂窝肺,对激素治疗反应好,预后较好。中性粒细胞增多,说明纤维性病变的可能性大,如IPF,结缔组织疾病引起的肺纤维化、石棉肺、纤维化结节病。

BALF还可为一些特殊疾病的诊断提供依据,如恶性肿瘤、感染、嗜酸性粒细胞性肺炎、肺组织细胞增生症、尘肺等。此外,炎症细胞类型对缩小纤维化性间质性肺炎的诊断范围有一定帮助,但不能肯定IPF的诊断。

(6)肺活检:开胸或经胸腔镜肺活检被认为是诊断IPF的金标准,它可排除其他已知病因的肺疾病。如果要取得肺部有代表性的标本,应至少在两个不同的部位取材活检,一般应避免在最严重的病变区域取标本,取材应在中度受累和未受累的区域。在同侧肺的上叶或下叶取2～3块组织标本,应避免肺尖或中叶,因非特异性瘢痕或炎症常累及这些部位。经纤维支气管镜肺活检取材标本仅2～5mm,不能用来估计炎症或纤维化的程度,对IPF的诊断帮助不大。

**(四)诊断要点**

1.发病年龄多在中年以上,男女比例约为2:1,儿童罕见。

2.起病隐袭,主要表现为干咳、进行性呼吸困难,活动后明显。

3.本病少有肺外器官受累,但可出现全身症状,如疲倦、关节痛及体重下降等,发热少见。

4.50％左右的患者出现杵状指(趾),多数患者双肺下部可闻及Velcro啰音。

5.晚期出现发绀,偶可发生肺动脉高压、肺心病和右心功能不全等。

6.X线胸片常表现为网状或网状结节影伴肺容积减小。随着病情进展,可出现直径多在3～15mm大小的多发性囊状透光影(蜂窝肺)。多为双侧弥漫性,相对对称,单侧分布少见。病变多分布于基底部、周边部或胸膜下区。少数患者出现症状时,X线胸片可无异常改变。

7.HRCT扫描有助于评估肺周边部、膈肌部、纵隔和支气管-血管束周围的异常改变,对IPF的诊断有重要价值。可见次小叶细微结构改变,如线状、网状、磨玻璃状阴影;病变多见于中下肺野周边部,常表现为网状和蜂窝肺;亦可见新月型影、胸膜下线状影和极少量磨玻璃影,多数患者上述影像混合存在。在纤维化严重区域常有牵引性支气管和细支气管扩张,和(或)胸膜下蜂窝肺样改变。

8.典型肺功能改变为限制性通气功能障碍,表现为肺总量、功能残气量和残气量下降。$FEV_1/FVC$正常或增加。单次呼吸法DLCO降低,即在通气功能和肺容积正常时,DLCO也可降低。通气/血流比例失调,$PaO_2$、$PaCO_2$下降,$P_{(A-a)}O_2$增大。

9.BALF检查的意义在于缩小ILD诊断范围即排除其他肺疾病(如肿瘤、感染、嗜酸性粒细胞肺炎、外源性过敏性肺泡炎、结节病和肺泡蛋白沉积症等)。但对诊断IPF价值有限。IPF患者的BALF中性粒细胞(PMN)数增加,占细胞总数的5％以上,晚期部分患者同时出现嗜酸性粒细胞增加。

10.血液检查结果缺乏特异性。可见红细胞沉降率增快,丙种球蛋白、乳酸脱氢酶(LDH)水平升高。出现某些抗体阳性或滴度增高,如抗核抗体ANA.和类风湿因子RF.可呈弱阳性反应。

11.开胸(或胸腔镜)肺活检的组织病理学呈UIP改变。病变分布不均匀,以下肺为重,胸膜下、周边部小叶间隔周围的纤维化常见。低倍显微镜下呈"轻重不一,新老并存"的特点,即病变时相不均一,在广泛纤维化和蜂窝肺组织中混杂炎性细胞浸润和肺泡间隔增厚等早期病变或正常肺组织;肺纤维化区主要由致密胶原组织和增殖的成纤维细胞构成;成纤维细胞局灶性增殖构成所谓的"成纤维细胞灶";蜂窝肺部分由囊性纤维气腔构成,常常内衬以细支气管上皮。另外,在纤维化和蜂窝肺部位可见平滑肌细胞增生。

诊断标准:有外科肺活检资料,具有①~④项可诊断 IPF。①组织病理表现 UIP 特点;②除外已知病因,如药物毒性、环境污染或结缔组织疾病所致酌 ILD;③肺功能显示限制性通气功能障碍和(或)气体交换障碍;④X 线胸片和 HRCT 可见典型异常影像。

缺乏肺活检资料原则上不能确诊 IPF,但如患者免疫功能异常,且符合以下所有主要诊断标准和至少 3/4 的次要标准,可临床确诊 IPF。

主要标准:除外已知病因如药物毒性、环境污染或结缔组织疾病所的 ILD;肺功能显示限制性通气功能障碍和(或)气体交换障碍;胸部 HRCT 表现为双肺网状改变,晚期出现蜂窝肺,可伴有极少量磨玻璃影;经支气管镜肺活检(TBLB)或支气管肺泡灌洗检查不支持其他疾病诊断。

次要标准:年龄>50 岁;隐匿起病,不能解释的活动后呼吸困难;病程持续时间>3 个月;两肺底部可闻及肿气性爆裂音。

### (五)鉴别诊断

1.特发性闭塞性细支气管炎伴机化性肺炎(BOOP)　临床表现与 IPF 相似,但发病多呈亚急性(病程 1~6 个月),发绀少见,一般无杵状指(趾),X 线胸片多呈两肺肺泡性实变阴影,分布于胸膜下,无蜂窝样改变,肺容积也不缩小,肺活检呈细支气管至肺泡管内有肉芽组织形成可与 UIP 鉴别,80% 以上对糖皮质激素治疗有效,少数可自行缓解。

2.结节病　有肺门、纵隔、浅表淋巴结肿大或肺外侵犯(如皮肤、眼等)典型表现,杵状指(趾)少见,因此易于 UIP 鉴别,但对结节病Ⅲ期者则需依赖于病史、系列 X 线胸片鉴别。

3.结缔组织病肺间质改变　有结缔组织疾病相关临床表现、有关自身抗体阳性,免疫蛋白异常可与 UIP 鉴别。

### 【治疗】

目前 IPF 的治疗尚无特效疗法,长期以来糖皮质激素或免疫抑制剂或细胞毒性药物常用来治疗 IPF。由于 IPF 预后不佳,所以很多专家都建议除非有禁忌证,所有的 IPF 患者都应该治疗。当患者极度肥胖、患有严重的心脏病、不能控制的糖尿病、骨质疏松、严重蜂窝肺和极度肺功能损害者可以不予治疗,因为治疗收获甚少而不良反应较大。如在早期肺泡炎阶段治疗则效果较好,待已经形成明显纤维化和蜂窝肺则疗效较差。

### (一)一般治疗

迄今对肺纤维化尚没有一种令人满意的治疗方法,只有 10%~30% 患者对目前的治疗有反应,且治疗反应往往是部分和短暂的,少于 5% 的患者可维持稳定或完全缓解。即使对治疗有反应者,初次治疗后病情复发或加重也很常见,所以建议这些患者要长期治疗。

### （二）药物治疗

1.糖皮质激素　40多年来一直将此作为治疗 IPF 的主要手段,但仅有的 $10\%\sim30\%$ 的患者病情改善或稳定。缺少前瞻性随机对照试验证据,亦无肯定或公认的推荐治疗方案。一般主张泼尼松每日 $40\sim60mg(1.0mg/kg$ 体重),连续 3 个月,经客观评价(肺功能、影像学),有效病例逐渐缓慢减量,第 4 个月减至每日 30mg,第 6 个月每日 $15\sim20mg$。此后可适当继续减量或改为隔日 1 次。总疗程至少 $1\sim2$ 年;无效病例应予减量并在几周内停用。有效病例减量致病情加重或复发,应增加剂量或加用免疫抑制剂。

2.环磷酰胺　尽管环磷酰胺对 IPF 的疗效相当有限,但一般认为它可以用于激素治疗无反应或因不良反应不能接受激素治疗的患者。有报道在未经治疗的 IPF 激素联合环磷酰胺组 3 年死亡率(3/21)低于高剂量激素单独治疗组(10/22),但进一步对该研究质量的评价发现,两组病例可比性不强,造成结果偏倚。故目前并不推荐在初治者联合激素和环磷酰胺。环磷酰胺剂量 $1.5\sim2.0mg/kg$ 体重,单次口服,疗程尚未确定。静脉冲击疗法是否优于口服缺少对照研究。

3.硫唑嘌呤　有报道 20 例进展型 IPF 患者先用高剂量泼尼松治疗 3 个月后加用硫唑嘌呤 $3mg/(kg \cdot d)$,9 个月后 $60\%$ 患者病情有改善。泼尼松与硫唑嘌呤联合方案与泼尼松单用方案随机双盲对照试验,在未经治疗的 IPF 患者接受上述试验方案治疗后,两组死亡率和肺功能改变相似,而联合治疗组晚期死亡率(43%)低于单用泼尼松组,但未达到统计学上的差异。目前仍有人推荐低剂量泼尼松(每日 20mg)联合硫唑嘌呤(每日 $150\sim200mg$)作为第一线治疗方案。一般认为硫唑嘌呤疗效可能不及环磷酰胺,但其毒副反应少,可以用于存在糖皮质激素禁忌证或已出现明显不良反应的 IPF 患者。激素和环磷酰胺治疗无效者,硫唑嘌呤亦不可能有效。常用剂量 $2\sim3mg/(kg \cdot d)$,经验性治疗 6 个月,有效者继续使用,总疗程尚未确定。

4.秋水仙碱　在体外和动物模型研究显示本品抑制肺泡巨噬细胞分泌成纤维细胞生长因子和胶原合成以及中性粒细胞功能。临床上尚不能肯定它对 IPF 的治疗价值。在禁忌激素和免疫抑制剂使用,而病情进行性加重的 IPF 患者可以试用,剂量 0.6mg 每日 1 次或每日 2 次,可以与硫唑嘌呤和(或)低剂量泼尼松联合应用。

5.其他药物　IFN-γIb、依前列醇、血管紧张素转化酶抑制剂、内皮素拮抗剂、抗纤维化药物 Pirfenidone 等许多药物治疗 IPF 的研究目前正在进行中。IFN-γIb 联合低剂量激素的开放、随机临床 Ⅱ 期试验显示肺通气和换气功能改善较单用激素显著为优($P<0.001$),有待 Ⅲ 期临床试验结果的进一步证实。

### （三）手术治疗

当肺功能严重不全、低氧血症持续恶化,但不伴有严重的肝、肾、心功能不全,且年龄<60 岁的患者,有条件时可考虑行肺移植治疗。单肺移植治疗终末期 IPF 和其他 ILD 的 1 年存活率近 $70\%$,5 年生存率 $49\%$,移植肺无纤维化复发。但慢性排斥反应(闭塞性细支气管炎)发生率较高,使远期存活受到影响。肺移植的确切指征尚无肯定,一般认为预计寿命不超过 1 年或肺功能损害快速进展者优先考虑。

**【病情观察】**

诊断明确后,患者一旦开始治疗,应严密观察患者活动后呼吸困难、咳嗽、气急等症状是否好转,尤其是呼吸频率、缺氧程度、爆裂啰音等体征的变化;重点是观察患者对治疗的反应,评估治疗疗效,观察有无并发症。采用糖皮质激素或免疫抑制治疗的,应注意检测血象,观察有无治疗药物本身的毒副反应。

**【病历记录】**

1.门急诊病历　记录患者逐渐加重的气促,活动后加重的特点,记录患者的起病缓急,有无干咳。既往史中记录职业、爱好,是否接触化学矿物质等。体征记录呼吸频率、有无发绀、双下肺听诊是否有捻发音或湿啰音,注意有无杵状指(趾)。辅助检查记录 X 线胸片的表现,肺功能改变和动脉血气等检查结果。院外有无治疗,如有,需记录用药的时间、剂量、有无不良反应等。

2.住院病历　重点记录本病的诊治经过,如需特殊检查,如纤维支气管镜肺活检、肺泡灌洗或开胸取病理组织等,应记录与患者家属的谈话过程,并请家属签字同意为据。进行药物治疗时,详尽记录治疗后患者病情的变化,记录有无治疗药物的不良反应,以及采取的治疗和预防措施。

**【注意事项】**

1.医患沟通　特发性肺纤维化患者预后不佳,吸烟、HRCT、显示肺纤维化广泛严重、肺功能及肺活量低于 50% 预计值均为影响预后的不利因素。应如实告诉患者和(或)其家属,目前特发性肺纤维化患者的发病原因尚未完全明确,治疗措施尚不能改变其自然病程与预后,虽有少数患者可能自然缓解或病情持续稳定,但大部分患者存活时间在 3~5 年内,急性型病程则在 6 个月以内。另外,对用免疫抑制剂治疗的,应向患者或家属详细说明药物的不良反应,并应定期检测血糖、电解质,注意补充钾离子及使用保护消化道黏膜的药物。总之,让患者和(或)其家属对本病有一个正确的认识,会有利于其配合治疗。

2.经验指导

(1)由于特发性肺纤维化的症状、体征均无特征性,诊断此病时,必须注意与其他肺间质病的鉴别诊断,应强调病史的详细询问十分重要,要注意发现某些药物引起的肺纤维化。

(2)进行性呼吸困难、杵状指(趾)、活动后发绀、爆裂啰音等是本病突出的症状和体征。如有相关影像学、肺功能异常表现,可以建立特发性肺纤维化的初步诊断,病情允许下,应进行经支气管肺活检和支气管肺泡灌洗检查,多数患者可获得正确诊断;若诊断难以认定,则可行肺活检,以得到病理学的确诊,从而制定正确的治疗方案和判断预后。

(3)临床常用的治疗药物包括糖皮质激素、免疫抑制剂、细胞毒药物和抗纤维化制剂,使用剂量和疗程应视患者的具体情况制定。目前,临床上推荐的治疗方案为糖皮质激素联合环磷酰胺或硫唑嘌呤治疗。

(4)有关治疗的疗效判断,可参考以下依据——反应良好或改善:①患者症状减轻,活动能力增强;②X 线胸片或 HRCT 异常影像改善或减少;③肺功能表现肺总量、肺活量、DLCO、$PaO_2$ 较长时间保持稳定。

如有以下表现者,则为反应差或治疗失败:①患者症状加重,特别是呼吸困难和咳嗽;②X线胸片或 HRCT 上异常影像增多,特别是出现了蜂窝肺或肺动脉高压征象;③肺功能恶化。

(5)肺移植是本病治疗的有效方法。药物治疗无效的晚期特发性肺纤维化患者预后很差,多数患者在 2～3 年内死亡。除非有特殊的禁忌证,否则,有严重肺功能损害、氧依赖以及病程呈逐渐恶化趋势者均应行肺移植。由于供体来源受限,患者应早期登记,因为等待合适供体器官的时间可能超过 2 年。

# 二、外源性过敏性肺泡炎

## 【概述】

外源性过敏性肺泡炎(EAA)是反复吸入某些具有抗原性的有机粉尘所引起的过敏性肺泡炎,常同时累及终末细支气管。美国文献多用过敏性肺炎的名称。国内报道的主要有农民肺、蔗渣工肺、蘑菇工肺、饲鹦鹉工肺和湿化器肺等。虽然其病因甚多,但病理、临床症状、体征和 X 线表现等极为相似。EAA 病因甚多,常见的有含放线菌和真菌孢子、动植物蛋白质、细菌及其产物、昆虫抗原和某些化学物质等有机尘埃。有些尘埃的抗原性质至今尚未明确。一般认为,农民肺的病因主要是嗜热放线菌。

## 【诊断】

### (一)症状与体征

EAA 的临床表现取决于以下几点:①吸入抗原的免疫性;②接触粉尘的模式,如时间、次数、剂量等;③机体的易感性。其中②是最为重要的。EAA 的临床表现复杂,总体来说可分为急性、亚急性和慢性三种。

1.急性型　短期内吸入高浓度抗原所致。起病急骤,常在吸入抗原 4～12 小时后起病。先有干咳、胸闷,继而发热,寒颤和出现气急、发绀。常伴有窦性心动过速,两肺闻及细湿啰音。10%～20% 患者可有哮喘样喘鸣。白细胞总数增多,以中性粒细胞为主。一般在脱离接触后数日至 1 周症状消失。

2.亚急性　型临床症状较为隐匿,可有咳嗽、咳痰、乏力和呼吸困难,食欲减低、容易疲劳和体重下降也可以看到。双肺底爆裂音是主要体检发现。一般无发热。

3.慢性型　因反复少量或持续吸入抗原引起。起病隐匿,但呼吸困难呈进行性加重,严重者静息时有呼吸困难。晚期因有弥漫性肺间质纤维化的不可逆组织学改变,患者出现劳力性呼吸困难,体重减轻,两肺闻及弥漫性细湿啰音,伴有呼吸衰竭或肺源性心脏病。

### (二)检查

1.X 线　按病期和疾病程度而异。早期或轻症患者可无异常发现,有时临床表现和 X 线改变不相一致。典型病例急性期在中、下肺野见弥漫性肺纹理增粗,或细小、边缘模糊的散在小结节影,病变可逆转,脱离接触后数周阴影吸收;慢性晚期,肺部呈广泛分布的网织结节状阴影,伴肺体积缩小,常有多发性小囊性透明区,呈蜂窝肺。

2.肺功能　典型改变为限制性通气障碍,用力肺活量和肺总量减低,1 秒率增高。一氧化碳弥散量和肺顺应性均减低;重症和晚期患者动脉血氧饱和度降低,慢性期患者肺功能损害多为不可逆的。

3.血清学检查　沉淀抗体阳性反应提示人体曾接触相应的抗原。如果有相应接触史、症状和体征、X线表现,阳性反应对诊断极有帮助。

4.支气管肺泡灌洗　EAA 的支气管肺泡灌洗液中,淋巴细胞比例增高,IgG 和 IgM 的比例也增高。近年来,许多学者认为支气管肺泡灌洗液对 EAA 的诊断价值很大,可以免做肺活检,有助于早期治疗,阻止病程发展。

5.激发试验　如临床疑诊此病,而血清学检查阴性患者,可做激发试验。有学者对农民肺用发霉干草提取液进行雾化吸入,大部分患者有反应,如发热、白细胞增多、每分钟通气量增加等。而对照组无反应。由于外源性变应性肺泡炎激发试验未标准化,对于已经肯定能引起肺部症状的抗原,不宜做此试验,尤其是肺功能损害较为严重者。

**（三）诊断要点**

EAA 的肺部症状无特异性,本病的诊断应根据接触史,典型的临床症状,肺部体征,胸部 X 线表现,血清沉淀抗体测定,支气管肺泡灌洗,肺功能检查等进行综合分析,作出正确诊断。

1.临床主要的诊断标准:

(1)有抗原接触史或血清中特异性抗体存在;

(2)临床有 EAA 症状;

(3)X 线胸片或 HRCT 符合 EAA 表现。

2.临床次要的诊断标准:

(1)有双肺底啰音;

(2)肺弥散功能障碍;

(3)血气分析示动脉低氧血症;

(4)肺组织学有符合 EAA 的表现;

(5)吸入激发试验阳性,灌洗液中淋巴细胞升高。

至少 4 条次要标准加上 3 条主要标准诊断才能成立。

**（四）鉴别诊断**

1.结节病　肺部可有弥漫性网状结节状密度增高阴影,易与 EAA 相混淆。结节病为全身性疾病,好发于淋巴结、肺、和皮肤等,呼吸困难不明显。X 线征象:两侧肺门淋巴结肿大,患者血清血管紧张素转换酶(SACE)增高,ESR 增快。皮下结节和肿大淋巴结活检可以明确诊断。

2.结缔组织疾病　硬皮病、红斑狼疮和类风湿关节炎等结缔组织疾病,肺部可出现网状结节状甚至纤维化病灶,需与 EAA 鉴别。结缔组织疾病系全身性,肺外病变,如皮损和关节肿痛等均很明显,实验室检查如血清自身抗体等对诊断有帮助。

3.肺结核　粟粒样结核和浸润性肺结核,肺部也可呈网状结节状或斑片状密度增高阴影。该病常呈慢性经过,常有低热、盗汗等全身中毒症状,PPD 试验和 ESR 对诊断有一定帮助,痰中找结核菌阳性是确诊的依据,抗结核治疗有效。

4.细支气管炎　较难与急性发病的 EAA 相鉴别,但细支气管炎症状较重,有痰且量多,抗生素治疗有效。

5.慢性肺间质纤维化　呈慢性经过,表现为慢性刺激性干咳,进行性呼吸困难,双肺底可闻及爆裂音(Velcro 啰音),严重者可有发绀并有杵状指(趾),X 线胸片见中、下肺野及肺周边部纹理增多紊乱呈网状结构,其间可见弥漫性小斑点阴影。肺功能呈限制性通气功能障碍和弥散功能障碍。

6.变态反应性肺浸润　见于热带嗜酸粒细胞增多症,致病原因为寄生虫、原虫、花粉、化学药品、职业粉尘等。患者有乏力、发热、咳嗽、气喘等症状。X 线胸片上可有斑片状阴影和小结节影,但血及痰中嗜酸粒细胞明显增高,可以鉴别。

## 【治疗】

完全避免接触致病有机粉尘是最根本的防治措施。改善生产环境,注意防尘、通风,严格遵守操作规则,例如农民在使用肥料前可先将其弄湿,这样可使嗜热放线菌孢子的传播明显减少;饲养禽类的房舍均需经常清洁,妥善处理鸟粪;湿化气和空调系统中的水保持清洁,避免污染;对有机粉尘污染环境中的作业者,宜定期作医学监护。对有明显的慢性呼吸系统疾病,如慢性喘息型支气管炎、支气管哮喘和有过敏性体质者,不宜从事密切接触有机粉尘的工作。

一旦患病,应立即脱离接触环境,卧床休息,呼吸困难应给予氧疗。急性期患者采用对症治疗和短期大剂量激素治疗,泼尼松每日 60mg,口服 4 周后,逐渐减量,有良好效果。另外应避免再度接触已知致敏抗原;慢性期激素治疗可减缓疾病的进展,适用于有肺实变而又有全身症状和动脉低氧血症患者;脱敏疗法和抗真菌制剂对此病无效。

## 【病情观察】

诊断明确后,应严密观察患者呼吸、咳嗽、干咳、胸闷、发热、寒颤和气急、发绀等症状是否缓解。患者常伴有窦性心动过速,两肺闻到细湿啰音,部分患者可有哮喘样喘鸣。重点观察患者对治疗的反应,评估治疗疗效,观察有无并发症。

## 【病历记录】

1.门急诊病历　记录患者咳嗽、咳痰、乏力、体重减轻和食欲减退的程度;有无发热及胸痛;有无家族遗传病史。体检记录有无出现杵状指(趾)、发绀、视网膜斑点状出血等表现,肺部体征记录有无闻及明显的湿啰音。辅助检查记录 X 线胸片、肺功能等检查结果。

2.住院病历　重点记录纤维支气管镜肺活检、肺泡灌洗或开胸活检中是否发现过碘酸-雪夫染色阳性物质,详尽记录经肺泡或全肺灌洗后,患者病情的改善程度。

## 【注意事项】

1.医患沟通　诊断本病的主治医师应如实向患者及家属告知本病情况,以便能理解、支持、配合所进行的检查和治疗。

2.经验指导

(1)对 EAA 的诊断,病史极为重要。就急性期患者来说,由于经常有明确的抗原接触史,故进一步的检查是不必要的,只要患者脱离接触抗原后,症状逐步缓解,诊断即可确立。但如果患者的生活、工作环境中没有明确的过敏因素,吸入激发试验可被用来确定变应原与临床症状之间的关系。吸入激发试验虽然对阐明变应原与临床症状之间的关系有帮助,但对患者是由一定危害的,由于临床应用时,可导致患者 EAA 症状,故临床使用受到一定限制。

（2）支气管镜检查不仅可以行支气管肺泡灌洗液检查而且还可以行经纤维支气管镜肺活检，对于 EAA 的诊断有确诊的价值。血清中特异性 IgG 测定及皮肤变应原试验对排除诊断有意义，但肺功能检查无特异性。

# 三、肺泡蛋白沉积症

## 【概述】

肺泡蛋白沉积症（PAP）指一种原因不明的少见疾病，病理变化限于肺脏，病理特点是肺泡上皮和间质细胞正常，但肺泡内充填着含各种血清和非血清蛋白的无定形 PAS 染色阳性颗粒。肺泡内脂含量高，可能是因为肺泡磷脂的清除异常所至。间质纤维化少见。病理过程可能为弥漫性或局限性，可能进展亦可能稳定，或自行消失。最常受累的是肺基底部和后部，偶尔侵犯前段，胸膜和纵隔不受影响。好发于青中年，男性发病约 3 倍于女性。病因未明，可能与免疫功能障碍（如胸腺萎缩、免疫缺损、淋巴细胞减少等）有关。粉尘尤以接触矽尘的动物可引起 PAP，故认为可能是对某些刺激物的非特异反应，导致肺泡巨噬细胞分解，产生 PAS 阳性蛋白质。

## 【诊断】

### （一）症状

起病十分隐匿，最常见的临床表现为渐进性的呼吸困难、轻中度干咳或咳白黏痰、团块状痰。乏力、胸痛、体重减轻也较常见，部分患者可无临床症状，或进展成为呼吸衰竭，偶见发热。

### （二）体征

1.部分患者静息时呼吸平稳，呼吸音正常，往往无阳性体征。

2.部分患者肺部听诊，肺底偶可闻及很少量的捻发音。

3.若患者肺部听诊闻及明显的湿啰音，应怀疑二重感染可能。

4.如为重症，患者可有杵状指（趾）、发绀、视网膜斑点状出血等体征。

### （三）检查

1.血常规　多数患者血红蛋白正常，仅少数轻度升高，白细胞一般正常。血沉正常。

2.血生化检查　多数患者血清 LDH 水平升高，而其特异性同工酶无明显异常，一般认为血清 LDH 升高与病变程度及活动性有关，其升高的机理可能与肺泡巨噬细胞和肺泡 Ⅱ 型上皮细胞死亡的增加有关。少数患者还可有高丙种球蛋白血症，但无特异性。近年来，有些学者发现，PAP 患者血清中肺泡表面活性物质相关蛋白 A、D 较正常人明显增加，但 SP-A 在特发性肺间质纤维化、肺炎、肺结核和泛细支气管炎患者也有轻度升高，而 SP-D 仅在特发性肺间质纤维化、PAP 和结缔组织并发的肺间质纤维化患者中明显升高。因此，对不能进行支气管镜检查的患者，行血清 SP-A 和 SP-D 的检查有一定的诊断和鉴别诊断意义。

3.X 线表现　X 线胸片通常提示两肺呈弥漫性模糊的结节或融合性病变，类似肺水肿的"蝶形"或"蝙蝠翼形"阴影（但没有左心功能不全的其他影像学表现）。特别是像学异常表现的程度和临床症状、体征的严重程度经常不成比例。HRCT 扫描显示斑片状毛玻璃样阴影，层叠的小叶内结构和小叶间隔增宽,呈典型的多边形,称为"碎石人行道"样表现。虽然这些影像学改变并非是 PAP 的特异性表现,但其范围和严重程度仍与肺功能和动脉血气分析所反映的肺部受损程度密切相关。

4.支气管肺泡灌洗检查　临床和影像学的发现经常提示 PAP 的诊断。在约 75% 的可疑病例中,支气管肺泡灌洗标本的检查结果能够明确诊断。PAP 患者的灌洗液外观呈现为浑浊的乳状物,它含有大量肺泡巨噬细胞、类单核细胞的肺泡巨噬细胞及数量增加的淋巴细胞。其他类型的炎症细胞则相对较少。同时存在大量 PAS 染色阳性的非细胞性、嗜酸性颗粒状物质与表面活性蛋白水平升高。电镜显示此肺泡内物质由无定形的颗粒状碎屑组成。

5.肺功能　肺功能检查可能正常。但是典型者表现为限制性通气功能障碍,伴有 FVC 和 TLC 的轻度受损,以及不成比例的、严重的 DLCO 的下降。通气灌注不匹配和肺内分流导致低氧血症,和肺泡-动脉氧弥散梯度的增加。

6.经纤维光束支气管镜肺活检和开胸肺活检

病理特点是肺泡内充满主要含磷脂和蛋白质的过碘酸-雪夫(PAS)染色阳性颗粒状物质。

### (四)诊断要点

1.患者有活动后气短、逐步加重的特点,有乏力、体重减轻、食欲减退等表现,常无发热。

2.X 线胸片发现双肺呈对称性弥漫细小的羽毛状或结节状浸润影,肺门区密度较高,外周密度较低,形成蝶形分布,阴影也位于双肺下野。支气管肺泡灌洗液、肺活检、痰均可检出 PAS 染色阳性物质。

3.纤维支气管镜活检结果提示肺泡内物质 PAS 染色阳性,即可明确诊断。

4.PAP 肺泡灌洗液呈牛奶状或米汤样,质地如淤泥,比重高,常在 20 分钟内沉积于 0.9% 氯化钠注射液(生理盐水)的瓶底;PAP 患者的肺泡灌洗液,其细菌、真菌、分枝杆菌及病毒培养均为阴性。PAP 的肺泡内蛋白质样沉积物可溶性很低,不为胰蛋白酶、乙酰半胱氨酸及肝素所降解,可溶性成分主要为血清蛋白质。

### (五)鉴别诊断

由于 PAP 为罕见疾病,其病程长,临床症状体征及胸部影像学检查均无特异性,诊断较为困难,常常需要排除诊断。需与下列疾病相鉴别:肺部特殊感染、肺结核、肺泡癌、肺间质纤维化、慢性心功能衰竭、肺动脉高压、过敏性肺泡炎。

### 【治疗】

目前尚缺乏非常有效、根治的方法。治疗性支气管肺泡灌洗被认为是缓解 PAP 症状的方法,常需要反复进行。大多采用全麻下经卡伦双腔管行一侧全肺灌洗;病情较轻者可采用经纤维支气管镜灌洗治疗。

近年来,有实验和临床采用 GM-CSF 替代治疗、骨髓移植等方法成功治疗 PAP 的个例报道,但尚待扩大应用及深入的研究。

PAP 的治疗取决于根本病因。目前对先天性 PAP 的治疗主要仍是支持治疗,尽管成功肺移植已有报道。对继发性 PAP 的治疗则涉及基础疾病的治疗,比如针对 PAP 相关的出血性肿瘤,成功的化疗或骨髓移植对治疗肺部病变有益。

1.用药常规　尚未发现有效的药物,试用过许多药物,有不同程度的效果。饱和碘化钾、四丁酚醛和水解蛋白酶(如胰蛋白酶和链激酶-链道酶)雾化。全身皮质类固醇使用无效,且可增加继发感染可能。由于本病可自行缓解或由于每位研究者所能研究的病例数有限,因此对任何治疗方法均难以评估。

重组人粒细胞巨噬细胞集落刺激因子治疗是最有前途的治疗方法,有可能代替传统的全肺灌洗治疗,重组人粒细胞巨噬细胞集落刺激因子以每日 $5\sim10\mu g/kg$ 体重,皮下注射,但其疗效尚待进一步临床研究及观察。

本病糖皮质激素治疗无效,且可诱发感染,临床一般不主张采用。如有继发感染,可用环丙沙星(西普乐)每次 0.2g,每日 2 次,静脉滴注;或用头孢他啶(复达欣)每次 $1\sim2g$,静脉缓慢注射,每 12 小时 1 次。如患者痰液黏稠不易咳出,亦可用大剂量氨溴索(沐舒坦)15～30mg,静脉注射或皮下注射。

2.全肺灌洗　获得性 PAP 自 1960 年即通过全肺灌洗进行成功的治疗。这一程序至今仍是标准的治疗方法。尽管无法通过前瞻的、随机的实验加以证实,但是全肺灌洗的确改善了临床症状、生理状况和放射学表现。

全肺灌洗时是通过双腔支气管插管,使用 $1\sim2L$ 加温的 0.9％氯化钠液体反复多次对一侧肺进行灌洗和抽空,仅用于有明显症状和低氧血症的患者。通常患者在全麻下,每隔 $3\sim5$ 日灌洗一侧肺,有的患者灌洗 1 次后便不出现症状或浸润,有的则需 $6\sim12$ 个月灌洗 1 次,持续多年。

通过光学纤维支气管镜进行肺叶灌洗治疗 PAP 已有获得成功的报道,但在临床实践中该方法的效用还不清楚。

3.GM-CSF 替代治疗　目前有关 GM-CSF 治疗获得性 PAP 的前瞻性二期临床实验正在进行中。第一阶段的实验于 1995-1998 年间进行。主要目的是评价皮下注射 GM-CSF(剂量为每日 $5\mu g/kg$ 体重)的有效性。有 14 个患者参与了为期 $6\sim12$ 周的实验。其中 5 个患者对此剂量有反应,肺泡-动脉氧弥散梯度平均改善 23.2mmHg。4 个患者对治疗无反应,随后接受每日 $20\mu g/kg$ 的剂量才出现反应。剩下的 5 个患者对此高剂量仍无反应。目前进行的实验始于 1998 年,据说最初那 4 个接受高剂量皮下注射 GM-CSF 的患者,经过 12 周的观察,其中 3 个患者也对治疗有反应。这 3 个患者的症状学、生理学和放射学表现皆有改善,在经过 16 周的治疗后,他们的平均肺泡-动脉氧弥散梯度由 48.3mmHg 减低至 18.3mmHg。这些初步结果是鼓舞人心的,但是 GM-CSF 治疗效果的机理不甚明确。伴随临床改善所出现的肺部抗 GM-CSF 抗体水平的下降,可能和 GM-CSF 的脱敏作用有关。

**【病情观察】**

主要观察患者对全肺灌洗或支气管肺泡灌洗等治疗的反应来评估治疗疗效,如患者活动后气短、咳嗽、咳痰、乏力、体重减轻和食欲减退等有无缓解;是否继发感染,应用抗生素治疗的,应观察感染是否控制,以便及时调整用药。

**【病历记录】**

1.门急诊病历　记录患者活动后气短、咳嗽、咳痰、乏力、体重减轻和食欲减退的程度;有无发热及胸痛;有无家族遗传病史。体检记录有无出现杵状指(趾)、发绀、视网膜斑点状出血等表现,肺部体征记录有无闻及明显的湿啰音。辅助检查记录血常规、尿常规、X线胸片、心电图、动脉血气分析等检查结果。

2.住院病历　重点记录纤维支气管镜肺活检、肺泡灌洗或开胸活检中是否发现 PAS 染色阳性物质,详尽记录经肺泡或全肺灌洗后,患者病情的改善程度。

**【注意事项】**

1.医患沟通　本病诊断较为困难,治疗上无特异性方法,部分患者预后较差,因此,诊断本病的,主治医师应如实向患者及家属告知上述情况,以便能理解、支持、配合所进行的检查和治疗。由于全肺灌洗的开展,肺泡蛋白质沉积症患者的预后已得到明显改善;约半数患者经灌洗后病情明显改善,不需再行灌洗;病情稳定但反复发作的患者,常需每隔 6～12 个月灌洗 1 次;也有少数本病患者呈进行性发展,尽管反复灌洗,最终仍死于呼吸衰竭。因此,需向患者及其家属讲明,使他们对本病转归有一个客观认识。

2.经验指导

(1)PAP 的诊断较为困难,其症状和体征无特异性,实验室检查中,除乳酸脱氢酶有轻度升高外,其余检查无特异性。肺功能检查只是表现有 DLCO 降低,伴限制性通气功能障碍,亦无特异性的发现;X 线胸片虽有上述的异常征象,但对本病的诊断也无特异性。

(2)经纤维支气管镜或开胸肺活检所取得的肺组织行病理检查,仍为诊断 PAP 的"金标准",但目前支气管肺泡灌洗和经纤维支气管镜肺活检正在逐渐取代开胸肺活检这一创伤性的检查方法,如今,除非诊断确有困难的患者,一般并不需要采取开胸肺活检的检查方法。

(3)当临床表现、实验检查结果、X 线胸片和胸部 HRCT 等提示 PAP 时,单用支气管肺泡灌洗通常即足以排除其他疾病和诊断本病。

(4)临床上应注意,糖皮质激素对 PAP 无效,抗生素只适用于控制本病继发感染。

(5)肺泡灌洗的疗效取决于肺泡灌洗的量,能否耐受这一治疗取决于单侧肺功能。成年人一旦诊断确立,肺灌洗越早越好,婴幼儿发病者预后较差。

# 四、特发性肺含铁血黄素沉积症

**【概述】**

特发性肺含铁血黄素沉积症(IPH)是一种原因尚不明了的疾病,其病变特征为肺泡毛细血管出血,血红蛋白分解后形成的以含铁血黄素形式沉积在肺泡间质,最后导致肺纤维化。发病机理可能与自身免疫有关,但具体环节尚不清楚。本病病程长,反复发作,长期预后不良。其为少见疾病,既往又称 Ceelen 病、特发性肺褐色硬变综合征。国际上报道 200 多例,国内报道 120 多例(到 1994 年)。本病多见于儿童,成人约占 20%,多在 20～30 岁,个例报道老年人发病。特点为肺泡毛细血管反复出血,渗出的血液溶血,其中铁蛋白部分被吸收,含有含铁血黄素的巨噬细胞在肺内弥漫性浸润,可发生肺毛细血管炎(肺泡间隔中性粒细胞浸润)。肺出血常为轻度及持续性,但也可严重,患者可存活数年,最终发展为肺纤维化及慢性继发性贫血。临床特点是反复发作的咳嗽、气促、咯血和缺铁性贫血。

## 【诊断】

### (一)症状与体征

临床表现与病变时期、程度不同而表现各异。急性出血期为突然起病,发作性呼吸困难、咳嗽、咯血、贫血,其中以咯血为突出,咯血量多少不一,少者仅痰中带血丝,多者满口血痰。大口咯血虽然少见,但可以致死。患者自觉胸闷、气短、呼吸加快,心悸、疲乏,低热。患者面色苍白,肺部检查可正常。可闻及哮鸣音,呼吸音降低,或可听到细湿性啰音,严重者可发生心肌炎、心律紊乱、房室传导阻滞甚至猝死;慢性反复发作期有咳嗽、咯血,呼吸困难反复发生,肺泡反复出血,最后导致肺广泛间质纤维化。患者常有慢性咳嗽、气短、低热,贫血貌,全身倦怠乏力;病程后期可并发肺气肿、肺动脉高压、肺心病和呼吸衰竭。部分患者可有杵状指(趾),少数患者可有肝脾肿大。

1.初次发作 起病多突然,典型表现为发热、咳嗽、咯血及贫血。咳嗽一般严重,少数有呼吸困难、发绀。黏液痰多见,内有粉红色血液,严重时可出现大量咯血。与此同时患儿出现贫血、乏力。查体肺部多无特异表现,可有呼吸音减弱或少量干啰音及细湿啰音。

2.反复发作期 初次发作后患儿间断反复发作,可长达数年。发作时有上述表现,间歇期也有咳嗽,痰中可见棕色小颗粒,颗粒多时整个呈棕色;贫血时轻时重;大部分患儿未留意痰中带血,小婴幼儿痰液多咽下,家长多以贫血、咳嗽为主诉带患儿就诊,误诊率高。

3.后遗症期 多年反复发作造成肺纤维化,影响呼吸功能,缺氧发绀常见,并可导致肺源性心脏病。查体还可见肝脾肿大、杵状指(趾)。部分患者肺出血停止,但大多数患者仍有间断发作。

### (二)检查

1.X线检查 特发性含铁血黄素沉积症的临床过程分为急性出血期、慢性期、肺广泛纤维化期,各期的影像学改变各有其特点。

急性出血期:胸部X线可正常,也可显示多种多样的表现。多见两肺纹理增多,两肺弥漫性斑片、斑点状阴影,以中下野和肺内带明显,有的可融合成大片状或云絮状阴影,少数患者表现局限性或单侧肺病变,肺门、纵隔淋巴结可肿大。病变在1~2周内可消散,有的可延续数月或反复出现。持续性中等出血者,肺内病变可呈粟粒状。

慢性期:表现为肺门周围及两下肺纤维条索状阴影。

纤维化期:可见广泛间质纤维化改变,重症肺片中可有囊样透明区。动态观察影像学变化,结合临床特点综合分析有助于提高诊断。HRCT对于发现早期肺间质纤维化有很大帮助。

2.实验室检查

(1)血象和骨髓象显示,血清铁及铁代谢动态检查均与一般慢性缺铁性贫血相同,属小细胞低色素型。血片中红细胞大小不匀,异形细胞增多,低色素特征明显,网织红细胞增多。由于铁沉积于肺泡巨噬细胞中,不能转运作为合成血红蛋白之用,血清铁浓度和铁饱和度显著降低,血清结合力增高,红细胞盐水脆性试验正常。末梢血中嗜酸性粒细胞可增高,血沉增快。骨髓中可染色铁消失。

(2)由于血红蛋白在肺泡内破坏,故血清胆红素可以升高,血清 IgA 增高,直接 Coomb 试验,冷凝集试验、嗜异凝集试验可呈阳性,血清乳酸脱氢酶可增高,累及心脏可异常。

(3)痰涂片经铁染色后可见大量巨噬细胞中充满含铁血黄素颗粒,如无明显的咯血,也常有此发现,因此痰涂片检查有诊断价值。

(4)胃液、支气管肺泡灌洗液或活组织检查中找到典型的铁血黄素细胞对诊断有重要意义。少数患者的尿样中有较多红细胞,但肉眼血尿少见。

另外,近几年开始对肺含铁血黄素沉积症患者进行抗中粒细胞浆抗体(ANCA)检测,发现有些病例呈阳性,但因病例数少,尚需进一步的随访研究。根据文献介绍,病初 ANCA 呈阳性或其他自身抗体阳性,可能是预后不良的预测因素,包括短期内死亡和激素耐药以及若干年后发展为类风湿多关节炎、炎性肠病等。同时有研究还发现抗内皮细胞基膜抗体(AECA)阳性率较高,此项检查具有组织特异性和器官特异性,但因检测病例数尚少,有关它在特发性肺含铁血黄素沉积症的发病机理中的作用亦有待进一步确定。

3.肺组织活检和纤维支气管镜检查　肺泡出血多时,纤维支气管镜内可见到血液。肺活检显示肺气泡中大量巨噬细胞吞噬含铁血黄素颗粒,间质纤维组织增多。

4.血气分析　患者早期多正常,肺泡出血或广泛肺间质纤维化时,$PaO_2$ 降低,正常或下降,重症者呈现为 I 型呼吸衰竭。后期肺气肿,肺心病和出现呼吸衰竭时,$PaO_2$ 降低外,$PaCO_2$ 升高,血气分析可表现为 II 型呼吸衰竭。

5.肺功能检查　急性期因肺泡出血,红细胞血红蛋白可摄取一定量的 CO,故 CO 测定的肺弥散功能 DLCO 反而增加,贫血对 DLCO 须用血红蛋白值校正。慢性期肺纤维化时,肺弥散功能减退,肺顺应性、肺总量及残气量下降,呈限制性通气功能障碍。后期并发肺气肿、肺心病时,最大通气量、$FEV_1$ 下降,则示混合性通气功能障碍

### (三)诊断要点

1.有反复咯血的典型症状,伴有贫血体征。

2.肺部闻及爆裂音,部分患者有颈静脉怒张、下肢水肿、腹水等肺心病的表现;儿童可见发育不良和活动后发绀。

3.痰检中检出含铁血黄素细胞,结合 X 线胸片示急性期两肺中下野有多量细小斑点状阴影.则可诊断本病。

根据反复的咯血、痰中带血、肺内边缘不清的斑点状阴影及继发的缺铁性贫血可作出初步诊断,通过对痰液、支气管肺泡灌洗液及肺活检中找到典型的含铁血黄素吞噬细胞,并排除心源性(淤血性)因素后可确诊。

该病可分为四个亚型即单纯型、与牛奶过敏共发病型、与心肌炎或胰腺炎共发病型、与出血性肾小球肾炎共发病型(Goodpasture 综合征)。临床最多见为单纯型,Goodpasture 综合征患者除呼吸系统表现外尚有血尿,同时 C-ANCA 和抗肾小球基底膜抗体阳性。该病遗传因素的影响尚未明确。

### (四)鉴别诊断

1.继发性肺含铁血黄素沉积症　常见于心脏病,尤其是二尖瓣狭窄及各种原因所致的慢性心力衰竭。由于肺淤血,肺内毛细血管压长期增高,血液外渗及出血,患者可反复咯血,含铁

血黄素沉积于肺内,巨噬细胞吞噬,可见含铁血黄素的吞噬细胞,镜检可见心力衰竭细胞。根据心脏病史,心脏体征和胸腔积液检查,一般不难诊断。

2.血行播散型肺结核　本病 X 线胸片也有弥漫性结节,阴影以两上肺野多。有结核中毒症状,很少咯血,也无贫血。痰含铁血黄素巨噬细胞阴性,抗结核治疗有效。

3.肺出血肾炎综合征　临床有肾小球肾炎的表现;血清中抗肾小球基底膜(抗 GBM)抗体阳性;免疫荧光检查肾小球和肺泡毛细血管的基底膜有 IgG 和 C$_3$ 沉积,这与特发性肺含铁血黄素沉积症有重要区别。

4.支气管扩张　有反复咯血,但伴有慢性咳嗽,大量脓痰,体检肺部可闻及固定性湿啰音,胸部 X 线片、CT 尤其是胸部 HRCT 可发现扩张的支气管,据此可鉴别。

5.其他原因引起的肺泡出血性疾病　如 SLE、Wegener 肉芽肿、结节性周围动脉炎、过敏性紫癜、白塞病、肺出血-肾炎综合征等,这些疾病均有咯血、咳痰等表现,但除肺泡出血外,还有其他的脏器损害和临床症状,组织病理学表现也有所不同,故而不难做出鉴别。肺出血一肾炎综合征临床上有肾小球肾炎的表现,是与特发性肺含铁血黄素沉积症的重要区别。

【治疗】

对特发性肺含铁血黄素沉积症,目前尚无特别的治疗方法。尽量控制急性发作,是避免肺间质纤维化的关键。

1.对症治疗　急性发作期应卧床休息,吸氧,停服牛乳,给与止血剂,继发感染后的抗生素治疗,由于肺内自发性出血反复发作,使肺内巨噬细胞内充满含铁血黄素颗粒。这种铁不能被重新利用来合成血红蛋白,相当一部分铁随痰咳出而丧失,因此这种贫血是属于因长期慢性失血所导致的缺铁性贫血。给与补充铁剂,必要时输血。对并发肺动脉高压、肺心病和呼吸衰竭患者,需做相应的治疗。

2.肾上腺皮质激素　控制急性期症状较为肯定,但不能长期稳定病情和预防复发,以慢性病例疗效不显著。急性期常用氢化可的松 4~5mg/(kg·d),以后改为口服泼尼松 1~2mg/(kg·d),症状缓解后 2~3 周逐渐减量至最低维持量,持续用药半年,若有反复,维持量可用至1~2 年。由于长期口服不良反应大,已有研究报道,用局部吸入激素疗法获得了较好的临床效果,对有严重肺纤维化影响肺功能的患者,国外有进行肺移植手术的病例。

3.免疫抑制剂　肾上腺皮质激素治疗无效者,可加用免疫抑制剂,如环磷酰胺、硫唑嘌呤等治疗,可使部分病例症状暂时减轻。硫唑嘌呤 1.2~2.5mg/(kg·d),成人患者用量为 50~100mg/(kg·d),无不良反应可持续用药 1 年以上,疗程 1.5 年效果良好。

4.血浆置换　血浆置换能去除免疫复合物所产生的持久性的免疫损伤,使患者临床症状、胸部 X 线、肺功能得到改善。

5.铁去除法　为防止过度的铁沉积于肺内造成肺组织损伤,可用铁络合剂驱除肺内沉积的铁,阻止肺纤维化的发展。可用去铁胺治疗,剂量 25mg/(kg·d),肌内注射,用药后可使铁从尿内排出量明显增加。因铁络合剂有一定的毒性作用,故未能广泛使用。

【病情观察】

主要应观察患者经上述相关治疗后,患者的咯血、咳嗽、低热、贫血、气急、乏力等有无缓解,在急性期特别应注意咯血量和气急情况,肺部体征注意湿啰音有无增减,以及有无并发症等。

**【病历记录】**

1.门急诊病历　记录患者咯血、贫血及其频度；活动后气短、咳嗽、咳痰、乏力、体重减轻和食欲减退的程度；有无对食物尤其是牛乳等过敏，有无接触有机磷农药史，有无家族遗传病史。体检记录患者有无杵状指（趾）、发绀，肺部体征须记录有无闻及明显的湿啰音，辅助检查记录血常规、X线胸片、心电图、动脉血气分析等结果。

2.住院病历　重点记录患者的诊治经过，治疗后相关症状、体征的变化和辅助检查的结果分析，尤其是痰液是否检出含铁血黄素细胞、支气管镜或开胸肺活检的结果。如需行支气管镜肺活检、肺泡灌洗或开胸取病理组织等，应记录与患者家属的谈话过程，并请家属签字。

**【注意事项】**

1.医患沟通　诊断本病者，主治医师向患者及家属如实告知本病的临床特点、诊断方法、治疗方案等，以便患者及家属能理解，配合治疗。如需行支气管肺泡灌洗液或行肺活检，应向患者及家属讲明检查的目的、风险、利弊，患者家属应签署知情同意书。儿童预后多较成人为差，病程进展者儿童平均存活3年，成人趋向于隐袭型。死因大都为咯血，或因并发呼吸衰竭、肺心病而死亡。因此，有关预后特点，亦须向家属讲明。

2.经验指导

(1)本病病因不明，可能与肺泡壁毛细血管的基底膜或上皮结构和功能的异常以及遗传因素、免疫功能异常、接触有机磷杀虫药、牛奶过敏等有关。

(2)患者有反复咯血(特别是儿童)，不明原因的缺铁性贫血，X线胸片上出现弥散性小结节状或片状、网状阴影，应疑及本病，临床上需进一步反复检查痰、支气管肺泡灌洗液或行肺活检，若找到典型的含铁血黄素巨噬细胞则可明确诊断。

(3)临床上往往根据患者有上述典型的症状，结合相关的辅助检查，排除上述需鉴别的疾病而作出诊断。诊断后，即可用糖皮质激素治疗，注意观察治疗疗效；糖皮质激素和(或)免疫抑制治疗疗效欠佳时，可考虑激素加量或更换免疫抑制剂，但应注意预防和治疗药物本身的毒副反应。

(4)目前无特效治疗方法，治疗措施主要是应用糖皮质激素和(或)免疫抑制剂；对并发肺动脉高压、肺源性心脏病、呼吸衰竭的患者需针对这些并发症进行治疗。

# 五、结节病

**【概述】**

结节病是一种原因未明的以非干酪性肉芽肿为病理特征的多系统疾病。其免疫学特征是病灶部位的细胞免疫增强，而周围血液中的细胞免疫功能降低，表现迟发型变态反应受抑制。本病可侵犯全身多器官，以肺和淋巴结发病率为最高，其次为皮肤、神经系统、心脏、肝、脾、肌肉、骨骼及其他器官。临床表现多种多样，可无明显症状，也有少数病例的病情呈进行性进展。部分结节病可自愈或呈慢性进展，缓解和复发相交替。结节病的进程和预后与起病方式及病变范围密切相关,急性起病伴结节性红斑或无症状性双侧肺门淋巴结肿大者有自行消散倾向,慢性发病者常导致严重肺纤维化。本病呈世界性分布,任何年龄、性别、种族均可发病。发病年龄和性别显示青年女性多于男性。结节病的死亡率为 $1\%\sim5\%$,死亡原因多由于呼吸衰竭、中枢神经系统或心脏受累所致。

**【诊断】**

**(一)症状**

早期可无症状,多在常规 X 线检查时发现。胸内结节病早期有时有咳嗽、咳少量黏痰,胸痛、胸闷,偶见少量咯血,有时有乏力、发热、盗汗、食欲减退、体重减轻,病灶广泛时可出现活动后气急,甚至发绀。

1.眼结节病　可有眼部疼痛、畏光、流泪及视力障碍。

2.结节病心肌炎　可有心慌、憋气。

3.消化系统　可出现腮腺炎、涎腺炎及类似克罗恩病的回肠炎相应症状。

4.运动系统　常有游走性对称性、多部位关节炎症状。

5.神经系统　可有颅神经瘫痪、神经肌病、颅内占位、脑膜炎等引起的相应症状。

6.内分泌系统　可有垂体病变,常有烦渴、多尿、重症肌无力以及促性腺、促肾上腺激素的分泌缺陷。

**(二)体征**

体征常缺乏,近 20% 的患者有肺部啰音,杵状指(趾)罕见,眼病有急性葡萄膜炎、角膜、结膜炎、虹膜睫状体炎等;皮损常见为结节红斑(典型的结节红斑表现为无痛)、红斑隆起的皮肤的损害,多见于前臂及下肢,通常在 6~8 周消退,复发少见。也有冻疮样狼疮、斑疹、丘疹等。还可有肝脾肿大。结节病心脏炎时可有心律不齐。浅表淋巴结肿大也颇为常见。

**(三)检查**

1.血液检查　活动进展期可有白细胞减少、贫血、血沉增快。有 1/2 左右的患者血清球蛋白部分增高,以 IgG 增高者多见,其次是 IgG、IgM 增高较少见。血浆白蛋白减少。血钙增高,血清尿酸增加,血清碱性磷酸酶增高。血清血管紧张素转化酶(SACE)活性在急性期增加(正常值为 17.6~34U/ml),对诊断有参考意义,血清中白介素-2 受体(IL-2R)和可溶性白介素-2 受体(SIL-2R)升高,对结节病的诊断有较为重要的意义。也可以 a1-抗胰蛋白酶、溶菌酶、血清腺苷脱氢酶(ADA)、纤维连结蛋白(Fn)等升高,在临床上有一定参考意义。

2.结核菌素试验　约 2/3 结节患者对 100U 结核菌素的皮肤试验无反应或极弱反应。

3.结节病抗原(Kveim)试验　以急性结节患者的淋巴结或脾组织制成 1∶10 生理盐水混悬液体为抗原。取混悬液 0.1~0.2ml 行皮内注射,10 日后注射处出现紫红色丘疹,4~6 周后扩散到 3~8mm,形成肉芽肿,为阳性反应。切除阳性反应的皮肤作组织诊断,阳性率为 75%~85%。有 2%~5% 假阳性反应。因无标准抗原,故应用受限制,近年逐渐被淘汰。

4.活体组织检查　取皮肤病灶、淋巴结、前斜角肌脂肪垫、肌肉等组织做病理检查可助诊断。在不同部位摘取多处组织活检,可提高诊断阳性率。

5.支气管肺泡灌洗液检查　结节病患者支气管肺泡灌洗检查在肺泡炎阶段淋巴细胞和多

核白细胞明显升高,主要是 T 淋巴细胞增多,$CD_4^+$、$CD_4^+$/$CD_8^+$ 比值明显增高。此外 B 细胞的功能亦明显增强,BALF 中 IgG、IgA 升高,特别是 $IgG_1$、$IgG_3$ 升高更为突出。有报道若淋巴细胞在整个肺效应细胞中的百分比>28%时,提示病变活动。

6.经纤维支气管镜肺活检 结节病 TBLB 阳性率可达 63%~97%,0 期阳性率很低;Ⅰ期 50%以上可获阳性;Ⅱ、Ⅲ期阳性率较高。

7.X 线检查 异常的胸部 X 线表现常是结节病的首要发现,约有 90%以上患者伴有 X 线胸片的改变。目前普通 X 线片对结节病的分期仍未统一。1961 年,Scandding 将结节病分为 4 期(1~4 期),近年又将其分为 5 期(0,1~4 期)。而目前较为常用的仍是 Siltzbach 分期,国内亦采用此分类方法。

0 期:肺部 X 线检查阴性,肺部清晰。

Ⅰ期:两侧肺门和(或)纵隔淋巴结肿大,常伴右气管旁淋巴结肿大,约占 51%。

Ⅱ期:肺门淋巴结肿大,伴肺浸润。肺部病变广泛对称地分布于两侧,呈 1~3mm 的结节状、点状或絮状阴影。少数病例可分布在一侧肺或某些肺段。病灶可在一年逐渐吸收,或发展成肺间质纤维化,约占 25%。

Ⅲ期:仅见肺部浸润或纤维化,而无肺门淋巴结肿大,约占 15%。

以上分期的表现并不说明结节病的发展的顺序规律,Ⅲ期不一定从Ⅱ期发展而来。

8.CT 检查 普通 X 线胸片对结节病诊断的正确率仅有 50%,甚至有 9.6% X 线胸片正常的入肺活检为结节病。因此,近年来 CT 已广泛应用于结节病的诊断。能较准确估计结节病的类型、肺间质病变的程度和淋巴结肿大的情况。尤其是 HRCT,为肺间质病变的诊断更为精确,其层厚为 1~2mm。

9.镓($^{67}$Ga)肺扫描检查 肉芽肿活性巨噬细胞摄取$^{67}$Ga 明显增加,肺内结节病肉芽肿性病变和肺门淋巴结可被$^{67}$Ga 所显示,可协助诊断,但无特异性。

### (四)诊断要点

我国目前对本病的诊断标准如下:

1.X 线胸片显示双侧肺门及纵隔对称性淋巴结肿大(偶见单侧肺门淋巴结肿大),伴有或不伴有肺内网状、结节状、片状阴影。

2.组织活检证实或符合结节病(取材部位可为表浅肿大的淋巴结、纵隔肿大淋巴结、支气管内膜的结节、前斜角肌脂肪垫淋巴结活检、肝脏穿刺或肺活检等)。

3.Kveim 试验阳性反应。

4.SACE 活性升高(接受激素治疗或无活动性结节病患者可在正常范围)。

5.结核菌素皮内试验为阴性或弱阳性反应。

6.高血钙、高尿钙,碱性磷酸酶增高,血浆免疫球蛋白增高,支气管灌洗液中 T 淋巴细胞及 $CD_4^+$/$CD_8^+$ 比值增高。

具有上述 1、2 或 1、3 项者,可诊断为结节病。第 4、5、6 条为重要的参考指标,注意综合诊断,动态观察。

结节病属多脏器疾病,临床表现是非常异质性的,随受累脏器不同而不同,并与感染、非感染性肉芽肿性疾病的多数临床表现相重叠。在典型病例,肺部表现(占 90%)最为突出,但也可侵犯胸外其他器官产生相应临床症状,但在结节病(20%～40%)中无症状的器官侵犯更为普遍。结节病的一些临床表现虽缺乏特异性,但有时当下述某些表现同时存在于一个患者时,却强烈提示结节病诊断:①Heerfordt综合征:腮腺肿大、发热、葡萄膜炎和第Ⅶ对脑神经麻痹;②狼疮样冻疮、手或足部小骨的凿缘溶介性破坏和肺实质的浸润;③Lofgren综合征:急性发生的结节性红斑、发热、葡萄膜炎、多发性关节炎,两侧肺门淋巴结肿大(Lofgren综合征在数周至数月内症状消失,可密切观察,不需立刻活检明确诊断)。因此,应综合分析临床表现提高诊断水平。结节病一般可分为急性、亚急性和慢性发作。

### (五)鉴别诊断

1.Ⅰ期结节病应与以下疾病鉴别

(1)肺门淋巴结核:患者年轻,常在20岁以下,多有轻度结核中毒症状。X线检查肺门肿淋巴结,多为单侧,常伴有钙化。儿童原性发性结核感染时可伴发结节性红斑和眼结膜炎,无虹膜炎或皮损。Kveim试验阴性,结素试验阳性。

(2)中心型肺癌:常表现为肺门肿块影,多为单侧,可通过胸部CT发现支气管狭窄或阻塞征象。经痰细胞学检查及纤维支气管镜刷片、活检,一般不难鉴别。

(3)淋巴瘤:常见全身症状有发热、体重减轻、贫血、全身淋巴结肿大。胸内淋巴结肿大常为单侧或双侧不对称的肺门淋巴结肿大,可累及上纵隔、隆突下和纵隔淋巴结。肺门淋巴结倾向于与右心缘相融合(结节病的肺门淋巴则常与右心缘分开),常有肺门淋巴结的压迫症状。

2.Ⅱ期结节病应与以下疾病鉴别

(1)肺泡细胞癌:X线胸片多表现为以双侧肺中下为主的斑点及结节状阴影,有纵隔转移时可出现纵隔淋巴结肿大。咳嗽及咳痰较剧,晚期可有大量白色泡沫痰伴发热、体重减轻等,痰细胞学检查及纤支气管检查有助确诊。

(2)肺门转移癌:无症状的双侧对称性肺门淋巴结肿大极少由转移癌引起。原发性肺癌或肺外肿瘤转移,都有相应的症状,常有下叶淋巴管性癌病改变。

(3)霍奇金病:霍奇金病的肺门淋巴结肿大X线表现与其他类型的淋巴瘤基本相同,但本病所引起的肺门淋巴结肿大多继发肺部浸润而发生;而结节病的肺门淋巴结肿大常发生在肺部浸润前或与之同时发生;霍奇金病的骨损害为硬化性或溶骨性,见于脊柱、骨盆;结节病的骨损害则见于指骨为囊性改变。

(4)铍肺:长期接触铍尘,可引起双肺门淋巴结肿大和肺内肉芽肿病变,易与结节病混淆。鉴别时应特别注意铍尘接触史。

(5)矽肺:有职业接触史,气短或呼吸困难明显,有杵状指(趾)。

3.Ⅲ期结节病主要与肺间质纤维化鉴别　引起肺间质纤维化的原因很多,故鉴别常有一定困难,较可靠的方法是活检或BALF细胞成分分析。

其他疾病,如肺霉菌病、病毒性肺炎等也可引起双侧肺门淋巴结肿大。此外,克罗恩病、原发性胆管硬化症也属于慢性肉芽肿性病,偶属局限性。根据临床症状、X线变化,钙代谢障碍和Kveim试验,可以做出诊断。

### 【治疗】

本病尚无特异性疗法,其治疗指征目前仍存在争议。一般认为在出现以下情况时应考虑给予治疗。①严重眼、神经或心脏病变者;②有明显症状或进展的胸内结节病,表现为进行性肺功能下降或进行性肺部病变和(或)肺门淋巴结肿大持续半年以上,或淋巴结肿大产生压迫症状;③皮肤损害,尤其是颜面部位;④有肾脏损害者;⑤重症肝损害或脾大;⑥持续性高血钙症和高尿钙症。

### (一)一般治疗

无明显症状的结节病Ⅰ期可不予糖皮质激素治疗,但应注意门诊随访。

### (二)药物治疗

1.糖皮质激素　凡症状明显的Ⅰ、Ⅱ、Ⅲ期结节病或胸外结节病累及重要器官可用糖皮质激素治疗,原则上开始时治疗用量要充分,应能抑制肉芽肿的活性,并能有效地改善临床症状和控制 X 线胸部病变的发展。泼尼松(强的松)每日 30～60mg,1 次口服或分次口服,用 4 周后逐渐减量为每日 15～30mg,维持量为每日 5～10mg,治疗 1 年或更长。长期服用糖皮质激素应注意其不良反应。

2.氯喹　试用于皮肤黏膜受损为主的结节病,尤其是冻疮样狼疮、严重鼻结节病且对糖皮质激素无反应者,一般初始剂量为每日 500mg,分 2 次口服,2 周后减半,维持治疗半年。

3.细胞毒药物　糖皮质激素治疗效果不佳者,可用甲氨蝶呤、硫唑嘌呤等治疗。如用硫唑嘌呤每日 500～1000mg,分次口服,3 个月为 1 疗程,部分患者有效。

### (三)结节病用药后复查

结节病用药期间及用药后均宜连续观察,具体复查时间:第 1 年每月复查 1 次;第 2 年每 3 个月复查 1 次;第 3～5 年每半年复查 1 次。如 SACE 活性增高或其他临床和实验室检查结果提示病情活动,则应加强治疗。

### 【病情观察】

诊断不明确者,应建议患者行 X 线胸片、胸部 CT、病理组织活检等检查,以明确诊断;诊断明确者,根据患者的具体情况,给予糖皮质激素治疗,主要观察治疗后的患者病情的变化,是否控制症状,评估治疗疗效。尤其要注意糖皮质激素使用的不良反应。取得治疗疗效后,可逐渐减量,并根据患者症状缓解与否,决定糖皮质激素的减量速度。

### 【病历记录】

1.门急诊病历　记录患者的症状特点、发作过程,如咳嗽、咳痰、胸闷、气促的程度,有无视力减退、关节疼痛等。体检记录肺部体征,有无皮疹、浅表淋巴结肿大及眼科检查所见。辅助检查记录肺功能、X 线片及活组织检查结果等。既往史记录有无结核感染史、职业病史。

2.住院病历记录　患者门急诊的诊治经过。重点记录本次入院后的诊疗经过,首次病程记录详尽列出本病的诊断依据、鉴别诊断要点、诊疗计划,病程记录能反映治疗后相关症状、体征变化等。

### 【注意事项】

1.医患沟通　结节病预后大多较好,急性起病者,经治疗或自行缓解,预后较好;而慢性进行性起病,侵犯多个器官,引起功能损害,肺广泛纤维化或急性感染等则预后较差。诊断明确者,应如实向患者及家属告知本病的临床特点、治疗方法等,以便患者及家属能理解,并配合治疗。需用糖皮质激素治疗的,应与患者及家属做好沟通,告知服药的必要性,无论增量或减量,均需在医师的指导下进行,以免不能控制症状或反复发作。

2.经验指导

(1)结节病的诊断取决于相应的临床表现及组织活检,并除外其他肉芽肿性疾病。确诊的患者应该是临床符合并经病理学证实;从临床角度诊断结节病,应注意除外结核病或并发结核病,也应排除淋巴系统肿瘤或其他肉芽肿性疾病,尤其是注意与晚期肺癌的鉴别诊断。

(2)目前认为,本病有如下表现则为活动期:病情进展,SACE 增高,免疫球蛋白增高或血沉增快,支气管肺泡灌洗液中淋巴细胞分数和 $CD_4^+/CD_8^+$ 比值增高,$^{67}Ga$ 肺扫描阳性。

(3)糖皮质激素是治疗结节病的首选药物。绝对适应证有眼结节病、肺部弥漫性结节病、中枢神经系统结节病、心肌结节病、脾功能亢进和顽固性高血钙症、高尿钙症;相对适应证为进行性或有症状的肺门结节病,特别在 6 个月内尚未自动缓解者,破溃的皮肤和淋巴结病变,有自觉较明显的全身性症状,可有关节、鼻、咽和支气管黏膜病变,持久性面神经瘫痪等。结节病激素的治疗时间可按分期来定,如Ⅰ期为 9～12 个月;Ⅱ期为 12～18 个月;Ⅲ期为为 18～24 个月;Ⅳ期治疗时间可更长。所有病例均宜连续观察治疗疗效,第 1 年每月复查 1 次,第 2 年每 3 个月复查 1 次,第 3～5 年每半年复查 1 次。如 SACE 活性增高或其他临床和实验室检查结果说明病情活动,则应加强治疗。

(4)结节病的转归大概可分三种类型:①自愈;②病变发展到一定阶段后即静止;③进行性发展,出现明显的肺纤维化,造成严重的通气功能障碍,甚至其他脏器功能障碍而致死亡。死亡原因常为肺源性心脏病或心脏、脑等肺外脏器受侵犯。

# 六、放射性肺炎

## 【概述】

放射性肺炎是由于肺癌、乳腺癌、食管癌、淋巴瘤或其他纵隔、胸壁的恶性肿瘤经放射治疗后肺组织受到损伤引起的肺部炎性反应,早期表现为急性放射性肺炎,后期表现为放射性肺纤维化。

## 【诊断】

### (一)症状

(1)轻者无症状,多数于放射治疗后 2～3 个月出现症状。个别于停止放射治疗后半年始出现症状。常见的症状:刺激性干咳;气促,活动后加剧;胸痛;伴或不伴有发热,以低热为多;引起放射性食管炎时可有吞咽困难;重症者可出现严重呼吸困难、发绀。

(2)胸部放射局部可见皮肤萎缩变硬。

### (二)体征

检查肺部多数无阳性体征。当出现广泛肺纤维化时,肺泡呼吸音普遍减弱,可闻及捻发音。如继发细菌感染,可闻及干、湿性啰音。偶有胸膜摩擦音。伴发肺心病时,可有右心衰竭体征。

### （三）检查

1.实验室检查　实验室检查无特殊表现。并发感染时可出现血白细胞计数升高。

2.影像学检查　急性期在照射肺野出现片状致密阴影或融合成片,其间有网状阴影,与支气管肺炎和肺水肿相似;慢性期产生肺纤维化,为网状、条索状或团块状阴影,主要分布于照射肺野。正常肺组织可出现代偿性肺气肿,并发肺源性心脏病时可出现肺动脉段突出和右心肥大,常有胸腔积液体征。

3.肺功能　肺功能改变主要为限制性通气障碍,肺活量、肺总量、残气量、肺顺应性均下降。弥散功能障碍,但一般不是很重。

4.纤维支气管镜　纤维支气管镜可观察支气管内肿瘤的变化,黏膜的改变等。BALF 中可出现细胞计数升高,其中淋巴细胞的比例升高,而巨噬细胞的比例下降。BALF 中 T 细胞亚群检查显示 $CD_4^+$ 和 $CD_8^+$ 细胞的比例倒置。

### （四）诊断要点

放射治疗病史在放射性肺炎诊断中十分重要,放射治疗病史是诊断放射性肺炎的前提,应注意放射治疗的方案,同时要注意患者出现典型干咳和呼吸困难症状与放射治疗在时间上是否吻合。病史和体格检查还可帮助确定是否存在其他并发症,如肺部感染、肺结核、肺栓塞、右心功能不全等。

影像学检查中最重要的特点是病变应位于放射治疗的照射野之内,只有少数可出现照射野之外,甚至对侧肺的病变,这可能与对放疗的超敏反应有关。

BALF 检查有一定意义,放射治疗后有放射性肺炎的患者,不管有无临床表现其 BALF 可出现细胞计数升高、淋巴细胞比例升高以及 $CD_4^+$ 和 $CD_8^+$ 比例倒置,但无临床表现者 BALF 变化程度较放射性肺炎的患者轻。并对与其他疾病的鉴别有帮助。

肺功能检查和血气分析是准确评价全肺功能的可靠方法,放射治疗前血气分析结果有助于预测患者能否安全接受放射治疗,当动脉血 $PaO_2 < 80mmHg$ 与发生放射性肺炎明显相关。放射治疗后肺功能下降与接受放射剂量相关,肺泡容积在 3 个月时约下降 0.9%/Gy,在 9 个月时约下降 0.4%/Gy,放射治疗后 DLCO 下降到正常预测值的 50% 以下,呼吸困难评分多为 3 分以上。

### （五）鉴别诊断

放射性肺炎要与肺部肿瘤进展、肺部转移性肿瘤、并发肺部感染相鉴别。肺部肿瘤进展主要表现为原有肿瘤增大或出现了局部转移灶,新出现的病变与原有病变性质相近,可能与放疗无时间上关系,也可能在照射野之外。肺部转移病灶可表现为直接侵犯(如乳腺癌)或血行转移,而转移病灶有一定的分布特征。并发感染时可出现相应的症状和体征,包括寒颤、发热、脓痰、肺部湿啰音等,痰培养等可明确诊断,但有时放射性肺炎与上述疾病很难鉴别,有时可重叠存在,此时纤维支气管镜肺活检可能有帮助。

### 【治疗】

首先应以预防为主,严格掌握放射治疗的剂量、照射野和照射速度。一旦发现放射性肺炎应立即使用糖皮质激素控制炎症,急性期可用泼尼松每日 40～100mg,症状好转后逐渐减量,

3～6周为1疗程。同时支持治疗和预防感染也很重要。

为预防放射性肺炎的发生,应严格掌握放射总剂量及其单次剂量分配、照射野大小。乳腺癌做放射治疗,最好行切线投射,尽量避免肺部的损伤,在放射治疗过程中,应严密观察患者有无呼吸道症状及体温升高;X线检查发现肺炎,应立即停止放射治疗。

【病情观察】

注意观察有无刺激性干咳、气促,活动后加剧;胸痛,伴或不伴有发热;吞咽困难、呼吸困难、发绀;局部皮肤萎缩变硬等症状。检查肺部有无阳性体征。当出现广泛肺纤维化时,可闻及捻发音。如继发细菌感染,可闻及干、湿性啰音。偶有胸膜摩擦音等。

【病历记录】

在现病史及体格检查中注意记录能排除肺部肿瘤进展、肺部转移性肿瘤、并发肺部感染的描述;在病程记录中记载确诊依据、治疗措施与近期疗效观察;在出院小结中记录出院后平时生活中的注意事项与出院医嘱。

【注意事项】

1.医患沟通　向患者及家属讲解疾病的有关知识,讲解本病以预防为主,严格掌握放射治疗的剂量、照射野和照射速度。一旦发现放射性肺炎应立即使用糖皮质激素控制炎症。

2.经验指导

(1)治疗方法主要是对症治疗,肺部继发感染给予抗生素。早期应用糖皮质激素有效。一般采用泼尼松每日40mg,4次分服,以后逐渐减量,3～6周为1疗程。抗凝疗法治疗小血管栓塞无效。给予氧气吸入能改善低氧血症。

(2)放射性肺炎的防治关键在于"防"。"防"的关键在于以下三点:①严格掌握放射剂量:一般在5周内放射量为2500rad的常规剂量较为安全;②控制放射野,放射野越大,发生率越高;③选择适当的照射速度,以每周剂量800～1000rad为宜。一旦发现本病,应尽早开始治疗,阻断病程的进展。如已发生广泛肺纤维化,则预后不良。

# 七、韦格纳肉芽肿病

【概述】

韦格纳肉芽肿(WG)是肺血管炎疾病中常见的一种类型。基本病变是坏死性肉芽肿和血管炎,病变累及小动脉、小静脉及毛细血管,是一种多系统性疾病。WG分为局限性和周身型。局限型多见,病变仅限于上、下呼吸道,预后较好,又表现为鼻、咽喉型和肺型,前者以中鼻甲为中心,从鼻腔上部之单侧或双侧的肉芽肿性病变开始,继之鼻软骨被破坏。WG的肺型病变常呈现支气管内有坏死性肉芽肿,并累及周围血管。肺实质内可见圆形的白褐色结节,大小几毫米至几厘米,边界清楚,50%患者呈现空洞性病灶。周身型为全身广泛的血管炎,血管病变所导致的坏死性新月体肾小球肾炎,肺毛细血管炎及其相伴随的综合征,常以急性肾功能衰竭而死亡。有人称之为"上呼吸道、肺、肾"三联症。

## 【诊断】

### (一)症状与体征

1.上呼吸道　上呼吸道包括耳、鼻、喉、鼻窦、口因鼓管、中耳、第Ⅷ对脑神经、咽、气管和乳突,是疾病初期最常见的受累部位,受侵后可能引起鼻塞、鼻出血、鼻中隔穿孔、鞍鼻、慢性鼻窦炎、慢性中耳炎、乳突炎、胆脂瘤、声门下狭窄(有喘息、呼吸困难、咳嗽及因阻塞感染引起的症状)、眼球突出、结膜炎与巩膜炎引起的红眼、葡萄膜炎、视网膜炎和视神经血管炎,鼻泪管阻塞引起的泪溢以及唾液腺肿大等。

2.肺　WG患者最常见的受累部位是肺,其中约11%肺可单独受侵,临床无症状或有咳嗽、胸痛偶有咯血,在肺弥漫性出血者中常有严重呼吸困难,可发生呼吸衰竭。

3.肾　肾受累在疾病初期少见,但最终将见于57%患者;尿中可有蛋白质、红细胞管型或血尿及肾功能不全,有些患者肾损害是隐匿性的(尿常规、血清肌酐和肌酐清除率均正常),在肾活检时才发现局灶性肾小球肾炎。

4.神经系统　神经系统受累在发病初期少见,但在疾病发展过程中约1/3患者可出现神经症状,多发性单神经炎常见,也常侵犯第Ⅰ、第Ⅵ和第Ⅶ对脑神经。

5.皮肤　4%患者病初有皮肤损害,可有紫癜,坏死性溃疡、丘疹、结节、淤斑、糜烂、大泡和红斑。常侵犯下肢,其次上肢,皮肤损害是系统性血管炎的标志,并常伴有肾损害存在。

6.眼和眼眶　约29%患者可有眼部症状,包括角膜炎、巩膜炎、巩膜表层炎、葡萄膜炎、结膜炎、眶后假性肿瘤、突眼、鼻泪管阻塞、视网膜血管阻塞和视神经炎等。

7.关节　可有单关节炎、游走性寡关节炎和对称性多关节炎,患者感觉关节痛但无畸形。

8.其他部位　早期可侵犯唾液腺;也可侵犯心血管系统,表现心包炎、心肌炎、心律失常;偶侵犯前列腺(变硬有结节使小便受阻)、膀胱、阴茎;消化道受侵时可引起腹痛、腹泻、便血及引起肠穿孔;约一半患者发热,35%患者有明显消瘦。

### (二)检查

1.常规检查

(1)血常规检查:50%的患者有贫血,Hb50~100g/L,一般为小细胞性贫血,原因与慢性肾功能不全及肺泡内出血有关。血白细胞增高,嗜酸粒细胞轻度增高,1/3患者有血小板增高。20%的患者类风湿因子(+),$\alpha_3$、γ球蛋白增高,CRP及抗SSA、SSB抗体(+)、抗平滑肌抗体(+),38%HBSAg(+),血沉明显增快。

(2)尿液检查:呈血尿、蛋白尿,严重者有肾功能衰竭,血BUN、Cr增高。

2.抗中性粒细胞胞浆抗体(ANCA)　活动期WG血清ANCA敏感性80%~100%、特异性90%,胞浆型ANCA(C-ANCA)是WG的特异性抗体,可作为诊断及监测WG活动性的指标,一旦WG患者的ANCA(+),应进行免疫抑制剂治疗。

3.胸部X线检查　X线胸片显示双肺多发性病变,以双肺浸润阴影或结节影多见,单个或多个空洞或非空洞性结节。病变常呈迁移性,或可自行消失,常是本病的特点。其中多发结节为41%,空洞型病灶为38%~95%,且呈薄壁空洞、内腔不规则、偶可见气液平面,浸润性病变31%,呈游走型或此起彼伏;孤立性肿块21%,且类似于肺癌。可有胸膜增厚或胸腔渗出性积液,约占10%;少数患者因支气管内肉芽肿阻塞气道可产生肺不张,有肺泡出血可呈现弥漫性肺泡阴影。

4.BALF检查 高活动性WG的肺泡灌洗液以中性粒细胞增多为特点,占细胞总数的6%～61%;在低活动性的患者,最常见的异常为淋巴细胞上升到BALF总细胞数的21%～47%。灌洗液中ANCA为(＋)。

### (三)诊断要点

1.口腔溃疡或脓性、血性鼻分泌物。

2.X线胸片异常(肺结节影、空洞或固定浸润灶)。

3.尿沉渣有红细胞管型或高倍镜视野下有5个以上红细胞。

4.活检有肉芽肿炎症和坏死性血管炎。

5.C-ANCA阳性

具有第4～5项和1～3项中任一项可以诊断WG。

本病临床表现复杂,多数患者在初期有以鼻咽部为主的上呼吸道症状,继之影响肺部,有咳嗽咯血症状、X线胸片表现肺结节或片状浸润阴影,而在病程稍晚常出现肾脏损害,可发生肾功能衰竭,因此经典的WG需包括以下三项:

(1)上呼吸道和(或)下呼吸道有坏死性肉芽肿炎症;

(2)累及小动脉和小静脉的弥漫性坏死性血管炎;

(3)局灶性坏死性肾小球炎。但根据目前ELK分类它们中任何一个部位器官被侵犯并经病理证实或C-ANCA阳性即可诊断WG。因此,按临床表现一般可分为以下临床类型:E型、EI型、EK型、I型、LK型和ELK型(也可伴发包括眼、眼眶、皮肤、神经系统和关节等部位器官的侵犯)。E型、I型或EI型型WG因未侵犯肾脏,一般预后较好。大约有30%患者仅有胸部X线异常而无任何症状。

### (四)鉴别诊断

1.变应性肉芽肿性血管炎 以哮喘、嗜酸粒细胞增多和坏死性肉芽肿性血管炎为特征的全身性疾病,无骨质破坏,肾脏受累罕见,ANCA阳性率为10%～60%,但为P-ANCA,其靶抗原一般为有髓过氧化酶。

2.显微下毛细血管炎(MPA) 是一种主要累及毛细血管、小动脉和小静脉的坏死性血管炎,坏死性肾小球肾炎及肺毛细血管炎常见,但无肉芽肿形成,约50%患者p-ANCA阳性,特异性80%。

3.结节性多动脉炎 为中、小动脉受累的坏死性血管炎,高血压、肾脏受累常见,但无肉芽肿形成、上呼吸道微血管不被受累,在皮下血管周围可触到结节并压痛,部分患者血嗜酸粒细胞可明显增多,ANCA阳性率低,皮肤活检有助于诊断。

4.肺出血肾炎综合征 表现为肺出血和肾小球肾炎,其他脏器受累少见,抗基底膜抗体阳性,经免疫组化检查,可见该抗体线状沉积在肺和肾组织中。

5.其他 WG还应与肺结核、结节病、淋巴瘤样肉芽肿鉴别。

## 【治疗】

治疗可分为 3 期,即诱导缓解、维持缓解以及控制复发。循证医学(EBM)显示糖皮质激素加环磷酰胺(CYC)联合治疗有显著疗效,特别是肾脏受累以及具有严重呼吸系统疾病的患者,应作为首选治疗方案。目前认为未经治疗的 WG 患者的预后很差,90% 以上的患者在 2 年内死亡,死因通常是呼吸衰竭和(或)肾功能衰竭。

1.糖皮质激素　活动期用泼尼松 1.0～1.5mg/(kg·d)。用 4～6 周,病情缓解后减量并以小剂量维持。对严重病例如中枢神经系统血管炎、呼吸道病变伴低氧血症如肺泡出血、进行性肾功能衰竭,可采用冲击疗法:甲基泼尼松龙每日 1.0g 连用 3 日,第 4 日改口服泼尼松 1.0～1.5mg/(kg·d),然后根据病情逐渐减量。

2.免疫抑制剂

(1)环磷酰胺(CYC):通常给予口服 CYC1～3mg/(kg·d),也可用 CYC200mg,隔日 1 次。对病情平稳的患者可用 1mg/(kg·d)维持。对严重病例给予 CYC1.0g 冲击治疗,每 3～4 周 1 次,同时给予每日口服 CYC100mg。CYC 是治疗本病的基本药物,可使用 1 年或数年,撤药后患者能长期缓解。用药期间注意观察不良反应,如骨髓抑制、继发感染等。循证医学显示,CYC 能显著地改善 WG 患者的生存期,但不能完全控制肾脏等器官损害的进展。

(2)硫唑嘌呤:为嘌呤类似药,有抗炎和免疫抑制双重作用,有时可替代 CYC。一般用量为 2～2.5mg/(kg·d),总量不超过每日 200mg,但需根据病情及个体差异而定,用药期间应监测不良反应。如 CYC 不能控制病情,可并发使用硫唑嘌呤或改用硫唑嘌呤。

(3)甲氨蝶呤(MTX):MTX 一般用量为 10～25mg,1 周 1 次,口服、肌内注射或静脉注射疗效相同,如 CYC 不能控制可合并使用之。

(4)环孢霉素:作用机理为抑制 IL-2 合成,抑制 T 淋巴细胞的激活。优点为无骨髓抑制作用,但免疫抑制作用也较弱,常用剂量为 3～5mg/(kg·d)。

(5)霉酚酸酯:初始用量每日 1.5g,分 3 次口服,维持 3 个月,维持剂量每日 1.0g,分 2～3 次口服,维持 6～9 个月。

(6)丙种球蛋白:静脉用丙种球蛋白(IVIG)与补体和细胞因子相互作用,提供抗独特型抗体作用于 T、B 细胞。大剂量丙种球蛋白还具有广谱抗病毒、细菌及中和循环性抗体的作用。一般与激素及其他免疫抑制剂合用,剂量为 300～400mg/(kg·d),连用 5～7 日。

3.其他治疗

(1)复方新诺明片:对于病变局限于上呼吸道以及已用泼尼松和 CYC 控制病情者,可选用复方新诺明片进行抗感染治疗(每日 2～6 片),认为有良好疗效,能预防复发,延长生存时间。在使用免疫抑制剂和激素治疗时,应注意预防卡氏肺囊虫感染所致的肺炎,约 6% 的 WG 患者在免疫抑制治疗的过程出现卡氏肺囊虫肺炎,并可成为 WG 的死亡原因。

(2)生物制剂:对泼尼松和 CYC 治疗无效的患者也可试用 TNF-α 受体阻滞剂。

(3)血浆置换:,对活动期或危重病例,血浆置换治疗可作为临时性治疗,但仍需与激素及其他免疫抑制剂合用。

(4)急性期患者如出现肾功能衰竭则需要透析,55%～90% 的患者能恢复足够的功能。

(5)对于声门下狭窄、支气管狭窄等患者可以考虑外科治疗。

**【病情观察】**

诊断不明确者,应建议患者行 X 线胸片、血常规、尿常规、BALF 检查,以明确诊断;诊断明确者,根据患者的具体情况,给予糖皮质激素治疗,主要观察治疗后的患者病情的变化,是否控制症状,评估治疗疗效。

**【病历记录】**

1.门急诊病历　记录患者的症状特点、发作过程,体检记录肺部体征;辅助检查记录 X 线片及 BALF 检查结果等;既往史记录有无结核感染史、职业病史。

2.住院病历　记录患者门急诊的诊治经过。重点记录本次入院后的诊疗经过,首次病程记录详尽列出本病的诊断依据、鉴别诊断要点、诊疗计划,病程记录能反映治疗后相关症状、体征变化等。

**【注意事项】**

1.医患沟通　应如实向患者及家属告知本病的临床特点、治疗方法等,以便患者及家属能理解,并配合治疗。需用糖皮质激素治疗的,应与患者及家属做好沟通,告知服药的必要性,无论增量或减量,均需在医师的指导下进行,以免不能控制症状或反复发作。

2.经验指导　WG 通过用药尤其是糖皮质激素加 CYC 联合治疗和严密的随诊,能诱导和维持长期的缓解。近年来,WG 的早期诊断和及时治疗,提高了治疗效果。过去,未经治疗的WG 平均生存期是 5 个月,82％的患者 1 年内死亡,90％多的患者 2 年内死亡。目前大部分患者在正确治疗下能维持长期缓解。影响预后的主要因素是难以控制的感染和不可逆的肾脏损害,年龄 57 岁以上,血肌酐升高是预后不良因素。此外,ANCA 的类型对治疗的反应和预后似乎无关,但有抗 PR3 抗体的患者若不治疗有可能病情更活动,进展更迅速,故早期诊断、早期治疗,力争在肾功能损害之前给予积极治疗,可明显改善预后。

# 八、肺组织细胞增生症

**【概述】**

肺组织细胞增生症又称肺朗格汉斯细胞组织细胞增生症(PLCH)、肺嗜酸粒细胞性肉芽肿。其特征为肺内出现含大量朗格汉期细胞的毁损性肉芽肿病变,常发展为肺间质纤维化和小囊泡形成,可累及多个系统和脏器。朗格汉斯细胞首先由 Langerhans 于 1868 年在皮肤中发现,内含特殊的胞质包涵体,属组织细胞族中分化良好的树突细胞,正常情况下可见于皮肤、网状内皮系统、胸膜和肺内。由于有这类组织细胞的浸润,1953 年,Lichtenstein 组织细胞学推荐应用朗格汉斯细胞组织增生症之名。此名也是从病理学角度提出,只是更明确地指出了细胞的类型。

**【诊断】**

**(一)症状与体征**

临床表现多种多样,缺乏特征性症状。25％～30％的患者无症状而于体检时偶然发现本病,10％～20％因自发性气胸的症状而就医,多数患者具有呼吸系或全身症状。

咳嗽最为常见,占 56%~70%,多为干咳,偶有少量白痰。其次为呼吸困难,约占 40%,但活动后气短者可达 87%;30% 的患者有乏力感,20%~30% 体重减轻,15% 发热。有报道一组 28 例患者中,50% 有鼻炎症状。并发自发性气胸者常诉胸痛和急性呼吸困难,可出现胸腔渗液和胸膜增厚;25% 的患者有复发性气胸;无气胸史者胸膜增厚或渗液很少见。约 13% 的患者有咯血,咯血或痰中带血也可能与继发感染或并发肿瘤有关。

肺朗格汉斯细胞组织增生症伴骨骼穿凿性囊性损害者占 4%~20%,可发生骨痛和病理性骨折,多位于扁骨,呈单发圆形或扁圆形;骨骼表现可先于肺部而成为首发症状;伴中枢神经系统病变及尿崩症者约占 15%。幼年或老年起病、多器官受累、肺弥散功能减低和复发性气胸是各自独立、预后不良的征兆。

## (二)检查

1.一般检查　常规实验室检查无特异性改变,外周血嗜酸粒细胞不增高。

2.胸部影像学检查　胸部 X 线片具有特征性改变,主要表现为不同程度的以下征象的相互结合:边界不清或类似星状的多发性小结节影(2~10mm),网状结节状浸润影和肺上区的囊泡影(直径一般<10mm)或蜂窝状改变。肺容量基本保持正常,肋膈角清晰锐利。网状结节状影多位于两中、上肺野。有时肺内呈粟粒状阴影,偶尔可见单发肺内大结节,其内可形成空洞,经病理检查证实为本病。胸腔渗液(无气胸时)和纵隔肺门淋巴结肿大极为罕见。肋骨、颅骨或其他骨骼可显示穿凿性骨损害。

胸部 CT 检查以中、上肺野多发囊泡和结节影为特征,肺间质增厚。囊泡壁可厚可薄,结节边界可模糊可清晰,有的结节内可见空腔形成,晚期多呈蜂窝状影。HRCT 和薄层扫描图像更清晰。

3.肺功能检查　肺功能检查可显示各种不同类型的异常:限制性、阻塞性或混合性。大多数患者有弥散功能异常,为本病的特征,其次为限制性通气功能障碍,肺总量减低,弹性回缩力增高;少数患者有阻塞性通气障碍伴气流受限,有时呈反应性,用支气管扩张剂后可显著改善,可能与并发慢性阻塞性肺病(COPD)有关。约 15% 的患者肺功能在正常范围。Crausman 等报道 23 例运动肺功能测定,结果示运动能力明显降低,最大限度运动时分钟通气量(VE)、呼吸功能和氧耗量($VO_2$)均显著降低,静息时肺泡死腔与潮气量之比(VD/VT)增高且运动后不下降,提示运动耐力降低是力学因素和血管受累共同作用的结果。

4.血气分析　静息时血气多正常,平均肺泡-动脉血氧分压差 $P_{(A-a)}O_2$ 也在正常范围,少数重症患者后者可明显升高。运动时随运动强度增加 $P_{(A-a)}O_2$ 也可显著增高。

5.支气管肺泡灌洗　BALF 中细胞总数增高,分类计数中性粒细胞、嗜酸粒细胞及淋巴细胞增多。有报道 $CD_4^+/CD_8^+$ 淋巴细胞比值降低;特征性改变为可查到朗格汉斯细胞;组织化学染色和抗原检测显示其表面 S-100 蛋白染色阳性、花生凝集素抗原及胸腺抗原($CD_1$,OKT-6,系一种糖蛋白)表达阳性等,一种特异性单抗 MT-1 亦可呈阳性。

6.病理组织学检查　通过 TBLB、开胸肺活检或经胸腔镜肺活检可取得病变组织。病变主要位于终末细支气管、呼吸细支气管及小动静脉周围。早期有大量朗格汉斯细胞聚集,可呈团状,其间有较多淋巴细胞镶嵌,这种特殊的相互密切接触可能反映朗格汉斯细胞向淋巴细胞递呈抗原的过程,外周有嗜酸粒细胞、肺泡巨噬细胞和中性粒细胞等炎症细胞浸润。朗格汉斯细胞等渐侵入并破坏细支气管上皮和管壁,朗格汉斯细胞胞质淡染,胞核及核仁均大,电镜下可见胞质含规整的棒状五边形小体,长短不一,有的一端膨大似网球拍状,内有"拉链状"核心,此即为 Birbeck 颗粒,仅见于朗格汉斯细胞。发展至肉芽样病变时,细支气管上皮可完全破坏,炎症向肺泡区蔓延。80%的标本有小血管受累,细支气管及其周围肺泡腔充满含色素及脂质包涵体的肺泡巨噬细胞,朗格汉斯细胞趋于减少,炎症细胞增多。病灶周围出现纤维化改变和淋巴细胞聚集。后期细胞浸润进一步减少,以巨噬细胞和淋巴细胞为主,朗格汉斯细胞少见或消失,出现细支气管壁纤维化及肺泡腔堵塞或萎陷,间质纤维组织增生,形成围绕细支气管血管结构的星状瘢痕结节。上肺叶活检可见小囊泡形成。

### (三)诊断要点

肺朗格汉斯细胞组织细胞增生症尚无公认的诊断标准。由于本病罕见,又缺乏特异性症状,国际组织学会认为除临床表现外,必须有可靠的病理组织学依据方可诊断。在 BALF 中查到占 5%以上的朗格汉斯细胞具有诊断价值。朗格汉斯细胞应具备≥2 项以下特征:

1.ATP 酶染色阳性;

2.S-100 蛋白染色阳性;

3.α-D-甘露糖甙酶染色阳性;

4.与花生植物血凝素特异性结合。最具确诊意义的是在电镜下发现 Birbeck 颗粒和在细胞表面证实 OKT-6 抗原决定簇。

### (四)鉴别诊断

本病随时间推移,肺结节可演变为空洞化结节,进而出现厚壁囊泡、薄壁囊泡和融合性囊泡,最终发展为肺纤维化,可导致肺动脉高压和肺源性心脏病。因此,不同病期需鉴别的疾病也不同。

小结节影为主时,应与结节病Ⅱ期、尘肺、粟粒性肺结核、过敏性肺泡炎和粟粒状肺转移癌等相鉴别。

空洞化大结节影需与 WG 病、类风湿肺、感染性栓塞和肺转移癌等鉴别。

以囊泡影为主时,应与淋巴管肌瘤病、结节性硬化症和支气管扩张相鉴别。本病肺囊泡常为不规则怪异形,与结节并存,主要位于上肺野。淋巴管肌瘤病肺囊泡形状规则一致,呈弥漫性分布,伴有乳糜胸液,多发生于吸烟的育龄女性。结节性硬化症肺表现与淋巴管肌瘤病很相似,但男性亦可罹患。

晚期形成蜂窝状改变时,应与肺间质纤维化鉴别。特发性肺间质纤维化蜂窝状改变广泛位于肺基底部胸膜下,其间肺组织亦呈纤维化样异常,而本病病变位于中上肺野肺叶中部,其间肺组织基本正常。

### 【治疗】

吸烟者首先应戒烟,戒烟可使病情稳定或好转,继续吸烟则多数患者病情恶化。对本病目前尚缺特效治疗。皮质激素对部分患者有效,应用泼尼松数月后肺部病变可望减轻或消失。含长春新碱、环磷酰胺、甲氨蝶呤等抗肿瘤联合化疗主要用于多系统性(播散性)朗格汉斯细胞组织增生症。近年发现足叶乙苷(VpI6)是对本病有用的化疗单药,可与皮质激素合用。放射治疗可缓解骨骼损害所致疼痛,但对肺病变无确切疗效。由于存在免疫学异常,胸腺肽治疗可有裨益。肺小囊泡破裂导致气胸者按自发性处理。单克隆抗体和基于细胞因子的治疗尚未应用于临床。合并感染时应及早用抗菌药物控制;伴气道反应性增高者可用支气管扩张剂;有缺氧表现者予持续氧疗;全身支持治疗亦很重要。

肺移植(LT)可作为晚期肺朗格汉斯细胞组织细胞增生症的治疗选择,但是针对考虑进行 LT 的患者的特点及其结果的研究并不多。

### 【病情观察】

诊断不明确者,应建议患者行 X 线胸片、肺功能检查、血气分析、支气管肺泡灌洗、病理组织学等检查,以明确诊断;诊断明确者,根据患者的具体情况,给予糖皮质激素治疗,主要观察治疗后的患者病情的变化,是否控制症状,评估治疗疗效。注意观察咳嗽、呼吸,活动后气短、乏力感,体重减轻,发热等症状是否缓解。

### 【病历记录】

1.门急诊病历　记录患者的症状特点、发作过程,如咳嗽、咳痰、胸闷、气促的程度等;体检记录肺部体征;辅助检查记录肺功能、X 线片及活组织检查结果等;既往史记录有无结核感染史、职业病史。

2.住院病历　记录患者门急诊的诊治经过。重点记录本次入院后的诊疗经过,首次病程记录详尽列出本病的诊断依据、鉴别诊断要点、诊疗计划,病程记录能反映治疗后相关症状、体征变化等。

### 【注意事项】

1.医患沟通　诊断明确者,应如实向患者及家属告知本病的临床特点、治疗方法等,以便患者及家属能理解,并配合治疗。需用糖皮质激素治疗的,与患者及家属做好沟通,告知服药的必要性,无论增量或减量,均需在医师的指导下进行,以免不能控制症状或反复发作。

2.经验指导　尽管肺朗格汉斯细胞组织细胞增生症缺乏特征性症状体征,详细采集病史和认真体格检查仍是诊断分析的第一步。比如对一位吸烟的中年患者,有咳嗽、活动后呼吸困难及喘息病史,当然首先考虑的是慢性阻塞性肺病,但若患者曾患复发性气胸或伴有尿崩症,或有骨痛症状,提示应疑及本病。吸烟史是诊断本病的重要病史,但并非必不可少,本病也可发生于不吸烟的人。

促使考虑本病的往往是胸部影像学的异常所见。Moore 等分析了 17 例经病理学确诊患者的 X 线胸部平片及 CT 片,发现 X 线平片主要表现为结节影及网状影,而 CT 片最常见的是小囊泡影。实际上 X 线平片显示的网状影或气肿样改变许多就是 CT、片上的囊泡。囊泡形成的机制尚未阐明,有可能是细支气管阻塞使远端肺单位过度扩张所致,也可能是空洞化结节进一步发展的结果。CT 片结节影也很常见。典型的 CT 改变具有诊断价值,故每例疑及本病的患者均应行 CT 检查。HRCT 有助于本病与其他弥漫性间质性肺病的鉴别,特别是 HRCT、追踪观察肺部影像的变化,更能说明问题。应注意的是,许多患者并无典型的 CT 改变,有时很难与过敏性肺泡炎、结节病或特发性肺间质纤维化相区别,需作进一步检查。

支气管肺泡灌洗可有一定诊断价值。细胞计数常显示总数升高,中性粒细胞及嗜酸粒细胞轻度升高,活动期淋巴细胞亦升高,$CD_4^+/CD_8^+$ 比值降低。朗格汉斯细胞可通过前述方法辨认,其诊断的数量标准尚未最终确定,>5%则强烈提示本病的存在;重度吸烟者、其他间质性肺病和支气管肺癌者 BALF 中也可见少量朗格汉斯细胞。

TBLB 组织标本有时足够用以作出诊断,但往往因取材部位不当或组织过少而呈假阴性。此时应做开胸肺活检或电视引导下经胸腔镜肺活检,后者手术创伤小,并发症少。病灶组织块的病理学检查是诊断的金标准,用免疫染色法辨认朗格汉斯细胞较电镜法便宜,可常规应用。

对具有广泛肺纤维化的晚期病例,病灶中朗格汉斯细胞显著减少,诊断有时十分困难。此时应结合病史、影像学动态变化、BALF 和肺组织标本检出 OKT6 阳性细胞等,进行综合判断,作出正确诊断。

在进行以上检查的同时,还应了解有无其他脏器受累。可根据临床表现拍头颅、肋角等扁骨及眼眶 X 片,行皮肤或淋巴结活检,以确定有无韩薛-柯病。

(韩　晶)

# 第十五节　呼吸衰竭

呼吸衰竭是指各种原因引起的肺通气和(或)换气功能严重障碍,以致在静息状态下亦不能维持足够的气体交换,导致低氧血症[$PaO_2$ 低于 8.0kPa(60mmHg)]伴或不伴有高碳酸血症[$PaCO_2$ 高于 6.7kPa(50mmHg)],进而引起一系列病理生理改变和相应临床表现的综合征。

## 【病因】

呼吸的全过程很复杂,临床上常见的病因有以下几个方面:

1.气道阻塞性病变　气管支气管的炎症、痉挛、肿瘤、异物、纤维化瘢痕等引起气道阻塞和肺通气不足,或伴有通气/血流比例失调,导致缺氧和二氧化碳($CO_2$)潴留。常见疾病如慢性阻塞性肺疾病(COPD)、重症哮喘、支气管扩张等。

2.肺组织病变　肺炎、肺气肿、重度肺结核、弥漫性肺纤维化、肺水肿、急性呼吸窘迫综合征(ARDS)等各种累及肺泡和(或)肺间质的病变。

3.肺血管疾病　各种血管炎、血管栓塞、原发性肺动脉高压、结缔组织病等。

4.胸廓与胸膜病变　如严重的脊柱畸形、强直性脊柱炎、大量胸腔积液或气胸、广泛胸膜增厚、多处肋骨骨折、外伤等。

5.神经肌肉疾病　包括各种脑、脊髓、外周神经和肌肉疾病以及神经系统感染(如吉兰-巴雷综合征等)、药物中毒等。

## 【病理生理】

通气不足是导致缺氧和二氧化碳潴留的主要原因;弥散障碍、通气/血流比例失调、氧耗量增加等主要引起缺氧。缺氧和二氧化碳潴留及其引起的酸碱失衡和电解质紊乱等又导致心血管、肺、脑以及肝、肾、血液、消化系统等多脏器功能障碍,出现一系列临床症状。

## 【分类】

**按照动脉血气分析分类**

1.Ⅰ型呼吸衰竭　血气分析特点是 $PaO_2 < 8.0kPa(60mmHg)$，$PaCO_2$ 降低或正常。

2.Ⅱ型呼吸衰竭　血气分析特点是 $PaO_2 < 8.0kPa(60mmHg)$，$PaCO_2 > 6.7kPa$(50mmHg)。

# 一、急性呼吸衰竭

呼吸功能原来正常，由于某些突发的致病因素引起肺通气和(或)换气功能迅速出现严重障碍，在短期内引起的呼吸衰竭。

## 【病因】

如脑炎、脑外伤、电击、休克、药物中毒以及神经肌肉疾病，如脊髓灰质炎、急性多发性神经炎、重症肌无力、严重肺疾病等。

## 【诊断】
诊断有上述病因和临床表现，经血气分析检查有缺氧（$PaO_2$ 低于 8kPa）或伴二氧化碳潴留（$PaCO_2$ 高于 6.67kPa）者即可诊断。如患者在吸氧条件下行血气分析，低氧血症可不明显，应注意。

## 【治疗】

### （一）病因治疗

治疗造成呼吸功能衰竭的原发病至关重要。因此，必须充分重视治疗和去除诱发急性呼吸衰竭的基础病因，如重症肺炎时抗生素的应用，哮喘持续状态时支气管解痉剂和肾上腺皮质激素的合理使用，均各具特殊性。又如上呼吸道阻塞、严重气胸、大量胸腔积液、药物中毒等所引起的呼吸衰竭，只要上述原因解除，呼吸衰竭就有可能自行缓解。对于原因不甚明了的急性呼吸衰竭，也应积极寻找病因，针对病因进行治疗。

### （二）呼吸支持疗法

1.保持呼吸道通　患者突发呼吸衰竭应立即设法消除口咽部分泌物、呕吐物或异物，置于仰卧位，头向后倾斜，下颌前伸。必要时经口咽或鼻道行气管插管，短期不能好转者行气管切开。插管或气管切开后应注意气道的湿化。

2.氧疗　一开始可给以高浓度甚至纯氧，待 $PaO_2$ 高于 8kPa(60mmHg)后逐渐减低氧浓度至 50% 以下维持量。如吸氧后不能使 $PaO_2$ 上升（或呼吸骤停时）即应行机械通气，而不可长期应用高浓度吸氧，以防中毒。

3.机械通气　当机体出现严重的通气功能和(或)换气功能障碍时，需用人工辅助装置(呼吸机)来改善通气和(或)换气功能。清醒能够合作，能耐受鼻/面罩的轻中度患者可行无创通气治疗。无创通气治疗不能改善的患者，需行气管插管或气管切开呼吸机辅助呼吸改善缺氧和二氧化碳潴留。

### （三）控制感染

严重感染、败血症、感染性休克以及急性呼吸道感染等往往是引起呼吸功能衰竭的主要原因,不仅如此,在急性呼吸衰竭病程中,常因气管切开、机体抵抗力下降等原因而并发肺部感染,甚至全身感染。因此,控制感染是急性呼吸衰竭治疗的重要方面。存在感染时需合理地选用抗生素。无感染的临床症候时,不宜将抗生素作为常规使用。但危重患者,为预防感染,可适当选用抗生素。原则上,抗生素选择应根据病原菌的性质和患者培养物中微生物的药物敏感试验结果来加以选择。但临床上,因病情不允许,等待结果为时过晚,一般是根据肺部感染菌属特点,选用抗生素。对严重感染、混合感染及中枢神经系统感染,均应联合应用抗生素,并兼顾患者全身状况及肝、肾功能状态,以增加疗效及减少不良反应。对应用多种作用强、剂量足、疗程够,而效果不显的病例,应考虑抗生素选择是否合理、细菌是否耐药、有无产生菌群失调或二重感染如霉菌感染、机体是否严重衰弱、反应差等因素,从而影响抗菌效果。

### (四)激素治疗

"早期、中小剂量、延长时间逐渐减量"应用糖皮质激素治疗急性肺损伤。在 ARDS 晚期或 ARDS 病情得不到改善时,肾上腺皮质激素的"营救治疗"往往能使肺功能得到快速的改善,这种改善可能源于激素的抗炎效应、减少毛细血管渗出和抑制肺纤维化的形成而在 COPD 等慢性呼吸衰竭的防治中,糖皮质激素可减轻气道病症,通畅气道及提高应激能力。

### (五)一般支持治疗

增加营养,应注意给以高蛋白、高脂肪、低碳水化合物及适量多种维生素和微量元素的流质饮食,必要时鼻饲,其中碳水化合物 45%～50%、蛋白质 15%～20%、脂肪 30%～35%循序渐进、先半量、渐增至理想需要量,必要时予静脉高营养,纠正水、电解质和酸碱失衡及其他并发症。

### (六)监测病情变化

对重症患者需转入重症监护病房(ICU),集中人力物力积极抢救。测量血压、心率和血氧饱和度及液体出入量,必要时还应在肺动脉内放置 SwanGanz 导管监测肺动脉压及楔嵌压,一般楔嵌压应保持正常(0.67～1.00kPa,即 5～10mmHg),不可超过 2.0kPa(15mmHg)。

### (七)防治并发症

注意防治急性肺源性心脏病、肺性脑病、肾功能不全及消化道功能障碍的发生。特别要防治多器官功能障碍综合征(MODS)。

## 二、慢性呼吸衰竭

有慢性肺、胸部疾病患者,其呼吸功能逐渐损害,经过较长时间发展为呼吸衰竭。虽有缺氧,或伴有二氧化碳潴留,但通过机体代偿适应,仍保持一定的生活活动能力,称为代偿性慢性呼吸衰竭。一旦合并呼吸道感染等情况,病情急性加重,在短时间内出现 $PaO_2$ 显著下降和(或)$PaCO_2$ 显著升高,称为慢性呼吸衰竭急性加重。

### 【临床表现】

除引起慢性呼吸衰竭的原发疾病症状外,主要是缺氧和二氧化碳潴留所致的多脏器功能紊乱的表现。

1.缺氧的典型表现为判断能力障碍及动作不稳,重者烦躁不安、神志恍惚、谵妄、昏迷而死亡。呼吸困难常见(但呼吸困难不一定代表呼吸衰竭存在)。可见发绀、心动过速、血压升高。亦可有心动过缓、血压下降甚至休克。伴肺心病者可见心律失常、右心衰,还可伴多脏器功能损害。

2.高碳酸血症可致中枢神经系统紊乱。可见全身血管收缩和 $CO_2$ 所致的局部血管扩张(如脑、皮肤)混合存在。还可有心动过速、出汗、血压升降不定、头痛、嗜睡、肌肉震颤、粗大的阵挛性抽搐动作和扑翼样震颤等。

3.缺氧和二氧化碳潴留所致的中枢神经系统综合征称作肺性脑病。

4.呼吸衰竭时还伴有血液、消化和泌尿系统症状以及电解质、酸碱失衡等。

【诊断】

根据患者呼吸系统慢性疾病,有缺氧和二氧化碳潴留的临床表现,结合有关体征,诊断并不困难。明确诊断有赖于血气分析。

【鉴别诊断】

应鉴别脑动脉硬化、梗死以及低钾、低钠、低渗透症等引起的神经精神症状。

【治疗】

1.给氧    开始时应给以低流量氧($1\sim3L/min$),以防 $PaCO_2$ 进一步升高,$PaCO_2$ 达到 $6.67\sim8.0kPa$($50\sim60mmHg$)即可。定期行血气分析监测而调整给氧量。长期夜间氧疗($1\sim2L/min$,每日 10 小时以上),对 COPD 导致的呼吸衰竭患者大有益处,有利于降低肺动脉压,减轻右心负荷,提高患者的生活质量和 5 年生存率。现在认为慢性呼吸衰竭患者每日吸氧时间应达到 15 小时以上才能达到有效的康复治疗作用。

2.机械通气    经上述给氧疗效不佳而 $PaCO_2$ 过高引起的酸血症明显时,应给以人工机械通气治疗。可选用 BiPAP(双水平气道正压)型面(鼻)罩式机械通气,如仍不满意应行气管插管(甚至气管切开,但应严格掌握适应证),配合机械通气。

3.抗感染    慢性呼吸衰竭时常伴有呼吸道感染,可根据痰培养和药物敏感试验或革兰染色确定细菌种类或按经验选用适当的抗生素,此外还应防止二重感染,特别是白色念珠菌感染。

4.促使呼吸道分泌物排出    患者常因进水量不足而致痰不易咳出。一般祛痰药可试用,但效果不确切。可鼓励饮水或增加输液量以保证体液充足(但不能过量而增加心脏负担)。也可拍击背部助痰排出,酸中毒时禁用氯化铵制剂。

5.支气管扩张剂的应用    大多数 COPD 患者呼吸衰竭时都可能伴有气道阻力升高,故皆应试用支气管扩张药物,如茶碱类、$\beta_2$ 受体激动剂,重者还应用肾上腺皮质激素。有报告认为抗胆碱能药物——溴化异丙托品(爱喘乐)吸入对 COPD 更好一些,但起效慢。

6.纠正水、电解质紊乱和酸碱平衡失调    慢性呼吸衰竭时常可因护理不周致进食、进水不足,因肺性脑病或右心衰竭使用脱水剂过量或限制进水过严,可存在潜在或明显的失水情况。应认真记录出入水量以估计应补充多少水分。为了防止补液过多,应监测肺毛细血管楔嵌压。$CO_2$ 潴留可致呼吸性酸中毒,缺氧又可引起代谢性酸中毒,而机械通气过度可致呼吸性碱中毒,利尿或输碱性药物过度可引起代谢性碱中毒。在复杂的过程中甚至可出现三重酸碱失衡。所以,呼吸衰竭时应适时监测血气分析和电解质,以便及时处理和调整治疗方案。据我国肺心病专业会议上的统计,最常见的电解质紊乱顺序为低氯、低钾、高钾、低钠、高钠、低镁、低磷、低钙等。即低的多,高的少,所以出现低渗透压的也多,应根据情况调整或补充。

7.右心衰的治疗　呼吸衰竭出现右心衰时一般在给氧、休息和治疗基础病后,多可自行缓解,不需洋地黄类药物。如浮肿明显,特别又伴肺性脑病者可用利尿剂,但一般宜用缓慢的利尿药,如氢氯噻嗪(也可加用保钾的氨苯蝶啶)等。如伴有左心衰、肺水肿和肺性脑病时可用快速利尿剂,如呋塞米等。尿多时应注意补充电解质。必要时试用洋地黄类药物,一般用快速作用类,如毛花苷丙 $0.2\sim0.4mg$ 静脉注射,或毒毛花苷 K0.25mg 静脉注射(配以葡萄糖液稀释)。有关降肺动脉压的药物,不作为常规应用。

8.呼吸兴奋剂的应用　当呼吸中枢兴奋性降低或抑制时,呼吸幅度变小、频率减慢,或有明显的二氧化碳潴留时,可给予呼吸兴奋剂。COPD 呼吸衰竭时,因支气管-肺病变、中枢反应性低下或呼吸肌疲劳而引起低通气者,此时应用呼吸兴奋剂并不能真正提高通气量,但对于有明显嗜睡状态者有一定益处,而对于神经传导与呼吸肌病变、肺炎、肺水肿和肺广泛间质纤维化所致的换气功能障碍者,则呼吸兴奋剂有弊无利,不宜使用。应用呼吸兴奋剂的前提是保持气道通畅和已解除气道痉挛,在氧疗的同时运用。常用尼可刹米,可先静脉推注 $0.375\sim0.75g$,然后以 $1.875\sim3.75g$ 加入 500ml 液体中,按 $25\sim30$ 滴/分钟静脉滴注,并观察意识、呼吸频率、幅度、节律及动脉血气变化以调节剂量。也可用洛贝林:静脉注射常用量:成人一次 3mg;极量:一次 6mg,一日 20mg,作用迅速但呼吸兴奋时间很短暂,一次给药其作用仅维持数分钟,常需持续给药。当Ⅱ型呼吸衰竭 $PaO_2$ 接近正常或 pH 基本代偿时,应停止使用,以防止碱中毒。如经治疗病情未见好转,应中断使用呼吸兴奋剂,并说服患者和家属采用机械通气。

9.镇静剂慎用　即使是地西泮类轻型镇静剂也有致死的报道,必须应用时要做机械通气的准备。

10.其他

(1)补充足够的营养和热量。

(2)抗自由基药物:①维生素 E;②辅酶 $Q_{10}$,10mg/d;③维生素 C;④肾上腺皮质激素;⑤过氧化物歧化酶(SOD);⑥中药类:如丹参、川芎嗪、参麦注射液等。

(3)抗膈肌疲劳药:参麦抗自由基类药物应用,参麦注射液 40ml 稀释为 250ml,每日静脉滴注,2 小时内滴完,或氨茶碱 0.25g/d,稀释为 100ml 静脉滴注。此两者有较肯定的增强呼吸肌的作用。

(4)呼吸肌的锻炼:恢复呼吸肌的功能是慢性呼吸衰竭康复治疗的重要内容。常用的方法是腹式呼吸。膈肌是呼吸运动的主要力量来源,承担约 70% 的呼吸功。腹式呼吸主要是帮助提高膈肌的功能。每日锻炼 $3\sim5$ 次,持续时间因人而异,以不产生疲劳为宜。此外,全身运动,如步行、登楼梯、体操等均可增强全身肌肉力量,提高通气储备。

【预防】

主要是原发疾病的防治。COPD 患者应防止受凉感冒,一旦有症状出现应及时就医。平时进行耐寒锻炼,中医药"扶正固本"、"冬病夏治"可能有一定辅助作用。

**【预后】**

COPD 患者一旦发生呼吸衰竭,预后不良。5 年生存率平均为 15%～25%,在家长期吸氧(每天 15 小时以上)可能延长生命和提高生活质量。

(刘延臣)

# 第十六节　胸膜疾病

## 一、胸腔积液

**【概述】**

胸腔积液是指各种原因使胸腔内液体产生增多或吸收减少,超出正常范围而形成的一种病理状态。它并不是一种疾病,而是体内一种或多种疾病伴发的胸膜反应。胸膜腔是位于肺和胸壁之间的一个潜在的腔隙。正常情况下,胸膜腔内有 3～15ml 的微量液体,在呼吸运动时起润滑作用。其产生和吸收处于动态平衡状态。病理情况下,加速胸腔积液产生或吸收减少时,均可出现胸腔积液。一般分炎症性渗出液和非炎症性漏出液两大类。

**【诊断】**

**(一)症状**

呼吸困难是最常见的症状,可伴有胸痛和咳嗽。呼吸困难与胸廓顺应性下降、患侧膈肌受压、纵隔移位、肺容量下降刺激神经反射有关。病因不同,其症状有所差别:结核性胸膜炎多见于青年人,常有发热、干咳、胸痛,随着胸腔积液量的增加胸痛可缓解,但可出现胸闷、气促;恶性胸腔积液多见于中年以上患者,一般无发热,胸部隐痛伴有消瘦和呼吸道或原发部位肿瘤的症状;炎性积液多为渗出性,常伴有咳嗽、咳痰、胸痛及发热;心力衰竭所致胸腔积液多为漏出液,有心功能不全的其他表现;肝脓肿所伴右侧胸腔积液可为反应性胸膜炎,亦可为脓胸,多有发热和肝区疼痛,症状也和积液量有关,积液量少于 0.3～0.5L 时症状多不明显,大量积液时心悸及呼吸困难明显。

**(二)体征**

1.患侧胸廓饱满,呼吸运动减弱。

2.纵隔、气管向健侧移位,癌性胸腔积液时气管向患侧移位。

3.患侧语颤减弱、叩诊呈实音、呼吸音减弱或消失。

4.积液量多时,患者呼吸加快。

5.部分患者有消瘦、杵状指(趾)、锁骨上淋巴结肿大和腋下淋巴结肿大等恶性胸腔积液的表现。

**(三)检查**

1.胸部 X 线检查

(1)少量积液(<300ml)仅见肋膈角变钝,应借助透视和侧位斜胸片确定。

（2）中等量积液表现为中下肺野大片状均匀密度增高阴影，阴影上缘外高内低，凹面向上，基底部与膈相连，两侧与纵隔和胸膜相连。

（3）大量积液表现为患侧肺野为致密均匀阴影，纵隔移向健侧。

（4）叶间包裹积液表现为叶间边缘光滑梭形阴影.

（5）肺底积液表现类似横膈抬高，可借助侧卧位胸片鉴别，侧卧位见积液散开而膈肌显示。

2.超声波检查　有助于胸液的诊断和定位。

3.胸液检查

（1）常规检查：常规检查主要包括胸腔积液的外观、比重、Rivalta 试验、细胞计数与分类等。

（2）生化检查：主要包括蛋白质定量、葡萄糖、pH 测定、酶学测定、癌胚抗原（CEA）、胆固醇、cflL 清糖链抗原（$CA_{50}$、$CA_{125}$、$CA_{19-9}$），透明质酸（HA）等。

除根据胸液常规和生化检查将胸液分为漏出液和渗出液两大类（表 1-3），符合下列 3 项中任何一项可称为渗出液：①胸液蛋白含量与血清蛋白含量比值＞0.5；②胸液 LDH／血清 LDH 比值＞0.6；③胸液 LDH＞200U／L 或＞正常血清 LDH 最高限的 2/3。

表 1-3　漏出液和渗出液鉴别

| 项目 | 漏出液 | 渗出液 |
| --- | --- | --- |
| 常见病因 | 充血性心力衰竭、缩窄性心包炎、上腔静脉综合征、黏液性水肿、肝硬化、肾炎、肾病综合征、腹腔透析、低蛋白血症、Meig综合征 | 感染性疾病、肿瘤、结缔组织病、心肌梗死后综合征、肺梗死（部分）、胰腺炎、胰腺囊肿、食管穿孔尿毒症 |
| 外观 | 清、常呈淡黄色 | 微浊或混浊，可为草黄色、脓性、血性、乳糜性 |
| 比重 | ＜1.018 | ＞1.018 |
| Rivalta 试验 | 阴性 | 阳性 |
| 蛋白定量 | ＜30g/L | ＞30g/L |
| 细胞数 | ＜$10×10^7$/L，主要内皮细胞 | 常＞$50×10^7$/L，急性炎症以中性粒细胞为主，慢性炎症、肿瘤以淋巴细胞为主 |
| LDH | ＜200U/L | ＞200U/L |
| 病原体 | 无致病菌 | 可找到病原菌 |

（3）免疫学检查：①T 淋巴细胞及其亚群测定，结核性胸腔积液 $CD_4^+$/$CD_8^+$ 比值增高，恶性胸腔积液 $CD_4^+$/$CD_8^+$ 的比值明显降低；②体液免疫，抗 PPD 抗体、抗分枝杆菌 $A_{60}$ 抗体、抗分枝杆菌 $P_{32}$ 抗体，结核性胸腔积液均显著高于非结核性胸腔积液。

（4）细胞学检查：①脱落细胞检查，50％以上的恶性胸腔积液可经细胞学检查而确诊；②染色体检查，恶性胸腔积液多数为非整倍体，并可出现染色体结构异常。

（5）病原体检查：渗出液离心沉淀可找到病原菌。进一步做需氧和厌氧菌培养。

4.胸部 CT 检查　能显示极少量或局限性胸腔积液,亦能显示肺部和纵隔病变与胸膜和积液的关系。

5.胸膜活检　经皮针刺胸膜活检或胸腔镜胸膜活检,对原因不明的胸腔积液病因诊断很有帮助。

胸腔积液的性质与有关病因见表 1-4。

表 1-4　胸腔积液性质与有关病因

| 胸液性质 | 病因 |
| --- | --- |
| 中性粒细胞增多 | 化脓性感染、膈下脓肿、早期结核、肺梗死、胰腺炎 |
| 嗜酸性粒细胞增多 | 反应性胸膜炎、气胸、胸部创伤、肺梗死后、寄生虫感染、真菌感染(组织胞浆菌、放线菌、球孢子菌)、病毒感染 |
| 淋巴细胞增多 | 恶性病变、结核、真菌、黏液性水肿、消散期肺炎 |
| 间皮细胞增多 | 恶性胸膜间皮瘤 |
| 血性 | 损伤、肿瘤、肺梗死、结核、病毒、出血性疾病 |
| 乳糜样 | 胸导管损伤、肿瘤、结核 |
| 葡萄糖减少 | 化脓性、结核性胸膜炎、类风湿关节炎 |
| 淀粉酶增高 | 急性胰腺炎、恶性肿瘤、食管破裂 |
| 腺苷脱氨酶增高 | 结核性、化脓性、肺吸虫病 |
| 癌胚抗原增高 | 恶性病变 |
| 胆固醇增多 | >226 mmol/L 慢性感染、长期积液、胸膜增厚 |

### (四)诊断要点

1.确诊存在胸腔积液

(1)少量胸腔积液时常无明显症状,大量胸腔积液时患者可有气促、胸闷、心悸。

(2)随着积液量的增加,体检可见患侧胸廓饱满,呼吸幅度减弱,气管向健侧移位,叩诊胸部呈浊音或实音,听诊呼吸音减弱或消失。

(3)X 线检查积液量<300ml 时可见肋膈角变钝,包裹性积液可呈圆形或梭形密度增高影。

(4)CT 检查可见积液或积液所掩盖的病变。

(5)超声波检查可见肺部积液征。

(6)诊断性胸腔穿刺抽出液体。

2.胸腔积液性质判定　根据外观和实验室检查区分胸腔积液为渗出液或漏出液。过去 25 年中,通常用于区别漏出液和渗出液的指标为测定胸腔积液中的蛋白含量和 LDH 含量,即 Light 标准。根据该标准,符合以下一个或一个以上标准的为渗出液:

(1)胸腔积液中的蛋白定量与血浆中蛋白的比值>0.5;

(2)胸腔积液中的 LDH 与血清中的 LDH 的比值>0.6;

(3)胸腔积液中的 LDH>2000U/L。

漏出液常见于充血性心力衰竭、肾病综合征、肝硬化、低蛋白血症、甲状腺功能减退、腹膜透析、上腔静脉阻塞、缩窄性心包炎、肺不张等。渗出液常见于结核性胸膜炎、肺炎、恶性肿瘤和结缔组织病等。

### （五）鉴别诊断

1.结核性胸膜炎　是最常见的病因,多有发热、盗汗等结核中毒症状,以年轻患者为多,结核菌素试验阳性,体检见胸腔积液体征,胸液呈草黄色,淋巴细胞为主,腺苷脱氨酶(ADA)活性明显高于其他原因所致的胸腔积液。

2.恶性肿瘤侵犯胸膜引起的胸腔积液　多呈血性、大量、增长迅速,乳酸脱氢酶>500U/L,常由肺癌、乳腺癌转移至胸膜所致,结合胸液脱落细胞学检查、胸膜活检、胸部影像学检查、纤维支气管镜等,有助于证实诊断。

3.化脓性胸膜炎　常表现为高热、消耗状态、胸胀痛,胸液中白细胞高达 $10 \times 10^9/L$,LDH>500U/L 和葡萄糖含量降低<1.11mmol/L。

4.心、肝、肾或营养不良性疾病引起胸腔积液　胸腔积液检查为漏出液,一般可有相关疾病的征象,诊断不难。

### 【治疗】

#### （一）一般治疗

排出胸膜腔积液以减轻呼吸困难。慢性脓胸(病程 3～6 个月)应加强全身支持疗法;有血胸者,可输新鲜全血,以纠正失血性休克,并有协助止血的功能。乳糜胸乳糜液丢失率低于每小时 0.25ml/kg 者,可予保守治疗。

#### （二）药物治疗

1.抗结核治疗　肺结核的药物治疗。

2.糖皮质激素　一般不作常规应用,适应证为结核中毒症状明显、胸膜腔积液量较多或有积液分隔、包裹趋向时,应在抗结核药物治疗有效的基础上加用小剂量糖皮质激素,如泼尼松(强的松)每日 15～30mg,分次口服,疗程不超过 4～6 周,症状得到控制后尽早减量、停药。

3.化疗　小细胞肺癌(SCLC)、恶性淋巴瘤、睾丸癌、乳腺癌等对化疗较敏感,由此引起的胸膜腔积液可采用全身化疗。

4.抗生素　如为急性脓胸,应选用敏感抗菌药物控制感染。

#### （三）胸腔局部治疗

1.胸膜腔穿刺抽液　一般每周抽取胸膜腔积液 1～2 次,尤其是中等量以上胸膜腔积液患者,每次不宜超过 800～1000ml,抽液速度不宜过快,否则发生肺水肿。

2.局部化疗　适用于所有恶性胸膜腔积液患者,可采用肋间切开引流尽可能的将胸腔积液排空,经引流管注入抗癌药物,如顺铂 40～80mg,或阿霉素 30mg,或氟尿嘧啶 750～1000mg 等,既有杀灭癌细胞作用,又可以引起胸膜粘连。

3.胸膜粘连术　向胸膜腔内注射高糖、四环素(每次<2g)或滑石粉(每次<5g)等,使胸膜形成无菌性炎症导致粘连,胸膜腔闭锁。在胸膜粘连术之前,必须尽可能减少胸膜腔积液量,

以使脏层与壁层胸膜得以粘连。

4.胸膜腔插管引流　对血胸患者予胸膜腔插管引流,可动态观察有无活动性出血及其出血速度,并彻底排除积血。

### (四)手术治疗

慢性脓胸患者经药物治疗不能闭合脓腔者,可予胸膜剥脱术和胸廓改形术以闭塞胸膜死腔;有支气管胸膜瘘或一侧肺毁损者宜行手术切除。血胸外科手术治疗的适应证:

1.病情凶险,24小时内胸腔引流量>1000ml者或每小时持续引流量>150ml者,血色鲜红,抽出后静置后迅速凝固者;

2.补充血容量后休克仍难以纠正者;

3.持续胸膜腔引流,仍有活动性出血者;

4.疑有凝固性血胸或胸膜腔积血难以引流者,乳糜胸经保守治疗无效的,可行胸导管结扎术。

### (五)放射治疗

恶性肿瘤引起的乳糜胸患者可予纵隔照射疗法,可使1/3~1/2的乳糜胸患者获症状缓解。由淋巴瘤及其他放疗敏感的肿瘤阻塞纵隔淋巴结或淋巴管而形成的胸膜腔积液,可用放疗。

### (六)常见病因引发的胸腔积液及治疗

1.恶性胸腔积液的病因及治疗

(1)病因:恶性肿瘤常伴发胸腔积液,有尸检显示15%患者死于恶性肿瘤者存在胸腔积液。约50%因胸腔积液就诊的患者最终被证实为恶性胸腔积液。肺癌和乳腺癌是胸膜转移最常见的恶性肿瘤,占恶性胸腔积液原发病的50%~65%。恶性胸腔积液常表现为渗出液,有调查显示42%~72%的渗出性胸腔积液为恶性肿瘤所致。

(2)治疗

1)一般原则:对恶性胸腔积液的治疗首先应积极治疗原发病,如小细胞肺癌对化疗敏感,乳腺癌激素治疗有效等。对胸腔积液的局部处理目的多在于缓解症状。具体措施常根据积液量、症状严重程度、患者的预期寿命和体力状况决定。美国和英国胸科联合会关于治疗恶性胸腔积液的指南推荐:如患者无症状,则以观察为主;对呼吸困难明显,一般首先进行治疗性胸腔穿刺抽液,观察抽液后呼吸困难的缓解情况及积液的消长;对抽液后呼吸困难缓解,积液复长较慢的,可继续密切观察;对呼吸困难不缓解的,应考虑其他原因引发的呼吸困难,如癌性淋巴管炎、肺陷闭、肺血栓形成或肿瘤性肺栓塞;对积液增加较快的可选择进一步的治疗措施;对大量胸腔积液伴纵隔移位者,也可直接选择胸廓造口插管引流或胸膜粘连术治疗;对预期寿命较短,体力状态差的患者推荐只进行反复胸腔穿刺抽液缓解呼吸困难。

2)胸膜粘连术治疗:进行胸膜粘连术前应对肺的膨胀状态进行评估。有些患者因肿瘤阻塞主支气管导致肺不张或广泛的胸膜浸润导致肺陷闭,不易行胸膜粘连术。凡大量胸腔积液,却不出现纵隔向健侧移位,或抽净胸腔积液后肺不复张的,均提示肺膨胀状态差,可进一步行纤维支气管镜或胸腔镜检查了解支气管阻塞及胸膜浸润情况。

许多药物可用于对恶性胸腔积液进行胸膜粘连治疗,但无菌滑石粉(2.5~10g)最为有效,有效率可达93%,高于四环素及抗肿瘤药物博莱霉素等。首选的方法是经内科胸腔镜术或电视胸腔镜术(VATS)以粉末的形式向胸腔内吹入滑石粉。具体方法是全面清除胸腔积液,并将粘连溶解后,通过胸腔镜的工作孔向胸腔内吹入不含石棉的无菌滑石粉。直视下确保滑石粉均匀地分布在所有的胸膜表面。也可经胸腔导管以混悬液的形式给药。局部麻醉下,插入胸腔引流管,经水封瓶闭式引流或负压吸引,24 小时内使胸腔积液减少至 50ml 以下。之后经胸腔引流管胸腔内注入滑石粉混悬液(无菌滑石粉 4~5g + 2%利多卡因 10ml + 0.9%氯化钠注射液 40~90ml),随后夹管。嘱患者 1 小时内每 10 分钟变动体位 1 次,使药物均匀分布在胸膜表面。12 小时后开夹管并负压吸引,直至 24 小时引流积液量<100~150ml。如 48~72小时后每 24 小时积液引流量仍>250ml,可以等剂量滑石粉再灌注 1 次。滑石粉治疗的不良反应有胸痛、发热、低血压、心动快速、低氧血症、ARDS 等,术后应进行心电、呼吸、血压、血气监护。剧烈胸痛者可给予镇痛治疗,发热体温多不超过 38℃,且多在 2 日内消失。滑石粉导致胸膜粘连的机理在于通过对胸膜的物理性刺激,引起强烈的胸膜炎症反应,促进胸膜纤维化和肉芽肿形成,最终导致胸膜腔闭锁。因此,有学者主张在滑石粉胸膜粘连术后应尽量避免应用激素等抗炎药物,以免降低疗效。

胸膜粘连术可能因操作者技术原因或患者原因(存在潜在肺膨胀不全)而失败。失败的病例多在行粘连术后短期内胸腔积液复发。对此类患者,根据不同情况,可选择再次胸膜粘连、反复胸腔穿刺引流、置管引流或胸腹腔分流术治疗。

3)肺癌引起胸腔积液的化疗:胸腔内局部注射化疗药物,以期控制胸腔积液生长是近 10年来肿瘤治疗领域的一个热点。应选择在胸腔内浓度较高,而全身性毒副反应低的药物。比较常用的药物有:

博莱霉素:博莱霉素是从链霉菌轮枝孢菌属中分离出的抗肿瘤抗生素,本身能抑制 DNA合成,是一种杀瘤和抑瘤的细胞毒药物,同时它有轻度的胸膜腔硬化作用,形成壁层胸膜与脏层胸膜的粘连,所以胸腔内注射后疗效可能要高于其他药物。应用方法:胸腔穿刺或导管引流后,经 B 超检查证实胸腔积液量估计<100ml 时,胸腔内注射博莱霉素 60mg + 0.9%氯化钠注射液 50ml + 2%利多卡因 5ml + 地塞米松 5mg。嘱患者分别取患侧卧位—健侧卧位—仰卧位—俯卧位—直立位,在胸腔内注射药物后的 2 小时内每 15 分钟变换 1 次体位,重复 2 次,以便药物在胸腔内与胸膜广泛充分接触。一次注射有效率可达 85.7%。

顺铂:顺铂注入胸腔后,药峰浓度为血浆中药峰浓度 44 倍,是治疗恶性胸腔积液有效率高的原因之一。据报道,其有效率达 40%~100%。应用方法:胸腔穿刺或导管引流后,胸腔内注射顺铂 60mg + 0.9%氯化钠注射液 50ml + 2%利多卡因 5m1 + 地塞米松 5mg。

化疗后 1 个月检查 X 线胸片、胸腔积液 B 超,注射药物前及注射药物后 1 周、2 周及 3 周查血常规。观察患者有无发热、胸痛、恶心呕吐等不良反应。

疗效评价标准通常按 WHO 标准:完全吸收(CR)为胸腔积液消失持续 4 周以上;部分吸收(PR)为胸腔积液显著减少(>1/2)持续 4 周以上;无效(NR)为未达到上述指标或有增加者,以 CRJ-PR 计算有效率。

此外,可选择的胸腔内注射化疗药物有丝裂霉素、氟尿嘧啶、阿霉素、氮芥等,或生物反应调节剂(如 IL-2、短小棒状杆菌),或中药制剂(如榄香烯、康莱特等)均有报道,但是报道疗效不一。近年来有学者提出转化生长因子、血管内皮生长因子、高聚金葡素有望取得良好疗效而毒副反应轻微,但目前尚缺乏充分的临床应用来验证。

2.非肿瘤性胸腔积液的常见病因及治疗

(1)细菌性胸腔积液:累及胸膜的败血症和肺炎旁胸腔积液(PPE)较为常见,可发生于半数以上的社区获得性肺炎患者。有些患者使用恰当的抗生素后,胸腔积液得到控制,预后较好。有些患者对抗生素治疗反应差,或并发全身性脓毒血症,病程长,预后差。

对严重的 PPE 患者仅给与抗生素治疗是不够的,尤其是并发脓胸应及时进行胸腔积液引流,具体的方法可选择胸腔穿刺抽液术、胸廓造口插管引流、胸腔镜引流、VATS 引流;对晚期脓胸并发胸膜肥厚者,应选择胸膜剥脱术治疗。

1)肺炎链球菌性肺炎伴胸腔积液:肺炎链球菌肺炎患者中 29%～57%发生胸腔积液,多数表现为小量至中等量,发生于肺炎同侧,胸腔积液细菌培养阳性率<6%。治疗推荐使用 p 内酰胺类或大环内酯类抗生素,疗程多为 4～8 周。

2)肺炎支原体肺炎伴胸腔积液:肺炎支原体肺炎多发生于 5～25 岁人群,但亦可发生于各个年龄段的成人。肺炎支原体感染者中 4%～20%发生 PPE,通常为小量并发生于肺炎同侧,但少数患者亦可发生大量双侧胸腔积液。尤其是廉状红细胞贫血伴发肺炎支原体感染者胸腔积液发生率高且病情较严重。治疗可采用大环内酯类抗生素和四环素,疗程从 5～8 周不等。

3)嗜肺军团杆菌伴胸腔积液:由嗜肺军团杆菌感染所致的社区获得性肺炎,严重程度不同。其中 12%～35%患者并发 PPE,亦有发生肺炎前即出现胸腔积液者。积液多为少量单侧,但也可表现为大量双侧。治疗推荐使用大环内酯类抗生素,治疗后胸腔积液介于 5 日～4 个月之间吸收,多数需 4 周。

4)肺炎衣原体伴胸腔积液:在社区获得性肺炎中肺炎衣原体性肺炎发生率为 32%～22%,但季节性流行时可高达 43%;鹦鹉热衣原体肺炎患者中 20%～55%可伴发胸腔积液;沙眼衣原体肺炎患者伴发胸腔积液甚为少见;肺炎衣原体肺炎患者中伴发胸腔积液的发生率为 8%～53%。所有衣原体肺炎所致胸腔积液多表现为小量至中等量,大量积液非常少见。推荐使用大环内酯类抗生素治疗,疗程为 4 周。4%～20%病程>12 周者可伴发胸膜肥厚或粘连。

(2)真菌性胸腔积液

1)粗球孢子菌感染所致胸腔积液:胸腔积液发生于 7%～19%粗球孢子菌感染者,多在出现症状后 1 周内发生。积液通常为小量,偶尔可出现大量。急性粗球孢子菌所致胸腔积液多为自限性,病程多为 1～8 周,无需特殊治疗;胸腔穿刺抽液可缓解因大量胸腔积液所致呼吸困难;粗球孢子菌慢性感染多伴发胸膜支气管瘘和脓胸;此类患者需持续引流和系统性抗真菌治疗。

2)荚膜组织胞浆菌所致胸腔积液:荚膜组织胞浆菌在世界范围内流行。HIV 阴性患者组织胞浆菌所致胸腔积液甚为少见,发生率为 1%～5%;伴发胸腔积液多不影响预后。治疗取决于宿主的基本状态。对免疫力正常的宿主,多在 2～4 周自愈,如宿主处于免疫抑制状态或慢性感染胸腔积液持续存在 4 周以上应开始使用两性霉素 B,残留胸膜肥厚和广泛的胸膜纤维化需行胸膜切除术治疗。

(3)病毒性胸腔积液:病毒引起的下呼吸道感染可伴发胸腔积液。发生率为 2%～9%。多种病毒感染包括流感病毒、副流感病毒、呼吸道合胞病毒、单纯疱疹病毒、巨细胞病毒、腺病毒均可引起胸腔积液,此类患者多存在免疫力低下。通常这种胸腔积液为小量,无症状,多在2 周内自愈,无需胸液引流。

(4)AIDS 伴胸腔积液:AIDS 患者合并胸腔积液发生率具有人群和地域差异。AIDS 患者伴发胸腔积液的三大常见原因为继发于肺炎或脓胸、结核、Kaposi 肉瘤。

细菌性肺炎在 HIV 阳性者高于阴性者。AIDS 社区获得性肺炎常较为复杂,表现为较高的细菌感染率,较高的肺炎旁胸腔积液发生率,较高的需导管引流的脓胸发生率。

HIV 阳性合并肺炎旁胸腔积液的治疗与其他免疫力正常的患者相似。然而,由于 HIV 阳性者金黄色葡萄球菌感染较为多见,应选用针对此种细菌的敏感抗生素。

根据不同的文献报道,HIV 阳性并发结核性胸膜炎发生率可高于、等于或低于 HIV 阴性者,但在 AIDS 患者中 $CD_4^+$ 细胞计数>200 者结核性胸腔积液发生率高于 $CD_4^+$ 细胞计数<200 者。HIV 阳性并发结核性胸腔积液的治疗与 HIV 阴性者无明显差异。

(5)充血性心力衰竭伴胸腔积液:充血性心力衰竭是产生漏出性胸腔积液最常见的原因。根据临床表现心力衰竭合并胸腔积液的发生率为 38%～46%,而尸检所见可达 72%。此种胸腔积液多发生于双侧,但通常右侧积液量大于左侧,并伴有心脏扩大。如发生于单侧,以右侧最为多见。

通常认为,胸腔积液多见于左心衰竭而不是右心衰竭。因此,治疗应包括降低肺静脉压力,增加心输出量。如心力衰竭得到有效控制,胸腔积液多在 1 个月内消失。少数难以控制的胸腔积液需反复胸腔穿刺抽液或胸膜粘连术治疗以解除症状,亦可选用胸腹腔分流术治疗。

(6)心脏创伤后综合征(PCIS):PCIS 发生于各种心肌或心包创伤后数日、数周或数月。该综合征发生于心脏手术(心包切开后综合征)、心肌梗死(心梗后综合征或 Dressler's 综合征)、胸腔钝性创伤、心脏起搏器植入术后或血管成形术后。它是一种自身免疫性综合征,可表现为心包炎、发热、白细胞增多症、血沉增高、肺浸润和(或)胸腔积液。PCIS 的发生率因损伤的持续状态不同。心肌梗死后 PCIS 发生率为 1%～7%,其中胸腔积液的发生率为 40%～68%。心脏手术后 PCIS 发生率为 17%～31%,其中胸腔积液的发生率为 47%～68%。

治疗可采用激素或非类固醇消炎药。疗程根据对消炎药物的反应不同而不同。对多数心肌梗死后综合征患者在使用非类固醇消炎药或激素治疗 1～5 周后胸腔积液消失。心脏手术后,胸腔积液可在 2 个月后自愈,使用非类固醇消炎药后多数病例在数日至 3 周消失。

(7)冠状动脉旁路移植术后胸腔积液:冠状动脉旁路移植术后发生胸腔积液较为多见,发生率为 40%～90%。通常胸腔积液为小量,常见于左侧,亦有发生于双侧大量的报道。

导致胸腔积液的原因多种多样:可为充血性心力衰竭、PCIS、肺膨胀不全、胸膜切开损伤淋巴组织、损伤内部乳腺动脉床、心包炎等。对冠状动脉旁路移植术并发胸腔积液的治疗应相对保守。仅对发热、大量胸腔积液或在一定时间内未吸收的胸腔积液采用较为积极的措施。通常此类胸腔积液多在 8 周内吸收,亦有持续存在 3～20 个月的报道。

(8)类风湿性关节炎(RA)合并胸腔积液:胸膜受累是 RA 最为常见的胸腔内表现,约发生于 5% 的 RA 患者。然而,尸检结果表明 RA 合并胸膜炎、胸腔积液发生率为 40%～70%。这种临床与尸检的差异提示多数患者无症状或使用抗炎药物掩盖了症状。RA并发胸膜炎、胸腔积液多见于男性,年龄＞45岁及皮下结节患者。胸腔积液可发生于疾病的各个阶段,约20％发生于关节症状同时或之前,50％发生于关节症状出现后5年之内。其临床表现类似于细菌性胸膜炎。影像学通常表现为小量至中等量单侧积液,亦有大量积液的报道。类风湿性胸腔积液可以是短暂的,长期的或反复发作性。很少在4周内消失。通常在治疗后3～4个月内消失。50％患者迁延不愈,病程从7个月～5年不等,但很少出现胸膜肥厚粘连。

激素或非类固醇消炎药治疗类风湿性胸腔积液的疗效尚缺乏大规模临床实验证实。有人尝试系统性和胸膜腔局部应用激素治疗,治疗效果各有不同。如果其治疗的主要目的在于防止进行性胸膜纤维化,可考虑应用非类固醇消炎药物。合理的策略是在疾病早期考虑应用阿司匹林等非类固醇消炎药及泼尼松龙,如果8～12周积液消失,可停药。如积液不消失,可采用治疗性胸腔穿刺术和胸腔内给与激素治疗。

(9)系统性红斑狼疮(SLE)并发胸腔积液:SLE并发胸膜炎较为常见,通常表现为伴或不伴胸腔积液的胸痛,可发生于45％～56％的患者,多见于女性,是疾病晚期的表现。影像学通常表现为小量至中等量双侧性胸腔积液,亦有大量单侧的报道。

SLE患者伴发胸腔积液应除外其他原因,如肾病综合征、充血性心力衰竭、肺栓塞、PPE、尿毒症、药物相关性胸腔积液等。一旦除外这些原因,可考虑应用泼尼松龙每日60～80mg开始,显效后逐渐减量。与RA不同,SLE合并胸腔积液对激素治疗反应好,一旦应用激素治疗胸腔积液多很快消失。疗程通常为4～6周。极少数SLE伴胸腔积液病情重,胸腔积液量多,对激素治疗反应差,这时可加用一种免疫抑制剂,如环磷酰胺或硫唑嘌呤。对免疫抑制剂疗效差者,可采用胸膜粘连术治疗。

(10)结节病合并胸腔积液:虽然90％结节病患者累及肺组织,但很少累及胸膜。结节病合并胸腔积液的发生率为0％～5％。并发胸腔积液的结节病患者通常伴有肺实质病变(2期或3期)或胸外表现。胸腔积液通常表现为单侧,小量至中等量积液,但亦有大量和双侧的报道。诊断胸膜结节病需除外结核和真菌感染所致。

结节病性胸腔积液通常在1～3个月内自愈,有时需激素治疗。有报道称应用激素治疗后2周内胸腔积液消失者,亦有应用激素后6个月消失的报道。因此,对无症状型结节病性胸腔积液无需激素治疗,对症状明显,胸腔积液反复发作者应应用激素治疗。治疗不完全可发展为胸膜肥厚,有时需手术治疗。

(11)肺栓塞并发胸腔积液:急性单侧胸腔积液应考虑肺栓塞可能。肺栓塞患者中胸腔积液的发生率为10％～50％,常表现为病变同侧的小量积液,在栓塞3日后,胸腔积液不再增长,如发病3日后胸腔积液继续增长,应考虑是否存在再栓塞、使用抗凝剂过量所致血胸、继发感染等。

有研究表明,未发生肺梗死的胸腔积液72％在发病7日内消失,而发生肺梗死者胸腔积液常持续存在。

(12)石棉肺所致胸腔积液:石棉所致胸腔积液是暴露于石棉的最初20年内发生率最高的石棉相关性胸膜肺损伤。可发生于最初接触石棉后的1～60年间。良性石棉性胸腔积液(BAPE)的诊断依赖于石棉接触史,除外其他原因所致胸腔积液,并除外3年内发生恶性肿瘤者。46％～66％的患者为无症状性胸腔积液,通常在健康查体时发现,表现为小量至中等量,单侧;10％患者表现为双侧大量积液。BAPE通常慢性反复发作。多数积液在3～4个月消失,80％～90％患者遗留肋膈角变钝,50％患者遗留弥漫性胸膜肥厚,30％～40％通常在3年内复发。许多患者在发生BAPE后演变为胸膜间皮瘤,但二者之间的关系尚需大规模临床实验证实。

(13)肺或心肺联合移植并胸腔积液:有报道心肺联合移植术后100％发生胸腔积液。双侧肺移植发生率高于单侧肺移植。多发生于手术后早期,表现为小量至中等量,少数可发生大量积液。绝大多数病例,积液在移植后9～14日自愈,仅少数病例在移植后3周内发生积液量增多,可能与移植后2～4周发生的移植物淋巴组织的重建有关。3周后如积液仍吸收不良提示为病、理现象,如并发肺再植反应、感染、或急性肺损伤。在针对病因治疗的同时应尽可能引流清除积液。

(14)肝移植并胸腔积液:与心肺疾病无关的胸腔积液通常发生于肝移植后,其发生率为48％～100％。手术中损伤右侧膈膜、围手术期输入血液制品、低蛋白血症、肺膨胀不全均可能与胸腔积液有关。最重要的原因可能是手术横断肝脏淋巴组织,特别是与胸膜相连的肺系带。接近1/3的患者表现为双侧胸腔积液,但以右侧胸腔积液量较多,此类胸腔积液在手术后3～7日达到高峰,2～3周消失,少数可持续数月。胸腔穿刺术或胸廓造口插管术对缓解症状非常有效,胸腔积液的性质多表现为漏出性,如术后7日胸腔积液仍不断增长,应考虑合并横膈下感染可能。

(15)尿毒症合并胸腔积液:1836年,Bright等报道尸检发现仅29％蛋白尿患者胸膜正常。尸检发现20％～58％尿毒症患者并发纤维素性胸膜炎。肾功能衰竭患者发生胸膜损伤的原因可能有以下几种:①继发于心力衰竭;②继发于感染;③继发于同时伴有肾脏与胸膜损伤的疾病如SLE;④继发于尿毒症性心包炎;⑤继发于肺栓塞;⑥尿毒症性胸膜炎。

长期透析的尿毒症患者发生胸膜炎的概率为4％～16％。X线胸片多表现为单侧,中等量胸腔积液,少数发生双侧大量。此类积液在持续透析4～6周后多可消失,但很快复发。有些胸腔积液尽管进行了血液透析仍持续存在,并逐渐发展为纤维胸,这时需胸膜剥脱术治疗。毒素或免疫复合物不能经由血液透析去除可能是胸腔积液不易消失的机理,因此,可尝试血浆析出术治疗。

(16)胰腺炎所致胸腔积液:胰腺炎所致胸膜肺综合征非常常见,但急性胰腺炎和慢性胰腺炎并发胸腔积液的临床表现、治疗和预后各不相同。

慢性胰腺炎较急性胰腺炎而言并发胸腔积液的发生率较低。慢性胰源性胸腔积液与胰胸膜瘘形成有关,患者多为男性,>90％患有酒精性胰腺疾病。虽然胰源性胸腔积液由胰腺炎所致,这些患者可无腹部症状,常见的主诉为呼吸困难或胸痛。首先可选用非手术治疗,包括降低胰液分泌、胃肠减压、全胃肠外营养、胸腔穿刺放液治疗。约50％患者经非手术治疗后9日至2个月内积液消失。有报道称奥曲肽治疗重症胰源性胸腔积液有效。内窥镜下胰导管支架植入术亦是有希望的选择之一。因胰源性胸腔积液并发症多,死亡率高,因此常选择手术治疗。手术前,应行内镜下逆行性胰造影和腹部CT检查清楚判断胰腺破裂和瘘管形成情况。

## 【病情观察】

造成胸腔积液的原因很多,根据患者的症状、体征确认为胸腔积液者,应尽可能地明确积液的原因,采用相应的治疗;治疗过程中,主要应仔细观察患者治疗胸闷、气急的改善程度,伴随症状或原发疾病的缓解与否,有无治疗药物本身的不良反应,以便及时调整治疗用药。

## 【病历记录】

1.门急诊病历 记录患者胸闷、胸痛的持续时间和主要伴随症状。记录有无原发病(如结核、肿瘤)及其临床特征、诊断及治疗状况。体检记录原发疾病和胸腔积液的体征。实验室检查记录 X 线表现、胸腔积液常规、生化及病理学检查结果。

2.住院病历 入院记录患者门急诊的诊疗经过、治疗效果。重点记录本次入院后的诊治经过,反映治疗后的胸腔积液等症状的改善程度;记录胸腔积液的实验室检查结果。如需特殊检查或治疗,须有患者或亲属签署的知情同意书。

## 【注意事项】

1.医患沟通 胸腔积液是由许多疾病引起的临床征象,如明确为胸腔积液,则应告诉患者及家属可能的病因,并向其说明需要胸腔抽液行相关的生化、找脱落细胞等检查,以明确胸腔积液原因;如为恶性胸腔积液,则应进一步行 B 超、CT 等影像学检查,寻找原发病灶。应告知患者及家属,明确胸腔积液原因比治疗更为重要,以便患者及家属能理解、配合;如为结核性,应讲明抗结核治疗的药物、疗程,使患者能增加对治疗的依从性;如为恶性胸腔积液,则应讲明治疗的难度、预后等,以便家属能理解。如需行胸腔注射药物或行其他特殊治疗,均应由患者或亲属签署知情同意书。

2.经验指导

(1)胸腔积液本身容易诊断,关键是要明显病因。目前,最常见的原因有结核、肿瘤、感染、外伤、结缔组织疾病等。

(2)下列的体检发现有助于病因诊断,如患者胸部淋巴结肿大、胸壁呈非凹陷性水肿、胸膜增厚明显、胸痛剧烈,应考虑恶性胸腔积液可能性大;若短期内患者发热、毒性症状重、局部胸壁水肿,则以脓胸可能性大;若患者为青年女性,有发热、胸腔积液、免疫异常则要考虑系统性红斑狼疮等可能。结核性胸膜炎大多数发生于青壮年,多有结核的毒血症状,临床上如与癌性胸腔积液难以鉴别,可予试验性抗结核治疗,抗结核治疗有效则支持结核性胸腔积液的诊断。

(3)约有 15% 的患者经详细检查后仍可能为病因不明,这一点,临床实际工作中常常碰到,需强调的是对所有临床、实验室资料要做综合分析,另外,如症状允许,可安排患者密切随访观察。

(4)临床上发现有胸腔积液的要尽量抽水,行相关检查,以明确胸腔积液性质。原发疾病的诊断是本病治疗有效的前提,治疗前明确胸腔积液的病因显得十分重要。

(5)临床上,胸腔积液的治疗是综合性的治疗,胸腔积液症状明显或大量胸腔积液引起为生命体征不稳定时,要及时抽胸腔积液。脓胸患者中毒性症状重,应积极引流,可注射尿激酶至胸腔以减少脓液稠度、利于引流,其次,脓胸患者的支持治疗也很重要。有手术指征时要及时进行外科治疗。

## 二、结核性胸膜炎

### 【概述】

结核性胸膜炎是由结核杆菌感染引起的胸膜炎症,属于肺结核的一种类型,目前列为第Ⅳ型肺结核。可发生于任何年龄,是儿童和青年最常见的胸膜炎。近年来国内报道的100例以上胸腔积液的原因分析中,结核性胸膜炎所占比例都在45%以上。结核性胸膜炎分为干性胸膜炎和渗出性胸膜炎。干性胸膜炎多发生在肺尖后部胸膜,其次为胸下部的胸膜,症状很少或没有症状,常产生局限性胸膜粘连而自愈,其诊断通常是回顾性的。当机体处于高度变态反应状态时,结核分枝杆菌及其代谢产物侵入胸膜,产生胸腔积液,称为渗出性胸膜炎。

### 【诊断】

#### (一)症状

1.全身症状　包括发热、盗汗、乏力、纳差、腹泻、体重减轻等。其中发热的特点为午后低热为主,也可表现为中、重度发热。

2.呼吸系统症状　干性胸膜炎主要症状为尖锐的针刺样胸痛,疼痛很剧烈。深呼吸及咳嗽时疼痛明显,浅呼吸、平卧或者患侧卧位,胸痛可以减轻,所以患者呼吸常急促表浅。渗出性胸膜炎在积水比较少时也出现胸痛,待积水增多时,胸痛反而减轻或消失。形成大量积水时可引起憋气、胸闷,积水越多,憋气、胸闷症状也越明显。如果短时间出现大量积水,可出现呼吸困难、发绀、反射性干咳。

#### (二)体征

干性胸膜炎患病的一侧呼吸运动受限,局部有压痛。触诊有胸膜摩擦感,听诊有胸膜摩擦音。渗出性胸膜炎积液量较少时无明显体征,中或大量积液时,胸膜炎一侧的胸廓饱满,肋间隙增宽,呼吸动度变小,语颤消失,叩诊呈浊音或实音,呼吸音减弱或消失,气管、纵隔均可移向健侧。如果出现胸膜粘连,可导致胸廓局部凹陷,呼吸音减弱。

结核性胸膜炎可分为纤维素性胸膜炎(干性胸膜炎)及渗出性胸膜炎。前者胸膜表面有少量纤维蛋白渗出,表面粗糙而渗液较少或迅速吸收,仅遗留轻度胸膜增厚粘连,患者可感胸痛不适或症状轻微而被忽视;后者多发生于变态反应增强的患者,常有少量、中等量乃至大量积液,也可逐渐局限为包裹性积液,可根据积液的局限部位不同而命名为肺下积液、叶间积液或纵隔胸膜炎等。

#### (三)检查

1.实验室检查

(1)血液检查:白细胞计数正常或在早期略升高,以中性粒细胞为主,红细胞沉降率增快。

(2)胸液检查:胸液为渗出液,多为草黄色或初期微带血性,白细胞总数 $10 \times 10^8/L$,以淋巴细胞为主,或初期为中性粒细胞,以后淋巴细胞逐渐增多。间皮细胞<5%。腺苷脱氨酶(ADA)增高常>45U/L。胸液 $LDH_4$、$LDH_5$ 增高。结核菌培养可阳性(8%~25%)。

2.X线检查　干性胸膜炎常无异常X线征,若有广泛纤维蛋白渗出时,则可见肺野透光度普遍降低。病变位于胸下部者,膈肌运动受限制。

浆液渗出性胸膜炎的 X 线征随积液量多少而不同。少量积液时,仅见肋膈角模糊、变钝。仰卧透视观察,液体散开,肋膈角恢复锐利。中等量积液时肺野下部密度均匀阴影,其上缘外高内低、凸面向肺内,与肺野有明显的分界。叶间积液在后前位胸片上有时误诊为肺炎,侧位胸片显示边缘锐利的梭形阴影,位置与叶间裂有关。肺底积液,在肺底和膈之间,有时误为膈肌升高,当患者卧位时,积液散开,则看到膈影有助于区别。

3.超声波检查　可以准确地判断有无胸腔积液的存在,并能引导胸腔穿刺定位,尤其是少量或包裹性积液时。此外,对有无胸膜增厚也有一定提示作用。

4.胸膜活检　有 1/2 病例可见干酪或非干酪肉芽组织。

5.结核菌素试验　多为阳性或强阳性,因机体变态反应较高所致。

(1)旧结素(OT)试验:OT 试验多用于普查时。具体方法:以 1∶2000 的 OT 稀释液 0.1ml(5U),在前臂屈侧做皮内注射,经 48～72 小时测量皮肤硬结直径,如<5mm 为阴性 (-),5～9mm 为弱阳性(+),10～19mm 为阳性反应(++),≥20mm 或局部出现水泡与坏死者为强阳性反应(+++)。常作为卡介苗接种与筛选对象、质量监测及临床辅助的诊断。由于 OT 抗原不纯,可能引起非特异性反应,故现已少用。

(2)结核纯蛋白衍生物(PPD)试验:PPD 试验是目前广泛应用的结核菌素试验。其制剂有 50U/ml 和 20U/ml 两种制剂,每 1U 效价是一致的。我国推广国际通用的皮内注射法将 PPD 注射剂 SU 注入前臂内侧上中 1/3 交界处皮内,使局部形成皮丘。经 48～96 小时(一般为 72 小时)观察反应,结果判断以局部硬结直径为依据:无硬结或硬结平均直径<5mm 为阴性(-),5～9mm 为一般阳性(+),10～19mm 为中度阳性(++),≥20mm 为强阳性反应(+++),局部除硬结外还有水泡、破溃淋巴管炎及双圈反应为极强阳性反应(++++)。

### (四)诊断要点

1.起病较急,常有发热、胸痛、干咳、呼吸困难等症状,胸部常有胸腔积液的体征,早期或吸收期可闻及胸膜摩擦音。并发肺结核或多发性浆膜炎或其他部位结核病时可有相应的临床症状及体征。

2.X 线胸片示胸膜腔积液或包裹性积液、叶间积液、肺下积液的相应表现。

3.胸腔 B 超有液性暗区及胸膜增厚表现。

4.胸腔穿刺可抽出黄色,偶可为血性胸腔渗液,常以淋巴细胞占优势。

5.胸腔积液抗酸杆菌涂片染色(+)或培养(+),或 PCR(+)而肿瘤细胞(-),各项肿瘤标记物(-)。

6.胸膜活检(针吸或开胸)、组织结核菌培养(+)或组织病理检查有干酪坏死性肉芽肿改变。

7.胸腔积液中腺苷脱氨酶 ADA>45U/L 或胸腔积液 ADA/血 ADA>1.0,胸液中 ADA-2 增多,或胸腔积液中 IFN-γ、TNF-α 增高。

8.经抗结核治疗,体温迅速下降,胸液吸收乃至消失。

凡具有第 1～4 项,合并第 5、6 项中任何 1 项者可确诊。第 7、8 项有重要临床参考意义。

### (五)鉴别诊断

1.干性胸膜炎以胸痛为主,要与肋间神经痛、心绞痛、大叶性肺炎及带状疱疹早期的胸痛及支气管肺癌胸膜转移等相鉴别。胸痛可放射到腹部要与急腹症区别。

2.渗出性胸膜炎要与以下疾病鉴别:①感染性疾病所致胸腔积液:包括细菌、病毒、支原体、真菌、寄生虫等引起胸腔积液;②肿瘤性:如支气管肺癌、恶性肿瘤胸膜转移及胸膜间皮瘤等;③结缔组织性疾病:如系统性红斑狼疮、类风湿胸膜炎等;④其他原因致胸腔积液。

## 【治疗】

### (一)治疗原则

1.治疗目的

(1)消灭结核感染,并防止复发;

(2)缓解症状,减轻患者痛苦;

(3)防治胸膜肥厚粘连。

2.治疗原则　对大多数免疫力正常的患者,结核性胸腔积液可在 2～4 个月内自愈。然而,如不经治疗约 65％患者可在 5 年内发生肺结核或肺外结核,因此,对结核性胸腔积液患者正规的抗结核治疗是非常重要的。同样应遵循早期、规律、全程、适量、联合的原则。

### (二)治疗常规

抗结核药物治疗其疗程一般为 12 个月,轻症患者可适当缩短疗程,但不短于 9 个月。另有一些学者则认为异烟肼联合利福平治疗 6 个月非常有效,有研究表明治疗后 6 个月 X 线胸片观察胸液吸收好,连续观察 3 年复发率为 0,但胸膜肥厚可持续数年。目前国内外普遍采用的标准抗结核方案为异烟肼＋利福平＋吡嗪酰胺联合治疗 2 个月,继之异烟肼＋利福平联合治疗 4 个月(2HR2/4HR)。在最初治疗的数周内,少数患者可发生胸液增多的现象,但这并不代表治疗失败。

1.常用抗结核具体药物

(1)异烟肼(INH 雷米封)

1)用药方法:口服成人剂量每日 300mg,顿服;或按每周 2 次,每次 600～800mg,儿童为每日 5～10mg/kg 体重,最大剂量每日不超过 300mg。静脉注射或静脉滴注 300～600mg,加 5％葡萄糖注射液或 0.9％氯化钠注射液 20～40ml,缓慢静脉注射,或加入输液 250～500ml 静脉滴注。

2)不良反应及预防措施:胃肠道症状(食欲不振、恶心、呕吐、腹痛、便秘等);血液系统症状(贫血、白细胞减少、嗜酸性粒细胞增多,引起血痰、咯血、鼻出血、眼底出血)肝损害,偶可发生药物性肝炎;变态反应(皮疹或其他);内分泌失调:(男子女性化乳房、泌乳、月经不调、阳痿等);中枢症状(头痛、失眠、疲倦、记忆力减退、精神兴奋、易怒、欣快感、反射亢进、幻觉、抽搐、排尿困难、昏迷等)。周围神经炎(表现为肌肉痉挛、四肢感觉异常、视神经炎、视神经萎缩等),如发生周围神经炎可加服维生素 $B_6$,每日 10～20mg 分 1～2 次服。

3)注意事项:可加强香豆素类抗凝药、某些抗癫痫药、降压药、抗胆碱药、三环抗抑郁药等的作用,合用时须注意。用药期间注意查肝功能,肝功能异常者、有精神病和癫痫病史者慎用,孕妇慎用,抗酸药尤其是氢氧化铝可抑制本品的吸收,不宜同服。异烟肼对氨基水杨酸盐(帕星肼,PSNZ):耐 INH 菌株中,部分对它敏感,国内常用于治疗 MDR-TB。

(2)利福平(RFP)

1)用药方法:成人剂量为每日 8~10mg/kg 体重,体重在 50kg 以下者为 450mg,50kg 以上者为 600mg,顿服。儿童每日 10~20mg/kg。

2)不良反应及预防措施:胃肠道症状(食欲不振、恶心、呕吐、腹泻、腹胀、腹痛等);血液系统症状(白细胞减少、血小板减少、嗜酸性粒细胞增多,脱发、头痛、疲倦、蛋白尿、血尿、肌病、心律失常、低血钙反应,还可引起多种变态反应,如药物热、皮疹、剥脱性皮炎、肾功能衰竭、胰腺炎、休克等)。某些情况下尚可发生溶血性贫血。肝损害,用药后如出现一过性转氨酶增高可继续用药,同时加用保肝治疗,并密切观察,如出现黄疸应立即停药。间歇用药时可出现流感样症状、皮肤综合征等。

3)注意事项:有酶促作用,可使双香豆素类抗凝药、口服降糖药、洋地黄类、皮质激素、氨苯砜等药物加速代谢而降低疗效。长期服用本品,可降低口服避孕药的作用而导致避孕失败。用药期间注意检查肝功能,肝功能严重不全、胆管阻塞,怀孕 3 个月以内禁用,小婴儿、一般肝病患者,怀孕 3 个月以上慎用。利福平及其代谢物为橘红色,服用后大小便、眼泪等可出现桔红色样变,应对患者解释清楚。食物可阻碍本品吸收,宜空腹服用。

4)利福平衍生物,如利福喷丁、利福布丁(RFB):耐 RFP 菌株中部分对它仍敏感。

5)利福喷丁(RPE):是我国首先用于临床的利福霉素类药物。其特点是药代动力学是血浆蛋白结合率高和生物半衰期较长,其生物半衰期是利福平的 5 倍。全国利福喷丁临床协作组将利福喷丁与利福平做临床疗效对照,其结果说明,利福喷丁的近期和远期疗效均较好。

6)利福布丁(RBT)利福布丁对耐利福平菌仍有抗菌活性。利福布丁对各型分支杆菌的作用均强于利福平,尤其对鸟型复合分支杆菌(MAC)有较强的抗菌活性。由于艾滋病的流行,鸟型分支杆菌已成为第二位多发的分支杆菌病,在美国利福布丁被广泛用于艾滋病合并分支杆菌病的治疗。利福布丁亲脂性强,在胃肠道吸收很快。

衍生物还有 CGP29861、CGP7040、CGP27557、FCE22250(在我国已经合成并完成了基础实验研究)以上 4 个药物的半衰期分别为 40 小时、30 小时、8 小时、20 小时。

(3)吡嗪酰胺(PZA)

1)用药方法:成人用量每日 1.5g,儿童用量为每日 30~40mg/kg。

2)不良反应及预防措施:常见不良反应为高尿酸血症、肝功毒性反应(ALT 升高和黄疸)、胃肠道症状(食欲不振等)、关节痛等。

3)注意事项:用药期间注意检查肝功能,孕妇禁用。

(4)乙胺丁醇(EMB)

1)用药方法:成人用量为每日 0.75~1.0g。

2)不良反应及预防措施:不良反应最常见为视神经炎(表现为视敏感度降低、变色力受损、视野缩窄、出现暗点),应在治疗前测量视力和视野,治疗中密切观察,并对患者告知警示。其次为胃肠道症状(恶心、呕吐、腹泻等)偶见变态反应、肝损害、粒细胞减少、高尿酸血症、关节炎、下肢麻木、精神症状(幻觉、不安、失眠)。

3)注意事项:乙醇中毒者及婴幼儿禁用。13 岁以下儿童尚缺乏应用经验需慎用;糖尿病患者必须在控制糖尿病的基础上方可使用本品;已发生糖尿病眼底病变者慎用本品,以防眼底病变加重;老年人及肾功能不良减量慎用。

(5)链霉素:口服不吸收,只对肠道感染有效,现已少用。用于结核病时每次 0.75~1g,每日 1 次,肌内注射。儿童剂量 20mg/kg 体重,隔日用药,分 2 次给予。新生儿每日 10~20mg/kg 体重。

不良反应及注意事项:①本品可引起口麻、四肢麻感等一过性症状,此种症状往往与药品的质量有关;②对第Ⅷ对颅神经有损害作用,可引起前庭功能障碍和听觉丧失。若发现耳有堵塞感或耳鸣,应立即停药;③对肾脏有轻度损害作用,可引起蛋白尿、管型尿,一般停药后可恢复,肾功能不全者应慎用;④若引起荨麻疹、药物热、关节痛、肌肉痛、黏膜水肿、嗜酸性粒细胞增多、药物性肺炎、急性喉头水肿、血管神经性水肿、接触性皮炎等过敏症状,应及时停药,并对症处理;⑤可引起过敏性出血性紫癜,应立即停药,并给予大量维生素 C 治疗;⑥偶可引起过敏性休克。本品皮试的阳性率低,与临床上发生变态反应的符合率也不高,不应过于信赖。

(6)对氨基水杨酸钠(PAS-Na):口服每次 2~3g,每日 8~12g,饭后服。小儿每日 200~300mg/kg 体重,分 4 次服;静脉滴注 4~12g(先从小剂量开始),以生理盐水或 5%葡萄糖注射液溶解后配成 3%~4%浓度滴入。小儿每日 200~300mg/kg 体重;胸腔内注射 10%~20%溶液每次 10~20ml(用 0.9%氯化钠注射液溶解)。

不良反应及注意事项:最常见的不良反应是胃肠道刺激症状。本品能干扰利福平的吸收,故不宜同服。如同时用,二者应该间隔 6~8 小时。

(7)氨硫脲(T):口服易被胃肠吸收,服后 4~6 小时血浆浓度达高峰。

不良反应及注意事项:最常见的为胃肠系统不良反应,且与剂量有关。对已确定的耐多药结核患者来说,在 WHO 标准方案中的继续期使用乙胺丁醇和氨硫脲,很可能是无效的。在 HIV 阳性的患者,由于有发生严重不良反应的危险,禁止使用该药。

(8)氨基糖苷类:卡那霉素(KM)价廉、阿米卡星(A)与卡那霉素一样有效,且耐受性较好,但价格昂贵。目前出现了脂性质体包裹的阿米卡星,以及日本正进入二期临床的气雾剂阿米卡星。

阿米卡星为半合成氨基糖苷类抗生素,对一些耐卡那霉素菌株仍有效。阿米卡星对大多数结核分支杆菌的 MIC 为 4~8mg/L。对吞噬细胞内细菌作用很弱,若采用脂质体包裹的制剂(LE-AMK)则可提高细胞内药物浓度,因而其抗菌作用随之增加,可提高对鸟型复合分支杆菌感染小鼠的疗效。其临床效果有待进一步的验证。阿米卡星优于卡那霉素之处,在于它的耳毒性小,且肌内注射给药的疼痛比卡那霉素轻。

卷曲霉素(CPM):对耐链霉素、卡那霉素和阿米卡星的患者非常有效,但价格非常贵。

(9)硫胺类:乙硫异烟胺、乙硫异烟胺或丙硫异烟胺是同一活性物质的两种不同形式,有杀菌活性。

(10)氟喹诺酮类:环丙沙星(CIP)、左旋氧氟沙星(V)、氧氟沙星(OFLX)、司帕沙星,对杀灭巨噬细胞内结核菌有协同作用,长期应用安全性和肝耐受性也较好。氧氟沙星(OFLX)和环丙沙星(CIP)是两种不同的药,不过在该类药中完全交叉耐药;这些药有低的杀菌活性,与其他药联用有效;氧氟沙星的药代动力学优于环丙沙星。司帕沙星由于严重的皮肤不良反应应避免使用(光敏反应)。

(11)环丝氨酸/特立齐酮:是相同的抑菌剂,具有两种不同的组方配方,与其他抗结核药无交叉耐药。对神经系统毒性大,应用范围受到限制。

2.特殊情况下抗结核药物的使用

(1)妊娠:妊娠期间使用链霉素可导致胎儿永久性耳聋,妊娠期间禁用链霉素,以乙胺丁醇代替之。

(2)肾功能衰退:肾功能衰退时利福平、异烟肼及吡嗪酰胺是安全的。

链霉素经肾脏排泄,乙胺丁醇和氨硫脲则部分经肾脏排泄。如有替代药物则避免使用链霉素与乙胺丁醇,否则应延长间歇时间并酌情减量。肾功能衰退时禁用氨硫脲,因为其治疗量接近中毒量。

(3)肝脏疾病:大多数抗结核药物可引起肝脏损害,出现黄疸的结核患者应接受下列治疗方案:2SHE/10HE。有肝病者禁用吡嗪酰胺。

3.激素的应用  约50%结核性胸膜炎患者在开始正规抗结核治疗后6～12个月发生胸膜肥厚,其机理不明。有研究证实,激素治疗可缓解发热、胸痛、呼吸困难等症状,降低血沉、促进胸腔积液吸收,但不能防治胸膜肥厚粘连,亦不能减低胸腔积液复发率,因此不推荐常规应用激素。仅推荐在有效抗结核药物应用的基础上,存在严重的发热、胸痛或呼吸困难患者不能耐受时短期应用激素。一般为泼尼松每日15～30mg,分3次口服,疗程4～6周,待症状消失,胸液减少,可逐渐减量至停药。

4.胸膜肥厚的治疗  传统的经验认为反复胸腔穿刺抽液可去除胸腔积液内的有毒有害物质,可能防治结核性胸膜炎治愈后所遗留的胸膜肥厚粘连,但最近的研究证实,反复胸腔穿刺抽液并不能降低胸膜肥厚的发生率。

胸液中 TNF-α、溶菌酶增高、葡萄糖水平减低和低 pH 值是胸膜肥厚纤维化的预测因子。对胸膜肥厚粘连影响呼吸功能的患者,必要时可行胸膜剥脱术治疗。

5.对症处理  对呼吸困难、胸痛等症状明显者,应及时对症处理,尽最大可能缓解患者的不适感。

6.支持疗法  结核性胸膜炎是一种慢性消耗性疾病,因机体长期消耗,蛋白质分解代谢显著增强,结核病活动期因全身毒血症状而使患者食欲减退,多种营养摄取不足,胸腔积液时,可有大量蛋白质丢失。以上综合因素导致患者易出现蛋白质-热能营养不良。据文献报道,高浓度的氨基酸本身即可成为刺激组织细胞物质转运的重要因素,从而达到蛋白质合成的目的。在结核性胸膜炎治疗和修复期更需要蛋白质,因此恰当的营养支持能增加蛋白质合成,对结核性胸膜炎患者,给予积极的、合理的营养支持十分重要。

(三)胸腔穿刺抽液

胸腔抽液可迅速缓解症状,减少胸膜粘连。每周抽液 2～3 次,直至胸液基本消失。每次抽液不宜超过 1000ml。

【病情观察】

1.诊断明确者,主要观察抗结核治疗后患者的症状是否改善,发热、盗汗、乏力、纳差、腹泻、体重减轻、针刺样胸痛、憋气、胸闷等有无缓解,胸腔积液有无逐渐减少直至消失,有发热者体温是否降至正常。同时,应观察有无药物治疗的不良反应,对症治疗的效果如何。

2.诊断不明确者,不论门、急诊就诊或入院治疗,不论患者是否以发热或胸腔积液、胸闷、胸痛就诊,均应仔细询问病史,结合体检及上述辅助检查明确诊断。并应告知患者及家属本病的诊断、治疗方案等,以使患者理解、配合,如需试验性抗结核治疗,应告知患者及家属,征得同意后进行。同时应注意对患者治疗后的定期随访,以评估治疗效果、诊断是否正确。

**【病历记录】**

1.门急诊病历　记录患者主诉的特点,如胸痛、胸闷、憋气等;有无乏力、食欲不振、消瘦等表现;详细询问有无结核毒血症症状;注意记录有无肺等其他部位的结核病史;有无肝炎、血吸虫病史;如为女性,应记录有无月经紊乱史,以往是否就诊过,如有,应记录以往的诊断方法、治疗用药及效果如何;体检记录有无浅表淋巴结肿大,腹痛的部位,有无压痛、反跳痛,有无腹水,是否有腹壁柔韧感及腹部包块,有无肝脾肿大等;辅助检查记录血、便常规、血沉、B超、X线等检查的结果。

2.住院病历　详尽记录患者主诉、主要临床症状的特点,如实记录以往诊疗经过。首次病程记录提出本病诊断依据、治疗计划。重点记录上级医师查房的意见,治疗过程中临床表现变化～有关辅助检查的结果。如需试验性抗结核治疗,应请患者或其亲属签字同意。

**【注意事项】**

1.医患沟通

(1)本病是一种慢性疾病,治疗时间较长,患者往往不能坚持,导致病情的反复或治疗效果不佳,从而增加患者痛苦,也增力口治疗难度,因此,需要医师耐心向患者解释病情,取得患者的信任,使其主动参与治疗过程。如高度疑诊,予以试验性抗结核治疗,应向患者及家属谈明,同意并签名后进行。

(2)住院或门诊治疗时,应向患者及家属交代本病的发生、发展过程,可能发生的并发症,应向患者及家属强调抗结核治疗的疗程必须规范,否则可能治疗不彻底,易产生各种并发症,治疗过程中如有不良反应,应及时与主治医师联系,调整治疗药物和方案。

2.经验指导

(1)结核性胸膜炎的典型病例诊断并不困难,但因其起病较隐匿,表现复杂多样,及早正确诊断此病并非轻而易举,仔细地询问病史和全面认真地查体很重要;应注意询问工作、饮食习惯、既往史及结核接触史;查体时应注意不放过任何可疑的体征,并进一步通过相应辅助检查进行判断。

(2)本病的治疗主要依靠抗结核治疗,保证全程、早期、联合、规范的治疗至关重要,治疗时应选择一线抗结核药物联合应用,如有肝功能损害,则应选用对肝功能影响小的药物使用,并密切观察治疗。对有大量胸腔积液者,可在足量抗结核前提下,进行胸腔穿刺抽液。

(3)鉴于本病是一消耗性疾病,在抗结核治疗的同时,要加强对症、支持治疗,如有低蛋白血症,可输注白蛋白、血浆等,并嘱患者加强营养,以增强抵抗力。

(4)试验性抗结核治疗是目前诊断及治疗本病的重要方法,如综合患者临床表现、体征、辅助检查疑诊本病,应请示上级医师予以试验性抗结核治疗。治疗时应注意患者治疗的依从性如何,这对治疗亦很重要。

# 三、胸膜间皮瘤

## 【概述】

胸膜间皮瘤是一种源于胸膜间皮组织的肿瘤,约占胸膜肿瘤的 5%,却是胸膜最常见的原发肿瘤。间皮瘤除了发生在胸膜外,还可发生在腹膜、心包膜和睾丸鞘膜等部位。胸膜间皮瘤占了整个间皮瘤的 50%,临床上常见的是弥漫性恶性胸膜间皮瘤。胸膜间皮瘤起病隐匿,因早期症状没有特异性常被忽视,有的在常规查体时被发现;有石棉接触史者,平均潜伏期长达35 年,最短潜伏期 10 年;恶性胸膜间皮瘤年龄多发于 50~70 岁(平均诊断年龄约 60 岁),男性多于女性;临床症状主要为持续性胸痛和呼吸困难。

## 【诊断】

### (一)症状

胸膜间皮瘤的胸痛症状通常为非胸膜炎样疼痛,但有时也可为胸膜炎样疼痛。与结核性胸膜炎不同,随着胸液量的增加胸痛不缓解,而是逐渐加重。胸痛多为单侧,常放射到上腹部、肩部和双上肢,胸痛表现为钝性和弥漫性,有时也呈神经性。有的患者以胸痛为首发症状,X线胸片正常,但在以后几个月的随访中出现胸腔积液;也有少数患者最初出现急性胸膜炎样疼痛和少量胸腔积液,在胸腔抽液后很长时间没有积液出现而被认为是良性胸膜炎,直到再次出现积液而被确诊。

呼吸困难也是间皮瘤的一个常见症状,在早期与胸腔积液有关,在后期主要与胸壁活动受到限制有关。

其他常见症状,如发热、盗汗、咳嗽、乏力和消瘦等。有的患者出汗量相当多,咯血则很少见;有的患者可发现胸壁肿块。与其他石棉相关性胸膜疾病相比,胸膜间皮瘤的杵状指发生率高。偶有副癌综合征出现,如间断性低血糖和肥大性骨关节病等。此外,可发生第二肿瘤。

### (二)体征

肺部体征主要与胸膜增厚和胸腔积液有关,胸部扩张受到限制。患者可表现为呼吸困难,疾病进展时消瘦;有的患者可出现胸壁包块,可以发现杵状指(趾)。与肺癌不同,间皮瘤很少在就诊时出现颈部淋巴结肿大或远处转移相关的临床表现。在有心包积液时可出现心脏压塞表现。

### (三)检查

1.一般检查　有不少患者表现为血小板增多,有些出现血糖减低,甚至出现低血糖昏迷。高钙血症、抗利尿激素分泌异常综合征也有报道,但少见。

2.胸腔积液检查　胸膜间皮瘤常出现的胸腔积液多为血性,也可为黄色渗出液,相对密度较高(1.020~1.028),非常黏稠,容易堵塞穿刺针头。胸腔积液蛋白质含量高,葡萄糖和 pH 降低;胸腔积液透明质酸和乳酸脱氢酶浓度较高;细胞计数间皮细胞增多;中性粒细胞和淋巴细胞无明显增高。细胞学检查对胸膜间皮瘤的诊断率为 21.0%~36.7%。对胸腔积液中癌标记物检查发现 CYFRA21-1 增高而癌胚抗原(CEA)不高,对胸膜间皮瘤的诊断很有提示意义;而 CYFRA21-1 和 CEA 均增高或 CEA 单独增高提示间皮瘤的可能性小,但支持为恶性胸腔积液。

3.胸膜活检和胸腔镜检查　胸膜活检可以帮助诊断。盲目胸膜活检的阳性率较低(30%),这可能与胶原纤维多、质韧、脱落细胞少、活检难、标本少、细胞易变性等因素有关。临床医生可以通过多次活检、及时处理标本来提高诊断率。B 超和 CT 引导下胸膜活检会明显增加诊断阳性率(80%)。

胸腔镜检查为诊断胸膜间皮瘤的最佳手段,可窥视整个视野,对肿瘤形态、大小、分布和邻近脏器受累情况了解较为充分,并可在直视下多个部位取到足够的标本,因此可以确诊大部分患者。胸腔镜下胸膜间皮瘤的主要表现为胸膜结节或肿块,或融合成葡萄样的结节病变。其他包括局限性胸膜增厚和非特异性炎症表现,包括细小肉芽肿、充血或局部增厚等。如果不具备胸腔镜检查条件,必要时也可考虑开胸胸膜活检,胸膜间皮瘤可沿穿刺部位侵犯至胸壁。虽然其他恶性胸腔积液在穿刺部位也可出现肿瘤细胞种植,但在胸壁穿刺部位出现肿块对间皮瘤诊断仍有提示意义。

4.影像学检查　主要表现为胸腔积液、胸膜增厚和胸膜肿块,多为单侧病变。双侧病变在就诊时罕见,但在晚期病变中并不少见。在胸腔积液引流后 X 线胸片检查可以更好地发现胸膜肿块和增厚,也可能发现其他与石棉接触的证据,如胸膜斑。为了更好地显示胸膜病变,可在抽液注气后摄 X 线胸片。

典型的表现为胸内弥漫性不规则胸膜增厚和突向胸膜腔内的驼峰样多发性结节,呈波浪状阴影。并发大量胸腔积液时,呈大片致密阴影,纵隔可向对侧移位。因胸膜被间皮瘤广泛包绕,有时虽然胸腔积液量较多,可不发生纵隔移位。

胸部 CT 检查可以更好地显示病变的范围和程度,以及脏器(胸壁、心包、膈、纵隔、大血管、淋巴结)受累情况,应列为常规检查。胸膜间皮瘤也向叶间裂扩展,良性胸膜增厚在 CT 上与间皮瘤的鉴别在于增厚胸膜和胸壁之间有一条脂肪线,对于胸腔积液和盲目胸膜活检阴性的患者,CT 还可引导胸膜结节和肿块的穿刺活检。

胸部磁共振成像(MRI)在评价胸膜间皮瘤形态和病变范围方面与 CT 的价值相当或要更好一些。在 $T_1$ 加权像间皮瘤的信号强度稍高于肋间肌,但在 $T_2$ 加权像,间皮瘤的信号强度相当高。

5.超声检查　超声检查对于诊断胸腔积液和胸膜包块很有帮助,并可帮助胸腔积液穿刺定位和引导胸膜活检。

6.支气管镜检查　支气管镜检查在恶性胸腔积液和原因不明的胸腔积液的鉴别诊断中有辅助诊断价值。对于了解气道内病变以及对可疑病变进行活检均很有帮助。

7.病理学检查　病理学检查在胸膜间皮瘤的诊断中起了至关重要的作用。早期为小的、圆形、胸膜斑点或结节,主要发生在壁层胸膜。随着病情的发展,小的肿瘤病灶融合成大的结节,并导致胸膜增厚、脏层和壁层胸膜粘连,并包裹整个胸腔;在晚期,肿瘤通过淋巴管和血液转移;局部转移很常见,如肺、纵隔、横膈和心包等部位;与其他肿瘤相比,早期出现远处转移少见;弥漫型恶性间皮瘤的组织形态分为上皮型、肉瘤型及混合型,三者分别占 60.6%、12.1% 和

27.3%。在光镜下,与其他恶性肿瘤有时较难鉴别,可采用免疫组织化学方法帮助鉴别;超微结构显示恶性间皮瘤表面有很多细长微绒毛,密集成刷状;细胞间桥粒大、多,胞间及胞质内核周可见张力丝;绒毛的一个客观评定指标是长度和直径之比(LDR),LDR>15 是间皮瘤的特征性表现,而腺癌的 LDR<10。

### (四)诊断要点

1.可能有石棉接触史或其他致癌物接触史。

2.胸痛、呼吸困难、胸壁肿块、大量胸液、胸膜增厚和结节。

3.病理学上有恶性胸膜间皮细胞。

符合以上第 2、3 项或还有 1 项者可诊断为胸膜间皮瘤。

目前,常用的分期方法为国际间皮瘤兴趣组织(IMIG)的 TNM 分期。

原发肿瘤(T)

$T_{1a}$:肿瘤局限于同侧壁层胸膜,包括纵隔和膈胸膜,脏层胸膜未受累。

$T_{1b}$:肿瘤局限于同侧壁层胸膜,包括纵隔和膈胸膜,脏层胸膜有散在病灶。

$T_2$:肿瘤侵犯同侧各胸膜表面(壁层、纵隔、膈、脏层),并有以下至少一点:膈肌受累;或脏层胸膜有肿瘤融合(包括叶间裂)或脏层胸膜肿瘤扩展至其下肺实质。

$T_3$:局限的进展期肿瘤,但仍有可能切除。肿瘤侵犯整个同侧胸膜表面(壁层,纵隔,膈,脏层),并有以下至少一点:胸内筋膜受累;扩展至纵隔脂肪;或扩展至胸壁软组织,心包非跨壁受累。

$T_4$:局限的进展期肿瘤,不能手术切除。肿瘤侵犯整个同侧胸膜表面(壁层、纵隔、膈、脏层),并有以下至少一点:弥漫的或多发的胸壁肿瘤,有或无肋骨受累;肿瘤直接跨膈侵犯;直接扩展到对侧胸膜;直接扩展到一个或多个纵隔器官;直接扩展到脊柱;肿瘤侵犯心包内面,伴或不伴有心包积液;或肿瘤侵犯心肌。

淋巴结(N)

Nx:局部淋巴结无法评价。

$N_0$:无局部淋巴结转移。

$N_1$:同侧支气管肺或肺门淋巴结转移。

$N_1$:转移至隆突下或同侧纵隔淋巴结,包括同侧乳房内结节。

$N_3$:转移至对侧纵隔、对侧乳房内,同侧或对侧锁骨上淋巴结。

转移(M)

Mx:有不能评价的远处转移。

$M_0$:没有远处转移。

$M_1$:有远处转移。

分期

Ⅰa 期:$T_{1a}N_0M_0$。

Ⅰb 期:$T_{1b}N_0M_0$。

Ⅱ期:$T_2N_0M_0$。

Ⅲ期:任何 $T_3M_0$,任何 $N_1M_0$ 和任何 $N_2M_0$。

Ⅳ期:任何 $T_4$、任何 $N_a$ 和任何 $M_1$。

国际抗癌联盟(UICC)也有一个相似的 TNM 分期。治疗前的分期对确定治疗方案、观察疗效和判断预后均有重要意义。

**(五)鉴别诊断**

1.胸腔积液和肺部阴影 胸膜间皮瘤在鉴别诊断方面首先遇到的问题是胸腔积液和肺部阴影。需要确定:是否存在胸膜病变;肺部阴影来自肺内还是胸膜;胸腔积液的性质;良性还是恶性胸腔积液;胸腔积液和胸膜结节或肿块的最终诊断。对于大部分胸腔积液和胸膜包块,临床上做出诊断并没有太大困难。然而,胸膜疾病,特别是胸腔积液的诊断对于呼吸科医师却依然是一个挑战。引起胸腔积液的原因非常多;通常,通过诊断性胸腔积液检查,了解胸液为漏出液还是渗出液;如果胸腔积液为漏出液,应重点治疗相应的全身疾病;如果为渗出液,应对胸腔积液进一步的分析,如 pH、细胞分类、细胞病理学、葡萄糖、淀粉酶及病原学检查(结核杆菌和细菌等);下一步诊断措施应考虑胸膜活检;如果诊断还不清楚,应注意有无肺血栓栓塞症的可能;肺血栓栓塞症是胸腔积液鉴别诊断中常容易忽视的一个疾病;最后可检查:PPD 皮肤试验和胸腔积液腺苷酶(ADA),如果 PPD 阳性,ADA>45U/L,可考虑给予试验性抗结核治疗,否则可以随访观察。对于诊断确实困难者,应考虑胸腔镜检查。

2.结核性胸膜炎 在我国结核病是常见病,结核性胸膜炎是胸腔积液的常见原因之一。有不少胸膜间皮瘤患者被考虑为结核病而给予抗结核治疗。临床上出现以下情况时,需要对诊断重新评价:

(1)抗结核治疗后患者一般情况未见好转反而恶化,乏力、消瘦明显,胸部出现疼痛;

(2)胸腔穿刺多次,胸腔内注射药物后,胸痛不但不缓解,反而进行性加重,胸腔积液进行性增多;

(3)胸腔穿刺处出现包块,有明显触痛。

3.间皮增生 间皮细胞的反应性增生有时与间皮瘤在形态上难以区分。间皮细胞增生可导致形态上的异常,如单一或复杂的乳头状突起,胸膜表面间皮细胞聚集,有时还有有丝分裂相、不典型细胞增生、成簇间皮细胞陷夹于纤维组织。事实上,可能与体内其他部位上皮的癌前病变相似,间皮的不典型增生或许代表了一种癌前病变。良性增生性间皮细胞与恶性间皮细胞可通过一些特殊染色帮助鉴别。其他方法,如染色体分析、DNA 含量分析、核仁组织导体区域(AgNOR)定量测定、增生细胞核抗原(PCNA)定量测定和核浆比分析等也有助于鉴别。对于良性间皮增生的病例,需要随访其变化。

4.与腺癌的鉴别诊断 间皮瘤与其他转移性恶性肿瘤常难区分。上皮型间皮瘤需要和胸膜转移性肺腺癌相区分。

(1)光镜:间皮瘤可见到上皮样瘤细胞和梭形瘤细胞同时存在,如果发现这两种成分相互移行过渡现象,则有助于间皮瘤的诊断。腺癌无此特征。

(2)组织化学:间皮瘤细胞能产生高酸性黏液物质如透明质酸,用奥辛兰及 Hale 胶体铁染色阳性;而 65%～70%肺腺癌细胞内含有中性或弱酸性黏液物质,PAS 及黏液卡红染色阳性。

(3)免疫组织化学染色:有许多标记物被研究,单用一个指标并不可靠,需要多项指标同时检查。表 1-5 列出了上皮型间皮瘤和肺腺癌常用的鉴别诊断方法。上皮膜抗原(EMA)在间皮瘤和腺癌均为阳性,但在增生间皮为阴性。

表 1-5　上皮型间皮瘤和肺腺癌的鉴别诊断

| 上皮型间皮瘤 | 肺腺癌 |
| --- | --- |
| 细胞质含有糖原,没有淀粉酶抵抗的 PAS 阳性物质 | 糖原含量小,可包含淀粉酶抵抗的 PAS 阳性黏液 |
| 肿瘤细胞表面腺体奥辛兰阳性透明质酸 | 细胞内或细胞表面没有透明质酸 |
| CEA、LeuM$_1$、Bet Ep4 和 AuAl 阴性 | CEA、LeuM$_1$、Ber Ep4 和 AUA1 阳性 |
| Calretinin(阳性核染色＊)、细胞角蛋白 5/6 和血栓调节素阳性 | Calretinin(阴性核染色＊)、细胞角蛋白 5/6 和血栓调节素阴性 |

[注]Cahetinirl 染色对于间皮瘤和腺癌的胞质均为性。

肉瘤型间皮瘤和肉瘤型癌的鉴别很困难。血管肉瘤可有血管标记物阳性,平滑肌肉瘤有一些肌肉标记物阳性(肌动蛋白)。通常肉瘤样癌的糖蛋白 AB 染色阴性。

(4)电镜:间皮瘤细胞表面有无数细长微绒毛,而腺癌细胞微绒毛少,且短粗直。

5.胸膜局限性纤维性瘤　在过去被称为局限性或良性间皮瘤,临床上很少见。与石棉接触没有关系,手术切除后预后良好。肿瘤被浆膜很好地覆盖和局限。在显微镜下,可见低分化梭形细胞瘤。免疫细胞化学染色对波形蛋白和肌动蛋白阳性,但对细胞角蛋白和上皮膜抗原阴性。

### 【治疗】

胸膜间皮瘤目前缺乏有效的治疗手段。现主张采用包括化疗、手术和放疗等多种方法的综合治疗。传统的化疗药物对胸膜间皮瘤的单药有效率在 10％～20％,合并用药并未显著提高治疗有效率。一些新的化疗药物和方案正在研究之中,如吉西他滨单用时无优势,但在与顺铂合用时具有协同作用,吉西他滨十顺铂作为间皮瘤新辅助化疗方案的研究也在进行之中,并初步取得了一些让人鼓舞的结果。

一些新研制的化疗药品,如 peruetrexed,在胸膜间皮瘤的治疗中也可能有一些很好的治疗效果,值得关注。生物免疫调节剂,如 IL-2 和 IFN-α,在临床上也很常用,但疗效有限。由于胸膜间皮瘤病例少、治疗效果差,建议在选择化疗方案时加入一种正在进行的临床试验。对于胸腔积液无法控制者,可采用胸膜固定或粘连术、胸腔镜下胸膜切除术等。其他治疗包括支持治疗和对症治疗等。

用药原则:①有胸痛者用罗通定、吲哚美辛、哌替啶等止痛;②阿霉素是治疗本病有效药物,多与顺铂、丝裂霉素、环磷酰胺、甲氨蝶呤等联合使用;③γ-干扰素、白介素作为辅助治疗措施;④胸腔积液多者可用滑石粉、四环素等治疗胸膜粘连。

预防常识:胸膜间皮瘤常与接触石棉有关,因此,注意劳动防护,减少或避免与石棉接触是预防本病的有效措施。局限型者多为良性,手术治疗效果好;即使是恶性弥漫型者,应用以阿霉素为主的化疗方案也可取得肯定的效果,可大大延长生存期。

### 【病情观察】

诊断不明确者,应建议行 X 线胸片检查,以明确诊断;诊断明确者,应密切注意观察患者胸痛、胸闷和呼吸困难的程度、持续时间,应注意患者临床征象的变化;应密切注意治疗的效果,患者的症状是否缓解。

**【病历记录】**

1.门急诊病历　记录患者胸闷、气急、胸痛呼吸困难、发热、盗汗、咳嗽、乏力和消瘦等的时间和程度;本次发作的诱发因素;既往史中记录有无慢性胸、肺疾病史等,如有,记录过去诊断和治疗情况;体检记录患者肺部体征,胸部扩张受到限制患者可表现为呼吸困难,疾病进展时消瘦;有的患者可出现胸壁包块,可以发现杵状指(趾);与肺癌不同,间皮瘤很少在就诊时出现颈部淋巴结肿大或远处转移相关的临床表现;辅助检查记录X线胸片、超声检查、支气管镜检查、病理学检查、胸膜活检和胸腔镜检查、胸腔积液检查的结果。

2.住院病历　记录患者治疗后的反应,临床症状是否缓解;需行放疗或化疗者,应记录与患者及家属的谈话过程,并请家属签署知情同意书。

**【注意事项】**

1.医患沟通　本病大多急性起病,若平素体健、年轻,患者可无症状;若年龄大且肺部有基础疾病时则病情较重,且有焦虑不安甚至濒死感,应耐心向患者解释清楚,消除其顾虑,并积极、有效处理。

2.经验指导　胸膜间皮瘤主要表现为胸痛、呼吸困难和胸膜异常(胸腔积液和胸膜增厚)。临床上出现以下情况时需要注意间皮瘤的可能:

(1)胸腔积液伴有显著的胸痛症状,或骨关节疼痛、发热、低血糖症、贫血等;

(2)胸腔积液抽出后又迅速出现明显的胸膜增厚,穿刺部位出现皮下结节;

(3)胸部X线表现为胸膜孤立性肿块,胸膜多发性分叶状肿块,胸腔积液减少后出现显著的胸膜增厚,尤其是肺尖出现胸膜增厚;

(4)持续的诊断不明的胸腔积液。

虽然胸痛是一个常见症状,而且也很具有提示诊断价值,但有相当多的患者在出现胸腔积液时不伴有胸痛。有的报道中,高达1/3的患者没有胸痛症状。在北京协和医院的20例患者中,只有75%的患者有胸痛症状。

胸膜间皮瘤并发胸腔积液通常为中到大量,单侧积液多,血性积液多,可呈草莓样,胸腔积液较为黏稠,抽液困难。

对于任何怀疑胸膜间皮瘤的患者均需要仔细了解职业史,但对于没有石棉接触史的患者,胸膜间皮瘤也需要考虑。在我国,很多胸膜间皮瘤患者并无明显的石棉接触史。在北京协和医院最近的20例胸膜间皮瘤中,只有3例有石棉接触史。

胸膜间皮瘤倾向于局部侵犯,而不是远处转移。在症状出现时,首先以远处转移为表现的少见;但在后期,远处转移并不少见;除非经过根治性手术,病情会呈持续进展。

如果胸腔积液细胞学或胸膜活检多次检查阴性,需要进一步检查,如B超或CT引导下行胸膜活检或胸腔镜检查。

对于任何原因不明的胸腔积液,均需要CT检查。CT检查对于了解胸膜情况以及肺、纵隔和心包的病变均有重要价值。

胸膜间皮瘤的诊断要要临床、影像学、病理学和免疫组织化学等多种手段的综合应用。

## 四、自发性气胸

### 【概述】

气体进入胸膜腔,造成积气状态,称为气胸。一般是由于脏层胸膜破裂,空气通过破裂孔进入胸膜腔,从而使胸腔内压力升高,常致负压变成正压,导致肺脏压缩,静脉回心血流受阻,可产生不同程度的肺、心功能障碍。临床上以自发性气胸最多见,主要表现有突然胸痛,胸部憋闷和气急。严重者可出现焦躁不安,极度呼吸困难、发绀甚至意识障碍和休克。

### 【诊断】

#### (一)症状

典型症状为突发性胸痛,继之有胸闷和呼吸困难,并可有刺激性咳嗽。这种胸痛常为针刺样或刀割样,持续时间很短暂。刺激性干咳因气体刺激胸膜所致。大多数起病急骤,气胸量大,或伴肺部原有病变者,则气促明显。部分患者在气胸发生前有剧烈咳嗽、用力屏气大便或提重物等的诱因,但不少患者在正常活动或安静休息时发病。年轻健康人的少量气胸很少有不适,有日寸患者仅在体格检查或常规胸部透视时才被发现;而有肺气肿的老年人,即使肺压缩不到10％,亦可产生明显的呼吸困难。

张力性气胸患者常表现精神高度紧张、恐惧、烦躁不安、气促、窒息感、发绀、出汗,并有脉搏细弱而快,血压下降、皮肤湿冷等休克状态,甚至出现意识不清、昏迷,若不及时抢救,往往引起死亡。

气胸患者一般无发热、白细胞数升高或血沉增快,若有这些表现,常提示原有的肺部感染(结核性或化脓性)活动或发生了并发症(如渗出性胸膜炎或脓胸)。

#### (二)体征

典型的体征可见患侧胸廓饱满、呼吸运动减弱、气管及心尖搏动向健侧移位、肋间隙增宽、叩诊鼓音、语颤及呼吸音减弱或消失。右侧气胸时肝浊音界下降,左侧气胸时心浊音界叩诊不清。如为液气胸,可有积液体征。

#### (三)检查

1.X线检查　为诊断气胸最可靠的方法。可显示肺压缩的程度、肺部情况、有无胸膜粘连、胸腔积液以及纵隔移位等。

典型X线表现为外凸弧形的细线条形阴影,系肺组织和胸膜腔内气体的交界线,线内为压缩的肺组织,线外见不到肺纹理,透亮度明显增加。气胸延及下部,则肋膈角显示锐利,少量气体往往局限于肺尖部,常被骨骼掩盖;深呼气时,使萎缩的肺更为缩小,密度增高,与外带积气区呈更鲜明对比,从而显示气胸带;局限性气胸在后前位X线检查时易遗漏,透视下转动体位方能见到气胸;大量气胸时,则见肺被压缩聚集在肺门区呈圆球形阴影;若肺内有病变或胸膜粘连时,则呈分叶状或不规则阴影;大量气胸或张力性气胸显示纵隔和心脏移向健侧;气胸并发胸腔积液时,则具液气面;若围绕心缘旁有透光带,应考虑有纵隔气肿;X线胸片,大致可计算气胸后肺脏受压萎陷的程度,这对临床处理有一定的意义。

2.CT 检查　表现为胸膜腔内出现极低密度的气体影,伴有肺组织不同程度的压缩改变。一般应在低窗位的肺窗条件下观察,含极少量气体的气胸和主要位于前中胸膜腔的局限性气胸,X线平片上可漏诊,而 CT 上则无影像重叠的缺点,诊断非常容易。多数学者认为,对创伤患者,尤其是进行机械呼吸器通气者,做 CT 扫描时,应对上腹部、下胸部的 CT 图像进行肺窗观察,以便发现隐匿型少量气胸;CT 还可鉴别位于纵隔旁的气胸与纵隔气肿以及肺气囊,对有广泛皮下气肿存在的患者,CT 检查常可发现 X 线平片阴性的气胸存在。

3.胸膜腔内气体成分压力的测定　有助于鉴别破裂口是否闭合。通常抽出胸膜腔内气体作分析,若 $PO_2 > 6.67kPa(50mmHg)$,$PCO_2 < 5.33kPa(40mmHg)$,应怀疑有持续存在的支气管胸膜瘘;反之,$PO_2 < 5.33kPa(40mmHg)$ 及 $PCO_2 > 6kPa(45mmHg)$,则提示支气管胸膜瘘大致已愈合。

4.胸腔镜检查　是诊治胸膜疾病的重要手段。为寻找自发性气胸的病因,指导选择合理的治疗方法,以胸腔镜检最为理想。

5.胸膜造影　是将造影剂注入胸膜腔,在 X 线下观察胸膜内解剖结构关系和相应肺脏病变部位的一项特殊诊断技术,有助于对胸膜病变的诊断和鉴别诊断。

### (四)诊断要点

1.突然发生的呼吸困难、胸痛和刺激性咳嗽,体征可有叩诊鼓音,呼吸音明显减弱或消失。

2.胸部 X 线检查显示胸腔积气、肺萎陷。

3.排除医源性、创伤性及机械通气所致的肺实质和脏层胸膜破裂。

符合以上 3 项者可以诊断自发性气胸。根据临床症状、体征及影像学表现,气胸的诊断通常并不困难。X 线或 CT 显示气胸是确诊的依据,若病情十分危重无法搬动作 X 线检查时,应当机立断在患侧胸部体征最明显处试验穿刺,如抽出气体,可证实气胸的诊断。

### (五)鉴别诊断

1.支气管哮喘与阻塞性肺气肿　两者均有不同程度的气促及呼吸困难,体征亦与自发性气胸相似,但支气管哮喘常有反复哮喘发作史,阻塞性肺气肿的呼吸困难多呈长期缓慢性进行性加重。当哮喘及肺气肿患者突发严重呼吸困难、冷汗、烦躁时,支气管舒张剂、抗感染药物等治疗效果不好,且症状加剧,应考虑并发气胸的可能,X 线检查有助于鉴别。

2.急性心肌梗死　患者亦有突然胸痛、胸闷甚至呼吸困难、休克等临床表现,但常有高血压、动脉粥样硬化、冠状动脉样硬化性心脏病史。体征、心电图、X 线检查、血清酶学检查有助于诊断。

3.肺血栓栓塞症　大面积肺栓塞也可突发起病,呼吸困难、胸痛、烦躁不安、惊恐甚至濒死感,临床上酷似自发性气胸。但患者可有咯血、低热和晕厥,并常有下肢或盆腔血栓性静脉炎、骨折,脑卒中、心房颤动等病史,或发生于长期卧床的老年患者。体检、胸部 X 线检查可鉴别。

4.肺大疱　位于肺周边的肺大疱,尤其是巨型肺大疱易被误认为气胸。肺大疱通常起病缓慢,呼吸困难并不严重,而气胸症状多突然发生。影像学上肺大疱气腔呈圆形或卵圆形,疱内有细小的条纹理,为肺小叶或血管的残遗物。肺大疱向周围膨胀,将肺压向肺尖区、肋膈角及心膈角,而胸则呈胸外侧的透光带,其中无肺纹理可见。从不同角度进行胸部透视,可见肺大疱为圆形透光区,在大疱的边缘看不到发丝状气胸线,肺大疱内压与大气压相仿,抽气后大疱容积无明显改变。如误对肺大疱抽气测压,甚易引起气胸,需认真鉴别。

5.其他　消化性溃疡穿孔、胸膜炎、肺癌、膈疝等,偶可有急性胸痛、上腹痛及气促等,亦应注意与自发性气胸鉴别。

## 【治疗】

自发性气胸的治疗目的是促进患侧肺复张、消除病因及减少复发。治疗具体措施有保守治疗、胸腔减压、经胸腔镜手术或开胸手术等。应根据气胸的类型与病因、发生频次、肺压缩程度、病情状态及有无并发症等适当选择。部分轻症者可经保守治疗治愈,但多数需行胸腔减压以助患肺复张,少数患者(10%~20%)需手术治疗。

影响肺复张的因素包括患者年龄、基础肺疾病、气胸类型、肺萎陷时间长短以及治疗措施等。老年人肺复张时间通常较长;交通性气胸较闭合性气胸需时长;有基础肺疾病、肺萎陷时间长者肺复张时间亦长;单纯卧床休息肺复张时间,显然较胸闭式引流或胸腔穿刺抽气为长。有支气管胸膜瘘、脏层胸膜增厚、支气管阻塞者,均可妨碍肺复张,并易导致慢性持续性气胸。

### (一)保守治疗

主要适用于稳定型小量气胸,首次发生的症状较轻的闭合性气胸,应严格卧床休息,酌情给予镇静、镇痛等药物。由于胸腔内气体分压和肺毛细血管内气体分压存在压力差,每日可自行吸收胸腔内气体容积(X线胸片的气胸面积)的1.25%~1.8%。高浓度吸氧可加快胸腔内气体的吸收。保守治疗需密切监测病情改变,尤其在气胸发生后24~48小时内。如患者年龄偏大并有肺基础疾病,如肺气肿,其胸膜破裂口愈合慢,呼吸困难等症状严重,即使气胸量较小,原则上亦不主张采取保守治疗。

此外,不可忽视肺基础疾病的治疗,如明确因肺结核并发气胸,应予抗结核药物,由肺部肿瘤所致气胸者,可先行胸腔闭式引流,待明确肿瘤的病理学类型及有无转移等情况后,再进一步做针对性治疗。COPD并发气胸者应注意积极控制肺部感染,解除气管痉挛等。

### (二)排气疗法

1.胸腔穿刺抽气　适用于小量气胸、呼吸困难较轻、心肺功能尚好的闭合性气胸患者。抽气可加速肺复张,迅速缓解症状。通常选择患侧胸部锁骨中线第2肋间为穿刺点,局限性气胸则要选择相应的穿刺部位。皮肤消毒后用气胸针或细导管直接穿刺入胸腔,随后连接于50ml或100ml注射器或气胸机抽气并测压,直到患者呼吸困难缓解为止。一次抽气量不宜超过1000ml,每日或隔日抽气1次。张力性气胸病情危急,应迅速解除胸腔内正压以避免发生严重的并发症,,紧急时亦需立即胸腔穿刺排气,无其他抽气设备时,为了抢救患者生命,可用粗针头迅速刺入胸膜腔以达到暂时减压的目的。亦可用粗注射针头,在其尾部扎上橡皮指套,指套末端剪一小裂缝,插入胸腔进行临时排气,高压气体从小裂缝排出,待胸腔内压减至负压时套囊即塌陷,小裂缝关闭,外界空气即不能进入胸膜腔。

2.胸腔闭式引流　适用于不稳定型气胸、呼吸困难明显、肺压缩程度较重、交通性或张力性气胸、反复发生气胸的患者。无论其气胸容量多少,均应尽早行胸腔闭式引流。插管部位一般多取锁骨中线外侧第2肋间或腋前线第4~5肋间,如为局服性气胸或需引流胸腔积液,则应根据X线胸片或在X线透视下选择适当部位进行插管排气引流。插管前,在选定部位先用气胸箱测压以了解气胸的类型,然后在局麻下沿肋骨上缘平行做 1.5～2cm 皮肤切口,用套管针穿刺进入胸膜腔,拔去针芯,通过套管将灭菌胶管插入胸腔。亦可在切开皮肤后,经钝性分离肋间组织达胸膜,再穿破胸膜将导管直接送入胸膜腔。一般选用胸腔引流专用的硅胶管,或外科胸腔引流管。16～22F 导管适用于大多数患者,如有支气管胸膜瘘或机械通气的患者,应选择 24～28F 大导管。导管固定后,另一端可连接 Heimlich 单向活瓣,或置于水封瓶的水面下 1～2cm,使胸膜腔内压力保持在 0.098～0.196kPa(1～2cmH$_2$O)以下,插管成功则导管持续逸出气泡,呼吸困难迅速缓解,压缩的肺可在几小时至数日内复张。对肺压缩严重、时间较长的患者,插管后应夹住引流管分次引流,避免胸腔内压力骤降产生肺复张后肺水肿。如未见气泡溢出,1～2 日,气急症状消失,可夹管 24～48 小时,复查 X 线胸片,肺全部复张后可以拔除导管。有时虽未见气泡溢出,但患者症状缓解不明显,应考虑为导管不通畅或部分滑出胸膜腔,需及时更换导管或做其他处理。

原发性自发性气胸经导管引流后,即可使肺完全复张;继发性者常因气胸分隔,单导管引流效果不佳,有时需在患侧胸腔插入多根导管。两侧同时发生气胸者,可在双侧胸腔插管引流。若经水封瓶引流后未能使胸膜破口愈合,肺仍不能复张,可在引流管加用负压吸引装置。常用低负压可调节吸引机,如吸引机形成负压过大,可用调压瓶调节,一般负压为 $-0.981$～$-1.96$kPa($-10$～$-20$cmH$_2$O),如果负压超过设置值,则空气由压力调节管进入调压瓶,因此,胸腔所承受的吸引负压不会超过设置值,可避免过大的负压吸引对肺的损伤。

闭式负压吸引宜连续开动吸引机,如经 12 小时后肺仍未复张,应查找原因。如无气泡冒出,表示肺已复张、停止负压吸引,观察 2～3 日,经 X 线透视或 X 线胸片证实气胸未再复发后,即可拔除引流管,用凡士林纱布覆盖手术切口。

水封瓶应放在低于患者胸部的地方(如患者床下),以免瓶内的水反流进入胸腔。应用各式插管引流排气过程中,应注意严格消毒,防止发生感染。

### (三)化学性胸膜固定术

由于气胸复发率高,为了预防复发,可胸腔内注入硬化剂,产生无菌性胸膜炎症,使脏层和壁层胸膜粘连,从而消灭胸膜腔间隙。主要适用于拒绝手术的下列患者:

1.持续性或复发性气胸;

2.双侧气胸;

3.并发肺大疱;

4.肺功能不全,不能耐受手术。

### (四)并发症的处理

1.持续性和复发性气胸  1/3 的自发性气胸 2～3 年内常有复发,发作频繁或 3 周以上持续不愈合者可行胸膜粘连术。在局麻下,经胸腔镜将滑石粉混悬液等注入胸膜内,再让患者多方转动体位让胸膜充分粘连胸腔闭锁。也可用硝酸银稀释液喷涂裂口,或用四环素、短小棒状杆菌菌苗等黏着剂经闭式引流管注入实行胸腔粘连术。

2.脓气胸  多由金黄色葡萄球菌、肺炎杆菌、绿脓杆菌及厌氧菌引起的肺炎、肺脓肿而并发脓气胸。除应用有效、足量的抗生素外,因多有胸膜支气管瘘形成故应酌情行外科治疗。

3.血气胸  小量出血者经胸腔闭式引流肺复张后出血可自行停止和吸收;大量出血时应

积极手术止血并及时适量输血以防失血性休克的发生。

4.纵隔气肿和皮下气肿 经胸腔闭式引流可随气胸好转、胸膜腔内压力减低而逐渐缓解和自行吸收。吸入高浓度氧气以加大纵隔内氧浓度,利于气体的消散。纵隔气肿张力过高而影响呼吸和循环时可行胸骨上窝穿刺或切开排气。

## 【病情观察】

诊断不明确者,应建议行 X 线胸片检查,以明确诊断;诊断明确者,应密切注意观察患者胸痛、胸闷和呼吸困难的程度、持续时间;决定暂不抽气的,应注意患者临床征象的变化;如行抽气治疗,应密切注意治疗的效果,患者的症状是否缓解;如剧烈胸痛持续存在,患者有心动过速、气急不缓解,提示有血气胸可能,必须立即行胸腔闭式引流,进行生命体征监护,以便及时调整治疗用药。

## 【病历记录】

1.门急诊病历 记录患者胸闷、气急、胸痛的时间和程度;本次发作的诱发因素;是否伴有呼吸困难等。既往史中记录有无慢性胸、肺疾病史等;有无气胸病史,如有,记录过去诊断和治疗情况。体检记录患者血压,是否有患侧胸廓饱满、肋间隙增宽、运动减弱、叩诊鼓音、呼吸音及语颤减弱或消失等体征。有无大汗、发绀、不能平卧等张力性气胸的表现。辅助检查记录 X 线胸片或胸透结果,必要时记录血红蛋白的检测结果。

2.住院病历 记录患者对吸氧、抽气等治疗的反应,临床症状是否缓解;需行胸腔闭式引流的,应记录与患者及家属的谈话过程,并请家属签署知情同意书。如有血气胸可能,须密切观察记录患者的血压、心率、血红蛋白的变化,以及采用相应治疗措施后的治疗效果。

## 【注意事项】

1.医患沟通 本病大多急性起病,若平素体健、年轻,患者可无症状;若年龄大且肺部有基础疾病时则病情较重,且有焦虑不安甚至濒死感,应耐心向患者解释清楚,消除其顾虑,并积极、有效处理。张力性气胸有时可出现皮下气肿,应予积极治疗,有时可产生持续漏气,此时若病情无恶化,则可继续观察,并做好家属及患者思想工作。部分张力性气胸的处理较为困难,尤其是并发肺部感染时,大多预后不良,须及时与患者家属沟通。

2.经验指导

(1)本病可有不同程度的胸闷、呼吸困难表现,其程度与患者原有的肺脏功能状况、气胸类型、肺被压缩的面积以及气胸发生的速度快慢有关。基础肺功能较差的患者,即使肺被压缩面积在 10%～20%,亦可见明显呼吸困难,甚至发生呼吸衰竭死亡;而慢性气胸患者,由于通气/血流比例调整和代偿,患者逐渐适应,胸痛和呼吸困难可不明显。

(2)根据患者的临床症状、体征与 X 线表现,气胸的诊断一般并不难;需注意的是 X 线胸片显示"气胸线"是确诊本病的依据。部分患者病情重,无床边摄片,则须在有经验的医生指导下行诊断性穿刺,亦可帮助明确诊断。

(3)临床上需注意隐匿性气胸的处理,因有时肺部存在粘连带,X 线胸片不能发现气胸的存在,CT 可以明确诊断。

(4)确定治疗方案时,应考虑患者的气胸类型、程度、发生速度、症状、体征、X 线胸片的变化、胸膜腔内压力、有无胸腔积液及原有肺功能状态、首次发病抑或复发以及患者年龄、一般状况、有无呼吸循环功能不全等并发症确定治疗方案。

（5）一般自发性气胸经抽气等保守治疗，1～2周即可好转，若时间超过1周，且肺压缩明显，可行胸腔闭式引流，必要时负压吸引，但必须注意负压吸引装置的正确连接。若患者存在持续漏气，则有转外科手术治疗；当考虑有张力性气胸时，应紧急处理，予以胸腔抽气且置管引流，必要时请外科置大号管引流。

（6）一部分患者经过排气后，出现胸闷、气急加重，咳嗽明显，提示有复张后肺水肿，应积极处理，可给予高流量吸氧、糖皮质激素、利尿剂等治疗，临床上予患者排气治疗时一般宜缓慢排气，每次排气量一般不宜超过1000ml，以避免此种情况发生。

（刘延臣）

# 第十七节　肺部肿瘤

本章介绍的肺部肿瘤是指除原发性支气管肺癌（肺癌）以外的肺部其他良、恶性肿瘤。肺部原发性肿瘤中，肺癌占大多数，约占98%，其他原发性恶性肿瘤仅占0.2%～2%。

## 一、肺部其他原发恶性肿瘤

1.原发性肺部淋巴瘤（PPL）　根据细胞特点可分为霍奇金病（HL）和非霍奇金淋巴瘤（NHL）。淋巴瘤HL与NHL均可原发于肺，但以NHL多见，而PPL中最常见的类型为起源于黏膜相关性组织淋巴瘤MALT的边缘区B细胞淋巴瘤，占全部PPL的70%～90%；其次为弥漫性大B细胞淋巴瘤，占约1%左右。起病年龄较轻，20～40岁，男多于女。起病缓慢，病程较长，平均为4年。50%患者可无症状，常见症状是咳嗽、胸闷、胸痛、发热和瘙痒，偶有咯血。PPL的影像学表现亦缺乏特异性表现。胸部X线表现为外周型肺内巨型块影为多见。单侧性，有时为双侧性，伴淋巴结肿大。也可见有肺实变，或均匀融合性浸润、纤维结节样浸润，或散在结节等表现。确诊需要病理学诊断。可通过纤维支气管镜肺活检、CT或X线透视下行穿刺肺或纵隔内活检病变组织。病理上应与假性淋巴瘤鉴别。后者淋巴细胞大小一致，核分裂象少见，淋巴结存在生发中心，属淋巴细胞的良性增生。PPL的治疗也与病理类型、分期密切相关，对于低度恶性的肺MALT淋巴瘤，如果病灶局限且无症状可暂予随访；当病变局限时治疗以外科手术切除为主，术后加用化疗或（和）放疗，预后尚好。5年生存率为60%～70%。

2.原发性肺肉瘤（PPS）　PPS是一种极少见的恶性肿瘤，起源于肺实质、支气管壁、血管壁和支气管软骨等处的间叶组织，可发生于任何年龄，好发于17～67岁，尤其以41岁居多，多见于青壮年。2004年WHO将PPS分为血管肉瘤、胸膜肺母细胞瘤、滑膜肉瘤、肺动脉肉瘤、肺静脉肉瘤等，其中以滑膜肉瘤最多见，其次为平滑肌肉瘤和恶性纤维组织细胞瘤。PPS主要临床症状为咳嗽、痰中带血及胸痛，部分患者无症状。周围型PPS患者早期多无明显症状，出现症状时肿瘤多已已很大，而中央型肿瘤患者症状出现较早。PPS通常首先由影像学检查所发现,其胸部影像学检查多表现为边缘光滑的分叶状类圆形肿块影,密度多均匀,少数病例有毛刺征,肿瘤呈膨胀性生长,偶有跨叶生长,可侵袭周围组织。单纯根据患者临床症状和影像学表现易误诊,确诊依赖病理学检查尤其是免疫组化。PPS很少侵犯支气管上皮,故痰脱落细胞学检查阳性率较低。组织学标本可通过纤维支气管镜,经皮肺活检,电视胸腔镜等获得。PPS首选手术治疗,可辅以化疗和放疗。PPS的预后文献报道不一,影响PPS预后的因素有肿瘤的组织学类型、恶性程度、大小、部位、切除是否彻底及有无远处转移。肺滑膜肉瘤、肺平滑肌肉瘤预后相对较好,其他类型预后相对较差。提高对本病的认识,熟悉本病的诊断,尽早手术并完全切除病灶有助于改善预后。

3.恶性黑色素瘤　恶性黑色素瘤可能是神经外胚层黑色素母细胞在胚胎早期移行于支气管黏膜所致。本病很少发生于肺部。病理表现为大小不等的梭状细胞,核深染,胞质内有棕色色素,有时可发现肿瘤巨细胞,Fartana染色阳性。临床表现似支气管肺癌,纤维支气管镜可见肿瘤沿黏膜生长,有局限或弥漫的色素沉着。首先为局部转移。可侵犯胸膜,淋巴结转移,也可血行播散。治疗以手术为首选,化疗及放疗不敏感。免疫治疗效果较好,可用LAK或TIL、淋巴因子等。

4.恶性血管内皮或外皮瘤　恶性血管内皮或外皮瘤主要病理表现为血管内皮或外皮细胞恶性增生。细胞圆形或梭形,充满血管腔,并有纤维组织及组织细胞浸润。极为罕见。本病属恶性,但进展缓慢,临床表观为干咳、胸痛、血痰等非特异性症状。X线表现为密度均匀、边界清楚的块影。治疗以手术为主,局部可用放疗。预后较好,多数可存活5年以上。

5.神经肉瘤　神经肉瘤多泛指神经纤维瘤恶变的结果,可能包括神经纤维瘤、恶性纤维鞘瘤、血管肉瘤等。肿瘤沿神经分布生长,瘤细胞呈梭形,核深染,异型。可有部分神经鞘瘤的特征,即细胞的致密与疏松相间。临床以咳嗽、咳痰、胸痛、血痰为主。X线表现的外周性肿块,治疗以手术为主。远处转移少,但局部易复发。可用放射治疗。

6.肺母细胞瘤:肺母细胞瘤为极少见的原发性肺部肿瘤,可发生于任何年龄组,从11～77岁,平均45岁,男性多于女性(3：1)。起源于何种组织尚不清楚,可能是多种组织源性。肿瘤发生于胸膜下,有时体积巨大。镜检见肿瘤部分有纤毛柱状上皮及腺体分化和基膜样结构的内胚层组织。肿瘤无包膜,可突破周围组织,含上皮及间质成分。细胞大小不一,呈梭形或椭圆形,核浓染。可见分裂相,其间有上皮细胞巢。上皮细胞与肉瘤细胞分界不清,可见移行结构。不规则腺管内有双层或多层柱状上皮细胞。周围有梭型间质细胞,分化较好。常见症状为气促、咳嗽、血痰和胸痛等,可呈进行性加剧。X线见椭圆形肿块,边界清楚,大小不一。直径2.5～26cm不等,超过10cm者近半数。多发生在肺周边,呈单发,亦可发生在两肺。诊断依据X线和纤维支气管镜活检,病理切片组织学确诊。治疗以手术切除为首选。5年生存率可达26%。本病恶性程度高,可转移到对侧肺、肝、脑等远处。

# 二、支气管和肺良性肿瘤及瘤样病变

支气管和肺脏良性肿瘤是指生长在气管、支气管和肺内的一组良性肿瘤。这些肿瘤细胞的形态和分化与正常细胞相似,生长呈膨胀方式,缓慢、不转移(支气管腺瘤和畸胎瘤有恶变可能）。另一组为先天性或遗传性，或感染等因素引起的非肿瘤性疾病，类似肿瘤。

1.支气管腺瘤　支气管腺瘤为良性肿瘤，但有恶变的倾向，可分为三个亚型。

（1）支气管类癌：是支气管腺瘤瘤中最多见的一种，占 80％～90％。好发于大的支气管。80％为中央型。在纤维支气管镜下可窥见。多数有完整的包膜，与周围肺组织分界清楚，易与肺剥离。亦可突破包膜呈浸润性生长。镜检：瘤细胞小，呈立方或多边形，大小一致，成群聚集，呈条索状排列或腺管样排列。胞质丰富，嗜酸性，胞质内含有深黑色嗜银颗粒。颗粒可分泌多种生物活性物质，导致类癌的异位内分泌症状，如消化道症状、高血压、心动过速、低钾、色素沉着、ACTH 综合征等。核圆形或卵圆形，核膜清楚，核分裂相罕见。约有 10％支气管类癌呈不典型生长。细胞大小不一，排列不规则则，核多形性，分裂相增多，常见坏死。不典型类癌患者 70％有局部淋巴结、肝或骨转移，而典型类癌远处转移率低于 5％。

（2）圆柱瘤：发生于气管、隆凸及大支气管。含多形、暗染的细胞，交错排列成圆柱或管状。其中含 PAS 染色的上皮细胞黏液。核分裂相较类癌多见。其恶性程度是腺瘤中最高的，故又称腺样囊性癌。可局部浸润，也可远处转至肝、肾等器官。发生率占支气管腺瘤的 10％～15％。

（3）黏液上皮样瘤：比较少见，占支气管腺瘤的 20％～30％。一般呈无蒂支气管内生长，可阻塞管腔，并侵犯局部，组织学上又可分为分化高和分化低两种类型。前者肿瘤生长向外，界限清楚，后者肿瘤生长向内，界限不清。

支气管腺瘤的发病年龄比支气管癌早，女性略多于男性。症状随肿瘤的生长情况而异。肿瘤发生于肺的边缘部，向管外生长，多无症状。常在 X 线检查时发现。若发生于较大的支气管内，初期即出现刺激性干咳，肿瘤组织血管丰富，常反复咯血。肿瘤渐增大，部分支气管阻塞，可出现阻塞性肺气肿和局限性哮鸣音，若全部阻塞则出现肺不张。阻塞远端继发感染，可发生肺炎、肺脓肿和支气管扩张。支气管腺瘤常需与周围围型支气管癌、肺结核球、肺错构瘤（见后）鉴别。手术切除为支气管腺瘤的根治方法。若有淋巴结转移亦可切除，存活时间长，复发少。

2.支气管乳头状瘤　支气管乳头状瘤是发生在支气管的良性腺瘤，少见。慢性炎症可能为其病因。多发生在支气管近端，呈息肉状突出于支气管腔内。有短蒂附着于支气管壁。乳头状瘤若生长在远端支气管或终末细支气管，可蔓延至邻接的肺泡腔。肿瘤阻塞支气管者可引起周围性肺不张、阻塞性肺炎，并可形成空洞和支气管扩张。位于细支气管及肺泡管深部的多发性乳头状瘤，常呈多个结节状病变。若成空洞，可类似囊状支气管扩张。临床主要有咳嗽、咯血、哮喘样症状，可反复以肺炎及肺不张表现。纤维支气管镜检查可发现病变。肿瘤生长于较大支气管壁者可通过纤维艾气管镜电刀摘除，或激光切除，若并发肺不张或支气管扩张者可手术切除。

3.支气管平滑肌瘤　支气管平滑肌瘤是良性肿瘤。较少见。肿瘤向支气管内生长，形成灰白色圆形结节，有完整的包膜，上披覆黏膜上皮。底部有短蒂。切面呈灰白色，有小梁结构。由于肿瘤向管内生长，常有刺激性咳嗽，支气管被肿瘤部分阻塞，局部可听到哮鸣音，黏膜溃疡时可有咯血，感染时可有咳痰、发热，完全阻塞支气管时可出现肺不张。纤维支气管镜检查可明确诊断。但需与支气管腺瘤区别。手术切除为治疗手段。

4.支气管软骨瘤　支气管软骨瘤属罕见的良性肿瘤。外观呈椭圆形,光滑分叶状,质地较坚硬,包膜透明、无蒂,呈息肉样突出于支气管内。纤维支气管镜不易钳取组织。显微镜下可见肿瘤含有玻璃样软骨和弹力纤维组织。肿瘤生长缓慢,临床症状多不明显,肿瘤长大阻塞支气管,影响分泌物排出时可造成阻塞远端继发感染。X线和纤维支气管镜检不易与恶性肿瘤区别。多主张采取积极的手术切除。

5.肺纤维瘤　肺纤维瘤是肺部极为少见的良性肿瘤。可发生在气管、支气管壁,或发生在外周肺组织。病变呈白色块状,与邻近的血管和支气管不相连接。病理学检查可见肿块边界清楚、整齐、无包膜,由不规则排列的胶原束和纺锤状纤维细胞构成。细胞核长,内有分布不均匀的染色压肿瘤的中央可有明显的玻璃样变。患者多无症状,常在X线查时发现,表现为边缘整齐的圆形致密阴影。亦可引起阻塞肺炎、肺不张。病理检查才能确诊。肺切除是本病的根方法。

6.肺良性透明细胞瘤　肺良性透明细胞瘤是肺部罕见的良性肿瘤。多发生在30～70岁,可见于任何年龄。无明显症状,或仅有支气管阻塞砸X线胸片可见肺内孤立性结节,直径1.5～6.5em,多呈圆形,度较高,多在肺的外周部。肿瘤光滑、圆形、无包囊,不与支管、大的肺血管相连,无坏死或出血。因本病难以在症状、体征、X线上与肺癌区别,因此,主张手术切除,多无复发,预良好。

7.肺错构瘤　肺错构瘤为正常肺组织因胚胎发育异常形成瘤样畸形,是最常见的良性肿瘤。约占肺内球形病灶的8％。男性发病率为女性的2～4倍。常于40岁左右发现。患者多无症状,极少数可阻塞支气管或刺激局部黏膜感受器,出现咳嗽、咳痰、咯血、胸痛、发热等症状。X线表现为圆形或椭圆形、有分叶、边缘光滑、密度增高的单个结节,周围无浸润,肿瘤内可见钙化点,多在中心而且分布均匀,钙化点是与其他恶性肿瘤鉴别的根据。错构瘤的唯一治疗方法是术切除。诊断明确的老年人亦可不手术切除,目前尚无报道恶变的病例。

8.肺炎性假瘤　肺炎性假瘤是较少见的肺内炎症增生性肉芽肿病变。病因尚不清楚,很可能是肺部细菌或病毒感染后引起的非特异性炎症病变的慢性化,进而局限为瘤样肿缺,炎症假瘤常表现为单个孤立性病灶,呈球形或椭圆形,直径多在3cm左右。与周围肺组织分界清楚,有包膜,中等硬度。切面呈灰白或灰黄色。病理组织学表现复杂,含有多种炎症细胞和间质细胞,如浆细胞、淋巴细胞、黄色瘤细胞、肥大细胞、组织细胞、纤维母细胞和结缔组织等,并有许多血管成分。不同病例,甚至同一病例的不同部分切片或视野组织结构和组织成分有很大差别。根据主要的细胞类型,曾对炎性假瘤给予多种名称,如浆细胞瘤、黄色瘤、组织细胞瘤、孤立性肥大细胞肉芽肿、硬化性血管瘤等。炎症假瘤可发生在任何年龄,多数在40岁以下,无男女差异。少数患者有呼吸道感染症状,如咳嗽、咳痰、发热、咯血等。一般病程长达数月至数年,有的长达16年。不少患者无症状,仅X线检查发现。诊断主要根据X线检查。表现为单发、圆形或椭网形、密度均匀,其中可显示支气管气相或肺泡气相,边缘清楚的阴影,无分叶、毛刺或肺门淋巴结肿大等,偶见透亮区或钙化灶,可发生于任何肺叶,但多数在肺的外周可引起胸膜粘连。但难与恶性肿瘤鉴别。纤维支气管镜检查,肺穿刺均无帮助。本病治疗的唯一方法是手术切除。预后良好。

9.肺畸胎瘤　肺畸胎瘤多见于前纵隔,而原发于肺内者十分罕见。肺畸胎瘤可能是迷走的胚胎组织沿支气管下行,为肺胚基包绕形成的肿瘤。肺畸胎瘤与错构瘤同属于发育性肿瘤。肺畸胎瘤位于肺实质内或支气管腔内,多为圆形实质性或囊性肿块,大小不等。支气管腔内畸胎瘤体积小,有蒂与管壁相连。肿瘤有包膜,表面光滑,可有分叶。囊性畸胎瘤的腔内充满皮脂、胶冻样物,浅黄或棕色,腔壁厚薄不一,可与支气管相通,有结节向腔内突出。组织学检查可见含有三个胚层发生的组织:来自外胚层的皮肤及其附件、毛发、神经细胞、牙齿;来自中胚层的横纹肌、平滑肌、血管、软骨和生血组织;来自内胚层的支气管上皮、肠上皮、甲状腺等。发病年龄多在30岁以上。男女例数相近。一般无咯血、胸痛、乏力、消瘦等。多因感染而就诊。可有杵状指(趾)。X线检查多为继发性病变的表现,如肺脓肿、支气管扩张、肺不张等。肺畸胎瘤应手术切除,术前控制感染。一般预后良好。

### 三、肺转移性肿瘤

肺转移性肿瘤是指身体其他部位肿瘤,经某种途径转移到肺的肿瘤病变。多发生在原发肿瘤发现后2年内,偶可有5～10年后发生的病例。以血行播散为最常见。颈部、纵隔及腹腔肿瘤可通过淋巴逆流致肺转移。消化道肿瘤肺转移呈上升趋势,占据首位,妇科肿瘤为第二位。一般症状很少,肺部弥漫性转移后可有咳嗽、呼吸困难。并发胸膜转移,有大量胸膜腔积液,癌性淋巴管炎或有上腔静脉压迫时,可有相应的症状和体征。肺转移灶的诊断主要依据X线胸片和CT检查,其次有磁共振(MRI)和PET。可具有多种表现,单个肺结节,常来自直肠癌、结肠癌、肾脏癌、睾丸癌、宫颈癌、黑色素瘤、骨肉瘤;弥漫性肺结节影如大小不等,提示为反复多次分批转移,可见于大多数恶性肿瘤,弥漫性淋巴管炎常表现为线型和结节网状影,见于胸部邻近脏器的肿瘤如乳腺、胃、胰腺癌转移;棉絮状转移灶来源于绒癌;微小转移灶常提示来自甲状腺、肾脏或骨肉瘤、胃癌等转移;空洞出现多见于上皮来源肿瘤,如头颈部、宫颈、结肠癌及一些肉瘤;偶有气胸可能为骨、滑膜细胞肉瘤。大部分转移灶是在肺外肿瘤随访胸片时发现,少数肺部转移灶可先于原发病灶而发现,如肾、甲状腺、胰腺癌。细胞学检查阳性率低,仅淋巴管型或腔内型阳性率40%～60%,对结节大于2cm以上或弥漫型可做纤维支气管镜肺活检(TBLB),阳性率可达到66%～88%,细针经皮肺穿刺(FNBA),可在CT引导下实施,相对较安全,依不同的组织类型,FNBA敏感性为65%～97%,对于肺结节太小以至FNBA无法探及者和位于肺外周部分的肺结节通常可通过电视辅助的胸腔镜诊断并同时切除。转移性肺癌80%为两肺多发,治疗的基本原则为化疗为主的综合性治疗,预后根据原发灶的病变性质而定。对某些孤立性、生长缓慢的转移性瘤可通过手术切除达到长期生存。

### 四、原发性气管肿瘤

原发性气管肿瘤指发生于环状软骨以下和气管隆突以上的肿瘤。原发性气管肿瘤罕见,气管肿瘤占上呼吸道肿瘤的2%。气管肿瘤恶性者占2/3,以鳞癌多见。良性者有腺瘤、纤维瘤、血管瘤、软骨瘤等。早期症状为干咳,此后也有咳痰、咯血等。持续性咳嗽伴吸气性呼吸困难为其特征,因此时可闻类似哮鸣音,易误诊为"哮喘"。胸部平片不易发现均需气管断层摄影检查或行 CT 检查,纤维支气管镜检易获得阳性结果。手术是原发性气管肿瘤的首选方法(包括气管开窗术或气管环切对端吻合术)。不能手术者可采用经纤维支气管镜介入治疗(包括氩气刀切除和冷冻等治疗),以及放疗、化疗等。气管内置入支架可减轻呼吸困难症状。

(庞彩苓)

# 第十八节　肺动脉高压

肺动脉高压(PAH)是由不同发病机制,多源性疾病与各种病因导致的不同病理过程,由于肺动脉循环血流受限导致肺血管阻力增加,最终发生右心衰竭。已经阐明的肺动脉高压发生机制,涉及分子和基因水平、血管平滑肌、内皮细胞以及血管外膜等多个方面。血管收缩/血管舒张状态的失衡是目前药物治疗的基础,但也越来越多地认识到肺动脉高压还与平滑肌细胞增殖与凋亡(有利于前者)失平衡有关。肺动脉高压是一个排他性诊断,引起肺动脉高压的病因很多,其治疗靶点是潜在的病因治疗。

**【诊断标准】**

PAH 诊断的金标准是需要完善的右心导管来证实。PAH 的血流动力学界定是平均肺动脉压(mPAP)$\geqslant$25mmHg;肺毛细血管楔压(PCWP),左心房压,或左心室舒张末期压$\leqslant$15mmHg;并且肺血管阻力(PVR)3wood 单位。明确诊断后还需要通过病史和相应的检查了解有无相关的基础疾病。其诊断流程包括:判断是否存在引起肺血管病变的基础;证实存在肺动脉高压;肺动脉压力增高的分类;制定合理的治疗方案。

1.临床表现

(1)症状:早期通常无明显症状,最常见的临床表现为劳力性呼吸困难,虚弱、乏力,胸痛,晕厥,浮肿等。随着右室功能衰竭的进一步加重和三尖瓣反流量的增加,患者可逐渐出现下肢肿胀、腹水、食欲减退、血容量增多,疲乏可进行性加重。

相关疾病的症状,例如:端坐呼吸和夜间阵发性呼吸困难,提示肺动脉高压由左心疾病所致;雷诺现象、关节疼痛、手指肿胀及其他结缔组织病症状合并呼吸困难时应考虑到结缔组织病相关性肺动脉高压;有鼾声呼吸与呼吸暂停时可能为呼吸睡眠障碍相关性肺动脉高压。

(2)体征:肺动脉高压没有特异性体征,容易漏诊。常见体征包括:胸骨左缘上抬或膨隆;在胸骨左缘可触及收缩期搏动;肺动脉瓣区第二心音增强($\beta_2$ 亢进);由于主肺动脉扩张可闻及喷射性喀啦音;第四心音;吸气时第三心音($S_3$)增强;肺动脉瓣区舒张早期逐渐减弱的杂音;三尖瓣反流性杂音;病情进一步加重可出现右心衰竭的体征:颈静脉搏动与怒张;肝脏增大、下肢浮肿等。

2.辅助检查

(1)超声心动图(UCG):用以筛查肺动脉高压疾病,评价左室形态功能除外左心疾病,肺静脉高压;观察瓣膜的功能,明确瓣膜病、先心病;发现血栓等。

UCG 在临床诊断肺动脉高压上的意义如下。

①定性判断肺动脉压力增高。例如右心室肥大、肺动脉内径增宽和膨胀性下降、三尖瓣和肺动脉瓣反流、肺动脉瓣运动异常等。

②定量测定肺动脉高压。包括三尖瓣反流压差法、右室射血间期法。据报道，UCG 估测肺动脉压较右心导管测得值平均低 11mmHg。

③文献报道其估测肺动脉压的敏感度，特异度均较高，符合性达 90％。但与超声医师的经验有关。

（2）影像学

①胸片：轻到中度 PAH 患者胸片可正常，较重患者胸片可见：中到高度的肺动脉段突出，肺门动脉明显；整个肺野清晰，纹理纤细，与扩张的肺门动脉形成鲜明对比；右心房、右心室扩大。

②普通 CT 与高分辨 CT：显示主肺动脉及左右肺动脉均扩张，与周围肺血管的纤细对比鲜明；观察到右心肥厚与扩张；高分辨 CT 能有助于排除肺间质纤维化、肺泡蛋白沉积症等肺部疾病。

③肺动脉造影术：用于 PAH 的诊断，当通气灌注扫描有问题时，造影可明确慢性栓塞性肺动脉高压及栓塞部位。

④右心导管：是评价肺动脉压力增高血流动力学的"金标准"。右心导管术在诊断 PAH 的作用有：A 准确测定肺动脉压力、循环肺血管阻力及肺毛细血管楔压；B 药物试验估测肺血管反应性及药物疗效；C 鉴别诊断：PAH 的肺动脉压力增高应属肺毛细血管前压力增高，而肺毛细血管楔压应正常，即使晚期 PAH 患者其肺毛细血管楔压略增高，亦不应该＞16mmHg，如＞16mmHg，高度提示此患者为肺静脉压增高所致肺动脉高压。

⑤评估意义在于：肺血管反应性与肺动脉高压患者的生存率密切相关，对药物有反应的患者预后较好；评价是否适合钙离子拮抗剂治疗。反应者比不反应者更有可能从口服钙离子拮抗剂中获得长久益处。

（3）其他检查

①化验检查：风湿全套，肝功能与肝炎病毒标记物，HIV 抗体，血气分析。

②心电图：不仅能反应右心肥厚与右心缺血及右房扩大，而且可帮助判断病情、对治疗的反应及估计预后。

③肺通气灌注扫描：是排除慢性栓塞性肺动脉高压的重要手段，PAH 患者可呈弥漫性稀疏，或"马赛克"征或基本正常。

④多导睡眠监测：因 10％～20％的睡眠呼吸障碍患者合并有肺动脉高压，可疑患者应行睡眠监测。

⑤骨形成蛋白 2 型受体基因：大多数遗传性肺动脉高压患者和至少 26％散发性 PAH 患者有此基因突变，进行患者基因诊断可简化 PAH 的诊断程序。

⑥经胸腔镜肺活检：有时可依靠病理发现临床难以明确的早期间质性肺炎而排除 PAH；对 PAH 进行病理分型，病情程度分级，判断病变是否可逆，帮助评估预后；提高医师对 PAH 的认识，从而使更多的 PAH 患者受益。但对心功能差的患者应避免手术。活检时应注意取材深入肺内 1cm，肺组织应大于 2.5cm×1.5cm×1cm。

【治疗原则】

1.一般措施　避免可诱发 PAH 病情加重的因素，如：感冒、中等强度以上的体力活动、高原、怀孕等。

2.抗凝治疗 PAH患者肺动脉原位血栓形成以及静脉血栓栓塞事件发生的危险性均增加。应用华法林抗凝治疗可改善PAH患者的预后。目前抗凝治疗一般采用华法林,国际标准比值(1NR)控制在1.5～2.5。如应用华法林有禁忌,可间断使用低分子量肝素。

3.利尿治疗 对于合并右心衰竭的PAH患者,适量使用利尿剂可减轻肝淤血、降低容量负荷,改善患者的一般状况。但应避免时间较长的过度利尿。使用利尿剂原则为由小剂量开始,根据体征和肾功能的情况掌握剂量。

4.洋地黄制剂 短期静脉注射可增加心排血量,长期使用疗效尚不肯定。每日服用0.125～0.25mg地高辛对出现右心衰竭者可能有益,但因患者有低氧血症,应警惕洋地黄中毒。地高辛有时用于右心衰竭合并心输出量低的患者和心房颤动患者。

5.氧疗 低氧血症有强大的肺血管收缩作用,吸氧以维持氧饱和度在90%以上为宜。

6.钙拮抗剂 当急性血管反应试验显示肺血管阻力、肺动脉压力比基础值分别降低30%和20%以上者长期服用钙拮抗剂方能有效。常用药物为硝苯地平和地尔硫䓬。可根据患者基础心率而定,心率<80次/分可选用硝苯地平,心率>80次/分应选用地尔硫䓬。硝苯地平剂量为90～180mg/d(可用至240mg/d),地尔硫䓬的剂量为360～720mg/d(可用至900mg/d)。大剂量钙拮抗剂副作用一般不严重,常见的为低血压和水肿。

7.前列腺素

(1)依前列醇:心功能Ⅲ～Ⅳ级(NYHA)的肺动脉高压患者持续静滴依前列醇不仅能改善运动耐量和血流动力学指标,且能提高生存率。本品半衰期只有3分钟,故需采用持续静脉泵入。该药价格极为昂贵,估计在法国每年药费约需10万美元。

(2)伊洛前列环素:可通过静脉、口服、吸入来治疗PAH,血浆$t_{1/2}$为20～25分钟,单次吸入后持续时间约60分钟。吸入治疗PAH是安全、有效、易耐受的方法,用于治疗心功能Ⅱ～Ⅲ级的PAH患者。但其$t_{1/2}$相对较短,吸入30～90分钟后作用消失,每日需多次吸入。不良反应有咳嗽和全身血管扩张的相关症状。

(3)贝前列环素:是第一个具有口服活性的前列环素类似物,口服后药物tl/2为35～40分钟,主要的不良反应与扩张体循环血管有关,通常发生在用药起始阶段,长期应用可以耐受。

8.内皮素受体拮抗剂 波生坦和安立生坦是一种口服的双重内皮素受体拮抗剂,可明显改善包括艾森曼格综合征在内的成年肺动脉高压患者血流动力学参数和运动耐量。

9.磷酸二酯酶抑制剂 西地那非、伐地那非作为一种特异型磷酸二酯酶抑制剂,目前推荐用于较早期的世界卫生组织肺动脉高压功能分级Ⅲ级患者。是一种高选择性的肺血管扩张药,有效地降低肺动脉压力和肺循环血管阻力,提高心输出量和心脏指数,改善心功能,不会对体循环造成不良影响。

10.联合治疗 药物联合治疗可以使药物的治疗作用相互叠加,互相促进,从而疗效增加,开展药物联合治疗可能寻找到长期有效的肺动脉高压治疗方案,目前还没有足够的证据。但已经有研究将波生坦与吸入伊洛前列素联合应用对降低肺动脉压力有较好效果。

11.有创治疗 房间隔造口导致右向左分流可使心房血氧饱和度下降,改善肺动脉高压患者的症状。对于经过充分内科治疗后,患者症状仍无明显好转,可推荐患者进行房间隔造口术或肺移植手术治疗。

肺移植也是目前治疗肺动脉高压的有创方法之一,虽然可以降低肺动脉压力但远期预后并不乐观,术后死亡原因可能与感染及慢性排异有关。

(闫振华)

# 第十九节　急性呼吸窘迫综合征

## 【概述】

急性呼吸窘迫综合征(ARDS)是指严重感染、创伤、休克等肺内外袭击后出现的以肺泡毛细血管损伤为主要表现的临床综合征,属于急性肺损伤(ALI)的严重阶段或类型。其临床特征呼吸频速和窘迫,进行性低氧血症,X线呈现弥漫性肺泡浸润。本症与婴儿呼吸窘迫综合征颇为相似,但其病因和发病机理不尽相同。

## 【诊断】

### (一)症状

开始出现呼吸增快,并出现进行性加重的呼吸困难及发绀,常伴有烦躁、焦虑、出汗等。本病呼吸困难的特点是呼吸深快、费力、胸廓紧束感及憋气等,也就是呼吸窘迫。

### (二)体征

早期体征无明显异常,也可在双肺底闻及少量细湿啰音;后期可闻及水泡音,有时可闻及管状呼吸音。

除与有关相应的的发病征象外,肺部受损的数小时内,患者可无呼吸系统症状,随后呼吸频率加快,气促逐渐加重,肺部体征无异常发现,或可听到吸气时细小湿啰音。X线胸片显示清晰肺野,或仅有肺纹理增多模糊,提示血管周围液体聚集;动脉血气分析示 $PaO_2$ 和 $PaCO_2$ 偏低。随着病情进展,患者呼吸窘迫,感胸部紧束,吸气费力、发绀,常伴有烦躁、焦虑不安,两肺广泛间质浸润,可伴奇静脉扩张,胸膜反应或有少量积液。由于明显低氧血症引起过度通气,$PaCO_2$ 降低,出现呼吸性碱中毒。呼吸窘迫不能用通常的氧疗使之改善。如上述病情继续恶化,呼吸窘迫和发绀继续加重,X线胸片示肺部浸润大片融合,乃至发展成"白肺"。呼吸肌疲劳导致通气不足,二氧化碳潴留,产生混和性酸中毒。心脏停搏,部分患者出现多器官衰竭。

### (三)检查

1.外周血白细胞计数与分类　在 ARDS 早期,由于中性粒细胞在肺内聚集,外周血白细胞可一过性短暂下降,随着病情的发展,白细胞很快回升至正常。由于合并感染或其他应激情况,白细胞可明显升高。

2.血气分析

(1)意义:ARDS 主要引起氧合障碍,表现为顽固性低氧血症。ARDS 的诊断标准之一是氧合指数≤26.6kPa(200mmHg,氧合指数=动脉氧分压/吸入氧浓度=$PaO_2/FiO_2$),正常值为 53.2～66.5kPa(400～500mmHg)。因此,血气分析是诊断 ARDS 必备检查之一,同时,随时监测血气分析的变化,为判断病情的进展及转归提供了客观依据。

(2)ARDS 时血气分析的改变:

1)$PaO_2$:在 ARDS 的早期主要表现为 $PaO_2$ 的降低,随着病情的进展出现顽固性、难以纠正的低氧血症,其血氧降低的程度与肺泡渗出、肺泡不张形成的低通气区域占全部肺部的比值有关,比值越大,动脉氧分压越低。由于动脉氧分压受很多因素的影响,因而采用氧合指数反应缺氧情况。氧合指数≤39.9kPa(300mmHg)考虑为急性肺损伤;氧合指数≤26.6kPa(200mmHg)考虑为 ARDS。

2)$PaCO_2$ 及血 $pH_2$ 在 ARDS 早期,低氧血症刺激呼吸中枢,增加肺泡通气量,引起 $PaCO_2$ 降低及血 pH 升高(呼吸性碱中毒);随着病情进展,出现呼吸肌疲劳,导致肺泡通气量减少,引起 $PaCO_2$ 升高及血 pH 降低(呼吸性酸中毒);此外,由于严重缺氧,导致组织乏氧,引起代谢性酸中毒,进一步加重呈酸血症。

3.影像学检查

(1)ARDS 早期:X 线胸片大致正常,少数患者可见肺纹理增多,呈网状,边缘模糊,提示间质性水肿。

(2)肺损伤期,两肺弥漫性肺实质渗出为主,X 线胸片可见两肺散布大小不等,边缘模糊的斑片状密度增高影,常融合成大片。密度增高影呈区域性、重力性分布,以中下肺野和肺外带多见。

(3)病情进一步进展,两肺阴影融合成大片,大部呈密度均匀增加,磨玻璃样变,伴有明显支气管充气相,心缘不清,甚至出现"白肺"。

(4)病情好转时,病变吸收,残留不同程度纤维化。吸收时以肺泡病变开始,逐渐至间质。

4.血流动力学检查　对于鉴别急性左心衰竭有重要意义。在急性左心衰竭时,肺毛细血管楔压>2.4kPa(18mmHg);单纯 ARDS 时毛细血管楔压≤1.6kPa(12mmHg)。

**(四)诊断要点**

1.有相应引起本病的原发疾病或溺水、电击、吸入异物、药物中毒、脑血管疾病及严重创伤等诱因。

2.急性起病,呼吸频率进行性增加,出现呼吸困难或窘迫。

3.不论是否应用呼气末正压(PEEP)治疗,患者存在氧合障碍,$PaO_2/FiO_2$≤26.7kPa(200mmHg)。

4.X 线胸片显示双肺浸润影。

5.肺毛细血管楔压(PCWP)≤2.4kPa(18mmHg)或临床无左心房压升高的证据。

根据患者的临床表现、影像学特点及动脉血气检查的结果,目前仍沿用 Moore 的方法将其分为四期。

第一期:又称急性损伤期,原发病如创伤、败血症、休克、误吸、急性胰腺炎发病后,出现呼吸加快与窘迫。由于症状隐匿,急性损伤期容易被误诊;此期可因过度通气而出现低碳酸血症。

第二期:又称稳定期或潜伏期,继急性损伤期后 6～48 小时内,呼吸逐渐迫促,发绀,可无肺部体征或仅有少量细湿啰音。

第三期：又称急性呼吸衰竭期，此期进展迅速，呼吸窘迫伴低氧血症、发绀，患者疲劳不堪；双肺出现支气管呼吸音，明显细湿啰音；X线胸片显示双肺散在小片状浸润阴影。

第四期：又称终末期，出现严重的肺功能及结构异常，缺氧、高碳酸血症明显，肺纤维化改变，X线胸片呈广泛磨玻璃样融合浸润阴影。最后导致患者意识障碍或昏迷，属临床终末阶段。

### （五）鉴别诊断

1.心源性肺水肿　　起病较急，发绀较轻，强迫坐位，面色发灰，咳粉红色泡沫痰，两肺满布湿性啰音和哮鸣音，心尖部第一心音减弱，频率快，可有奔马律，经强心利尿、扩血管、吸氧后症状可迅速改善。X线肺片提示存在 Kerley B 线和 A 线。二者鉴别见表1-6。

表 1-6　ARDS 与心源性肺水肿鉴别要点

| 项目 | ARDS | 心源性肺水肿 |
| --- | --- | --- |
| 基础疾病 | 严重创伤、吸入、感染等 | 引起左心衰竭的疾病 |
| 病理基础 | 渗透性肺水肿,透明膜 | 多见压力性肺水肿,无透明膜形成 |
| 呼吸功能影响 | 极度呼吸困难且窘迫 | 较轻 |
| 发病 | 急骤,能平卧 | 急剧,不能平卧,呈端坐位 |
| 咳痰 | 早期可无痰,晚期可有 | 血痰粉红色泡沫样痰 |
| 体征 | 湿啰音少,不固定 | 双肺大量湿啰音、哮鸣音 |
| X线胸片 | 发病24小时后双肺斑片状阴影,可融合成磨玻璃样、"白肺"和支气管充气相 | 双肺蝶翼样阴影且心脏影增大 |
| 血气改变 | 顽固性低氧血症,高 $FiO_2$ 亦难纠正 | 多有轻度低氧血症,吸氧明显改善 |
| 治疗反应 | 反应差,常需机械通气 | 强心、利尿、血管扩张剂反应好 |
| PCWP | 正常 | 升高 |
| 预后 | 较差 | 较好 |

2.非心源性肺水肿　　常因大量快速输液或胸腔抽液速度过快引起，血气分析较少出现低氧血症，多经氧疗、强心、利尿等症状迅速改善。

3.急性肺栓塞　　可骤然起病，呼吸急促，烦躁不安，有咯血、发绀等症状。血气分析 $PaO_2$ 和 $PaCO_2$ 均降低，与 ARDS 颇为相似，本病多有深静脉血栓形成、肿瘤、羊水栓塞等病史，多有较剧烈的胸痛和发热，X线胸片可见典型的楔形或圆形阴影，肺动脉造影和肺核素扫描有助于鉴别诊断。

4.特发性肺间质纤维化　　急性起病易与 ARDS 相混淆，肺部闻及爆裂啰音是本病的一个特征，X线胸片可见有肺部网状结节影，HRCT 有助于二者的鉴别。

### 【治疗】

### （一）祛除诱因

积极祛除导致 ARDS 的诱因，是治疗 ARDS 的首要措施，特别是感染的控制、休克的纠正、伤口的清创等。

### （二）综合治疗

**1.液体管理策略**　液体管理是 ARDS 治疗的重要环节。有关 ALI/ARDS 患者液体输注方面仍没有统一的方案。目前基本一致的观点认为，对于急性期患者，应保持较低的血管内容量，予以液体负平衡，将血管内容量维持在能为全身循环提供充分灌注的低限。

（1）在急性期控制补液量，以免肺循环流体静压增加。一般认为，补液量应根据肺毛细血管楔压进行调整，使肺毛血管楔压保持在 1.6～2.1kPa（12～16mmHg）。在维持正常血压、心输出量及有效循环量的前提下，通过利尿、适当限制输液量，必要时采用超滤来保持较低的前负荷，减轻肺水肿，对提高存活率至关重要。

（2）急性期，胶体注射液一般不宜使用，以免加重肺水肿。但是，由于大量蛋白的外渗，合成减少，导致血浆渗透压降低，加重肺水肿，因此，在适当的时期补充胶体液十分重要。一般认为，是否胶体液以保持正常的胶体渗透压为准（不能测量胶体渗透压时以血清清蛋白达到正常值为标准）。在补充胶体液 1 小时后可应用利尿剂以促使液体排出。

**2.全身营养支持**　ARDS 多在严重感染、创伤等应激情况下发生，应激情况下机体处于高代谢状态，早期全身营养支持对于 ARDS 的转归有重要影响。

（1）时机：在严重创伤及严重感染的初期，机体内环境尚不稳定，任何形式的营养支持均难以奏效，并会加重代谢紊乱及脏器功能障碍。经治疗后，水、电解质、酸碱平衡紊乱基本纠正、休克纠正、循环和呼吸功能趋于稳定、血糖在胰岛素控制下平稳、临床无大出血等情况，应早期予以营养支持。

（2）原则：合理供能，避免过度营养。一般按照每日 25～35kcal/kg 提供非蛋白质热量。非蛋白质主要有糖类（碳水化合物）和脂肪，一般葡萄糖每日 3～4g/kg 体重，脂肪每日 1～1.5g/kg 体重。

（3）途径：包括胃肠外营养和肠内营养。由于肠内营养有助于维持正常黏膜细胞的结构和功能的完整性、保持肠道正常菌群平衡、减少内毒素释放和细菌移位、降低肠源性感染、增强肠蠕动，因此，主张在肠道解剖和功能允许的情况下，尽早的开始肠内营养。

（4）特殊营养素的作用

1）谷氨酰胺是一种非必需的中性氨基酸，可以诱导肠道相关淋巴组织的防御功能和组织学改变，参与维持宿主胃肠道和黏膜正常免疫防御功能以及宿主防御和细菌之间的平衡，降低细菌或病毒感染动物的死亡率。

2）精氨酸是一种必需氨基酸。作用机理：明显改善免疫功能、促进高分解代谢状态下蛋白质合成，减少氮排出，改善氮平衡。用法：一般予以静脉补充精氨酸每日 10～20g，肠内补充每日 25～30g。将精氨酸 10～20g 加入 5％葡萄糖 500～1000ml 中静脉滴注 4 小时以上。不良反应：用精氨酸的盐酸制剂可引起高氯性酸血症；肾功能不全的患者忌用；精氨酸输入过快可引起流涎、面色潮红、呕吐等。

**3.血糖的控制**　由于原发或继发性糖耐受不良、糖皮质激素的应用以及肠道外营养，大多数危重病患者血糖均偏高，过去认为血糖维持在 10.0～11.1mmol/L 更有利于患者，但 VandenBerghe 等发现，加强胰岛素治疗使血糖维持在 4.4～6.1mmol/L 时，败血症患者死亡率显著降低。尽管该项研究并非针对 ARDS 患者，但由于许多败血症患者已符合其诊断标准，因此有必要对 ARDS 患者进行更严格的血糖控制。

### （三）用药常规

1.抗生素治疗　严重感染既是引起 ARDS 的第一位高危因素，又是影响 ARDS 死亡率的首要因素，因此 ARDS 的治疗必须控制和预防各种感染。积极治疗原发病和抗感染可改善 ALI 和 ARDS 的预后。应严格无菌概念和无菌操作。撤除不必要的血管和尿道插管，预防皮肤破溃，减少医院感染。用药原则为：早期、足量、联合、静脉给药。对病原不明的感染，应尽早使用强而广谱的抗生素，对病原明确者应及早使用针对性较强的抗生素。

2.糖皮质激素

（1）作用机制：①能减少组织间液的渗出、增加血容量、改善休克；②有抗炎作用；③能抑制胶原的合成，减轻肺组织纤维化。

（2）用药时机：以往强调尽早使用，而近期研究多在 ARDS 中、晚期，一般发病第 2～10 日常规治疗无效时才开始应用。

（3）用药剂量：采取小剂量，指激素的生理需要量，依据是 ARDS 患者存在肾上腺皮质功能不全（及受体水平下降引起的相对功能不全），外源性给予激素补充治疗，剂量相当于甲基泼尼松龙 $1～2mg/(kg \cdot d)$，连续应用 3～5 日后逐渐减量。

（4）疗程：长疗程，一般指激素使用时间可长达 2～4 周。

（5）不良反应及预防措施：①电解质紊乱，低血钾；②高血压；③高血糖；④水、钠潴留；⑤消化道溃疡、出血；⑥神经精神症状；⑦骨质疏松、骨折、股骨头坏死等；⑧诱发或加重感染；⑨肌无力或肌炎等。

3.扩血管药物

（1）一氧化氮（NO）：是由血管内皮细胞产生的内源性舒张因子（EFRF）。

1）作用机制：①ARDS 导致的低氧血症可引起肺毛细血管痉挛，吸入 NO 治疗时，通气正常的肺泡中 NO 浓度较高，其周围痉挛的毛细血管扩张，有利于减轻 V/Q 比率失调；②通气不良的肺泡中 NO 浓度较低，NO 对肺毛细血管的影响小，不会引起分流增加；③NO 可部分改善小气道痉挛，改善肺泡通气；④NO 还可抑制血小板和细胞黏附；⑤吸入 N0 可减轻肺表面活性物质受损程度。

2）剂量：短期应用 NO 的安全性已得到确认，吸入 15～20ppm 即可发挥作用，长期应用是否安全尚不清楚。

3）应用前景：虽然观察性研究提示吸入 NO 对 ALI 和 ARDS 可能有效，但Ⅱ期临床试验却表明吸入 NO 没有减少死亡率或缩短机械通气时间。因此，目前尚不能推荐将 NO 作为常规治疗手段，但是用于难治性低氧血症的抢救性治疗可能是有效的。最近的研究表明，内皮素受体拮抗剂 Tenzosentan 可明显减少肺损伤犬的肺动脉压力和改善心脏功能，提示有望用其治疗 ARDS 伴发的肺动脉高压。但是否可用于临床，最后还要靠随机多中心临床试验证实其可行性。

（2）前列腺素 $E_1$（$PGE_1$）：$PGE_1$ 是一个重要的中性粒细胞和巨噬细胞趋化因子，具有扩血管、抗炎、抑制血小板聚集等作用。有两种给药途径，$PGE_1$ 每分钟 30ng/kg 体重左右的静脉输注；$PGE_1$ 每分钟以 6～15ng/kg 体重吸入。二者比较，均能降低肺血管阻力和肺动脉压，使右心射血分数增加,但体循环阻力前者显著降低,后者具有更高的氧分压、氧供、混合静脉血氧饱和度。目前尚不能推荐将 PGE$_1$ 作为常规治疗手段,有待于进一步临床研究。

(3)酚妥拉明:是 α 肾上腺能受体拮抗剂。

1)作用机制:可引起全身血管阻力和肺血管阻力的降低。

2)不良反应:直立性低血压、瘙痒、恶心、呕吐等。低血压、严重动脉硬化、心脏器质性损害、肾功能减退患者忌用。忌与铁剂配伍。

(4)山莨菪碱(654-2):是山莨菪碱中提取的一种生物碱。

1)作用机制:具有扩张血管、改善平滑肌痉挛、抑制腺体分泌、保护呼吸道通畅、改善氧合等作用。

2)不良反应:口干、面红、轻度扩张瞳孔、视物模糊、心率增快、排尿困难等。脑出血急性期、青光眼患者禁用。

4.肺表面活性物质(PS)替代疗法　应用处于临床探索阶段。

(1)成分:PS 是由肺泡Ⅱ型上皮细胞合成和分泌的一种复合磷脂,含 85%～90%的磷脂,磷脂中 70%～80%为卵磷脂,卵磷脂中 60%含双饱和脂肪酸,主要是二棕榈酰卵磷脂(DPPC),是降低表面张力的主要成分,8%～10%的蛋白质,5%的中性脂肪及少量无机盐。PS 中与表面活性物质相关的称表面活性蛋白(SP),分 A、B、C、D 四种。

(2)给药时机:近年来大量的动物实验及临床研究均表明应该早诊断早治疗,最好是在 ARDS 的早期阶段即 ALI 期就给予用药,甚至有学者认为对于那些有肺损伤倾向的患者给予预防性用药,但这还有待进一步临床验证。

(3)给药方式:气管内滴入、通过支气管镜给药和雾化吸入三种途径。气管内滴入法是常规给药方法。PS 以混悬液形式,通过气管插管,经细导管滴入肺内。气管内滴入法是严重 ARDS 患者最好的选择,因为应用这种方法可以在很短的时间内将足量的 PS 注入气管内;而对于那些肺损伤较轻的患者雾化吸入可能是最好的选择。

(4)剂量:文献报道,用药剂量单次为 25～300mg/kg 体重,具体应根据 ARDS 的病情,PS 用量宜偏大,给药时间偏长。

(5)通气模式:不同的呼吸方式影响肺内 PS 的稳定性和构成,小 VT(6～8ml/kg 体重)加上适当的呼气末正压通气(PEEP)(5～10cm H$_2$O)有利于 PS 疗效的发挥。

(6)不良反应:虽然大量的临床研究证明 PS 并不是治疗严重 ARDS 的特效药物,但可以证明使用 PS 是可行的、安全的,至今还没有发现不良反应。

5.抗凝治疗　炎性反应与凝血系统密切相关。多种炎性细胞因子,均能激活凝血系统。反过来急性脓毒症时凝血酶除了促凝血外,还激活血管内皮细胞,引起中性粒细胞和单核细胞黏附,还通过诱导内皮-血小板活化因子激活中性粒细胞。

(1)低分子肝素:早期使用肝素皮下注射,可减少肺毛细血管内皮损伤引起的微血栓形成。但动物研究证实肝素并不能改善肺损伤。

1)作用机制:与抗凝血酶Ⅲ及其复合物结合,加强对凝血酶的抑制作用。

2)用法:5000U 皮下注射,12 小时 1 次。

3)不良反应:皮肤、黏膜、牙龈出血;偶见血小板减少;肝转氨酶升高;皮肤过敏等。

4)禁忌证:严重出血、凝血疾患、组织器官损伤出血、细菌性心内膜炎、急性消化道和脑出血、对本品过敏的患者。有出血倾向者和孕妇、产后妇女忌用。

5)药物相互作用:乙酰水杨酸、非类固醇消炎药、抗血小板药、维生素 K 拮抗剂、葡萄糖等可加强本品的抗凝作用。

(2)活化蛋白 C:研究发现,应用活化蛋白 C 治疗严重败血症患者后死亡率从 30.8% 降至 24.7%。除抗凝外,活化蛋白 C 还通过降低血浆 IL-6 水平达到抗炎的目的。其Ⅲ期临床试验结果显示,采用活化型重组人蛋白 C 治疗 28 日后,严重感染患者死亡相关风险降低 19.4%,绝对死亡率降低 6.1%。尽管目前还没有确切证据表明活化蛋白 C 可改善 ALI/ARDS 患者预后,但由于上述败血症患者中有许多已符合 ALI/ARDS 诊断标准,因此有理由推断活化蛋白 C 将在某种程度上能降低 ALI/ARDS 患者死亡率。

(3)组织因子通路抑制剂(TFPI):Ⅱ期临床试验运用 TFPI 降低脓毒症患者的死亡率。

6.沐舒坦(盐酸溴环己胺醇)

(1)机制:①减少肿瘤坏死因子 $\alpha$ 及相关炎性介质的释放,减轻过度炎性反应引起的肺破坏作用;②具有抗氧化作用,防止氧自由基对肺组织的损伤;③刺激肺泡Ⅱ型上皮细胞合成并分泌内源性 PS,降低表面张力,防止肺泡萎陷;同时,抑制磷脂酶 A 对 PS 的降低,增加肺顺应性;④减轻 ARDS 时气管壁离子转运和电位差的破坏。

(2)剂量:各个临床研究剂量差异很大,一般 0.5~3g/24h。

(3)时机:当患者出现 ARDS 时,应该尽快开始予以大剂量沐舒坦治疗。

(4)疗程:有很大差异,一般为数日至数周。

(5)不良反应:轻微的上消化道反应,如胃部灼热、消化不良、恶心、呕吐等;变态反应较少出现,主要为皮疹。

7.氧自由基清除剂,抗氧化剂及免疫治疗

(1)非类固醇消炎药物(NSAID):包括前列腺素代谢通路的脂氧合酶和环氧合酶抑制剂,如布洛芬、吲哚美辛等,主要是对抗血栓素和 $LTB_4$ 的肺血管收缩作用,从而降低肺动脉压和血管外肺水含量,恢复生理性通气血流比值,改善心功能,还可抑制 PMN 的游走和黏附,减少氧自由基的产生。

(2)免疫治疗:目前研究较多的有抗内毒素抗体,抗 TNF、IL-1、IL-6、IL-8 以及抗细胞黏附分子的抗体或药物。动物实验表明这些药物对 ARDS 有一定的治疗作用,尚未正式应用于临床。

(3)N-乙酰半胱氨酸(NCA):NCA 是一种小分子抗氧化剂,能有效抑制内毒素、TNF-A、IL-IB 等引起的细胞损伤,能对抗氧自由基引起的组织损伤,提高细胞内还原型谷胱甘肽(GSH)储量,保护细胞内弹性蛋白酶抑制剂不被氧自由基灭活,从而起到保护肺脏的作用。

(4)酮康唑:是一种咪唑类抗真菌药物,能抑制 $TXA_2$ 活性。有人用酮康唑治疗高危期 ARDS 患者,仅 6% 发展为急性期,而安慰剂组为 31%,差异有显著性。说明应用酮康唑治疗高危期 ARDS 患者能明显改善预后,其机理可能是该药抑制了肺泡单核巨噬细胞对内毒素的反应而合成的炎性递质。

(5)己酮可可碱:是一种磷酸二酯酶抑制剂,可提高细胞内 cAMP 水平,抑制中性粒细胞的活性,抑制肿瘤坏死因子的释放和血小板的聚集。目前处于实验阶段。

### (四)呼吸支持治疗

机械通气(MV)是抢救 ALI/ARDS 最重要的对症治疗方法。现代 ARDS 的治疗发展为肺保护通气策略,其基本要点在于:①通过小潮气量通气和允许性高碳酸血症减少肺容积伤的发生;②即肺复张策略,开放肺并且维持肺泡的开放状态。其主要内容及方法不一且相互重叠,按文献归类,将可阻止肺泡萎陷并维持应用的 PEEP 称最佳 PEEP;将可促进部分或大部分肺泡复张、并短暂重复应用的高 PEEP 或 CPAP 称为肺复张手法(RM)。

1.最佳 PEE　PARDS 的临床上最明显的特征是顽固而又严重的低氧血症和呼吸窘迫。这二者又互为因果,恶性循环,PEEP 的合理应用是改善机体低氧血症的重要措施之一。

(1)外源性 PEEP 改善氧合作用的机理:①促进肺泡复张,防止肺泡萎陷,使肺泡于呼气末保持复张状态;②增加功能残气量,改善通气/血流比值,减少肺内分流,改善肺顺应性;③防止塌陷的肺泡在反复的复张-萎陷的过程中因剪切力引起的肺损伤,从而减少气压伤产生的可能性;④促进氧弥散并减少肺血流总量,促进水分由肺泡向肺间质区分布。

(2)何谓最佳 PEEP:ARDS 肺损伤分布具有不均一性,肺泡塌陷以重力依赖区最为严重。根据肺泡张开程度将肺泡分三类:①保持开放和正常的肺泡;②塌陷严重不能复张的肺泡;③间歇性复张的肺泡。不同区域肺顺应性差异很大,采用一定水平的 PEEP 时,对于低顺应性肺泡可使塌陷肺泡充分扩张,而正常或高顺应性肺泡过度膨胀,因此,临床中选择适当的 PEEP 十分重要。PEEP 水平不足,复张的肺泡将再次关闭,达不到复张的效果,甚至由于肺泡反复开放关闭而形成剪切伤;过高的 PEEP 会影响静脉回流,降低心输出量,而且高 PEEP 会使肺泡过度拉伸,容易造成容积伤。因此选择合适的 PEEP 至关重要。最佳 PEEP 是一个既能防止呼气末肺泡萎陷,又能避免肺泡过度膨胀的平均值,即复张的肺泡与过度膨胀的肺泡获得平衡的 PEEP 水平。

(3)如何选择最佳 PEEP:ARDS 的 PEEP 水平多在 0.49~1.47kPa(3.7~11mmHg),高水平 PEEP[2.45kPa(18.4mmHg)]可能弊多利少。最佳 PEEP 的选择比较困难,目前公认的方法是 P/V 静态曲线低拐点(LIP)法作为临床可行的最佳 PEEP 选择方法,根据静态压力容量曲线(P-V 曲线)吸气相找出低位拐点所对应的压力 P,然后将 PEEP 定位在 P+2cmH₂O 的水平。最佳 PEEP 应是个体化的设置,应综合考虑患者呼吸力学、循环状况及全身情况,而不是固定的模式、固定的 PEEP。但最佳 PEEP 值通常高于传统机械通气的设定值

2.RM　肺泡大量陷闭导致肺容积明显减少是 ARDS 的主要病理生理特点之一,为保证患者的氧合,必须将萎陷的肺泡再度开放并维持其开放的状态,于是肺复张策略作为肺保护通气策略的一部分得以提出。

(1)适应证:RM 并不常规用于每个 ARDS 患者,而多应用于小潮气量通气,结合适当高 PEEP 不能维持氧和者,另外还用于 CT 提示肺部有弥漫性渗出性改变者,而非局限性病变;肺外性 ARDS 更适合应用 RM。

(2)时机:ARDS 应用 RM 的最佳时间是发病 72 小时内,晚期患者应用可加剧肺内分流。

(3)RM 可反复应用,常在 2~3 次后达到最大氧合肺容量,也有的应用 6 次才见到效果。

(4)目前临床应用的 RM 种类多种多样,如控制性肺膨胀、应用高呼气末正压水平复张、

高频振荡通气以及叹息样呼吸等,但其原理基本上是一致的。

1)控制性肺膨胀(SI):SI是一种新的RM,即在机械通气时给予足够的气道压力,使塌陷肺泡充分开放,并持续一定时间,然后再回到SI以前的通气模式。实施SI时采用的是压力控制通气模式,最常用的为持续气道正压通气(CPAP)和气道压力释放通气(APRV),能保证操作过程中的安全性,改善ARDS患者的氧合。应选择多大的压力进行复张,目前尚无肯定的答案,但临床应用时压力常被控制在$30\sim50cmH_2O$,也有学者认为ARDS的肺开放压应高达$60cmH_2O$;持续时间一般是30秒至2分钟,依据为:某些肺泡需要多长时间才能打开;肺表面活性物质需要一定的时间在新复张的肺泡表面展开重构;在肺泡复张后应该应用足够高的PEEP来保持复张状态,有研究认为ARDS肺开放后PEEP应>$20cmH_2O$。

2)叹息通气:有研究者应用每分钟3次$45cmH_2O$平台压的叹息,能显著提高患者的氧分压和呼气末肺容量。

3)高持续气道正压:在ARDS患者中,研究表明$35\sim40cmH_2O$持续气道正压维持$30\sim40$秒、$30\sim45cmH_2O$维持20秒可开放已塌陷的肺泡。

(5)肺开放的判断:血氧与肺开放、心输出量、肺血管收缩、混合血氧饱合度有关,仅以氧分压作为肺开放指标是危险的。氧饱和度提高和肺内分流降低常提示肺开放,氧合指数也是较好的指标。也有应用胸部CT显示密度降低来提示肺开放。

3.小VT通气和允许性高碳酸血症策略　为了避免呼吸机相关性肺损伤的发生,近年来提出采取减少VT和呼吸频率的方式通气,允许动脉血$PaCO_2$有一定程度的升高,即允许性高碳酸血症而不必强求$PaCO_2$降至正常水平。总体通气治疗原则是在保证患者pH及$PaO_2$在一定水平的前提下,使用较低的VT方案可减低呼吸道压,并容许一定程度的呼吸性酸中毒存在,同时尽量将$FiO_2$及PEEP限制在最低水平,以最大限度减少氧中毒和肺气压伤发生的可能性。美国国家健康协会(NIH)提出将小潮气量通气作为肺保护通气策略中的一部分,建议潮气量为$6\sim8ml/kg$。

### (五)其他支持技术

1.体外循环膜肺氧合(ECMO)　是在体外通过膜式氧合器进行气体交换的方法,对ALI、ARDS的呼吸支持有良好效果。目前使用的有:

(1)静脉-动脉转流;

(2)动脉-静脉转流;

(3)混合静脉-动脉,动脉-静脉转流。其原理是减少肺血流,降低肺动脉压,减轻肺间质及肺泡水肿,达到改善氧合,降低$PCO_2$的作用。此技术主要适宜于急性休克、严重感染、创伤、胎粪吸入引起的ARDS患者。其主要的不良反应是有出血的危险,引起颅内出血,还可以引起血栓形成,对顽固性休克、中枢神经感染者也应慎用。

2.血液净化　血液滤过能够改善急性肺损伤患者和实验动物的血流动力学和呼吸力学指标,并可减轻患者肺水肿,研究表明高容量血液滤过能清除血液和支气管灌洗液炎性因子,降低肺毛细血管通透性,调节肺部炎性反应以及改善组织病理学变化。有效清除血浆中炎性因子,不仅可以下调炎症的瀑布式反应,避免其他炎性因子的激活,还有利于控制全身炎性反应,以及减轻肺局部炎症。因此,有理由推测血液滤过对于治疗重症ARDS会发挥拾遗补缺的作用。

**【病情观察】**

主要应观察患者呼吸困难的程度、发绀的轻重，以及重要脏器，如肾脏、心脏、大脑等的功能变化，评估治疗疗效，经过治疗后，缺氧是否改善是观察本病治疗疗效的一个重要指标。

**【病历记录】**

1.门急诊病历 记录患者出现呼吸困难的时间、性质，有无节律、频率改变，记录发病的诱发因素；体检记录患者的血压、体位、呼吸频率、呼吸困难的类型、两肺呼吸音和心脏大小、心脏有无杂音和心率的变化；发绀是否存在，氧疗后缺氧有无改善；辅助检查记录血常规、尿常规、X线胸片、心电图和动脉血气分析等检查结果，有条件行床旁心脏超声时，应记录检查结果，以排除左心功能不全。

2.住院病历 应详尽列出 ARDS 的诱因、诊断依据、鉴别诊断要点和诊疗计划。病程记录能反映治疗后相关症状、体征变化和辅助检查的结果分析、上级医师的查房意见等，如需行机械辅助通气，必须告知患者家属治疗的利弊、风险，并请家属签字。

**【注意事项】**

1.医患沟通 ARDS 的预后不容乐观，总体死亡率仍在 50% 以上，其预后与感染、年老和患者基础状态有关，患者大多死于多器官功能衰竭和顽固性低氧血症。诊断为本病者，主治医师应如实告诉患者家属本病的特点，如起病急、病情重、死亡率高，即便采取积极的救治措施，尤其是内科疾病并发 ARDS 者死亡率仍很高。因此，各项治疗措施的采取要争取患者及其家属的积极配合。

2.经验指导

(1)临床上，急性起病、呼吸频率进行性增加、有呼吸困难或窘迫时需考虑本病的可能；女性、年老体弱者，可能症状不典型，需要高度警惕。

(2)X线胸片早期可正常，以后出现双肺斑片状阴影。因此，临床上动态 X 线胸片检查非常重要。

(3)由于 ARDS 与 ALI 是密不可分的两个阶段，因此在 ALI 期，即应给予高度重视，并给予积极处理。

(4)ARDS 是一种急性危重病，宜在严密监护下治疗，由于 ARDS 的病因各异，发病机理未阐明，故而至今尚无特效的治疗方法。

(5)目前治疗 ARDS 的主要内容为根据其病理生理改变和临床表现，采取针对性或支持性措施：积极治疗原发病，特别是控制感染；尽早机械通气(PEEP 或 CPAP)，改善通气和组织氧供；搞好液体管理，减轻肺水肿；保护重要脏器功能，防止进一步肺损伤及多脏器功能不全或衰竭等。

(6)近年来，交通事故越来越多，创伤患者并发 ARDS 时，可以应用无创机械通气，一般 2~3 日后病情即可改善，但应注意，对伴有颅脑创口伤者不宜使用。

（韩　晶）

# 第二十节　阻塞性睡眠呼吸暂停低通气综合征

阻塞性睡眠呼吸暂停低通气综合征(OSAHS)是多种原因引起患者睡眠中上气道完全或不完全阻塞,以睡眠中反复发生伴有鼾声的呼吸幅度明显降低或暂停和日间嗜睡为特征的一种常见综合征。其对机体的危害主要是睡眠过程中长期反复间歇低氧、二氧化碳潴留及正常睡眠结构的破坏引发的心脑血管等多系统、多脏器合并症,是多种全身疾患的独立危险因素,严重者可发生睡眠猝死。

**【诊断标准】**

主要根据病史、体征和 PSG(PSG)监测结果。

1.临床表现　睡眠中打鼾且鼾声不规律,睡眠中反复出现呼吸暂停及觉醒;自觉憋气、可憋醒,夜尿增多,晨起头痛,头晕,口干,日间嗜睡明显,记忆力下降;可合并或加重高血压、冠心病、复杂严重心律失常和心力衰竭、肺心病、中风等心脑血管疾病及糖尿病等;严重者可出现心理、智能和行为异常,并可引起道路交通事故等社会问题。

主要危险因素包括如下。

(1)肥胖:体重超过标准体重 20% 或以上,体重指数(BMI)≥25。

(2)年龄:成年后随年龄增长患病率增加;女性绝经期后患病者增多,70 岁以后患病率趋于稳定。

(3)性别:生育期男性患病者明显多于女性。

(4)上气道解剖异常:鼻腔阻塞(鼻中隔偏曲、鼻甲肥大、鼻息肉、鼻部肿瘤等),Ⅱ°以上扁桃体肥大,软腭松弛下垂、悬雍垂过长过粗、咽腔狭窄、咽腔黏膜肥厚、舌体肥大、舌根后坠,下颌后缩、颞颌关节功能障碍及小颌畸形等。

(5)打鼾和肥胖家族史。

(6)长期大量饮酒和(或)服用镇静催眠药物及肌肉松弛药。

(7)长期吸烟。

(8)其他相关疾病包括甲状腺功能低下、肢端肥大症、垂体功能减退、淀粉样变性、声带麻痹、小儿麻痹后遗症或其他神经肌肉疾患(如帕金森病)、长期胃食管反流等。

2.辅助检查

(1)便携式诊断仪监测

便携式监测的指标大多数是多导睡眠图(PSG)监测中的部分指标进行组合,如单纯血氧饱和度监测、口鼻气流＋血氧饱和度、口鼻气流＋鼾声＋血氧饱和度＋胸腹运动等。适用于基层患者或睡眠实验室不能满足临床需要的医院,用来除外 OSAHS 或初步筛查 OSAHS 患者,也可应用于治疗前后对比及患者随访。

(2)多导睡眠图监测

①整夜 PSG 监测:是诊断 OSAHS 的"金标准"。包括二导脑电图(EEG)多采用 C3A2 和 C4A1、二导眼电图(EOG)、下颌颏肌电图(EMG)、心电图(ECG)、口、鼻呼吸气流、胸腹呼吸运动、血氧饱和度、体位、鼾声、胫前肌 EMG 等,正规监测一般需要整夜不少于 7 小时的睡眠。

其适用指征为：临床上怀疑为 OSAHS 者；临床上其他症状体征支持患有 OSAHS，如夜间哮喘、肺或神经肌肉疾患影响睡眠；难以解释的白天低氧血症或红细胞增多症；原因不明的夜间心律失常、夜间心绞痛、清晨高血压；监测患者夜间睡眠时低氧程度，为氧疗提供客观依据；评价各种治疗手段对 OSAHS 的治疗效果；诊断其他睡眠障碍性疾患。

②夜间分段 PSG 监测：同一晚上的前 2～4 小时进行 PSG 监测，之后进行 2～4 小时的持续气道正压通气(CPAP)治疗压力调定。其优点在于可减少检查和治疗时间和费用，只推荐在以下情况采用：AHI＞20 次/小时，反复出现持续时间较长的睡眠呼吸暂停或低通气，伴有严重低氧血症；因睡眠后期快动眼期(REM)睡眠增多，CPAP 压力调定时间应＞3 小时；当患者处于平卧位时，CPAP 压力可以完全消除 REM 及非 REM 睡眠期的所有呼吸暂停、低通气及鼾声。如果不能满足以上条件，应进行整夜 PSG 监测并另选整夜时间进行 CPAP 压力调定。

(3)嗜睡程度的评价

①嗜睡的主观评价：主要有 Epworth 嗜睡量表(ESS)和斯坦福嗜睡量表(SSS)，现多采用 ESS 嗜睡量表。

②嗜睡的客观评价：应用 PSG 对可疑患者日间嗜睡进行客观评估；多次睡眠潜伏期试验(MSLT)通过让患者白天进行一系列小睡实验客观判断其白天嗜睡程度。每两小时测试一次，每次小睡持续 30 分钟，计算患者入睡的平均潜伏时间及异常 REM 睡眠出现的次数，睡眠潜伏时间＜5 分钟者为嗜睡，5～10 分钟为可疑嗜睡，＞10 分钟者为正常；维持醒觉试验(MWT)：进行 MWT 检查可以定量分析患者保持清醒状态的时间，其操作方法和结果分析与 MSLT 大致相同。

3.诊断要点

(1)诊断标准 临床上有典型的夜间睡眠时打鼾及呼吸暂停、白天过度嗜睡，经 PSG 监测提示每夜 7 小时睡眠中呼吸暂停及低通气反复发作在 30 次以上，或呼吸暂停低通气指数(AHI)大于或等于 5 次/小时。

(2)病情分度 应当充分考虑临床症状、合并症情况、AHI 及夜间血氧饱和度等实验室指标，根据 AHI 和夜间血氧饱和度将 OSAHS 分为轻、中、重度，其中以 AHI 作为主要判断标准，夜间最低 $SaO_2$ 作为参考。

由于临床上有些 OSAHS 患者的 AHI 增高和最低 $SaO_2$ 降低程度并不平行，目前推荐以 AHI 为标准对 OSAHS 病情程度评判，注明低氧血症情况。例如：AHI 为 25 次/小时，最低 $SaO_2$ 为 0.88，则报告为"中度 OSAHS 合并轻度低氧血症"。即使 PSG 指标判断病情程度较轻，如合并高血压、缺血性心脏病、脑卒中、2 型糖尿病等相关疾病，应积极治疗。

(3)简易诊断方法和标准

由于基层缺乏专门诊断仪器的单位，主要根据病史、体检、血氧饱和度监测等进行诊断，其诊断标准如下。

①至少具有 2 项上述主要危险因素，特别是肥胖、颈粗短、或有小颌或下颌后缩，咽腔狭窄或有扁桃体Ⅱ。肥大，悬雍垂肥大，或甲状腺功能低下、肢端肥大症，或神经系统明显异常。

②中重度打鼾、夜间呼吸不规律，或有屏气、憋醒(观察时间应不少于 15 分钟)。

③夜间睡眠节律紊乱,特别是频繁觉醒和白天嗜睡(ESS 评分>9 分)。

④血氧饱和度监测趋势图可见典型变化、氧减饱和指数大于 10 次/小时。

⑤符合以上 5 条者即可做出初步诊断,有条件的单位可进一步进行 PSG 监测。

(4)评估对全身各系统脏器产生的危害及合并症

①心血管系统:引起或加重高血压(晨起高血压),冠心病、夜间心绞痛、心肌梗死,夜间发生严重心律失常,如室性早搏、心动过速、房室传导阻滞,夜间反复发作左心衰竭,肺动脉高压、肺心病。

②神经精神系统:脑血栓、脑出血、癫痫发作,痴呆症,焦虑、抑郁、神经衰弱,语言混乱、行为怪异、性格变化、幻视、幻听。

③呼吸系统:呼吸衰竭,夜间哮喘;重迭综合征(OSAHS＋COPD)。

④内分泌系统:甲状腺功能低下,糖尿病,肢端肥大症,加重肥胖,小儿发育延迟,性功能障碍。

⑤血液系统:继发性红细胞增多,血液黏滞度增高。

⑥其他:遗尿,胃食管反流,重大交通事故。

(5)鉴别诊断

①单纯鼾症:夜间有不同程度鼾症,AHI<5 次/小时,白天无症状。

②上气道阻力综合征:夜间可出现不同频度、程度鼾症,虽上气道阻力增高,但 AHI<5 次/小时,有白天嗜睡或疲劳,试验性无创通气治疗有效支持诊断。

③肥胖低通气综合征:过度肥胖,清醒时 $CO_2$ 潴留,$PaCO_2$ > 45mmHg（1mmHg = 0.133kPa）,多数患者合并 OSAHS。

④发作性睡病:主要临床表现为难以控制的白天嗜睡、发作性猝倒、睡眠瘫痪和睡眠幻觉,多在青少年起病,主要诊断依据为 MSLT 时异常的 REM 睡眠。鉴别时应注意询问发病年龄、主要症状及 PSG 监测的结果,同时应注意该病与 OSAHS 合并的可能性很大,临床上不可漏诊。

⑤不宁腿综合征和睡眠中周期性腿动:不宁腿综合征患者日间犯困,晚间强烈需求腿动,常伴异样不适感,安静或卧位时严重,活动时缓解,夜间入睡前加重,PSG 监测有典型的周期性腿动,应和睡眠呼吸事件相关的腿动鉴别。后者经 CPAP 治疗后常可消失。通过详细向患者及同室睡眠者询问患者睡眠病史,结合查体和 PSG 监测结果可以鉴别。

**【治疗原则】**

一般来说戒烟、减肥、睡前禁饮酒与禁服镇静安眠药、改卧位为侧位睡眠等措施,对 OSAHS 均可收到一定的疗效。

1.非手术治疗

(1)持续正压气道通气装置(CPAP)的治疗 CPAP 是一个可以产生压力的小气泵,它与鼻腔相连接使上气道保持一定压力(通常为 5～18cmH$_2$O)可有效地防止睡眠过程中上气道的塌陷与闭合。以此来维持上气道通畅,达到治疗目的。CPAP 治疗不但可以防止睡眠中的气道塌陷,长期使用还可以使中枢神经系统对呼吸的调节功能得到改善。CPAP 是目前内科治疗 OSAHS 的主要手段和第一选择。

（2）药物治疗药物对 OSAHS 的治疗效果尚不肯定。

（3）口腔矫治器是一种防止睡眠中上气道闭合的口腔装置。通过牵拉下颌前伸,使舌根及上气道壁前移来完成这一功能。临床观察结果显示,对轻中度 OSAHS 患者有较好的疗效。该治疗可以减少 AHI 次数,提高睡眠血氧饱合度并改善睡眠质量。对不能适应 CPAP 治疗的轻中度患者亦可作为适应证。

2.手术治疗　手术是治疗 OSAHS 的重要手段,其中以悬雍垂软腭咽成型术(UPPP)最为普遍。确定手术前必须严格选择适应证和尊重患者意愿。

（1）腭咽成型术:是 OSAHS 手术治疗最常选的术式。手术需切除扁桃体、部分扁桃体前后弓及部分软腭后缘(包括悬雍垂),使口鼻咽入口径线增加,防止睡眠时上气道的阻塞。手术的有效率国外报道在 50% 左右,国内报道高于 50%。严格的选择适应证对愈后是非常重要的。

（2）气管切开和气管造口术:对严重的 OSAHS 患者,睡眠中氧饱和度低于 50%、伴严重心律失常、肺部感染并发心力衰竭,气管切开可作为救命措施。部分患者经造口术后,长期保留造口亦取得良好的治疗效果。

（3）下颌骨前移"舌骨悬吊术":适于 UPPP 手术失败、舌根与后咽壁间气道狭小者。手术的目的是将舌骨悬吊于前上位置,解除舌根对上气道的阻塞。由于手术难度大、适应证严格,目前尚未广泛开展。

（4）激光和射频消融术:已经作为手术治疗的一部分被临床采用,其临床疗效、特别是远期临床疗效尚待进一步观察。

（柯　堃）

# 第二十一节　部分与免疫或变态反应相关的肺部疾病

肺自身免疫性疾病属于全身自身免疫性疾病的一部分,即机体自身耐受性的免疫调节反应遭到破坏,肺脏成为异常免疫的靶器官,局部发生细胞浸润、血管渗出、结缔组织增生等反应。血液中出现高滴度的自身抗体以及多种组织和细胞的损伤、破坏,如系统性红斑狼疮、类风湿性关节炎等结缔组织疾病。

## 一、外源性过敏性肺泡炎

外源性过敏性肺泡炎为吸入外界有机粉尘所致的过敏性肺泡炎。在我国江南地区农村发病率高达 8% 左右,绝大多数误诊为别的病。

### 【病因与病理】

原因很多,较常见病为农民肺,其抗原为微小多孢子菌、嗜热放线菌,多来自发霉的干草谷物。禽类饲养者患病抗原来自鸽、鸡、鸭等粪便或血清蛋白,蘑菇肺抗原为嗜热性放线菌,蔗尘肺抗原为蔗糖嗜热放线菌,湿化器和空调器肺抗原也为嗜热性放线菌(由于机器中水污染),修整皮毛工人肺抗原为动物皮毛粉尘,其他很多职业中有吸入相应有机粉尘者有可能引起本病。

近年来认为抗原抗体反应为发病基础,农民肺血清学检查统计抗嗜热放线菌的沉淀素抗体在急性期中可达 90％以上。多数认为属Ⅲ型变态反应。由于有类上皮细胞性肉芽肿和周围有较多的淋巴细胞浸润为特点,有人认为患者中有Ⅳ型变态反应参与,部分患者可能有Ⅰ型变态反应参与。病理变化在急性期以肺泡炎和间质性肺炎为特征,肺泡壁有淋巴细胞、多形核细胞、浆细胞和巨噬细胞浸润,肺泡腔有蛋白渗出。在亚急性期的特征为非干酪性肉芽肿形成,分散于肺实质中,由巨噬细胞、类上皮细胞、淋巴细胞组成,如不再接触抗原,肉芽肿可在一年内缓慢消散。慢性期:弥漫性间质纤维化为主,严重者出现"蜂窝肺",肉芽肿则很少见。有些病例,如在蔗渣肺中可发现植物纤维,在软木尘肺中可见软木尘埃等。

**【检查与诊断】**

**(一)临床表现**

1.急性型 发病急剧,常于吸入大量抗原后 4～12h 发生,轻度畏寒、发热、干咳,或伴有少量白痰,呼吸困难和发绀,心率增速,可听到湿性啰音,哮鸣音少有,脱离现场后 1 周内症状消失。

2.慢性型 发病隐缓,反复发作。初期用力时出现气短,日久发生渐进性呼吸困难、发绀,长期咳嗽、咳痰,易误诊为慢性支气管炎或肺结核。

**(二)实验室检查**

免疫学检查:抗体为 IgG 类。方法有对流免疫电泳法、免疫荧光抗体检查法、酶联免疫吸附试验法(EIA),对诊断帮助较大。抗体阳性只能说明已感染嗜热性放线菌,不能说明已发病。

**(三)特殊检查**

1.X 线检查 急性期主要为双中、下肺野弥漫性、细小、边缘模糊的结节状阴影;慢性期为条索状和网状结构阴影,多发性小囊状透明区,似蜂窝样改变。

2.肺功能检查 急性期表现为限制性通气功能障碍,$FEV_1$、用力肺活量和肺总量均减低。肺功能于处理后可恢复正常。

3.血气分析 $PaO_2$ 下降,$SaO_2$ 降低,呼吸性碱中毒。

4.支气管肺泡灌洗 利用纤维支气管镜做支气管肺泡灌洗,其中淋巴细胞增多,IgG 增多。

5.皮肤试验与激发试验 可能引起严重反应,要慎重。

**(四)诊断要点**

临床表现缺乏特异性,必须结合接触史、X 线检查、血清学检查、支气管肺泡灌洗等做出诊断,必要时可考虑肺活检。

**(五)鉴别诊断**

急性期易误诊为"感冒",慢性型则应与慢性支气管炎、肺结核、支气管哮喘、结节病和特发性肺纤维化相鉴别。

**【治疗及预防】**

急性期患者首先应立即脱离抗原,症状多数可自行缓解。按病情轻重酌情用肾上腺皮质激素静脉滴注或口服,氢化可的松 100～300mg/d 静脉滴注,或地塞米松 10mg/d 静脉滴注,或泼尼松 40～60mg/d 口服,口服 4 周后逐渐减量,直至停用,有良好效果。慢性型激素疗效不大。抗生素可预防合并感染。呼吸困难伴发绀可给氧。

避免再次接触抗原,改善工作条件如防尘、防霉,湿化仪、空调器要定期清除粉尘。

## 【预后】

确立诊断并及时治疗可以得到良好效果,慢性型则预后差。

# 二、移植肺

移植肺为接受器官移植后的肺排斥反应和并发症(主要为肺部感染)。排斥反应主要与免疫机制有关,因为肺泡基底膜的抗原性和肾小球毛细血管基底膜极为相似,肾移植发生排斥时,肺也发生交叉免疫反应,多见于排异反应危象或激素减量时。并发症主要为肺部感染,它将成为器官移植失败和致死的主要原因,因此,预防和治疗肺部感染对提高移植患者和移植物的长期存活具有重要意义。

## 【病因与病理】

1.免疫排斥　受者对移植器官中的"非己"抗原产生的细胞免疫反应和体液免疫反应,都能使移植器官受损,但一般以细胞免疫反应引起损害为主。肺的排斥反应主要是小血管和小支气管周围的淋巴细胞浸润,但特异性不大。远期可发生闭塞性细支气管炎。

2.目前各种器官移植后引起肺部感染的病因

(1)肾上腺皮质激素或(和)其他免疫抑制剂的使用。为了防治移植后的排斥反应,需要长期或大剂量使用激素等,使患者免疫功能受到抑制,易招致细菌、病毒等感染;或免疫抑制剂(细胞毒药物)本身可致药物性肺炎。

(2)移植前的原发病如慢性肾炎、多囊肾合并肾衰竭,其免疫功能已降低。

(3)血液透析引起高镁血症和碱中毒或继发性甲状旁腺亢进可引起的肺钙化症。

以上因素易引起肺部细菌感染,其中以肺炎克雷伯杆菌、大肠杆菌、铜绿假单胞菌和耐药的金黄色葡萄球菌较多见,军团菌也较多见,病毒感染以巨细胞病毒(CMV)最多见。真菌感染以曲菌、白色念珠菌、奴卡菌、隐球菌和毛霉菌较多见。此外,卡氏肺囊虫病也可出现,甚至并发恶性肿瘤。移植肺的感染特征因感染病原体不同而略有差异。

## 【诊断】

### (一)临床表现

肾移植后的肺部感染常发生于移植后 2 周至 40 天内,常见症状为发热和咳痰;咳嗽、胸痛、咯血、呼吸困难亦有发生。早期可无任何呼吸系统症状。肺部体征与胸部 X 线检查和症状不一致,患者有严重呼吸困难与低氧血症,胸片广泛浸润病灶,但肺部听诊可能仅可闻及少量啰音。

### (二)实验室检查

外周血象可有贫血,白细胞增高,中性分叶核白细胞增多,部分病例可不增高,血沉增快。

血清学检查对巨细胞病毒感染的诊断有帮助。

（三）特殊检查

1.X线胸部检查　尽早做X线胸部检查,胸部X线检查为肾移植发现肺部病变的重要方法。X线检查有以下几种表现:

（1）片状模糊阴影:大片的、肺叶或肺段的片状模糊阴影。

（2）结节状:真菌、病毒、粟粒性结核感染、原发或转移性肿瘤。

（3）空洞:细菌、结核、真菌、肺栓塞、肺部肿瘤。

（4）胸腔积液:肾、心功能不全,胸膜炎、脓胸。

（5）其他:伴有心脏增大、心包积液、心肾功能不全、纵隔增宽（结核或淋巴瘤）。

2.痰液检查　涂片或培养发现病原体。

3.纤维支气管镜检查　分泌物培养细菌、找癌细胞,行肺泡灌洗（BAL）检查卡氏肺囊虫诊断率颇高。必要时考虑行经支气管镜肺活检。

4.开胸肺活检　以上各种检查仍未能做出诊断时可考虑。

（四）诊断要点

可有低热,胸片可见弥漫性肺间质浸润,甚至出现胸腔积液,纤维支气管镜检可见支气管黏膜充血较轻,也可有脓性分泌物。经支气管镜活检组织镜下可见有较多的Leu-7阳性淋巴细胞浸润。远期出现闭塞性细支气管炎。排斥反应在加强排斥反应治疗后可有效改善症状。

（五）鉴别诊断

主要与心源性肺水肿、肺肿瘤等疾病进行鉴别。

【治疗】

1.病因治疗　需及早送检痰液涂片、培养和血清学检查,及时有效抗感染。选择有效抗菌药物的同时须考虑对移植器官无损害的药物。患者免疫力差,加上应用激素,故以静脉用药途径为主。用广谱抗生素时间较长时,需防止真菌感染。

2.对症治疗　镇咳、祛痰与平喘。

3.机械通气　当合并呼吸衰竭（多为Ⅰ型）时,可先后给予无创和有创机械通气治疗。

【预后】

及时应用有效抗生素等药物是治疗成败的关键,用药至感染灶完全吸收。如果发现较晚或用药无效,可因肺部感染并呼吸衰竭致死。

【预防】

出院患者定期门诊就诊,如有呼吸道症状,则应做X线胸部检查。避免受凉和感冒。

## 三、单纯性肺嗜酸粒细胞浸润症

单纯性肺嗜酸粒细胞浸润症（SPIE）又称吕弗勒综合征,其特点为临床症状轻,多数仅有咳嗽、一过性或游走性肺浸润,外周血象嗜酸粒细胞增多,病程为2～4周。

## 【病因】

1.寄生虫　蛔虫感染为常见的病因,对蛔虫的幼虫过敏,多发生在感染后2周。此外,有钩虫、绦虫、圆线虫、旋毛虫、鞭虫、阿米巴原虫等。

2.药物　阿司匹林、磺胺类、青霉素、乙酰水杨酸、甲氨蝶吟、肼屈嗪等均可引起变态反应。

3.其他　花粉、真菌孢子、镍也可引起。

## 【病理】

主要为肺部短暂性过敏反应,肺泡壁、肺间质、终末细支气管壁有嗜酸粒细胞以及巨噬细胞浸润,很少累及血管。与变态反应有关。

## 【诊断】

### (一)临床表现

可无症状,胸片意外发现,多数病例为咳嗽,或少量痰液,无发热或低热,全身似感冒样。体征常不明显。

### (二)实验室检查

1.外周血嗜酸粒细胞常高达10%～20%,甚至更高达70%,嗜酸粒细胞直接计数超过正常上限。

2.痰液检查有较多嗜酸粒细胞。

3.支气管肺泡灌洗液(BALF)中嗜酸粒细胞增多。

4.血中IgE增高。

5.肺功能检查表现为轻中度限制性通气功能损害,伴有弥散功能下降。

### (三)特殊检查

X线胸片呈一侧或双侧短暂性片状阴影,一处病灶消失的同时他处又出现新病灶(游走性肺炎)。约1周左右阴影消失。

### (四)鉴别诊断

1.肺炎　如病毒性肺炎、支原体肺炎、细菌性肺炎、真菌性肺炎,以上各类肺炎均无嗜酸粒细胞增多,胸片示炎性病灶特点。

2.浸润性肺结核　多见于青年。胸片、痰检、PPD试验、ESR等均有助于鉴别。

3.肺栓塞　相应的病史,血中嗜酸粒细胞不增多。

## 【治疗】

部分病例可自愈。患者并有蛔虫卵者应驱虫治疗。症状显著,反复发作可用肾上腺皮质激素。

## 【预后】

一般良好,通常在2周内恢复,部分在2～4周期间。恢复。

# 四、慢性或迁延性肺嗜酸粒细胞增多症

慢性或迁延性肺嗜酸粒细胞增多症又称慢性嗜酸粒细胞性肺炎,症状较重,病程长,常为2～6个月,甚至长达1年以上。

**【病因与病理】**

1.病因 尚未阐明。可能与单纯性 PIE 相似。亦可能与自身免疫有关。Ⅰ、Ⅱ、Ⅲ型变态反应皆可能参与发病。

2.肺泡内有密集的嗜酸粒细胞和巨噬细胞浸润,同时伴有单核细胞和淋巴细胞,肺泡内尚可见到纤维母细胞增生与间隔胶原沉着。成堆的嗜酸粒细胞聚集,周围呈肉芽肿反应。

**【诊断】**

**(一)临床表现**

患者以中青年女性多见,有过敏史,症状较重,常见高热。呼吸道症状,偶见咯血、喘鸣。肺部可出现湿性啰音和哮鸣音。

**(二)实验室检查**

1.血象呈白细胞计数增高,嗜酸粒细胞占 20%～70%。

2.痰中找到较多嗜酸粒细胞。

3.血清 IgE 升高。

**(三)特殊检查**

1.X 线胸片的特征

(1)非肺段性实变的渗出阴影,以肺外周多见,肺门处较透明,呈现与肺水肿相反的影像,是其特征性"肺水肿反转征";

(2)临床症状反复,X 线表现亦出现反复渗出;

(3)当使用肾上腺皮质激素治疗后渗出灶吸收。

2.肺功能检查 示限制性通气障碍,肺弥散功能障碍。

3.血气分析 示 $PaO_2$ 降低,血氧饱和度下降。

4.纤维支气管镜肺活检 呈以上病理变化。

5.纤维支气管镜肺泡灌洗检查。

6.必要时开胸肺活检以诊断。

**【治疗】**

常用泼尼松 30～40mg/d,待阴影消失后渐减量,维持量用 10mg/d,疗程 4～6 个月。有时须用 1 年以上。如喘鸣明显,加用氨茶碱类或 $β_2$ 受体兴奋剂。

**【预后】**

一般良好。偶尔致死,心、肝偶可受累。

# 五、哮喘性肺嗜酸粒细胞浸润症

哮喘性肺嗜酸粒细胞浸润症,又称变应性支气管肺曲菌病,对曲菌和真菌孢子过敏。临床以哮喘反复发作为特征,是由反应素(IgE)和沉淀素(IgG)介导的Ⅰ型和Ⅲ型复合型变态反应。

## 【病因与病理】

1.病因　对曲菌、念珠菌、花粉等产生的过敏反应。

2.病理　肺泡和间质内含有大量嗜酸粒细胞、中性粒细胞、淋巴细胞和单核细胞,终末细支气管内含有黏液,有时可找到真菌菌丝,支气管黏液腺和杯状细胞增生。

## 【检查与诊断】

### (一)临床表现

中年女性多见哮喘发作、咳嗽、咳黏稠痰块,有时痰呈管形,多呈棕色。合并细菌感染可有发热、乏力、食欲缺乏等全身症状。

### (二)实验室检查

1.血白细胞计数增高,嗜酸粒细胞可高达80%以上。

2.血清 IgE、IgA、IgG、IgM 均升高,以 IgE 最为明显。且血清曲菌沉淀抗体阳性。

3.痰中可找到曲菌菌丝和大量嗜酸粒细胞;痰培养曲菌或白色念珠菌阳性。

4.烟曲菌及支气管激发试验常呈阳性反应。

### (三)特殊检查

1.X 线胸片　双侧肺上部出现圆形或类圆形游走性阴影,支气管被痰栓阻塞可呈手指样或"Y"字形阴影,有时呈葡萄状阴影,因支气管阻塞可呈肺不张或肺炎阴影。痰栓咳出后支气管腔变成薄壁囊腔状。

2.支气管造影示支气管近端扩张,远端正常。

3.高分辨率 CT 扫描早期可发现肺泡炎改变,并能发现 X 线胸片未能看到的支气管扩张,可替代支气管碘油造影。

4.肺功能检查有明显的阻塞性通气功能障碍。与一般的支气管哮喘比较,本症的可逆性较差,故其哮喘症状较顽固。

### (四)鉴别诊断

1.支气管哮喘　嗜酸粒细胞增多不明显,痰中多次检查无真菌菌丝,游走性肺浸润少见。

2.心源性哮喘　有高血压或冠心病、风心病等病史,左室肥大、心脏有相应杂音等。

3.慢性阻塞性肺病急性加重期　长期咳嗽、咳痰和顺气病史。血中嗜酸粒细胞正常,痰中多次检查无菌丝,胸片为双肺下部肺纹理增多、增粗、紊乱,常伴有斑片状阴影,而非双肺上部游走性肺浸润阴影。

## 【治疗】

哮喘症状发作时的治疗与支气管哮喘相似。症状严重时可用肾上腺皮质激素静脉滴注,先控制 3 天后,酌情改为口服一般哮喘症状发作可用泼尼松 30mg/d,待哮喘症状缓解与阴影消失后可逐渐停药。长期维持治疗可防止纤维化的发生,常用量为 7.5～10mg/d。也有人使用局部吸入激素维持治疗,但有效性尚待确定。证实有真菌感染,应给予抗真菌治疗,依曲康唑疗效较好。

## 【预后】

待哮喘症状发作消失,血嗜酸粒细胞正常,肺游走性阴不复出现则认为痊愈。预防措施包括改善卫生环境、避免呼吸道吸入有关抗原。一般预后较好。若患者 $FEV_1 < 0.8L$ 时,是预后不良的征象。

## 六、热带性肺嗜酸粒细胞浸润症

热带性肺嗜酸粒细胞浸润症(PIE)又称热带性嗜酸粒细胞增多症,见于印度、斯里兰卡、印度尼西亚、非洲、拉丁美洲、我国南方。与丝虫感染所致过敏反应有关。

【病因与病理】

发病与丝虫感染有关,根据患者血清中有抗体,血清补体结合试验呈强阳性反应,治疗后其滴定度随之下降,患者肝、脾、淋巴结内可找到丝虫卵。肺泡与间质有嗜酸粒细胞浸润,可见到嗜酸性微脓肿和灶性肉芽肿,在坏死物质中只可找到微丝蚴的残骸,慢性患者可发展成肺间质纤维化。

【诊断】

（一）临床表现

多为青壮年,咳嗽剧烈、夜间尤甚,痰少不易咳出,喘鸣,有时可呈哮喘样发作,乏力、食欲缺乏、体重减轻、发热,肝、脾淋巴结肿大,晚期有病例发展成肺间质纤维化和肺功能损害。

（二）实验室检查

1.血白细胞总数增高,嗜酸粒细胞增多,可达80%。

2.血微丝蚴补体结合试验阳性。

3.血清 IgE 增高。

（三）特殊检查

X 线片:部分病例可见异常。典型病例呈粟粒样小结节影或斑点影,可融合成片,多在双肺中下部,抗丝虫治疗后阴影迅速消失为诊断条件之一。慢性患者可有肺间质纤维化的网状影。少数可伴有胸腔积液或空洞形成。

支气管肺泡灌洗液(BALF)中嗜酸粒细胞比例明显增高,常大于25%。

【治疗】

乙胺嗪(海群生),6～8mg/kg,分 3 次口服,连服 2～4 周。或用卡巴肿 400～600mg/d,分 2～3 次服用,10 天为一疗程,必要时停药 10 天后再作第 2 疗程的治疗。

【预后】

及时治疗,预后良好。已发展成肺纤维化者,进一步可发展成肺动脉高压和肺心病,预后差。

## 七、肺部的输血反应

肺部的输血反应广义应包括肺部的过敏反应、输血所致的肺部感染、输血过量诱发的左心衰、肺水肿或成人型呼吸窘迫综合征(ARDS),本节介绍的肺部的输血反应是指肺部的过敏反应。肺部的输血反应属综合征之一,非独立的疾病。

**【病因与病理】**

1.目前认为与供血者或受血者血液中含有白细胞抗体所致的免疫反应有关。

2.受血者有过敏史,受血者血液中含有 IgE。当供血者血液中含某种抗原则可激发过敏反应。

3.受血者有 IgA 缺乏或有过敏史,经多次输血使受血者生抗 IgA 抗体。

**【诊断】**

**(一)临床表现**

咳嗽为首发症状,短暂的阵发性干咳,伴有畏寒、寒战、发热、头痛、肌痛,常伴有荨麻疹或神经血管性水肿。有部分病例出现哮喘样发作。严重者可发生休克,但少见。肺部体征可征常或有啰音。

**(二)实验室检查**

短暂的血中嗜酸粒细胞升高,受血者 IgE 升高,IgA 缺乏。

**(三)特殊检查**

临床上常被误认为一般的输血反应,未及时做胸部摄片,更谈不上做 CT 或 MRI。X 线胸片示肺门旁或下叶弥漫性阴影。

**(四)诊断要点**

1.输血史及受血者有过敏史。

2.呼吸道症状,或肺内哮鸣音。

3.短暂的嗜酸粒细胞增高。

4.X 线胸片有阴影出现。

**(五)鉴别诊断**

输血过量所诱发的肺水肿:

1.输血量大:大量输血为 1 日输血量超过 2500ml 或输血速度过快;

2.咳粉红色痰和呼吸困难;

3.肺底部迅速发展至全肺的湿啰音;

4.有心脏病史;

5.X 线示心脏扩大和肺门蝶状模糊阴影;

6.心电图示左心肥大劳损。

**【治疗】**

肾上腺皮质激素治疗,病情重时可用静脉滴注,轻者可用泼尼松口服或抗组胺药,严重者伴有突发休克时应用肾上腺素 1mg 静脉注射,呼吸困难伴有发绀则予氧气吸入。

**【预后】**

治疗及时,症状消失,肺部阴影消散为痊愈。预后一般良好。

**【预防】**

输血前询问受血者是否有过敏史。多产妇为忌供血者,因妊娠过程中白细胞凝集素较高,可导致受血者免疫反应。

## 八、复发性多软骨炎

复发性多软骨炎(RP)是一种发作性的且常呈进展性的炎性疾病,主要累及耳、鼻及气管、支气管树的软骨,亦可累及眼和耳的内部结构。其他表现包括多关节炎及主动脉关闭不全。

【病因】

病因尚未明了,免疫机制参与本病的发病。可能与过度酗酒、创伤、感染、变态反应、酶性蛋白水解作用增强有关。

【病理】

软骨组织呈局灶或弥漫性嗜碱性染色缺乏,提示酸性黏多糖的耗竭。受累软骨的邻近有炎性浸润,进而软骨受到破坏。

【诊断】

1.临床表现　老幼皆可发病,好发于40～60岁。常见部位为耳、鼻及关节(80%～90%),局部红、肿、热、痛,耳翼萎缩、鼻呈鞍状。其次为眼及皮肤受累。40%～70%患者有喉、气管受损,表现为声嘶,干咳,喉及近端气管有压痛,黏膜水肿、管腔狭窄和(或)软骨的塌陷可致喘鸣及致命的气道堵塞,此时须行气管切开术。支气管软骨的塌陷可引 RP 炎,病变广泛时可导致呼吸衰竭,发热、贫血、体重下降为 RP 三大全身症状,累及其他器官时出现相应症状和体征。病程长短不一,可发作数天到数周而自行消退。亦可呈慢性隐匿性病程。继发呼吸道感染多见。

2.实验室检查　常有轻度白细胞增多和贫血,血沉增快。类风湿因子及抗核抗体偶有低度阳性反应。可检出循环免疫复合物,γ球蛋白增加,颈部 X 线片或 CT 片可见气管狭窄,呼气相胸部 CT 较吸气相胸部 CT 能更早发现气道受累情况。耳、鼻、喉或气管等既往有软骨病变部位可见有钙化影。PET-CT 是一种能发现气管狭窄、钙化又可监测 RP 活动的重要检查手段。

3.诊断要点　根据典型临床表现诊断不难,不典型时应对病变软骨做活检。

【鉴别诊断】

Wegener 肉芽肿可见鞍状鼻及肺损害,但无耳病变,肺内支气管树可见肉芽肿损害。本病还可发生于多种自身免疫性疾病,如系统性红斑狼疮、类风湿性关节炎等。

【治疗】

肾上腺糖皮质激素是首选药物。以泼尼松龙为例,1mg/(kg·d),病情控制后逐渐减量。部分病例可逐渐减至停药,但有些病例需低剂量(每天 10～15mg)维持。激素治疗失败者可考虑用环孢素或环磷酰胺或硫唑嘌呤治疗,但不良反应大,宜慎用。近年有报道局限性气管狭窄者可手术切除。1994 年有人曾用气管成形硅橡胶"T"形管置入代替软骨支架,或用金属支架置入者的病例报道,但远期效果尚不肯定。

【预后】

有报告本病 5 年生存率为 74%;10 年生存率为 55%。多死于并发症。

(柯　堃)

# 第二十二节 呼吸支持技术

## 一、氧疗

通过增加吸入氧浓度来纠正患者缺氧状态的治疗方法即为氧气疗法(简称氧疗)。合理的氧疗使体内可利用氧明显增加,并可减轻呼吸做功,降低缺氧性肺动脉高压,减轻右心负荷。

### (一)适应证

一般而言,只要动脉血氧分压($PaO_2$)低于正常即可开始氧疗,但在实践中往往采取更严格的标准。对于成年患者,特别是慢性呼吸衰竭患者,当 $PaO_2 < 60mmHg$ 时是比较公认的氧疗指征。而对于急性呼吸衰竭患者,氧疗指征应适当放宽。

1.不伴 $CO_2$ 潴留的低氧血症 此时患者主要问题为氧合功能障碍而通气功能基本正常。予以高浓度吸氧(>35%),使 $PaO_2$ 提高到 60mmHg 或经皮血氧饱和度($SpO_2$)达 90%以上。

2.伴有 $CO_2$ 潴留的低氧血症 $CO_2$ 潴留是通气功能不良的结果。慢性高碳酸血症患者的呼吸中枢化学感受器对 $CO_2$ 反应性差,呼吸主要靠低氧血症对外周颈动脉窦、主动脉体的化学感受器的刺激来维持。若吸入高浓度氧,使血氧迅速上升,解除了低氧对外周化学感受器的刺激,便会抑制患者呼吸,造成通气状况进一步恶化,$CO_2$ 潴留加重,严重时陷入 $CO_2$ 麻醉状态。因此,应予以低氧流量(<35%)持续吸氧,控制 $PaO_2$ 于 60mmHg 或 $SpO_2$ 于 90%左右。

### (二)吸氧装置

1.鼻导管或鼻塞

(1)主要优点为简单、方便,不影响患者咳嗽、进食、说话。缺点为氧浓度不恒定,易受患者呼吸影响;烦躁不安或神志不清的患者易脱出,易被鼻腔分泌物阻塞;高流量时对鼻黏膜局部有刺激,氧气流量一般限定在 7L/min 以内。

(2)吸入氧浓度与氧流量的关系 $FiO_2(\%) = 21 + 4 \times$ 给氧流量(L/min)。

(3)氧流量>6L/min 后,增加氧流量也无法提高 $FiO_2$,此时应选用氧气面罩或储氧面罩。

2.简单面罩

(1)供氧管直接与面罩相连,供氧浓度可达 0.4 以上。缺点是面罩需贴紧面部以防止漏气,长时间佩带会引起不适,影响咳嗽、进食等,睡眠变换体位或烦躁不安时易脱落或移位,患者呕吐时易发生呕吐物误吸。

(2)为防止重复呼吸,氧流量需达 5～6L/min。

3.Venturi 面罩

(1)根据 venturi 原理制成。供氧管与面罩之间由一个带侧孔的狭窄孔道相连接,侧孔大小可调。氧气流经狭窄孔道时产生负压,吸引一定量的空气经侧孔进入面罩,与氧气混合后保持固定比例。调整侧孔大小或氧流量就可改变空气与氧气的混合比例,进而改变吸入氧浓度。

(2)对于多数患者而言,射入面罩的气体流速能够超过患者的最高吸气流速,单位时间内的射入流量超过患者吸入潮气量,所以提供的氧浓度不受患者呼吸影响,可保持在较恒定水平。并且高流速气体在面罩内的冲刷作用使$CO_2$难以滞留,基本无重复呼吸。面罩不必与面部紧密接触。但仍对咳嗽、进食有一定影响。

4.储氧面罩

(1)在简单面罩上加装一体积约$600\sim1000ml$的储气袋而成。欲使储氧面罩充分发挥作用,需要使面罩与患者面部紧密贴合。

(2)该面罩与鼻面部贴合后,不仅能够储氧,还可能造成$CO_2$的积聚。为了避免$CO_2$的积聚,必须由足够的氧流量将其冲出,因此该装置所要求的氧流量一般不低于$5L/min$。

(3)面罩上以及面罩与储气袋之间无单向活瓣为部分重复呼吸面罩,有单向活瓣则为非重复呼吸面罩。非重复呼吸面罩对促进$CO_2$的排出和提高$FiO_2$具有重要作用。

(4)理论上该面罩$FiO_2$可达1.0,但由于面罩与面部难以完全密闭、少数患者吸气流速较高等原因,该面罩的实际$FiO_2$仅为0.7左右。

### (三)注意事项

1.密切监测氧疗效果

(1)呼吸系统监测($RR$、$SpO_2$等)。

(2)循环系统监测($HR$、$BP$等)。

(3)动脉血气监测等。

2.积极氧疗后效果较差者,应及早行无创甚至有创正压通气。

3.在基本保证氧供的前提下,避免长时间高浓度吸氧($FiO_2>0.5$),防止氧中毒。

4.注意吸入气体的湿化。

5.预防交叉感染,吸氧装置需定期消毒。

6.注意防火。

# 二、人工气道的建立与管理

通过气管插管或气管切开等方式建立人工气道,以保证充分的痰液引流,并维持呼吸道通畅,保证有创正压通气的有效实施,是关系到呼吸衰竭患者能否得到成功救治的重要环节。

### (一)应用指征

(1)急性呼吸道梗阻。

(2)需及时清除呼吸道内分泌物。

(3)咽喉缺乏保护性反射。

(4)呼吸衰竭引起的低氧血症和高碳酸血症,需正压通气治疗。

### (二)操作方法

1.气道紧急处理　紧急情况下,应先保证患者有足够的通气及氧供,而不是一味地强求气管插管。在某些情况下,一些简单的气道管理方法能起到重要作用,甚至可以免除紧急情况下的气管插管。

(1)清除呼吸道、口咽部分泌物和异物。

(2)头后仰、托起下颌。

(3)放置口咽通气道。

(4)用简易呼吸器经面罩加压给氧。

2.人工气道建立方式的选择　人工气道的建立分为喉上途径和喉下途径。喉上途径是指经口和经鼻插管;喉下途径是指环甲膜穿刺和气管切开。

3.插管前准备

(1)喉镜,加压面罩,简易呼吸器,氧气,气管插管,管芯,探条,口咽通气道,插管钳,牙垫,负压吸引设备,气管插管弹性固定带,气管插管弹性固定绳,喷雾器等。

(2)向家属交代清楚插管的必要性和危险性,并取得其一致理解和同意。

(3)尽可能启动床旁的一切监测手段并记录数据。

4.插管过程的监测

(1)呼吸频率、幅度、方式。

(2)口唇、甲床、皮肤黏膜的色泽,经皮血氧饱和度。

(3)血压、心率。

(4)呼吸末二氧化碳($ETCO_2$)　监测 $ETCO_2$ 对于确定气管导管是否插入气管,发现导管插入食管或管路脱连接有重要价值。

5.插管操作方法　插管前让患者持续呼吸几分钟纯氧能使可允许插管时间明显延长,称之为"预充氧"。予以镇静、肌松药物,并行口腔及气道的表面麻醉。

经口腔明视气管插管的方法:

(1)患者头向后仰,使其口张开。左手持喉镜自右口角放入口腔,将舌推向左方,然后徐徐向前推进,显露悬雍垂,同时以右手提下颌,并将喉镜继续向前推进,直至会厌暴露为止。

(2)左手稍用力将喉镜向前推进,使窥视片前端进入舌根与会厌角内,然后将喉镜向上、向前提起,即可显露声门。

(3)右手执气管导管后端,使其前端自口右角进入口腔,对着声门,以一旋转的力量轻轻经声门插入气管。导管的弯度不佳以致前端难以接近声门时,可借助管芯,于导管进入声门后再将管芯退出。

(4)安置牙垫,退出喉镜。可接简易呼吸器、呼吸机予以控制通气,观察胸部有无起伏运动,并用听诊器听双侧呼吸音,以判断导管是否插入大气道内。拍摄床旁胸片或进行气管镜检查,以确定导管的合适位置。

(5)导管外端和牙垫一并固定。

6.经鼻腔插管术的步骤

(1)检查鼻腔是否通畅。

(2)当导管前端过鼻后孔后,在导管头端接近喉部时,术者以耳接近导管外端,随时探测最大通气强度并将导管插入气管。必要时可借助喉镜在明视下确认声门,用插管钳夹住导管前端送进大气道。

(3)插管后拍摄床旁胸片或进行气管镜检查以确定导管的合适位置。

### （三）气管插管并发症

（1）动作粗暴可致牙齿脱落，或口鼻腔和咽喉部黏膜损伤、出血，或下颌关节脱位。浅麻醉下进行气管插管可引起剧烈咳嗽或喉支气管痉挛。有时由于迷走神经过度兴奋而产生心动过缓、心律失常，甚至心跳骤停。有时会引起血压剧升。

（2）导管过细使呼吸阻力增加，在痰液引流不畅时容易形成痰痂，从而导致导管堵塞。导管过粗则容易引起声门损伤、水肿、溃疡等。

（3）导管插入过深误入支气管内可引起一侧肺不张。

### （四）人工气道的管理

（1）病房管理最好在空气净化区内，注意环境的消毒和隔离。

（2）固定气管插管固定好插管，防止脱落移位。

（3）需记录的项目插管日期和时间、插管人的姓名、插管型号、插管途径（经鼻、经口）、插管外露长度、患者在操作过程中的耐受情况，气囊压力等。

（4）气囊管理定期监测气囊压力，并将其保持在 $25\sim30\mathrm{cmH_2O}$。定期清除气囊上滞留物，以防止滞留物下移，减少呼吸机相关肺炎的发生。注意在拔管前，也必须清除气囊上滞留物。

（5）做好胸部物理治疗，加强痰液引流。

（6）细致的口腔护理每日两次，以预防病原菌随口腔内分泌物移行至气道内，引起呼吸道感染。在做口腔护理前，检查气囊充气是否良好，以防病原菌随护理液向气道内移行。

# 三、机械通气

机械通气（这里指正压通气）是在患者自然通气和（或）氧合功能出现障碍时运用器械（主要是呼吸机）使患者恢复有效通气并改善氧合的方法；该技术可通过改善通气及气体交换、降低呼吸功耗，对呼吸衰竭患者提供有效的支持，为原发病的治疗赢得时间。根据患者与呼吸机连接界面的不同，机械通气可以分为有创正压机械通气（IMV；以经鼻/口气管插管或经气管切开导管与患者连接）和无创正压机械通气（NPPV；以鼻罩、口鼻面罩、全面罩等方式与患者无创连接）2 种。

### 【适应证和禁忌证】

一般而言，机械通气的目标包括：充分地维持通气和氧合；稳定血流动力学状态；尽量减少和防止肺损伤；为治疗原发病争取时间，改善患者的预后。这些目标是相互联系的，其中改善预后是贯穿机械通气始终的最高目标，也是从接触机械通气开始就必须把握的最基本的原则，在决定是否给患者上机之前，一定要充分估计原发病的可逆程度和患者可能的最终预后。这也是在考虑适应证之前必须考虑的预后因素。对于致呼吸衰竭原因有可逆或部分可逆的患者，按病理生理学分类，其适应证主要包括：

1.阻塞性通气功能障碍：COPD 急性加重、哮喘急性发作等。

2.限制性通气功能障碍：重症肌无力、格林-巴利综合征、脑炎及脑损伤等神经肌肉疾病，胸廓外伤、手术及畸形等。

3.气体交换功能障碍:急性肺损伤(ALI)/急性呼吸窘迫综合征(ARDS)、肺炎、间质性肺疾病、心源性肺水肿、肺栓塞等。

随着设备和技术的进步,机械通气已无绝对禁忌证。相对禁忌证主要为:气胸及纵隔气肿未行胸腔引流者;肺大疱和肺囊肿;严重肺出血;低血容量性休克未补充血容量者,气管食管瘘,缺血性心脏病及充血性心力衰竭。

满足上述条件,是否需要立即给予机械通气,还需参考以下指标:针对呼吸衰竭的一般治疗方法效果不明显,而病情有恶化趋势;呼吸形式严重异常:呼吸频率>35~40 次/分或<6~8 次/分,或呼吸节律异常、自主呼吸微弱或消失;意识障碍;$PaO_2 < 50mmHg$,尤其是吸氧后仍<50mmHg;$PaCO_2$ 进行性升高,pH 值动态下降。除此之外,需要注意的是不同疾病上述变化的意义不尽相同,动态变化尤为重要,而在日常临床决策中社会经济因素亦必须有所考虑。

### (二)常用通气模式及参数

通气模式是指呼吸机每一次呼吸周期中气流发生的特点,主要包括以下四个环节:吸气的开始(吸气触发),吸气气流的特点(流速波形),潮气量的大小和吸气向呼气的切换(呼气触发);每一种模式在上述某一个或多个环节都具有较其他模式不同的特点。在选择模式时,往往都会涉及到人-机协调的概念,即"呼吸机"的气流发生和"呼吸肌"用力的一致性,如果在上述诸环节两者的吻合程度高,则人-机协调性好,否则就会发生人-机对抗。以下对一些常用和新型通气模式做简要的介绍:

1.控制通气(CMV)　由呼吸机控制通气的潮气量(Vt)/压力(P)、频率(f)和吸气时间(Ti)/吸呼时间比(I/E),完全替代患者的自主呼吸。包括容积控制通气(VCV)和压力控制通气(PCV)2 种,前者能保证潮气量和分钟通气量,让呼吸肌得到充分休息,但人为设置参数多,容易出现触发、切换以及流速与患者不协调的情况,容易发生人-机对抗、通气过度或不足等,也不利于呼吸肌锻炼,主要用于中枢或外周驱动能力很差及心肺功能贮备较差者,可提供最大的呼吸支持,以减少氧耗量;PCV 则用减速波进行通气,能有效降低气道峰压、改善换气,但需要随时监测潮气量,不断调节压力已达到目标潮气量,主要用于 VCV 时气道压力过高、比较严重的 ARDS 等患者。

2.辅助-控制通气(A/CMV)　自主呼吸触发呼吸机送气后,呼吸机按预置参数(VT,γ,I/E)送气;患者无力触发或自主呼吸频率低于预置频率,呼吸机则以预置参数通气。与 CMV 相比,唯一不同的是需要设置触发灵敏度,其实际 γ 大于或等于预置 γ。具有 CMV 的优点,提高了人-机协调性;可出现通气过度;对于具有气道阻塞的患者,由于呼吸频率的轻微增加就可能使分钟通气量明显增加,因而有产生明显动态肺充气的危险,所以在具有严重气道阻塞的患者不提倡应用 A/CMV。其应用与 CMV 相仿。

3.间歇指令通气(IMV)/同步间歇指令通气(SIMV)　IMV 是指按预置频率给予 CMV,实际 IMV 的频率与预置相同,间隙控制通气之外的时间允许自主呼吸存在;SIMV 是指 IMV 的每一次送气在同步触发窗内由自主呼吸触发,若在同步触发窗内无触发,呼吸机按预置参数送气,间隙控制通气之外的时间允许自主呼吸存在。IMV/SIMV 与 CMV/ACMV 不同之处在于:前者的控制通气是"间歇"给,每一次"间歇"之外是自主呼吸,而后者每一次通气都是控制通气。该模式支持水平可调范围大(从完全的控制通气到完全自主呼吸),能保证一定的通气量,同时在一定程度上允许自主呼吸参与,防止呼吸肌萎缩,对心血管系统影响较小。发生过度通气的可能性较 CMV 小。自主呼吸时不提供通气辅助,需克服呼吸机回路的阻力。为了克服这一缺点,可在自主呼吸时给予一定水平的压力支持,即 SIMV+PSV。主要用于具有一定自主呼吸能力者,逐渐下调 IMV 辅助频率,向撤机过渡,但本模式目前已不推荐用于撤机过程。若自主呼吸频率过快,采用此种方式可降低自主呼吸频率和呼吸功耗。

4.压力支持通气(PSV) 当吸气努力达到触发标准后,呼吸机提供一高速气流,使气道压很快达到预置的辅助压力水平以克服吸气阻力和扩张肺脏,并维持此压力到吸气流速降低至吸气峰流速的一定百分比时,吸气转为呼气。该模式完全由自主呼吸触发,并决定 $\gamma$ 和 I/E,因而有较好的人-机协调。而 VT 与预置的压力支持水平、胸肺呼吸力学特性(气道阻力和胸肺顺应性)及吸气努力的大小有关。当吸气努力大,而气道阻力较小和胸肺顺应性较大时,相同的压力支持水平送人的 VT 越大。PSV 为自主呼吸模式,患者感觉舒服,有利于呼吸肌休息和锻炼;自主呼吸能力较差或呼吸节律不稳定者,易发生触发失败和通气不足;压力支持水平设置不当,可发生通气不足或过度。在实际运用时需对 $\gamma$ 和 VT 进行监测并据此调节压力支持水平。主要用于有一定自主呼吸能力、呼吸中枢驱动稳定者;与 IMV 等方式合用,可在保证一定通气需求时不致呼吸肌疲劳和萎缩,可用于撤机。

5.持续气道内正压(CPAP)/呼气末正压(PEEP) 呼吸机在整个呼吸周期/呼气末保持气道内预设正压状态,患者在此压力状态下可自主呼吸或叠加其他通气模式进行通气。其目的均为保持一点恒定的气道正压,改善并维持氧合。目前认为这 2 种模式的原理、生理学效应类似。

6.双相气道正压通气(BIPAP) BIPAP 为一种双水平 CPAP 的通气模式,高水平 CPAP 和低水平 CPAP 按一定频率进行切换,两者所占时间比例可调。在高压相和低压相,吸气和呼气都可以存在,做到"自由呼吸"。如果无自主呼吸,即相当于 PCV+PEEP。这种模式突破了传统控制通气与自主呼吸不能并存的难题,能实现从 PCV 到 CPAP 的逐渐过渡,具有较广的临床应用范围和较好的人机协调。如果在 BIPAP 中使低水平 CPAP 所占时间很短,即相当于气道压力释放通气(APRV)。

以上简述了一些常用通气模式,尤其是前 5 种,调查显示目前临床上前 5 种通气模式应用总和超过 90%,故对患者进行机械通气时,这些模式的理解和掌握至关重要。除上述针对 ARDS 肺保护性通气策略的 BIPAP 和 APRV 模式,近年来为克服以往通气模式的一些弊端,出现很多新型通气模式,如压力调节容量控制通气(PRVCV)、比例辅助通气(PAV)、适应性支持通气(ASV)、神经调节通气辅助(NAVA)等,虽然尚无较大规模的临床研究证实其显著的优越性,但其良好的设计理念和前期小规模临床观察结果均提示这些模式有一定的应用前景。

## 【并发症】

正压机械通气在有效地改善呼吸功能不全患者通气及换气的同时,由于形成了反常的气道内正压,建立人工气道和有时需要长期吸高浓度氧,也会对机体产生不利的作用,引起合并症。在临床工作中深刻地认识和警惕机械通气所可能引起的危害,及时地处理并发症,对于取得良好的治疗效果具有重要意义。机械通气的并发症主要与正压通气和建立有创人工气道有关。

1.呼吸机相关肺损伤　　主要包括压力伤、容积伤和生物伤,表现为肺间质气肿、纵隔气肿、气胸、肺实质炎性浸润等。

2.血流动力学影响　　胸腔内压力升高,可能出现心排出量减少,血压下降。

3.呼吸机相关性肺炎　（VAP）。

4.其他气管导管相关并发症　　气管导管插入过浅、过深;导管气囊压迫至气管-食管瘘;痰栓阻塞导管。

## 【撤机和拔管】

机械通气的撤离是指在使用机械通气的原发病得到控制,患者的通气与换气功能得到改善后,逐渐地撤除机械通气对呼吸的支持,使患者恢复完全自主呼吸的过程(简称撤机)。由使用机械通气支持呼吸转而完全依靠患者自身的呼吸能力来承担机体的呼吸负荷,需要有一个过渡和适应的阶段。大部分接受机械通气的病例可以经过这一阶段而成功的撤机。撤机的难易程度主要取决于患者的原发和背景疾病及机械通气取代自主呼吸时间的长短。哮喘发作、外科手术和药物中毒时的机械通气所需时间短(数小时到数天),常可以迅速撤离,其方法简单而且易于成功;而COPD合并慢性呼衰的急性发作、神经-肌肉病变、伴严重营养不良患者的机械通气所需时间长(1周以上),则需在治疗原发病的过程中采用一些技术方法,逐渐使患者过渡到自主呼吸,如何积极地创造撤机的条件,准确地把握开始撤机的时机和设计、实施一个平稳过渡的技术方案是撤离机械通气中的三个主要问题。

在撤机前呼吸衰竭病因应基本去除,各重要脏器功能改善,纠正水电解质酸碱失衡。根据基础疾病和导致呼吸衰竭的原因不同,选择T型管、低水平PSV或持续气道内正压(CPAP)等方式辅助撤机、拔管。需要提出的是SIMV模式因为可能延长有创通气时间、导致撤机时机延后,临床已不再用于有创通气的撤机过程;另外,随着无创正压通气(NPPV)应用范围的逐渐拓展、技术操作日益成熟,NPPV辅助撤离有创通气也在其他疾病得到尝试,以期望进一步缩短有创通气时间,降低并发症,改善预后。

## 【无创机械通气】

近年来,无创机械通气(NIPPV)已从传统的治疗阻塞性睡眠呼吸暂停综合征(OSAS)拓展为治疗多种急慢性呼吸衰竭。

NIPPV无需建立有创人工气道,而是经鼻子/面罩行机械通气,较有创通气更容易为患者接受,呼吸机相关性肺炎等有创机械通气相关的严重并发症也随之减少,但要求患者具备以下条件。

①清醒能够合作。

②血流动力学稳定。

③不需要气管插管保护(无误吸、严重消化道出血、气道分泌物过多且排痰不利等情况)。

④无影响使用鼻/面罩的面部创伤。

⑤能够耐受鼻/面罩。

目前,无创正压机械通气已常规用于COPD急性加重、支气管哮喘急性发作、急性心源性肺水肿、部分神经肌肉疾病、外伤和手术等合并呼吸衰竭的治疗,并取得了良好效果;在肺炎、ALI/ARDS 急性呼吸衰竭的治疗虽存争议,也有观察到改善预后的趋势。AECOPD 有创—无创序贯通气是以"肺部感染控制窗"为切换点,无创通气辅助撤机的一个成功范例,现已成为 AECOPD 机械通气的治疗规范之一。

（柯　堃）

# 第二十三节　感冒

感冒是感触风邪或时行病毒,引起肺卫功能失调,出现鼻塞、流涕、头痛、咳嗽、恶寒、发热、全身不适等主要临床表现的一种外感病。西医学中的上呼吸道感染、流行性感冒可参照本病辨证施治。

**【病因病机】**

感冒的发生,为外邪乘人体御邪能力不足之时,侵袭肺卫所致。外感六淫,以风邪为主,风邪虽为六淫之首,但在不同季节,往往夹时气而伤人,如春季之温,夏季之暑,秋季之燥,冬季之寒,梅雨季节之湿,一般以风寒、风热两者居多。非时之气夹时行病毒伤人,则更易引起发病。风邪或时行病毒,乘人体口鼻、皮毛而入,肺卫首当其冲,卫表失和,肺气失宣,导致感冒诸症。总之,病因为风邪或时邪病毒,病位在肺卫,主要病机是外邪袭表,伤及肺系,肺卫功能失调。

**【诊断与鉴别诊断】**

1.诊断依据

(1)常以鼻塞流涕,喷嚏,咽痒,咳嗽,恶寒,发热,无汗或少汗,头痛,身体酸楚等为主症。

(2)一年四季均可发生,尤以冬春多见。起病急,病程为 3～7d。

(3)白细胞总数多正常或偏低,中性粒细胞减少,淋巴细胞相对增多。

2.鉴别要点

(1)鼻渊:有鼻塞流涕,多腥臭而浊,一般无恶寒发热,病程长,反复发作,不易治愈。

(2)热痹:有发热,恶寒,肢体关节疼痛,但关节局部红肿焮痛,病程较长,病势较重。

(3)乳蛾:有发热、恶寒、咽痛等症,见咽部两侧红肿胀大,常有黄、白色脓样分泌物。

(4)麻疹:麻疹初起有发热恶寒、鼻塞流涕、咳嗽、咳痰等,与感冒相似,但麻疹伴有目赤畏光、眼周水肿、多泪、口腔黏膜出疹等。

**【辨证论治】**

1.辨证要点

(1)辨伤风与时行感冒

①伤风:冬春气候多变时发病率高,一般呈散发性,病情多轻,多不传变。

②时行感冒:季节不限,有传染性,易广泛流行,病情多重,全身症状显著,可发生传变。

(2)辨时令:感冒风邪,除风寒、风热外,还有与四时之气杂感为病者,如暑邪为患者,以身热有汗、心烦口渴、小便短赤、舌苔黄为表现;湿邪为患者,以恶寒、身热不扬、头重如裹、骨节重痛、胸闷脘痞、舌苔白腻为特征。

(3)辨寒热:注意恶寒发热孰轻孰重,口渴、咽痛之有无,以及舌苔、脉象的辨析。

①风寒感冒:恶寒重,发热轻,头痛,颈背强痛,骨节疼痛;苔薄白,脉浮紧。

②风热感冒:发热重,恶寒轻或不恶寒,头痛口渴,咽喉红肿疼痛;舌尖红,苔薄黄,脉浮数。

(4)辨虚实:发热无汗、恶寒身痛者,属表实;发热汗出、恶风者,属表虚。另外,有素体虚弱、感受外邪者,为体虚感冒,此属虚实夹杂之证。

2.分证论治　本病的治疗总则为祛除表邪,宣通肺气,照顾兼证。

(1)风寒感冒

主证:恶寒重,发热轻,无汗,头痛,肢节酸痛,鼻塞声重,时流清涕,喉痒,咳嗽,痰稀薄色白,口不渴或渴喜热饮;舌苔薄白而润,脉浮或浮紧。

治法:辛温解表,宣肺散寒。

方药:方用荆防败毒散加减。药用荆芥 10g,防风 10g,羌活 6g,独活 10g,柴胡 10g,前胡 6g,川芎 6g,枳壳 6g,茯苓 10g,桔梗 6g,甘草 3g,薄荷 6g。

(2)风热感冒

主证:身热较著,微恶风,汗泄不畅,头胀痛,咳嗽、痰黏或黄,咽燥,或咽喉乳蛾红肿疼痛,鼻塞,流黄浊涕,口渴欲饮;舌苔薄白或微黄、舌边尖红,脉象浮数。

治法:辛凉解表,宣肺清热。

方药:银翘散加减。药用金银花 15g,连翘 15g,豆豉 10g,牛蒡子 10g,薄荷 6g,荆芥穗 10g,桔梗 6g,甘草 6g,竹叶 10g,鲜芦根 30g。

(3)暑湿感冒

主证:身热,微恶寒,汗少,肢体酸重或疼痛,头昏重胀痛,咳嗽痰黏,鼻流浊涕,心烦,或口中黏腻,渴不多饮,胸闷,泛恶,小便短赤;舌苔薄黄而腻,脉濡数。

治法:清暑祛湿解表。

方药:新加香薷饮加减。香薷 10g,鲜扁豆花 10g,厚朴 6g,金银花 15g,连翘 15g。

(4)气虚感冒

主证:恶寒较甚,发热,无汗,肢体倦怠乏力,咳嗽,咳痰无力;舌淡苔白,脉浮而无力。

治法:益气解表。

方药:参苏饮加减。药用党参 10g,紫苏叶 10g,葛根 15g,前胡 6g,法半夏 12g,茯苓 10g,陈皮 6g,桔梗 6g,木香 6g,甘草 6g,生姜 6g,大枣 10g。

(5)阴虚感冒

主证:身热,手足心热,鼻塞流涕,微恶风寒,少汗,头昏,心烦,口干,干咳痰少;舌红少苔,脉细数。

治法:滋阴解表。

方药:加减葳蕤汤。药用玉竹 10g,白薇 10g,生葱白 3 茎,桔梗 6g,豆豉 10g,薄荷 6g,炙甘草 6g。

3.针灸疗法主穴风池、大椎、曲池。风寒者加列缺、迎香、风门穴;风热者鱼际、内庭、外关、尺泽穴;阳虚加足三里、膏肓俞穴;阴虚、血虚加三阴交、肺俞、血海、复溜穴。风寒、风热、暑湿者均用泻法,风寒、阳虚、气虚者并可加灸,阴虚、血虚者针用补法,1/d,每次 5～6 穴,留针 20

～30min。

**【预防】**

注意防寒保暖,随时增减衣服,避免受凉、淋雨及过度疲劳。感冒流行季节,应避免到公共场所活动,防止交叉感染。选择药物预防,冬春风寒当令,可用贯众、紫苏、荆芥各 10g;甘草3g,水煎,顿服,连服 3d;夏月暑湿当令,可用藿香、佩兰各 5g,薄荷 2g,煎汤以代茶饮;时行感冒流行期间,可用贯众 15g,板蓝根 30g,煎服;或贯众 9～15g,泡水代茶饮,连用 2～3d。

(胡江东)

# 第二十四节　咳嗽

咳嗽是肺系疾病的主要证候之一。咳嗽是由六淫外邪袭肺或脏腑功能失调,肺气不清,失于宣降所成,临床以咳嗽、咳痰为主要表现。有声无痰谓之咳,有痰无声谓之嗽,临床上一般痰声并见,故合称咳嗽。西医学中的上呼吸道感染、支气管炎、支气管扩张、肺炎等表现以咳嗽为主症者,可参照本病辨证论治。

**【病因病机】**

咳嗽的病因有外感、内伤两大类。外感咳嗽为六淫外邪,风邪常夹寒、夹热、夹燥为病,侵袭肺系;内伤咳嗽为脏腑功能失调,肺脏自病,气阴亏虚,则肺失所主;他脏有病及肺,如七情内伤,肝气郁结,气逆犯肺;饮食不节,脾胃内伤,痰浊内生,上干于肺等,发为咳嗽。无论外感或内伤咳嗽,均属肺系受病,肺气上逆所致。但两者互为因果,外感咳嗽久病失治,从实转虚,逐渐转为内伤咳嗽,而肺脏有病,卫外不强,易受外邪引发或加重。

**【诊断与鉴别诊断】**

1.诊断依据

(1)咳逆有声,或伴有咽痒咳痰。

(2)外感咳嗽,起病急,可伴有恶寒发热等外感表证。内伤咳嗽,多反复发作,病程较长,伴有其他脏腑功能失调症状。

(3)两肺听诊可闻及呼吸音增粗,或伴有干湿啰音。

(4)急性期查白细胞总数和中性粒细胞可增高。

(5)肺部 X 线摄片检查,肺纹理正常或增多增粗。

2.鉴别要点

(1)肺痨:咳嗽,常同时出现咯血、胸痛、潮热、消瘦等症,结合血沉、结核菌素试验、痰菌涂片、细菌培养以及 X 线检查,可作出鉴别。

(2)肺胀:气喘,胸中胀闷之症状突出,有桶状胸,唇指发绀等症,病程长,是久咳等多种肺系疾患反复发作迁延不愈所致。

(3)哮病:以发作性哮鸣、气喘为特征,一般先哮、喘而后咳嗽,缓解后可无症状,常有过敏史或家族史。

(4)喘病:以气短喘促,呼吸困难,甚至张口抬肩,鼻翼扇动,不能平卧,口唇发绀为特征,久咳及其他慢性肺系病证均可发展为喘病,每遇外感及劳累而发。

(5)肺痈:以发热、咳嗽、胸痛、咳吐腥臭浊痰,甚则脓血相兼为主要特征,发病多急,X线摄片,支气管碘油造影及纤维支气管镜检查等,可作出鉴别。

**【辨证论治】**

1.辨证要点

(1)辨别外感与内伤

①外感咳嗽:多是新病,起病急,病程短,病情较轻,常伴有肺卫表证,属于邪实。

②内伤咳嗽:多为久病,起病缓,常反复发作,病程长,病情较重,多伴见其他脏腑病证,属于邪实正虚。

(2)辨咳嗽的特征

①发作时间:咳嗽发于白昼,鼻塞声重者,多为外感咳嗽;晨起咳嗽,阵发加剧,咳声重浊,多为痰浊咳嗽;夜卧较剧,持续难已,短气乏力者,多为气虚或阳虚咳嗽;午后或黄昏咳嗽加重,多属肺燥阴虚。

②性质:干性咳嗽见于风燥、气火、阴虚等咳嗽;湿性咳嗽见于痰湿等咳嗽。

③声音:咳嗽声低气怯属虚,洪亮有力属实。

(3)辨痰的性状

①辨色:痰色白属风、寒、湿;色黄属热;色灰为痰浊;血性痰(脓痰、铁锈色痰)为肺脏风热或痰热;粉红色泡沫痰属心肺气虚,气不主血。

②辨质:痰液稀薄属风寒、虚寒;痰稠属热、燥、阴虚;痰稠厚属湿热。

③辨量:痰量偏少属于性咳嗽,痰量偏多属湿性咳嗽。

④辨味:热腥为痰热,腥臭为肺痈之候;味甜者属痰湿;味咸为肾虚。

2.分证论治外感咳嗽治宜祛邪利肺;内伤咳嗽治当祛邪止咳,扶正补虚,标本兼顾,分清虚实处理。

(1)外感咳嗽

①风寒咳嗽

主证:咳嗽声重,气急,咽痒,咳痰稀薄色白,常伴有鼻塞,流清涕,恶寒,发热,无汗等表证;舌苔薄白,脉浮或浮紧。

治法:疏风散寒,宣肺止咳。

方药:三拗汤合止嗽散加减。药用麻黄 6g,杏仁 10g,甘草 6g,荆芥 10g,桔梗 6g,白前10g,陈皮 6g,百部 10g,紫菀 10g。

②风热咳嗽

主证:咳嗽频剧,气粗或咳声嘎哑,喉燥咽痛,咳痰不爽,痰黏稠或稠厚,咳时汗出,常伴鼻流黄涕',口渴,头痛,肢楚,恶风,身热等表证;舌苔薄黄,脉浮数或浮滑。

治法:疏风清热,宣肺化痰。

方药:桑菊饮加减。药用桑叶 10g,菊花 12g,连翘 15g,薄荷 6g,杏仁 10g,甘草 6g,桔梗6g,芦根 15g。

③风燥咳嗽

主证:喉痒,干咳,连声作呛,咽喉干痛,唇鼻干燥,无痰或痰少而黏成丝,不易咳出,或痰中带血丝,口干,初起或伴鼻塞、头痛、微寒、身热等表证;舌干红少津,舌苔薄白或薄黄,脉浮数或小数。

治法:疏风清肺,润燥止咳。

方药:桑杏汤加减。药用桑叶 10g,杏仁 10g,沙参 15g,浙贝母 10g,豆豉 10g,山栀子 10g,梨皮 20g。

(2)内伤咳嗽

①痰湿蕴肺

主证:咳嗽反复发作,咳声重浊,痰多,因痰而嗽,痰出嗽平,痰黏腻或稠厚成块,色白或带灰色,每于早晨或食后则咳甚痰多,进甘甜油腻食物加重,胸闷,胸痞,呕恶,食少,体倦,大便时溏;舌苔白腻,脉象濡滑。

治法:健脾燥湿,化痰止咳。

方药:二陈汤合三子汤养亲汤加减。药用半夏 10g,陈皮 6g,茯苓 12g,甘草 6g,苏子 10g,白芥子 10g,莱菔子 10g。病情平稳后可服六君子丸以调理。

②痰热郁肺

主证:咳嗽气息粗促,或喉中有痰声,痰多、质黏厚或稠黄,咳吐不爽,或有热腥味,或吐血痰,胸胁胀满,咳时引痛,面赤,或有身热,口干欲饮;舌苔薄黄腻,质红,脉滑数。

治法:清热肃肺,化痰止咳。

方药:清金化痰汤加减。药用黄芩 10g,山栀子 10g,桔梗 10g,麦冬 15g,桑白皮 10g,贝母 10g,知母 10g,瓜蒌仁 10g,橘红 6g,茯苓 15g,甘草 6g。

③肝火犯肺

主证:上气咳逆阵作,咳时面赤,咽干,常感痰滞咽喉,咳之难出,量少质黏,或痰如絮状,胸胁胀痛,咳时引痛,口干苦。症状可随情绪波动增减。舌苔薄黄少津,脉象弦数。

治法:清肺平肝,顺气降火。

方药:泻白散合黛蛤散加减。药用青黛 6g,海蛤壳 6g,桑白皮 10g,地骨皮 10g,粳米 10g,甘草 6g,青皮 6g,陈皮 6g,五味子 6g,沙参 15g,白茯苓 10g。

④肺阴虚证

主证:干咳,咳声短促,痰少黏白,或痰中挟血,或声音逐渐嘶哑,口干咽燥,或午后潮热颧红,手足心热,夜寐盗汗,起病缓慢,日渐消瘦,神疲;舌质红、少苔、脉细数。

治法:滋阴润肺,止咳化痰。

方药:沙参麦冬汤加减。药用沙参 15g,麦冬 10g,玉竹 10g,桑叶 10g,甘草 6g,天花粉 20g,生扁豆 10g。

3.针灸疗法 主穴天突、肺俞、合谷、膻中、定喘、膏肓俞。风寒者加列缺、外关、风池、风门穴,风热者加尺泽、曲池、大椎穴,痰湿阻肺者加丰隆、足三里、脾俞穴,肝火犯肺者加肝俞、太冲、行间、照海穴,脾肾阳虚者加脾俞、肾俞、关元、足三里穴;外感咳嗽及内伤咳嗽实证用泻法,虚者用补法,风寒、阳虚及痰浊阻肺者加灸,风热者可刺络放血或点刺放血,1/d,每次留针 15

～20min；

**【预防】**

注意气候变化,防寒保暖,避免受凉。饮食不宜甘肥、辛辣及过咸,戒烟酒。适当参加体育锻炼,以增强体质,提高抗病能力。

（胡江东）

# 第二十五节　喘证

喘证是由于感受外邪,痰浊内蕴,情志失调而致肺气上逆,失于宣降,或久病气虚,肾失摄纳而致以呼吸困难,甚至张口抬肩,鼻翼扇动,不能平卧为特征的一类病证。严重者每致喘脱。西医学的喘息型支气管炎、肺部感染、肺炎、肺气肿、心源性哮喘、肺结核、肺尘埃沉着病以及癔症等疾病可按本病辨证施治。

**【病因病机】**

喘证的成因虽多,但概括不夕卜乎外感与内伤两端。外感为六淫侵袭,内伤可由饮食、情志,或劳欲、久病所致。外感风寒、风热之邪,或表寒里热,壅遏肺气,肺失宣降。饮食失节,过食生冷、肥甘厚味,或嗜酒伤中,脾失健运,痰浊内生,上干于肺。七情所伤,忧思气结,或郁怒伤肝,气郁闭肺。久病则肺之气阴不足,气失所主;劳欲伤肾,气失摄纳。病位主要在肺、肾,与肝脾有关。病理性质有虚实两个方面,有邪者为实,因邪壅于肺,宣降失司;无邪者属虚,因肺不主气,肾失摄纳。主要病机为气机升降出纳失常所致。

**【诊断与鉴别诊断】**

1.诊断依据

(1)以喘促气短、呼吸困难,甚则张口抬肩,鼻翼扇动,不能平卧,口唇发绀为特征。

(2)多有慢性咳嗽、哮病、肺痨、心悸等病史,每遇外感及劳累而诱发。

(3)两肺可闻及干、湿性哕音或哮鸣音,。

(4)查血白细胞总数及中性粒细胞,或X线胸片、心电图有助于诊断。

2.鉴别要点　喘病须与气短的鉴别,喘证是以呼吸困难,张口抬肩,甚至不能平卧为特征;气短即少气,为呼吸微弱而浅促,或短气不足以息,似喘而无声,亦不抬肩,但卧为快。

**【辨证论治】**

1.辨证要点

喘病辨证首应分清虚实。呼吸深长有余,呼出为快,气粗声高,伴有痰鸣咳嗽,脉数有力者为实喘,实喘病位以肺为主。呼吸短促难续,深吸为快,气怯声低,少有痰鸣咳嗽,脉象微弱或浮大中空,病势徐缓,时轻时重,遇劳则甚者为虚喘,虚喘病位多在肺、肾。

2.分证论治　实喘其治主要在肺,治予祛邪利气;虚喘治在肺、肾,而尤以肾为主,治予培补摄纳。

（1）实喘

①风寒袭肺

主证：喘咳气急，胸部胀闷，痰多稀薄色白，兼有头痛，恶寒，或有发热，口不渴，无汗；苔薄白而滑，脉浮紧。

治法：宣肺散寒。

方药：麻黄汤加减。药用麻黄 9g，桂枝 9g，杏仁 10g，甘草 3g。

②表寒里热

主证：喘逆上气，胸胀或痛，息粗，鼻翼扇动，咳嗽不爽，痰吐稠黏，伴有形寒，身热，烦闷，有汗或无汗，面红，咽干，口渴；苔薄白或黄，脉浮数（滑）。

治法：宣肺泄热。

方药：麻杏石甘汤加味。药用麻黄 6g，杏仁 10g，石膏 20～30g，甘草 6g。

③痰热郁肺

主证：喘咳气涌，胸部胀痛，痰多黏稠色黄，或夹血色，伴有胸中烦热，身热，有汗，渴喜冷饮，面红，咽干，尿赤，大便干结或秘；苔黄或腻，脉滑数。

治法：清泄痰热。

方药：桑白皮汤加减。药用桑白皮 12g，半夏 10g，苏子 10g，杏仁 10g，贝母 )g，黄芩 10g，黄连 6g，山栀子 9g。

④痰浊阻肺

主证：喘而胸满闷窒，甚则胸盈仰息，咳嗽痰多黏腻色白，咳吐不利，兼有呕恶，纳呆，口黏不渴；苔白厚腻，脉滑。

治法：化痰降气。

方药：二陈汤合三子养亲汤加减。药用半夏 10g，陈皮 6g，茯苓 12g，甘草 6g，苏子 10g，白芥子 10g，莱菔子 10g。病情平稳后可服六君子丸以调理。

⑤肺气郁痹

主证：发作时突然呼吸短促，息粗气憋，胸闷胸痛，咽中如窒或伴失眠，心悸；舌苔薄，脉弦。

治法：开郁降肺。

方药：五磨饮子加减。药用沉香 6g，木香 6g，槟榔 10g，乌药 10g，枳实 10g。

（2）虚喘

①肺虚

主证：喘促短气，气怯声低，喉有鼾声，咳声低弱，痰吐稀薄，自汗畏风，或咳呛痰少黏，烦热口干，咽喉不利，面潮红；舌质淡红或舌红苔剥，脉软弱或细数。

治法：补肺益气养阴。

方药：肺气虚者方用补肺汤合玉屏风散加减。药用人参 10g，黄芪 15g，熟地黄 10g，五味子 9g，紫菀 10g，桑白皮 10g，防风 6g。

肺阴虚者用补肺汤合生脉散加减。药用人参 10g，麦冬 10g，五味子 9g 黄芪 15g，熟地黄 10g，紫菀 10g。

②肾虚

主证:喘促日久,动则喘甚,呼多吸少,气不得续,形瘦神惫,跗肿,汗出肢冷,面青唇紫;舌淡苔白或黑润,脉微细或沉弱。或喘咳,面红烦躁,足冷,汗出如油;舌红少苔,脉细数。

治法:补肾纳气。

方药:肾阳虚用金匮肾气丸合参蛤散加减。药用炮附子 10g,肉桂 5g,熟地黄 10g,山药 10g,山茱萸 10g,五味子 9g,蛤蚧 1.5g(研末),核桃仁 10g,补骨脂 10g。

肾阴虚取七味都气丸合生脉散加减。药用五味子 9g,熟地黄 10g,山茱萸 10g,山药 10g,麦冬 12g,西洋参 10g,龟甲 15g。

若肾虚于下,痰浊壅盛于上(下虚上实),在本证基础上兼有标实,痰浊壅肺,证见喘咳痰多,气急胸闷;苔腻,脉细滑。治宜化痰降逆,温肾纳气。方用苏子降气汤,药用苏子 10g,橘皮 6g,半夏 10g,当归 10g,前胡 6g,厚朴 10g,肉桂 6g,甘草 6g,生姜 6g。

3.针灸疗法　取穴定喘、天突、膻中、肺俞、膏肓俞、中府。风寒袭肺者加列缺、外关、风池、风门穴,肺热者加尺泽、曲池、大椎穴,痰湿阻肺者加丰隆、足三里、脾俞穴,肺气郁痹者加肝俞、太冲、行间、照海穴,脾虚加脾俞、中脘穴。肾虚加肾俞、关元穴。实证用泻法,虚者用补法,每次选 3~5 个腧穴,留针 15~20min,每日或间日 1 次。可酌情在胸背部灼灸,或拔罐法。

【预防】

起居有时,劳逸结合,注意防寒保暖,避免受凉、淋雨及过度疲劳。进行适宜的体育锻炼,提高机体抗病能力。

(胡江东)

# 第二章　循环系统疾病

## 第一节　心力衰竭

心力衰竭(简称心衰)是由心脏结构性或功能性疾病所导致的一种临床综合征,由各种原因的初始心肌损害(如心肌梗死、心肌病、炎症、血流动力负荷过重等)引起心室充盈和射血功能受损,最后导致心室泵血功能低下,主要表现为呼吸困难、疲乏和液体潴留。

心衰是一种症状性疾病,表现为血流动力学障碍。心室腔压力高于正常(左室舒张末期压>18mmHg(2.4kPa),右室舒张末期压>10mmHg(1.3kPa)即为心功能不全。心衰是一种进展性疾病,表现为渐进性心室重构;心衰是心血管疾病的严重阶段,死亡率高,预后不良。

### 一、慢性心力衰竭

慢性心力衰竭是心脏泵功能损害、导致机体出现相关症状与体征的复杂临床综合征,是由心脏结构或功能异常所致。我国对35～74岁城乡居民共15518人的随机抽样调查结果显示,心衰患病率为0.9%,心衰患病患者约有400万,其中男性为0.7%,女性为1.0%;女性高于男性,不同于西方国家男性高于女性,主要由于心衰病因构成存在差异。随着年龄增高,心衰的患病率显著上升。心衰预后极差,年死亡率30%～40%。心衰患者的死亡原因依次为泵衰竭(59%),心律失常(13%)和猝死(13%)。

**【心力衰竭的常见病因】**

1.心肌病变

(1)原发性心肌损害:冠状动脉疾病导致缺血性心肌损害如心肌梗死、慢性心肌缺血;炎症和免疫性心肌损害如心肌炎、扩张型心肌病;遗传性心肌病如家族性扩张型心肌病、肥厚型心肌病、右室心肌病、心室肌致密化不全、线粒体肌病。

(2)继发性心肌损害:内分泌代谢性疾病(如糖尿病、甲状腺疾病)、结缔组织病、心脏毒性药物和系统性浸润性疾病(如心肌淀粉样变性)等并发的心肌损害,酒精性心肌病和围产期心肌病也是常见的病因。

2.心脏负荷过度

(1)压力负荷过度:又称后负荷过度,是心脏收缩时承受的阻力负荷增加。左心室压力负荷过度见于高血压、主动脉流出道受阻(主动脉瓣狭窄、主动脉缩窄);右心室压力负荷过度见于肺动脉高压、肺动脉瓣狭窄、肺阻塞性疾病和肺栓塞等。

（2）容量负荷过度：又称前负荷过度，是心脏舒张时承受的容量负荷过度。左心室容量负荷过度见于主动脉瓣、二尖瓣关闭不全，先天性心脏病右向左或左向右分流；右心室容量负荷过度见于房间隔缺损、肺动脉瓣或三尖瓣关闭不全等；双心室容量负荷过度见于严重贫血、甲状腺功能亢进症、脚气性心脏病、动静脉瘘等。

（3）心脏舒张受限：常见于心室舒张期顺应性减低（如冠心病心肌缺血、高血压心肌肥厚、肥厚型心肌病）、限制型心肌病和缩窄性心包炎。二尖瓣狭窄和三尖瓣狭窄限制心室充盈，导致心房衰竭。

## 【心力衰竭常见诱因】

1.感染　感染是常见诱因，以呼吸道感染占首位，感染后加重肺淤血，使心衰诱发或加重。

2.心律失常　快速心房颤动时心排出量降低，心动过速增加心肌耗氧，加重心肌缺血，诱发或加重心衰。严重心动过缓降低心排出量，也可诱发心衰。

3.肺栓塞　心衰患者长期卧床容易产生深部静脉血栓，发生肺栓塞，增加右心室负荷，加重右心衰。

4.劳力过度　体力活动、情绪激动和气候突变、进食过度或摄盐过多均可以引发血流动力学变比，诱发心衰。

5.妊娠和分娩　有基础心脏病或围产期心肌病患者，妊娠分娩加重心脏负荷，可以诱发心衰。

6.贫血和出血　慢性贫血患者表现为高排出量性心衰。大量出血引发低排出量和反射性心率加快，秀发心衰。

7.其他　输液过多、过快，可以引起急性肺水肿；电解质紊乱诱发和加重心衰，常见于低血钠、低血钾、低血镁。

## 【临床表现】

心衰的临床表现主要为体循环、肺循环淤血和心排出量降低引起的症状和体征。

### （一）左心衰竭

1.临床症状　左心衰竭主要表现为肺循环淤血和心排出量降低所致的临床综合征，临床上常出现如下表现。

（1）呼吸困难：呼吸困难是左心衰的主要症状，由于肺循环淤血，肺顺应性降低，患者可表现为不同程度的呼吸困难。

心力衰竭患者常有三种不同的呼吸困难形式。

①劳力性呼吸困难：在重体力活动时发生呼吸困难，休息后可自行缓解。不同程度运动量引发的呼吸困难，预示心衰的程度不同。

②夜间阵发性呼吸困难：患者在夜间突然憋醒，感到窒息和恐怖并迅速坐起，需要 30 分钟或更长时间方能缓解。其发生机制与平卧睡眠后回心血量增加、迷走神经张 9 增高，小支气管痉挛以及膈肌抬高、肺活量减少等因素有关。

③端坐呼吸：平卧几分钟后出现呼吸困难，需要坐位，仍然气喘。其发生机制是左心室舒张末期压力增高，使肺静脉和肺毛细血管压进一步增高，引起间质性肺水肿，增加气道阻力、降

低肺顺应性、加重呼吸困难。

（2）急性肺水肿：气喘伴哮喘，是呼吸困难最严重状态，是急性心衰的表现。

（3）咳嗽、咳痰和咳血：咳嗽是较早发生的症状，是肺淤血时气道受刺激的反应，常发生在夜间，坐位或立位时咳嗽缓解。咳痰可表现为白色泡沫样，痰带血丝或粉红色泡沫样痰。肺毛细血管压很高时，肺泡出现浆液性分泌物，痰带血丝提示肺微血管破损，血浆渗入肺泡时出现粉红色泡沫样痰。

（4）体力下降、乏力和虚弱：左心室排出量降低不能满足外周组织器官灌注，引起乏力等症状；老年人还可以出现意识障碍、记忆力减退、焦虑、失眠等精神症状。

（5）泌尿系统症状：夜尿增多，见于左心衰早期血流再分布。尿量减少、少尿或血肌酐升高，见于严重心衰时心排出量下降、肾血流量减少、甚至发生肾前性肾功能不全。

2.体征

（1）肺部体征：肺部湿性啰音是左心衰的主要体征。劳力性呼吸困难时可闻及肺底少许湿性啰音，夜间阵发性呼吸困难时两肺有较多湿性啰音，急性肺水肿时两肺满布湿啰音、且常伴哮鸣音。间质性肺水肿时，呼吸音减低，肺部可无干湿性啰音。约 1/4 左心衰患者发生胸水征。

（2）心脏体征：心尖搏动点左下移位，提示左心室扩大。心率加快，舒张早期奔马律（或病理性 $S_3$ 心音）、$\beta_2$，心功能改善后 $\beta_2$ 变弱，见于急性心肌损害，如急性重症心肌炎、急性心肌梗死、急性心衰发作时。心尖部可闻及收缩期杂音，见于左心室扩大引起相对性二尖瓣关闭不全、瓣膜或腱索断裂引起二尖瓣关闭不全。交替脉见于左心室射血分数增加引起的心衰，如高血压、主动脉瓣狭窄等。

（3）一般体征：严重心衰患者可出现口唇发绀、黄疸、颧部潮红、脉压减小、动脉收缩压下降、心率加快。交感神经活性增高可造成窦性心动过速及心律失常，同时外周血管收缩，表现为四肢末梢苍白、发冷、指趾发绀。

### （二）右心衰竭

1.临床症状　主要表现为体循环淤血为主的临床综合征。

（1）消化系统症状：由长期胃肠道淤血引起食欲减退、腹胀、恶心、呕吐、便秘、上腹痛等症状。由肝淤血、肿大，肝包膜被牵拉导致右上腹饱胀、肝区疼痛。长期肝淤血可导致心源性肝硬化。

（2）泌尿系统症：状白天少尿、夜间多尿，见于肾脏淤血引起肾功能减退，可出现少量蛋白尿、透明或颗粒管型、红细胞，血尿素氮升高。

（3）呼吸困难：单纯右心衰可表现轻度气喘，主要由于右心室扩大限制左室充盈、肺淤血所致。二尖瓣狭窄发生右心衰时，因存在肺淤血，可出现轻度呼吸困难。

2.体征　右心衰可表现出体循环淤血的体征。

（1）颈外静脉体征：肝-颈静脉反流征是轻度右心衰时按压右上腹，使回心血量增加，出现颈外静脉充盈。颈外静脉充盈是右心衰时静脉压显著升高的征象，有助于与其他原因引起的肝大相区别。

（2）肝大和压痛：淤血性肝大和压痛常发生在皮下水肿之前，右心衰短时间迅速加重，肝脏急剧增大,肝包膜被牵拉可出现压痛,另可出现黄疸、氨基转移酶升高。

(3)水肿:水肿是右心衰的典型体征,发生于颈外静脉充盈和肝大之后。首先出现足、踝、胫骨前水肿,向上蔓延及全身,发展缓慢。早期白天站立后出现水肿,平卧休息后消失;晚期出现全身性凹陷性水肿,长期卧床患者表现为腰骶部和下肢水肿。伴有血浆白蛋白过低时,出现颜面水肿,提示预后不良。

(4)胸水和腹水:一般双侧胸水多见,常以右侧为甚,也可表现单纯右侧胸水,主要与体静脉和肺静脉压同时升高、胸膜毛细血管通透性增加有关。腹水见于病程晚期,与心源性肝硬化有关。

(5)心脏体征:心率加快,胸骨下部左缘或剑突下可见明显搏动,提示右心室肥厚和右心室扩大。三尖瓣听诊区可闻及右室舒张期奔马律、收缩期杂音,提示心肌损害、相对性三尖瓣关闭不全。右心衰多由左心衰引起,可见全心扩大征象。

(6)其他:发绀多为外周性,严重、持久的右心衰可有心包积液、脉压降低或奇脉等体征。

## (三)全心衰竭

全心衰见于心脏病晚期,病情危重。同时具有左、右心衰的临床表现,由左心衰并发右心衰患者,左心衰症状和体征有所减轻。

## 【实验室和辅助检查】

1.化验检查

(1)常规化验检查:有助于对心衰的诱因、诊断与鉴别诊断提供依据。一般检查如下。

①血常规:血红蛋白降低、贫血为心衰加重因素,血白细胞增加、中性粒细胞增多提示感染诱因。

②尿常规和肾功能检查:少量蛋白尿、透明或颗粒管型、红细胞,血尿素氮和肌酐升高,有助于与肾脏疾病和肾病性水肿相鉴别;心衰合并肾功能不全时,要注意洋地黄的合理使用。

③电解质和酸碱平衡检查:低钾、低钠血症和代谢性酸中毒是难治性心衰的诱因,电解质要根据检查结果补充。

④肝功能检查:丙氨酸氨基转移酶(ALT)、γ-谷氨酰转肽酶(GGT)和总胆红素轻度升高,有助于与非心源性水肿鉴别,低蛋白血症也见于右心衰晚期。

⑤内分泌功能:心衰晚期可见甲状腺功能减退,皮质醇减低,是心衰诱发加重和难治的原因之一。

(2)脑钠肽检查:检测血浆脑钠肽(BNP)和氨基末端脑钠肽前体(NT-proB-NP)有助于心衰诊断和预后判断。慢性心衰评价标准:NT-proBNP＜400pg/ml、BNP＜100pg/ml,不支持心衰诊断;NT-proBNP＞2000pg/ml、BNP＞400pg/ml 时,支持心衰诊断;NT-proBNP400～2000pg/ml、BNP100～400pg/ml 之间考虑其他原因,如肺栓塞、慢性阻塞性肺部疾病、心衰代偿期等。

2.超声心动图检查　超声心动图是心衰诊断中最有价值的检查方法,简单、价廉,便于床旁检查及重复检查。可用于如下疾病的辅助诊断。

(1)诊断心包、心肌或瓣膜疾病。

(2)定量或定性房室内径、心脏几何形状、室壁厚度、室壁运动,以及心包、瓣膜和血管结构;定量瓣膜狭窄、关闭不全程度,测量左心室射血分数(LVEF),左室舒张末期容量(LVEDV)和左室收缩末期容量(LVESV)。

(3)区别舒张功能不全和收缩功能不全。

(4)估测肺动脉压。

(5)为评价治疗效果提供客观指标。

3.心电图检查 心电图提供既往心肌梗死、左室肥厚、广泛心肌损害及心律失常信息。有心律失常时应作 24 小时动态心电图记录。

4.X 线胸片检查 X 线胸片可提供心脏增大、肺淤血、肺水肿及原有肺部疾病的信息。

5.核素心室造影及核素心肌灌注显像检查 前者可准确测定左室容量、LVEF 及室壁运动;后者可诊断心肌缺血和心肌梗死,对鉴别扩张型或缺血性心肌病有一定帮助。

6.其他检查 冠状动脉造影适用于缺血性心肌病的病因诊断;心内膜心肌活检适用于心肌疾病的病因诊断;心导管检查不作为心衰的常规检查。

**【诊断标准】**

**(一)诊断**

心衰的主要诊断依据是①心衰的典型症状:休息或活动时呼吸困难、劳累、踝部水肿;②心衰的典型体征:心动过速、呼吸急促、肺部啰音、颈静脉充盈、周围性水肿、肝大;③静息时心脏结构和功能的客观证据;④心脏扩大、超声检查心功能异常、血浆脑钠肽升高。临床诊断应包括心脏病的病因、病理、心律及心功能分级等诊断。

1.心功能的评估

(1)美国纽约心脏病协会(NYHA)心功能分级

Ⅰ级:日常生活无心衰症状;Ⅱ级:日常活动出现心衰症状(呼吸困难、乏力);Ⅲ级:低于日常活动出现心衰症状;Ⅳ级:在休息时亦出现心衰症状。NYHA 心功能分级使用最广,但与反映左心室收缩功能的 LVEF 并非完全一致。

(2)6 分钟步行试验用于评定慢性心衰患者的运动耐力和预测患者预后。要求患者在平直走廊里尽可能快地行走,测定 6 分钟步行距离。根据 USCarvedilol 研究设定的标准:6 分钟步行距离<150m 为重度心衰,150～450m 为中重度心衰,>450m 为轻度心衰,可作为参考。但是行走距离的变化可能与病情变化并不平行。

(3)液体潴留的判断液体潴留(隐形水肿)对决定利尿剂治疗十分重要,短时间内体重增加是液体潴留的可靠指标,每次随诊应记录体重。最可靠的容量超载体征是颈静脉怒张,肺部啰音只反映心衰进展迅速而不能说明容量超载的程度。

2.心衰的临床分类

心衰可分为:新发心衰,即首次出现具有明显病因的心衰,急性或慢性起病;暂时性心衰,指再发的、间断性的心衰发病;慢性心衰,指持续的、稳定的、进行性加重的、失代偿的心衰。

根据心脏功能特征,心衰可分为:收缩性心衰(或射血分数降低的心衰),临床特点源于心排出量不足,收缩末期容积增大、射血分数(EF)降低和心脏扩张;舒张性心衰(或射血分数正常的心衰),因心室顺应性下降导致左室舒张末期压增高而发生心衰,代表收缩功能的射血分数正常,临床描述为射血分数正常的心衰;收缩性心衰和舒张性心衰可以并存。

### （二）鉴别诊断

1.左心衰的鉴别诊断　　左心衰以呼吸困难为主要表现,应与肺部疾病引起的呼吸困难相鉴别。慢性阻塞性肺病发生呼吸困难通常有咳嗽、咳痰症状,肺部湿性啰音部位固定,可伴哮鸣音,咳痰后喘息减轻;急性心源性哮喘患者通常要端坐呼吸、咳粉红色泡沫痰、肺底部布满水泡音,既往有心脏病史也有助于鉴别。支气管哮喘以两肺哮鸣音为主,可有少许湿性啰音;而心源性哮喘出现哮鸣音是由于严重心衰伴发的支气管痉挛,患者同时合并有出汗、面色青灰、濒死等征象,端坐位不能减轻呼吸困难症状。床边检测血浆脑钠肽显著升高有助于鉴别诊断。

2.右心衰鉴别诊断　　右心衰和(或)全心衰引起外周水肿、肝大、腹水和胸水,应与急性心包炎或慢性缩窄性心包炎、肾源性水肿、门脉性肝硬化引起的水肿相鉴别。肾源性水肿和门静脉性肝硬化并非静脉压升高,通常没有颈静脉怒张或肝-颈静脉回流征的表现,既往病史和辅助检查有助于鉴别。急性心包炎或慢性缩窄性心包炎与右心衰的外周水肿鉴别时,前者心影扩大呈烧瓶形,心界范围随体位变化,超声诊断容易鉴别;后者心影通常不大,超声检查心包增厚、右心室不扩大有助于鉴别。甲状腺功能减退可伴有水肿,呈非凹陷性,有水肿者在鉴别诊断时甲状腺功能检查也是必要的。老年人单纯下肢水肿需要注意下肢深静脉瓣疾病,平卧时没有颈静脉怒张,需要超声检查下肢静脉。

## 【治疗原则】

心衰的治疗目标是降低发病率和死亡率,改善患者的预后。心衰的治疗策略包括:短期应用改善血流动力学药物治疗,改善心衰症状;长期应用延缓心室重构药物治疗,改善衰竭心脏的生物学功能,提高生活质量、减少住院和降低死亡率。

心衰的治疗原则包括:病因治疗,去除心衰的基本病因和诱因;调整代偿机制,降低神经-体液-细胞因子活性,防止和延缓心室重构;缓解症状,改善患者的心功能状态。

### （一）病因治疗

1.基本病因治疗　　冠心病通过经皮冠状动脉介入治疗或冠状动脉旁路移植术改善心肌缺血;心脏瓣膜病行瓣膜置换手术;先天性心血管畸形行矫正手术;治疗心肌炎和心肌病,治疗高血压及其靶器官损伤,控制糖尿病和血脂异常等。

2.去除心衰诱因　　针对常见心衰诱因如感染、心律失常、肺梗死、贫血和电解质紊乱的治疗。

### （二）一般治疗

1.监测体重　　在3天内体重突然增加2kg以上,要考虑患者有液体潴留,应调整利尿剂的应用。

2.调整生活方式

主要包括:①限钠:轻度心衰患者钠摄入控制在2～3g/d(钠1g相当于氯化钠2.5g),中、重度心衰患者钠摄入<2g/d;应用强利尿剂患者限钠不必过严,避免产生低钠血症;②限水:总液体摄入量每天1.5～2.0L为宜,重度心衰患者合并低钠血症(血钠<130mmol/L)应严格限制水摄入量;③营养和饮食:宜低脂饮食,肥胖患者应减轻体重,戒烟戒酒,严重心衰伴明显消瘦(心脏恶病质)者,应给予营养支持,包括给予血清蛋白;④休息和适度运动:失代偿期需卧床

休息,多做被动运动,预防深部静脉血栓形成;稳定的慢性心衰患者可每天多次步行,每次 5～10 分钟,并逐步延长步行时间;⑤氧气治疗:慢性心衰无氧疗指征,无肺水肿的心衰患者,给氧可导致血流动力学恶化;氧气用于治疗急性心衰。

### (三)药物治疗

1.改善血流动力学的治疗

(1)利尿剂的应用:利尿剂通过抑制肾小球特定部位的钠或氯的重吸收,遏制心衰时钠潴留,减少静脉回流和降低前负荷,从而减轻肺淤血、腹水、外周水肿和体重,提高运动耐量。利尿剂是控制心衰患者液体潴留的药物,是标准治疗的必要的组成部分。

利尿剂的合理使用如下。

①有液体潴留的心衰患者均应给予利尿剂,且应早期应用;无液体潴留的心衰患者,不需要应用利尿剂。通常轻、中度心衰可选噻嗪类利尿剂;重度心衰选用祥利尿剂;急性心衰或肺水肿,首选祥利尿剂静脉注射,伴发心源性休克时不宜使用。使用方法:通常从小剂量开始,如每天口服氢氯噻嗪 25mg,呋塞米 20mg 或托拉塞米 10mg,逐渐增加剂量直至尿量增加,体重每天减轻 0.5～1.0kg,呋塞米的剂量与效应呈线性关系。

②应用利尿剂过程中应注意纠正水、电解质紊乱,应用利尿剂有效者应同时补钾,尿量过多时不要限制饮食钠盐,特别注意纠正低钾、低镁和低钠血症。利尿剂间断使用,液体潴留纠正后可短期停用利尿剂,可以避免利尿剂抵抗和电解质紊乱。当心衰症状得到控制,应开始应用 ACEI、β 受体阻滞剂和醛固酮拮抗剂。

③利尿剂抵抗问题,当心衰进展恶化时常需加大利尿剂用量,最终增加剂量也无反应,即出现利尿剂抵抗。此时改变利尿剂使用方法,如呋塞米静脉注射 40mg,继以持续静脉滴注(10～40mg/h);或两种利尿剂联合使用可能改善利尿效果。

④利尿过程中应注意过度利尿造成电解质丢失,如低钾、低镁及低钠血症,也可造成神经内分泌的激活、低血压和氮质血症。

(2)洋地黄的应用:2010 年中国慢性心衰指南对地高辛的推荐级别从过去的 Ⅰ 类降为 Ⅱa 类推荐,仅适用于已在应用血管紧张素转换酶抑制剂(ACEI)或血管紧张素 Ⅱ 受体拮抗剂(ARB)、β 受体阻滞剂和利尿剂治疗,但仍持续有症状的心衰患者。不主张早期和常规应用,亦不推荐用于 NYHA 心功能 Ⅰ 级患者。

洋地黄通过抑制衰竭心肌细胞膜 $Na^+$,$K^+$-ATP 酶,使细胞内 $Na^+$ 水平升高,促进 $Na^+$-$Ca^{2+}$ 交换,提高细胞内 $Ca^{2+}$ 水平。副交感传入神经的 $Na^+$,$K^+$-ATP 酶受抑制,提高了位于左室、左房与右房入口处、主动脉弓和颈动脉窦的敏感性,抑制传入冲动的数量增加,进而使中枢神经系统下达的交感兴奋性减弱。肾脏的 $Na^+$,$K^+$-ATP 酶受抑制,可减少肾小管对钠的重吸收,增加钠向远曲小管的转移、降低肾脏分泌肾素。DIG 试验结果显示,地高辛对死亡率的影响为中性。

洋地黄多用于有症状的慢性收缩性心衰患者及心衰伴有快速心室率的房颤患者,不推荐应用于 NYHA 心功能 Ⅰ 级的患者。

禁用于窦房传导阻滞、Ⅱ度或高度房室传导阻滞患者和急性心肌梗死患者,与抑制窦房结或房室结功能的药物(如胺碘酮、β 受体阻滞剂)合用时必须谨慎。应用方法:地高辛 0.125～0.

25mg/d 日服,服用后经小肠吸收,2～3 小时血清浓度达高峰,4～8 小时获最大效应,85％由肾脏排出,半衰期为 36 个小时,连续口服相同剂量经 5 个半衰期(约 7 天后)血清浓度可达稳态;控制房颤心室率,可与 β 受体阻滞剂联合使用,不推荐地高辛增加剂量。不良反应:主要见于大剂量使用,洋地黄中毒的临床表现包括:心律失常(期前收缩、折返性心律失常和传导阻滞),胃肠道症状(厌食、恶心和呕吐)。神经精神症状(视觉异常、定向力障碍、昏睡及精神错乱)。这些不良反应常出现在血清地高辛浓度＞$2.0\mu g/ml$ 时,也可见于地高辛水平较低时,特别是在低血钾、低血镁、甲状腺功能低下者。

洋地黄中毒的治疗:早期诊断立即停用洋地黄是关键;有低钾、低镁者需要补充钾盐和镁盐;快速性室性心律失常可用 50～100mg 利多卡因溶于葡萄糖液 40ml 中,缓慢静脉推注,同时纠正低钾低镁症,电复律治疗一般属禁忌;缓慢性心律失常,如果心室率不低于 40 次/分可以观察,心率过缓可用阿托品 0.5～1mg 静脉注射,伴发血流动力学障碍者可安置临时起搏器。胃肠道症状和神经精神症状随着洋地黄排泄可以逐渐消失。

(3)正性肌力药物的静脉应用经静脉使用的正性肌力药物有两类,即环腺苷酸依赖性正性肌力药 β 肾上腺素如多巴胺、多巴酚丁胺和磷酸二酯酶抑制剂如米力农。

建议慢性心衰进行性加重阶段、难治性终末心衰患者、心脏手术后心肌抑制所致急性心衰患者,可以短期应用正性肌力药物,以缓解心衰危重状态,临床试验证明正性肌力药物长期应用增加心衰死亡率。

常用剂量为:多巴酚丁胺 100～$250\mu g/min$,多巴胺 250～$500\mu g/min$,米力农负荷量为 2.5～3mg,继以 20～$4\mu g/min$,给予静脉滴注,疗程 3～5 天。

(4)血管扩张剂的应用硝酸酯类常被合用,以缓解心绞痛或呼吸困难的症状。A-HeFt 试验报道,硝酸酯类和肼屈嗪两者合并对非洲裔美国人有益,但不适用于中国应用。由于 ACEⅠ类药物具有良好的扩血管作用,单纯应用血管扩张剂治疗心衰临床意义不大。

2.延缓心室重构的治疗  初始心肌损害之后,室壁应激、神经体液、细胞因子和氧化应激等刺激因子参与心室重构的发生与发展。临床试验证明,神经内分泌拮抗剂能够降低心衰患者的死亡率。这些药物不仅抑制神经内分泌活性,还能够调节细胞因子和氧化应激活性,改善衰竭心脏的生物学功能,从而延缓心室重构。因此,延缓心室重构是慢性心衰长期治疗的基本方法。

(1)血管紧张素转换酶抑制剂(ACEI)

ACEI 能够缓解慢性心衰症状,降低患者死亡率。ACEI 已经在 39 个安慰剂对照临床试验的 8308 例心衰患者中评估,使死亡风险下降 24％。亚组分析表明,ACEI 能延缓心室重构、防止心室扩大、降低神经体液和细胞因子水平,从而奠定了 ACEI 作为治疗心衰的基石。主要机制:抑制 RAAS、降低循环和组织的 AngⅡ水平、阻断 AngⅠ-7 的降低、发挥扩张血管和抗增生作用;作用于激肽酶的降解、提高缓激肽水平,通过缓激肽-前列腺素——氧化氮通路而发挥有益作用。

所有慢性收缩性心衰患者,只要没有禁忌证或不能耐受,均需终身应用 ACEI。且治疗应尽早使用,从小剂量开始,逐渐增加至最大耐受量。

ACEI 曾引起血管性水肿导致喉头水肿、无尿性肾衰竭,妊娠妇女绝对禁用;双侧肾动脉狭窄,血肌酐显著升高[$>265.2\mu mol/L(3mg/dl)$],高钾血症($>5.5mmol/L$),有症状性低血压($<90mmHg$),左室流出道梗阻的患者如主动脉瓣狭窄、梗阻性肥厚型心肌病者应慎用。

不良反应:①与 Ang II 抑制有关的不良反应包括低血压、肾功能恶化和钾潴留;②与缓激肽积聚有关的不良反应,如血管性水肿。

(2)β受体阻滞剂人体衰竭心脏去甲肾上腺素已足以产生心肌细胞损伤,慢性肾上腺素能系统激活介导心肌重构,$\beta_1$ 受体信号转导的致病性明显大于 $\beta_2$、$\alpha_1$ 受体,这就是应用 β 受体阻滞剂治疗慢性心衰的理论基础。治疗初期 β 受体阻滞剂具有负性.肌力作用,长期应用 β 受体阻滞剂具有改善内源性心肌功能的"生物学效应"。多个安慰剂对照随机试验 2 万例心衰患者应用 β 受体阻滞剂,结果一致显示长期治疗能降低死亡率和心衰住院率,降低猝死率 41%～44%。应用 ACEI 的临床试验死亡风险下降 24%,而 ACEI 联用 β 受体阻滞剂使死亡风险下降 34%。临床应用从小剂量开始缓慢递增剂量,基本避免了 β 受体阻滞剂的负性肌力作用。

所有慢性收缩性心衰 NYHA 心功能 II、III 级且病情稳定患者应尽早应用 β 受体阻滞剂,需终身使用,有禁忌证或不能耐受者除外;NYHA 心功能 IV 级心衰患者需待病情稳定后,在严密监护下应用。禁忌证:支气管痉挛性疾病、心动过缓(心率<607 次/分)、II 度及 II 度以上房室传导阻滞(已安装起搏器者除外);心衰患者有明显液体潴留时,应先利尿达到干体重后再开始应用。应用方法:起始治疗前患者需无明显液体潴留;必须从小剂量开始,琥珀酸美托洛尔 12.5mg/d、酒石酸美托洛尔 6.25mg 每天 2 次、比索洛尔 1.25mg/d、卡维地洛 3.125mg 每天 2 次,每 2～4 周剂量加倍,清晨静息心率 55～60 次/分即为 β 受体阻滞剂达到目标剂量或最大耐受量的指征;目标剂量为琥珀酸美托洛尔 200mg 每天 1 次、酒石酸美托洛尔 100mg 每天 2 次、比索洛尔 10mg 每天 1 次、卡维地洛 25mg 每天 2 次。不良反应的监测:低血压:一般在首剂或加量 24～48 小时内发生,首先停用不必要的扩血管剂;液体潴留:起始治疗前应确认患者已达到干体重状态,3 天体重增加>2kg 者应加大利尿剂用量;心衰恶化:可将 β 受体阻滞剂暂时减量或逐渐停用,每 2～4 天减一次量,2 周内减完,应避免突然撤药,病情稳定后需继续应用 β 受体阻滞剂,否则将增加死亡率;心动过缓:如心率<55 次/分或伴有眩晕等症状,应将 β 受体阻滞剂减量;房室传导阻滞:出现 II 度、III 度房室传导阻滞者,应当停用 β 受体阻滞剂。

(3)醛固酮受体拮抗剂醛固酮受体拮抗剂的作用:醛固酮在心肌细胞外基质重塑中起重要作用,人体衰竭心脏中心室醛固酮生成及活性增加,且与心衰严重程度成正比。心衰患者长期应用 ACEI,常出现"醛固酮逃逸现象",即循环醛固酮水平不能保持稳定持续的降低。因此,在 ACEI 基础上加用醛固酮受体拮抗剂,进一步抑制醛固酮的有害作用。RALES 和 EPHESUS 试验证明,醛固酮受体拮抗剂螺内酯和依普利酮治疗心衰患者,能够降低全因死亡率、心源性猝死和心衰住院率。

临床应用:适用于中、重度心衰,NYHA III、IV 级患者;急性心肌梗死后并发心衰,且 LVEF<40% 的患者亦可应用。禁忌证和慎用:高钾血症和肾功能异常列为禁忌,有发生这两种状况潜在危险的应慎用。应用方法:螺内酯起始剂量 10mg/d,最大剂量 20mg/d,依普利酮国外推荐起始剂量为 25mg/d,逐渐加量至 50mg/d。不良反应及注意事项:高钾血症:开始治疗后 3 天和 1 周要监测血钾和肾功能,前 3 个月每月监测 1 次,以后每 3 个月 1 次,如血钾>5.5mmol/L,即应停用或减量;一般停止使用补钾制剂,除非有明确的低钾血症。男性乳房增生:为可逆性,停药后消失。

(4)血管紧张素受体阻滞剂(ARB)

ARB阻断经ACE和非ACE途径产生的AngⅡ与AngⅡ受体Ⅰ型(ATl)结合,临床试验证明ARB治疗心衰其效应与ACEI作用基本相当。目前,心衰仍以ACEI为首选。ARB用于不能耐受ACEI患者,ARB应用注意事项和ACEI相同,小剂量起用,在患者耐受的基础上逐步将剂量增至推荐的最大剂量。

3.抗凝和抗血小板治疗　心衰时由于扩大且低动力的心腔内血液淤滞、局部室壁运动异常,以及促凝因子活性升高,有血栓栓塞事件发生风险,其发生率约为每年1%～3%。心衰时建议使用抗凝和抗血小板药物治疗:心衰伴有冠心病、糖尿病和脑卒中,有二级预防适应证的患者,必须应用阿司匹林75～150mg/d;抗凝治疗:心衰伴有房颤患者应长期应用华法林,并调整剂量使国际标准化比率在2～2.5之间;窦性心律患者不推荐常规抗凝治疗,但明确有心室腔内血栓患者,应行抗凝治疗。

### (四)非药物治疗

1.心脏再同步化治疗(CRT)　心衰患者的左右心室及左心室内收缩不同步时,可致心室充盈减少、左室收缩力或压力的上升速度降低、时间延长、加重二尖瓣反流及室壁逆向运动,使心室排血效率下降。房室不同步表现为心电图中P-R间期延长,使左室充盈减少,左右心室间不同步表现为左束支传导阻滞,使右室收缩早于左室;室内传导阻滞在心电图表现为QRS时限延长(>120ms)。CRT治疗可恢复正常的左、右心室及心室内的同步激动,减轻二尖瓣反流,从而增加心排出量。临床试验证明:心功能Ⅰ～Ⅳ级心衰伴心室不同步患者加用CRT比单纯采用优化内科治疗能显著改善生活质量和运动耐量、减低住院率和总死亡率。

2010年欧洲心脏病学会指南指出CRT的适应证:NYHAⅢ/Ⅳ级,LVEF≤0.35,QRS≥120ms,正在接受最佳药物治疗的窦性心律患者(I/A);NYHAⅡ级,LVEF≤0.35,QRS≥150ms,正在接受最佳药物治疗的窦性心律患者(L/A);NYHAⅢ/Ⅳ级,LVEF≤0.35,QRS≥120ms,具有传统起搏器植入适应证的心衰患者(L/B);NYHAⅢ/Ⅳ级的永久心房颤动患者LVEF≤0.35,QRS≥130ms,房室结消融后以保证起搏器夺获(Ia/B)。

2.心脏移植　心脏移植可作为终末期心衰的一种治疗方法,主要适应于无其他可选择治疗方法的重度心衰患者。除了受供体心脏短缺外,心脏移植的主要问题是移植排斥,这是术后1年死亡的主要原因,长期预后主要受免疫抑制剂并发症影响。近年研究结果显示,联合应用3种免疫抑制剂治疗,术后患者5年存活率显著提高,可达70%～80%。

### (五)心衰伴随疾病的治疗

1.心衰伴有高血压　在心衰常规药物治疗基础上,血压仍然不能控制者,可加用钙通道阻滞剂如氨氯地平、非洛地平缓释片。

2.心衰伴有糖尿病和血脂异常　β受体阻滞剂可以使用,尽管认为它对糖脂代谢有一定影响,但它对心衰患者全面保护的临床获益远远大于负面效应,心衰严重患者血胆固醇水平通常偏低,因心衰时肝脏合成能力已经降低。

3.心衰伴有冠心病　心绞痛患者应选择硝酸盐和β受体阻滞剂,可以加用改善心肌能量代谢药物如曲美他嗪。心肌梗死患者应用ACEI、β受体阻滞剂和醛固酮拮抗剂可以降低死亡风险。心力衰竭患者进行血运重建术,对于心衰患者预后没有改善的证据。

4.心衰伴有心律失常 无症状的室性心律失常不主张用抗心律失常药物治疗。心衰伴有室上性心律失常的基本治疗是控制心室率和预防血栓事件。室性心律失常可用 β 受体阻滞剂长期治疗,可以降低心衰猝死和心衰病死率。反复发作致命性室性心律失常可用胺碘酮,有猝死、心室颤动风险的心衰患者建议植入心脏转复除颤器。

5.心衰伴有肾功能不全 动脉粥样硬化性疾病伴心衰患者容易合并肾功能损害,肾功能不全患者应慎用 ACEI,血肌酐>5mg/ml(442μmol/L)时应做血液透析。

**【预防和预后】**

早期控制心衰危险因素,可以预防心衰;积极治疗基础心脏病,可以延缓心室重构发生发展,降低慢性心衰患者的死亡率和住院率。

除药及及介入治疗外,还应注意长期康复治疗、连续监测 BNP 浓度及患者的自我监测与远距监测等,以提高患者运动耐量、改善心功能、降低心衰的再发生率及住院率。无运动康复治疗禁忌且病情较稳定者可进行包括心理辅导及教育在内的运动康复治疗。

常规监测指标包括:

(1)所有慢性心衰患者均需行心功能的临床评估,监测血流动力学、心率、认知及营养状态、药物回顾、血清尿素氮、电解质、肌酐、表皮生长因子受体等。

(2)治疗慢性心衰需根据专家的指导意见,故建议心衰患者住院治疗,患者临床症状稳定、治疗方案优化后出院。

# 二、急性心力衰竭

2010 年中国心衰指南定义为心衰的症状和体征急性发作和(或)加重的一种临床综合征。除传统定义的心脏急症,还包括:慢性心衰的急性发作或加重、急性发作与加重的右心衰竭,以及非心脏原因所致的急性心功能障碍。急性心衰通常危及患者生命,必须紧急实施抢救和治疗。对于慢性心功能不全基础上加重的急性心衰,若治疗后症状稳定,不应再称为急性心衰。

目前,我国急性左心衰的发病率、死亡率缺乏大型流行病调查的结果。根据发病原因急性左心衰可分为心源性和非心源性两个类型。

**(一)心源性急性心衰**

1.急性左心衰 临床常见的急性左心衰多为慢性心力衰竭急性失代偿,约占 70%。另外可见于急性冠脉综合征、高血压急症、急性心瓣膜功能障碍(主动脉瓣或二尖瓣狭窄、急性缺血性乳头肌功能不全、感染性心内膜炎伴发瓣膜腱索损伤)、急性重症心肌炎、围产期心肌病、严重心律失常(快速型心房颤动或心房扑动、室性心动过速)等。

2.急性右心衰 常见病因包括急性右心室梗死、急性大块肺栓塞及右侧心瓣膜病伴发急性右心衰竭。

**(二)非心源性急性心衰**

无心脏病患者由于高心排出量状态(甲亢危象、贫血、感染性败血症)、快速大量输液导致容量陡增、急性肺静脉压显著增高(药物治疗缺乏依从性、容量负荷过重、大手术后、急性肾功能减退、吸毒、酗酒、哮喘、急性肺栓塞)等引起急性肺水肿。

**【诊断标准】**

**(一)临床诊断**

根据急性呼吸困难的典型症状和体征、NT-proBNP 升高,一般诊断并不困难。进一步检查明确病因诊断,有助于进行针对性治疗。

1.临床常用的急性心衰严重程度分级

(1)Killip 分级:用于急性心肌梗死功能损伤的评价。具体分级方法是:Ⅰ级:无心衰;Ⅱ级:有心衰,肺部中下野湿性啰音(肺野下 1/2),可闻及奔马律,X 线肺淤血;Ⅲ级:严重的心衰,有肺水肿,满布湿啰音(超过肺野下 1/2);Ⅳ级:心源性休克、低血压(收缩压≤90mmHg)、发绀、少尿、出汗。

(2)Foaaester 分级:根据临床表现和血流动力学状态分级,主要用于急性心肌梗死患者,也可用于其他原因急性心衰评价。血流动力学分级根据肺毛细血管楔嵌压(PCWP)或平均肺毛细血管楔嵌压(mPCWP)及心脏指数(CI):Ⅰ级 PCWP≤17mmHg,CI>2.2L/(min·m²),无肺淤血及周围灌注不良;Ⅱ级 PCWP>17mmHg,CI>2.2U(min·m²),有肺淤血;Ⅲ级 PCWP<17mmHg,CI≤2.2U(min·m²),周围组织灌注不良;Ⅳ级 PCWP>17mmHg,CI≤2.2U(min·m²),有肺淤血和组织灌注不良。

(3)临床程度分级:根据皮肤的干湿冷暖和肺部是否有湿啰音分为四个等级:皮肤干暖,无肺部啰音(Ⅰ级);皮肤湿暖伴肺部啰音(Ⅱ级),患者有急性左心衰和肺淤血;皮肤干冷伴肺部啰音(Ⅲ级),患者有肺淤血或肺水肿,并有早期末梢循环障碍和组织脏器灌注不良。皮肤湿冷伴肺部啰音(Ⅳ级),此时患者有急性左心衰还有心源性休克或其前兆。

2.临床表现

(1)发病急剧,患者突然出现严重呼吸困难、端坐呼吸、烦躁不安、呼吸频率达 30～40 次/分,频繁咳嗽,严重时咳白色泡沫状痰或粉红色泡沫痰,患者有恐惧和濒死感。

(2)患者面色灰白、发绀、大汗、皮肤湿冷。心率增快、心尖部第一心音减弱、舒张期奔马律($S_3$)、$P_2$ 亢进。开始肺部可无啰音,继之双肺满布湿啰音和喘鸣音。或有基础心脏病相关体征。心源性休克时血压下降(收缩压<90mmHg,或平均动脉压下降>20mmHg)、少尿(尿量<17ml/h)、神志模糊。

(3)急性右心衰主要表现为低血压综合征,右心循环负荷增加,颈静脉怒张、肝大、低血压。

3.实验室和辅助检查

(1)心电图:主要了解有无急性心肌缺血、心肌梗死和心律失常,可提供急性心衰病因诊断依据。

(2)X 线胸片:急性心衰患者可显示肺门血管影模糊、蝶形肺门,重者弥漫性肺内大片阴影等肺淤血征。

(3)超声心动图:床边超声心动图有助于评价急性心肌梗死的机械并发症、室壁运动失调、心脏的结构与功能、心脏收缩/舒张功能的相关数据,了解心包填塞。

(4)脑钠肽检测:检查血浆 BNP 和 NT-proBNP,有助于急性心衰快速诊断与鉴别,阴性预测值可排除 AHF,诊断急性心衰的参考值:NT-proBNP>300pg/ml;BNP>100pg/ml。

(5)心肌标志物检测:心肌肌钙蛋白(cTnT 或 cTnl)或 CK-MB 异常有助于诊断急性冠状动脉综合征。

(6)有创的导管检查:安置 Swan-Ganz 漂浮导管进行血流动力学监测,有助于急性心衰的治疗。急性冠状动脉综合征的患者酌情可行冠状动脉造影及血管重建治疗。

(7)其他实验室检查:动脉血气分析:急性心衰时常有低氧血症;酸中毒与组织灌注不足可有二氧化碳潴留。常规检查:血常规、电解质、肝肾功能、血糖、高敏 C 反应蛋白(hs-CRP)。

### (二)鉴别诊断

急性心衰常需要与重度支气管哮喘鉴别,后者表现为反复发作性哮喘,两肺满布高音调哮鸣音,以呼气为主,可伴少许湿啰音。还需要与其他原因的非心源性休克相鉴别。根据临床表现及相关的辅助检查、BNP 或 NT-proBNP 的检测,可以进行鉴别诊断并作出正确的判断。

## 【治疗原则】

急性心衰因发病急,病情重,治疗上应短期内稳定生命体征,纠正血流动力学异常,避免心衰进一步恶化。另外应注意去除诱发急性心衰的诱因、尽早针对急性心衰的病因治疗。

急性心衰救治措施应重点减轻心脏前后负荷,纠正血流动力学异常(附急性心衰的治疗措施流程图。

### (一)初始治疗

1.体位 取坐位,双脚下垂,减少静脉回心血量,减轻心脏前负荷。

2.吸氧 开始氧流量为 2~3Umin,也可高流量给氧 6~8Umin,需要时予以面罩加压给氧或正压呼吸。应用酒精吸氧(即氧气流经 50%~70%酒精湿化瓶),或有机硅消泡剂,使泡沫表面张力降低而破裂,有利于肺泡通气的改善。吸氧后保持血氧饱和度($SaO_2$)在 95%~98%。

3.控制出入量 急性心衰患者应严格控制饮水量和输液量保持每天出入量负平衡约 500ml/d,严重肺水肿者可负平衡至 1000~2000ml/d,甚至达 3000~5000ml/d,但应注意复查电解质并注意有无低血容量。

4.镇静 吗啡是治疗急性心衰肺水肿极为有效的药物,吗啡通过抑制中枢性交感神经,反射性降低外周静脉和小动脉张力,减轻心脏前负荷。吗啡能降低呼吸中枢和咳嗽中枢兴奋性,减慢呼吸和镇咳,松弛支气管平滑肌,改善通气功能。中枢镇静作用还能减轻或消除焦虑、紧张、恐惧等反应。通常采用吗啡 3~5mg 静脉注射,必要时每隔 15 分钟重复一次,共 2~3 次,或 5~10mg 皮下注射。但应注意低血压或休克、慢性阻塞性肺部疾病、支气管哮喘、神志障碍及伴有呼吸抑制的危重患者禁用吗啡。吗啡的不良反应常见恶心及呕吐,如症状明显,可给予止吐剂。

5.快速利尿 强效袢利尿剂可大量迅速利尿,降低心脏容量负荷,缓解肺淤血。呋塞米 20~40mg 或托塞米 10~20mg,或布美他尼 0.5~1mg 静脉注射,根据利尿反应调整剂量。若袢利尿剂疗效不佳,可加用噻嗪类和(或)醛固酮受体拮抗剂。

6.解除支气管痉挛 地塞米松 10mg 静脉注射和(或)喘定 250mg 静脉注射,持续哮喘时可用氢化可的松或氨茶碱加入 5％葡萄糖溶液中静脉滴注,但急性心肌梗死时氨茶碱慎用。

### (二)血管活性药物的应用

1.血管扩张剂　降低左、右室充盈压和全身血管阻力,减轻心脏负荷,缓解呼吸困难。但当患者收缩期血压<90mmHg 或存在严重的主动脉瓣及二尖瓣狭窄、肥厚性梗阻型心肌病时禁用。

硝酸酯类:不减少每搏心输出量和不增加心肌耗氧情况下能减轻肺淤血,常用硝酸甘油加入 5％葡萄糖液静脉滴注,初始剂量 $5\sim20\mu g/min$,最大剂量 $100\sim200\mu g/min$,密切监测血压,应防止血压过度下降。

硝普钠:对于严重心衰患者和原有后负荷增加者(如高血压心衰或二尖瓣反流),推荐硝普钠从 $0.3\mu g/(kg\cdot min)$静脉滴注缓慢加量至 $1\sim5\mu g/(kg\cdot min)$。本药适应短期使用,长期应用可引起硫氰酸盐毒性。

2.重组人脑钠肽(rhBNP,奈西立肽)　它通过血管环鸟苷-磷酸受体通路介导血管扩张,利钠、利尿,降低肺毛细血管楔嵌压和肺动脉压,能够适度抑制交感神经系统,醛固酮和内皮素等血管收缩神经激素,对于纠正急性心衰时血流动力学异常具有较好作用。通常负荷量 $1.5\mu g/kg$静脉注射,再以维持剂量 $0.0075\mu g/(kg\cdot min)$静脉注射 24 小时,最常见不良反应为低血压。

3.乌拉地尔　具有外周和中枢双重扩血管作用,可降低血管阻力,降低 PCWP,缓解呼吸困难,降低后负荷,增加心输出量。根据患者血压情况给予负荷剂量静脉注射 $12.5\sim25mg$,再以维持剂量 $25\sim400\mu g/(kg\cdot min)$维持。

### (三)正性肌力药物

适用于低心排综合征(如症状性低血压),或心排出量降低伴有淤血的患者,可减轻低灌注所致的症状,保证重要脏器的血供。

1.多巴酚丁胺　在急性心衰中短期应用,主要是缓解症状。起始剂量 $2\sim3\mu g/(kg\cdot min)$,通常不需要负荷剂量,最大剂量可达 $20\mu g/(kg\cdot min)$,停药前应逐渐减量至停止。多巴酚丁胺可诱发室性或房性心律失常、心动过速,也可诱发冠心病患者胸痛或加重心肌缺血,使用过程中应注意观察。

2.多巴胺　小剂量多巴胺 $[<3\mu g/(kg\cdot min)]$可激活多巴胺受体,降低外周血管阻力,增强肾、冠状动脉和脑血流。中等剂量 $[3\sim5\mu g/(kg\cdot min)]$刺激 β 受体,直接或间接增加心肌收缩力及心排出量。大剂量 $[>5\mu g/(kg\cdot min)]$则作用于 α 受体导致血管收缩和血管阻力增加,用于维持伴有低血压的心衰患者,但可增加心率,诱发心动过速或心律失常,应注意观察。

3.磷酸二酯酶抑制剂　常用药物为米力农,首剂为 $25\mu g/kg$,稀释后 $15\sim20$ 分钟静脉注射,继之 $0.375\sim0.75\mu g/(kg\cdot min)$维持静脉点滴。临床也可以直接采用缓慢静脉滴注,尤其对低充盈压患者可避免低血压风险。

4.毛花苷丙　如患者未长期服用地高辛等洋地黄类药物,可首剂给予 0.4mg,以 5％葡萄糖注射液稀释后缓慢注射,6~8 小时后可根据需要再给予 0.2mg 静脉注射,但目前已不主张快速洋地黄化。洋地黄尤其适合于:①低心排量心衰;②心房颤动快速心室率心衰。使用过程中应注意:急性心肌梗死(发病 24 小时内)、急性心肌炎、低钾血症或Ⅱ度以上房室传导阻滞者禁用,甲状腺功能低下者也应慎用。

5.其他 钙增敏剂左西孟旦,松弛素,血管加压索 $V_2$ 受体拮抗剂,腺苷受体拮抗剂等需要更多临床证据的支持。

### (四)非药物方法的应用

1.主动脉内球囊反搏 是一种有效的改善心肌灌注且同时降低心肌耗氧量,增加心排出量的治疗手段,适用于心源性休克、血流动力学障碍的严重冠心病(急性心肌梗死合并机械并发症)或顽固性肺水肿等。

2.人工机械通气 急性心衰时由于肺淤血(水肿)、心功能损伤、组织灌注不良,患者会出现不同程度的低氧血症和组织缺氧,人工机械通气维持 $SaO_2$ 在 $95\%\sim98\%$,可以有效防止外周脏器和多器官功能衰竭。

无创通气治疗是一种无需气管插管、自主呼吸触发的机械通气治疗,包括两种方法:持续气道正压通气(CPAP)和双水平气道正压通气(BiPAP),可进一步较少呼吸做功和提高全身代谢需求。

气管插管机械通气治疗,是有创性机械通气,主要用于病情恶化,伴随发生Ⅰ型或Ⅱ型呼吸衰竭者、对无创机械通气无反应的患者,以及继发于 ST 段抬高型急性冠状动脉综合征所致的肺水肿。

3.血液净化治疗 适于高容量负荷如肺水肿,且对袢利尿剂和噻嗪类利尿剂抵抗者,能够减轻肺水肿和外周水肿,改善血流动力学,且有助于恢复对利尿剂的治疗反应。

4.病因治疗 首先寻找导致急性心衰的发病原因和诱发因素,从根本上缓解和治疗心衰。

(1)急性冠状动脉综合征并发急性心衰冠状动脉造影证实为严重左主干及多支血管病变且能够进行介入治疗者,尽早行急诊经皮冠状动脉介入治疗,血运重建可以明显改善心衰。

(2)急性心脏机械并发症并发急性心衰急性心肌梗死后并发心室游离壁破裂、室间隔穿孔、重度二尖瓣关闭不全;或由于心脏瓣膜疾病并发症,如腱索断裂,或感染性心内膜炎导致的瓣膜穿孔引起的急性心脏瓣膜关闭不全;主动脉瓣或二尖瓣的严重狭窄以及联合瓣膜病的心功能急性失代偿期,外科手术有助于改善病情。

### 【预防和预后】

急性心衰住院病死率约 $3\%\sim4\%$,严重者达 $20\%$,而且出院后 60 天内因心血管事件导致的再住院率达到 $30\%\sim50\%$。慢性心衰和非心源性急性心衰患者避免诱发因素,可以预防急性心衰的发生。急性心肌损害尽早针对病因治疗,可以减轻急性心衰的发生发展。在急性发作阶段改善患者症状,病情稳定后进行综合治疗措施,可以降低病死率。

(王小静)

# 第二节 心律失常

心律失常是由于心脏激动起源的部位、频率、节律、传导时间或传导顺序等一项发生异常所致的一类心脏疾病。

## 一、窦性心律失常

窦性心律的心电图特征为：窦性P波，即P波在Ⅰ、Ⅱ、aVF导联直立，aVR导联倒置，P-R间期≥0.12秒。正常成人窦性心律的频率为60～100次/分，比较规则。

### (一)窦性心动过速

成人的窦性心率＞100次/分，称为窦性心动过速。

**【病因】**

1.生理性原因　正常人在运动、情绪激动、饮酒或喝咖啡等时可出现短暂的窦性心动过速。

2.病理性原因　心内外疾患，如发热、贫血、甲亢、缺氧、休克、心力衰竭等以及应用肾上腺素类、阿托品等药物。

**【诊断要点】**

1.临床表现

(1)症状：患者常自觉心悸，其他症状取决于发生的原因。当心动过速发生在心衰或心肌缺血患者时，由于心室充盈的缩短和冠脉血流的减少，可诱发心衰退加重或心绞痛恶化。

(2)体征：窦性心动过速通常逐渐开始与终止。频率大多在100～180次/分，偶尔超过200次/分，容易有暂时的波动。刺激迷走神经的操作(按摩颈动脉窦、Valsalva动作等)可使其频率逐渐减慢，停止刺激后又加速至原先水平。

2.心电图诊断

(1)窦性心律：$P_{Ⅰ、Ⅱ、aVF}$直立，PaVR倒置，P-R间期≥0.12秒。

(2)P波频率＞100次/分。

**【治疗】**

一般不必治疗。应注意病因和诱因的寻找与纠正，如给低血容量患者补液、给发热患者降温等。少数病例可使用镇静剂(如地西泮5～10mg，1～4次/日)，必要时可用β受体阻滞剂(如普萘洛尔10～40mg，4次/日)。

### (二)窦性心动过缓

成年人的窦性心率＜60次/分，称为窦性心动过缓。

**【病因】**

1.生理性原因　常发生于健康的青年人、运动员、体力劳动者及睡眠时。一些致迷走神经张力增高的手法如压迫眼球、按压颈动脉窦、诱导呕吐等，亦可引起窦性心动过缓。

2.病理性原因　心内外疾患，如颅内压增高、低温、甲减、黄疸、窦房结病变、冠心病等以及应用洋地黄、β受体阻滞剂与利舍平等药物。

**【诊断要点】**

1.临床表现

(1)症状：窦性心动过缓并不严重、心脏每搏排血量能代偿性增加时，患者可无症状。当窦性心动过缓严重(频率<40次/分)或伴严重器质性心脏病时,若每搏排血量不能代偿性增加,心输出量明显降低,则出现器官灌注不足的症状,如头晕、疲乏、气促、心绞痛等。

(2)体征:心率低于60次/分。

2.心电图诊断

(1)窦性P波,频率<607欠/分。

(2)常同时伴随窦性心律不齐(P-P间期长短不一,其差值在同一导联上>0.12秒)。

(3)可出现逸搏、逸搏心律和继发于心动过缓的快速性心律失常。

【鉴别诊断】

1.二度窦房传导阻滞　当发生2:1窦房传导阻滞时,心率可以很慢,酷似窦性心动过缓。鉴别方法为活动或注射阿托品后心率突然成倍增加,而在窦性心动过缓时心率虽也可加快,但增加缓慢,且不呈整倍数关系。

2.未下传的房性期前收缩　仔细观察可识别出未下传的房性期前P波。注意有时它可融合在前一心跳的T波中,仅造成T波形态的改变。

【治疗】

正常变异者不需治疗。有基础病因者应予以纠正。心动过缓出现黑蒙、晕厥等心脑供血不足的症状时,可给予药物治疗,如阿托品(0.3~0.6mg,3~4次/日)、氨茶碱(0.1g,3次/日)或异丙肾上腺素0.5~2mg加入500ml液体中(浓度1~4$\mu$g/ml),起始1~2$\mu$g/min并根据心率调整滴速,但长期应用效果不确定。对严重而持续的窦性心动过缓,心脏动搏治疗比药物更可取。

### (三)窦性停搏

窦性停搏/窦性静止,是指窦房结在一上或多个心动周期中不能形成冲动。

【病因】

1.功能性原因　如迷走神经张力增高或颈动脉窦过敏等。

2.器质性原因　如窦房病变、急性心梗、脑血管意外等病变以及应用洋地黄、奎尼西、钾盐等药物。

【诊断要点】

1.临床表现　短暂的窦性停搏无症状,过长时间的窦性停搏如无逸搏发生,患者可出现头晕、黑矇,甚至发生晕厥、抽搐。

2.心电图诊断

(1)窦性心律中有一段停顿,停顿的P-P间期与基本窦性的P-P间期无倍数关系。

(2)停顿的长的P-P间歇内无P波发生,或P波与QRS波群均不出现。

(3)长间歇后可出现房室交界性或室性逸搏。如窦性停搏时间过长,可出现房室交界性或室性逸搏心律。

在规律的窦性P-P中突然出现一长间歇(长约2.60秒),其间无P波,长的P-P与短的P-P不成倍数关系。

**【鉴别诊断】**

1.主要与二度Ⅱ型窦房传导阻滞鉴别:后者所致的长 P-P 间期是基本窦性 P-P 间期的简单倍数。

2.窦性停搏与三度窦房传导阻滞在心电图上不能鉴别。

**【治疗】**

治疗同窦性心动过缓。

# 二、房性心律失常

## 房性期前收缩

期前收缩可起源于心脏的任何部位,起源于心室最多,心房和房室交界处次之,起源于窦房结最少。虽然期前收缩可见于正常心脏,但更常见于品质性心脏病。

房性期前收缩,简称房早,是起源于窦房结以外心房任何部位提前发生的异位激动。

**【病因】**

房早可发生在正常人、心脏或心外疾病患者。

1.正常 24 小时长程心电图中检出率为 60%。烟酒、咖啡、情绪激动可作为诱因。

2.心源性　各种品质性心脏病患者均可发生房早。

3.非心源性　心外感染,尤其是呼吸道疾患、甲亢以及拟交感药物亦可诱发。

**【诊断要点】**

1.临床表现

(1)症状:可无症状或主诉心悸、漏搏。

(2)体征:可发现在基本心律间夹有提前搏动,其后有一较长间歇。期前收缩之 $S_1$ 可增强,$S_2$ 减弱。期前收缩的脉搏减弱或消失,形成漏脉,这是由于心室充盈和搏血量减少的结果。

2.心电图

(1)提早出现的房性 P 波,形态与窦性 P 波不同;P-R 间期≥0.12 秒。

(2)房早下传的 QRS 波群形态多与窦性心律相同;如房早出现较早,落于前次搏动的相对不应期,则 QRS 波群稍增宽或畸形,称为房早伴室内差异性传导,需与室早鉴别;如房早出现更早,落于前次搏动的绝对不应期,则 P 波之后无 QRS 波出现,称为房早未下传。

(3)代偿间歇多不完全。第 4 个和第 6 个心搏可见提前出现 P 波,形态与窦性 P 波不同,P-R 间期>0.12 秒,P 波后 QRS 波群正常,其后代偿间歇不完全。

**【鉴别诊断】**

1.房室交界性期前收缩　逆行的 P 波亦可位于 QRS 波群之前,但其 P-R 间期<0.12 秒。

2.房早伴室内差展异性传导,需与室早鉴别　前者 QRS 波群前可见 P 波,P-R 间期≥0.12 秒,$V_1$ 导联 QRS 波群多为 rsR′。后者 QRS 波群前后无相关 P 波。

3.房早未下传,要与缓慢性心律失常(窦房阻滞、窦性停搏以及二度房室传导阻滞等)鉴别鉴别要点在于仔细寻找房性 P 波,并确定其与窦性 P 波的关系。

【治疗】

1.一般不需治疗,应去除诱因与病因,伴有缺血或心衰的房早,随着原发因素的控制往往能够好转。

2.症状十分明显或诱发室上速、房颤的房早应给予治疗。治疗药物包括镇静剂(如地西泮 5～10mg,1～4 次/日)、β 受体阻滞剂(如普萘洛尔 10～20mg,3 次/日)适用于伴有交感神经功能亢进者;亦可选用非二氢吡啶类钙拮抗剂(如维拉帕米 40～80mg,3～4 次/日)。但以上两类药物对低血压和严重心衰者慎用。对心功能不全伴有房早者选用洋地黄(如地高辛 0.25mg,1 次/日)。

## 房性心动过速

房性心动过速,简称房速。根据发生机制与心电图表现的不同,可分为自律性房速、折返性房速与混乱性房速三种。

### (一)自律性房速

自律性房速是由于心房内某一异位兴奋灶自律性增强所引起的心动过速。

【病因】

1.洋地黄中毒,在低血钾甚至是正常血钾时可出现。

2.严重心肺疾病、急性酒精中毒以及各种代谢障碍。

3.特发性房速少见,多发生于儿童和青少年。

【诊断要点】

1.临床表现发作呈现短暂间歇或持续发生,可历时数分钟、数日至数月以上。

2.心电图

(1)发作后频率逐渐加速至稳定,心房率通常为 150～200 次/分。

(2)P 波位于 QRS 波群之前,形态与窦性 P 波不同,在 Ⅰ、Ⅱ、aVF 通常直立,但来自心房下部者可呈倒置,P-R 间期≥0.12 秒。

(3)如因洋地黄过量引起者,继续应用会使心房率逐渐加速。P-R 间期逐渐延长,出现二度 Ⅰ 型或 Ⅱ 型房室传导阻滞。房室传导阻滞的发生不能终止心动过速。

(4)刺激性迷走神经亦不能终止心动过速,仅加重房室传导阻滞。

窦性心搏后可见一阵心动过速发作,其 QRS 波群为室上型,其前可见房性 P 波,形成与窦性 P 波不同,部分 P 波落在前一心搏的 T 波中,造成 T 波形态的改变。

3.心电生理

(1)心房程控期前刺激不能诱发和终止心动过速,但能重整其频率。

(2)心房超速起搏能对心动过速超速抑制,但不能令其终止。

(3)心动过速发作不依赖于房内或房室结传导延缓。

(4)心房激动顺序与窦性心律时不同。

(5)心动过速的第 1 个 P 波与随后的 P 波形态一致,这与折返机制引起者不同。

## 【治疗】

心室率不快、无血流动力学障碍者,不需紧急处理。心室率＞140 次/分、由洋地黄中毒所致或出现血流动力学障碍(如严重心衰或休克等)时应紧急处理。

1.由洋地黄过量引起者应立即停用该药。血清钾不高时补充钾盐;已有高血钾者试用利多卡因、苯妥英钠、普萘洛尔等。

2.如患者未服用过洋地黄,根据情况口服或静脉应用洋地黄、β受体阻滞剂或非二氢吡啶类钙拮抗剂以减慢心室率;未能转复窦性心律者,可应用 I$_A$(如奎尼丁、普鲁卡因酰胺)、I$_C$(如普罗帕酮)或Ⅲ类(如胺碘酮)等抗心律失常药物。血流动力学严重障碍者,可采用直流电复律。刺激迷走神经的方法通常无效。对特发性房速,应首选射频消融治疗,无效者可用胺碘酮口服。

### (二)折返性房速

折返性房速是由于心房组织复极不同步,形成心房内的折返环路所致。

## 【病因】

本型较为少见,折返形成的基础可为心房外科手术的瘢痕或解剖上的缺陷等。

## 【诊断要点】

1.临床表现　心动过速突发突止,发作时常觉心悸。

2.心电图

(1)突然发作,无温醒现象。心房率一般 130～150 次/分,亦可高达 180 次/分,变化范围较大。

(2)P波固定在 QRS 波群之前,形态与窦性 P 波不同,P-R 间期≥0.12 秒。

(3)刺激迷走神经可产生房室阻滞,但不影响心房内传导,故不能终止心动过速的发作。

3.心电生理

(1)心房程控期前刺激能诱发与终止心动过速。

(2)心动过速开始前必先经历房内传导延缓。

(3)心房激动顺序与窦性心律时不同。

## 【治疗】

参照"房室结折返性心动过速"相关内容。

### (三)紊乱性房速

本型亦称多源性房速,是由心房内多个异位兴奋灶自律性增高引起的心动过速,最终将发展为房颤。

## 【病因】

通常发生于慢性阻塞性肺病和充血性心衰的老年患者。洋地黄、茶碱类药物中毒是较少见的原因。

## 【诊断要点】

1.临床表现　发作时可觉心悸。其他症状与原发心、肺疾患有关。

2.心电图

(1)心房率通常为 100～130 次/分。

(2)同一导联上 P-R 间期各不相同。

(3)大多数 P 传至心室,但部分 P 波因过早发生而受阻,心室率不规则。

## 【治疗】

治疗基础的心肺疾病,去除诱因。停用洋地黄、茶碱及儿茶酚胺类等药物。β 受体阻滞剂在慢性阻塞性肺病患者应避免使用。异搏定和胺碘酮对减慢房率或室率可能有效。补充钾盐和镁盐可抑制这种心动过带的发作。

### (四)心房扑动

心房扑动(AFL)简称房扑。多为阵发性,每次发作历时数分钟至数小时,有不稳定的倾向,可恢复至窦性心律或发展为房颤。少数为持续性,可持续数月或数年。

## 【病因】

1.阵发性房扑可发生于器质性心脏病者。

2.持续性房扑大多发生在各种器质性心脏病,其中最主要病因是风湿性心脏病(二尖瓣狭窄)与冠心病。心外病因包括甲亢、洋地黄等药物过量及酒精中毒等。

## 【诊断要点】

1.临床表现

(1)症状:主要取决于心室率的快慢。心室率不快且规则者,患者可无症状。心室率快或不规则时可致心悸。极快的心室率可以诱发心功能不全与心脑供血不足症状,如心绞痛、眩晕和晕厥等。预激综合征、甲亢等并发的房扑,或使用 $I_A$、$I_C$ 类抗心率失常药物将心房率减慢至 200 次/分以下时,以及运动、应用拟交感类药物者可能形成 1∶1 房室传导,产生极快的心室率。房扑时心房收缩功能尚有保存,据报道栓塞发生率较房颤为低。

(2)体征:房室传导比例恒定时,心脏听诊心音规则,$S_1$ 强度一致。如果房室传导比例不恒定,则心室律不规则,$S_1$ 强弱不等,偶可听到舒张期附加之心房音。

按摩颈动脉窦能增加房室阻滞,使房扑的心室率突然减慢;停止按摩后又恢复至原先心室率水平。令患者运动、应用增加交感神经张力或降低迷走神经张力的方法,可改善房室传导,使房扑的心室率明显加速。

2.心电图

(1)P 波消失,代以形态、振幅、间距规则的锯齿状房扑波(F 波),F 波在 Ⅱ、Ⅲ、aVF 或 $V_1$ 导联最明显,频率在 250～350 彬分。等电位线消失。增加迷走神经张力的措施可产生短暂的房室阻滞而使 F 波清晰显示。

(2)QRS 波群形态正常,伴室内差异性传导、束支传导阻滞或预激综合征时,QRS 波群增宽、畸形。

(3)心室率的快慢,取决于房室传导比例。传导比例以偶数多见,奇数少见。其中以 2∶1 传导最常见。当房扑率为 300 次/分时,产生 150 次/分的心室率最具特征性。

(4)心室率规则与否,取决于房室传导比例是否恒定。不规则的心室率系由于传导比率不恒定所致

## 【电生理机制与分类】

房扑的电生理机制是心房内的大折返,折返环在右房或左房,围绕解剖或功能性的传导障碍区域形成。折返环通常位于右房,其关键部位即缓慢传导区常位于右房峡部(介于三尖瓣环、下腔静脉和冠状静脉窦之间的三角区域)。很少情况下,折返环局限于左房内,或围绕心肌瘢痕组织及外科手术切口。房扑的分类并不统一,中华医学会建议分类如下:

根据房扑的电生理机制而分为典型房扑和非典型房扑。前者即峡部依赖性房扑,折返环位于右房,心房率常在240~350次/分,依照激动的传导方向又分为顺钟向房扑和逆钟向房扑。顺钟向房扑心电图表现为Ⅱ、Ⅲ、aVF导联负向F波和$V_1$导联正向F波;逆钟向房扑心电图表现与之相反。非典型房扑的折返环位于右房外的先天性解剖或功能障碍区,通常无固定的折返环路。其心电图上F波波形与典型者有差异,频率较典型者快,常在340~433次/分。与手术切口或补片有关的房扑是一种特殊的类型,可归入房速范畴。

根据房扑是否可以被快速心房起搏终止而分为Ⅰ型房扑和Ⅱ型房扑。Ⅰ型房扑可被快速心房起搏终止,Ⅱ型则否。虽然Ⅰ型房扑常表现出典型房扑中顺钟向房扑的特征,但不能把典型房扑等同于Ⅰ型房扑,这是两类不同的概念。

## 【鉴别诊断】

1.窦性心动过速　心率多为100~150次/分,有明显窦性P波,可见等电位线。心室率可有一定的变化,而房扑时心室率固定或成倍增减。

2.房速　心房率多为150~200次/分,有房性P波,可见等电位线,刺激迷走神经通常不能终止发作,只能引起或加重房室传导阻滞。

3.阵发性室上速(房室结折返性心动过速和顺向型房室折返性心动过速)　心房率150~250次/分,有逆行P波,可见等电位线,按压颈动脉窦可使发作突然停止或无效。

4.阵发性室速　QRS波宽大、畸形,时限≥0.12秒,无房扑波,多有器质性心脏病基础。房扑伴室内差异性传导、束支传导阻滞或预激综合征时应注意与之鉴别。

## 【治疗】

1.病因治疗　治疗原发病因(如风湿热、甲亢、心衰等)往往有效。

2.终止房扑和预防复发

(1)直流电转复:房扑伴极快心室率、血流动力学障碍者,首选直流电复律,终止房扑安全、有效。起始能量通常<50J。心内转复可将两根电极分别置于高位右房和冠状窦,能量一般2~3J。

(2)药物转复:ⅠA类(如奎尼丁)或Ⅰc类(如普罗帕酮)药物对转复房扑和预防复发有一定的成功率。但如单独使用,可能由于减慢心房率和对抗迷走神经作用,使房室阻滞消失而形成1:1传导,反而招致心室率加快。因而应用Ⅰ类药物前,应以洋地黄、钙拮抗剂和β受体阻滞剂减慢心室率。Ⅲ类药物亦能有效转复房扑,口服胺碘酮(200mg/d,5天/周)对预防房扑复发有良效。

(3)心房调搏:心房快速起搏,以大于房扑搏率,行超速抑制(起搏频率从快于心房频率10~20次/分开始,最适频率常为房扑频率的120%~130%,最适刺激时间为10~15秒),能使大多数房扑转复为窦性心律或心室率较慢的房颤。特别是对电复律无效、已应用大量洋地黄不能电复律以及伴病窦综合征的Ⅰ型房扑(Ⅱ型无效)患者。

(4)射频消融:对于典型房扑即所谓的"峡部依赖性房扑",消融右房峡部的固定缓慢传导区、打断折返环路而终止房扑。对于非典型房扑,借助Carto系统,亦可成功地消融。

3.控制房扑心室率 如房扑持续发作,上述处理不能转复,则治疗目标旨在控制心室率,主要是洋地黄、β受体组滞剂或钙拮抗剂。

(1)洋地黄:毛花苷C静脉注射或口服地高辛,可通过兴奋迷走神经而缩短心房不应期、加快心房率而使房扑变成房颤,停止后再转变为窦性心律。洋地黄的另一作用是加重房室传导阻滞以减慢房扑心室率。若单独应用洋地黄未能奏效,可联合应用β受体阻滞剂或钙拮抗剂控制心室率。

(2)钙拮抗剂:维拉帕米[起始剂量$5\sim10mg$静脉注射,继之$5\mu/(kg \cdot min)$静脉滴注]或地尔硫䓬$(0.25mg/kg$静脉滴注)能有效减慢房扑之心室率,并能使近期发生的房扑转复为窦性心律,但不易终止慢性房扑。

(3)β受体阻滞剂:普萘洛尔、阿替洛尔、美托洛尔和艾司洛尔等可用于减慢房扑之心室率。

4.抗凝治疗 目前还没有房扑栓塞并发症的流行病学资料,临床上持续性房扑也不多见,然而房扑亦有一定的血栓栓塞率,因此有理由对伴有高危因素者推荐抗凝治疗,抗凝处理与房颤相同。

### (五)心房颤动

心房颤动(AF)简称房颤,是临床上最常见的持续性心律失常,>60岁人群中发生率为$1\%$,且随年龄而增加。

### 【病因】

1.多见于器质性心脏病,心脏瓣膜病(二尖瓣狭窄最多见)、冠心病、高血压性心脏病是常见的病因。此外,亦见于心肌病、心包疾病、预激综合征等。

2.非心源性病因,如甲亢、肺部疾患、急性酒精中毒、电解质紊乱等亦可为其潜在的病因。对于某些易感人群,自主神经系统通过迷走或交感张力的增加可触发房颤,称为神经源性房颤,按其发病特点分别称为迷走性或肾上腺素性房颤。

3.临床上30%的房颤患者未能发现器质性病变基础,称为孤立性或特发性房颤,发生原因不明。

### 【诊断要点】

1.临床表现

(1)症状:主要取决于心室率的快慢。心室率慢时,患者可无症状。心室率>150次/分,患者感到心悸、气短,并可发生心绞痛、充血性心衰等血流动力学障碍表现。房颤有较高发生体循环栓塞的危险。由于房颤时心房机械协调收缩能力丧失,因此左房/左心耳血流减慢,导致附壁血栓形成。栓子脱落后可造成脑、肾及肢体动脉等处栓塞。晕厥发生在伴有窦房结功能异常者、经房室旁道前传而致极快心室率者以及球状附壁血栓堵塞二尖瓣口等。持续而快速的心房率与心室率可诱发心房和心室组织的重构,甚至形成心动过速性心肌病。

(2)体征:心脏听诊 $S_1$ 强弱变化不定,心律绝对不规则。当心室率快时可发生脉搏短绌。发生栓塞时有相应的体征。

房室传导正常时,房颤的心室律不规则且速率较快。当房颤患者的心室律变得规则,应考虑以下的可能性:①转复窦性心律;②房速;③房扑伴固定的房室传导比率;④房室交界性心动过速;⑤室速;⑥如心室律变为慢而规则(30~60 次/分),提示可能出现完全性房室传导阻滞。

房颤患者并发房室交界性与室性心动过速或完全性房室传导阻滞时,其最常见原因为洋地黄中毒。

2.心电图

(1)P 波消失,代之以形态、振幅、间距绝对不规则的房颤波(f 波),频率约 350~600 次/分。

(2)QRS 波群通常形态正常,但振幅并不一致;伴室内差异性传导、束支传导阻滞或预激综合征时,QRS 波群增宽、畸形。

(3)心室律绝对不规则。未接受药物治疗、房室传导正常者,心室率通常在 100~160 次/分。宽 QRS 波群伴极快速的心动、发热、甲亢等可缩短房室结不应期,使心室率加速;相反,洋地黄延长房室不应期,减慢心室率。

【房颤的分类】

按房颤发作的特点和对治疗的反应,将房颤分为阵发性、持续性和永久性 3 种类型,即所谓"三 P"分类方法。

1.阵发性房颤指能够自发终止的房颤,通常房颤持续发作≤1 周。

2.持续性房颤指需要干预才能重建窦性心律的房颤。

3.永久性房颤指经药物或电复律治疗难于复律或即使复律但难以维持窦性心律的房颤。

【鉴别诊断】

1.房扑　P 波消失,代之以快速而规律的锯齿状 F 波,F 波电压及 F-F 间距相等,心房率在 250~350 次/分,QRS 波电压相同,心室率规则或成整倍数关系增减。与房扑不同,房颤的心房率为 350~600 次/分,P 波消失代之以杂乱无章的 f 波,f 波电压及 f-f 间距均约对不等,QRS 波电压及心室率变化很大。

2.混乱性房速　心电图上可见到清楚的 P 波,形态至少 3 种以上.P-R 间期各不相同,心房率 100~130 次/分;多数 P 波能下传心室,但部分 P 波因过早发生而受阻,心室率不规则,最终可发展为房颤。

【治疗】

房颤治疗有三个目标:①恢复并维持窦性心律;②控制心室率;③预防栓塞性事件。

1.一般治疗　针对房颤发生的病因或诱因进行治疗,如积极控制甲亢或急性肺部疾患。

2.转复和维持窦性心律

(1)复律的指征房颤患者理论上均应考虑转复窦性心律。但在房颤持续多年、左房明显扩大、基础病因(如二尖瓣狭窄)尚未纠正或疑为病窦综合征者,复律成功率很小且难以维持窦性心律,故不宜强行复律。当房颤伴有极快心室率(尤其是房颤经房室旁道下传时),或严重血流动力学障碍(低血压、急性心衰、心绞痛恶化、心肌梗死等,时应立即电复律。初发房颤大部分在24～48小时内可自动转复为窦性心律,因此,对无器质性心脏病的初发房颤仅需休息和镇静,不必急于复律。房颤持续7天以内,尤其是持续时间<48小时者,药物复律非常有效。超过7天,电复律治疗优于药物复律。

(2)复律的方法

1)药物复律:用于房颤复律的药物包括ⅠA(如奎尼丁)、Ⅰc(如普罗帕酮)和Ⅲ类(如胺碘酮、索他洛尔)等抗心律失常药物,它们主要作用于心房,延长心房不应期或减慢心房内传导,无品质性心脏病房颤患者,口服或静脉应用普罗帕酮比较安全和有效,但对有缺血性心脏病或充血性心衰患者应避免应用。如有心功能不全,首选Ⅲ类药物中的胺碘酮。用药方法:①普罗帕酮:口服450～600mg(10mg/kg),首次给半量,1小时后再给半量的1/2,以后每天10mg/kg分3次服用,共4天;静脉应用时1.5～2.0mg/kg,静脉推注10分钟,继之0.007mg/(kg·min)静脉滴注,不超过2小时。②胺碘酮:口服0.2g,每日3次,5～7天后部分患者可转复,继之0.2g每天2次,5～7天以后每天0.2g维持;静脉应用时5～7mg/kg,持续30～60分钟,然后15mg/kg,1天内静脉滴注。

2)直流电复律:适用于房颤伴血流动力学恶化以及药物复律无效者。体外电复律前后位复律成功率高于前侧位,起始能量100～150J为宜,不成功时用200J再次复律。心内电复律以右房为负极,冠状窦或左肺动脉为正极,能量不大于20J为宜。

(3)维持窦性节律房颤复律后,应选用药物维持窦性心律,预防复发。若无器质性心脏病,Ⅰc类较安全,如普罗帕酮每天10mg/kg,分3次服用;伴有心衰或心肌缺血时,胺碘酮可作为首选,每天100～200mg。

对迷走神经诱发的房颤,抗迷走神经性药物(如丙吡胺)较为有效,此类患者不宜使用普罗帕酮。对肾上腺素能介导的房颤,β受体阻滞剂可作为一线药物。孤立性房颤可试用β受体阻滞剂。

3.控制心室率　AFFIRM等研究显示,对持续性房颤者,"心律控制"(恢复并维持窦性心律治疗)并不优于"心率控制"(控制心室率加长期抗凝治疗),使控制心室率治疗从过去的被动地位提升为一线治疗的方法之一。

用于控制房颤心室率的药物包括β受体阻滞剂、非二氢吡啶类钙拮抗剂(维拉帕米和地尔硫草)以及洋地黄类药物。它们作用于房室结,以延长房室结不应期,增加隐匿传达室导。近年来趋向于选择β受体阻滞剂和钙拮抗剂作为控制心室率的首选药物。地高辛对运动或应激时的快心室率无效,仅在房颤合并心衰时作为一线治疗,不伴心衰时不宜作为首选药。房颤急性发作时,如无旁道下传,静脉应用β受体阻滞剂或钙拮抗剂可以减慢心室对房颤的反应,但在低血压和心力衰竭应注意。房颤的心室率控制标准为静息状态时60～80次/分,日常中度体力活动90～115次/分。多数患者使用一种β受体阻滞剂或钙拮抗剂可奏效,部分患者需联合应用地高辛。对合并预激的房颤患者,上述减慢房室结传导的药物(钙通道拮抗剂、洋地黄和β受体阻滞剂等)应属禁忌,因为抑制房室结前传会促使房颤冲动经房室旁路前传,从而导致极快的心室率,诱发室速或室颤,甚至猝死。

4.抗凝治疗　抗凝治疗对预防血栓塞性事件有肯定的作用,是房颤治疗中的重要组成部分。

(1)预防性抗凝孤立性房颤很少发生脑卒中,不必预防性抗凝。除此之外,所有患者均应抗血栓治疗(包括口服华法林或阿司匹林):①栓塞病史、高龄(≥75岁)、高血压、糖尿病、严重瓣膜病、冠心病、左房扩大(>50mm)、左室功能下降(EF≤0.40)是栓塞的高危因素。除非有禁忌证,上述高危患者均应长期抗凝,口服华法林,从小剂量开始,调整剂量控制国际标准化比值(INR)在2.0~3.0之间。②低危对华法林有禁忌证者,用阿司匹林325mg替代抗凝药物治疗。

(2)复律前后的抗凝

1)电复律与药物复律均应给予抗凝治疗。房颤发作>48小时或发作时间不明者,应遵循"前三后四"的抗凝方案,即复律前三周与复律后四周口服华法林,调整剂量控制INR值在2.0~3.0。

2)新的急性房颤导致心绞痛、心肌梗死、休克或肺水肿时,可在未有事先抗凝治疗下直接复律。如无禁忌,同时给予肝素,先静脉注射,再以静脉维持用药,调节部分凝血酶原激活时间(KPIT)至对照组的1.5~2倍;复律后的抗凝治疗同择期复律者。

3)经食管超声检测伴左房血栓者,在复律前应延长抗凝时间,直至复查时血栓消失方可复律。未检测到血栓者,复律前予肝素静脉注射,继以静脉维持,调节KPTT至对照值的1.5~2倍。

5.特殊治疗　房颤发作与预激有关者,射频消融可达到根治目的。对有显著症状而药物治疗无效者,可以采用房室交界区改良或消融术造成房室阻滞,然后植入永久性起搏器(如VVI或VVIR)。其他治疗方法包括外科心房迷走神经手术、植入式心房自动除颤器(IAD)、心房起搏治疗和导管消融治疗等。

# 三、房室交界性心律失常

## (一)房室交界性期前收缩

房室交界性期前收缩是房室交界区提前发出的异位激动。

【病因】

与房早类似。

【诊断要点】

1.临床表现

(1)症状:可无症状或主诉心悸、漏搏。

(2)体征:可闻及提前心搏,继之出现一个略为长的间歇。

2.心电图

(1)提前出现的QRS波群,形态与窦性心律相同,或因伴室内差异传导而增宽、畸形。

(2)P′波为逆行型($P_{I、II、aVF}$倒置),可位于QRS波群之前(P-R间期<0.12秒)、之中(P波

不可见)或之后(R-P间期<0.20秒)。

(3)代偿间期多数为完全性。

【治疗】

通常无需治疗。

### (二)非阵发性房室交界性心动过速

非阵发性房室交界性心动过速是由房室交界区组织自律性增高或触发活动所致。与阵发性心动过速的区别在于无起止突然的规律、发作后不出现较长的代偿间歇等。

【病因】

见于心肌炎、下壁心肌梗死、心脏手术后、洋地黄过量等。也可见于正常人。

【诊断要点】

心电图：

1.心动过速发作开始与终止时,心率呈逐渐变化,有别于阵发性心动过速。心房率多为70～130次/分。

2.QRS波群多正常,少数因伴室内差异传导而增宽、畸形。

3.QRS波群前或后可见逆行 P-R 间期<0.12 秒或 R-P间期<0.20 秒。

4.常伴房室分离,心房激动由窦房结或异位心房起搏点控制,心室激动由房室交界区起搏点控制。

5.心律经短暂温醒现象而变规则,但由洋地黄过量引起者,可因合并房室交界区起搏点的文氏型传出阻滞,使心室律变得不规则。

【治疗】

本型心律失常通常能自选消失,假如患者耐受性良好,仅需密切观察和治疗原发疾病。治疗基础疾病后心动过速仍反复发作并伴有明显症状者,可选用β受体阻滞剂。洋地黄过量所致者应立即停药,补充钾盐以及给予利多卡因、苯妥英钠或β受体阻滞剂治疗。不应施行电复律。

### (三)房室结折返性心动过速

阵发性室上性心动过速(PSVT)简称室上速,最主要的发生机制为折返,自律性增高及触发激动者少见。折返可发生于不同部位,分为：

1.窦房结折返性心动过速；

2.房内折返性心动过速；

3.房室结折返性心动过速(AVNRT)；

4.房室折返性心动过速(AVRT)。

房室结折返性心动过速是阵发性室上速中最为常见的类型。

【病因】

患者一般无器质性心脏病,不同性别与年龄均可发生。

【发病机制与分类】

患者房室结存在两条电生理特性不同的径路：一条快径,传导快,但不应期长；另一条慢径,传导慢,但不应期短。正常时激动从快径下传。若激动提早下传遇到快径不应期,激动于是从慢径下传。当激动提早下传遇到快径已脱离了不应期,激动便可以通过快径逆行传到心房。此时慢径也已脱离不应期,激动得以再次经慢径下传,周而复始形成折返性心动过速。这种通过慢径路下传、快径路逆传者是房室结折返性心动过速中最常见的类型,即慢-快型。反之,若冲动通过快径路下传、慢径路逆传者则称为快-慢型。两条径路均相对较慢者是为慢-慢型。

**【诊断要点】**

1.临床表现

(1)症状:发作性心悸,突发突止,持续时间长短不一,可为数秒、数小时或数日。发作时可伴头晕、气短、乏力等,少数引起血流动力学不稳,诱发低血压、心绞痛、晕厥与心力衰竭。症状轻重取决于发作时心室率的快慢、持续时间的长短以及有无器质性心脏病基础。

(2)体征:心率快,多大于 160 次/分,心尖区 $S_1$ 强度恒定,心律绝对规则。

2.心电图(慢-快型)

(1)起始突然,通常由一个房早触发,下传的 P'-R 间期显著延长,随之引起心动过速成发作。

(2)心率 150~250 次/分,节律规则。

(3)P波为逆行型($P_{I、II、aVF}$倒置),常埋藏于 QRS 波群内或位于其终末部分,在 $V_1$ 导联可表现为假 r 波,在下壁导联表现为假 S 波。P波与 QRS 波群关系恒定,R-P'<70ms。

(4)QRS 波群形态正常,少数伴有室内差异性传导。

(5)刺激迷走神经可终止心动过速。

3.心电生理

(1)跳跃延长现象:当提前的心房刺激逐渐缩短,快径进入不应期而经慢径下传时,突然出现房室传导时间明显延长,称为跳跃延长。延长时间>50ms,即可诊断房室结双径路。

(2)心房期前刺激能诱发与终止心动过速。

(3)心动过速的开始几乎一定伴随房室结传导延缓(A-H 间期延长)。

(4)心房与心室可不参与形成折返环路。

(5)逆行心房激动顺序为"向心性",即希氏束邻近的电极最早记录到逆传的心房供电活动。

**【鉴别诊断】**

与其他类型窄 QRS 型心动过速鉴别:窄 QRS 心动过速包括窦性(窦性心动过速、窦房结折返性心动过速);房速(自律性、折返性等)与房扑;房室结折返性心动过速;房室折返性心动过速;持久性交界性心动过速。此外,分支型室速亦可表现为窄 QRS 心动过速。

1.窦房结折返性心动过速

(1)类似于窦性心动过速(窦性 P 波且 P-R 间期≥0.12 秒),但突发突止;

(2)刺激迷走神经可减慢心率或终止发作;

(3)房室传导阻滞能终止发作。

2.房内折返性心动过速

(1)P波固定在 QRS 波群之前,P-R 间期>0.12 秒;

（2）刺激迷走神经通常不能终止心动过速发作；

（3）房室传导阻滞不能终止发作。

3.自律性房速

（1）P位于 QRS 波群之前，直立或倒置，P-R 间期＞0.12 秒；

（2）刺激迷走神经不能终止心动过速，仅加重房室传导阻滞；

（3）常合并房室传导阻滞，后者不能终止发作；

（4）发作有温醒现象，非突发突止。

4.房室折返性心动过速　　显性预激综合征并发顺向型房室折返性心动过速和通过隐匿性房室旁路逆传的房室折返性心动过速，QRS 波群亦为室上性。

5.持久性交界性过速（PJRT）　　现已证实为一种特殊类型的房室折返性心动过速，由一种具有递减性、逆向传导性、隐匿性慢旁道参与形成折返，多呈持续性发作。

（1）发作时 QRS 波群为室上性，频率130～200 次/分。

（2）P波在 Ⅱ 、Ⅲ 、aVF 导联倒置。

（3）由于缴动在旁道逆传非常缓慢，使 R-P 间期明显延长。R-P 间期＞P-R 间期。

【治疗】

1.心动过速发作时的处理

（1）对血流动力学状态稳定者，首先尝试刺激迷走神经，包括：①颈动脉窦按摩：患者取仰卧位以免发生晕厥。在甲状软骨上缘水平摸得颈动脉搏动最明显处用手指按压。先按摩右侧约 10 分钟，每次按压不宜长过 5 秒，无效则按摩左侧。不可两侧同时按摩，以免引起脑缺血。②Valsalva 动作：深吸气后屏气，再用力作呼气动作。与颈动脉窦按摩合用可能提高疗效。③引吐：用压舌板刺激悬雍垂诱发恶心、呕吐。④压迫眼球：因可引起视网膜剥离，目前少用。兴奋迷走神经的措施除终止室上速外，尚有鉴别作用。只有阵发性室上速可以因兴奋迷走神经而突然终止，而其他快速心律失常或无反应，或逐渐减慢心率。

上述如无效，则可用药物治疗。用药过程中应进行心电监护，当室上速终止或出现明显的心动过缓或传导阻滞时应立即停用。①首选腺苷（6～12mg，快速静脉推注）。起效迅速，多在10～40 秒内能终止心动过速；半衰期短，即使发生不良反应亦很快消失。可用三磷腺苷（ATP，5～20mg 快速静脉推注）代替。②腺苷类药物无效时改用维拉帕米静脉注射（首次5mg，无效时隔 10 分钟再注射 1 次）。但若患者合并心衰、低血压，基本心律有缓慢型心律失常或宽 QRS 波群心动过速，尚未明确室上速诊断者，则不宜选用维拉帕米。③IC 类药普罗帕酮在临床上亦较常用，可用 70mg 溶于葡萄糖液中，5 分钟内缓慢静脉推注。无效时，于 20 分钟后可重复注射。④静脉注射洋地黄（如毛花苷 C0.4～0.6mg 静脉注射，以后每 2～4 小时，0.2～0.4mg，总量＜1.6mg）可终止发作，因起效慢，目前已少用。适用于伴心功能不全者。⑤其他药物如地尔硫、β 受体阻滞剂（如普萘洛尔）、IA 类（如普鲁卡因胺）、Ⅲ类（如胺碘酮、索他洛尔）等药物静脉应用亦能终止心过速发作，但安全性或者有效性不高。

（2）对出现严重血流动力学障碍（严重心绞痛、低血压、心衰等），应立即电复律。一般所需电需在 100W 左右，但已用洋地黄者禁忌。经食管调搏或直接心内起搏，给以程序刺激延长折返途径中某一段组织的不应期，使再传来的激动无法如期通过，亦可终止发作。

2.预防　复发射频消融术消融房室结慢径,打断折返环路,已成为首选的根治方法。药物可用洋地黄、长效钙拮抗剂、β受体阻滞剂或普罗帕酮等,可单独或联合应用。

# 四、室性心律失常

## (一)室性期前收缩

室性期前收缩简称室早。

### 【病因】

室早可发生在正常人、心脏或心外疾病患者。

1.正常人24小时长程心电图中检出率为50%,并随年龄的增长而增加。

2.心源性,各种心脏疾患(如冠心病、心肌病、风湿性心脏病)导致心肌缺血、缺氧、炎症,或麻醉、手术及左室假腱索等使心肌受到机械、电、化学刺激。

3.非心源性,心外感染,如龋齿、扁桃体炎、胆囊炎等可引起期前收缩,称为病灶性室早。其他如电解质紊乱、药物中毒以及精神因素、过量烟、酒或咖啡等亦可诱发室早。

### 【诊断要点】

1.临床表现

(1)症状:患者可无症状或感到心悸。频发室早使心排血量减少时可引起头晕、乏力等。持续时间过长可诱发心衰加重或心绞痛恶化,甚至出现低血压、晕厥。

(2)体征:听诊时,室早后出现较长的停歇,室早之 $S_2$ 强度减弱,仅能听到 $S_1$ 。室早时脉搏减弱或消失。

2.心电图

(1)提早出现的宽大畸形 QRS 波群,时限≥0.12 秒,ST-T 波方向与 QRS 主波方向相反。其前后无相关 P 波。

(2)配对间期恒定。

(3)代偿间歇多为完全性。如果室早刚好插入在两个窦性搏动之间,不产生室早后代偿间歇,称为间位性室早。

(4)室早的类型:室早可孤立发生。1 个窦性搏动继之 1 个室早称二联律;2 个窦性搏动继之 1 个室早称三联律;连续 2 个室早称成对室早。同一导联内室早多种不同形态时,称多形性室早或多源性室早。前者配对间期固定,是同一室性激动点发放的激动传导方向及时间变异的结果;后者配对间期不固定,是由于心室中同时存在多个兴奋灶所致。

(5)室性并行心律:心室的异位起搏点独立地规律发放冲动,并能防止主导心律的入侵。其心电图表现为:①宽大畸形的 QRS 波群规律出现,配对间期不恒定;②期前收缩之间有固定规律,最长的期前收缩间距与最短期前收缩间距之间成整倍数关系;③当主导心律的冲动下传与心室异位起搏点的冲动几乎同时抵达心室,可产生室性融合波,其形态介于正常的 QRS 波群和室早宽大畸形的 QRS 波群之间。

**【室早的分级】**

按 Lown 分级标准将室早分为五级：

0 级：无室性期前收缩；

Ⅰ级：偶发，室早＜30 次/小时；

Ⅱ级：频发，室早＞30 次/小时；

Ⅲ级：多形性或多源性室早；

Ⅳa 级：边疆出现成对的室早，

Ⅳb 级：短阵室速；

Ⅴ级：室早 RonT。

Lown 分级的临床意义在于判断室早的危险程度。级别越高，则被认为危险性越大，对于急性心梗患者具有一定的参考价值，但该分级法用于其他疾病的危险分层有一定局限性。

**【鉴别诊断】**

室早与室上性期前收缩伴室内差传相鉴别：下列心电图表现支持室上性期前收缩伴室内差传的诊断：①QRS 波群前有相关性心房波；②QRS 波群起始向量与窦性者相同；③电轴正常；④无室性夺获和室性融合波；⑤代偿间期不完全；⑥希氏束电图 H 波在 V 波前 20ms 以上。

**【治疗】**

治疗室早的主要目的是预防室速、室颤与心性猝死，而并非抑制室早本身。目前并无证据说明抗心律失常药物抑制室早后能防止猝死的发生，此外抗心律失常药物本身有致心律失常作用。因此，室早是否治疗、治疗的方法与终点均应根据不同的临床状况决定。

1.无品质性心脏病　预后一般良好，室早并不增加其心性死亡率，所以一般不需治疗。消除烟酒、咖啡、应激等诱因；当存在感染灶时应清除之。对精神焦虑者可使用镇静剂或小剂量 β 受体阻滞剂，其治疗终点是缓解症状，而非室早数目的减少。必要时可考虑短时间使用ⅠB 或ⅠC 类抗心律失常药（如美西律或普罗帕酮）。

2.有器质性心脏病

（1）急性心肌缺血：临床试验结果提示急性心梗时预防性应用利多卡因并无益处，但若出现频发（＞5 次/分）、多源（形）、成对或成串以及有 RonT 现象的"警报性室早"时，应给予治疗。首选利多卡因，静脉推注 50～100mg，无效时 10～20 分钟后重复 1～2 次，室早消失后可按 1～4mg/min 静脉滴注维持。利多卡因无效时改用静脉注射普鲁卡因胺。若急性心梗发生窦性心动过速.早期静脉注射 β 受体阻滞剂能有效减少室颤发生。室早发生在其他急性心肌缺血，如不稳定性心绞痛、溶栓治疗、术后的再灌注心律失常，可静脉注射利多卡因或普鲁卡因胺。

（2）慢性心脏病变：心梗后或心肌病患者并发室早，有很高的心性猝死发生率。CAST 等研究表明，应用某些ⅠC 类抗心律失常药物（如氟卡尼、恩卡尼、莫雷西嗪）治疗心梗后室早，尽管有效抑制了室早，但心血管总死亡率反而显著增加。对心衰、由于这些治疗药物致心律失常及负性肌力等不利作用超过了ⅠC 类治疗心梗后及心衰伴发的室早。β 受体阻滞剂虽然对室早的疗效不显著,但能显著降低心梗后和慢性心衰患者的猝死和总死亡率,为恶性室性心律失常一级预防的首选药物。胺碘酮可用于心梗后合并心衰伴有室早者,亦能有效减少心性亡。

心衰并发室早,应首先控制心衰,避免使用负性肌力作用明显的抗心律失常药物,并注意除外电解质紊乱和洋地黄中毒,后者发生时,应停用洋地黄并补钾盐和镁盐,选用利多卡因或苯妥英钠治疗。

### (二)室性心动过速

连续出现 3 个或 3 个以上的室性异位激动,称为室性心动过速(VT),简称室速。持续性室速发作持续时间超过 30 秒,常伴明显血流动力障碍需要立即终止;非持续性室速发作持续时间短于 30 秒,且能自行终止。

### 【病因】

室速成常发生于各种器质性心脏病患者。最常见于冠心病,特别是心梗患者,其次是心肌病、二尖瓣脱垂、心瓣膜病等,其他病因包括代谢障碍、药物中毒、长 Q-T 综合征等。偶尔室速亦可发生在无器质性心脏病者。

### 【诊断要点】

1.临床表现

(1)症状:室速的临床症状取决于发作时心室率、持续时间及基础心脏病变情况。非持续性室速的患者通常无症状。持续性室速由于快速的心室率及心房收缩与心室收缩不协调,引起心室充盈减少、心排血量降低,可伴随明显血流动力学障碍与心肌缺血,症状包括低血压、心绞痛、晕厥、心源性休克等,尤其易发生于有基础心脏病伴心功能不全者。

(2)体征:听诊心律基本规则或轻度不规则,第一、第二心音的分裂增宽。发生房室分离时,S.强度不一致。

2.心电图

(1)连续出现≥3 个的室早。

(2)QRS 波群形态宽大畸形,时限≥0.12 秒,ST-T 波方向与 QRS 主波方向相反。

(3)心室率通常为 100~250 次/分,节律规则或略不规则。

(4)室房分离,心室率大于心房率,偶有 1∶1 室房逆行传导,QRS 波群后有 P 波,并可伴有不同程度的室房传导阻滞。

(5)心室夺获与室性融合波,是确立室速诊断的最重要依据。

### 【分类】

根据心电图可初步判定室速起源点:心电图形态类似右束支阻滞图形者起源于左室;类似于左束支阻滞图形者起源于右室;Ⅱ、Ⅲ、aVF 以 R 波为主者则位于流出道或游离壁上部,以 S 波为主时起源于膈面或心尖部,Ⅰ、aVL 以 R 波为主时则远离左室侧壁,以 S 波为主时,系左室侧壁附近。

根据室速发作时 QRS 波群的形态,可分为单形性室速和多形性室速。QRS 波群呈交替变换者称为双向性室速。

### 【宽 QRS 波心动过速的鉴别诊断】

宽 QRS 波心动过速主要包括室速与室上速伴室内差传、束支阻滞及预激综合征并发逆向型房室折返性心动过速等，鉴别要点如下。

1.房室分离、室性融合波与心室夺获　房室关系是室速与室上速鉴别的重要条件。如果宽 QRS 波心动过速存在房室分离，并且心室率快于心房率时，可诊断室速。但未发现房室分离不能排除室速的诊断。室性融合波或心室夺获是有助于室速诊断的另一重要指标，但某些特殊情况下的室上速亦可出现室性融合波。因此，有室性融合波不能完全排除室上速。

2.QRS 时限　当心动过速呈左束支阻滞型者，QRS 时限>0.14ms；呈左束支阻滞型者，QRS 时限>0.16ms，多为室速，但 QRS 时限≤0.14 秒也不能排除室速，因为某些分支型室速可发生相对窄的 QRS 波群。

3.QRS 电轴　发作时电轴左偏有利于室速的诊断，不偏则有利于室上速诊断。电轴右偏对鉴别诊断意义不大。但室速也可见到电轴右偏，相反，室上速伴室内差传时亦偶见电轴左偏。

4.QRS 形态　室上速伴室内差传，$V_1$ 多呈 3 相波（rsR'型），R'>R，少数呈 QS 或 RS 型，$V_5$ 呈典型右束支阻滞型，S 波粗钝。而室速呈右束支阻滞型者，$V_1$ 多呈单相 RI 皮或双峰 R 型，左峰高于右峰，$V_5$ 呈 QS 或 rS 型。室速呈左束支阻滞型时 $V_1$ 呈 rS 型，r 波右峰，Vs 或 rS 型。$V_6$ 呈 QR 或 qR 型。

5.胸前导联 QRS 波同向性　指 $V_{1\sim6}$ 所有 QRS 波群均向上或均向下，支持室速的诊断。

目前较多应用的是 Brugada 提出的宽 QRS 波心动过速鉴别诊断的心电图流程图。

(1)室速首先与室上速伴差传或束支阻滞鉴别。

(2)经 4 步法诊断为室速后，应进一步与室上速经旁道顺传相鉴别。

### 【治疗】

原则：无器质性心脏病的非持续性室速，如无症状可不急诊治疗；有器质性心脏病的非持续性室速应予治疗；持续性室速发作，无论有无器质性心脏病，均应治疗。

以上第 4 步中符合室性心动过速的 $V_1$ 和 $V_6$QRS 波群形态为：

(1)呈右束支阻滞型：①$V_1$ 呈 R、QR 和 RS 型，一般无小 r 波；②$V_1$ 为 3 相波，但电轴左偏且 $V_6$R<S。

(2)呈左束支阻滞型：①$V_1$ 或 $V_2$ 的 R 波宽度>30ms，或 R 波起始到 S 波最低点与等电位线垂直交叉点距离>60ms，或 S 波下降支有切迹；②$V_6$ 有 Q 波，如 qR 或 QS 型。

1.终止室速

(1)无显著的血流动力学障碍者，可予静脉药物复律。首选利多卡因 50～100mg 静脉注射，无效时每 5～10 分钟可重复注射 50mg，直至发作终止或总量达到 300mg，起效后以 1、4mg/min 静脉滴注维持。利多卡因无效时可选用普鲁卡因胺（200mg 静脉注射，5～10mg/min 静脉滴注维持）、普罗帕酮（70～105mg 静脉注射）及胺碘酮（5～10mg/kg 缓慢静脉注射或 600～1000mg 静脉滴注）。多形性室速而 QT 正常者，先静脉给予 β 受体阻滞剂，常用美托洛尔 5～10mg 稀释后在心电监护下缓慢静脉注射，室速终止立即停止给药。β 受体阻滞剂无效者，再使用利多卡因或胺碘酮。药物治疗无效时。可改用直流电复律。心率<200 次/分的

血流动力学稳定的单形性室速可以置右室临时起搏电极,抗心动过速起搏终止。

(2)有血流动力学障碍(如低血压、休克、心绞痛、充血性心衰或脑供血不足)者,立即同步电复律。开始用 50～100J 低能量即可奏效,无效时再用 300～400J 的高能量。

(3)洋地黄中毒引起的室速,不宜应用电复律。首选苯妥英钠(500mg/min 缓慢静脉注射 250mg,5～10 分钟后可重复注射 100mg,第 1 小时总量＜500mg,24 小时总量＜1000mg,然后以 100mg,4 次/日,口服维持),利多卡因亦很有效,同时应补钾、镁盐。

2.预防复发

(1)病因治疗:明确并治疗诱发与维持室速的各种病因和诱因,如缺血、低血压、低血钾与洋地黄中毒等。治疗心衰有助于减少室速的发作。严重窦性心动过缓或房室传导阻滞时,过于缓慢的心室率有利于室性心律失常发生,可应用阿托品等药物或人工心脏起搏治疗。

(2)药物治疗:心功能不全者应避免使用负性肌力作用强的药物如氟卡尼与丙吡胺;平时可选用对心功能影响较小的胺碘酮,资料显示胺碘酮显著减少心梗后或心衰者的猝死发生率。心梗后患者不宜用 lC 类(氟卡尼、恩卡尼和莫雷西嗪等)因均可增加死亡率。Q-T 间期延长者优先选用 IB 类药物如慢心律。β 受体阻滞剂能降低心梗后猝死发生率,其作用可能主要为降低交感活性与改善心肌缺血,提高心室致颤阈。维拉帕米可用于终止 Q-T 间期正常,伴极短联间期的多形性室速,也用于起源于左室间隔下部或右室流出道的特发性室速。

(3)特殊治疗:射频术可用于治疗特发性室速、束支折返性室速以及心梗后室速等。埋藏式心脏自动复律除颤器(ICD)、外科手术亦已成功应用于选择性病例。

## 【特殊类型的室速】

1.特发性室速　多见于青壮年,临床上无器质性心脏病证据,发作时有特征性心电图图形,预后多良好。可分为起源于右室流出道的特发性室速和起源于左室间隔下部的左室特发性室速。右室流出道室速呈左束支阻滞伴电轴左偏或右偏。药物治疗可选用维拉帕米和 β 受体阻滞剂,腺式、普罗帕酮或利多卡因亦可有效。左室特发性室速呈右束阻滞图形伴电轴左偏,少数右偏。药物治疗首选维拉帕米。药物无效或伴血流域动力学障碍者,应施行直流电复律。射频消融可用于根治特发性室速。

2.束支折返性室速　由右束支、左束支或左束支分支之间构成折返。室速 QRS 波群图形由构成折返的束支通路所决定。最常见者经左束支逆传、右束支顺传,QRS 波群呈左束支阻滞图形,电轴约＋30°;经相反路径传导,则 QRS 波群呈右束支阻滞图形。常见于器质性心脏病,如扩张性心肌病患者。药物治疗同一般室速相似。射频消融造成束支阻滞可予根治。

3.加速性室性自主节律　起始渐缓(非阵发性),其频率一般为 60～110 次/分,多发生在缓慢性心律失常的基础上,由于心率较慢,易出现性融合波。常见于急性心梗(特别是再灌注治疗时)、洋地黄过量、心肌炎、心肌病等心脏疾患。本型为一种良性室速,可自行消失,一般不需治疗。主要处理基础疾病。心动过缓者可用阿托品(0.5～1mg 静脉注射)或心房起搏,通过提高窦性心率、夺获心室可终止这种异位室性心律。若心率成倍加速而产生症状时,则首选利多卡因。

## (三)心室扑动与心室颤动

心室扑动与心室颤动均为致命性心律失常。心室扑动时心室有快而微弱无效的收缩;心室颤动时,则心室内各部分肌纤维发生更快而不协调的乱颤,两者对血流动力学的影响等于心室停搏。

【病因】

心室扑动与心室颤动是各种心脏病和其他疾病的临终表现和猝死的主要原因。常见于缺血性心脏病、奎尼丁、洋地黄等药物中毒、严重低钾血症、预激合并房颤伴极快心室率等亦可引起。

【诊断要点】

1.临床表现

(1)症状:室扑或室颤一旦发生,患者迅速出现 Adams-Stokes 综合征,表现为意识丧失、抽搐、呼吸停顿甚至死亡。

(2)体征:心音消失,脉搏触不到,血压测不出。

2.心电图正常的 P-QRS-T 波群消失。心室扑动呈现规则而宽大的正弦波图形,频率150~300 次/分,持续时间短暂而转为心室颤动。后者表现为形态、振幅与间距均完全不规则的颤动波。

【治疗】

立即进行心肺复苏。电复律是处理包括室扑、室颤在内的致命性心律失常的最迅速有效的方法。同时可经静脉应用胺碘酮或利多卡因预防复发。对易发心室颤动的高危患者,可置入埋藏式心脏自动复律除颤器(ICD)。

# 五、心脏传导异常

冲动在心脏传导系统的任何部位均可发生阻滞,如窦房传导阻滞、房内传导阻滞、房室传导阻滞和室内传导阻滞等。按照传导阻滞的严重程度,通常可将其分成三度。一度传导阻滞传延长,所有冲动仍能传导。二度传导阻滞分为两型:莫氏Ⅰ型和Ⅱ型。Ⅰ型阻滞即文氏阻滞,表现为传导时间性延长,直至一次冲动不能传导;Ⅱ型阻滞,冲动的传导时间恒定不变,但间歇出现传导阻滞。三度又称完全性阻滞,即全部冲动均不能传导。

## (一)窦房传导阻滞

窦房传导阻滞(SAB)指窦房结冲动传导至心房时发生延缓或阻滞。

【病因】

绝大多数见于器质性心脏病,包括窦房结病变、冠心病特别是下壁心肌梗死、心肌炎、心肌病等。迷走神经张力增高和颈动脉窦过敏、洋地黄或奎尼丁中毒、高血钾等均可导致窦房阻滞。

【诊断要点】

按其阻滞程度,可分一度、二度和三度窦房阻滞。但 P 有二度窦房阻滞才能从心电图上做出诊断。二度Ⅰ型表现为 P-P 间期进行性缩短,直至出现一次长的 P-P 间期,该间期短于 P-P 间期的两倍。二度Ⅱ型阻滞时,P 波之间出现长间歇,长 P-P 间期为基本 P-P 间期的整倍数。窦房阻滞后可出现下位起搏点逸搏或逸搏心律。若房室交界区或心室未能及时发出冲动,患者可有头晕,甚至发生晕厥和抽搐,即 Adams-Stokes 综合征。

**【鉴别诊断】**

需与窦性心动过缓、窦性停搏及房早未下传鉴别。

**【治疗】**

参见"病态窦房结综合征"相关内容。

## (二)房室传导阻滞

房室传导阻滞(AVB)是指房室交界区脱离生理不应期后,心房冲动在房室之间传导延迟或中断,分为不完全性和完全性两类。前者包括一度和二度房室传导阻滞,后者又称三度房室传导阻滞,阻滞部位可在房室结、希氏束以及双束支等。

**【病因】**

1.生理性原因　正常人或运动员可发生一度或二度Ⅰ型房室阻滞,与迷走神经张力增高有关。

2.病理性原因　各种器质性心脏病以及电解质紊乱、洋地黄等药物中毒等可引起房室传导阻滞。特发性的传导系统病变,如 Lev 病(心脏纤维支架的钙化与硬化)与 Lenegre 病(传导系统本身的原发性硬化变性疾病)可能是成人孤立性慢性心脏传导阻滞的病因。

**【诊断要点】**

1.临床表现

(1)症状:一度房室传导阻滞患者通常无症状。二度房室阻滞可有心悸、胸闷与心搏脱漏感。三度房室传导阻滞时,若心室逸搏心律建立且较快,患者可无症状;若心室逸搏心律未能建立或频率缓慢,可出现严重的心脑供血不足,发生心绞痛、心力衰竭或 Adams-Stokes 综合征,严重者可致猝死。

(2)体征:一度房室传导阻滞,听诊 $S_1$ 强度减弱,此是由于 P-R 间期延长,心室收缩开始时房室瓣叶接近半闭所致;二度Ⅰ型房室传导阻滞,$S_1$ 强度逐渐减弱并有心搏脱漏;二度Ⅱ型传导阻滞亦有间歇性心搏脱漏,但 $S_1$ 强度恒定;三度房室传导阻滞时,由于房室分离、房室收缩不协调,$S_1$ 强度经常变动,并可不规则地出现心房音及响亮的 $S_1$(大炮音)。如心房与心室收缩同时发生颈静脉出现巨大的 α 波。心室率缓慢可引起收缩压升高和脉压增宽。

2.心电图

(1)一度房室传导阻滞:每个心房冲动都能下传心室,但传导延缓。

1)P-R 间期>0.20 秒。

2)每个 P 波后都有相关的 QRS 波群。

(2)二度房室传导阻滞:部分心房冲动不能传至心室,一些 P 波后没有 QRS 波群。二度房室传导阻滞可分为两型。Ⅰ型亦称文氏型或莫氏(Mobitz)Ⅰ型;Ⅱ型亦称莫氏Ⅱ型。

1)二度Ⅰ型房室传导阻滞:①P-R 间期进行性延长,直至一个 P 波受阻不能下传心室;③P-R 间期增量递减,相邻 R-R 间期呈进行性缩短,直至一个 P 波不能下传心室;③包含受阻

P 波在内的 R-R 间期小于正常窦性 P-P 间期的两倍

2）二度 Ⅱ 型房室传导阻滞：①P-R 间期恒定不变，可正常或延长；②QRS 波群呈周期性脱漏，阻滞程度可经常变化，可为 2：1，3：1，3：2，4：3 等。

一度和二度 Ⅰ 型房室传达室导阻滞，阻滞部位大多在房室结，其 QRS 波群不增宽；二度 Ⅱ 型房室传导阻滞，其阻滞部位可在希氏束以下，此时 QRS 波群常增宽。

（3）三度房室传达室导阻滞：①P 波与 QRS 波群相互无关，各自按自己的频率出现；②心房率快于心室率。心房冲动来自窦房结或房性异位节律；③心室起搏点通常在阻滞部位稍下方。如位于希氏速近邻，QRS 波群正常，心室率约 40～60 次/分；如位于室内传导系统的远端，QRS 波群增宽，心室率可低至 40 次/分以下。

## 【治疗】

应针对不同的病因进行治疗，如停用抑制房室传导的药物、纠正电解质紊乱等。对急性心肌炎和急性下壁心梗伴发的房室阻滞，可应用肾上腺皮质激素。一度和二度 Ⅰ 型房室传导阻滞心室率不慢者预后良好，无需特殊处理。二度 Ⅱ 型与三度房室传导阻滞如心室率不慢、无症状者可不急诊处理；如心室率过慢，伴有血流动力学障碍，甚至有 Adams-Stokes 综合征发作者，应给予异丙肾上腺素（1～4μg/min）静脉滴注维持心室律，并及早给予临时性或永久性心脏起搏治疗。阿托品（0.5～2.0mg）静脉注射仅适用于阻滞位于房室结者，对阻滞部位较低者无效。

### （三）室内传导阻滞

室内传导阻滞简称室内阻滞，是指希氏束分叉以下部位的传导阻滞。希氏束在室间隔上端分出左、右束支；左束支主干很短，又分出左前分支和左后分支两组纤维。左、右束支及左前分支和左后分支均可发生阻滞。可呈现单分支、双分支或三分支阻滞。

## 【病因】

右束支细长且为单独一支，故易于受损，且损害范围不大即可致完全性阻滞。常见的病因有冠心病、高血压病、风湿性心脏病、急性及慢性肺源性心脏病、肺梗死、心肌炎，以及 Fallot 四联症或室间隔缺损纠正手术后等。右束支阻滞可发生在无心脏病证据的正常人，这种孤立的右束传导阻滞常见，其发生率随年龄而增加。

左束支较粗分支也早，不易发生传导阻滞，如出现多表示心肌病变广泛。常见的病因有冠心病、高血压性心脏病、风湿性心脏病、心肌病及梅毒性心脏病等。左前分支与左后分支相比，前者更易受到损伤，故左前分支阻滞较左后分支阻滞多见，后者常提示心肌病变范围较为广泛。

## 【诊断要点】

1.临床表现　单支、双支阻滞在临床上除心音分裂外无其他特殊表现。完全性三分支阻滞的临床表现与完全性房室传导阻滞相同。束支阻滞可为永久性，也可呈间歇性。

2.心电图

（1）右束支阻滞：$V_1$ 导联呈 rsR′型，R 波粗钝；$V_{5,6}$ 导联呈 qRS 型，S 波宽阔。ST-T 波呈继发性改变，与 QRS 主波方向相反。Ⅰ、aVL 导联波型多似 $V_1$ 导联；aVR 导联波型多似 $V_1$ 导联。当 QRS 时限≥0,12 秒时,为完全性右束支阻滞;QRS 时限≤0.12 秒时,为为完全性右束支阻滞。

(2)左束支阻滞:V$_{5,6}$ 导联呈宽大 R 波,顶部粗钝,其前无 Q 波;V$_{1,2}$ 导联呈 QS 或 rS 型。ST-T 波呈继发性改变,与 QRS 主波方向相反。Ⅰ、aVL 导联波型多似 V$_5$ 导联;Ⅲ、aVF、aVR 支阻滞;QRS 时限≤0.12 秒时,为不完全性左束支阻滞。

(3)左后分支阻滞:①QRS 电轴右偏+90°～+120°②QRSⅠ、aVF 呈 rS 型,QRSⅡ、Ⅲ、aVF 呈 qR 型,且 RⅢ＞RⅡ,QRS 时限轻度增宽,时限≤0.12 秒。必须在排除肺气肿、肺梗死、右室肥厚、侧壁心梗与正常变异后,才能确定左后分支阻滞的诊断。

(4)单分支阻滞、双分支阻滞与三分支阻滞:室内传导系统三分支(右束支、左前与左后分支)可单独或同时发生阻滞。其中任何两个分支同时发生阻滞称为双分支阻滞,以右束支阻滞合并左前分支阻滞最常见。三个分支同时发生阻滞称为三分支阻滞。三分支阻滞均为完全性,则完全性房室阻滞。双侧束支阻滞是指右束支阻滞合并左束支或左侧一个分支阻滞。

## 【治疗】

患者如无症状,无需接受治疗。双分支阻滞与不完全性三分支阻滞,可以多年保持稳定而并不进展为完全性房室阻滞,因此不主张给予预防性起搏器治疗。急性心梗伴发的双分支、三分支阻滞,一般应临时起搏。慢性双分支、三分支阻滞伴有晕厥等症状者,则应及早考虑植入起搏器。

# 六、病态窦房结综合征

病态窦房结综合征(SSS)简称病窦综合征,是由窦房结或其周围病变,导致窦房结冲动形成障碍或冲动向心房传导障碍所致的多种心律失常的综合病征。当合并快速成性心律失常反复发作时,称心动过缓.心动过速成综合征,简称慢快综合征。

## 【病因】

1.窦房结的器质损害

(1)累及窦房结本身的病变,如淀粉样变性、感染与炎症、纤维化与脂肪浸润、硬化与退行性病变等;

(2)窦房结周围神经与神经节或心房肌的病变;

(3)窦房结动脉的阻塞,如冠心病。当器质性损害同时累及窦房结和房室结时,形成双结病变。

2.窦房结的功能性障碍 迷走神经张力增高、某些抗心律失常药物能导致可逆性窦房结的功能抑制。急性下壁心梗可引起暂时性窦房结功能不全,急性期过后多消失。

## 【诊断要点】

1.临床表现

(1)症状:主要表现为与心动过缓相关的心、脑、肾等器官灌注不足的症状,如头晕、气短、胸痛、乏力与进行性心力衰竭等。出现高度窦房阻滞或窦性停搏时,可出现发作性黑蒙,甚至晕厥。相当一部分患者因发病缓慢、逐渐适应而症状并不明显,部分患者病程为间歇性。

(2)体征:持久的窦性心动过缓,心率低于 50 次/分。常在运动、发热及心力衰竭等时心率相对的缓慢。

2.心电图诊断　病窦综合征表现为广泛的心律失常谱,包括:

(1)持续而显著的窦性心动过缓(<50 次/分)。

(2)窦性停搏与窦房阻滞。

(3)窦房阻滞与房室传导阻滞同时并存。

(4)慢、快综合征,是指心动过缓与房性快速性心律失常交替发作,后者通常为房速、房扑或房颤。心动过速发作终止时,在恢复窦性心律前,出现较长的间歇(≥2.0 秒)。

(5)心房颤动的心室率缓慢,或其发作前后有窦性心动过缓和(或)一度房室阻滞。

(6)持久的缓慢的房室交界性逸搏心律。

上述心电图须排除药物所致。

3.特殊检查

(1)窦房结功能测定:对于病窦综合征的疑似患者,下列试验将有助于诊断。

1)运动和药物试验:运动、阿托品试验(静脉注射阿托品 1~2mg)或异丙肾上腺素试验(异丙肾上腺素 0.5mg 加入 500ml 液体中,以 2~3μg/min 的速度静脉滴注),若心率不能达到 90 次/分和(或)出现窦房阻滞、交界区性心律等为阳性。如窦性心律增快>90 次/分者,则我为迷走神经功能亢进所致。

2)固有心率(IHR):应用普萘洛尔与阿托品完全阻断自主神经系统对心脏的支配后后,测定窦房结产生冲动的频率。正常值:$118.1-(0.57×年龄)$。IHR 低于正常值时,提示窦房结功能低下。

3)窦房结恢复时间(SNRT)与窦房传导时间(SACT):起搏心房(心内直接起搏右房或食管调搏起搏左房),频率逐级加速致使窦房完全被抑制,然后突然终止起搏,窦房结经过一段"文氏现象"过程后恢复窦性心律。测定最后一次起搏的心房激动到第一次自发的窦性恢复引起心房激动的时间期称为 SNRT。因为自发性窦性心率影响 SNRT,故从测定的 SNRT 减去起搏前窦性周期时限得到校正的 SNRT(CSNRT)。正常值:SNRT<2000ms;CSNRT<525ms。SACT 亦可通过程序期前刺激或心房起搏测定。正常值:SACT<147ms。应当指出,虽然 SNRT 与 SACT 测定是病窦综合征较可靠的诊断方法,但其结果正常不能完全排除病窦综合征的可能。

(2)动态心电图检查:单次或多次 24 小时动态心电图检查可查明患者 24~48 小时最快及最慢心率、最长的 R-R 间隔、是否有窦性停搏、窦房阻滞与房室阻滞以及短阵快速性心律失常(慢-快综合征的依据)发作。

【诊断】

根据典型心电图的表现,以及临床症状与心电图改变存在的相关性,并排除外迷走神经兴奋性增高和药物影响的因素,便可确定诊断。一次或多次动态心电图检查有助于确定症状的出现与心电图改变的关系。对疑似患者,可借助辅助诊断方法测定窦房结功能。

## 【治疗】

无症状者不必治疗,但需定期随访。对于有症状的病窦综合征患者,应给予治疗。异丙肾上腺素、氨茶碱等药物可作为安置心脏起搏器前的过渡治疗,长期应用效果不佳。房室传导功能尚好者可选用心房起搏器,否则,应选择双腔起搏器以维持正常的房室激动顺序。心室起搏由于不符合生理,其价值不如心房或双腔起搏。

慢-快综合处患者发作房性快速成性心律失常时,单独应用抗生素及洋地黄治疗可能加重心动过缓,甚至心脏骤停。此外,由于房性快速性心律失常可能是慢-快综合征的一种表现。故对该类患者(特别是中老年者)在应用抗心律失常药物前应审慎,须查明有无病窦综合征的可能。应用起搏治疗后,患者仍有心动过速发作,可同时应用抗快速成性心律失常药物治疗。

# 七、预激综合征

心房的冲动使整个心室或心室的某一部分提前激动,或心室的冲动使整个心房或心房的某一部分提前激动,称为预激综合征。发生预激的解剖学基础是房室附加旁道,即在除了正常的房室传导系统以外,房室之间还存在一条 Kent 条附加的由普通工作心肌组成的肌束。分为:

1.房室旁路(Kent 束):最常见。为连接心房与心室之间的旁道,可位于房室环的任何部位,是典型预激综合征,即 Wolff-Parkinson-White(WPW)综合征产生的解剖基础。

2.房-希氏束(James 束):为连接心房与希氏束远端的旁道,是短 PR 综合征,即 Lown-Ganong-Levin(LGL)综合征产生的解剖基础。

2.结室纤维与分支室纤维(Mahaim 束):为连续房室结或房室束与心室的旁道,是变异型预激综合征产生的解剖基础。

## 【病因】

多无品质性心脏病,少数伴发于先天性心脏病,如三尖瓣下移畸形、二尖瓣脱垂与心肌病等。

## 【诊断要点】

1.临床表现　预激本身并无症状,但可导致快速性室上性心律失常(如房室折返性心动过速、房扑与房颤)发作,并发房室折返性心动过速时,可呈发作心悸。并发房颤与房扑时,若冲动经旁道下传,由于旁道前传不应期短,且不似房室结有减慢传导的特性,故可产生极快的心室率(可快达 220～360 次/分),甚至蜕变为室颤,发生休克、晕厥与猝死。运动、焦虑、酒精等刺激交感神经可能进一步缩短旁道不应期,加快心室率。

2.心电图

(1)典型预激综合征(WPW)综合征:

1)窦性心律时 P-R 间期缩短,时限<0.12 秒。

2)QRS 波群增宽,时限≥0.12 秒。

3)QRS 波群开始部分粗钝,为预激波。

4)ST-T 波呈继发性改变,与 QRS 波群主波方向相反。

既往按胸导联 QRS 波群的形态将典型预激综合征分成两型:A 型 QRS 波群在各胸导联均向上;B 型 QRS 波群在 $V_1$ 导联向下,左胸导联($V_{1\sim6}$)向上。

(2)短 P-R 综合征(LGL 综合征)

1)P-R 间期<0.12 秒。

2)QRS 波群正常,无预激波。

3)无继发性 ST-T 改变。

(3)变异型预激综合征(马氏型)

1)P-R 间期正常。

2)QRS 波群增宽,时间>0.12 秒,有预激波。

3)伴有 ST-T 波继发性改变。

3.心电生理

(1)全或无传导:由于房室旁路由肌纤维组成,无房室结的递减性传导的特性。

(2)心房程序刺激时,随着期前刺激愈提前,预激成分愈大,HV 愈短,甚至 H 波可埋在 V 波中。

(3)心房起搏时,越靠近旁路记录到预激波出现较早;心室起搏时越靠近旁路记录到的 V-A 间期越短,当 VA 融合、其间没有等电位线时,可认为即是旁路所在部位。

## 【房室旁道并发室上速的常见类型】

1.显性预激综合征并发顺向型房室折返性心动过速　显性预激综合征发作室上速时,通过房室结前向传导,经旁路通道逆向型房室折返性心动过速。心电图表现 QRS 波群形态与时限正常,逆行 P 波位于 QRS 波群终结之后,落在 ST 段或 T 波的起始部分。心电生理检查时,心房或心室程序刺激可诱发和终止心动过速,最早的心房逆行激动部位在心房而不是房室交界区。

2.显性预激综合征并发逆向型房室折返性心动过速　显性预激综合性发作室上速时,折返回路与顺向型者恰好相反:经旁路通道前向传导、房室结逆向传导,即逆向型房室折返性心动过速。此时,心动过速的 QRS 波群因有预激波的存在而增宽、畸形,极易与室性心动过速混淆,应仔细加以鉴别。

3.通过隐匿性房室旁路逆传的房室折返性心动过速　部分阵发性室上速的患者,心电图表现与顺向型房室折返性心动过速相同,经心电生理检查发现这类患者与预激综合征患者一样,存在房室旁道,但该房室通道仅允许做室房逆行传导而不能做房室顺行传导,故而心电图无心室预激图形出现,被称为"隐匿性"预激综合征。

## 【鉴别诊断】

1.预激综合征的心电图图形应与束支传导阻滞,心室肥大或心肌梗死鉴别。鉴别要点是注意 P-R 间期是否缩短,其他导联上是否存在有预激波。

2.预激综合征并发顺向型房室折返性心动过速时,要与房室结折返性心动过速鉴别。

3.预激综合征并发逆向型房室折返性心动过速时,其 QRS 波群也宽大畸形,要与室性心动过速鉴别。

## 【治疗】

预激综合征并无症状者,不主张行电生理检查或治疗。如患者有频繁发作的快速心律失常并引起明显的症状,并给予治疗,包括药物、射频消融、外科手术等。

1.药物治疗 根据情况选择延长房室结或旁路传导时间与不应期的药物,打断折返环,从而终止心运过速或减慢房扑、房颤的心室率。

(1)当预激综合征并发顺向型房室折返性心动过速(心电图表现为窄 QRS 波群心运过速)时,其治疗与一般室上性心动过速相同。首先尝试迷走神经刺激,无效时选用腺苷拉帕米、普萘洛尔等。这些药物选择性作用于房室结,延长房室结传导时间或不应期,对旁道传导性无直接影响。

(2)当预激综合征并发逆向型房室折返性心动过速(心电图表现为宽 QRS 波群心动过速)时,选用 ⅠA、ⅠC 类或Ⅲ类(索他洛尔与胺碘酮)等,这些药物可延长旁道不应期。ⅠC 类或Ⅲ类药物同时延长房室结不应期,对顺向型和逆向型房室折返性心动过速均有作用。

(3)预激综合征患者发作经旁道前传的房扑与房颤,可伴极快的心室率而导致严重血流动力学障碍,应立即行电复律,药物宜选择延长旁路不应期的药物。如ⅠA(普鲁卡因胺)、ⅠC(普罗帕酮)或Ⅲ类(胺碘酮、依布利特)等。洋地黄、钙拮抗剂和 β 受体阻断剂等通常用于减慢房室结传导的药物,并不能阻断旁道传导,甚至相反可加速旁道传导,从而加速预激综合征合并房颤的心室率,甚至诱发室颤。ⅠB 类药物(利多卡因)对旁道传导的作用不确定,亦不禁用。由于洋地黄缩短旁路不应期,即使对单纯房室折返性心动过速,鉴于有可能发生房颤或房扑,故亦不主张单独应用。

2.射频消磁 射频消融术消融室旁道,打断折返环路,已成为首选的根治方法。

# 八、长 Q-T 综合征

长 Q-T 综合征(LQTS)是具有心电图上 Q-T 间期延长、T-U 波异常,易发生室性心律失常,尤其是尖端扭转室速(TdP)、晕厥和心性猝死的一组综合征。

## 【病因】

LQTS 可分为遗传性和获得性两种类型。

1.遗传性 LQTS 是因编码心肌离子通道蛋白的基因突变导致心肌细胞膜离子通道功能异常的家庭性疾病。共有两种形式:有先天性神经性耳聋者称为 JLN 综合征,为常染色体隐性遗传;不伴听力障碍的称为 RW 综合征,系常染色体显性遗传。遗传性 LQTS 的致病基因至少有 6 个,分别编码 LQTS1~6 型。其中 LQT1 型和 LQT2 型的基因为 KvLQT1、HERG,分别编码钾电流 Iks 和 Ikr;LQT3 型的基因为 SCN5A,编码 1Na。基因的突使钾外流减少和(或)钠内流增加,导致 Q-T 间期延长。

2.获得性 LQTS 通常与应用某些药物如ⅠA、Ⅰc 及Ⅲ类抗心律失常药物、电解质紊乱,心脏与中枢神经疾患有关。

**【诊断要点】**

1.临床表现　晕厥和心脏骤停：发作性晕厥是 LQTS 最常见的临床表现，其原因与发生 TdP 或室颤，可自然恢复，亦可导致猝死。LQT1 型与 LQT2 型多于运动、情绪激动（如游泳、长跑、恐吓和铃声等）交感神经兴奋时诱发；LQT3 型以睡眠时发作为多。一般首发年龄为 5～15 岁，男性发病早于女性。

2.心电图

(1)Q-T(Q-Tc)间期延长是 LQTS 的特征。但 Q-T 延长程度不等，范围在 0.41～0.60 秒。女性 Q-Tc≥0.48 秒或男性≥0.47 秒可作为独立诊断标准；女性 Q-Tc<0.43 秒或男性<0.41 秒即可排除 LQTS；Q.Tc 处于临界值的患者(0.44 秒<Q-Tc<0.47 秒)需进一步做运动试验及动态 ECG 判断。

(2)T 波和 U 波异常是 LQTS 的另一特征。T 波宽大有切迹，双向或倒置；U 波显著。

(3)发作时呈 TdP、室颤或心电静止。

LQTS 容易导致 TdP，诱因可能有两个：一个是 Q-T 间期显著延长的心动过缓，二是窦性心动过速伴交感神经亢进。TdP 是介于室速和室颤之间的恶性室性心律失常，表现宽大畸形的 QRS 波群，极性和振幅呈周期变化，每隔 3～20 个心搏，QRS 波群方向逐渐或突然向相反方向转变，形成基线上下扭转的图形，频率 200～250 次/分。

3.诱发试验　对 Q-T 间期延长伴家族史的年轻人应高度重视，可做各种激发试验如听力试验、冷加压刺激及运动试验诱发 TdP。刺激星状交感神经节常常诱发心律失常。进行各种诱发试验前必须准备好复苏设备。

**【诊断标准】**

目前的诊断主要依靠家族史、不明原因的晕厥和 ECG 上 Q-Tc 延长。1993 年，国际 LQTS 协作组颁布了临床诊断标准，如表 6-3 所示。

**【治疗】**

1.对于遗传性 LQTS，治疗主要是 β 受体阻滞剂的应用与左侧心交感神经切除术，少数病例需要辅以起搏器或 ICD 治疗。治疗措施如下。

(1)一般治疗：避免应用延长 Q-T 间期的药物。避免剧烈运动，情绪激动。

(2)药物治疗：β 受体阻滞剂是遗传性 LQTS 患者的首选治疗，宜选择非选择药物普萘洛尔(30～100mg/d)，用至最大耐受量。对 LQT2 型补钾、镁有效。LQT3 选用 1Na 通道阻滞剂，如美心律。

(3)手术治疗：药物无效时可行左侧心交感神经切除术。

(4)心脏起搏：适用于长间歇依赖性恶性心律失常的 LQTS 患者。

(5)ICD：尚无证据表明 ICD 能预防猝死的发生，因此仅推荐用于发生过心脏骤停者。

2.对后天性 LQTS，治疗主要是针对病因和去除诱因，如停用延长 Q-T 间期的药物等。发作 TdP 时治疗方法如下。

(1)首选硫酸镁静脉注射：首剂 2～5g 稀释至 40ml，3～5 分钟内注射完毕，继以 2～20mg/min 速度持续给药；如 TdP 复发，可再行一次 2g 注射。同时伴低血钾时，应同时补钾。

(2)心脏起搏:以 90～110 次/分的频率临时起搏,通过加。陕心率缩短 Q-T 间期,预防 TdP 复发。

(3)对心动过缓依赖型 TdP,在安置临时起搏前可给予异丙肾上腺素持续静脉滴注,维持心率在 90 次/分以上。

(4)必要时可用 IB 类抗心律失常药物,如利多卡因、苯妥英钠或钙拮抗剂维拉帕米。

(5)如果 TdP 发作已转为室颤,电除颤是首选方法。

# 九、Brugada 综合征

Brugada 综合征是一种离子通道基因突变的原发性心电疾病,是以 $V_{1\sim3}$ 导联 ST 段抬高、多变,心脏结构无明显异常、多形性室速或室颤与晕厥的反复发作以及猝死为特征的综合征。

【病因】

Brugada 综合征由于编码心肌离子通道基因突变引起离子通道功能异常。其中已经明确的一种遗传变异的类型是 LQT3 等位基因—钠离子通道基因(SCN5A)突变,是一种常染色体显体遗传性疾病。

【诊断要点】

1.临床表现 晕厥或心脏骤停:不明原因的晕厥与猝死,主要发生在男性,不伴器质性心脏病的证据。有些患者发生晕厥或猝死前有发热作为诱因。猝死的原因为快速多形性室性心律失常,多发生于休息或睡眠中。

2.心电图 Brugada 综合征的 ECG 特点是发作性右束支阻滞、$V_{1\sim3}$ 导联 ST 段抬高。患者可有以下 3 型 ECG 改变:

(1)1 型,"穹隆型"ST 段抬高,表现为 J 波振幅或抬高的 ST 段顶点≥2mm,伴随 T 波倒置,很少或无等电位线分离;

(2)2 型,"马鞍型"ST 段图形,表现为 J 波振幅(≥2mm)引起 ST 段逐渐下斜型抬高(在基线上仍然≥1mm),紧随正向或双向 T 波;

(3)3 型,右侧胸前导联 ST 段抬高<1mm,可以表现为"马鞍型"或"穹隆型"或两者兼有。

Brugada 综合征的心电图的 ST 段改变可以是动态的,不同的心电图图形可以在同一患者身上先后观察到,或在应用特殊的药物如钠通道阻滞剂后观察到。"Brugada 综合征样心电图改变"并不仅见于 Brugada 综合征,亦可见于急性冠状动脉综合征、急性肺栓塞、致心律失常性右室心肌病等。

3.药物激发试验 静脉注射钠通道阻滞剂如氟卡胺(2mg/kg)和缓脉灵(1mg/kg)可以揭示隐匿型 Brugada 综合征,但其灵敏性和特异性尚不明确。部分静息基因携带者药物激发试验为阴性。

【诊断标准】

2002 年,ESC 心律失常分子基础研究组提出 Brugada 综合征的暂时建议诊断标准如下:

1.无论是否使用钠通道阻滞剂,若 1 个以上右胸导联($V_{1\sim3}$)出现 1 型(穹隆型)ST 段抬高,且伴下列情况之一者:明确的室颤、自行终止的多形性室速、心性猝死的家庭史(<45 岁)、家系成员中有 1 型 ST 段抬高、电生理检查中可诱导出室速或室颤、晕厥或夜间垂死样呼吸;并排除其他致上述 ECG 异常的情况。当仅有以上 ECG 特征时,称为特发性 Brugada 综合征 ECG 改变,而不称为 Brugada 综合征。

2.基础 ECG 上 1 个以上右胸导联出现 2 型(马鞍型)ST 段抬高,药物激发试验时转变为 1 型 ST 段抬高,其意义等同于"标准 1"中的 1 型 ST 段抬高。在伴有"标准 1"中的一个或更多的临床表现.且药物激发试验中 ST 段抬高值超过 2mm 时,Brugada 综合征的可能性增加。

3.基础 ECG 上 1 个以上右胸导联出现 3 型 ST 段抬高,药物激发试验转变为 1 型 ST 段抬高,其意义等同于以上"标准 1"中的 1 型 ST 段抬高,并就接受相应的疾病筛检。对药物激发的 3 型 ST 段抬高转变为 2 型 ST 段抬高,尚不能作结论。

对不完全符合以上建议标准(如 J 波抬高幅度仅 1mm 的 1 型 ECG 表现),但又符合一个或多个以上提出的临床标准者,亦应予重视。

**【治疗】**

β 受体阻滞剂与胺碘酮等药物治疗不能预防猝死的发生。迄今为止被唯一证明能有效预防心性猝死的治疗是 ICD。此外,患者应避免使用钠通道阻滞剂和三环类抗抑郁药。

(庞彩苓)

# 第三节　冠心病

冠状动脉粥样硬化性心脏病指冠状动脉粥样硬化使血管腔阻塞,导致心肌缺血、缺氧而引起的心脏病,它和冠状动脉功能性改变(痉挛)一起,统称冠状动脉性心脏病,简称冠心病,亦称缺血性心脏病。临床上心肌缺血可表现为稳定型心绞痛、急性冠脉综合征(不稳定型心绞痛、非 ST 抬高型心肌梗死、ST 抬高型心肌梗死)。

## 一、稳定型心绞痛

稳定型心绞痛是指心绞痛反复发作的临床表现,持续在 2 个月以上,而且心绞痛发作性质基本稳定,其由劳累引起心肌缺血所致,表现为阵发性的前胸压榨性窒息样感觉,主要位于胸骨后,可放射至左肩或上臂等部位,持续时间为 1~5 分钟,休息或含服硝酸甘油后可迅速缓解。本病多发生于 40 岁以上男性,劳累、情绪激动、受寒、阴雨天气、急性循环衰竭等均为常见诱因,高血压、高脂血症、吸烟、饮酒、糖尿病、肥胖是冠心病、心绞痛的高危因素。

**【诊断步骤】**

**(一)病史采集**

1.现病史　以胸痛就诊者,应仔细询问疼痛的诱发因素,如有无劳累或情绪激动等诱发因素;疼痛性质是否为压榨性样,持续时间有多长,是否有放射痛;疼痛是否与进食或呼吸有关;休息或舌下含服硝酸甘油后能否缓解,含服硝酸甘油多长时间能缓解;除疼痛外还需询问是否有头晕、黑蒙、晕厥、抽搐等症状,有无发热、咳嗽、咯痰等表现。

2.过去史　应询问以往有无高血压病、高血脂、糖尿病等病史;有无消化性溃疡、胆囊炎等病史;如有相关情况,应进一步询问所用药物及治疗情况。

3.个人史　注意询问有无长期吸烟、酗酒史。如有,应询问每日吸烟支数、饮酒量等。

4.家族史　询问家人有无类似病史,注意询问其父母有无高血压、糖尿病等病史。

### (二)体格检查

1.可有血压升高,心率增快。

2.皮肤粘膜可有发绀或苍白(须排除贫血)。

3.胸廓对称,气管居中,肺部有时可闻及啰音。

4.心脏听诊有第四、第三心音奔马律,心尖部闻有收缩期杂音,有交替脉等。

### (三)辅助检查

1.实验室检查

(1)血常规:一般无血红蛋白下降,严重贫血亦会有心绞痛症状。

(2)血糖:测定空腹、餐后 2 小时血糖,部分患者有血糖升高。

(3)血脂分析:可见有血脂升高。

(4)心肌酶谱:一般无异常变化。

2.辅助检查

(1)心电图:是发现心肌缺血、诊断心绞痛最常用的方法,其种类包括:①静息时心电图,稳定型心绞痛病人静息时心电图半数是正常的,最常见的心电图异常是 ST-T 改变;②心绞痛发作时心电图,近 95％的病人心绞痛发作时出现有相当特征的心电图改变,可出现暂时性心肌缺血引起的 ST 移位,在平时有 T 波持续倒置的患者,发作时可变为直立(所谓"假正常化");③心电图负荷试验,负荷心电图是对怀疑有冠心病的病人给心脏增加运动负荷而激发心肌缺血的心电图检查,心电图改变主要以 ST 段水平型或下斜型压低≥0.1mV(J 点后 60～80 毫秒)持续 2 分钟作为阳性标准;④动态心电图监测,从连续记录的 24 小时心电图中发现心电图 ST-T 改变和各种心律失常,出现时间可与患者的活动和症状相对照。

(2)超声心动图:稳定型心绞痛病人静息时,超声心动图大多数无异常,与负荷心电图一样,负荷超声心动图可以帮助识别心肌缺血的范围和程度。根据各室壁的运动情况,可将负荷状态下室壁运动异常分为运动减弱、运动消失、矛盾运动及室壁瘤。

(3)放射性核素检查:$^{201}T_1$-心肌显像或兼做负荷试验,休息时$^{201}T_1$显像所示灌注缺损主要见于心肌梗死后瘢痕部位;在冠状动脉供血不足部位的心肌灌注缺损仅见于运动后缺血区。

(4)冠状动脉造影是目目诊断冠心病最准确的方法,可以准确反映冠状动脉狭窄的程度和部位。

(5)血管内超声从血管腔内显示血管的横截面,不仅能够提供血管腔的形态而且能够显示血管壁的形态、结构和功能状态。

### (四)诊断要点

1.有上述典型的发作特点和体征,含硝酸甘油后能缓解;存在上述冠心病易患因素。

2.除外其他原因所致的心绞痛,结合发作时心电图检查特征,一般可建立诊断。

3.发作时心电图检查可见以 R 波为主的导联中,S-T 段压低、T 波低平或倒置;心电图无改变者可考虑做心电图负荷试验和 24 小时动态心电图,如心电图出现阳性变化或负荷试验阳性可做出诊断,诊断有困难者行放射性核素和冠状动脉造影术可确诊。

### (五)鉴别诊断

1.心脏神经官能症本病病人常诉胸痛,但为短暂(几秒钟)的刺痛或较持久(几小时)的隐痛,喜欢不时地深吸一大口气或做叹气样呼吸,含硝酸甘油无效或 10 多分钟才"见效"。

2.不稳定型心绞痛与稳定型心绞痛不同,不稳定型心绞痛包括静息型心绞痛、初发劳力型心绞痛、恶化劳力型心绞痛,因其发病机制与稳定型心绞痛不同,病史及体征可资鉴别。

3.急性心肌梗死疼痛性质更为剧烈,持续时间可达数小时,常伴有休克、心律失常及心力衰竭,并有发热的表现,含服硝酸甘油多不能使之缓解;心电图中面向梗死区的导联 S-T 段抬高,并有异常 Q 波,实验室检查发现有心肌酶谱增高。

4.肋间神经痛常累及 1~2 个肋间,为刺痛或灼痛,多为持续性,咳嗽、用力呼吸和身体转动可使疼痛加剧,沿神经行径处有疼痛,手臂上举时局部有牵拉疼痛。

5.肺炎、气胸、胸膜炎等呼吸系疾病这些疾病可有胸痛,但常伴呼吸道症状,咳嗽、咯痰、疼痛与呼吸有关,且持续时间长,并有畏寒、发热等全身症状。

## 【治疗方案】

稳定型心绞痛的基本治疗亦称"ABCDE":A=Aspirin,Antianginal therapy and ACEI(阿司匹林,抗心绞痛治疗和血管紧张素转换酶抑制剂),B=β-blocker and Blood pressure(β 受体阻滞剂控制血压),C=Cigarette smoking and Cholesterol(戒烟和降血脂),D=Diet and Diabetes(饮食和控制糖尿病),E=Education and Exercise(普及知识和加强锻炼)。

### (一)一般治疗

发作时应立刻休息,一般患着在停止活动后症状即可消除,平时应尽量避免各种确知的足以诱致发作的因素,如过度的体力活动、情绪激动、饱餐等,冬天注意保暖,平时避免烟酒,调整日常生活与工作量;减轻精神负担;保持适当的体力活动,以不发生疼痛为度;治疗高血压、糖尿病、贫血等疾病。

### (二)药物治疗

1.抗血小板制剂

(1)阿司匹林,病人只要没有用药禁忌,就都应该服用阿司匹林或其他抗血小板制剂,阿司匹林 75~162mg,1 次/天,口服;应注意,本药可引起胃肠道糜烂、出血等不良反应。对阿司匹林过敏者可改用其他抗血小板制剂。

(2)氯吡格雷,首次剂量 300mg,然后 75mg,1 次/天,口服;或用抵克力得 0.25g,1 次/天,口服;抵克力得的副作用主要有中性粒细胞、血小板减少、血栓性血小板减少性紫癜等,使用过程中要注意监测血常规,目前已很少使用。氯吡格雷无上述副作用,且起效快。

2.抗心绞痛药物 主要分 3 类:β 受体阻滞剂、钙通道阻滞剂和硝酸酯类。

(1)β 受体阻滞剂用药剂量以患者服用后心率维持在 55~60 次/分为度,常用倍他乐克缓释片 47.5mg,1 次/天,口服;或用阿替洛尔 12.5～25mg,2 次/天,口服。病人患有严重心动过缓和高度传导阻滞、失代偿性充血性心力衰竭、支气管哮喘时,应禁用 β 受体阻滞剂。有严重的外周血管病和跛行者,β 受体阻滞剂可能加重症状;因冠状动脉痉挛而不是粥样硬化性狭窄造成的缺血如变异性心绞痛,不宜使用 β 受体阻滞剂,钙通道阻滞剂是首选药物。

(2)钙通道阻滞剂常用药物有维拉帕米 80mg,3 次/天,口服;或用维拉帕米缓释片 240mg/天,口服;可有头晕、恶心、呕吐、便秘、心动过缓、P-R 间期延长、血压下降等副作用;或用硝苯地平 10～20mg,3 次/天口服,亦可舌下含服,副作用有头痛、头晕、乏力、血压下降、心率增快等,目前推荐使用同类药物的控释、缓释或长效剂型,如用波依定 5mg,1 次/天,口服;或用络活喜 5mg,1 次/天,口服;或用地尔硫䓬 30mg,3 次/天,口服。此类药物可有头痛、头晕、失眠等不良反应。治疗变异型心绞痛以钙通道阻滞剂的疗效最好,本类药物可与硝酸酯类药物同时服用,其中硝苯地平类药物可与 β 受体阻滞剂同服,但维拉帕米和地尔硫䓬与 β 受体阻滞剂同时应用有过度抑制心脏的危险;本类药物停药也宜逐渐减量然后停服,以免发生冠状动脉痉挛。

(3)硝酸酯类心绞痛发作时可舌下含服硝酸甘油 0.5mg,无效者可重复 1 次,舌下含服和喷雾用硝酸甘油仅作为心绞痛发作时缓解症状用药,劳力型心绞痛也可在运动前数分钟含服硝酸甘油以减少或避免发作,长效制剂都能用于稳定型心绞痛,可用消心痛 10mg,3～4 次/天;或用鲁南欣康 20mg,2 次/天,口服;或用长效异乐定 50mg,1 次/天,口服;因硝酸酯类药物会反射性增加交感神经张力,从而使心率加快,因此硝酸盐制剂常常联合负性心率药物如 β 受体阻滞剂或钙通道阻滞剂治疗慢性稳定型心绞痛。治疗中应注意,一些病人服用硝酸酯类药物会出现头痛、面色潮红、头晕等副反应;对有严重主动脉瓣狭窄或肥厚型心肌病不宜使用硝酸酯类。

3.血管紧张素转换酶抑制剂(ACEI)　所有左室射血分数≤40% 以及高血压、糖尿病或慢性肾病的稳定型心绞痛患者,除非有禁忌证,均需开始并持续无限期使用 ACEI 治疗,可降低发生心肌梗死的风险和减轻症状;若不耐受,可选用血管紧张素 Ⅱ 受体拮抗剂。

4.降脂治疗　常用的为羟甲基戊二酰辅酶 A 还原酶抑制剂(HMG-CoA 还原酶抑制剂,简称他汀类),如辛伐他汀(舒降之)20～40mg,1 次/天,口服;或用普伐他汀(普拉固)10～40mg,1 次/天;或用氟伐他汀(来适可)20～40mg,1 次/天,口服。因胆固醇在夜间合成较强,故一般主张上述药物在晚餐后 1 次服用。本类药物可引起消化道功能紊乱、肌肉疼痛、一过性肌酸激酶(CK)轻度升高等副反应;此类药物不宜与贝特类或烟酸类等药物合用,治疗过程中应注意肝功能及肌酸激酶的检测。

5.伴随疾病的治疗　对有高血压、糖尿病等伴随疾病,应予以相应的治疗。

## (三)介入治疗

以往临床观察显示,经球囊导管心肌血运重建术与内科保守疗法相比,能使稳定型心绞痛病人的生活质量提高(活动耐量提高),但是心肌梗死的发生和死亡率无显著差异;但随着心血管新技术的出现,尤其新型药物涂层支架及新型抗血小板药物的应用,介入治疗不仅可以改善病人的生活质量,而且可以明显降低心肌梗死的发生率和死亡率。

### （四）外科治疗

主要是行冠状动脉旁路移植术,手术适应证:①冠状动脉多支病变,尤其合并糖尿病的患者;②冠状动脉左主干病变;③不适合行介入治疗的病人;④心肌梗死后合并室壁瘤,需进行室壁瘤切除的病人;⑤狭窄远端管腔要通畅,血管供应区有存活心肌。

**【病情观察】**

### （一）观察内容

1.诊断明确者,对于稳定型心绞痛应观察药物治疗效果,注意心绞痛发作时心电图是否有变化;心绞痛发作次数、时间、性质有无变化,是否转为不稳定型心绞痛;对于不稳定型心绞痛,患者到医院就诊时应进行危险度分层,低危险度患者可酌情短期留院观察,中度或高危险度患者应住院治疗。

2.诊断不明确者,应告知病人或亲属有关冠心病、心绞痛常用的诊断方法,建议病人行心电图负荷试验或 24 小时动态心电图检测,必要时建议患者住院行冠状动脉造影以明确诊断。

### （二）动态诊疗

门诊就诊的患者,根据其临床具体情况行心电图、运动平板试验或 24 小时动态心电图,或核素检查以明确诊断。门诊治疗一般 2～4 周随访,根据症状是否缓解评估疗效:治疗无效或症状加重者,应请示上级医师,以明确诊断,协助治疗。注意复查心电图、心肌酶谱,注意前后动态比较;如转变为不稳定型心绞痛,则应收住院治疗,入院后应强化内科治疗,病情稳定后建议择期行冠状动脉介入术,考虑行介入治疗或外科手术者必须行冠状动脉造影。如病人病情稳定,请示上级医师后可安排病人出院。

**【临床经验】**

### （一）诊断方面

1.仔细询问病史,了解患者的过去史对确定患者是否属于冠心病的范畴十分重要。多数本病患者均有不同程度的胸痛不适症状,典型的缺血性胸痛多为心前区或胸骨后压榨性疼痛或有窒息感,部分患者可能表现为胸闷、心前区烧灼感,常在劳累或情绪激动后发作,但应特别注意的是,少数患者的胸痛症状并不典型,这种情况多见于老年人、糖尿病或女性患者,其首发症状可能仅仅是胸闷、针刺样疼痛,无明显的放射痛;还有部分患者可能表现为上消化道症状或胸膜刺激症状,这些不典型的主诉症状是导致误诊或漏诊的主要原因,其结果可能导致患者治疗时间的延误或将高危的患者放回家去。详细的病史询问还可对鉴别不同性质的胸痛疾病提供重要的信息,一些临床高危、易引起猝死的胸痛疾病,如肺动脉栓塞、主动脉夹层瘤等,仔细了解胸痛情况可获得一些对诊断有价值的资料。因此,重视病史的询问在拟诊心绞痛并排除其他胸痛疾病方面有重要意义。

2.病人合并有心功能不全或血流动力学不稳定状态时,查体可有相应的肺部啰音、心率增快或血压下降等阳性发现。体格检查应注意排除非心源性疾病、非心肌缺血性疾病等。

3.本病诊断一般依据病人的临床表现以及心电图检查结果,心电图可以明确患者有无缺血性 ST-T 改变,尤其是胸痛发作时的心电图。若心电图有 ST-T 动态变化,则提示患者处于高危状态;静息心电图无变化时,可以行运劫平板试验或负荷超声心动图等检查。

### （二）治疗方面

1.心绞痛发作时应立即停止活动、休息,必要时吸氧,同时舌下含服硝酸甘油。

2.硝酸酯类和钙抗抗剂是对各类心绞痛都有效的药物,但以血管痉挛为发病机制的自发性心绞痛或变异性心绞痛,钙拮抗剂更为有效;口受体阻滞剂为治疗稳定劳力型心绞痛的主要有效药物但不宜单独使用。临床用药时应注意各种药物的副反应、禁忌证。

### （三）医患沟通

患者诊断明确时,应告知病人或亲属有关冠心病、心绞痛的特点、治疗药物、治疗方法。告知患者调整饮食、戒烟酒,控制血压、血糖。心绞痛病人治疗后应进行长期随访。了解病人药物治疗的依从性、治疗疗效、副作用、心绞痛发作情况、生活质量等。告知病人坚持长期、规则治疗的重要性,治疗后1～2个月应随访1次;如心绞痛发作频繁,疼痛性质、时间发生变化时,病人应立即来院诊治;如诊断不明确,应告知病人或其亲属有关运动平板试验、放射性核素检查以及冠状动脉造影的目的、过程、有无风险等,以得到病人的同意。一般应在上级医师的指导下,确定病人个体化的治疗方案,有关治疗效果、治疗中出现的并发症、需调整的治疗方案、或需做的特殊检查、使用的贵重药物以及行介入治疗时,应及时告知病人及其家属,以求得病人同意并签字为据。

### （四）病历记录

1.门急诊病历　记录病人就诊时间,记录病人就诊的主要症状,如心前区疼痛的性质、部位、范围、持续时间、诱发因素、缓解方式等。有无高血压、糖尿病等病史,有无烟酒嗜好。以往有无类似发作史,如有,应记录其诊疗经过、用药情况、效果如何,是否维持治疗,如有,则应记录用何药物、剂量。有无心前区胸痛发作时的心电图记录等。体格检查注意心前区有无压痛点,胆囊区有无压痛。辅助检查记录心电图、平板运动试验、24小时动态心电图等结果。

2.住院病历　详尽记录病人主诉、发病过程、门急诊或外院诊疗经过、所用药物及效果如何。首次病程记录应提出相应诊断、与其他疾病的鉴别要点、详尽的诊疗计划。记录病人入院治疗后的病情变化、治疗效果、上级医师的查房记录,记录有关心电图、运动平板试验、放射性核素及心肌酶谱等检查结果。需特殊检查或治疗者(如行介入治疗)以及病人病情恶化,应记录与病人或其亲属的谈话经过,并要求其签署知情同意书。

## 二、不稳定型心绞痛

不稳定型心绞痛(UA)是指介于稳定型心绞痛和急性心肌梗死(AMI)之间的一组临床综合征,包括如下亚型:①初发劳力型心绞痛,2个月内新发生的心绞痛(从无心绞痛或有心绞痛病史但在近半年内未发作过心绞痛);②恶化劳力型心绞痛,病情突然加重,表现为胸痛发作次数增加,持续时间延长,诱发心绞痛的活动阈值明显减低,硝酸甘油缓解症状的作用减弱,病程2个月以内;③静息心绞痛,心绞痛发生在休息或安静状态,发作持续时间相对较长,含硝酸甘油效果欠佳,病程1个月以内;④梗死后心绞痛,指急性心肌梗死发病24小时后至1个月内发生的心绞痛;⑤变异型心绞痛,休息或一般活动时发生的心绞痛,发作时心电图显示ST段暂时性抬高。

**【诊断步骤】**

**(一)病史采集**

1.现病史　患者常因心前区不适、疼痛就诊,其症状性质与典型的稳定型心绞痛相似,但程度通常更重些。应仔细询问病人疼痛的程度、持续的时间、心绞痛发作的频率,是否出现静息或夜间性心绞痛;注意询问胸痛是否放射至附近部位或新的部位;发作时是否伴有出汗、恶心、呕吐、心悸或呼吸困难等相关体征,同时需询问常规休息或舌下含服硝酸甘油能否缓解症状;除疼痛外还需询问是否有头晕、黑蒙、晕厥、抽搐以及发热、咳嗽、咯痰等。

2.过去史　以往有无高血压病、高血脂、糖尿病等病史;有无消化性溃疡、胆囊炎症等病史,如有相关情况,应进一步询问所用的药物及治疗情况。

3.个人史　注意询问有无长期吸烟、酗酒史。如有,应询问每日吸烟支数、饮酒量等。

4.家族史　询问有无类似病史,注意询问其父母有无高血压、糖尿病等病史。

**(二)体格检查**

1.心脏听诊可闻及一过性的第三心音或第四心音,二尖瓣反流引起一过性的收缩期杂音。

2.合并有心功能不全或血流动力学不稳定状态时,可有相应的肺部啰音、心率增快、血压下降等阳性体征。

(三)辅助检查

1.实验室检查

(1)血常规:一般无血红蛋白下降。严重贫血者亦会引起心绞痛症状。

(2)血糖:测定空腹、餐后 2 小时血糖,部分病人可有血糖升高。

(3)血脂分析:部分病人有血脂升高。

(4)心肌酶谱:无异常发现。

2.特殊检查

(1)心电图:①静息时心电图,不稳定型心绞痛病人静息时心电图半数是正常的,最常见的心电图异常是 ST-T 改变;②心绞痛发作时心电图,近 95% 的病人心绞痛发作时出现明显并有相当特征的心电图改变,可出现暂时性心肌缺血引起的 ST-T 改变,在平时有 T 波持续倒置的患者,发作时可变为直立(所谓"假正常化");③动态心电图监测,从连续记录的 24 小时心电图中发现心电图 ST-T 改变和各种心律失常,出现时间可与患者的活动和症状相对照。

(2)超声心动图:不稳定型心绞痛病人静息超声心动图大多数无异常,与负荷心电图一样,负荷超声心动图可以帮助识别心肌缺血的范围和程度。根据各室壁的运动情况,可将负荷状态下室壁运动异常分为运动减弱、运动消失、矛盾运动及室壁瘤。

(3)运动负荷试验:对于低危险组的不稳定型心绞痛患者,病情稳定 1 周以上可考虑行运动试验检查,若诱发心肌缺血的运动量超过 BruceⅢ级,可采用内科保守治疗;若低于上述的活动量即诱发心绞痛,则需做冠状动脉造影检查以决定是否行介入性治疗或外科手术治疗。对于中危险和高危险组的患者在急性期的 1 周内应避免做负荷试验,病情稳定后可考虑行运动试验。如果已有心电图的缺血证据,病情稳定者也可直接行冠状动脉造影检查。

(4)冠状动脉造影:在冠心病的诊断和治疗上,冠状动脉造影是最重要的检查手段,中危和高危险组的不稳定型心绞痛患者,若条件允许,应做冠状动脉造影检查,目的是为了明确病变情况及指导治疗。不稳定型心绞痛患者具有以下情况时,强烈提示为冠状动脉造影的适应证:①近期内心绞痛反复发作,胸痛持续时间较长,药物治疗效果不满意者,可考虑行冠状动脉造影,以决定是否行急诊介入性治疗或急诊冠状动脉旁路移植术(CABG);②原有劳力型心绞痛近期内突然出现休息时频繁发作者;③近期活动耐量明显减低,特别是低于 Bruce Ⅱ 级或4METs 者;④梗死后心绞痛;⑤原有陈旧性心肌梗死,近期出现非梗死区缺血所致的劳力型心绞痛;⑥严重心律失常、左心室射血分数<40%或充血性心力衰竭。

### (四)诊断要点

1.病人具有上述心绞痛发作的临床表现。

2.具备上述发作时的心电图改变特点。

3.具有上述相关的冠心病危险因素。

### (五)鉴别诊断

1.心脏神经官能症　本病病人常诉胸痛,但多为短暂(几秒钟)的刺痛或较持久(几小时)的隐痛,喜欢不时的深吸一大口气或做叹气样呼吸,含硝酸甘油无效或10多分钟才"见效"。

2.稳定型心绞痛　与不稳定型心绞痛不同,稳定型心绞痛患者含硝酸甘油后能缓解,发作时心电图检查可见以 R 波为主的导联中,ST 段压低,T 波低平或倒置。

3.急性心肌梗死疼痛　性质更为剧烈,持续时间可达数小时,常伴有休克、心律失常及心力衰竭,并有发热的表现,含硝酸甘油多不能使之缓解;心电图中面向梗死区的导联 S-T 段抬高,并有异常 Q 波,实验室检查有心肌酶谱增高。

4.肋间神经痛　常累及 1～2 个肋间,常为刺痛或灼痛,多为持续性,咳嗽、用力呼吸和身体转动可使疼痛加剧,沿神经行径处有疼痛,手臂上举时局部有牵拉疼痛。

5.肺炎、气胸、胸膜炎等呼吸系疾病　这些病人可有胸痛,但常伴有呼吸道症状,如咳嗽、咯痰,疼痛与呼吸有关,持续时间长,亦可有畏寒、发热等表现。

6.胃肠道疾病　消化性溃疡、慢性胆囊炎等,其疼痛与进食、饮酒等有关而与体力活动无关,调节饮食和服药可缓解疼痛,X 线、B 超检查有助于诊断。

### 【治疗方案】

患者到医院就诊时应进行不稳定型心绞痛危险度分层,低危险组患者可酌情短期留观或住院治疗,而中危或高危险组的患者应收住院治疗。

### (一)一般治疗

不稳定型心绞痛急性期须卧床休息 1～3 天、吸氧、持续心电监护。对于低危险组患者留观期间未再发生心绞痛,心电图也无缺血改变,无左心衰竭的临床证据,留观 12～24 小时期间未发现有 CK-MB 升高,心肌肌钙蛋白 T 或 I 正常者,可留观 24～48 小时后出院;对于中危险组或高危险组的患者,特别是肌钙蛋白 T 或 I 升高者,住院时间相对延长,并应强化内科治疗。

### (二)药物治疗

1.抗血小板治疗　阿司匹林仍为抗血小板治疗的首选药物。急性期阿司匹林使用的剂量为 150～300mg/天,口服,可达到快速抑制血小板聚集的作用,3 天后可改为小剂量口服,50～150mg/天维持治疗;对阿司匹林存在过敏反应的病人,可采用噻氯匹定或氯吡格雷替代治疗,使用时应注意定时检查血象,一旦出现明显白细胞或血小板降低,应立即停药。

2.抗凝血酶治疗　静脉肝素治疗一般用于中危险组和高危险组的患者,对于国人常采用先静脉注射 5000U 肝素,然后以 1000U 每小时维持静脉滴注,调整肝素剂量使激活的部分凝血活酶时间(aPTT)延长至对照的 1.5～2 倍(无条件时可监测全血凝固时间或激活的全血凝固时间),静脉肝素治疗 2～5 天为宜,后可改为肝素 7500U,1 次/12 小时,皮下注射,治疗 1～2 天。目前已有证据表明低分子量肝素与普通肝素静脉滴注比较,低分子量肝素在降低不稳定型心绞痛患者的心脏事件发生方面有更优或至少相同的疗效;由于低分子量肝素不需血凝监测、停药无反跳、使用方便,故可采用低分子量肝素替代普通肝素。

3.硝酸酯类药物　使用此类药物的主要目的是控制心绞痛的发作,心绞痛发作时应口含硝酸甘油,初次含服硝酸甘油的患者以先含 1 片为宜,对于已有含服经验的患者,心绞痛症状严重时也可 2 片一次含服。心绞痛发作时,若含服 1 片无效,可在 3～5 分钟之内追加 1 片含服;若连续含服硝酸甘油 3～4 片仍不能控制疼痛症状,须应用强镇痛剂以缓解疼痛,并随即采用硝酸甘油或硝酸异山梨酯静脉滴注,硝酸甘油剂量以 5μg/分开始,以后每 5～10 分钟增加 5μg/分,直至症状缓解或收缩压降低 10mmHg,最高剂量一般不超过 80～100μg/分,病人一旦出现头痛或血压降低(收缩压<90mmHg)应迅速减少静脉滴注剂量;硝酸甘油或硝酸异山梨酯维持静脉滴注的剂量以 10～30μg/分为宜;对于中危险组和高危险组的患者,硝酸甘油持续静脉滴注 24～48 小时即可,以免产生耐药性而降低疗效。目前,常用的口服硝酸酯类药物为硝酸异山梨酯和 5-单硝酸异山梨酯,硝酸异山梨酯作用的持续时间为 4～5 小时,故以 3～4 次/天,口服为妥;对劳力型心绞痛患者应集中在白天给药,5-单硝酸异山梨酯可采用每天 2 次给药;白天和夜间或清晨均有心绞痛发作者,硝酸异山梨酯可采用每 6 小时给药 1 次,但宜短期治疗以避免耐药性;对于频繁发作的不稳定型心绞痛患者,口服硝酸异山梨酯短效药物的疗效常优于服用 5-单硝类的长效药物,硝酸异山梨酯的使用剂量可从 10mg/次开始,症状控制不满意时可逐渐加大剂量,但一般不超过 40mg/次,只要患者心绞痛发作时口含硝酸甘油有效,就应是增加硝酸异山梨酯剂量的指征;若患者反复口含硝酸甘油不能缓解症状,常提示患者有极为严重的冠状动脉阻塞性病变,此时即使加大硝酸异山梨酯剂量也不一定能取得良好效果。

4.β 受体阻滞剂　此类药物对不稳定型心绞痛患者控制心绞痛症状以及改善病人近、远期预后均有好处,因此,除非有肺水肿、未稳定的左心衰竭、支气管哮喘、低血压(收缩压≤90mmHg)、严重窦性心动过缓或二、三度房室传导阻滞等禁忌证,一般都主张常规服用β 受体阻滞剂。选择β 受体阻滞剂药物时,应首选具有心脏选择性的药物,如阿替洛尔、美托洛尔和比索洛尔等,除少数症状严重者可采用静脉推注β 受体阻滞剂外,一般主张口服给药,使用剂量应个体化,并根据病人症状、心率及血压情况调整剂量,如用阿替洛尔 12.5～25mg,2 次/天,口服;或用美托洛尔 25～50mg,2～3 次/天,口服;或用比索洛尔 5～10mg,1 次/天,口服。不伴有劳力型心绞痛的变异性心绞痛不主张使用。

5.钙拮抗剂　服用此类药物是以控制心肌缺血发作为主要目的的。钙拮抗剂中硝苯地平对缓解冠状动脉痉挛有独到的效果,故为变异性心绞痛的首选用药,用法为硝苯地平 10～

20mg,1 次/天,口服;若仍不能有效控制变异性心绞痛的发作,还可与地尔硫䓬合用,以产生更强的解除冠状动脉痉挛的作用,病情稳定后可改为缓释和控释制剂;短效二氢吡啶类药物也可用于治疗不稳定型心绞痛合并高血压病患者,但应与β受体阻滞剂合用,该类药物的不利方面是加重左心功能不全,造成低血压和反射性心率加快,所以使用时需注意了解左心功能情况。地尔硫䓬有减慢病人心率、降低心肌收缩力的作用,故地尔硫䓬较硝苯地平更常用于控制心绞痛发作,用法为地尔硫䓬 30～60mg,3～4 次/天,口服;该药可与硝酸酯类药物合用,亦可与β受体阻滞剂合用,但与后者合用时需密切注意病人心率和心功能变化,对已有窦性心动过缓和左心功能不全的患者,应禁用此类药物;对于一些心绞痛反复发作,静脉滴注硝酸甘油不能控制的患者,也可试用地尔硫䓬静脉滴注,使用方法为每分钟 5～15μg/kg,可持续静脉滴注 24～48 小时,静脉滴注过程中须密切观察病人心率、血压的变化;静息心率<50 次/分者,应减少地尔硫䓬剂量或停用地尔硫䓬。维拉帕米一般不与β受体阻滞剂配伍,维拉帕米多用于心绞痛合并支气管哮喘不能使用β受体阻滞剂的患者。总之,对于严重不稳定型心绞痛患者常需联合应用硝酸酯类、β受体阻滞剂、钙拮抗剂。

6.血管紧张素转换酶抑制剂(ACEI)和血管紧张素Ⅱ受体拮抗剂(ARB)　此类药物可降低发生心肌梗死的风险。如患者存在下列情况,24 小时内给予口服 ACEI;肺充血,左心射血分数≤40%,无低血压或已知的其他禁忌证。若不能耐受 ACEI,可以 ARB 替代。

7.降脂治疗　常用的为羟甲基戊二酰辅酶 A 还原酶抑制剂(HMG-CoA 还原酶抑制剂,简称他汀类)。如辛伐他汀(舒降之)20～40mg,1 次/天,口服;或用普伐他汀(普拉固)10～40mg,1 次/天,口服;或用氟伐他汀(来适可)20～40mg,1 次/天。此类药物不宜与贝特类或烟酸类等药物合用,治疗过程中应注意肝功能及肌酸激酶的检测。

8.伴随疾病的控制与治疗如有高血压、糖尿病等,应予以相应治疗。

### (三)不稳定型心绞痛的介入性治疗和外科手术治疗

高危险组患者如果存在以下情况之一的,应考虑行紧急介入性治疗或冠状动脉架桥术:

1.虽经内科加强治疗,心绞痛仍反复发作;

2.心绞痛发作时间明显延长超过 1 小时,药物治疗不能有效缓解上述缺血发作;

3.心绞痛发作时伴有血液动力学不稳定,如出现低血压、急性左心功能不全或伴有严重心律紊乱等。不稳定型心绞痛的紧急介入性治疗的风险一般高于择期介入性治疗,故在决定之前应仔细权衡利弊,紧急介入性治疗的主要目标是以迅速开通此次病变的血管,恢复其远端血流为原则,对于多支病变的患者,可以不必一次完成全部的血管重建,如果患者冠状动脉造影显示为左冠状动脉主干病变或弥漫性狭窄病变不适宜介入性治疗时,则应选择急诊冠脉搭桥术(CABG)。对于血液动力学不稳定的患者最好同时应用主动脉内球囊反搏,力求稳定高危患者的血液动力学状态。除以上少数不稳定型心绞痛患者外,大多数不稳定型心绞痛患者的介入性治疗宜在病情稳定至少 48 小时后进行。

### 【病情观察】

#### (一)观察内容

1.诊断明确者,应观察药物的治疗效果,注意心绞痛发作时心电图有无变化,心绞痛发作次数、时间、性质有无变化。

2.诊断不明确者,应告知病人或亲属有关冠心病、心绞痛常用的诊断方法,建议病人行心电图负荷试验或 24 小时动态心电图检测,必要时可建议患者住院行冠状动脉造影以明确诊断。

3.对于中、高危险度的不稳定型心绞痛患者应收入住院行抗缺血治疗,并做心肌标志物及常规血液检查;对心电图正常或呈非特征性心电图改变的患者,应继续评估病情及治疗疗效,并行包括心电监护、迅速测定血清心肌标记物浓度、二维超声心动图检查等床旁监测,床旁监测应一直持续到获得一系列血清标记物浓度结果,评估病人有无缺血或梗死证据,再决定继续观察治疗。

### (二)动态诊疗

患者到医院就诊时应进行不稳定型心绞痛危险度分层,低危险组患者可酌情短期留观或住院治疗,而中危险组或高危险组的患者应收住院治疗。评估治疗疗效,症状是否缓解,注意复查心电图、心肌酶谱,注意前后动态比较,并根据病人的临床征象的变化,及时调整治疗用药。如有行紧急介入性治疗或 CABG 指征的,应给予相应治疗。

### 【临床经验】

#### (一)诊断方面

1.不稳定型心绞痛诊断需注意以下几点:

(1)不稳定型心绞痛的诊断应根据心绞痛发作的性质、特点、发作时的体征和发作时心电图改变以及冠心病危险因素等,结合临床综合判断,以提高诊断的准确性。

(2)心绞痛发作时心电图 S-T 段抬高和压低的动态变化最具诊断价值,应及时记录发作时和症状缓解后的心电图,动态 S-T 段水平型或下斜型压低$\geqslant$1mV 或 S-T 段抬高(肢体导联$\geqslant$1mV,胸导联$\geqslant$2mV)有诊断意义。若发作时倒置的 T 波呈伪性改变(假正常化),发作后 T 波恢复原倒置状态;或以前心电图正常者近期内出现心前区多导联 T 波深倒,在排除非 Q 波性急性心肌梗死后结合临床也应考虑不稳定型心绞痛的诊断。当发作时心电图显示 S-T 段压低$\geqslant$0.5mV 但<1mV 时,仍需高度怀疑患本病。

(3)不稳定型心绞痛急性期应避免做任何形式的负荷试验,这些检查宜放在病情稳定后进行。

2.不稳定型心绞痛诊断明确后应进行不稳定型心绞痛危险度分层。患者病情严重性的判断主要依据病人心脏病病史、体征和心电图,特别是发作时的心电图,病史中的关键点是 1 个月来的心绞痛发作频次,尤其是近 1 周的发作情况,其内容应包括:

(1)活动耐量降低的程度;

(2)发作持续时间和严重性加重情况;

(3)是否在原劳力型心绞痛基础上近期出现静息心绞痛。根据心绞痛发作状况、发作时 S-T 段压低程度以及发作时患者的一些特殊体征变化,可将不稳定型心绞痛患者分为高、中、低危险组。

#### (二)治疗方面

不稳定型心绞痛因其发病机制及分型的不同,治疗应遵循个体化的治疗原则。除口服阿司匹林及硝酸酯类药物作为常规治疗外,初发或恶化劳力型心绞痛应用 β 阻滞剂,自发型(包括变异性)心绞痛可应用钙离子拮抗剂,但常需两药或三药合用以增加疗效。病情较重者,可使用肝素及硝酸甘油。高危险组患者如果存在上述急诊治疗指征者,应考虑行紧急介入性治疗,大多数不稳定型心绞痛患者的介入性治疗宜在病情稳定至少 48 小时后进行。不适宜经皮腔内冠状动脉成形术(PTCA)而心绞痛反复发作,内科治疗病情不能稳定者,可考虑冠状动脉旁路移植术。国际多中心大样本的临床试验(TIMIHIB)业已证明,采用急性心肌梗死的溶栓方法治疗不稳定型心绞痛有增加急性心肌梗死发生率的倾向,故已不主张采用。

### (三)医患沟通

如患者心绞痛诊断明确,应告知病人或其亲属有关冠心病、心绞痛的特点、治疗药物及方法,告知患者调整饮食、戒烟酒,控制血压、血糖。心绞痛病人经治疗后应进行长期随访,了解病人药物治疗的依从情况及疗效、副作用、心绞痛发作情况、生活质量等。如病程中心绞痛发作频繁,疼痛性质、时间发生变化时应立即来院诊治;诊断不明确者,应告知病人或其直系亲属,有关运动平板试验、放射性检查以及冠状动脉造影的目的、过程、有无风险等,以得到病人的同意。对于中、高危险度的不稳定型心绞痛患者,多有发生急性心肌梗死危险,尤其肌钙蛋白 T 或 I 增高的患者,此类患者病情极不稳定,死亡率高,应及时向家属交代清楚。一般应在上级医师的指导下,确定个体化的治疗方案,有关治疗的疗效、治疗中出现并发症、需调整治疗方案、需做特殊检查、需使用贵重药物以及行介入治疗的,应及时告知病人及其家属,以求得病人同意并签字为据。

不稳定型心绞痛患者出院后需定期门诊随访,低危险组的患者 1～2 个月随访 1 次,中、高危险组的患者无论是否行介入性治疗都应每月随访 1 次,如果病情无变化,随访半年即可。须嘱咐病人或家属,患者出院后仍需继续服用阿司匹林、β 受体阻滞剂和一些扩张冠状动脉的药物,不能突然减药或停药。

### (四)病历记录

1.门急诊病历　记录病人就诊时间,详细记录病人就诊的主要症状,如心前区疼痛的性质、部位、范围、持续时间、诱发因素、含服硝酸甘油能否缓解等。有无呼吸困难、出汗、恶心、呕吐或眩晕等,有无晕厥、昏迷。有无冠心病史,以往有无类似发作史,如有,应记录其诊疗经过、用药情况、效果如何,是否维持治疗,如有,则应记录用何药物、剂量。询问既往有无高血压、糖尿病病史,有无烟酒嗜好。体格检查记录有无心率增快或减慢,听诊有无闻及第四心音(房性或收缩缩前奔马律)、第三心音(室性)奔马律,有无第一、第二心音减轻、心包摩擦音。有无收缩期杂音。辅助检查记录心电图、心肌酶谱等检查结果。

2.住院病历　详尽记录病人主诉、发病过程、门急诊或外院诊疗经过、所用药物及效果如何。记录应提出本病的相应诊断、与其他疾病的鉴别要点、详尽的诊疗计划。病程记录记录病人入院治疗后的病情变化,治疗效果、上级医师的查访记录,记录有关心电图、运动平板试验、放射性核素及心肌酶谱等检查结果。需特殊检查或治疗者(如行介入治疗)以及病人病情恶化的,应记录与病人或其亲属的谈话经过,无论同意与否,应请病人或亲属签名。

## 三、急性心肌梗死

急性心肌梗死(AMI)是心肌急性缺血性坏死,是在冠状动脉病变的基础上,发生冠状动脉血供急剧减少或中断,使相应心肌发生严重而持久的急性缺血所致,原因通常是在冠状动脉粥样硬化病变的基础上继发血栓形成;非动脉粥样硬化所导致的心肌梗死可由感染性心内膜炎、血栓脱落、主动脉夹层、动脉炎等引起;临床上有剧烈持久的胸痛、组织坏死反应和心肌急性损伤、缺血和坏死的系列性心电图演变和血清酶学动态变化;病情重的患者易发展为严重的心律失常、心源性休克和心力衰竭,甚至猝死。最近10年来,虽然本病的死亡率下降了接近30%,但是对于1/3左右的病人而言,此病仍然是致命的,50%的死亡发生在发病后的1小时内,最多见的原因为心室颤动。

### 【诊断步骤】

#### (一)病史采集

1.现病史 患者常因心前区疼痛就诊,其疼痛性质与典型的心绞痛相似,但程度通常更重,故应仔细询问病人疼痛的程度、持续时间、胸痛是否放射至附近的部位或新的部位;发作时是否伴有出汗、恶心、呕吐、心悸或呼吸困难等相关征象,同时需询问舌下含服硝酸甘油能否缓解症状。注意询问有无头晕、黑蒙、晕厥、抽搐以及发热、咳嗽、咯痰等症状。以往有无冠心病病史,如有,应询问平时服用何种药物、药物效果如何、最近心绞痛发作的频率等。

2.过去史 应询问以往有无高血压病、高血脂、糖尿病等病史;有无消化性溃疡、胆囊炎症等病史,如有相关情况,应进一步询问所有药物及治疗情况等。

3.个人史 注意询问有无长期吸烟、酗酒史,如有,应询问每日吸烟支数、饮酒量等。

4.家族史 询问有无类似病史,亦注意询问其父母有无高血压、糖尿病等病史。

#### (二)体格检查

1.心脏可有轻至中度增大,其中一部分与以往陈旧性心肌梗死或高血压有关。

2.心率可增快或减慢,听诊时可闻及第四心音(房性或收缩期前奔马律)、第三心音(室性)奔马律,第一、第二心音多减轻。

3.部分病人发病第2~3天可闻及心包摩擦音;乳头肌功能障碍引起二尖瓣关闭不全时,可闻及收缩期杂音。

4.右室梗死严重时,可出现颈静脉怒张。

5.除发病极早期可有一过性血压升高外,几乎所有患者病程中均有血压降低。

#### (三)辅助检查

1.实验室检查

(1)血常规:发病24~48小时,血白细胞计数可明显升高——>(10~20)×$10^9$/L,中性粒细胞亦升高,嗜酸粒细胞减少或消失。血沉加快。

(2)血清心肌酶:磷酸肌酸激酶(CK),在起病6小时内增高,24小时内达高峰,3~4天恢复正常;天冬氨酸氨基移换酶起病6~12小时内增高,24~48小时内达高峰,3~6天恢复正常;乳酸脱氢酶(LDH)起病 8～10 小时内增高,2～3 日达高峰,持续 1～2 周才恢复正常,其中 CK 同工酶 CK-MB 和 LDH 同工酶 $LDH_1$ 诊断的特异性最高。

(3)血和尿肌红蛋白:其升高的高峰较血清心肌酶出现早,而恢复慢。

(4)肌钙蛋白 T 或肌钙蛋白 I:肌钙蛋白 T 或肌钙蛋白 I 增高是反映急性心肌梗死最特异和敏感的指标。

2.辅助检查

(1)心电图:①大多数病人能记录到典型的心电图表现:Q 波型心肌梗死,宽而深的 Q 波(病理性 Q 波),S-T 段抬高呈弓背向上型,T 波倒置,往往宽而深、两肢对称;非 Q 波型心肌梗死中的心内膜下心肌梗死患者则不会出现病理性 Q 波,会发生 S-T 段压低≥0.1mV,但 aVR 导联 S-T 段有对称性 T 波倒置;②心电图动态改变,Q 波型心肌梗死起病数小时内可无异常,或出现异常高大、两肢对称的 T 波;数小时后 S-T 段明显抬高,弓背向上,与直立的 T 波连接,形成单向曲线;数小时到 2 天内出现病理性 Q 波,同时 R 波减低,为急性期改变。Q 波在 3～4 天内稳定不变,以后 70%～80%永久存在;如不进行治疗干预,S-T 段抬高持续数日至 2 周左右,逐渐回到基线水平,T 波则变为平坦或倒置,即为亚急性期改变;数周至数月以后,T 波呈 V 形倒置,两肢对称,波谷尖锐,为慢性期改变,T 波倒置可永久存在,也可在数月到数年内逐渐恢复。无 Q 波型心肌梗死中的心内膜下心肌梗死显示 S-T 段普遍压低(除 aVR 导联),继而显示 T 波倒置,但始终不出现 Q 波,S-T 段和 T 波的改变持续存在 1～2 天;③心电图定位和定范围,有 Q 波型心肌梗死的定位和定范围可根据出现特征性改变的导联数来判断。

(2)心向量图:有 QRS 环的改变、ST 向量的出现和 T 环的变化,但目前临床已极少应用,因其应用价值不如心电图,且其装置较复杂,记录方式并不简单。

(3)放射性核素检查:放射性核素心肌显像用于:①证实急性心肌梗死的诊断;②估计梗死的大小;③确定梗死扩展或再梗死;④,判断预后。

(4)超声心动图:根据超声心动图上所见的室壁运动异常可对心肌缺血区域做出判断,在评价有胸痛而无特征性心电图变化时,超声心动图可以帮助排除主动脉夹层。

(5)冠状动脉造影:需行冠状动脉内溶栓疗法、介入治疗或紧急旁路术的病人,行此法检查证实冠状动脉闭塞程度和范围、疗效评价和冠状动脉的病变情况。

(四)诊断要点

1.有上述典型的临床表现、特征性的心电图改变及动态演变过程、实验室检查发现,诊断本病并不困难。

2.老年患者,突然发生的严重心律失常、休克、心力衰竭而原因不明,或突然发生的较重而持久的胸闷和胸痛者,都应考虑本病的可能。除应按急性心肌梗死处理外,短期内进行心电图和血清酶、肌钙蛋白测定等的动态观察,可以确定诊断。

(五)鉴别诊断

1.急性心包炎 疼痛部位多在心前区,常呈持续性或间歇性,呼吸均感疼痛。常有发热、呼吸困难等表现。心电图呈低电压,ST 段普遍抬高,而弓背向下,无异常 Q 波。

2.主动脉夹层胸痛 一开始即达高峰,常放射至背、肋、腹、腰和下肢,两上肢的血压和脉搏可有明显差别,可有下肢暂时性瘫痪、偏瘫和主动脉关闭不全等表现可资鉴别。经食管超声心动图检查、X线或磁共振显像有助于诊断。

3.急性肺动脉栓塞　可发生胸痛、咯血、呼吸困难和休克等征象,但有右心负荷急剧增加的表现如发绀、肺动脉瓣区第二心音亢进、颈静脉怒张、肝肿大、下肢浮肿等。心电图示 I 导联 S 波加深,III 导联 Q 波显著、T 波倒置,胸导联过渡区左移,右胸导联 T 波倒置等改变。

4.急腹症　急性胰腺炎、消化性溃疡穿孔、急性胆囊炎、胆石症等均有上腹痛,仔细询问病史、体格检查,结合 B 超、X 线腹部平片、心电图检查和血清心肌酶测定可协助鉴别。

**【治疗方案】**

治疗原则是保护和维护心脏功能,挽救濒死的心肌,防止梗死面积扩大,缩小心肌缺血范围,及时处理严重的心律失常、泵衰竭和各种并发症,防止猝死,使患者不但能度过急性期,且康复后能够保留尽可能多的有功能的心肌。急诊经皮腔内冠状动脉成形术及支架术能尽快恢复心肌再灌注,是目前有条件医院治疗心肌梗死的首选方法。

**(一)一般治疗**

1.监测　病人立即收住冠心病监护病房进行心电图、血压、血氧饱和度和呼吸的监测,并与其诊断同时进行,重点是监测和防治急性心肌梗死的不良事件或并发症。

2.卧床休息并吸氧　血流动力学稳定且无并发症的急性心肌梗死患者一般卧床休息 1～3 天,对于病情不稳定的高危患者卧床时间适当延长;吸氧量开始氧流量 2～3L/分,也可高流量给氧 6～8L/分,需要时予以面罩加压给氧或正压呼吸。

3.建立静脉通道　保持给药途径畅通。

4.解除疼痛　吗啡 10mg 稀释成 10ml,2～3ml/次,静脉注射;或用哌替啶 50～100mg,肌内注射,必要时 1～2 小时后再注射 1 次,以后每 4～6 小时可重复应用,注意可能抑制呼吸功能。

5.硝酸类　类急性心肌梗死患者大多数可应用硝酸酯类药物,通常用硝酸甘油静脉滴注 24～48 小时,然后改用口服硝酸酯类药物。具体用法和剂量见后述。注意下壁心肌梗死、可疑右室梗死或明显低血压的病人(收缩压<90mmHg),尤其合并心动过缓时,不适合应用硝酸酯类药物。

6.阿司匹林　所有病人只要没有用药的禁忌,都应该服用阿司匹林或其他抗血小板制剂,首次口服剂量至少 300mg,病人应咀嚼药片,以利被迅速吸收。

7.其他　措施注意纠正水、电解质及酸碱平衡失调。

**(二)再灌注治疗**

1.溶栓治疗

(1)溶栓治疗的适应证:①持续性胸痛超过 30 分钟,含服硝酸甘油片症状不能缓解;②相邻 2 个或 2 个以上导联 S-T 段抬高≥0.2mV;③起病时间在 6 小时以内,如刚超过 6 小时,患者仍有严重胸痛,并且 S-T 段抬高导联有 R 波者,也可考虑溶栓治疗;④年龄<75 岁。

(2)溶栓治疗的禁忌证:①既往任何时间发生过出血性脑卒中,1 年内发生过缺血性脑卒中或脑血管事件;②颅内肿瘤;③近期(2～4 周)活动性内脏出血(月经除外);④可疑主动脉夹层;⑤入院时严重且未控制的高血压(>180/110mmHg)或有慢性严重高血压病史;⑥目前正在使用治疗剂量的抗凝药(国际标准化比率2～3),已知有出血倾向;⑦近期(2～4周)创伤史,包括头部外伤、创伤性心肺复苏或较长时间(>10分钟)的心肺复苏;⑧近期(<3周)外科大手术;⑨近期(<2周)在不能压迫部位的大血管穿刺;⑩妊娠。

(3)溶栓剂的使用方法:①尿激酶:根据我国的几项大规模临床试验结果,目前建议剂量为150万U加入5%葡萄糖注射液100ml中静脉滴注,30分钟内滴完,配合肝素7500～1万U,每12小时1次,皮下注射;或用低分子量肝素7500～1万U,皮下注射,2次/天;②链激酶或重组链激酶:根据国际上进行的几组大规模临床试验及国内的研究,建议150万U加入5%葡萄糖注射液100ml中静脉滴注,1小时内滴完,配合肝素7500～1万U,每12小时1次,皮下注射;或用低分子量肝素7500～1万U,皮下注射,2次/天;③重组组织型纤溶酶原激活剂(rt-PA):国外较为普遍的用法为加速给药方案(即GUSTO方案),首先静脉注射rt-PA15mg,继之rt-PA以0.75mg/kg剂量(不超过50mg)静脉滴注,30分钟内滴完,rt-PA再以0.5mg/kg(不超过35mg)静脉滴注,60分钟内滴完。给药前予肝素5000U,静脉注射,继之肝素以1000U/小时的速率静脉滴注,以部分凝血活酶时间结果调整肝素给药剂量,使aPTT维持在60～80秒。鉴于东西方人群凝血活性可能存在差异,以及我国脑出血发生率高于西方人群,我国进行的TUCC临床试验证实,应用rt-PA50mg(rt-PA8mg,静脉注射,rt-PA42mg静脉滴注,90分钟内滴完,配合肝素静脉应用,方法同上)也取得较好疗效,有出血的需要输血或脑出血的发生率与尿激酶应用无显著差异。

2.介入治疗

(1)直接经皮腔内冠状动脉成形术(PTCA)适应证:①在S-T段抬高和新出现或怀疑新出现左束支传导阻滞的急性心肌梗死患者,直接PTCA可作为溶栓治疗的替代治疗,但直接PTCA必须由有经验的术者和相关医务人员,在有适宜条件的导管室于发病12小时内,或虽超过12小时但缺血症状仍持续存在时,对梗死相关动脉进行PTCA(《美国心脏病学会/美国心脏病协会指南》列为Ⅰ类适应证);②急性S-T段抬高/Q波心肌梗死或新出现左束支传导阻滞的急性心肌梗死并发心源性休克患者,年龄<75岁,急性心肌梗死发病在36小时内,并且血运重建可在休克发生18小时内完成者,应首选直接PTCA治疗(《美国心脏病学会/美国心脏病协会指南》列为Ⅰ类适应证);③适宜再灌注治疗而有溶栓治疗禁忌证者,直接PTCA可作为一种再灌注治疗手段(《美国心脏病学会/美国心脏病协会指南》列为Ⅱa类适应证);④急性心肌梗死患者非S-T段抬高,但梗死相关动脉严重狭窄、血流减慢(冠状动脉造影观察血管再通情况,依据TIMI分级≤Ⅱ级),如可在发病12小时内完成,可考虑进行PTCA(《美国心脏病学会/美国心脏病协会指南》列为Ⅱb类适应证)。近年来,急性心肌梗死患者用介入治疗达到即刻再灌注的最新进展是原发性支架置入术,根据Zwolle、STENT-PAMI等原发置入支架与直接PTCA的随机对照研究结果,常规置入支架在降低心脏事件发生率和减少靶血管重建术方面优于直接PTCA和仅在夹层、急性闭塞或濒临闭塞时紧急置入支架术。因此,支架置入术可较广泛用于急性心肌梗死患者的机械性再灌注治疗。

(2)补救性PTCA对溶栓治疗未再通的患者使用PTCA恢复前向血流,即为补救性PTCA,其目的在于尽早开通梗死相关动脉,挽救缺血但仍存活的心肌,从而改善生存率和心功能;建议对溶栓治疗后仍有明显胸痛,ST段抬高无显著回落,临床提示未再通者,应尽快进行急诊冠脉造影,若 TIMI 血流 0～2 级,应立即行补救性 PTCA,使梗死相关动脉再通,尤其对发病 12 小时内、广泛前壁心肌梗死、再次梗死及血流动力学不稳定的高危患者意义更大。

(3)溶栓治疗再通者 PTCA 的选择对溶栓治疗成功的患者不主张立即行 PTCA,对溶栓治疗成功的患者,若无缺血复发,建议在 7～10 天后进行择期冠脉造影,冠状动脉虽再通,但仍有重度狭窄,尤其是广泛前壁心肌梗死和左心室功能失调等高危患者可行 PTCA。

### (三)药物治疗

1.硝酸酯类药物　　常用的硝酸酯类药物包括硝酸甘油、硝酸异山梨酯和 5-单硝酸异山梨酯。急性心肌梗死早期通常给予硝酸甘油静脉滴注 24～48 小时,对急性心肌梗死伴再发性心肌缺血、充血性心力衰竭或需处理的高血压患者更为适宜,硝酸甘油静脉滴注应从低剂量开始,即从 $10\mu g$/分开始,可酌情逐渐增加剂量,每 5～10 分钟增加 5～$10\mu g$,直至症状控制、血压正常者动脉收缩压降低 10mmHg,或高血压患者动脉收缩压降低 30mmHg 为有效治疗剂量;静脉滴注过程中如出现明显心率加快或收缩压≤90mmHg,应减慢滴注速度或暂停使用,静脉滴注硝酸甘油的最高剂量以不超过 $100\mu g$/分为宜,过高剂量可增加低血压的危险,对急性心肌梗死患者同样是不利的;硝酸甘油持续静脉滴注的时限为 24～48 小时,开始 24 小时一般不会产生耐药性,后 24 小时若硝酸甘油的疗效减弱或消失可增加滴注剂量;静脉用药后可使用口服制剂,如用硝酸异山梨酯 10～20mg,3～4 次/天,口服;或用 5-单硝山梨醇酯 20～40mg,2 次/天,口服。硝酸酯类药物的不良反应有头痛、反射性心动过速和低血压等,急性心肌梗死合并低血压(收缩压≤90mmHg)或心动过速(心率＞100 次/分)者为用药的禁忌证;下壁伴右室梗死也应慎用。

2.抗血小板治疗

(1)阿司匹林急性心肌梗死急性期,阿司匹林 150～300mg/天,口服。首次服用时应选择水溶性阿司匹林,或以肠溶阿司匹林嚼服以达到迅速吸收的目的,3 天后改为小剂量应用,50～150mg/天,口服维持治疗。

(2)噻氯匹定和氯吡格雷噻氯匹定作用机制不同于阿司匹林,主要抑制二磷酸腺苷诱导的血小板聚集。口服 24～48 小时起作用,3～5 天达高峰。开始服用的剂量为 250mg,2 次/天,口服,1～2 周后改为 250mg,1 次/天,口服维持治疗;该药起效慢,不适合急需抗血小板治疗的临床情况(如急性心肌梗死溶栓前),多用于对阿司匹林过敏或禁忌的患者或者与阿司匹林联合用于置入支架的急性心肌梗死患者。该药的主要不良反应是中性粒细胞及血小板减少,应用时需注意定期复查血常规,目前已很少使用,已被氯吡格雷替代。氯吡格雷是新型的二磷酸腺苷受体拮抗剂,其化学结构与噻氯匹定十分相似,与后者不同的是口服后起效快,不良反应明显低于噻氯匹定,现已成为噻氯匹定替代药物,初始剂量 300mg/天,口服,随后剂量以 75mg/天,口服维持治疗。

3.抗凝治疗

(1)普通肝素:肝素作为对抗凝血酶的药物临床应用最普遍,对于 S-T 段抬高的急性心肌梗死,肝素作为溶栓治疗的辅助用药;对于非 S-T 段抬高的急性心肌梗死,静脉滴注肝素为常规治疗。一般使用方法是先静脉推注 15000U 冲击量,继之以 1000U/小时,维持静脉滴注,每 4～6 小时测定 1 次部分凝血活酶时间或活化全血凝固时间,以便于及时调整肝素剂量,保持其凝血时间延长至对照的 1.5~2 倍;一般肝素静脉使用时间 48~72 小时,以后可改用肝素 7500U,每 12 小时 1 次,皮下注射 2~3 天;如果存在体循环血栓形成的倾向,如左心室有附壁血栓形成或心房颤动或有静脉血栓栓塞史的患者,肝素静脉应用的时间可适当延长。肝素作为急性心肌梗死溶栓治疗的辅助治疗,随溶栓制剂不同,用法亦有不同。rt-PA 为选择性溶栓剂,半衰期短,对全身纤维蛋白原影响较小,血栓溶解后仍有再次血栓形成的可能,故需要与充分的抗凝治疗相结合;溶栓前肝素先静脉注射 5000U 冲击量,继之肝素以 1000U/小时维持静脉滴注 48 小时,根据部分凝血活酶时间或活化全血凝固时间调整肝素剂量(方法同上)。48 小时后改用肝素 7500U,2 次/天,皮下注射 2~3 天。尿激酶和链激酶均为非选择性溶栓剂,对全身凝血系统影响很大,包括消耗因子 V 和Ⅷ,大量降解纤维蛋白原,因此溶栓期间不需要充分抗凝治疗,溶栓后 6 小时开始测定部分凝血活酶时间或活化全血凝固时间,待部分凝血活酶时间恢复到对照时间 2 倍以内时(约 70 秒)开始给予肝素治疗。

(2)低分子量肝素:鉴于低分子量肝素有应用方便、不需监测凝血时间、出血并发症低等优点,建议可用低分子量肝素代替普通肝素。低分子量肝素由于制作工艺不同,其抗凝疗效亦有差异,因此应强调个体化用药,并非所有品种的低分子量肝素都能成为替代静脉滴注普通肝素的药物。

4.β 受体阻滞剂  β 受体阻滞剂通过减慢心率,降低体循环血压和减弱心肌收缩力来减少心肌耗氧量,对改善缺血区的氧供需失衡,缩小心肌梗死面积,降低急性期病死率有肯定的疗效,在无该药禁忌证的情况下应及早常规应用。常用美托洛尔缓释片 47.5mg,1 次/天,口服;或用阿替洛尔 6.25~25mg,2 次/天,口服。用药者需严密观察,使用剂量必须个体化;紧急情况下,如前壁急性心肌梗死伴剧烈胸痛或高血压者,β 受体阻滞剂亦可静脉使用,如美托洛尔,5mg/次,静脉注射,间隔 5 分钟后可再给予 1~2 次,继后以口服剂量维持治疗。β 受体阻滞剂治疗的绝对禁忌证包括:①心率<50 次/分;②动脉收缩压<100mmHg;③中重度左心衰竭(≥急性心肌梗死的泵功能(Killip)Ⅲ级);④二、三度房室传导阻滞或 P-R 间期>0.24 秒;⑤严重慢性阻塞性肺部疾病或重度哮喘;⑥末梢循环灌注不良。相对禁忌证为:①有哮喘病史;②有周围血管疾病;③胰岛素依赖性糖尿病。

5.血管紧张素转换酶抑制剂(ACEI)  在无禁忌证的情况下,溶栓治疗后血压稳定即可开始使用 ACEI,ACEI 使用的剂量和时限应视患者的具体情况而定,一般来说,急性心肌梗死早期 ACEI 应从低剂量开始逐渐增加剂量,如初始给予卡托普利口服 6.25mg/次作为试验剂量,次日加至 12.5~25mg,2~3 次/天。ACEI 的禁忌证:①急性心肌梗死急性期动脉收缩压<90mmHg;②临床出现严重肾功能衰竭(血肌酐>265vmol/L);③有双侧肾动脉狭窄病史;④对 ACEI 制剂过敏;⑤妊娠、哺乳妇女等。

6.降脂治疗  常用的是羟甲基戊二酰辅酶 A 还原酶抑制剂(HMG-CoA 还原酶抑制剂,简称他汀类),如辛伐他汀(舒降之)20~40mg,1 次/天;或用普伐他汀(普拉固)10~40mg,1 次/天;或用氟伐他汀(来适可)20~40mg,1 次/天。此类药物不宜与贝特类或烟酸类等药物合用,治疗过程中应注意肝功能及肌酸激酶的检测。

7.钙拮抗剂  临床试验研究显示,无论是急性心肌梗死早期或晚期、Q 波或非 Q 波心肌梗死、是否合用 β 受体阻滞剂,给予速效硝苯地平均不能降低再梗死率和病死率,对部分患者甚至有害。因此,在急性心肌梗死常规治疗中,钙拮抗剂被视为不宜使用的药物。

8.洋地黄制剂　急性心肌梗死 24 小时之内一般不使用洋地黄制剂,急性心肌梗死合并左心衰竭的患者 24 小时后常规服用洋地黄制剂是否有益也一直存在争议。目前认为,急性心肌梗死恢复期在 ACEI 和利尿剂治疗下仍存在充血性心力衰竭的患者,可使用地高辛 0.125～0.25mg,1 次/天,口服;对于急性心肌梗死左心衰竭并发快速心房颤动的患者,使用洋地黄制剂较合适,可首次静脉注射毛花苷丙 0.4mg,此后根据情况追加 0.2～0.4mg,然后口服地高辛维持治疗。

9.其他药物治疗　①镁:目前不主张常规补镁治疗,以下临床情况下补镁治疗可能有效:急性心肌梗死发生前使用利尿剂,有低镁、低钾的患者;急性心肌梗死早期出现与 QT 间期延长有关的尖端扭转性室性心动过速的患者。②极化液疗法:氯化钾 1.5g、普通胰岛素 8U 加入10％葡萄糖注射液 500ml 中静脉滴注,1～2 次/天,1～2 周为 1 疗程。

### (四)并发症处理

1.急性左心衰竭

(1)有肺水肿的,可用呋塞米 20mg,静脉注射;②硝酸甘油静脉滴注,以 10μg/分开始,逐渐加量,直到收缩压下降 10％～15％,但不低于 90mmHg;

(3)尽早口服 ACEI,急性期以短效 ACEI 为宜,小剂量开始,根据耐受情况逐渐加量;

(4)肺水肿合并严重高血压是硝普钠静脉滴注治疗的最佳适应证,小剂量(10μg/分)开始,根据血压逐渐加量并调整至合适剂量;

(5)在合并快速心房颤动时,可用西地兰或地高辛减慢心室率;有左室收缩功能不全,心搏量下降时,心率宜维持在 90～110 次/分,以维持适当的心排血量;

(6)急性肺水肿伴严重低氧血症者可行人工机械通气治疗。

2.心源性休克　治疗原则为升压＋增加组织灌注。临床上当肺淤血和低血压同时存在时,可诊断为心源性休克。急性心肌梗死合并低血压可能由于低血容量引起,患者呕吐、出汗、应用硝酸甘油扩血管治疗,均可引起前负荷减低而发生低血压,但若无呼吸困难和器官低灌注的表现,此时谨慎予扩容治疗;对广泛大面积心肌梗死或高龄的患者应避免过度扩容而诱发左心衰竭;下壁急性心肌梗死合并右室心肌梗死时常见低血压,扩容治疗是关键,若补液 1～2L后心排血量仍不增加,应静脉滴注正性肌力药多巴酚丁胺(3～5μg/kg/分)。心源性休克的处理:①在严重低血压时,应静脉滴注多巴胺 5～15μg/kg/分,一旦血压升至 90mmHg 以上,则可同时静脉滴注多巴酚丁胺(3～10μg/kg/分),以减少多巴胺用量;如血压不升,应使用大剂量多巴胺(≥15μg/kg/分);仍无效者,也可用去甲肾上腺素以 2～8μg/分,静脉滴注;②急性心肌梗死合并心源性休克时,药物治疗不能改善预后,应使用主动脉内球囊反搏(IABP),IABP对支持患者接受冠状动脉造影、PTCA 或冠状动脉架桥术均可起到重要作用;在升压药和IABP 治疗的基础上,谨慎、少量应用血管扩张剂(如硝普钠)以减轻心脏前后负荷可能有用;③迅速使完全闭塞的梗死相关血管开通,恢复血流至关重要,这与住院期间的生存率密切相关,对急性心肌梗死合并心源性休克的提倡机械再灌注治疗。

3.右室梗死和功能不全　急性下壁心肌梗死中,近一半存在右室梗死,但有明确血流动力学改变的仅 10％～15％,下壁伴右室梗死者病死率大大增加,右胸导联(尤为 $V_4R$)ST 段抬高

≥0.1mV 是右室梗死最特异的改变;下壁梗死时出现低血压、无肺部啰音、伴颈静脉充盈或 Kussmaul 征(吸气时颈静脉充盈)是右室梗死的典型三联征,但临床上常因血容量减低而缺乏颈静脉充盈体征,主要表现为低血压,下壁心肌梗死的主要治疗原则是维持右心室前负荷;下壁心肌梗死合并低血压时应避免使用硝酸酯和利尿剂,需积极扩容治疗,若补液 1～2L 血压仍不回升,应静脉滴注正性肌力药多巴胺;在合并高度房室传导阻滞、对阿托品无反应时,应予临时起搏以增加心排血量,右室梗死时也可出现左心功能不全引起的心源性休克,处理原则同左室梗死时的心源性休克。

4.并发心律失常的处理 首先应加强针对急性心肌梗死、心肌缺血的治疗。

(1)急性心肌梗死并发室上性快速心律失常的治疗:①房性早搏与交感兴奋或心功能不全有关,本身不需特殊治疗。②阵发性室上性心动过速伴快速心室率的,必须积极处理,可用维拉帕米、恬尔心或美托洛尔静脉用药;合并心力衰竭、低血压者,可用直流电复律或心房起搏治疗。洋地黄制剂有效,但起效时间较慢。③心房扑动少见且多为暂时性,可动态观察。④心房颤动常见且与预后有关,血流动力学不稳定的患者,如出现血压降低、脑供血不足或心绞痛或心力衰竭者需迅速做同步电复律;血流动力学稳定的患者,以减慢心室率为首要治疗,无心功能不全、支气管痉挛或房室传导阻滞者,可用 β 受体阻滞剂,如美托洛尔 2.5～5mg,5 分钟内静脉注射,必要时可重复,15 分钟内总量不超过 15mg,同时监测心率、血压及心电图,如收缩压 <100mmHg 或心率<60 次/分,即终止治疗。急性心肌梗死并发心房颤动,血流动力学稳定者,也可使用洋地黄制剂,如毛花苷丙 0.4mg 静脉注射,起效时间较 β 受体阻滞剂静脉注射慢,但 1～2 小时内可见心率减慢;有心功能不全者首选洋地黄制剂,如治疗无效或有洋地黄制剂使用禁忌但无心功能不全者,可静脉使用维拉帕米或恬尔心,如维拉帕米 5～10mg(0.075～0.75mg/kg)缓慢静脉注射,必要时 30 分钟可重复,以上药物静脉注射时须同时观察血压及心率;胺碘酮对终止心房颤动、减慢心室率及复律后维持窦性心律均有价值,可静脉用药并随后口服治疗。

(2)急性心肌梗死并发室性快速心律失常的治疗:①心室颤动、持续性多形室性心动过速,立即非同步直流电复律,起始电能量200J,如不成功,可给予 300J 重复;②持续性单形室性心动过速伴心绞痛、肺水肿、低血压(90mmHg),应予同步直流电复律,电能量同上;③持续性单形室性心动过速不伴上述情况,可首先给予药物治疗,如利多卡因 50mg,静脉注射,需要时每15～20 分钟可重复,最大负荷剂量150mg,然后以 2～4mg/分维持静脉滴注,时间不宜超过24 小时;或用胺碘酮150mg,静脉注射,10 分钟内静脉注完,必要时可重复,然后以 1mg/分,静脉滴注 6 小时,再以 0.5mg/分维持静脉滴注;④频发室性早搏、成对室性早搏、非持续性室速可严密观察,或用利多卡因治疗(使用不超过 24 小时);⑤偶发室性早搏、加速的心室自主心律可严密观察,不做特殊处理;⑥急性心肌梗死、心肌缺血也可引起短阵多形室性心动过速,酷似尖端扭转型室性心动过速,但 QT 间期正常,可能与缺血引起的多环路折返机制有关,治疗药物可用利多卡因、胺碘酮等。

(3)缓慢性心律失常的治疗:窦性心动过缓见于 30%～40% 的急性心肌梗死患者,尤其是下壁心肌梗死或右冠状动脉再灌注(Bezold-Jarsh 反射)时,心脏传导阻滞可见于 6%～14% 患者,常与住院病死率增高相关。处理原则:①无症状窦性心动过缓者可暂做观察,不予特殊处理；②症状性窦性心动过缓、二度Ⅰ型房室传导阻滞、三度房室传导阻滞伴窄 QRS 波逸搏心律患者常有低血压、头晕或心功能障碍、心动缓慢＜50 次/分，可先用阿托品静脉注射治疗，阿托品开始时以 0.5mg，静脉注射，3～5 分钟重复一次，至心率达 60 次/分左右，最大可用至 2mg；阿托品用量小于 0.5mg，有时可引起迷走张力增高，心率减慢；③出现下列情况，需行临时起搏治疗——三度房室传导阻滞伴宽 QRS 波逸搏、心室停搏；症状性窦性心动过缓、二度Ⅰ型房室传导阻滞或三度房室传导阻滞伴窄 QRS 波逸搏经阿托品治疗无效；双侧束支传导阻滞，包括交替性左、右束支阻滞或右束支传导阻滞伴交替性左前、左后分支阻滞；新发生的右束支传导阻滞伴左前或左后分支阻滞和新发生的左束支传导阻滞并发一度房室传导阻滞；二度Ⅱ型房室传导阻滞；④根据有关证据，以下情况多数观点也倾向于临时起搏治疗——右束支传导阻滞伴左前或左后分支阻滞（新发生或不肯定者）；右束支传导阻滞伴一度房室传导阻滞；新发生或不肯定的左束支传导阻滞；反复发生的窦性停搏（＞3 秒）对阿托品治疗无反应者，通常选择单导联的心室起搏，因其安装容易且可靠，但少数患者可能需要采用房室顺序起搏治疗。

5.机械性并发症　急性心肌梗死机械性并发症为心脏破裂，包括左室游离壁破裂、室间隔穿孔、乳头肌和邻近的腱索断裂等，常发生在急性心肌梗死发病第 1 周，多发生在第 1 次及 Q 波心肌梗死患者。临床表现为突发性或进行性血流动力学恶化伴低心排血量、休克和肺水肿。

(1)游离壁破裂左室游离壁破裂引起急性心包填塞时可突然死亡，临床表现为电-机械分离或停搏；亚急性心脏破裂短时间内破口被血块封住，可发展为亚急性心包填塞或假性室壁瘤；临床症状和心电图无特异性，心脏超声可明确诊断，对亚急性心脏破裂者应争取冠状动脉造影后行手术修补及血运重建术。

(2)室间隔穿孔病情恶化时，在胸骨左缘第 3、4 肋间闻及全收缩期杂音，粗糙、响亮，50％伴震颤。二维超声心动图一般可显示室间隔破口，彩色多普勒可见经室间隔破口左向右分流的射流束；室间隔穿孔伴血流动力学失代偿者，提倡在血管扩张剂和利尿剂治疗及 IABP 支持下，早期或急诊手术治疗；如室间隔穿孔较小，无充血性心力衰竭，血流动力学稳定，可保守治疗，6 周后择期手术。

(3)急性二尖瓣关闭不全乳头肌功能不全或断裂引起急性二尖瓣关闭不全时，在心尖部出现全收缩期反流性杂音，但在心排血量降低时，杂音不一定可靠；超声心动图和彩色多普勒是明确诊断并确定二尖瓣反流机制及程度的最佳方法。急性乳头肌断裂时突然发生左心衰竭和(或)低血压，主张采用血管扩张剂、利尿剂及主动脉内球囊反搏治疗，在血流动力学稳定的情况下急诊手术。因左室扩大或乳头肌功能不全引起的二尖瓣反流，应用药物积极治疗心力衰竭，改善心肌缺血并主张行血运萤建术以改善心脏功能和二尖瓣反流。

**【病情观察】**

**(一)观察内容**

1.急诊科对疑诊急性心肌梗死的患者应争取在 10 分钟内完成临床检查，描记 18 导联心电图并进行分析，对有适应证的患者在就诊后 30 分钟内开始溶栓治疗，或 90 分钟内开始直接急诊经皮冠脉腔内成形术(PTCA)。常规治疗时应注意监测和防治急性心肌梗死的不良事件或并发症。

2.对非 S-T 段抬高，但心电图高度怀疑缺血(S-T 段下移、T 波倒置)或有左束支传导阻滞、临床病史高度提示心肌缺血的患者,病人应入院行抗缺血治疗,并做心肌标志物及常规血液检查;对心电图正常或呈非特征性心电图改变的患者,应在急诊科继续对病情进行评价和治疗,并进行床旁监测,包括心电监护、迅速测定血清心肌标记物浓度及二维超声心动图检查等;二维超声心动图可在缺血损伤数分钟内发现节段性室壁运动障碍,有助于急性心肌梗死的早期诊断,对疑诊主动脉夹层、心包炎和肺动脉栓塞的鉴别诊断具有特殊价值,床旁监测应一直持续到获得一系列血清标记物浓度结果,最后评估有无缺血或梗死证据,再决定继续观察或入院治疗。

3.如果心电图表现无决定性诊断意义,早期血液化验结果为阴性,但1临床表现高度可疑,则应以血清心肌标志物监测急性心肌梗死,推荐病人入院后即刻、2～4小时、6～9小时、12～24小时采血,采用快速床旁测定,以迅速得到结果;如临床疑有再发心肌梗死,则应连续测定存在时间短的血清心肌标志物,例如肌红蛋白、CK-MB及其他心肌标志物,以确定再梗死的诊断和发生时间。

### (二)动态诊疗

急性心肌梗死患者应及早发现、及早住院,入院后根据病人具体情况,有条件的尽快行溶栓治疗或急诊PTCA;治疗过程中应严密观察心率、血压及动态心电图,对于偶见的早搏可不处理,应综合治疗心肌缺血、纠正电解质紊乱,发现室速等严重心律失常时可给予利多卡因、胺碘酮等药物,紧急时可行电复律术;缓慢心律失常出现血流动力学障碍时应行临时起搏;病程中出现休克症状,应分析是属心源性,还是周围血管舒缩障碍或血容量不足等,予分别处理。急性心肌梗死的死亡率较高,死亡多在1周内,尤其数小时内发生严重的心律失常、休克或心力衰竭的病死率较高。

### 【临床经验】

### (一)诊断方面

1.急性心肌梗死疼痛通常位于胸骨后或左胸部,可向左上臂、颌部、背部或肩部放射,有时疼痛部位不典型,可见于上腹部、颈部、下颌等部位。疼痛常持续20分钟以上,通常呈剧烈的压榨性疼痛或紧迫、烧灼感,常伴有呼吸困难、出汗、恶心、呕吐或眩晕等。诊断中应注意非典型疼痛部位、无痛性心肌梗死和其他不典型表现的急性心肌梗死,女性常表现为不典型胸痛,而老年人更多地表现为呼吸困难,临床上要注意与急性肺动脉栓塞、急性主动脉夹层、急性心包炎及急性胸膜炎等引起的胸痛相鉴别。

2.部分心肌梗死患者心电图不表现S-T段抬高,而表现为其他非诊断性的心电图改变,常见于老年人及有心肌梗死病史的患者,因此血清心肌标志物浓度的测定对诊断心肌梗死有重要价值。应用心电图诊断急性心肌梗死时应注意到超急性期T波改变、后壁心肌梗死、右室梗死及非典型心肌梗死的心电图表现,伴有左束支传导阻滞时,心电图诊断心肌梗死困难,需进一步检查确立诊断。

3.天冬氨酸氨基移换酶、CK、CK-MB为传统的诊断急性心肌梗死的血清标志物,但应注意到一些疾病可能导致假阳性,如肝脏疾病、心肌疾病、心肌炎、骨骼肌创伤、肺动脉栓塞、休克及糖尿病等疾病均可影响其特异性。肌红蛋白可迅速从梗死心肌释放而作为早期心肌标志物,但骨骼肌损伤可能影响其特异性,故早期检出肌红蛋白后,应再测定 CK-MB、肌钙蛋白 I (cTnl)或肌钙蛋白 T(cTnT)等更具心脏特异性的标志物予以证实,肌钙蛋白的特异性及敏感性均高于其他酶学指标。CK-MB 和总 CK 作为急性心肌梗死诊断依据时,其诊断标准值至少应是正常上限值的 2 倍。

### (二)治疗方面

1.流行病学调查发现,急性心肌梗死死亡的患者中约 50％系发病后 1 小时内于院外猝死,死亡原因主要是可救治的致命性心律失常。因此,急性心肌梗死院前急救的基本任务是帮助急性心肌梗死患者安全、迅速地转运到医院,以便尽早开始再灌注治疗;重点是缩短患者就诊延误的时间和院前检查、处理、转运所需的时间。

2.急性心肌梗死患者被送达医院急诊室后,临床医师应迅速做出诊断并尽早给予再灌注治疗。对 S-T 段抬高的急性心肌梗死患者,应在 30 分钟内收住冠心病监护病房(CCU)开始溶栓,或在 90 分钟内开始行急诊经皮冠脉腔内成形术(PTCA)治疗;典型的临床表现和心电图 ST 段抬高已能确诊为急性心肌梗死时,绝不能因等待血清心肌标志物检查结果而延误再灌注治疗的时间。

3.急性心肌梗死患者行溶栓治疗时要注意溶栓的适应证和禁忌证;溶栓时间越早,病死率越低。同时要注意溶栓药物的副作用。

4.急性心肌梗死急性期不应对非梗死相关动脉行选择性经皮冠脉腔内成形术(PTCA),发病 12 小时以上或已接受溶栓治疗且已无心肌缺血证据者,不应进行直接(急诊)PTCA;直接 PTCA 必须避免时间延误,必须由有经验的术者进行,否则不能达到理想效果,治疗的重点仍应放在早期溶栓上。

5.心律失常处理上首先应加强针对急性心肌梗死、心肌缺血的治疗,溶栓、血运重建术(急诊 PTCA、冠状动脉架桥术)、β 受体阻滞剂、主动脉内球囊反搏(IABP),纠正电解质紊乱等均可预防或减少心律失常的发生。

### (三)医患沟通

急性缺血性胸痛及疑诊急性心肌梗死的急诊患者,临床上常用初始的 18 导联心电图来评估诊断其危险性,患者病死率随 S-T 段抬高的心电图导联数的增加而增高。如患者伴有下列任何一项,即属于高危患者:女性、高龄(>70 岁)、既往有急性心肌梗死史、房颤、前壁心肌梗死、肺部啰音、低血压、窦性心动过速、糖尿病。肌钙蛋白水平越高,预测的危险越大、病情越危重、死亡率越高,应及时向家属交代清楚。在上级医师的指导下,确定个体化的治疗方案;有关治疗的效果、治疗中出现的并发症、需调整治疗方案、或需做特殊检查、需行介入治疗时,应及时告知病人及其家属,以求得病人同意并签字为据。

### (四)病历记录

1.门急诊病历　记录病人就诊时间,详细记录病人就诊的主要症状,如心前区疼痛的性质、部位、范围、持续时间、诱发因素、含服硝酸甘油能否缓解等。有无呼吸困难、出汗、恶心、呕吐或眩晕等。有无晕厥、昏迷等。以往有无类似发作史,如有,应记录其诊疗经过、用药情况、效果如何,是否维持治疗,如有,则应记录用何药物、剂量。询问既往有无高血压、糖尿病病史,有无烟酒嗜好。体格检查注意有无心率增快或减慢,听诊有无第四心音(房性或收缩期前奔马律)、第三心音(室性)奔马律,有无第一、第二心音减轻,有无心包摩擦音。有无收缩期杂音。注意心前区有无压痛点。辅助检查记录心电图、心肌酶谱等检查结果。

2.住院病历　入院病历应记录病人主诉、发病过程、门急诊或外院诊疗经过、所用药物及效果如何。首次病程记录应提出本病的相应诊断、与其他疾病的鉴别要点、详尽的诊疗计划。病程记录病人入院治疗后的病情变化、治疗效果。记录有关心电图、运动平板试验、放射性核素及心肌酶谱等检查的结果。需行介入治疗的,以及病人病情恶化的,记录与病人或其亲属的谈话经过,无论同意与否,应请病人或其亲属签名。

(陈　鹤)

# 第四节　高血压

高血压是我国乃至全世界的多发病和常见病,据最新资料预计我国高血压患者可能高达2亿以上。而且随着年龄的老化,高血压发生率还会进一步增高。由于高血压常伴有脂肪和糖代谢紊乱,以及心、脑、肾和视网膜等器官功能性或器质性病变。因此,高血压已成为威胁人类生命健康的重要疾病之一。

## 一、原发性高血压

原发性高血压是遗传基因与许多致病性因素相互作用而引起的多因素疾病。在高血压的形成过程中,交感神经兴奋导致心率增快,心肌收缩力增强和心输出量增加,周围小动脉收缩,外周血管阻力增大可使血压升高;肾素-血管紧张素-醛固酮系统(RAAS)通过调节水、电解质平衡以及血容量、血管张力而影响血压;另外,肾脏功能异常、内分泌功能失调、电解质紊乱及某些微量元素的缺乏也是高血压的重要影响因素。

### 【诊断标准】

根据《2009 年中国高血压治疗指南》对高血压的诊断标准,在未服用抗高血压药物的情况下,18 岁以上成人收缩压≥140mmHg(18.7kPa)和(或)舒张压≥90mmHg(12.0kPa)即可诊断为高血压,并根据血压水平将血压分为以下几种类型:

成人自测血压 135/85mmHg(18.0111.3kPa)为正常值,24 小时血压监测白天<135/85mmHg(18.0111.3kPa),夜间睡眠时<120/75mmHg(16.0110.0kPa)为正常值,超过上述数据即为血压异常。

1.临床表现

(1)原发性高血压起病隐匿,进展缓慢,病程长。初期较少症状,患者多诉头晕、头胀、失眠、健忘、耳鸣、乏力、多梦、易激动等。部分患者出现了高血压所致的严重并发症和靶器官功能性或器质性损害的相应症状和临床表现时才就医。

(2)并发症:长期的高血压可导致左心室肥厚,心脏扩大及心功能不全。高血压也是动脉硬化及冠心病的主要危险因素,可合并闭塞性周围血管病及冠心病;血压突然显著升高可产生高血压脑病,表现为患者剧烈头痛、呕吐、视力减退、甚至抽搐、昏迷。老年高血压患者常合并脑动脉硬化,可出现短暂性脑缺血发作或脑卒中。高血压致肾损害,最终可导致慢性肾功能衰竭。

（3）高血压预后危险分层:高血压患者的治疗方案,不但要依据其血压水平,还应根据其危险因素或同时存在的其他疾病等因素综合考虑。

2.实验室检查

（1）血压测量:如为初诊高血压,应每天测量 2 次（早晚各测 1 次）,连续监测 7 天。

（2）动态血压监测:动态血压是诊断和观察高血压治疗最佳方法,并可用以指导治疗。

（3）心电图:主要表现为左胸前导联高电压并可合并 T 波深倒置和 ST 段改变。此外,还可出现各种心律失常、左右束支传导阻滞的图形。

（4）超声心动图:主要表现为左室向心性肥厚,早期常有舒张功能异常,后期心脏呈离心性肥大,心室收缩与舒张功能均有异常。

（5）X 线检查:左室扩大,主动脉增宽、延长、扭曲,心影呈主动脉型心改变,左心功能不全时可出现肺淤血征象。

## 【治疗原则】

高血压治疗的总体原则是采取对患者影响最小的治疗方式而最大限度的保护靶器官功能。

1.非药物治疗　减肥、控制体重,超体重是高血压独立危险因素。减肥和控制体重不仅有助于减低血压和减少降压药用量,也能降低冠心病和其他心脑血管疾病及糖尿病的患病率;低盐饮食,高血压患者应将每日钠摄入量控制在 70～120mmol（即食盐 1.5～3.0g）;体育运动,适当体育锻炼和体力劳动,能缓解精神紧张,也有利于减轻体重控制肥胖;戒烟酒,吸烟和饮酒与高血压明显相关,也是其他心脑血管疾病病的重要危险因素,戒烟和适当限酒有利于控制血压。

2.药物治疗　降压药的选择主要取决于药物对患者的降压效果和不良反应。对每个具体患者来说,能有效控制血压并适宜长期治疗的药物就是合理的选择。在选择过程中,还应该考虑患者靶器官受损情况和有无糖尿病、血脂、尿酸等代谢异常,以及降压药与其他使用药物之间的相互作用。目前常用降压药物有六大类,即利尿剂、β 受体阻滞剂、钙通道阻滞剂、血管紧张素转换酶（ACE）抑制剂、血管紧张素Ⅱ受体拮抗剂和 α 受体阻滞剂。

（1）利尿剂:利尿剂使细胞外液容量降低、心排血量降低,并通过利钠作用使血压下降。单独使用首选药治疗轻度高血压,尤其适用于老年人收缩期高血压及心力衰竭伴高血压的治疗,也可与其他降压药合用治疗中、重度高血压。利尿剂包括噻嗪类、袢利尿剂和保钾利尿剂三类。

①噻嗪类:氯噻嗪:用量 125～500mg,1 日 1 次;氯噻酮用量 12.5～25mg,1 日 1 次;氢氯噻嗪 12.5～50mg,1 日 1 次;吲达帕胺 1.25～2.5mg,1 日 1 次。噻嗪类利尿剂长期应用可引起低血钾、高血糖、高尿酸血症和高胆固醇血症,因此糖尿病及高脂血症患者应慎用,痛风患者禁用。

②袢利尿剂:呋喃苯胺酸:用量 20～80mg,1 日 1～2 次;托噻米用量 2.5～10mg,1 日 1

次。袢利尿剂作用迅速,但过度作用可致低血钾、低血压。保钾利尿剂多与噻嗪类利尿剂合用以减少低钾血症的发生。

③保钾利尿剂:多联合袢利尿剂使用,醛固酮拮抗剂,如螺内酯或依普利酮,最佳适应证是用于醛固酮增多所致高血压患者,螺内酯 25~50mg,1 日 1~2 次;依普利酮 50~100mg,1 日 1~2 次;氨苯蝶啶 50~100mg,1 日 1~2 次。

(2)β受体阻滞剂

β受体阻滞剂通过降低心排血量、抑制肾素释放并通过交感神经突触前膜阻滞使神经递质释放减少,从而使血压下降。β受体阻滞剂降压作用缓慢,适用于轻、中度高血压,尤其是心率较快的中青年患者或合并有心绞痛、心肌梗死后的高血压患者。

①选择性β受体阻滞剂:美托洛尔 50~150mg,1 日 2 次;美托洛尔缓释剂 50~100mg,1 日 1 次;阿替洛尔,25~100mg,1 日 1 次;比索洛尔 2.5~10mg,1 日 1 次。

②非选择性β受体阻滞剂:普萘洛尔 40~160mg,1 日 2 次;长效普萘洛尔 60~180mg,1 日 1 次。

③α、β受体双重阻滞剂:卡维地洛 12.5~50mg,1 日 2 次;拉贝洛尔 200~800mg,1 日 2 次。

β受体阻滞剂对心肌收缩力、房室传导及窦性心律均有抑制,可引起血脂升高、低血糖、末梢循环障碍、乏力及加重气管痉挛。因此充血性心力衰竭、支气管哮喘、糖尿病、病态窦房结综合征、房室传导阻滞、外周动脉疾病患者不宜用。

(3)钙通道阻滞剂:抑制细胞外 $Ca^{2+}$ 的跨膜内流,降低血管平滑肌细胞内游离 $Ca^{2+}$,而使血管平滑肌松弛。钙通道阻滞剂还能减弱血管收缩物质如去甲肾上腺素及血管紧张素 II 的升压反应。钙通道阻滞剂降压迅速,作用稳定,可用于各种程度的高血压,尤适用于老年高血压或合并稳定型心绞痛患者。钙通道阻滞剂包括维拉帕米、地尔硫草及二氢吡啶类三种类型,作用时间上分短效、长效或缓(控)释剂型,临床上用于降压治疗多选用长效或缓(控)释剂型。

①二氢吡啶类:硝苯地平控释片 30~60mg,1 日 1 次;硝苯地平缓释片 20~40mg.1 日 2 次;尼卡地平缓释片 60~120mg,1 日 2 次;尼索地平 10~40mg,1 日 1 次;尼群地平 10~20mg,1 日 1~2 次;尼莫地平缓释片 30~60mg,1 日 2 次;依拉地平 2.5~10mg,1 日 2 次;非洛地平 2.5~20mg,1 日 1 次;氨氯地平 2.5~10mg,1 日 1 次。

②非二氢吡啶类:地尔硫草缓释剂 120~540mg,1 日 1 次;长效维拉帕米 120—360mg,1 日 1 次。

钙通道阻滞剂可引起心率增快、充血、潮红、头痛、下肢水肿等,缓释、控释或长效制剂副作用有所减少。维拉帕米和地尔硫草抑制心肌收缩及自律性和传导性,因此不宜在心力衰竭、窦房结功能低下或心脏传导阻滞患者中应用。

(4)血管紧张素转换酶抑制剂(ACEI):通过抑制血管紧张素转换酶使血管紧张素 II 生成减少,同时抑制激肽酶使缓激肽降解减少,两者均有利于血管扩张,使血压降低。ACE 抑制剂对各种程度高血压均有一定降压作用,对伴有心力衰竭、左室肥大、心肌梗死后、糖耐量减低或糖尿病肾病蛋白尿等合并症的患者尤为适宜。

临床常用 ACEI:卡托普利 25~100mg,1 日 2 次;依那普利 2.5~40mg,1 日 1~2 次;福辛

普利 10～40mg,1 日 1 次;赖诺普利 10～40mg,1 日 1 次;培哚普利 4～8mg,1 日 1～2 次;雷米普利 2.5～20mg,1 日 1 次。

ACEI 最常见的副作用是干咳,可能与体内缓激肽增多有关,停药后即可消失。最严重的副作用是血管神经性水肿,但十分少见。高血钾、妊娠、肾动脉狭窄患者禁用。

(5)血管紧张素 II 受体阻滞剂:通过对血管紧张素 II 受体的阻滞,有效地阻断血管紧张素对血管收缩、水钠潴留及细胞增生等不利作用。适应证同 ACEI,但不引起咳嗽反应。血管紧张素 II 受体阻滞剂减压作用平稳,可与大多数降压药物合用。

临床常用制剂:厄贝沙坦 150～300mg,1 日 1 次;氯沙坦 25～100mg,1 日 1 次;替米沙坦 20～80mg,1 日 1 次;缬沙坦 80～320mg,1 日 1 次;坎地沙坦 8～32mg,1 日 1 次。

血管紧张素 II 受体阻滞剂加利尿剂复合制剂:厄贝沙坦 150mg＋氢氯噻嗪 12.5mg1 片,1 日 1 次;氯沙坦 50mg＋氢氯噻嗪 12.5mg 或 25mg1 片,1 日 1 次。

(6)α 受体阻滞剂:选择性 $\alpha_1$ 受体阻滞剂通过对突触后 α 受体阻滞,对抗去甲肾上腺素的动静脉收缩作用,使血管扩张、血压下降。非选择性类如酚妥拉明,主要用于嗜铬细胞瘤。$\alpha_1$ 受体阻滞剂能安全、有效地降低血压,不影响血糖、血脂代谢。主要的副作用为体位性低血压,尤其老年患者用药需谨慎。

$\alpha_1$ 受体阻滞剂:多沙唑嗪 1～16mg,1 日 1 次;哌唑嗪 2～20mg,1 日 1 次;特拉唑嗪 1～20mg,1 日 1～2 次。

中枢性 $\alpha_2$ 受体阻滞剂:可乐定 0.1～0.8mg,1 日 2 次;可乐定贴片 0.1～0.3mg,1 周 1 次;甲基多巴 250～1000mg,1 日 2 次。

(7)周围交感神经抑制剂和直接血管扩张剂:此类药物虽有一定的降压作用,但常出现体位性低血压等副作用,且尚无心脏、代谢方面保护作用的循证医学证据,因此不宜长期服用。

周围交感神经抑制剂:利血平 0.05～0.25mg,1 日 1 次。

直接血管扩张剂:肼屈嗪 25～100mg,1 日 2 次。

(8)药物的联合应用:联合疗法有两种情况,一是每种降压药剂量固定,药厂做成复合制剂。另一种情况是两种药物或以上药物联合使用。联合疗法的优点是几种药物取长补短增强疗效,同时减少或抵消副作用。

联合用药的选择:ACE 抑制剂＋利尿剂;利尿剂＋β 受体阻滞剂;钙通道阻滞剂＋β 受体阻滞剂;ACE 抑制剂＋钙通道阻滞剂。另外,也可以考虑 β 受体阻滞剂＋α 受体阻滞剂,β 受体阻滞剂＋ACE 抑制剂,氢氯噻嗪＋钙通道阻滞剂,氢氯噻嗪＋保钾利尿剂,还可以考虑 ACE 抑制剂＋血管紧张素 II 受体阻滞剂。

3.高血压合并几种特殊情况的治疗

(1)高血压脑病:患者多为长期高血压,因过度劳累、紧张和情绪激动等因素导致血压突然急剧升高,造成颅内高压或脑水肿,临床上出现头痛、呕吐、烦躁不安、视力模糊、黑矇、抽搐、意识障碍甚至昏迷等症状。

治疗原则:应尽快降压,降压速度视原有基础血压情况而定。通常将升高部分血压下降25％～30％,然后维持数小时甚至数日再逐渐降至正常,切勿过快过度降压,避免出现脑血流低灌注。降压药物首选硝普钠,开始剂量为 20μg/min,视血压和病情可逐渐增至 200～

$300\mu g/min$。近年来应用压宁定或硝酸甘油代替硝普钠,取得良好效果。由嗜铬细胞瘤所致高血压危象,可首选酚妥拉明 $5\sim10mg$ 快速静脉注射,有效后静滴维持。制止抽搐可用地西泮、苯巴比妥钠等。此外,如颅内压升高或出现脑水肿,应给予脱水、利尿等处理以降低颅内压和减轻脑水肿。往往需待病情稳定后方可改为口服降压药,并积极控制诱发因素。

(2)急进型高血压:患者短期内血压突然升高且持续不降,常突然头痛、头晕、视力模糊、心悸、气促等,病情发展迅速,易引起心、脑、肾等重要靶器官的损伤及并发症。患者舒张期血压常 $>130mmHg$,可出现眼底出血、渗出和视乳头水肿,若由继发性高血压所致者有相应临床表现。

治疗原则:急进型高血压若无心、脑、肾的严重并发症,则可采用口服降压药较缓慢地降压,通常 $1\sim2$ 周内把血压降至 $(140\sim150)/(95\sim100)mmHg$,避免降压过多过快,造成脑供血不足和肾血流量下降而加剧脑缺血和肾功能不全。若患者出现高血压脑病、高血压危象或左心衰,则必须采用注射方法迅速降压,待血压降至安全范围 $(150\sim160)/(95\sim100)mmHg$ 后,再过渡到用口服降压药维持,并将血压控制在 $<140/90mmHg$。

(3)高血压合并左心衰:高血压是心衰的主要病因之一,长期的高血压可导致左心室肥厚及心脏扩大,不但影响左室舒张期顺应性,后期还可引起左室收缩功能障碍,进而发生左心衰。

治疗原则:高血压合并左心衰的治疗关键是尽快降低心脏前、后负荷,降低血压。降压药物首选 ACEI,如出现咳嗽等不良反应,可选用血管紧张素受体拮抗剂替代。β 受体阻滞剂通过抗交感过度兴奋作用,不但具有降压作用也有利于轻中度心衰的治疗。利尿剂是高血压合并心衰常被选用的药物,首选袢利尿剂。钙离子拮抗剂一般不用于高血压合并明显心衰者,除非血压难以控制,但宜选用二氢吡啶类氨氯地平或非洛地平。如患者血压显著升高的同时伴有明显心衰症状,可选用硝普钠或硝酸甘油静脉用药,以快速纠正心衰。

(4)高血压合并肾功能不全:高血压患者均有不同程度肾功能损害,尤其长期高血压且血压未控制者更易发生肾功能不全。

治疗原则:①应选用增加或不明显减少肾血流量、降压作用温和而持久的降压药;②一般宜从小剂量开始,逐渐加量,达到目标血压后改用小剂量维持;③避免使用有肾毒性作用的药物;④经肾脏代谢或排泄的降压药,剂量应控制在常规剂量的 $1/2\sim2/3$;⑤伴肾功能不全的高血压患者,血压不宜降得过低,一般以降到 $140/90mmHg$ 左右为宜;⑥双侧肾动脉狭窄和高钾血症者应避免使用血管紧张素转换酶抑制剂或血管紧张素 II 受体拮抗剂。高血压合并肾功能损害者一般选用钙离子拮抗剂,常与 β 受体阻滞剂合用。

(5)高血压合并哮喘或慢性阻塞性肺病:高血压并非哮喘或慢性阻塞性肺病的致病原因,但临床上此两种情况经常同时存在。在治疗要避免使用易诱发哮喘的降压药物。

治疗原则:首选钙离子拮抗剂,其次可选用 α 受体阻滞剂、肼屈嗪类等。避免使用 β 受体阻滞剂,尤其是非选择性 β 受体阻滞剂,以免加重支气管痉挛。利尿剂、血管紧张素转换酶抑制剂也应慎用,必要时可用血管紧张素 II 受体拮抗剂。

(6)高血压合并脑血管意外:高血压患者因情绪激动、过度紧张或疲劳引起血压突然升高,导致已病变的脑血管破裂出血,临床表现为突然剧烈头痛、呕吐,局灶性者可能出现轻度偏瘫或癫痫样发作,重者迅速意识障碍或昏迷。

治疗原则:出血量较小者可采取内科治疗,出血量较大者及时开颅手术或行脑立体定向手术清除血肿。急性期降压应小心谨慎，不宜降压过快过低。并发蛛网膜下腔出血者收缩压降至 140～150mmHg 即可，脑出血者使收缩压降至 150mmHg 左右为宜。颅内压升高者应及时降低颅内压，首选甘露醇脱水，利尿剂降低血容量。出血量较大者为防止血肿进一步扩大，可用止血剂如立止血。缺血性脑梗死一般不宜降压治疗，除非血压非常高。对于急、慢性脑血管痉挛，一般可用钙离子拮抗剂，也可用血管紧张素转换酶抑制剂及血管紧张素Ⅱ受体拮抗剂等。

(7)妊娠期高血压：多发于≤20 岁或≥35 岁的孕妇，原有高血压、肾炎、糖尿病者，精神过分紧张、羊水过多、双胞胎或巨大儿葡萄胎等亦是常见诱发因素。临床表现为妊娠 20 周后出现血压升高，轻者血压≥140/90mmHg 伴蛋白尿≥300mg/24 小时尿；重者收缩压≥160mmHg 或舒张压≥110mmHg，蛋白尿≥2.0g/24 小时尿。

治疗原则：首先应注意休息，精神放松，必要时可给予镇静剂。一般不急于降压，如血压明显升高者，降压首选钙离子拮抗剂，α、β受体阻滞剂拉贝洛尔，直接血管扩张剂肼屈嗪等，必要时静脉滴注硝普钠快速降压。严重者如伴有抽搐应立即给予解痉止抽药物，如硫酸镁。孕期高血压在使用降压药时必须严密观察，避免血压大幅波动和降得太低影响胎儿血供，一般将血压控制在 130/85mmHg 为宜。妊娠期重度高血压 ACEI 制剂和 Ang Ⅱ 受体拮抗剂应属禁忌，若药物治疗无效，应终止妊娠。

4.围手术期高血压 由于患者对疾病、手术的恐惧可使原无高血压的患者血压升高，原发性高血压者血压进一步升高。

治疗原则：对原无高血压者或血压轻、中度升高者可不急于降压，部分患者在情绪稳定或麻醉后血压多降至正常。如血压过度升高，可经静脉应用硝酸甘油、亚宁定或硝普钠等快速把血压降到合适水平。对于选择性手术者宜将血压控制在正常或略为偏高(140～150)/(90～95)mmHg 为宜。原有高血压者术前 1 周可应用 ACEI、Ang Ⅱ 受体拮抗剂、钙离子拮抗剂或 β 受体阻滞剂将血压维持在正常偏高水平。

## 二、继发性高血压

继发性高血压占高血压人群的 5% 左右，在临床诊治过程中如存在下列情况应高度怀疑继发性高血压：①对治疗的反应差；②既往血压稳定的患者血压难以控制；③重度高血压(SBP/DBP>180/110mmHg)；④120 岁前或 50 岁后发生高血压、高血压靶器官损害显著；⑤无高血压家族史；⑥病史、体检或实验室检查提示继发性高血压。

【病因】

1.肾性

(1)肾实质性：急、慢性肾炎，肾盂肾炎，系统性红斑狼疮及其他风湿性疾病肾损害，放射性肾病，多囊肾，肾结核，肾素瘤，糖尿病性肾病，肾结石，肾盂积水，肾肿瘤等。

(2)肾血管性：肾动脉畸形，肾动脉粥样硬化，肾动脉肌纤维病，肾梗死，多动脉炎，肾动脉血栓形成。

(3)外伤性：肾周血肿，肾动脉夹层血肿，肾挫伤等。

2.内分泌性

(1)甲状腺疾病:甲状腺功能亢进或甲状腺功能减退。

(2)肾上腺疾病:嗜铬细胞瘤、原发性醛固酮增多症、库欣综合征或肾上腺皮质功能异常。

(3)垂体疾病:肢端肥大症,垂体加压素分泌过多。

(4)甲状旁腺疾病:甲状旁腺功能亢进。

(5)性腺及其他:多囊卵巢,妊娠中毒症,更年期综合征。

3.代谢性　糖尿病、高胰岛素血症及高血钙症。

4.大血管疾病　主动脉缩窄、动静脉瘘、多发性大动脉炎等。

5.神经源性　脑肿瘤、颅内高压、间脑刺激、脑干损伤、脑炎,肾上腺外嗜铬组织增生或肿瘤,焦虑状态。

6.毒物中毒或药物　如铅、铊中毒或口服避孕药,升压药物等。

7.其他　如睡眠呼吸暂停综合征、红细胞增多症等。

**【治疗原则】**

1.肾实质性病变导致的高血压　应积极治疗肾实质性疾病,减缓肾脏疾病的进展,但慢性肾病患者的血压常难以得到有效控制。对于肾病或糖尿病合并大量蛋白尿者,可首选血管紧张素转换酶抑制剂或受体拮抗剂,但应注意终末期肾病患者可能进一步升高血清肌酐和尿素氮水平,甚或高血钾,此时可选用钙离子拮抗剂或β受体阻滞剂等。

2.肾血管性高血压　继发于肾动脉粥样硬化或多发性大动脉炎所致肾动脉狭窄的高血压,通常药物治疗疗效甚微。为控制血压可选用钙离子拮抗剂、α及β受体阻滞剂、直接血管扩张剂等。单侧肾动脉狭窄者可谨慎使用血管紧张素转换酶抑制剂或受体拮抗剂。经皮肾动脉球囊扩张加血管支架置入能有效缓解肾缺血,降低血压。如一侧肾功能已完全消失,手术切除无功能肾有助于控制血压。

3.主动脉缩窄　药物治疗无效,且可造成主动脉缩窄远端血压进一步下降。一旦诊断明确,应尽早手术治疗,部分患者可经介入治疗。

4.内分泌疾病　垂体及异位促肾上腺皮质激素分泌瘤、肾上腺皮质腺瘤或腺癌、及双侧增生的肾上腺大部切除术等是其根治措施。也可采用垂体放射治疗,常用60钴或直线加速器垂体外照射治疗,但多作为手术的辅助疗法。药物治疗常用于不宜手术或术后辅助治疗,药物包括密妥坦、氨基导眠能、甲吡酮等皮质醇合成酶抑制剂以及5-羟色胺拮抗剂赛庚啶等,但疗效不确定。部分肾上腺疾病如嗜铬细胞瘤可通过手术切除而根治,药物则以α受体阻滞剂酚妥拉明为首选。原发性醛固酮增多症可服用螺内酯类药物。

甲状腺或甲状旁腺疾病应以治疗原发病为主,降压药物只作为治疗原发病过程中的辅助用药。

5.睡眠呼吸暂停综合征　应针对其病因进行治疗,周围型睡眠呼吸暂停综合征可考虑手术解除呼吸道梗阻,如为中枢型或混合型则可在夜间睡眠时使用呼吸机。另外,控制体重和减轻肥胖也有助于血压的控制。

（陈　鹤）

## 第五节　心脏瓣膜病

心脏瓣膜病是由于多种原因引起单个或多个瓣膜结构异常,导致瓣膜狭窄和(或)关闭不全。心室或主、肺动脉根部扩张亦可致继发性瓣膜关闭不全。

### 一、二尖瓣狭窄

大多为风湿性心脏病(RHD)造成。2/3 为女性。所有风湿性心脏病中以 MS 为主的占40%。正常人二尖瓣口面积(MVA)为 $4\sim6cm^2$;小于 $1.5cm^2$ 时左房压增加,小于 $1.2cm^2$ 时左房压升高依次后传引起肺静脉、肺毛细血管和肺动脉压被动升高,多致肺淤血;小于 $1.0cm^2$ 时轻度活动便有症状,能存活最小二尖瓣面积约 $0.3\sim0.4cm^2$。

#### (一)临床症状与体征

1.症状　可有呼吸困难、咳嗽、咯血、声嘶及血栓栓塞等。

2.临床体征

(1)"二尖瓣面容";

(2)心尖区第一心音亢进和开瓣音,提示前叶柔顺活动,如钙化僵硬,则第一心音减弱和(或)开瓣音消失;

(3)开瓣音在第二心音后发生越早提示左房压较高和狭窄严重;

(4)心尖区有低调的隆隆样舒张中晚期杂音,常伴舒张期震颤,以左侧卧位、呼吸末及活动后杂音更明显;

(5)肺动脉高压时,胸骨左下缘可扪及右室收缩期抬举样搏动,肺动脉区第二心音亢进;

(6)于胸骨左上缘可闻及短收缩期喷射样杂音和递减型高调哈气性舒张早期杂音;

(7)当右室扩大伴三尖瓣关闭不全时,胸骨左缘第 4、5 肋间有全收缩期吹风样杂音。

#### (二)并发症

有心律失常(心房颤动多见)、急性肺水肿、血栓栓塞、右室衰竭、感染性心内膜炎及肺部感染等。

#### (三)诊断与鉴别诊断

中青年患者心尖区隆隆样舒张期杂音伴 X 线或心电图示左房增大,一般可诊断风湿性二尖瓣狭窄,确诊有赖于超声心动图。心尖区舒张期隆隆样杂音尚见于下列情况,应与鉴别:通过二尖瓣口的血流增加;Austin-Flint 杂音;左房黏液瘤。

#### (四)治疗

1.内科治疗

(1)预防风湿热治疗感染性心内膜炎。

(2)产生心力衰竭时除传统治疗外(如利尿剂、洋地黄等),应特另注意心室率。因二尖瓣狭窄在心跳特别快时因舒张期充盈时间缩短,这也是患者常因突发快速心房颤动时产生肺水肿的原因。如洋地黄不足以将心室率降至理想范围亦可加上 β 受体阻滞剂或地尔硫草等药物。产生心房颤动的患者、已有栓塞病史及伴有左房血栓的患者应终生服用抗凝剂,通常有心房颤动表示二尖瓣狭窄严重程度严重。

2.介入和手术治疗　药物控制下心功能(NYHA)仍未达Ⅱ级以上症状者,可考虑经皮球囊二尖瓣成形术(PBMV)或外科手术。PBMV 术前须做食管超声检查以排除左心房血栓,一般认为此为禁忌证。其他 PTMV 的禁忌证如严重的瓣膜下纤维化或钙化,伴随严重的冠状动脉心脏病且仅能做 CABG 者,其他瓣膜病已需手术者,及超过中度以上的二尖瓣关闭不全。

# 二、二尖瓣关闭不全

二尖瓣关闭不全分急性和慢性。急性二尖瓣关闭不全的原因有腱索断裂或感染性心内膜炎等。慢性二尖瓣关闭不全的病因有二尖瓣脱垂综合征、风湿性心脏病、感染性心内膜炎、冠心病或胶原病等。

## 【病理生理】

心脏收缩时血液自左室流回左房,致左房和左室容量负荷骤增,左室急性扩张能力有限,总的左室心搏量增加不足以代偿反流量,故前向的心输出量减少,严重可致休克。急性期左房压急剧增加导致肺淤血,甚至急性肺水肿、肺动脉高压及左心力衰竭。

## 【临床症状与体征】

轻度二尖瓣关闭不全仅有轻微的劳力性呼吸困难,严重者很快出现急性左心力衰竭,甚至发生急性肺水肿或心源性休克。收缩期杂音是其最突出的体征,为全收缩期常呈吹风样,并向腋下、左肩胛下传导。

## 【诊断与鉴别诊断】

慢性者心尖区有典型杂音伴左室增大,急性者如突发呼吸困难,心尖部有收缩期杂音,X线心影不大而肺淤血明显而有病因者,确诊有赖于超声心动图。需与三尖瓣关闭不全及室间隔缺损相鉴别。

## 【治疗】

目的为减少反流,增加前向的心输出量,及减少肺淤血。无症状者不需要药物治疗。有症状者以血管扩张剂为首选药物,如 ACEI 和肼苯达嗪等。尽量维持窦性心律,若发生心房颤动则以洋地黄或 β 受体阻滞剂控制心室率;应用利尿剂减轻肺淤血症状。

对急性的二尖瓣关闭不全,在血压正常的患者硝普钠可以作为首选药物,剂量 $0.5 \sim 10\mu g/(kg \cdot min)$。氰化物中毒症状有头痛、呕吐、意识不清或昏迷,肾功能不全尤应注意。硝酸酯类:不能耐受硝普钠者可用,特别是有冠状动脉疾病者,剂量由 $5\mu g/min$ 开始,可至 $200\mu g/min$。多巴胺:剂量不超过 $10\mu g/(kg \cdot min)$。如有血压偏低则需并用强心剂或主动脉球囊反搏(IABP)。

外科手术:手术时机以心力衰竭症状及左心室功能决定。

## 三、主动脉瓣狭窄

### 【病因】
主动脉瓣狭窄可由风心病、先天性瓣膜狭窄、退行性病变或大的赘生物阻塞瓣口等原因引起。

### 【临床表现】
1.症状　成人主动脉瓣狭窄的自然病史潜伏期较长,可无症状,一般出现症状晚,最常见于 60 岁以后,一旦出现未缓解则预后很差。

(1)呼吸困难;

(2)心绞痛;

(3)晕厥或接近晕厥,多发生于直立、运动中或运动后即刻,少数在休息时发生,由于突然脑缺血引起。

2.体征

(1)心脏听诊:典型收缩期喷射性杂音在 $S_1$ 稍后或紧随喷射音开始,止于 $S_2$ 前,为吹风样、粗糙、递增-递减型,在胸骨右缘第 2 或左缘第 3 肋间最响,向颈动脉、胸骨左下缘和心尖区传导,常伴震颤。

(2)其他:动脉脉搏出现细迟脉,可触及颈动脉震颤。

3.诊断和鉴别诊断

(1)诊断:典型的杂音可以诊断,确认有赖于超声心动图。

(2)鉴别诊断:需与梗阻性肥厚型心肌病及先天性主动脉瓣上狭窄相鉴别,多有赖于超声心动图。

4.治疗

(1)内科治疗:传统内科治疗皆不能改善预后,因此一旦有症状便应手术。

(2)人工瓣膜置换术:只要患者有晕厥、心绞痛和劳累有气急等症状之一,就应考虑手术。

(3)经皮球囊主动脉瓣成形术(PTAV):年轻人的先天性 AS 可以考虑 PTAV;成人的退化或风湿性 AS 则 PTAV 无效。

## 四、主动瓣关闭不全

### 【病因】
(1)瓣膜疾病;

(2)主动脉根部疾病;

(3)急性主动脉瓣关闭不全。

### 【临床表现】
1.症状

(1)急性:轻者无症状,重者出现左心力衰竭和低血压症状。

(2)慢性:可多年无症状。最先主诉与心搏量增多有关,如心悸、心前区不适、头部强烈搏动感。晚期可出现左心力衰竭表现,常有体位性头昏,晕厥罕见,心绞痛少见。

2.体征

(1)急性:严重的急性患者病情重,心动过速常见,外周血管剧烈收缩,发绀,有时肺充血和肺水肿。周围血管征不常见。心尖搏动可正常。收缩压、舒张压和脉压正常或舒张压稍低,脉压稍增大。心脏听诊可有 $S_1$ 或消失,$\beta_2$ 亢进,$S_3$ 常见。主动脉瓣舒张期杂音较慢性者短而调低,由于左心室舒张压上升使之与主动脉压差很快下降所致。如出现 Austin-Flint 杂音多为舒张中期杂音。

(2)慢性:心脏杂音的特点为与第二心音同时开始的高调叹气样递减型舒张早期杂音,坐位并前倾和深呼气时易听到;第一心音减弱,心底部可听及收缩期喷射音。

周围血管征有点头征及水冲脉等。

【并发症】

有感染性心内膜炎及室性心律失常。

【诊断与鉴别诊断】

典型的主动脉瓣关闭不全的舒张期杂音伴周围血管征可诊断,超声心动图可确诊。与Graham-Steel 杂音区别,其见于严重肺动脉高压及伴肺动脉扩张所致肺动脉瓣关闭不全等。

【治疗】

治疗以控制血流动力学稳定后外科手术为宜,慢性主动脉瓣关闭不全的内科治疗主要为血管扩张剂、利尿剂、洋地黄等。急性者住院死亡率即高达 50%～90%。慢性之重度 AR5 年存活率为 75%,10 年为 50%,但若有心力衰竭则只有 4 年或 2 年的存活期,口前知道 LVESD大于 60mm 或 LVEF<25%手术之死亡率较高且左室功能术后恢复机会较少。手术死亡率约2%～6%,紧急手术则死亡率增至 10%,80%的患者有症状的改善;25%～50%的患者 LVEF会有进步。

# 五、三尖瓣关闭不全

【病因、病理】

三尖瓣反流通常继发于肺动脉压增高或右室流出道梗阻引起的右心室扩张合并右心室压力增高。较罕见的病因是右侧感染性心内膜炎和右室梗死引起右室乳头肌功能不全。

【症状、体征和诊断】

除了心输出量减少的症状外,重度三尖瓣反流的唯一特异性症状是右室压力增高传导到颈静脉,引起颈静脉反流波,并可触及颈静脉搏动。肝淤血可引起右上腹不适。右房增大时常可发生心房扑动和颤动,使心输出量进一步减少,并可突然诱发重度心力衰竭。轻度三尖瓣反流和肺动脉高压引起的全收缩期杂音是高音调的,而重度的和原发性三尖瓣反流的杂音是中等频率的。收缩期杂音在吸气时增强,通常杂音在第 4.5 肋间靠近胸骨处和上腹部最易听到。但如果右心室占据了原心尖部位,则杂音在心尖部位最清楚。

　　ECG 示不同程度的右室负荷过重,取决于三尖瓣反流的严重程度和是否继发于肺动脉高压。P 波高尖和 $V_1$ 导联出现 QR 波,是右房增大、负荷过重和右室肥厚的典型表现。X 线检查见心影向右增大,并示上腔静脉增宽和右房增大;而右室增大使心影向左增大。Doppler 和维超声心动图能确诊三尖瓣反流。心导管检查和右心室造影能直接显示三尖瓣反流。

## 【治疗】

　　通常患者能耐受三尖瓣反流许多年,即使反流较重。继发于左心瓣膜病变的肺动脉高压与右室压力增高,经手术治疗病变后,可以好转。在做二尖瓣手术时常同时做三尖瓣瓣环成形术以解除三尖瓣反流,可预防术后发生心输出量减少等并发症引起的死亡。

## 六、三尖瓣狭窄

### 【病因、病理】

　　三尖瓣狭窄几乎总是风湿性的,常同时伴有显著的二尖瓣狭窄,但有些患者以三尖瓣狭窄为主。

### 【症状、体征和诊断】

　　三尖瓣狭窄患者除了有颈静脉巨大"a"波引起的颈部震动样不适外,主要症状是心输出量降低引起的乏力和肝脏肿大引起的右上腹不适。窦性心律时在胸骨左缘第 4 肋间或上腹部可听到收缩期前杂音,吸气时杂音增强。舒张期杂音在第一心音前的渐增音势消失。除非有心房颤动,通常没有像二尖瓣狭窄那样的舒张中期隆隆样杂音。ECG 示右房负荷过重,在下壁导联和 $V_1$ 导联 P 波高尖。X 线片示右房增大和上腔静脉增宽。心导管检查可显示跨三尖瓣压力阶差。超声心动图示右房增大和二尖瓣的 EF 斜率下降缓慢。

### 【治疗】

　　1.药物治疗　应用利尿剂,控制心房颤动的心室率。

　　2.外科治疗　对三尖瓣跨瓣压差大于 5mmHg 或瓣口面积小于 $2.0cm^2$ 者应行手术治疗。需做三尖瓣交界分离术的重度三尖瓣狭窄是很少见的。

(李　静)

# 第六节　心肌病

　　心肌疾病是指除心脏瓣膜病、冠心病、高血压性心脏病、肺源性心脏病和先天性心脏病以外的以心肌病变为主要表现的一组疾病。

## 一、肥厚型心肌病

　　肥厚型心肌病是以心肌非对称性肥厚、心室腔变小为特征,以左心室血液充盈受阻、舒张期顺应性下降为基本病态的心肌病。根据流行病学资料,有家族史者占 50%,男女比例为 2:

1,发病以青壮年多见。本病常为青年人猝死的原因。

## 【诊断步骤】

### (一)病史采集

1.现病史　患者常因心悸、一过性晕厥就诊,故应详细询问患者出现这些症状的时间,有无上呼吸道感染等发病诱因,有无劳力性呼吸困难,休息多长时间可以缓解,有无夜间阵发性呼吸困难,是否伴有咳嗽、咯粉红色泡沫痰;有无胸痛,如有,应询问病人疼痛的部位、性质、程度、放射部位、持续时间、诱发及缓解因素、伴随症状。有无心悸、头晕、黑蒙、晕厥、抽搐等症状,有无下肢水肿、腹胀、食欲减退、尿量减少等临床表现。

2.过去史　有无呼吸系疾病、肾脏病、糖尿病、甲状腺功能亢进等病史。有无高血压病、冠心病、心绞痛、心肌梗死、心律失常等病史。有无药物过敏中。

3.个人史　病人出生地,有无毒物、放射线接触史,是否有吸烟、酗酒史,如有,应询问病人的吸烟年数、每天吸烟量;询问病人的饮酒年数、每天饮酒量。

4.家族史　直系亲属中有无类似心脏病史,有无其他遗传病史。

## 【体格检查】

1.心功能Ⅰ级、无流出道梗阻者常无明显体征,或有心尖搏动增强呈抬举性,第一心音增强。

2.心功能Ⅱ级以上、有流出道梗阻者,心浊音界向左扩大,心尖部可触及收缩期细震颤,并可闻及明显的收缩中晚期喷射性杂音;胸骨左下缘可有收缩中期喷射性杂音;凡增强心肌收缩力,减低回心血量(均可使心室腔缩小)及减轻外周阻力的方法及增加心肌收缩力因素(如运动、Valsava 动作、异丙基肾上腺素 $2\mu g/$分,静脉滴注)可使该杂音增强;反之,减弱心肌收缩力因素(如下蹲、Mueller 动作、口服普萘洛尔)则使杂音减弱。部分病人可闻及第二及第四心音。

## 【辅助检查】

1.心电图　$30\%\sim50\%$病人Ⅱ、Ⅲ、aVF 及 $V_{4\sim6}$导联上出现深而窄的 Q 波($<0.04$ 秒),相应导联 T 波直立(有助于与心肌梗死鉴别);$SV_1+RV_5$ 呈有意义的增大,提示左室前壁肥厚,$SV_1+RV_5$ 值逐年减少与心肌退行性变化有关。胸前导联 QRS 电压增高伴倒置 T 波逐年加深,反映心尖部室壁厚度变化。

2.动态心电图检查　约 $50\%$病人可有室性心律失常,$19\%\sim36\%$可检出无症状性阵发性室速。

3.X 线胸片　可显示左心缘明显突出,肺见有淤血体征。

4.超声心动图　室间隔与左室后壁厚度之比$\geqslant1.3\sim1.5$;室腔不增大,左室流出道狭窄;无导致左室肥厚的其他原因;如 M 超声心动图见 SAM 现象(收缩期二尖瓣前叶向室间隔凸起),提示左室流出道梗阻存在,多普勒可显示二尖瓣反流。

5.磁共振心肌显像　可直观反映心室壁肥厚和室腔变窄,对于特殊部位心肌壁肥厚和对称性肥厚更具有诊断价值。

6.心内膜心肌活检　见心肌细胞畸形肥大、排列紊乱有助于诊断。

**【诊断要点】**

1.有上述的心脏杂音特点,以及有劳力性胸痛、呼吸困难、晕厥等症状。

2.有典型的超声心动图改变,多普勒测定左室流出道压力阶差>20mmHg。

3.非梗阻性者,半数病人有心悸、室性心律失常、晕厥,超声心动图多数左室肥厚>15mm,磁共振心肌显像更有价值。

4.50%以上肥厚型心肌病有家族史。

**【鉴别诊断】**

1.主动脉瓣狭窄　杂音位置在主动脉瓣区,向颈部传导,主动脉瓣区第二心音减弱;超声心动图可显示主动脉瓣病变。

2.室间隔缺损　药物激发试验阴性;超声心动图可显示室间隔连续性中断,彩色多普勒可显示左向右分流。

3.冠心病　年龄多在 40 岁以后,常有冠心病病史或冠心病的易患因素;杂音出现在心肌梗死室间隔穿孔、乳头肌断裂时;超声心动图多显示节段性室壁运动异常;冠状动脉造影可以明确诊断。

4.高血压病　可有长期的高血压病史,主动脉瓣区第二心音亢进;心肌(室间隔与左室壁)呈对称性肥厚。

**【治疗方案】**

**(一)一般治疗**

避免剧烈的体力活动或情绪激动;慎用降低心脏前后负荷的药物。

**(二)药物治疗**

1.β受体阻滞剂　美托洛尔,起始剂量 6.25mg,1～2 次/天,口服,1 周左右剂量可加倍,直至 100mg/天或最大耐受剂量;或用比索洛尔,开始量 1.25mg/天,口服,逐渐增至 2.5～5mg 或最大耐受量,1 次/天,口服。严重心力衰竭、支气管哮喘、严重房室传导阻滞者禁用。

2.钙离子拮抗剂　维拉帕米 40～80mg,3 次/天,口服;或用地尔硫䓬 30～60mg,3 次/天,口服;或用硝苯地平 5～20mg,3 次/天,口服。

**(三)手术治疗**

严重梗阻患者,临床症状逐渐加重,内科治疗无效,心功能Ⅲ级或以上,左室流出道梗阻严重,室内压差>50mmHg 和室间隔厚者可考虑手术治疗。手术方式有:①室间隔部分切除术;②室间隔化学消融治疗;③DDD 型起搏治疗。但术中及术后死亡率约为 8%,手术的远期效果尚难肯定,故应严格掌握手术指征。

**【病情观察】**

**(一)观察内容**

1.诊断明确者,主要观察病人治疗后劳力性呼吸困难、胸痛有无缓解,能否耐受日常活动,夜间能否平卧,β受体阻滞剂或钙离子拮抗剂治疗后心率、血压情况,有无心力衰竭表现;治疗后杂音是否减轻,超声心动图检查左室流出道梗阻是否好转、压差降低程度如何。

2.诊断不明确者,应向患者及家属讲明需要行 X 线胸片、心电图、超声心动图等检查以明确诊断。注意监测生命体征变化,治疗过程中有无药物本身的毒副反应。

### (二)动态诊疗

1.明确诊断本病者,心功能正常,如果没有流出道梗阻,无劳力性呼吸困难、胸痛、黑蒙、晕厥、抽搐等症状,可在门诊治疗,但应该告诉病人药物治疗开始时每周应复诊,治疗稳定后1~2个月左右复诊1次,复诊时应注意行超声心动图监测流出道梗阻情况;如有呼吸困难、胸痛、黑蒙、晕厥等情况,应立即就诊,并应住院治疗。有些非梗阻性心肌病无症状病人随访周期可以放宽到半年以上。

2.伴有心功能不全、肥厚梗阻性心肌病伴劳力性呼吸困难、胸痛、黑蒙、晕厥症状,或有以上症状而诊断未明确者应住院治疗;入院后进一步完善心电图、X线、超声心动图等辅助检查,以尽快明确诊断;心功能正常者,加用β受体阻滞剂、钙离子拮抗剂等药物治疗。肥厚型心肌病扩张期出现心功能不全的,可按心力衰竭治疗,使用 ACEI、利尿剂、洋地黄类等;心功能Ⅲ级以上者也可以加用β受体阻滞剂,一般从小剂量开始,如能耐受,每周增加1次。病人心功能正常,如无明显呼吸困难、胸痛、心律失常者可以出院。

### 【临床经验】

### (一)诊断方面

1.注意临床上本病可以无症状,常由体检发现的,亦可表现为呼吸困难、胸痛、晕厥症状为首发,也可能以心力衰竭、心律失常就诊治疗,病人如有这些临床表现,应疑及本病。体检时发现有典型的梗阻性心脏杂音,常提示本病。

2.超声心动图如具有上述典型的征象者,诊断并不困难;心尖肥厚型心肌病具有特征性心电图改变:左室高电压伴左胸导联($V_4$~$V_6$)ST 段压低,以 $V_3$、$V_4$ 导联为轴心的胸前导联 T 波倒置;二维超声心动图的特征性改变是左室长轴切面可见心尖室间隔和左室后下壁明显肥厚,最厚处可达 20~30mm,心尖部心腔狭小。心室造影显示左室腔呈香蕉状、舌状或纺锤状,可以确诊。

3.本病进展缓慢,起始多年可无症状,多数患者可长期生存;猝死可发生于病程的任何阶段,年死亡率约 3.5%。有猝死家族史、年轻时就有明显症状或体征者,年死亡率 7%,猝死占死亡患者的 50%,多因室性心律失常而死亡。左室强烈收缩及舒张末压升高,舒张功能受损和舒张期充盈时间缩短使充盈不足加重,从而造成心室腔完全闭塞,也是猝死可能原因之一。充血性心力衰竭、栓塞、感染性心内膜炎也可引起病人的猝死。本病后期死亡原因多为心力衰竭,预后差。

### (二)治疗方面

应用β受体阻滞剂治疗,用药期间应密切观察心功能状况、心率、血压等变化,首次用药和每次增加剂量的 1~2 小时内尤应严密观察心率、血压变化;有心力衰竭加重、静息时心率<55次/分、收缩压<90mmHg者,应及时减量、停药,必要时予以相应治疗。

### (三)医患沟通

诊断明确者,应告诉病人或其亲属有关肥厚型心肌病的特点、治疗药物、疗程,以及可能发生猝死的情况、预后特点,须解释并告知病人及家属,坚持长期治疗的规则及其重要性;诊断不明确者,应尽早行心电图、超声心动图等检查,必要时行心导管检查,以明确诊断;门诊病人治疗须定时随访.必要时随时就诊。病人入院后应在上级医生指导下确定治疗方案,有关治疗效果、治疗中出现并发症、需要调整治疗方案或需要手术者,应及时告知病人或家属,并征得同意,签字为据。

### （四）病历记录

1.门急诊病历　记录病人就诊时间,记录病人就诊的主要症状,如呼吸困难、心悸、水肿等特点,有无黑蒙、晕厥、抽搐,有无饮酒史、用药史;以往发作史、治疗效果,β受体阻滞剂、钙离子拮抗剂、抗心律失常药的使用情况。体检记录血压、口唇发绀、颈静脉怒张、肺部啰音、心界大小、心率、心律、杂音、奔马律、腹水、水肿情况。辅助检查记录心电图、X线、超声心动图等结果。

2.住院病历　详尽记录病人的主诉、发病过程、门急诊及外院治疗经过、所用药物及效果如何。病程记录应提出本病的相应诊断、鉴别诊断要点、诊疗计划等。记录病人入院治疗后的病情变化、治疗效果。记录有关心电图、X线、超声心动图等检查结果。如需特殊检查治疗如临时起搏、电复律,应记录与病人或其亲属的谈话经过,无论同意与否,应请病人或其亲属签名。

## 二、扩张型心肌病

扩张型心肌病主要特征是左心室或双心室心腔扩大和收缩功能障碍,以不明原因的心脏扩大、心力衰竭、心律失常为主要表现,是最常见的心肌病。本病病死率较高,年死亡率达$25\%\sim45\%$,30%病人可发生猝死。目前研究认为,扩张型心肌病的发生与持续的病毒感染和自身免疫反应等因素有关。

### 【诊断步骤】

#### （一）病史采集

1.现病史　注意询问病人有无进行性呼吸困难,有无夜间阵发性呼吸困难,如有,询问入睡多久出现;有无端坐呼吸,是否伴有咳嗽、咯粉红色泡沫痰;病程中有无心悸,是持续性还是阵发性发作。有无头晕、黑蒙、晕厥、抽搐等表现。有无胸痛、下肢水肿、腹胀、食欲减退、尿量减少等。

2.过去史　有无呼吸系疾病、肾脏病、糖尿病、甲状腺功能亢进史。有无高血压病、冠心病、心绞痛、心肌梗死、心律失常病史。有无风湿性关节炎。有无心肌炎、病毒感染史。有无药物过敏史。

3.个人史　有无疫水接触史,有无毒物、放射线接触史,有无吸烟、酗酒史,注意询问病人的吸烟史及年数、每天吸烟量,询问饮酒年数、每天饮酒量。

4.家族史　直系亲属中有无类似心脏病史,有无其他遗传病史。

#### （二）体格检查

1.早期仅有心率增快、心界轻度扩大、异常的第四心音、偶发的期前收缩。

2.出现心力衰竭时心界向下或向两侧扩大,心尖部可闻及舒张期奔马律,肺动脉第二心音可增强,心尖部可闻及收缩期吹风样杂音,少数病人可闻及短促的舒张期隆隆样杂音。以上杂音随心力衰竭缓解、循环状态改善而减弱或消失。可有颈静脉怒张、颈内静脉搏动增强。周围动脉压早期轻度升高,中后期下降,脉压差减小。

3.疾病后期还常见胸、腹腔积液、明显肝脏肿大、皮肤及巩膜黄染等。

### (三)辅助检查

1.实验室检查

(1)血液生化:淤血性肝脏肿大,见球蛋白升高,转氨酶升高,偶有心肌酶谱升高。

(2)肾功能:有肾脏损害者,则有尿素氮、肌酐升高。

(3)免疫学检查:以分离的心肌天然蛋白或合成肽做抗原,用酶联免疫吸附试验检测抗心肌肽类抗体,如抗 ADP/ATP 载体抗体、抗 $\beta_1$ 受体抗体、抗肌球蛋白重链抗体、抗 $M_2$ 胆碱能受体抗体等,如明显升高则对扩张型心肌病的诊断具有较高的特异性和敏感性。

2.特殊检查

(1)心电图:左、右心室肥大,ST-T 改变,少数病例下壁及前壁导联出现异常 Q 波。多种心律失常并存是本病心律紊乱的特点,且为心力衰竭、晕厥、猝死的主要因素,房室传导阻滞及非持续性室性心动过速亦是重要的危险因素。

(2)X 线胸片:心胸比例增大>50%,甚至呈球形心,心脏搏动弱。肺淤血(轻)与心脏增大(重)不成比例是其特征。

(3)超声心动图:各心腔内径明显增大;二尖瓣开放幅度减小(M 超声心动图二尖瓣曲线呈钻石样);心室壁不厚或变薄;室壁搏动普遍减弱,晚期射血分数可降至 0.2 以下。

(4)心导管检查:左室舒张末期压力、左房压、肺毛细血管楔压升高,心排出量和搏出量减少,射血分数降低。左室造影可见左室腔扩大,左室壁运动减弱,冠状动脉造影多为正常。

(5)心内膜心肌活检:有助于与心肌炎及特异性心肌病的鉴别,但对扩张型心肌病诊断和治疗不能提供有价值的证据。

(6)放射性核素显像:核素血池显像可明确心腔扩大程度、心室收缩功能减弱及收缩功能障碍程度。

### (四)诊断要点

1.中青年人出现心力衰竭、心律失常或心脏扩大者应考虑有心肌病的可能。

2.依据 1995 年 WHO/ISFC 关于心肌病的定义,对于左心室或双心室扩大和心室收缩功能受损为特征的病人,可诊断本病。

3.需排除风湿性、高血压性、先天性、冠状动脉性、肺源性等心脏疾病或心包疾病。

4.超声心动图检查可确诊本病。

### (五)鉴别诊断

1.风湿性心脏病　一般有相关的病史,心力衰竭控制后杂音增强,而扩张型心肌病则杂音减弱。超声心动图可显示瓣膜病变。

2.心包积液　本病心尖搏动不明显,或远在心浊音界内侧,而扩张型心肌病心尖搏动与心浊音界的左外缘相符。常无心脏杂音。超声心动图可显示心包液性暗区。

3.冠心病　年龄多在 40 岁以后,常有冠心病病史或易患因素,多为左室扩大,心力衰竭控制后心影缩小不明显,超声心动图多显示节段性室壁运动异常,$^{201}T_1$ 心肌显像呈均匀的大片缺损,有核素再分布现象,冠状动脉造影可以明确诊断。

4.特异性心肌病　如酒精性心肌病、围产期心肌病、药物性心肌病,均类似于扩张型心肌病,但有特殊病史,如长期大量饮酒、妊娠分娩、使用对心肌有损害的药物。

## 【治疗方案】

### (一)一般治疗

应嘱病人戒酒,停用对心肌有害的药物,改善营养状况,避免过度疲劳。有心力衰竭症状者适当卧床休息。有气急时吸氧,限制钠盐摄入。注意防治感染。

### (二)药物治疗

1.心力衰竭治疗

(1)血管紧张素转换酶抑制剂(ACEI):卡托普利 2.5～37.5mg/天,分次口服;或用依那普利 2.5～10mg/天,分次口服;或用培哚普利 2～4mg/天,分次口服;或用贝那普利 5～10mg/天,分次口服;主要有咳嗽、疲劳、头痛、失眠等不良反应,儿童、孕妇、哺乳妇女及对本品过敏者禁止使用。用药前及使用过程中须监测肾功能,肾功能不全、手术麻醉期间患者应慎用;已用利尿剂者应停用此类药物,以免产生症状性低血压。

(2)洋地黄:可用地高辛 0.125mg/天,口服,注意此药可引起各种心律失常、食欲减退、恶心、呕吐、腹泻等副反应。

(3)利尿剂:呋塞米间断利尿,如用呋塞米 20mg,静脉注射。同时需补钾补镁。

(4)β受体阻滞剂:美托洛尔 6.25mg/天,1～2 次/天,口服,1 周左右可加倍,直至每天 100mg 或最大耐受剂量;或用比索洛尔以 1.25mg/天,口服,逐渐增至 2.5～5mg/天,或最大耐受量,1 次/天,口服。

2.控制心律失常治疗及预防猝死　注意纠正心力衰竭,降低室壁张力,纠正低钾低镁。尽力避免洋地黄、利尿剂使用的毒副作用。胺碘酮(200mg/天,口服)可有效控制心律失常。用药过程中应每月摄胸片 1 次,以便及时发现治疗的副反应,并应停药。

3.心肌保护　美托洛尔 125mg,2 次/天,口服,可预防病情恶化,改善症状和心功能,干预免疫介导的心肌损伤。

4.栓塞的防治　阿司匹林 75～100mg/天,口服,可防止附壁血栓形成。

5.改善心肌代谢　辅酶 $Q_{10}$ 片,10mg,3 次/天,口服;或用二磷酸果糖注射液 5g 加入 5% 葡萄糖注射液中静脉滴注,1 次/天,7～10 天为 1 个疗程。

### (三)手术治疗

根据病人的具体情况,可施行下列手术:

1.心室减容成形术;

2.背阔肌动力性心肌成形术;

3.机械性心室或全心功能辅助;

4.同种原位心脏移植术　同种原位心脏移植是终末期扩张性心肌病的有效治疗方法。

**【病情观察】**

**(一)观察内容**

1.诊断明确者,观察患者治疗后胸闷、呼吸困难等症状是否改善,能否耐受日常活动,夜间能否平卧,有无咳嗽,有无双下肢及尾骶部水肿,观察病人 24 小时尿量有无变化;利尿剂治疗后尿量、电解质的变化,洋地黄用量是否不足或过量;有严重心律失常的须心电监护,治疗后观察病人症状好转者心脏是否缩小,射血分数是否提高。

2.诊断不明确者,应向患者及家属讲明,需行 X 线、心电图、超声心动图等检查以明确诊断;注意病人的生命体征监测,有无心律失常,治疗后病人的症状有无改善,以便及时调整治疗用药。

**(二)动态诊疗**

1.明确诊断本病者,心功能Ⅰ、Ⅱ级,如没有严重心律失常,可予门诊治疗,但应告诉病人每 1~2 周需复诊 1 次,复诊时评估治疗效果。如有夜间阵发性呼吸困难、明显水肿、少尿、腹水、黑蒙、晕厥等情况应该立即就诊,并应住院治疗。

2.心功能Ⅲ、Ⅳ级或诊断未明确者应住院治疗;入院后行心电图、X 线、超声心动图等辅助检查,以明确诊断。一般经过利尿、强心、ACEI 治疗后症状改善,心功能在Ⅲ级以上者可以加用 β 受体阻滞剂,从小剂量开始,如能耐受,每周增加 1 次。有严重室性心律失常时给予胺碘酮治疗,紧急时进行电复律。缓慢性心律失常必要时需要安置心脏起搏器。

**【临床经验】**

**(一)诊断方面**

1.扩张型心肌病早期症状不典型,晚期多因反复心力衰竭就诊。病史中有关病毒性心肌炎、长期大量饮酒、妊娠分娩、药物使用、家族史等询问是必须的,对本病的正确诊断非常重要。

2.心脏扩大、奔马律、肺及体循环淤血体征是本病体检常见的征象,超声心动图有上述的典型征象,结合相关的病史,排除高血压性心脏病、冠心病等,一般可以明确诊断。

3.扩张型心肌病的病程长短不一,一旦发生心力衰竭,则示预后不良。预后不良的因素有:年龄>55 岁;心胸比例>0.55;心排血指数<每平方米 311 分;左室舒张末压>22mmHg;右室功能减低;左心室容量/心肌重量>1 或左室内径/心壁厚度>4;心电图出现左束支传导阻滞,低电压及 Q 波者,有 25%~45%发生猝死。

**(二)治疗方面**

1.β 受体阻滞剂使用时,用药期间应密切观察病人心功能状况、心率、血压,首次用药和每次增加剂量的 1~2 小时内尤应严密观察心率、血压。心力衰竭加重,静息时心率小于 55 次/分,收缩压小于 90mmHg 者应及时减量、停药,并做相应的处理。

2.不论心力衰竭严重程度如何,利尿剂能迅速减轻心脏前负荷,有效地缓解症状,但肺、体循环充血症状缓解后,若仍单纯用利尿剂则不能维持其疗效,甚至病情可逐渐恶化,因此,心力衰竭症状缓解后,利尿剂需与血管紧张素转换酶抑制剂及洋地黄合用,并注意补充电解质。

3.扩张型心肌病患者对洋地黄的敏感性增加,应在密切观察下采用缓给法,洋地黄剂量宜小,以免引起中毒性毒副反应。

### （三）医患沟通

诊断明确者,应告诉病人或其亲属有关扩张型心肌病的特点、治疗药物、疗程,以及休息、饮食调整、戒烟酒的必要性,告知可能发生猝死的情况、预后特点,解释必须坚持长期规则治疗的重要性;诊断不明确者,应告知病人及家属需行心电图、超声心动图等常规检查,以及心导管、放射性核素等检查,以明确诊断。病人入院治疗的,应在上级医生的指导下确定治疗方案,有关治疗效果、治疗中可能出现的并发症、需要调整治疗用药或需要手术者,应及时告知病人或家属,并征得同意,签字为据。

### （四）病历记录

1.门急诊病历　记录病人就诊时间及就诊的主要症状特点,如呼吸困难、心悸、水肿等,有无黑蒙、晕厥、抽搐的表现,有无病毒性心肌炎史、长期饮酒史,洋地黄、利尿剂、β受体阻滞剂、血管紧张素转换酶抑制剂、抗心律失常药等使用情况。体检记录病人血压、心率变化,记录有无口唇发绀、颈静脉怒张、肺部啰音、腹水、水肿等情况。辅助检查记录心电图、X线、超声心动图检查等结果。

2.住院病历　详尽记录病人主诉、发病过程、门急诊及外院治疗经过、所用药物及效果如何。记录应提出本病的诊断依据、鉴别诊断要点、诊疗计划等。记录病人入院治疗后病情变化、治疗效果。记录有关心电图、X线、超声心动图等检查结果。如需临时起搏、电复律,应记录与病人或其亲属的谈话经过,无论同意与否,应请病人或其亲属签名。

## 三、限制型心肌病

限制型心肌病是原发性的心肌浸润或非浸润性病变,或心肌内膜纤维化。以心室腔进行性闭塞和舒张功能减退为特征。包括多发生在热带地区的心内膜纤维化及大多发生在温带的嗜酸细胞心肌病。可能的病因包括病毒或寄生虫感染、自身免疫、营养不良、嗜酸细胞增多变性等。

### 【诊断步骤】

### （一）病史采集

1.现病史　有无起病缓慢的劳力性呼吸困难和周围水肿,有无伴有咳嗽、咯痰等。有无心悸、气短、咳嗽、咯泡沫样痰、端坐呼吸等左心衰竭的症状。有无头晕、黑蒙、晕厥、抽搐等症状。询问有无下肢水肿、腹胀、食欲减退、尿量减少等表现。

2.过去史　有无与本病相关的疾病史,如淀粉样变性,伴有或不伴有嗜酸性细胞增多尤以心内膜心肌疾病等,如有,应询问其诊疗经过及效果如何等。有无呼吸系疾病史、肾脏病、糖尿病、甲状腺功能亢进史。有无高血压病、冠心病、心绞痛、心肌梗死、心律失常病史。有无风湿性关节炎史、心肌炎史、病毒感染史。有无药物过敏史。

3.个人史　病人的出生地,有无毒物、放射线接触史。有无吸烟、酗酒史。

4.家族史　有无类似发病的家族史。

### (二)体格检查

1.颈静脉怒张、静脉压增高;血压低,脉压小,脉细弱可有奇脉。

2.心尖搏动弱、心浊音界扩大和心尖部第一心音减弱、心率快,心尖部及其内侧可闻及舒张期奔马律。可有肺动脉瓣区第二音亢进。

3.腹膨隆,有移动性浊音,往往腹水量大,而下肢肿胀轻。

4.以左室病变为主者,可有肺水肿的体征。

5.可有四肢血管或脑栓塞以及心律失常体征。

### (三)辅助检查

1.心电图　S-T 段及 T 波非特异性改变,部分病人可见 QRS 波群低电压、病理性 Q 波、束支阻滞、心房颤动和病态窦房结综合征等心律失常。

2.X 线胸片　心影正常或轻中度增大,可有肺淤血的征象;少数病例可见心内膜钙化影,心室造影可见流入道及心尖部心腔狭小甚至闭塞,流出道反而扩张。

3.超声心动图　一般可见单侧或双侧心房扩大,尚无收缩功能明显受损时,可有心室壁及室间隔增厚,心室腔缩小;有的病人突出表现为心腔狭小,心尖多呈闭塞。心室收缩功能受损的病人可见心室扩大,有心室附壁血栓形成;有房颤者,房内附壁血栓也可见;多普勒见二尖瓣血流频谱表现为左心室舒张期被动充盈受阻,E/A 比值增加和等容舒张时间缩短;舒张期被动充盈受阻常掩盖同时并存的舒张功能异常,使舒张功能异常的血流频谱呈现"正常化假象",而收缩功能、左室射血分数一般正常或大致正常。

4.心导管检查　心房压力曲线出现右房压升高和快速的 Y 下陷;左心充盈压高于右心充盈压,心室压力曲线上表现为舒张早期下降和中晚期高原波;肺动脉高压。

5.心内膜心肌活检(EMB)　早期可见嗜酸性粒细胞浸润,晚期多为心内膜心肌纤维化的表现;右心室活检可证实嗜酸性粒细胞增多症病人的心内膜心肌损害,对心内膜弹力纤维增生症和原发性限制型心肌病的组织学诊断具有重要价值。

### (四)诊断要点

1.有倦怠、乏力、劳力性呼吸困难、浮肿等心力衰竭的症状。

2.有颈静脉怒张、肝脏肿大、下肢水肿等心室舒张受限表现。

3.超声心动图示心内膜增厚、钙化,心室腔缩小,舒张功能减退。如行心内膜心肌活检,则可有助于确定原发性和继发性。

### (五)鉴别诊断

1.风湿性心脏病　一般有相关的病史,心力衰竭控制后杂音增强,超声心动图可显示瓣膜病变。

2.缩窄性心包炎　X 线可见心包钙化,而限制型心肌病为心内膜线状钙化。超声心动图、MRI 可显示心包增厚,心内膜正常;限制型心肌病则为心内膜增厚,心室腔闭塞。心内膜心肌活检正常。

3.冠心病　年龄多在 40 岁以后,常有冠心病的病史或易患因素;多为左室扩大,心力衰竭控制后心影缩小不明显;超声心动图多显示为节段性室壁运动异常;$^{201}T_1$ 心肌显像呈均匀的大片缺损,有核素再分布现象;冠状动脉造影可以明确诊断。

4.特异性心肌病　如酒精性心肌病、围生期心肌病、药物性心肌病,均类似于扩张型心肌病,但往往有特殊病史,如长期大量饮酒、妊娠分娩、使用对心肌有损害的药物等。

## 【治疗方案】

### (一)一般治疗

本病缺乏特异性治疗方法,以对症治疗为主。应嘱病人卧床休息、低盐饮食。防治感染。

### (二)药物治疗

可试用β受体阻滞剂、地尔硫䓬、血管紧张素转换酶抑制剂等药物治疗。发生快速房颤、心力衰竭者可用洋地黄,但必须剂量减小,有水肿、腹水时宜用利尿剂,但应注意不使心室充盈压下降过多而影响心功能。防治栓塞时,可用华法林 2.5mg/天,口服,3~5 天复查国际正常化比率(INR),宜控制在 2~3 之间;有心律失常者,可用胺碘酮负荷量后改为 200mg/天,口服。

### (三)手术治疗

对严重的内膜心肌纤维化可行心内膜剥脱术,切除纤维性心内膜;伴有瓣膜反流者,可行人工瓣膜置换术;对有附壁血栓者,行血栓切除术。已有心源性肝硬化者,则不宜手术治疗。

## 【病情观察】

### (一)观察内容

1.诊断明确者,主要观察治疗后患者胸闷、呼吸困难的改善程度,能否耐受日常活动,夜间能否平卧,有无咳嗽,坐起后呼吸困难能否好转;利尿剂治疗后尿量有无增加;ACEI 治疗后血压控制情况;β受体阻滞剂治疗后病人的心率、血压变化情况,心力衰竭有无恶化,洋地黄用量是否不足或过量,抗凝剂治疗后有无出血;有严重心律失常者,须行心电监护,并观察治疗后症状是否好转。

2.诊断不明确者,应向患者及家属讲明需行 X 线、心电图、超声心动图等检查明确诊断,并注意监测病人的生命体征变化,包括有无心律失常、对症治疗后病人的症状变化,并根据病人的具体情况,调整治疗用药。

### (二)动态诊疗

明确诊断为限制性心肌病,心功能Ⅰ、Ⅱ级者,如没有严重的心律失常,病人可予门诊治疗,但须告诉病人每 1~2 周复诊 1 次;病人如出现夜间阵发性呼吸困难、明显水肿、少尿、黑蒙、晕厥等情况,应立即来院就诊,予住院治疗;门诊复诊时,临床医师应评估治疗效果,治疗无效或病情恶化者应住院治疗;心功能Ⅲ、Ⅳ级或诊断未明确者应住院治疗,入院后行心电图、X线、超声心动图等辅助检查,必要时行心内膜心肌活检,以尽快明确诊断。

## 【临床经验】

### (一)诊断方面

1.病人如有劳力性呼吸困难、颈静脉怒张、肝脏肿大、腹水、Kussmul 征等征象,体检发现心率增快,心尖搏动不明显,心浊音界不增大,心音较低等体征,相关检查排除缩窄性心包炎时,应考虑本病的可能。

2.临床上,本病较为少见,本病的诊断很大程度上依赖于超声心动图、心导管检查。注意,心内膜心肌活检对诊断具有重要价值,但因其有一定的创伤性,必须征得病人及家属的同意并签字后,方能进行。

### (二)治疗方面

1.本病缺乏特异性的治疗方法,目前临床上仍以对症治疗为主。

2.药物治疗时,应充分估计药物治疗的疗效,尤其是应注意观察治疗药物本身的毒副反应。本病发生快速房颤、心力衰竭者可用洋地黄,但应注意,所用剂量应减小,以免发生洋地黄中毒。

### (三)医患沟通

诊断明确者,应告诉病人或其亲属有关本病的特点、治疗药物、疗程、预后特点;诊断不明确者,应告知病人及家属需尽早行心电图、超声心动图等检查,以及时诊断。能门诊治疗的病人必须定期复诊,以观察、评估治疗疗效。住院的病人则应在上级医生指导下确定治疗方案,有关治疗效果、治疗中出现并发症、需要调整的治疗方案应及时告知病人或家属,并签署知情同意书。

### (四)病历记录

1.门急诊病历  记录病人就诊时主要症状的特点,如呼吸困难、心悸、水肿等,有无黑蒙、晕厥、抽搐等表现,记录有关洋地黄、利尿剂、β受体阻滞剂、血管紧张素转换酶抑制剂、抗心律失常药物的使用情况。体检记录病人血压、颈静脉怒张、肺部啰音、腹水、水肿等情况,心脏体检时记录病人的心界大小、心率、心律、杂音、奔马律等情况。记录病人心电图、X线、超声心动图等检查结果。

2.住院病历  详尽记录病人主诉、发病过程、门急诊及外院治疗经过、所用药物及效果如何。病程记录应重点记录病人入院治疗后的病情变化、治疗效果、上级医师查房记录,记录病人有关心电图、X线、超声心动图等检查结果。

## 四、心肌炎

心肌炎是指病原微生物感染或物理化学因素引起的心肌炎症性疾病。由于心肌病变范围大小及病变程度的不同,轻者无临床症状,严重者可致猝死;诊断及时并经适当治疗者可完全治愈,迁延不愈者可形成慢性心肌炎或导致心肌病。病毒性心肌炎是指嗜心肌性病毒感染引起的,以心肌非特异性间质性炎症为主要病变的心肌炎,临床以柯萨奇病毒常见,特别是柯萨奇B组病毒最为常见,占急性心肌炎的50%。由于病毒性心肌炎最为常见,以下主要论述急性病毒性心肌炎。

### 【诊断步骤】

#### (一)病史采集

1.现病史  患者常因胸闷、心悸就诊,故应仔细询问患者出现症状的时间。发病前2~3周有无发热、咽痛等病毒感染的症状。有无夜间心率增快,有无类似心绞痛的胸闷、胸痛等症状。有无气短、劳力性呼吸困难及夜间呼吸困难,有无咯泡沫痰。

2.过去史　有无呼吸系疾病、糖尿病、甲状腺功能亢进史。有无高血压病、冠心病、心绞痛等病史。有无风湿性关节炎、心肌炎、病毒感染史。有无药物过敏史。

3.个人史　有无吸烟、酗酒嗜好,如有,应询问有关的每日吸烟、饮酒量,吸烟、饮酒的年数。

4.家族史　直系亲属中有无类似心脏病史,有无其他遗传病史。

### (二)体格检查

1.心界扩大,心动过速与体温升高不相称,合并房室传导阻滞也可心动过缓,心律失常尤以早搏常见。

2.第一心音低钝,心脏扩大相对性关闭不全心尖区可出现吹风样收缩期杂音,较重病例可出现奔马律、交替脉、心功能不全。

3.个别患者可出现红色小点状皮疹。

4.并发心包炎、胸膜炎者,可闻及心包摩擦音、胸膜摩擦音。

### (三)辅助检查

1.实验室检查

(1)血常规:血白细胞计数于病程早期可升高、正常或减低,约半数病人血沉增快。

(2)血生化:急性期或心肌炎活动期 CK-MB,肌钙蛋白 T、I 检测对心肌损伤的诊断具有较高的特异性和敏感性,后者检测时间窗较宽,肌钙蛋白 T、I 定量检查有助于心肌损伤范围和预后的判断。部分病人有肝损害,见有天冬氨酸氨基移换酶升高。

(3)外周血病毒抗体检测应用间接酶联免疫吸附试验检测血清柯萨奇病毒 IgM 抗体,用于早期诊断。用 PCR 方法可能检出病毒 RNA,但仅作为病毒感染依据而非肯定病毒心肌炎。

2.特殊检查

(1)心电图:对心肌炎诊断的敏感性高,特异性较低;其中以心律失常尤其是早搏最常见,室性早搏更多见;其次是房室传导阻滞,以一度房室传导阻滞多见,伴束支阻滞者,表明病变广泛,多数房室传导阻滞为暂时性的,经 1～3 周治疗后消失,但少数病人可长期存在;约 1/3 病例表现为 ST-T 改变。

(2)X 线胸片:约 1/4 病人有不同程度心脏扩大,搏动减弱。严重患者因左心功能不全可见肺淤血或肺水肿的征象。

(3)超声心动图:对本病的诊断无特异性。心脏扩大,心室壁运动减弱取决于病毒累及心室损伤的程度和范围。

(4)心内膜心肌活检:见有心肌炎性细胞浸润伴有心肌细胞坏死和(或)心肌细胞变性。应用 EMB 标本进行病毒基因探针原位杂交、逆转录-—多聚酶链反应(RT-PCR)有助于确立病原学诊断,但阴性结果不能排除病毒性心肌炎。

(5)放射性核素显像:$^{111}$In 单克隆抗肌球蛋白抗体心肌显像,对心肌坏死检测敏感性(100%)较高,但特异性较差(58%)。

## （四）诊断要点

1.上呼吸道感染、腹泻等病毒感染后1～3周内发生心力衰竭或心律失常。

2.心脏浊音界扩大-心尖区、胸骨左下缘闻及相应的杂音,可能有肺淤血、水肿的体征。

3.有相关的实验室检查结果,如心肌酶谱增高。

4.有相应的心电图、X线胸片等特点。

5.病原学检查阳性。

6.心肌活检明确本病诊断。

## （五）鉴别诊断

1.风湿性心肌炎　有链球菌感染证据,咽拭子培养阳性、ASO增高,血沉、C反应蛋白、粘蛋白增高.有风湿热的临床症状。

2.β受体功能亢进综合征　心血管系统功能失调伴有全身性神经官能症的表现。结合心电图、超声心动图、相关的实验室检查,可资鉴别。

3.心包积液　本病心尖搏动不明显,或远在心浊音界内侧;病毒性心肌炎心尖搏动与心浊音界的左外缘相符。心包积液常无心脏杂音,超声心动图可显示心包液性暗区。

4.原发性心肌病　如酒精性心肌病、围产期心肌病、药物性心肌病,均类似于扩张型心肌病,但有特殊的病史,如有长期大量饮酒、妊娠分娩、使用对心肌有损害的药物的病史提供。

## 【治疗方案】

## （一）一般治疗

尽早卧床休息以减轻心脏负荷,有严重心律失常、心力衰竭的病人应卧床休息1个月,半年内不参加体力活动;无心脏形态功能改变者,休息半个月,3个月内不参加重体力活动。

## （二）药物治疗

1.抗病毒治疗

(1)干扰素α100万～300万U,肌内注射,1次/天,2周为1疗程。

(2)黄芪注射液20g加入5%葡萄糖注射液250ml中静脉滴注,1次/天,2周后改为口服。

(3)治疗初期常规应用抗生素,青霉素400万～800万U(青霉素皮试阴性者用)或红霉素1.2g加入5%葡萄糖注射液500ml中静脉滴注,1次/天,疗程1周。

2.保护心肌治疗　可用维生素C5g加入5%葡萄糖注射液250ml中静脉滴注,1次/天,以及辅酶$Q_{10}$片10mg,3次/天,口服。

3.免疫抑制剂治疗　有以下情况者可予以糖皮质激素治疗

(1)严重的进行性恶化的心肌炎,尤其是小儿心肌炎;

(2)严重的缓慢心律失常;

(3)合并肌肉、神经系统炎症损害者;

(4)心功能不全迁延不愈者,即所谓"难治性心力衰竭";

(5)并发急性肺水肿、心源性休克者:可用琥珀酸氢化可的松200mg加入5%葡萄糖液500ml中静脉滴注,1次/天;或用泼尼松20mg,3次/天,口服。

4.对症治疗　有心力衰竭者,可按常规的心力衰竭治疗,但洋地黄用量应偏小;可用血管紧张素转换酶抑制剂(ACEI),如卡托普利 12.5～37.5mg/天,分次口服;或用依那普利 2.5～10mg/天,分次口服;或用培哚普利 2～4mg/天,分次口服;或用贝那普利 5～10mg/天,分次口服。有完全性房室传导阻滞者,使用临时起搏器,可短程应用地塞米松 10mg/天,静脉滴注 3～7 天,不能恢复者安装永久起搏器。有其他心律失常者,可予相应的抗心律失常治疗。

**【病情观察】**

**(一)观察内容**

1.诊断明确者,观察患者胸闷、心悸、呼吸困难程度如何,能否耐受日常活动,夜间能否平卧,病人入院治疗的,应予以心电监护,监测生命体征变化,评估、观察治疗疗效,观察有无治疗药物本身的毒副反应,根据病人的具体情况,调整治疗用药。

2.诊断不明确者,应向患者及家属讲明,本病的特点、诊断方法,需行 X 线、心电图、超声心动图、血清肌钙蛋白 I 或肌钙蛋白 T、CK-MB、病原学等检查,以尽快明确诊断。检查过程中,也需要监测病人的生命体征变化,有无心律失常,是否发生黑蒙、晕厥、抽搐等,予以对症治疗后,观察病人的病情变化。

**(二)动态诊疗**

明确诊断为病毒性心肌炎者,病人应住院治疗;心功能Ⅲ、Ⅳ级或诊断未明确者,病人必须住院治疗,行心电图、X 线、超声心动图等辅助检查,尽快明确诊断。治疗过程中,注意观察病情变化,评估治疗效果,治疗无效或病情恶化者,应请上级医师指导进一步治疗、抢救。多数病人经过利尿、强心、ACEI 治疗后,症状改善;心功能Ⅲ级以上者可以加用 β 受体阻滞剂,一般从小剂量开始。无自觉症状、心功能正常、无心律失常者可以出院。

**【临床经验】**

**(一)诊断方面**

1.临床上,诊断的病毒性心肌炎中 90％左右以心律失常为主诉或首发症状就诊,其中少数患者可发生晕厥或阿-斯综合征;值得注意的是,极少数患者起病后发展迅速,出现心力衰竭或心源性休克,如不及时救治则病人因此而死亡。因此,临床医师应警惕,此类病人的诊治必须争分夺秒,尽快明确诊断,尽最大努力积极救治。

2.病人发病前有上呼吸道、肠道感染的病史,有心悸、胸闷、呼吸困难等症状,结合心电图.X 线等检查的特点,可诊断本病,不应等待病原学检查的结果。

**(二)治疗方面**

1.必须强调病人卧床休息对病情控制、恢复十分重要。一般至少应休息至体温正常;伴有心律失常、白细胞计数升高、血清肌酸磷酸激酶升高者,应严格卧床休息 2～4 周,或直至检验指标正常;伴有心脏扩大者应休息半年至 1 年,力求心脏缩小恢复正常为止;并发心力衰竭者,应依据心功能状态,确定更长的休息时间及活动强度。

2.有心力衰竭者,应及时控制,但洋地黄类药的应用须谨慎,须从小剂量开始,逐步增加,以避免发生毒性反应;高度房室传导阻滞、窦房结损害或快速室性心律失常引起晕厥、低血压,此时需要起搏治疗或行电复律。

3.严重患者可短期应用糖皮质激素,但注意必须掌握使用指征。无心力衰竭、恶性心律失常、心源性休克的患者,因可能加速病毒复制,发病初始前 14 天内不宜使用糖皮质激素。

### (三)医患沟通

诊断明确者,应告诉病人或其亲属有关病毒性心肌炎的临床诊断、治疗药物、疗程,尤其是本病上述的临床特点、发展后果。告知病人及家属坚持规则治疗的重要性;诊断不明确者,应告知病人及家属,尽快行血清肌钙蛋白 I 或肌钙蛋白 T、CK-MB、病原学等测定,以及心电图、超声心动图等检查,以尽快明确诊断。治疗过程中有关治疗效果、治疗中可能出现的并发症、需要调整治疗方案的或需要起搏、电复律治疗的,应及时告知病人或家属,并签署知情同意书。

### (四)病历记录

1.门急诊病历　记录病人就诊时间及就诊的主要症状,如头晕、乏力、胸闷、胸痛、呼吸困难、心悸等症状,有无病毒感染史、饮酒史。体检记录病人血压、口唇发绀、颈静脉怒张、肺部啰音、腹水、水肿等情况,心脏听诊时注意病人的心界大小、心率、心律、杂音、奔马律等变化。辅助检查记录血清肌钙蛋白 I 或肌钙蛋白 T、CK-MB 测定,以及心电图、X 线、超声心动图等检查的结果。

2.住院病历　记录病人主诉、发病过程、门急诊及外院治疗经过、所用药物及效果如何。首次病程记录应提出相应的诊断依据、鉴别诊断要点、诊疗计划。病程记录记录病人入院治疗后病情变化、治疗效果。记录有关血清肌钙蛋白 I 或肌钙蛋白 T、CK-MB、病原学等测定,以及心电图、X 线、超声心动图等检查结果。如需临时起搏、电复律,应记录与病人或其亲属的谈话经过,无论同意与否,应请病人或其亲属签名。

(王小静)

## 第七节　心包疾病

心包可由多种致病因素而引起急性炎症反应和渗出,渗出液迅速增加且量较多时可发生心包填塞,某些心包疾病最终发展为心包缩窄。

## 一、急性心包炎

急性心包炎是心包膜脏层和壁层的急性炎症,可同时合并心肌炎和心内膜炎,也可作为唯一的心脏病损而出现。

### 【病因】

1.结核性心包炎　主要通过淋巴途径而来的结核性继发感染,亦可由肺或胸膜结核直接蔓延而来。

2.非特异性心包炎　病因不明,可能为病毒感染或自身免疫过程所致。

3.化脓性心包炎　主要致病菌为葡萄球菌、链球菌、肺炎球菌及革兰阴性杆菌等。

4.其他病因　有肿瘤、结缔组织疾病、尿毒症、心肌梗死、过敏、放射性损伤等。

## 【病理】

急性炎症反应时,在心包脏层与壁层之间出现由纤维蛋白、白细胞及少许内皮细胞组成的渗出物,为急性纤维蛋白性心包炎。当渗液量达到一定程度时,心包内压力急剧上升,妨碍心室舒张和充盈,使心搏量减少。另一方面,心包内压力增高也可影响血液到右心,使静脉压升高。心包渗液可完全吸收,但也可发生壁层与脏层粘连增厚,最后发展为缩窄性心包炎。

## 【诊断要点】

1.临床表现

(1)症状:心前区疼痛多见于急性非特异性心包炎和感染性心包炎,而结核性和肿瘤性心包炎则不明显。疼痛常位于胸骨后或心前区,可放射至颈部、左肩、左臂、背部等处,吸气、咳嗽、改变体位时疼痛加重。心包积液压迫肺组织可引起呼吸困难。

.(2)体征:心包摩擦音,在胸骨左缘下端听得清楚,吸气时加重。

2.实验室检查 感染者常有白细胞升高、血沉加快。

3.特殊检查

(1)X线检查:当心包积液超过300ml时出现心影增大,呈烧瓶状,心脏搏动减弱。

(2)心电图:表现为ST-T的特征变化。常规12个导联,除aVR外皆出现ST段抬高,呈弓背向下,无病理性Q波,这些变化可在心包炎发病后数小时至1~2天内出现,可持续数小时以至数日。随后ST段下降到等电位线,T波变为低平或倒置。

(3)超声心动图:可发现心包积液。

## 【鉴别诊断】

1.胸膜炎 胸痛与胸膜摩擦音在停止呼吸时消失,胸膜摩擦音在腋下部位可闻及。

2.心肌梗死 可借心电图及心肌酶谱改变鉴别。

## 【治疗】

1.病因治疗 根据不同病因进行治疗。

(1)风湿性心包炎:应加强抗风湿治疗,一般对皮质类固醇的反应好。

(2)结核性心包炎:应尽早足量联合使用抗结核药物治疗,直至结核活动停止后1年左右在停药。如出现心脏压塞症状,应行心包穿刺放液,当渗液继续产生或有心包缩窄表现时,应考虑心包切除,以防发展为缩窄性心包炎。

(3)化脓性心包炎:诊断一旦确定,应针对致病菌选用足量有效的抗生素,并反复心包穿刺抽脓和心包腔内注入抗生素,当疗效不佳时,应立即施行心包切开引流术,如发现心包增厚,则作广泛心包切除。由于本病同时存在严重的原发病,应予以重视。

(4)非特异性心包炎:应用肾上腺皮质类固醇类能有效地抑制本病急性期,如反复发作亦可考虑心包切除。

(5)其他:如尿毒症性心包炎、急性心肌梗死并发心包炎、肿瘤性心包炎、系统性红斑狼疮性心包炎、真菌性心包炎、类风湿性心包炎、阿米巴性心包炎等,治疗均为针对原发病为主,必要时行心包穿刺术或心包切除术。

2.对症治疗

(1)卧床休息至发热及胸痛消失。

(2)非甾体抗炎剂治疗,如阿司匹林、消炎痛、奇诺力等。

# 二、心脏压塞

心包积液使心脏受到压挤而出现血流动力学变化时,称为心脏压塞。急性心包炎、心包积血、肿瘤可发生心包腔内液体量迅速增加,即使积液量相对较少(100～250ml),也可使心脏受到挤压。特发性、结核性、心脏肿瘤等情况下,有时积液增加速度缓慢,积液量较大时才出现心脏压塞症状。

【诊断要点】

1.临床表现

(1)症状:可有呼吸困难,表现为端坐呼吸、呼吸浅快等。

(2)体征:临床表现具有三大特征:血压下降;静脉压上升;心脏大小正常,但搏动减弱。急性心脏压塞时动脉收缩压突然下降,舒张压不变,脉压减小,可出现休克征象伴奇脉。但静脉压显著升高,致颈静脉怒张。慢性心脏压塞,除血压下降、奇脉、颈静脉怒张外,还有肝脏肿大、腹水、水肿,心脏向两侧扩大,坐起或立位时缩小。

2.特殊检查

(1)心电图:示低电压、电交替现象。

(2)超声心动图:可见大量心包积液。

(3)X线检查:急性心脏压塞时心影可不增大;慢性积液或压塞时可见心影增大,呈烧瓶样,心脏搏动减弱或消失。

【鉴别诊断】

1.充血性心力衰竭　根据心脏压塞的三大特点以及影像学检查可除外心力衰竭。

2.肝硬化　有腹水、水肿,但无颈静脉怒张。

【治疗】

1.心包穿刺放液。利用X线摄片及透视,以及超声心动图检查,确定穿刺的部位和方向。穿刺的常用部位有两处:

(1)胸骨剑突与左肋缘相交的尖角处,针尖向上略向后,紧贴胸骨后进针,穿刺时患者采取半卧位。

(2)左侧第5肋间心浊音界内侧1～2cm处,针尖向后向内推进,指向脊柱,穿刺时患者应取坐位。操作时就应注意避免迷走性低血压反应,无菌技术以及心电图监测下,先以1%～2%普鲁卡因麻醉进行穿刺处的皮肤及皮下组织,针头推进时应缓慢,应觉有心脏搏动,应将针头稍向后退,抽液不宜过快。有时抽出200～300ml即可解除心脏压塞。急性心包压塞时,1次抽出1000ml也不致影响安全。

2.若不能立即做心包穿刺放液,可用异丙肾上腺素或去甲肾上腺素维持血压,随后进行心包穿刺放液。

3.对慢性心包填塞者应治疗原发病。

4.外科心包切除。

## 三、缩窄性心包炎

缩窄性心包炎指心包纤维化、粘连、增厚、钙化,导致各房室舒张期充盈障碍而产生的血液循环障碍。

**【病因】**

缩窄性心包炎多继发于急性心包炎,结核病仍为主要原因。

**【病理】**

急性心包炎渗液吸收后,可发生纤维粘连。少数患者由于形成坚厚的瘢痕组织,导致心脏舒张充盈障碍。

**【诊断要点】**

1.临床表现

(1)症状:呼吸困难、乏力、腹胀、肝区疼痛。

(2)体征:肝脏大、颈静脉怒张、水肿、腹水;心浊音界正常、心音减弱,可以闻及心包叩击音。

2.特殊检查　X线检查心影正常大小正常,有时可见心包钙化。心电图中有 QRS 波群低电压,T 波低平或倒置。超声心动图可见心包增厚、钙化。

**【鉴别诊断】**

需与肝硬化、充血性心力衰竭及限制型心肌病鉴别。

**【治疗】**

应尽早争取外科心包切除。

（李　静）

# 第八节　周围血管病

## 一、多发性大动脉炎

**【概念】**

多发性大动脉炎是指主动脉及其主要分支及肺动脉或冠状动脉的慢性进行性非特异性炎症,以引起不同部位的狭窄或闭塞为主,少数可发生动脉扩张形成动脉瘤。本病常为多发性,病因尚不明确。多见于年轻女性。

**【诊断】**

凡 40 岁以下,特别是女性,具有下列一种以上表现者应考虑本病:

(1)脑动脉缺血症状,伴有单侧或双侧颈动脉搏动减弱或消失以及颈部血管杂音者。

(2)单侧或双侧肢体出现缺血症状,伴有动脉搏动减弱或消失,血压降低或测不出或两侧肢体收缩压差大于 10mmHg(1.33kPa)或下肢收缩压较上肢低 20mmHg(2.67kPa)者。

(3)持续性高血压伴腹背部血管杂音。

(4)无脉病眼底改变者。

无创多普勒技术及血管造影术可明确受累血管并判断狭窄程度。

本病可分为两个阶段:

1.活动期　可有低热、全身不适、疲乏,病变动脉处疼痛和压痛等。血沉和 C-反应蛋白高。

2.血管闭塞期　根据血管受累部位可分为三型。

(1)头臂动脉型:病变主要累及主动脉弓和头臂血管。

(2)主-肾动脉型:病变主要累及胸腹主动脉及其分支,特别是肾动脉。

(3)广泛(混合)型:具有上述两型的特征,属多发性病变。

上述三型均可合并肺动脉受累。

**【鉴别诊断】**

1.闭塞性动脉粥样硬化　多于 50 岁以后发病,有动脉硬化的其他临床表现和危险因素。

2.肾动脉纤维肌性发育不良　虽常见于女性,但病变多累及肾动脉远端及分支,且缺少大动脉炎的临床表现。

3.血栓闭塞性脉管炎　多见于有吸烟史的年轻男性,病变主要累及中小动脉。

4.先天性主动脉缩窄　多见于男性,血管杂音位置高,全身无炎症活动表现。

**【治疗】**

1.活动期　可应用糖皮质激素和免疫抑制剂。

2.血管闭塞期

(1)血管扩张剂,如妥拉苏林;

(2)抗凝剂或抗血小板治疗;

(3)高血压治疗:对双侧肾动脉狭窄或单功能肾者禁用 ACEⅠ类药物;

(4)血管狭窄严重者可行外科手术或经皮腔内血管成形术。

# 二、闭塞性周围动脉粥样硬化

**【概念】**系指周围的大、中动脉由于阻塞性粥样硬化病变而致肢体血供受阻。常见病因为动脉粥样硬化。主要累及下肢的大、中动脉,上肢较少见。

**【诊断】**

1.危险因素　50 岁以上男性、冠心病、脑动脉粥样硬化、糖尿病、高血压、高脂血症、吸烟。

2.典型症状　最典型的症状为间歇性跛行,动脉阻塞严重时可出现夜间休息时疼痛。

3.体征

(1)休息或行走至跛行时下肢动脉搏动减弱或消失,特别是两侧肢体的搏动有差异;

(2)腹主动脉、髂动脉、股动脉和腘动脉杂音。

4.实验室检查

(1)多普勒速度计测定踝/肱动脉收缩压指数<1;

(2)动脉造影可确定闭塞的部位、范围及侧支循环情况。

【鉴别诊断】

1.大动脉炎累及腹主动脉-髂动脉

2.血栓闭塞性脉管炎 主要见于30岁以下有重度吸烟史的男性,多有雷诺现象史,且上肢常同时受累。

【治疗】

1.内科治疗

(1)控制动脉粥样硬化的危险因素(糖尿病、高血压、吸烟等);

(2)保护肢体免受各种外伤和刺激;

(3)步行锻炼,需注意出现疼痛时必须休息至完全缓解再行走;

(4)药物治疗:如己酮可可碱。避免应用使外周血管收缩的药物。

2.血运重建术 包括旁路移植手术及经皮球囊扩张血管成形术。

# 三、雷诺综合征

【概念】

是指肢端小动脉痉挛引起手或足部一系列皮肤颜色改变的综合征。女性多见。分为原发性(雷诺病)和继发性(雷诺现象)两类。但亦有作者认为这种区分并不合理,随着时间的推移大多数患者的有关疾病迟早会被诊断出来。

【病因】

(1)结缔组织疾病、特别是硬皮病,还包括药物诱发性血管炎(麦角、β受体阻滞剂等);

(2)闭塞性动脉粥样硬化;

(3)神经损伤:如胸廓出口综合征;

(4)职业性损伤:如气锤工作者;

(5)其他:如冷球蛋白血症。

【诊断】

1.根据在寒冷刺激或精神紧张时典型的三相皮肤颜色的变化(苍白、发绀、潮红顺序发生)即可做出雷诺综合征的诊断,其中皮肤苍白是必须的诊断条件。

2.对不典型者,可参考肤色变化的其他特点:

(1)顺序:多为第4、第5、第3、第2指,最后为拇指;

(2)从手指末节开始,逐渐扩展至全指和手掌;

(3)多呈对称性。

3.激发实验　将指(趾)浸于 4℃左右的冷水中 1 分钟可诱发雷诺综合征的发作。

4.对所有患者均应仔细询问病史,注意寻找上述有关基础疾病的证据。

## 【治疗】

1.积极治疗原发病。

2.避免寒冷和精神刺激,强调戒烟。

3.重症者可应用缓解动脉痉挛的药物:钙拮抗剂、α 受体阻滞剂、前列腺素 E 等。

# 四、血栓性静脉炎

## 【概念】

血栓性静脉炎包括深静脉血栓形成(DVT)和血栓性浅静脉炎。DVT 多累及下肢静脉,并发肺栓塞可导致死亡。

## 【病因】

1.DVT

(1)静脉血流淤滞,多见于长期卧床、甚至长时间旅行久坐者;

(2)静脉壁损伤;

(3)血液高凝状态。

2.血栓性浅静脉炎

(1)血管壁损伤,最常见的就是静脉输入高渗溶液或刺激性较大的药物;

(2)静脉曲张患者。

## 【诊断与鉴别诊断】

1.DVT

(1)症状:轻者可无症状,重者可有患肢的肿、痛。肺栓塞常为 DVT 的首发症状。

(2)体征:①受累静脉的压痛和牵拉痛。②患肢肿胀、皮肤温度升高、浅表静脉扩张等静脉阻塞体征。

(3)诊断:凡术后、产后或因全身性疾病长期卧床的患者,如出现上述症状及体征应高度怀疑 DVT,需行多普勒血管超声检查,必要时作静脉造影以确诊。

(4)鉴别诊断:腓肠肌断裂、腘窝滑膜破裂或囊肿穿破、急性小腿肌炎等。

2.血栓性浅静脉炎　根据沿表浅静脉通路发红、皮温增高、疼痛,触诊有压痛的索条即可确诊。

## 【治疗】

1.DVT

(1)住院治疗,急性期必须卧床休息,床脚抬高 30°;症状缓解后逐步活动,穿用弹力加压长统袜 3～6 个月;

(2)肝素抗凝为首选治疗,持续静脉滴注 7～10 天后改为华法林口服 3～4 个月。

（3）溶栓治疗目前尚有争议,常用尿激酶或链激酶;

（4）对有出血并发症危险的患者可给予右旋糖酐;

（5）内科治疗无效时,可作静脉血栓摘除术;

（6）下腔静脉滤网成形术以预防肺栓塞。

2.血栓性浅静脉炎　一般仅需对症治疗,如抬高患肢、局部热敷、口服抗炎药物等,一般不必应用抗凝剂。

（李　静）

# 第九节　心悸

心悸包括惊悸和怔忡,由气血亏虚、阴阳失调或痰饮瘀血阻滞,心失所养而致患者自觉心中动悸、惊惕不安,不能自主的一种病证。临床一般多呈阵发性,每因情志波动或劳累过度而发作。且常与失眠、健忘、眩晕、耳鸣等症同时并见。根据本病的临床表现,西医学中各种原因引起的心律失常、心功能不全、神经官能症等可按本病辨证论治。

【病因病机】

心悸的形成,常与心虚胆怯、心血不足、心阳衰弱、水饮内停、瘀血阻络等因素有关,体质虚弱者易发心悸。心悸的病位在心,但与脾、肾关系密切。病机重点在心失所主,心神不宁。病理性质有虚实之异。虚者乃气血阴阳亏虚,心失所养;实者多属痰火上扰瘀血阻络等,以致心神不宁。至于饮邪上犯,为本虚标实之证。若正虚日久,心悸严重,可进一步形成阳虚水泛,或心阳欲脱之重证、危证。

【诊断与鉴别诊断】

1.诊断依据

（1）自觉心慌不安,心跳剧烈,神情紧张,不能自主,心搏或快速,或缓慢,或心跳过重,或忽跳忽止,呈阵发性或持续不止。

（2）伴有胸闷不适,易激动,心烦,少寐多汗,颤抖,乏力,头晕等。中老年人发作频繁者,可伴有心胸疼痛,甚至喘促,肢冷汗出或见头晕。

（3）发作常由情志刺激、惊恐、紧张、劳倦过度、饮酒饱食等因素而诱发。

（4）可见有脉象数、疾、促、结、代、沉、迟等变化。

（5）心电图等检查有心律失常表现有助于明确诊断。

2.鉴别要点

（1）胸痹:胸中窒闷不舒,短气,以胸痛为主要症状。

（2）奔豚气:发作时胸中躁动不安,发自少腹,上下冲逆,而心悸系心跳异常,发自于心。

【辨证论治】

1.辨证要点　惊悸与怔忡辨别:惊悸与怔忡同属于心悸,但二者有区别。

（1）惊悸:常由外因而成,偶受外来刺激,或因惊恐,或因恼怒,均可发病,发则心悸,时作时止,病来虽速,而全身情况较好,病浅而短暂,惊悸日久可发展为怔忡。

（2）怔忡：每由内因引起，并无外惊，自觉心中惕惕，稍劳即发，病来虽渐，但全身情况较差，易受外惊所扰，使病情加重。

2.治疗原则　虚则补之，实则泻之。益气养血，滋阴温阳，行气化瘀，化痰涤饮，以及养心安神，重镇安神等均为心悸的治疗大法。

3.应急措施

（1）脉率快速型心悸（心率≥120/min）

①生脉注射液 20～30ml 加入 50％葡萄糖注射液 20～40ml 中静脉注射，连用 3～5 次，病情控制后 2/d，巩固疗效。

②强心灵 0.125～0.25mg 或福寿草总苷 0.6～0.8mg，或铃兰毒苷 0.1mg 或万年青苷 2～4ml，加入 50％葡萄糖注射液 20～40ml 中缓慢静脉注射，2～4/d。

③苦参注射液 2ml 肌内注射，2～3/d；苦参浸膏片 3～5 片，2～3/d。

（2）脉率过缓型心悸

①参附注射液 10～20ml 如入 50％葡萄糖注射液 20～40ml 中缓慢静脉注射，2～3/d，或以大剂量静滴。

②人参注射液 10～20ml 加入 50％葡萄糖注射液 20～40ml 静脉注射，2～3/d。

③附子 I 号注射液 2.5～5g 加入 5％～10％葡萄糖注射液 1000～1500ml 静脉滴注，10～25yg/min，1/d。

（3）脉率不整型心悸

①常咯啉 0.2g，3～4/d，病情控制好后，改为 1～2/d。

②寿草片 1 片，病情顽固者 2 片，2～3/d。病情控制后每次 1/3～1/2 片。

4.分证论治

（1）心虚胆怯

主证：心悸，善惊易怒，坐卧不安，少寐多梦；舌苔薄白或如常，脉象动数或虚弦。

治法：镇惊定志，养心安神。

方药：安神定志丸加减。药用茯神 15g，茯苓 15g，炙远志 10g，人参 10g，石菖蒲 6g，龙齿 30g，磁石 30g，琥珀 3g，朱砂 1.5g（冲服）。

（2）心血不足

主证：心悸气短；头晕目眩，面色不华，神疲乏力，纳呆食少或腹胀便溏，健忘，少寐多梦；舌淡红，脉细弱。

治法：补血养心，益气安神。

方药：归脾汤加减。药用炙黄芪 15g，人参 10g，白术 10g，生甘草 6g，当归 10g，龙眼肉 10g，酸枣仁 15g，茯神 15g，炙远志 10g，木香 6g。

（3）心阴亏虚

主证：心悸不宁，心烦少寐，头晕目眩，手足心热，耳鸣腰酸；舌质红，少苔或无苔，脉细数。

治法：滋阴清火，养心安神。

方药：天王补心丹加减。药用生地黄 10g，玄参 10，麦冬 15g，天冬 10g，丹参 15g，当归 10g，人参 10g，酸枣仁 15g，柏子仁 10g，五味子 9g，炙远志 10g，桔梗 6g。

(4)心阳不振

主证:心悸不安,胸闷气短,动则尤甚,面色苍白,形寒肢冷;舌淡苔白,脉虚弱或沉细无力。

治法:温补心阳,安神定悸。

方药:桂枝甘草龙骨牡蛎汤合参附汤加减。药用桂枝10g,煅龙骨30g,煅牡蛎30g,炙甘草15g,党参10g,炮附子10g,黄芪15g,玉竹10g,麦冬10g。

(5)水饮凌心

主证:心悸眩晕,胸闷痞满,形寒肢冷,渴不欲饮,小便短少,或下肢水肿,恶心吐涎;舌苔白滑,脉象弦滑。

治法:温阳化饮,宁心安神。

方药:苓桂术甘汤合真武汤加减。药用炮附子10g,桂枝10g,茯苓15g,白术10g,猪苓10g,泽泻6g,五加皮10g,葶苈子10g,防己10g,甘草6g。

(6)心脉瘀阻

主证:心悸不安,胸闷不舒,心痛时作,或见唇甲青紫;舌质紫黯或有瘀斑,脉涩或结代。

治法:活血化瘀,理气通络。

方药:血府逐瘀汤加减。药用桃仁10g,红花10g,川芎10g,赤芍10g,川牛膝10g,当归10g,生地黄10g,柴胡9g,枳壳10g,炙甘草6g。

5.单验方

(1)苦参:20～30g/d,水煎服,10日为1个疗程。对房性及室性期前收缩疗效较好,对窦性心动过速,房颤有一定疗效。

(2)延胡索粉:每次,口服3～10g,3/d,7～10日为1个疗程,运用于房性结性期前收缩及阵发性房颤。

6.针灸疗法　主穴内关、神门、心俞、巨阙;气虚者加气海、膻中穴,血虚者加膈俞、足三里穴,痰火者加丰隆、尺泽穴,瘀血者加血海、膈俞穴;气盔、血虚者针用补法,痰火、瘀血者针泻法,1/d,10次为1个疗程。

【预防】

坚持劳逸结合,情志调畅,起居有时,饮食有节,还应积极防治可能引起心悸的原发病证。

(胡江东)

# 第十节　胸痹心痛

胸痹心痛是由于正气亏虚,痰浊、瘀血、气滞、寒凝而致心脉痹阻不畅,临床上以膻中或左胸部发作憋闷、疼痛为主要表现的一种病证。轻者仅感胸闷如窒,呼吸欠畅,重者则有胸痛,严重者心痛彻背,背痛彻心。西医的冠状动脉粥样硬化性‘心脏病可按本病辨证论治。

【病因病机】

本病的发生多与寒邪内侵、饮食不当、情志失调、年老体虚等因素有关。胸痹发病的病理基础是胸阳不振。病理性质为本虚标实,实为寒凝、气滞、血瘀、痰阻,痹阻心阳,阻滞心脉;虚为心脾肝肾亏虚,心脉失养。

**【诊断与鉴别诊断】**

1.诊断依据

(1)左侧胸膺或膻中处突发憋闷而痛,疼痛性质为隐痛、胀痛、刺痛、绞痛、灼痛。疼痛常可窜及肩背、胃脘等部。可兼心悸。

(2)突然发病,时作时止,反复发作,持续时间短暂,一般几秒至数十秒,经休息或服药后可迅速缓解。

(3)多见于中老年人,常因情志波动,气候变化,多饮暴食,劳累过度等而诱发。

(4)心电图应列为必备的常规检查,必要时可做动态心电图,检测心电图和心功能测定、运动试验心电图及血清心肌坏死标志物检查有助于诊断。

2.鉴别要点

(1)胃脘痛:胸痹之不典型者,其疼痛可在胃脘部,而易与胃脘痛相混淆,但胃脘痛多伴有嗳气、呃逆,泛吐酸水或清涎等脾胃证候,局限有压痛,以胀痛为主,持续时间长,可予以鉴别。

(2)真心痛:乃胸痹心痛的进一步发展,证见心痛剧烈,甚则持续不解,伴有汗出肢冷、面白、唇紫,手足青至节,脉微细或结代等的一种危重证候。

**【辨证论治】**

1.辨证要点

(1)辨疼痛发生的部位:局限于胸膺部位,多为气滞或血瘀;放射至肩背、咽喉、脘腹、甚至手臂、手指者,为虚损已显,邪阻已著;胸痛彻背,背痛彻心,多为寒凝心脉或阳气暴脱。

(2)辨病性:年壮初痛者多实证,应辨别属痰浊、阴寒、瘀血;久病年老者多虚证,应辨别属气虚、阴虚、阳虚。

2.治疗原则　本病为本虚标实,虚实夹杂,急则治其标,缓则治其本,或标本兼顾。

3.应急措施　急性发作时可选择以下药物:心痛舒喷雾剂,对准舌下,每次喷雾 1～2 下;速效救心丸 10～15 粒,舌下含服;麝香保心丸 3～5 粒,舌下含服;川芎嗪注射液 120～160mg加入 5％葡萄糖注射液 250～500rnl 静脉滴注;复方丹参注射液 12～20ml 加入 5％葡萄糖注射液 250ml 静脉滴注;参麦注射液 40ml 加入 5％葡萄糖注射液 250～500ml 静脉滴注。

4.分证论治

(1)心血瘀阻

主证:胸部刺痛,固定不移,入夜更甚,时或心悸不宁;舌质紫黯,脉象沉涩。

治法:活血化瘀,通络止痛。

方药:地奥心血康胶囊,每次 200rng,3/d,连服 2 周后改为每次 100mg,3/d;或复方丹参滴丸,每次 3 片,3/d。

方用血府逐瘀汤加减。当归 12g,生地黄 10g,赤芍 12g,川芎 12g,牛膝 12g,桃仁 10g,红花 10g,柴胡 10g,枳壳 10g,甘草 6g,桔梗 6g。

(2)阴寒凝结

主证:胸痛彻背,喘不得卧,遇寒加剧,得暖痛减,面色苍白,四末欠温;舌淡,苔薄白,脉弦紧。

治法:辛温通阳,开痹散寒。

方药:麝香保心丸,每次 1～2 粒,3/d。

方用枳实薤白桂枝汤加减。药用薤白 10g,枳实 10g,桂枝 10g,炮附子 10g,细辛 3g,干姜 6g。

(3)痰浊壅塞

主证:胸闷重而心痛轻微,肥胖体沉.痰多气短,遇阴寒天而易发作或加重,伴有倦怠乏力,纳呆便溏,口黏,恶心,咳吐痰涎;苔白腻或白滑,脉滑。

治法:通阳泻浊,豁痰开结。

方药:瓜蒌薤白半夏汤加味。药用瓜蒌 15g,半夏 10g,薤白 10g,石菖蒲 10g,枳实 10g,厚朴 10g。

(4)气阴两虚

主证:胸闷隐痛,时作时止,心悸气短,倦怠懒言,面色少华,头晕目眩,遇劳则甚;舌偏红或齿痕,脉细弱无力或结代。

治法:益气养阴,活血通络。

方药:补心气口服液,每次 1 支(10ml),3/d,4 周为 1 个疗程;或滋心阴口服液,每次 1 支(10ml),3/d,4 周为 1 个疗程。

方用生脉散合人参养荣汤加减。药用人参 10g,麦冬 10g,五味子 10g,黄芪 15g,白术 10g,茯苓 15g,甘草 6g,当归 10g,白芍 15g,桂枝 6g。

(5)心肾阴虚

主证:胸闷且痛,心悸盗汗,心烦不寐,腰酸膝软,耳鸣,头晕;舌红,无苔或有剥裂,脉细数或结代。

治法:滋阴益肾,养心安神。

方药:左归饮加减。药用熟地黄 10g,山茱萸 10g,枸杞子 10g,淮山药 15g,茯苓 15g,甘草 6g。

(6)阳气虚衰

主证:胸闷气短,甚则胸痛彻背,心悸,汗出,畏寒,肢冷,腰酸,面色苍白,唇甲淡白或青紫,舌淡白或紫黯,脉沉细或沉微欲绝。

治法:益气温阳,活血通络。

方药:参附汤合右归饮加减。药用人参 10g,附子 10g,肉桂 6g,熟地黄 12g,山茱萸 12g,山药 15g,枸杞子 12g,当归 10g,杜仲 10g。

若出现心阳欲脱之危候,急用参附注射液回阳救逆,每次 10~20ml,加入 5% 葡萄糖注射液 250~500ml 静脉滴注。

5.针灸疗法　主穴心俞、厥阴俞。每次取主穴一对或一侧,不留针,1/d,12~15 日为 1 个疗程,疗程间休息 3~5d。虚寒者配内关、通里穴,针后加灸,寒重时加灸肺俞、风门穴,肢冷重时加灸气海或关元穴;痰浊者配巨阙、膻中、郄门、太渊、丰隆穴,针用泻法;瘀血者配膻中、巨阙、膈俞、阴郄穴,针用泻法。

【预防】

注意避免寒冷刺激;注意养性怡情,避免精神刺激;饮食起居有节,不可劳累或暴饮暴食及过食肥甘厚味,禁烟酒等刺激性食物;久病年迈应加强体育锻炼。

(胡江东)

# 第十一节　眩晕

眩晕是由于风、火、痰、虚、瘀引起清窍失养.临床上以头晕、眼花为主证的一类病证。眩即眼花,晕即头晕,两者常同时并见,故统称为"眩晕"。西医学中的高血压、低血压、低血糖、贫血、梅尼埃综合征、神经衰弱等病,临床表现眩晕为主要症状者,可参照本病进行辨证论治。

**【病因病机】**

本病多因情志失调、饮食偏嗜、劳欲过度、久病体虚而致肝脾肾功能失调,风阳、痰火上扰清空,或痰湿中阻,清阳被蒙,或气血阴阳不足,脑失所养而发病。眩晕属于本虚标实,发病以虚证居多,如阴虚则易肝风内动,血少则脑失所养,精亏则髓海不足,均易导致眩晕,实为痰浊壅遏,或化火上蒙或瘀血内阻。因此病机概括为风、火、痰、虚瘀。风为风阳,火属肝火,痰为痰饮、痰湿、痰浊、痰热,虚分为阴虚、阳虚,瘀为脑脉瘀阻。

**【诊断与鉴别诊断】**

1.诊断依据

(1)头晕目眩,视物旋转,轻者闭目即止,重者如坐车船,甚则仆倒。

(2)可伴有恶心呕吐,眼球震颤,耳鸣耳聋,汗出,面色苍白等。

(3)慢性起病,逐渐加重,或反复发作。查血红蛋白、红细胞计数、测血压、做心电图、电测听、脑干诱发电位、脑电图、颈椎 X 线摄片、经颅多普勒等项检查,有助于明确诊断。有条件者可做 CT、MRI 检查。

(4)应注意排除颅内肿瘤、血液病等。

2.鉴别要点

(1)中风:以卒然昏仆,不省人事,口舌㖞斜,语言謇涩,半身不遂为主证。眩晕无昏迷及半身不遂等症。

(2)头痛:与眩晕可同时互见,但以头痛为主证。

(3)痉证:以突然昏仆,不省人事,或伴有四肢厥冷为主证,但眩晕欲仆或晕旋仆倒后始终神志清醒。

**【辨证论治】**

1.辨证要点

(1)辨病位:眩晕病位在脑,但以肝、脾、肾三脏失常最为常见。肝阴不足,或肝郁化火,肝阳上亢,有头胀痛,面潮红等兼证。脾失健运,痰湿中阻,可有眩晕头重,食欲缺乏,呕恶,耳鸣等症;气虚血少,则有面色无华,纳差,肢体乏力等症。肾精不足,多兼有腰酸腿软,耳鸣如蝉等症状。

(2)辨病性:眩晕以本虚标实为主,气血不足,肝肾阴虚为病之本,风、火、痰、瘀为病之标。

2.分证论治　治疗大法为补虚泻实,调整阴阳气血。本病的发生以阴虚阳亢者居多,应注意滋阴潜阳。

（1）风邪上扰

主证:眩晕,可伴有头痛,恶寒发热,鼻塞流涕,舌苔薄白,脉浮;或伴咽喉红肿疼痛,口干口渴,苔薄黄,脉浮数;或兼见咽干口燥,干咳少痰,脉浮细;或肢体困倦,头重如裹,胸脘闷满,苔薄腻,脉濡。

治法:风寒表证治宜疏风散寒,辛温解表;风热表证治宜疏风清热,辛凉解表;风燥表证治宜轻宣解表,凉润清热;风湿表证治宜疏风散湿。

方药:风寒表证用川芎茶调散加减。药用荆芥 10g,防风 10g,薄荷 10g,羌活 10g,北细辛 3g,白芷 10g,川芎 10g,生甘草 6g。

风热表证者用银翘散加减。药用金银花 15g,连翘 15g,豆豉 10g,牛蒡子 10g,荆芥 10g,薄荷 10g,竹叶 10g,钩藤 10g,白蒺藜 10g,生甘草 6g。

风燥表证用桑杏汤加减。药用桑叶 10g,豆豉 10g,杏仁 10g,贝母 10g,栀子 10g,麦冬 12g,沙参 15g,玄参 10g。

风湿表证用羌活胜湿汤加减。药用羌活 10g,独活 10g,川芎 10g,藁本 10g,防风 10g,蔓荆子 10g,车前子 10g,甘草 6g。

（2）肝阳上亢

主证:眩晕耳鸣,头痛且胀,每因烦劳或恼怒而头晕加剧,面时潮红,急躁易怒,少寐多梦;口干口苦;舌质红,苔黄,脉弦。

治法:平肝潜阳,滋养肝肾。

方药:天麻钩藤饮加减。药用天麻 10g,钩藤 12g,生决明 20g,桑寄生 10g,牛膝 12g,益母草 10g,杜仲 10g,栀子 10g,黄芩 10g,茯神 15g,夜交藤 10g。

（3）痰浊中阻

主证:眩晕,头重如蒙,胸闷恶心,呕吐痰涎,食少多寐;苔白腻,脉弦滑。

治法:燥湿祛痰,健脾和胃。

方药:半夏白术天麻汤加减。药用半夏 10g,白术 10g,天麻 10g,茯苓 15g,陈皮 6g,甘草 6g,生姜 6g,大枣 10g。

（4）瘀血阻窍

主证:眩晕时作,反复不愈,头痛,唇甲紫黯,舌边及舌背有瘀点、瘀斑或瘀丝,伴有善忘,夜寐不安,心悸,精神不振,肌肤甲错,脉弦涩或细涩。

治法:祛瘀生新,活血通络。

方药:血府逐瘀汤加减。药用当归 10g,川芎 10g,桃仁 10g,红花 6g,赤芍 10g,川牛膝 10g,柴胡 10g,桔梗 6g,枳壳 10g,生地黄 15g,甘草 6g。

（5）气血亏虚

主证:眩晕,动则加剧,劳累即发,面色苍白,唇甲不华,发色不泽,心悸少寐,神疲乏力,饮食减少;舌质淡,脉细弱。

治法:补益气血,健运脾胃。

方药:归脾汤加减。药用人参,黄芪 15g,白术 10g,当归 10g,茯神 15g,远志 6g,炒酸枣仁 10g,木香 6g,龙眼肉 10g,生姜 6g,大枣 10g。

（6）肾精不足

主证：头晕而空，精神萎靡，少寐多梦，健忘耳鸣，腰酸遗精，齿摇发脱。偏于阴虚者，颧红咽干，烦躁形瘦；舌嫩红，苔少或光剥，脉细数。偏于阳虚者，四肢不温，形寒发冷；舌淡，脉沉细无力。

治法：补肾养精，充养脑髓。

方药：偏于阴虚者，左归丸加减。药用熟地黄 10g，山药 15g，山茱萸 10g，菟丝子 10g，枸杞子 10g，川牛膝 10g，鹿角胶 10g，龟甲胶 10g，知母 6g，黄柏 6g。

偏于阳虚者，右归丸加减。药用熟地黄 10g，山药 15g，山茱萸 10g，菟丝子 10g，枸杞子 10g，鹿角胶 6g，附子 10g，肉桂 6g，杜仲 10g，巴戟天 10g，肉苁蓉 10g。

3.针灸疗法　眩晕肝阳上亢证取百会、风池、肝俞、肾俞、三阴交、太溪、行间等穴，痰浊中阻证，取脾俞、中脘、章门、内关、丰隆、解溪等穴，用毫针，行泻法；气血亏虚证取膈俞、脾俞、中脘、气海、内关、足三里、三阴交等穴，肾精不足证取命门、肾俞、志室、气海、关元、足三里等穴，用毫针，行补法，并配合灸法。

【预防】

坚持适度的体育锻炼；注意劳逸结合，避免体力和脑力劳动过度；节制房事，养精护肾；饮食定时定量，避免饥饿劳作，忌暴饮暴食及过食肥甘辛辣之品，病后或产后宜加强调理，防止气血亏虚。

（胡江东）

# 现代内科疾病诊疗新进展

（下）

许维涛等◎编著

吉林科学技术出版社

# 第三章　消化系统疾病

## 第一节　反流性食管炎

反流性食管炎是因胃、十二指肠内容物反流进入食管而引起食管黏膜充血、水肿,甚至糜烂等炎性改变的疾病。临床以胸骨后或剑突下烧灼感、烧灼样疼痛、吞咽困难、反酸为主要症状。发病年龄以 40～60 岁多见。发病原因一般认为与食管下端括约肌功能障碍,反流物对食管黏膜的损害及食管对反流物消除能力下降有关。治疗的目的在于消除症状、减少复发和防止并发症。

本病属于中医"噎膈""胸痛""反酸"等范畴,治疗多以疏肝理气和胃降逆为主。

**【诊查要点】**

1.胸骨后烧灼感或烧灼样疼痛,可伴有反胃、泛酸,常可因某些姿势(如仰卧、弯腰等)或于进食辛酸、脂肪饮食及咖啡、酒后出现或加重。重者或伴发食管溃疡者可出现咽下疼痛、咽下困难及出血等。

2.并发症　出现吞咽困难、进食梗阻,甚则呕吐者,提示食管狭窄或癌变。

3.辅助检查　食管滴酸试验,阳性;食管下段 pH 测定,pH<4;食管镜与活组织检查,可显示不同程度的反流性食管炎;食管钡剂 X 线检查,严重反流性食管炎可显示食管龛影或管腔狭窄。

4.鉴别诊断　注意与心源性胸痛、食管癌等相鉴别。

**【西医治疗】**

1.药物治疗

(1)质子泵抑制药:奥美拉唑 20～40mg 口服,每日 1～2 次;或兰索拉唑 30mg,每日 1 次。

(2)$H_2$ 受体拮抗药:西咪替丁 0.4g 口服,每日 2 次,或 0.2g,每日 4 次;或雷尼替丁 150mg,法莫替丁 20mg,口服,每日 2 次。

(3)抗胃酸药与胃黏膜保护药:氢氧化铝凝胶 15ml,或硫糖铝片 1.0g(嚼服);或铝碳酸镁 0.5g;或胃康宁 1.0g,口服,每日 3 次;或胶体次枸橼酸铋钾 240mg,口服,每日 2 次。

(4)止吐药与胃动力药:胃复安 10mg,或莫沙必利 5mg,西沙必利 5mg,饭前服,每日 3 次。

治疗反流性食管炎,疗程一般为 8～12 周,维持治疗至少 6 个月。

2.维持治疗　为防止食管反流病的复发,有必要考虑维持治疗,质子泵抑制药、$H_2$ 受体拮抗药、胃肠动力药均可用于维持治疗,但其中以质子泵抑制药效果最好。

3.手术治疗　少数重症患者经内科治疗 3 个月疗效不佳者,或有食管瘢痕狭窄者,应考虑手术治疗。食管狭窄者也可行扩张术治疗。

## 【中医治疗】

### (一)辨证施治

1.气郁痰阻　胸脘痞闷,胸骨后疼痛或觉吞咽梗噎不顺,嗳气,随情志变化而症状加重。舌苔薄腻,脉弦滑。

治法:疏肝理气,开郁化痰。

方药:半夏厚朴汤加减。制半夏 10g,厚朴 10g,茯苓 12g,紫苏梗 10g,郁金 10g,陈皮 6g,甘草 5g,桔梗 5g。

加减:胸闷胸痛,加瓜蒌、枳壳;嗳气频作,加旋覆花(包煎)、代赭石(先煎);吞咽梗噎,加威灵仙、急性子。

2.肝胃郁热　剑突下或胸骨后烧灼感或烧灼样疼痛,嗳气、反酸、口苦口干,大便干结,性情急躁易怒。舌质红、苔黄,脉弦数。

方药:左金丸加味。黄连 3g,吴茱萸 1g,乌贼骨 15g,浙贝母 10g,青皮 6g,延胡索 10g,川楝子 10g,白芍 15g,甘草 5g。

加减:大便干结,加生大黄;嗳气较著,加枳壳、竹茹、陈皮;火郁伤阴,口干舌燥,加麦冬、北沙参、石斛。

3.瘀血阻络　胸骨后针刺样疼痛,痛处固定,入夜加重,痛引肩背,或有吞咽困难。舌质暗有淤点、淤斑,脉弦涩。

治法:活血化瘀,通络止痛。

方药:血府逐瘀汤加减。当归 10g,干地黄 10g,桃仁 10g,红花 6g,川芎 10g,赤芍 15g,丝瓜络 6g,甘草 5g。

加减:疼痛较剧,加丹参、檀香(后下)。

### (二)常用中成药

1.木香顺气丸　每服 6g,每日 3 次,用于气郁痰阻之反流性食管炎。

2.左金丸　每服 3～6g,每日 3 次,用于肝胃郁热之反流性食管炎。

3.血府逐瘀口服液　每服 1 支,每日 3 次,用于瘀血阻络之反流性食管炎。

## 【预防与调护】

1.肥胖者应减轻体重。饮食不宜过饱,坚持少量多餐,宜清淡、低脂、低糖、易消化。忌烟酒,不食巧克力、咖啡、浓茶、可乐和酸性食品。避免睡前 2 小时内进食,餐后勿立即躺下,或进行弯腰、举重等体力活动。

2.不穿紧身衣服,睡眠时适当抬高头部 15～25cm。

3.避免使用抑制食管和胃动力的药物,如钙通道阻滞药、抗胆碱能药等。

(胡江东)

# 第二节　慢性胃炎

　　慢性胃炎是指由各种病因引起的胃黏膜慢性炎症。慢性胃炎可分为非萎缩性(以往称浅表性)、萎缩性和特殊类型三大类。慢性非萎缩性胃炎是指不伴有胃黏膜萎缩性改变、胃黏膜层见以淋巴细胞和浆细胞为主的慢性炎症细胞浸润的慢性胃炎,幽门螺杆菌(Hp)感染是其主要病因。慢性萎缩性胃炎是指胃黏膜已发生了萎缩改变的慢性胃炎。该型胃炎又可分为多灶萎缩性胃炎和自身免疫性胃炎两大类。前者的萎缩性改变在胃内呈多灶性分布,以胃窦为主,多由 Hp 感染引起的慢性非萎缩性胃炎发展而来;后者的萎缩性改变主要位于胃体部,由自身免疫引起的胃体胃炎发展而来。特殊类型胃炎种类很多,由不同病因所致,临床较少见。慢性胃炎缺乏特异性症状,多表现为消化不良,如上腹部胞胀、疼痛、嗳气、恶心、食欲缺乏等。慢性胃炎的形成,目前多认为与 Hp 感染、饮酒、吸烟、药物刺激、胃黏膜损伤因子,胆汁、十二指肠液反流,自身免疫损伤、遗传因素等有关。治疗的目的在于根除 Hp,保护胃黏膜,改善症状,防治癌前病变。

　　本病属于中医"胃脘痛""胃痞"等范畴,治疗多以健脾和胃、理气止痛为主。

**【诊查要点】**

　　1.临床表现

　　(1)由 Hp 引起的慢性胃炎一般无临床症状。有症状者可表现为上腹部不适、饱胀、嗳气、泛酸、烧灼痛等,疼痛无明显规律,有时上腹部可有轻压痛,一般进食后较重。常伴有恶心呕吐、食欲缺乏、消化不良等症状。

　　(2)自身免疫性胃炎患者可伴有贫血,典型恶性贫血时还可伴有维生素 $B_{12}$ 缺乏的其他临床症状。

　　2.实验室和其他检查

　　(1)胃镜及活组织检查:胃镜检查并同时取活组织做病理组织学检查是诊断慢性胃炎的最可靠的方法。

　　(2)钡剂检查:是慢性胃炎的诊断方法之一。

　　(3)血常规检查:自身免疫性胃炎和有上消化道出血者可出现贫血。

　　(4)幽门螺杆菌检测:有助于慢性胃炎诊断和治疗方案的确立。

　　(5)自身免疫性胃炎的相关检查:疑为自身免疫性胃炎者应检测血 PCA 和 IFA,如为该病,PCA 多呈阳性,伴恶性贫血的 IFA 多呈阳性。血清维生素 $B_{12}$ 浓度测定及维生素 $B_{12}$ 吸收试验有助于恶性贫血的诊断。

　　3.鉴别　注意与胃下垂、胃神经官能症、消化性溃疡及胃癌相鉴别。

**【西医治疗】**

　　1.抗 Hp 感染治疗　对 Hp 感染引起的慢性胃炎应给予三联或四联疗法治疗,即质子泵抑制药或胶体果胶铋为基础,加克拉霉素、阿莫西林、甲硝唑(或痢特灵)3 种中的 2 种抗生素联合治疗。具体用法:奥美拉唑 20mg,早晚口服,不少于 2 周;或兰索拉唑 30mg,口服,每日 1 次,不少于 2 周。枸橼酸铋钾(丽珠得乐)240mg,饭前口服,每日 2 次;或胶体果胶铋 0.2g、枸橼酸铋钾颗粒(易舒佳)1 袋,饭前、睡前口服,每日 4 次,不少于 2 周。抗生素可选用克拉霉素 0.25～0.5g,口服,每日 2 次,共 1～2 周;阿莫西林 0.5g,口服,每日 3 次或每次 1.0g,每日 2 次,共 2 周;甲硝唑 0.4g,口服(饭后),每日 2 次,共 1 周;痢特灵 0.1g,口服,(饭后)每日 2 次,共 1 周。

2.消化不良症状的治疗

(1)抗酸:①抗酸、抑酸药:10% 氢氧化铝凝胶,每次服 10ml,每日 3 次;或硫糖铝片 1.0g 嚼碎服,每日 3～4 次;或复方胃舒平 2～4 片,口服,每日 3 次;或复方胃友片 2～4 片,口服,每日 3 次。②$H_2$ 受体拮抗药:西咪替丁 0.4g,口服,每日 2 次;或 0.8g,每晚 1 次。或雷尼替丁 0.15g、法莫替丁 20mg、尼扎替丁 0.15g,口服,每日 2 次。疗程 6～8 周。质子泵抑制药:奥美拉唑或兰索拉唑、雷贝拉唑,常规剂量,疗程 6～8 周。

(2)保护胃黏膜:硫糖铝、胶体果胶铋类,常规剂量;麦滋林 1 袋,口服,每日 3～4 次;胃达喜,能结合胆盐,并有保护食管黏膜作用,每服 1g,每日 4 次。

(3)促进胃动力:多潘立酮 10mg 或莫沙必利 5mg,或西沙必利 5～10mg,每日 3～4 次,饭前 15 分钟口服,有心脏病及 QT 间期延长者,西沙必利禁用。

(4)止痉药:阿托品、山莨菪碱、巅茄片、溴丙胺太林辛等常规剂量应用,但不宜多用或常用,青光眼和前列腺患者忌用。

3.萎缩性胃炎的治疗　萎缩性胃炎、胃酸分泌缺乏及贫血者,可用胃酶合剂 10ml 口服,每日 3 次或 0.5% 稀盐酸 5～10ml 口服(可用滴管从舌根部滴下,避免接触牙齿),每日 3 次,亦可口服米醋。给予复合维生素 $B_2$ 片,维生素 C0.2g,胃复春 6 片,口服,每日 3 次。维生素 $B_{12}$0.5mg 肌内注射,每周 2 次。

## 【中医治疗】

### (一)辨证施治

1.肝胃不和　胃脘胀痛,攻窜不定、连及胁肋、嗳气痛减,情志不畅则加重,喜叹息,或泛酸,饮食减少。苔薄白,脉弦。

治法:疏肝和胃。

方药:柴胡疏肝散加减。炒柴胡 5g,炒白芍 12g,枳壳 10g,制香附 10g,陈皮 6g,川楝子 10g,延胡索 10g,甘草 3g。

加减:胀痛连及胁肋,加甘松、佛手、檀香(后下);噫气、呕恶,加制半夏、苏梗;泛吐酸水,加乌贼骨、煅瓦楞子。

2.肝胃郁热　脘部阵痛,痛势急迫,泛酸嘈杂,心烦易怒,口干口苦。舌红苔黄,脉弦数。

治法:清中泄热。

方药:化肝煎合左金丸。牡丹皮 10g,黑栀子 10g,炒白芍 15g,川楝子 10g,川黄连 6g,吴茱萸 2g,青皮 10g,炒竹茹 6g,陈皮 10g。

加减:嗳气频频,加旋覆花(包煎)、代赭石(先煎)、沉香(后下);胃胀嗳腐,加保和丸;便秘,加大黄;舌苔黄腻,加川厚朴、黄芩、蒲公英。

3.湿热中阻　胃脘隐痛或灼痛,痞满不适,口苦口黏,不思饮食或恶心欲吐,头困身重,大便不爽。舌质红,苔黄腻,脉弦滑。

治法:清热化湿。

方药:芩连平胃散加减。黄芩 10g,黄连 3g,苍术 10g,厚朴 6g,陈皮 6g,薏苡仁 15g,制半夏 10g,茯苓 12g,甘草 3g。

加减:恶心欲吐,加竹茹、芦根;胃纳不佳,加冬瓜子、炒建曲;脘腹痞胀,加大腹皮、紫苏梗;湿浊难化,加石菖蒲、草果。

4.脾胃虚弱　胃脘隐痛,绵绵不已,纳谷不香,泛吐清水,食后胃脘痞胀,倦怠乏力,大便易溏。舌体胖舌质淡或有齿痕,苔薄白,脉细弱。

治法:健脾和胃。

方药:香砂六君子汤加减。党参 15g,炒白术 10g,茯苓 10g,制半夏 10g,陈皮 6g,砂仁 6g(后下),木香 6g,炒白芍 15g,炙甘草 5g。

加减:食后饱胀,加鸡内金、炒谷麦芽;胃痛喜温喜按,加桂枝、干姜;久痛入络,加丹参、檀香。

5.脾胃虚寒　脘痛绵绵,喜温喜按,得食痛缓,多食痞胀,泛吐清水,四肢不温,疲倦乏力,大便溏薄。舌淡,苔薄白,脉细弱。

治法:温脾和中。

方药:黄芪建中汤合理中汤加减。炙黄芪 20g,桂枝 6g,炒白芍 12g,白术 10g,党参 12g,干姜 6g,甘草 5g。

加减:虚寒甚去白芍,加附子;大便深黑,隐血试验阳性,去桂枝,干姜改炮姜;经确诊伴有胃下垂者,酌加柴胡、枳壳、升麻;胃中潴液,辘辘有声,加茯苓、吴茱萸、川椒。

6.中虚气滞　能食易饥,不泛吐酸水,食后脘腹胀痛,频频嗳气或厌食油腻,大便或干。舌偏紫,苔薄白,脉弦或沉。

治法:理气建中。

方药:归芍六君汤加减。党参 12g,白术 10g,炒当归 10g,炒白芍 12g,木香 10g,陈皮 10g,法半夏 10g,川桂枝 6g,佛手 10g,紫苏梗 10g,甘草 3g。

加减:胃胀纳差,加炒枳壳、鸡内金、炒建曲 15g;舌有紫斑或颜面血丝缕缕,加桃仁、红花;舌上少苔、口干,加乌梅、玉竹;便干加瓜蒌仁、郁李仁。

7.寒热错杂　胃脘痞硬,干噫食臭,口干,腹中雷鸣下利,脉弦数。

治法:辛开苦降,和胃消痞。

方药:半夏泻心汤加减。制半夏 10g,黄连 5g,黄芩 10g,党参 10g,干姜 6g,白术 15g,炙甘草 6g,茯苓 10g,陈皮 10g,乌贼骨 30g,白及 30g,吴茱萸 2g。

8.胃阴不足　胃脘灼热隐痛,饥不欲食,口干不欲饮或喜冷饮,大便干燥,手足心热。舌红少津或有裂纹,苔花剥或无苔,脉细数。

治法:养阴益胃。

方药:益胃汤加减。麦冬 15g,玉竹 15g,北沙参 15g,生地黄 15g,石斛 15g,百合 20g,白芍 15g,梅花 6g,甘草 3g。

加减:气阴两虚,加太子参、山药;阴虚气滞,胃痛连胁,加川楝子、佛手。

9.血瘀胃络　胃脘刺痛拒按,痛有定处,腹满不欲食,呕吐宿食或如赤豆汁,或见柏油便。

舌质紫暗或有瘀斑,苔薄白或薄黄,脉涩。

治法:化瘀止痛。

方药:失笑散合丹参饮加减。丹参 20g,蒲黄 10g(包煎),五灵脂 10g,延胡索 10g,香附 10g,甘草 10g,大黄 6g,乌贼骨 30g,白及 30g,炙乳香 5g,炙没药 5g。

加减:气血不足者加党参、白术、阿胶。

慢性胃炎,特别是慢性萎缩性胃炎在临床上多见虚实相兼或虚多实少之证。初病在气,久病见阴虚络瘀或虚寒兼瘀者为多。在治疗上,一要补虚扶正,即提高机体免疫功能,增加胃黏膜细胞保护因子的释放,调整胃肠功能;二要活血和络,改善胃部血液循环,促进炎症细胞吸收;三要清热解毒,防止癌变,对于肠上皮化生与异型增生者,可适当选用白花蛇舌草、莪术、半枝莲、龙葵等;四要根据患者体质,病情寒热虚实因人而治。

### (二)常用中成药

1.气滞胃痛颗粒　每服 10g,每日 2~3 次,用于肝郁气滞型之慢性胃炎。

2.胃苏颗粒　每服 1 袋,每日 3 次,用于气滞型慢性胃炎。

3.左金丸　每服 3~6g,每日 2 次,用于肝火犯胃型慢性胃炎。

4.香砂六君丸(浓缩丸)　每服 8~10 粒,每日 3 次,用于脾胃虚弱型慢性胃炎。

5.附子理中丸(浓缩丸)　每服 8~10 粒,每日 3 次,用于脾胃虚寒型慢性胃炎。

6.小建中合剂　每服 20~30ml,冲剂,每服 15g,每日 3 次,适用于脾胃虚寒型慢性胃炎。

7.三九胃泰　每服 1 袋,每日 2 次,用于非萎缩性胃炎、糜烂性胃炎、萎缩性胃炎等各类型慢性胃炎。

8.养胃舒冲剂　每服 1 袋,每日 3 次,用于慢性萎缩性胃炎。

9.温胃舒冲剂　每服 1 袋,每日 3 次,用于脾胃虚寒型慢性胃炎。

### 【名家经验】

张泽生经验萎缩性胃炎多为气虚阴伤之证,理气药多属辛燥香窜,应用理气药宜慎重选择,一般常用木香,如中虚气滞大便溏薄,煨用尤宜,陈皮、郁金、佛手亦可选用。疼痛喜按为虚,拒按为实,久痛多虚,暴痛多实,得食稍安为中虚,胀满畏食属实。此外,还应辨明属寒、属热、属痰、属瘀。在止痛药中,以乳香、没药最能定痛,但较难服。寒痛气滞多用桂枝、附子、干姜;痰湿中阻,二陈、苍术、厚朴;肝热犯胃,用黄连、白芍、吴茱萸、瓦楞子;血瘀阻滞,用桃仁、红花、九香虫、醋五灵脂;胃中嘈杂如灼而无酸水,胃阴已伤,宜用酸甘化阴之品,如生地黄、麦冬、石斛、乌梅、白芍、甘草;气虚宜黄芪、党参;痛甚加枳壳、木香;食滞加炙鸡内金、建曲;便血色黑如柏油样为气虚不能摄血,属于"远血",当益气摄血,可用党参、黄芪、当归、炮姜、阿胶珠、侧柏炭、地榆炭;如疼痛拒按,便下紫黑夹有血块,为血瘀在胃,凝聚不散所致,常用桃红四物汤加失笑散。

### 【预防与调护】

1.饮食规律,少食多餐,软食为主;忌烟酒,忌暴饮暴食;少饮浓茶,少食辛辣、过热和粗糙食物。

2.避免服用对胃有刺激性的药物(如非甾体消炎药及阿司匹林等)。

3.保持情绪乐观,缓解精神紧张,注意劳逸结合,适当锻炼身体。

4.慢性萎缩性胃炎与胃癌确有一定关系。对于慢性萎缩性胃炎需要定期做胃镜复查:一般的慢性萎缩性胃炎 3 年复查 1 次,伴有不完全性肠上皮化生伴轻度不典型增生者,1 年 1 次;伴中度不典型增生者,3 个月 1 次,伴重度不典型增生,应视为癌变。

（胡江东）

# 第三节 胃下垂

胃下垂是指站立时胃位置下降,胃下缘达盆腔,胃小弯弧线最低点降至髂嵴连线以下。本病多见于女性、瘦长无力体型和慢性消耗性疾病患者。胃下垂可使胃蠕动减弱,胃内食物滞留,胃分泌消化功能降低。临床以上腹部不适、隐痛、易饱胀、嗳气、厌食、恶心为主要表现。胃下垂的形成可能与腹壁脂肪减少、腹肌张力减弱、胃部韧带松弛等因素有关。治疗的目的在于消除症状,改善胃的下垂情况。

本病属于中医的"胃脘痛""胃缓"范畴。本病治疗,治本以健脾升阳为要,治标以消食导滞、疏肝和胃为主。

【诊查要点】

1.临床表现

(1)症状:上腹部不适、饱胀、厌食、恶心、嗳气或便秘,深腹部可有隐痛,常于餐后、站立或劳累后加重,卧床后减轻。部分患者可出现直立性晕厥、低血压、心悸等"循环无力症"的表现。

(2)体征:用手按压上腹部,易触及腹主动脉搏动,上腹部压痛点随体位变动而不固定,常同时有其他脏器下垂的表现,偶可发生胃扩张、胃扭转。

2.X 线检查 上消化道 X 线钡剂检查对本病有确诊价值。表现为胃小弯弧线最低点在髂前上棘连线以下;无张力型胃;十二指肠第二部常位于幽门管后面,球部向左偏移。

3.饮水超声波试验 可测定胃下缘下移入盆腔内。

【西医治疗】

1.一般治疗 少食多餐,食后平卧片刻;加强腹肌锻炼,增强腹肌张力;增加营养,并给予助消化药,必要时给予蛋白合成制剂等,以增加腹腔内脂肪。亦可使用胃托辅助治疗。

2.药物治疗 可给予增强胃动力药物,如多潘立酮(吗丁啉)10mg 或莫沙必利 5mg,餐前 30 分钟口服,每日 3 次。

【中医治疗】

（一）辨证施治

1.脾虚气陷 脘腹痞胀,食后作坠,隐痛、嗳气、倦怠乏力,不思饮食,形体消瘦,面色萎黄,少气懒言。舌质淡,苔薄白,脉细弱。

治法:补中益气。

方药:补中益气汤加减。炙黄芪 20g,党参 15g,炒白术 10g,当归 10g,陈皮 6g,升麻 6g,炒柴胡 6g,炙甘草 3g,炒枳壳 15g。

加减:饮食停滞、嗳气酸腐,加焦三仙;脾阳不振,喜温畏寒,加干姜、桂枝;中虚气滞腹胀较著,加木香,枳壳加倍。

2.肝胃不和　脘腹胀满疼痛,连及两胁,嗳气频作,嘈杂吞酸,纳差。烦躁易怒,或抑郁而喜叹息。苔薄,脉弦。

治法:疏肝和胃。

方药:柴胡疏肝散加减。炒柴胡 6g,枳壳 15g,白芍 10g,制香附 10g,陈皮 6g,川芎 10g,紫苏梗 10g,甘草 3g。

加减:气郁化火,嘈杂吞酸,加黄连、吴茱萸;火郁伤阴,加北沙参、石斛;气滞血瘀,舌有瘀斑,加丹参、郁金。

3.脾肾两虚　脘腹坠胀,食后尤甚,头晕耳鸣,腰酸乏力,便溏、神疲,或见面肢浮肿,或伴脱肛、子宫脱垂。舌淡舌体胖,脉沉细弱。

治法:健脾益肾。

方药:参芪地黄汤加味。党参 15g,黄芪 30g,熟地黄 20g,山药 12g,山茱萸 12g,茯苓 12g,炒白术 12g,牡丹皮 10g,葛根 10g,升麻 10g,砂仁 6g,山药 12g,杜仲 10g,小茴香 6g,补骨脂 10g。

加减:肢冷尿多,加淫羊藿、益智仁;寒湿停滞、腹痛腹泻,加吴茱萸、炮姜、肉豆蔻。

### (二)常用中成药

1.补中益气丸　每服 6～9g,每日 3 次,适用于中气下陷之胃下垂。

2.四磨汤口服液　每服 20ml,每日 3 次,适用于肝胃不和之胃下垂。

### (三)外治法

中药敷脐法:蓖麻仁 10g,五倍子 5g,共捣烂如泥状,敷于脐中,纱布包裹,每日早、中、晚各热熨 1 次,隔 4 天换药 1 次。孕妇和吐血者忌用。

### (四)针灸治疗

灸百会,针三脘(即上脘、中脘、下脘)或中脘透梁门穴。

### 【名家经验】

袁大仲经验益气举陷汤治疗脾虚气陷型胃下垂。组成:炙黄芪 120g,防风 3g,炒白术 9g,炒枳壳 15g,煨葛根 12g,山茱萸 15g。加减:病重者加柴胡、升麻各 3～6g;脾虚泄泻,加煨肉豆蔻、罂粟壳各 6g;便秘,加淡苁蓉 15g;中气下陷,脾胃不和加木香 6g,砂仁 9g(后下),中气下陷,肝脾不和;枳壳 3 倍于白术,柴胡改 9g,加麦芽 15g,脾胃虚寒加炮姜 9g,制附子 12g。

### 【预防与调护】

1.避免暴饮暴食或饥饱失常,宜选择富有营养、易消化之饮食;饭后适当卧床休息。

2.加强腹部肌肉锻炼,每天做仰卧起坐 3 次,每次 30～50 个。

3.合并慢性消耗性疾病,应积极治疗原发病。

(胡江东)

# 第四节 胃癌

胃癌是指发生在胃上皮组织的恶性肿瘤。在我国胃癌是常见的恶性肿瘤之一,居消化道肿瘤的第 1 位,其病死率占各种癌症的首位,任何年龄均可发生,以 50~60 岁居多,男女发病率之比为 3.2:1~3.6:1。临床早期 70％以上无症状,中晚期出现上腹部疼痛、消化道出血、穿孔、幽门梗阻、消瘦、乏力、代谢障碍以及癌肿扩散转移而引起的相应症状,故胃癌起病隐匿,早期常因无明显症状而漏诊。胃癌病情发展较快,易转移与复发,预后差,出现症状后不治疗,90％以上的患者均在 1 年内死亡。

## 【病因】

胃癌在世界各国发病率及病死率呈现很大差别,提示环境因素在胃癌病因中起着重要作用。大量流行病学资料认为在环境因素中饮食因素是最主要的。经过大量的调查研究,危险因素有高盐食物、霉变食物、不良饮食习惯、胃部疾患、家族患癌史、精神创伤及性格抑郁等;有保护作用的因素为新鲜蔬菜、水果、豆制品、牛奶及鲜鱼肉,含巯基类的大蒜、葱及绿茶等。

1.食物 由于食物直接接触胃,在胃内停留并初步被消化,胃要受到食物的机械摩擦和化学刺激。某些食物中含有致癌因素,早已被人们所重视。

(1)亚硝酸盐和二级胺:如腌菜中含有大量的亚硝酸盐和二级胺,在胃内适宜酸度或细菌的作用下,能合成亚硝胺类化合物,这类化合物是很强的致癌物质。

近年来,人们对 N-亚硝基化合物致癌问题十分重视,胃癌的亚硝胺病因研究工作获得了重要进展。N-亚硝基化合物包括亚硝胺和亚硝酰胺两大类。亚硝酸盐在 pH1~4 时和胃内胺类物质极易形成亚硝酰胺,不需要任何代谢激活就能在胃中直接诱发肿瘤。亚硝酰胺的直接致癌活性在胃癌病因中有着特殊的意义。

(2)3-4 苯并芘和环芳烃:熏鱼和熏肉中含有大量的致癌物质 3-4 苯并芘和环芳烃,油炸、烘烤、烧焦食物和重复使用的高温食油中也含有此类致癌物质。

(3)高盐食物:高盐饮食对胃癌的发生有促进作用。实验研究证实高盐可损伤胃黏膜,增加机体对致癌物的易感性,每日摄取高盐食物者,胃癌相对危险性明显增加。

(4)真菌:霉变污染的食物,可以致癌。真菌中有些是产毒真菌,是很强的致癌物质,同时某些食物在产毒真菌作用下产生大量的亚硝酸盐和二级胺,进入机体后在一定条件下,胃又可合成亚硝胺类化合物而致癌。

另外,被污染的水源中的金属离子,滑石粉处理过的大米,因含有石棉纤维,有致癌性。

2.不良饮食习惯 胃是重要的消化器官。如果饮食习惯不良,易形成胃的负担过重,造成机械的胃黏膜损伤以及胃液的分泌紊乱等,久之导致慢性胃病的发生。而慢性胃病,尤其是萎缩性胃炎使胃黏膜保护和屏障作用遭到破坏,为致癌剂作用造成可乘之机。我国农村、城市胃癌流行病学调查资料均表明,饮食习惯不良、三餐不定时、暴饮暴食、进食快、喜烫食等对胃是一个损伤性的刺激,与胃癌的发生有一定的关系。

3.吸烟和饮酒 烟雾中含有苯并芘、多环芳香烃等多种致癌或促癌物质,是胃癌的病因之一。酒精本身虽不是致癌物质,但烈性酒会刺激胃黏膜,损伤黏膜组织,促进致癌物质的吸收,如果饮酒的同时吸烟,其危害性更大。因为酒精可增强细胞膜的通透性,从而加强对烟雾中致癌物质的吸收。

4.幽门螺旋杆菌(HP) 现已确、定 HP 是慢性胃炎,特别是慢性萎缩性胃炎和消化性溃疡的主要致病因素之一,并认为 HP 感染和胃癌有一定的关系。近年来,大量有关 HP 感染与胃癌的流行病学调查资料显示,胃癌亦是一种 HP 相关性疾病。认为 HP 是胃癌的启动病因之一。故患 HP 感染者应积极诊治。

5.人体免疫 现代医学研究已表明,人们在遭遇一系列紧张或悲伤的生活事件后,淋巴细胞活性下降,免疫功能受到抑制,为肿瘤发生创造了条件。

6.性格 我国流行病学研究多次报道,胃癌患者具有"性格内向,爱生闷气"的特点。北京报道这一指标居危险因素之首。北京市肿瘤研究所流行病组采用自编的个性量表对胃癌等癌症患者进行测试,发现癌症患者有抑郁、内向、不灵活的个性特点。浙江医科大学采用艾森克个性(成人)问卷调查,得出类似的结果,提示癌症病人性格内向较明显。C 型行为是一种容易发生癌症的行为模式。C 是 Cancer 一词的第 1 个字母。C 型行为的特征是压抑自己的情绪,怒而不发,不善于发泄自己的情绪;克己忍让、过分谦虚、过分依从社会、回避矛盾。研究发现,C 型行为的人肿瘤发生率比一般人高 3 倍以上,并可促进癌的转移,使癌症病性恶化。C 型行为的提出对癌的预防、发病、治疗,对人行为的规范,均有重要意义。

7.遗传因素 胃癌有家庭性聚集的倾向。以往研究提示,环境因素可能是胃癌发生和流行的主要原因,但遗传在胃癌形成中起着一定作用。癌症的家族遗传现象,目前认为可能由染色体畸变引起,这种染色体畸变有时会遗传给后代,但这种遗传并不是直接的癌症遗传,而是个体易发生癌症的倾向。当机体免疫功能低下或有缺陷时,可增加对胃癌的易感性,不能及时把突变细胞消灭在萌芽阶段,导致胃癌发生但研究遗传因素在人类胃癌病因中的作用较为困难,有待于进一步深入。

## 【早期临床表现】

1.胃的入口称为贲门,出口称为幽门,中间部称为胃体,故胃癌可分为贲门癌、胃体部癌、幽门癌。

(1)贲门癌初期症状出现的情况有两种,①靠近食管下部发生,有进行性吞咽困难症状;②靠近胃体部发生,初期时可没有自觉症状或有食物通过时有异样感或剧痛、轻微的心窝痛。以上症状,在吞咽时会感觉到,而吞较硬的食物时,觉得好像直接掉进胃里,尤其是饮用热或冷的液体时更敏感,其中最初上口的感觉最明显。上述症状一旦出现,就一直存在。恶化时的症状、咽下障碍、腹部有沉重感、胃部痛、恶心、呕吐、逐渐消瘦。

(2)胃体部癌初期症状基本没有自觉症状,发展时期的症状有胃部疼痛、胃部饱满感、食欲缺乏、胸口灼热、打嗝有口臭、胃部有重压感、恶心和呕吐。恶化时期的症状有逐渐消瘦、气色不好、食欲减退、食欲缺乏、排出黑色便或吐血、上腹部或背部疼痛。

(3)幽门癌初期症状不明显,恶化时期的症状有胃部有疼痛感、胸口灼热、打嗝、胃部有重压感、食欲缺乏、恶心、呕吐。

2.胃癌疼痛的病因。肿瘤本身所致疼痛:由于肿瘤侵犯或浸润胃壁,产生钝痛或隐痛。肿瘤压迫致痛:肿瘤压迫周围组织、器官时引起疼痛,肿瘤转移致痛,抗癌治疗致疼痛。

胃癌疼痛的部位及特点:上腹部隐痛并伴有上腹部不适、腹胀等,疼痛无规律性,晚期多呈持续性剧痛等。胃癌发生转移可引起相应部位疼痛。

3.可能出现的并发症,约5％患者可发生大出血,表现为咯血和(或)黑粪,偶为首发症状。幽门或贲门梗阻临床表现决定于胃癌的部位,表现为持续呕吐、腹胀。穿孔比良性溃疡少见,多发生于幽门前区的溃疡型癌,表现为腹痛突然加剧。

**【早期诊断】**

**(一)胃癌的影像诊断**

1.X线钡剂检查　首先可行X线钡剂检查,尤其是气钡双重造影可清楚显示胃轮廓、蠕动情况、黏膜形态、排空时间,有无充盈缺损、龛影等,检查准确率近80％。

(1)X线检查在胃癌检查中的地位:在胃癌的普查中为首选,对于老年人、儿童、脊柱严重畸形者,有心血管并发症者,以及恐胃镜者,胃肠钡剂X线检查应是除胃镜外的首选。但也有些病变是X线检查难以发现的,例如早期胃癌等。因此,X线诊断必须密切结合临床,对可疑病灶反复检查,严密随访,X线检查阴性不能排除病变的存在。

(2)早期胃癌的X线表现:①隆起性早期胃癌,X线检查仅仅显示出一个充盈缺损影。②浅表平坦型早期胃癌,其X线表现可归述为细微的黏膜表面结构遭受破坏,即胃小区与胃小沟影消失,代之以多个不规则的密度较低的小点状钡斑影聚拢区。③溃疡早期胃癌,X线可表现为密度较浅淡的点、片状钡斑影。④早期浸润胃癌癌灶具有向黏膜下层横向进展的特点,且好发于胃窦部。故其早期表现为窦部小弯缘胃壁局限性轻度发僵。⑤混合型早期胃癌,即为上述各型中具有两型或两型以上的综合表现。

值得指出的是,早期胃癌均有向平面扩散而不向纵深发展的特点,故可保持较长时期而不侵入肌层。对可疑早期恶变患者,进行X线随访是可行的。随着时间的推移,密切观察中心病灶及其周围黏膜纹的变化有助于定性诊断。需要高度警惕的是:清静癌性溃疡有时亦可发生暂时"愈合",出现所谓"恶性溃疡的生活周期"。

(3)进展期胃癌的X线表现:大多数进展期胃癌的X线表现常为突入胃腔的不规则软组织块影,伴有偏心、大而不深的溃疡龛影。当前,对进展期胃癌的大体分型,仍采纳Borrmann的分类法,分为Borrmann Ⅰ型、Ⅱ型、Ⅲ型、Ⅳ型。①Borrmann Ⅰ型的X线表现,充盈相常表现为一明显的充盈缺损区,即凸向胃腔内的肿瘤块影。充盈缺损多呈不规则形,少数可呈半球形;因局部黏膜遭破坏而消失,其表面往往粗糙不平,犹如菜花,间有小的溃疡龛影。缺损区邻近黏膜纹显示突然中断,隆起病变附着处之局部胃壁呈现僵硬,导致病变区与正常区分界鲜明。②Borrmann Ⅱ型和Borrmann Ⅲ型的X线表现,这两者间之大体差异,有时颇难加以区分。两者可共同显示为Carman半月征。③Borrmann Ⅳ型的X线表现,典型之X线表现为胃壁增厚发僵,胃腔缩小,形如革袋,蠕动通常消失。充盈相显示胃腔之扩展度明显受限,整个胃囊形如牛角或长茄。大多伴有幽门失禁,钡剂排出增快。当癌肿扩展至黏膜层,则可出现小结节状改变或使黏膜皱褶遭受破坏,出现不规则浅小溃疡。

(4)胃癌与胃良性溃疡的X线征象的鉴别:胃良性溃疡的一些X线征象表现为Hampton线、项圈子征及良性环堤征。因胃黏膜对胃液的消化作用有较大的抵抗力,当黏膜小破损后,黏膜下层组织直接与胃液接触,后者遭破坏之程度会超越胃黏膜,形成部分黏膜"架空",即出现所谓"黏膜掘潜"现象。又因溃疡边缘的黏膜可发生不同程度的水肿,就 X 线所见,相应的表现为 Hampton 线、项圈子征及良性环堤征。良性环堤之内缘境界清晰锐利,其外缘则相对朦胧,即表现为渐移性。癌性溃疡无上述的一些 X 线征象。

2.CT 扫描　随着设备的完善和发展,CT 扫描速度和分辨率显著提高,加上近年来胃肠道对比剂的改进和合理选用,在 CT 图上胃肠道壁和软组织块影显示十分清楚,与周围结构的关系一目了然,这就为胃肠道的 CT 检查提供了客观条件。CT 检查可显示胃癌累及胃壁向腔内和腔外生长的范围、相邻组织的解剖关系以及有无转移等。为准确分期、能否手术切除提供依据。

CT 检查在胃部病变应用指征:

(1)恶性肿瘤的术前分期和估价;

(2)腔内、壁内和腔外肿块的鉴别;

(3)恶性肿瘤治疗后随访;

(4)凡有消化道症状,如体重减轻、腹部疼痛和消化道出血,临床不能确定病变部位者,进行搜索检查;

(5)其他检查技术如钡剂和内镜未发现明确病变或仅为可疑,应用 CT 做进一步检查。

但 CT 只能作为一种补充手段,更不应该取代常规的钡剂和内镜检查技术。

3.胃镜检查　除了常见的消化系统疾病外,胃镜检查特别适用于:

(1)怀疑胃部良性或恶性肿瘤者;

(2)锁骨区淋巴结转移癌找原发灶。胃镜能够直接观察胃黏膜变化,通过胃镜对病变组织进行活检,提高早期胃癌的检出率,而且对胃的癌前病变如胃息肉、胃溃疡、慢性萎缩性胃炎,尤其是伴肠上皮中重度化生或不典型增生者活检确诊后予以积极治疗,防止肿瘤临床发作。

当一个人患胃病需行胃镜检查时,只要无以下禁忌证,可行胃镜检查。①张口困难、不能放置牙垫者;②急性上呼吸道感染者;③可能发生气管-食管瘘者;④坏死性食管炎;⑤严重心血管病变如主动脉瘤、心包炎、冠心病伴有心功能不全者;⑥有重度肺、气管疾病伴有呼吸困难者;⑦活动性病毒性肝炎;⑧不合作、精神病患者;⑨病情危重不能耐受者;⑩重度食管静脉曲张极可能并发大出血、而不具备应急止血设施。

4.超声　近年来胃肠超声造影及超声内镜两项新技术的应用,使胃肠超声的临床价值进一步提高。它有助于胃肠黏膜下肿物的发现,观察肿瘤的内部结构及浸润深度,观察肝、胰、肾上腺等脏器有否转移,腹腔有否肿大淋巴结,盆腔有否肿块等,对恶性肿瘤的术前分期、评价治疗效果和术后随访均有很大临床意义,是胃镜和 X 线钡剂检查不可缺少的补充。

超声内镜是一种比较新的技术,是将微型超声探头装在内镜顶端,内镜插入消化管道后直接观察消化管黏膜,还可通过超声扫描探测消化管壁各层次及周围邻近脏器的超声图像,检查者可以直接地看到胃壁的各层,判断胃肿瘤侵犯深度、有无淋巴结转移;有助于胃癌的诊断和 TNM 分期。内镜超声在美国的许多中心应用较广。

### (二)实验室检查

血红蛋白、红细胞、大便隐血,可了解胃部病灶是否有出血及出血的程度。免疫学 CEA、FSA、GCA、YM 球蛋白等检查,可作为随诊的动态指标。

### （三）胃癌的病理学特征

与患病机体的临床表现、生存期、治疗效果、预后等有着密切关系。不同病理特征的胃癌，其临床表现的轻重、生存期的长短、治疗效果和预后的好坏都不同。

1.癌病理组织分型可分为 4 型

(1)腺癌，包括乳头状腺癌、管状腺癌与黏液腺癌，根据其分化程度分为高分化、中分化与低分化 3 种；

(2)未分化癌；

(3)黏液癌（即印戒细胞癌）；

(4)特殊类型癌，腺鳞癌、鳞状细胞癌、类癌等。

2.根据胃癌组织发生方面可分为两型

(1)肠型：癌起源于肠腺化生的上皮，癌组织分化较好，巨体形态多为蕈伞型；

(2)胃型：癌起源于胃固有黏膜，包括未分化癌与黏液癌，癌组织分化较差，巨体形态多为溃疡型和弥散浸润型。

3.按胃癌病理大体标本又分为

(1)早期胃癌。不论范围大小，早期病变仅限于黏膜及黏膜下层。可分隆起型（息肉型）、浅表型（胃炎型）和凹陷型（溃疡型）3 型。其中直径在 5～10mm 者称小胃癌，直径＜5mm 者称微小胃癌。

(2)中晚期胃癌。也称进展型胃癌，癌性病变侵及肌层或全层，常有转移。有以下几种类型。①蕈伞型（或息肉样型），约占晚期胃癌的 1/4，癌肿局限，主要向腔内生长，呈结节状、息肉状，表面粗糙如菜花，中央有糜烂、溃疡，亦称结节蕈伞型。癌肿呈盘状，边缘高起，中央有溃疡者称盘状蕈伞型。②溃疡型，约占晚期胃癌的 1/4，又分为局限溃疡型和浸润溃疡型。局限溃疡型的特征为癌肿局限，呈盘状，中央坏死。常有较大而深的溃疡；溃疡底一般不平，边缘隆起呈堤状或火山口状，癌肿向深层浸润，常伴出血、穿孔。浸润溃疡型的特征为癌肿呈浸润性生长，常形成明显向周围及深部浸润的肿块，中央坏死形成溃疡，常较早侵及浆膜或发生淋巴结转移。③浸润型，此型也分为两种，局限浸润型和弥散浸润型。局限浸润型指浸润局限于胃的一部分，癌组织浸润胃壁各层，多限于胃窦部，浸润的胃壁增厚变硬，皱襞消失，多无明显溃疡和结节。弥散浸润型又称皮革胃，癌组织在黏膜下扩展，侵及各层，范围广，使胃腔变小，胃壁厚而僵硬，黏膜仍可存在，可有充血水肿而无溃疡。④混合型，同时并存上述类型的两种或两种以上病变者。⑤多发癌，癌组织呈多灶性，互不相连。如在萎缩性胃炎基础上发生的胃癌即可能属于此型，且多在胃体上部。

4.各种早期胃癌的定义

(1)原位癌：是指癌组织仅限于上皮层内未突破基底膜。

(2)黏膜内癌和黏膜下癌：都属于早期胃癌，但两者的预后不同，黏膜内癌较黏膜下癌为好。①黏膜内癌是指癌细胞已突破腺管基底膜，浸润到胃黏膜固有膜内，但尚未突破黏膜肌层的胃癌；②黏膜下癌是指癌细胞已突破黏膜肌层，浸润到胃壁黏膜下层内的胃癌。

(3)微小胃癌和小胃癌：都属于特殊型早期胃癌。①微小胃癌，是指癌病灶最大直径＜5.0mm 的胃癌。胃黏膜活检时诊断为胃癌，但在切除之胃标本上却找不到癌组织的病例称为"一点癌",属于微小胃癌的范畴,但有其独特之处;②小胃癌,是指癌病灶最大直径在 6～10mm 内胃癌。

(4)多发性胃癌:是指在同一胃内发生的各自独立的 2 个以上的原发性癌病灶。多发性胃癌多见于进行期胃癌,亦可见于早期胃癌病例。

(5)残胃癌:是指因良性疾患切除后,于残胃上发生的癌。

(6)残胃再发癌:是指第 1 次因癌肿行胃部分切除,后于残胃上又发生的癌。

(7)再发胃癌:是指胃癌术后原癌灶有关病灶复发而言。

5.癌前疾病　胃癌的癌前疾病,包括慢性萎缩性胃炎、胃溃疡、胃息肉、残胃、恶性贫血、肠上皮化生等疾病,将这些疾病与胃癌的发生联系起来是因为患这类疾病时,较之正常人发生胃癌的机会多些。就是说这类异形上皮细胞已经具有了转变为癌细胞的细胞内和局部环境,在其不断增殖的过程中有可能转变为癌细胞。故患有癌前疾病者应积极诊治,并定期随诊。

6.胃癌的转移途径有以下几条

(1)直接播散:浸润型胃癌可沿黏膜或浆膜直接向胃壁内、食管或十二指肠发展。癌肿一旦侵及浆膜,即容易向周围邻近器官或组织如肝、胰、脾、横结肠、空肠、膈肌、大网膜及腹壁等浸润。癌细胞脱落时也可种植于腹腔、盆腔、卵巢与直肠膀胱陷窝等处。

(2)淋巴结转移:占胃癌转移的 70%,胃下部癌肿常转移至幽门下、胃下及腹腔动脉旁等淋巴结,而上部癌肿常转移至胰旁、贲门旁、胃上等淋巴结。晚期癌可能转移至主动脉周围及膈上淋巴结。由于腹腔淋巴结与胸导管直接交通,故可转移至左锁骨上淋巴结。

(3)血行转移:部分患者外周血中可发现癌细胞,可通过肝门静脉转移至肝脏,并可达肺、骨、肾、脑、脑膜、脾、皮肤等处。

【鉴别诊断】

1.胃溃疡　由于胃癌无特异性症状和体征,常易被误诊为胃溃疡或慢性胃炎,特别是青年人易被漏诊。一般通过 X 线表现即可区分,良性溃疡的龛影可呈直角形、火焰状等表现。进一步做胃镜活检可明确诊断。

2.胃息肉　又称胃腺瘤,为来源于胃黏膜上皮的良性肿瘤。以 60～70 岁为多见,较小的腺瘤可无任何症状,较大者可见上腹部饱胀不适,或隐痛、恶心,有时可见黑粪。胃腺瘤需与隆起型早期胃癌相鉴别。X 线表现息肉<10mm 者,病灶基底的宽径小于其高度时,表面光整,无凹凸不平,最后定性有赖于病理组织学检查以确诊。

3.胃平滑肌瘤及肉瘤　胃平滑肌瘤多发于 50 岁以上病人,临床无特征性症状,常见上腹饱胀隐痛等。约有 2% 可恶变成平滑肌肉瘤。胃镜检查可区别上述两种病变与胃癌。

4.胃巨大皱襞症　与浸润型胃癌均好发于胃上部大小弯处。良性巨大皱襞 X 线检查可见胃黏膜呈环状或迂曲改变,胃腔有良好的扩张性,而浸润型胃癌黏膜多为直线形增粗,胃腔常变形狭窄,另外,巨大皱襞症常伴有低蛋白血症,而浸润型胃癌可见恶病质。

5.肥厚性胃窦炎　本病可引起胃窦狭窄,蠕动消失,但黏膜正常,多有环形皱襞,胃壁仍保持一定伸展性;浸润型胃癌黏膜平坦或呈颗粒变形,尤其是胃壁僵硬,低张造影亦不扩张,两者区别不难。

6.疣状胃炎　为黏膜表浅糜烂,好发于青年,常合并十二指肠溃疡,与胃癌鉴别并不难。

7.慢性萎缩性胃炎　患者上腹部胀闷不适、食欲缺乏、恶心,可伴有贫血,类似胃癌,但不呈进行性消瘦,腹部无肿块,淋巴结无肿大,大便隐血试验阴性,不难和进展期胃癌鉴别。进展期胃癌有典型 X 线征象亦不难鉴别。必要时做胃镜并做活检可明确诊断。

8.原发性恶性淋巴瘤　占胃恶性肿瘤的 0.5%~8%,多见于青壮年。临床表现除上腹部饱胀、疼痛、恶心等非特异消化道症状外,还可见贫血、乏力、消瘦等,有 30%~50%病人可见持续高热或间歇热。胃镜下组织活检将有助于诊断。

此外,胃癌需与胃黏膜脱垂、胃类癌、胃底静脉瘤、假性淋巴瘤、异物肉芽肿等病变相鉴别。当上腹部摸到肿块时尚须与横结肠或胰腺肿块相区别,有肝转移者与原发性肝癌相区别。

【预防】

胃癌的病因虽还未完全查明,但大量资料表明,胃癌的发生与环境因素、饮食习惯、癌前病变及遗传等因素有密切关系,是多种因素长期综合作用的结果。可以通过以下几个方面进行预防。

1.改变饮食结构,主张食用新鲜蔬菜和水果。适当增加豆类食物和牛奶,以及鲜鱼肉蛋。多吃富含维生素 A、维生素 B、维生素 E 的食物,适当加强蛋白质摄入。提倡食用大蒜、绿茶。减少食盐摄入量。少食或不食熏腌、油煎食品,以减少亚硝胺前身物质的摄入。食品保藏以冰箱冷藏为好。

(1)食用新鲜蔬菜和水果:大量食用新鲜蔬菜和水果可降低胃癌发生概率,一方面是新鲜蔬菜中致癌物少,另一方面可能是其中含大量的维生素 A、维生素 C 和维生素 E 等。食用新鲜蔬菜和水果的用量与胃癌病死率成明显的负相关。

维生素 A:能使上皮细胞分化成特定的组织,使人体鳞状细胞癌和其他细胞癌消退,并可刺激抗肿瘤的免疫系统,以预防胃癌的发生。

维生素 C:作用机制是抑制内源性亚硝胺的合成及抑制组织细胞对致癌化合物的转化,甚至可使已转化的细胞逆转,以产生抗癌作用。

维生素 E:其抗肿瘤作用有 3 个方面。①体内抑制致癌物亚硝胺的形成;②某些致癌物在体内可形成自由基,维生素 E 则可抑制自由基的形成,保护细胞的正常分化;③增强机体的免疫功能。

(2)饮食牛奶:牛奶中富含钙和维生素 A,还有蛋白质的胶体,对胃黏膜有保护免受毒物侵害的作用。日本平山雄进行的病例对照研究中发现如以不饮牛奶的相对危险性为 1.0,则经常饮用牛奶者的危险性男性为 0.29,女性为 0.42;每日均饮用牛奶者的危险性男性为 0.22,女性为 0.29。如饮用牛奶并食用肉类和绿色蔬菜,则患胃癌的相对危险性降至 1/5。

(3)食用豆制品:豆类中含有多种蛋白酶抑制剂、不饱和脂肪酸和酚类化合物,对致癌过程和亚硝胺形成有抑制作用。美国学者最近从动物实验中发现豆类食物中的粗蛋白酶有很好的防癌作用。

(4)食用鲜鱼、鲜肉、蛋类:对胃癌黏膜有保护作用,膳食蛋白质可能影响某些酶的活力,从而在改变致癌物质中起重要作用。

(5)常食用大蒜:研究发现大蒜对胃癌有抑制作用。此种现象在年食蒜量超过 2.5kg 时即可出现。大蒜的年用量与胃癌的发病成明显的负相关。实验研究表明,食大蒜后可使胃的泌酸功能增加。胃内亚硝酸盐的含量及真菌或细菌的检出率均有明显下降。大蒜能抑制 N-二乙基亚硝胺的合成。大蒜素不但能杀伤体外培养的胃癌细胞,而且可以抑制体内移植的胃癌。因此,大蒜很可能是一种较理想的干预胃癌发生的食物。

(6)茶叶:为近来颇受重视的天然防癌剂之一。茶有阻断亚硝基化合物合成的作用,每日饮用 1～5g 茶叶的茶水,可明显阻断体内亚硝酸盐的合成。绿茶中含有维生素 C、维生素 E 和茶多酚等多种亚硝化抑制剂。绿茶亦可能是一种较为理想的预防胃癌发生的饮品。

2.要养成良好的饮食习惯,改变不良饮食习惯,避免暴饮暴食、三餐不定时、进食快、喜烫食等不良习惯。要有好的心情进餐。少饮烈性酒。不吸烟。精神开朗,情绪乐观,不生闷气。

3.有慢性胃病的患者要及时治疗,定期观察。对高发区及高危人群进行胃癌及癌前病变的普查普治。

4.选择对人无害的食品添加剂、着色剂及香料等。认真做好粮食收获、保管和防霉去霉工作。积极保护环境,减少环境污染,合理使用氮肥。保护食用水的卫生。一定要用正规的自来水,农村地区尽量使用井水。

5.进行普查:对于有上腹部疼痛、食欲减退、胃部闷胀、反酸、消瘦等症状时,应尽早去医院进行 X 线钡剂检查,或做纤维胃镜检查,以便早期确诊和根治。近年来,35 岁以下的年轻人胃癌发病率逐年上升,并且常被误诊,到确诊时,邻近脏器已受侵,失去早期诊治的机会。由于青年人患胃癌后其胃酸分泌正常,胃蠕动功能所受影响不大,消化道症状出现较晚,这一点与中老年人的胃癌症状不同,所以易导致误诊。年轻人一旦发现上述症状也应积极检查。

6.对慢性胃病的治疗:浅表性胃炎和萎缩性胃炎是常见病和多发病。萎缩性胃炎以往曾被认为是胃癌的癌前病变,现在看,这种认识有失偏颇。但萎缩性胃炎与胃癌确有一定关系,有"结肠型肠上皮化生"和"不典型增生"这两种胃黏膜病变者,有可能发展成胃癌,这已是公认的事实。萎缩性胃炎虽非癌前病变,但如任其自然发展,确有少数病例可能演变成胃癌。因此,一定要采取措施认真对待,使病情保持稳定(本病彻底治愈困难),以避免癌变的发生。

(1)抗菌治疗:幽门螺旋杆菌(HP)是慢性胃炎的致病菌,应首先进行抗菌治疗。

(2)口服胃黏膜保护剂:常用的药物有硫糖铝,能与胃黏膜的粘蛋白络合形成保护膜,以保护胃黏膜;胃膜素,能在胃内形成膜状物覆盖黏膜表面,减少胆汁反流对胃黏膜的刺激;叶绿素,有促进炎症消退保护胃黏膜的作用;猴菇片能保护胃黏膜。

(3)提高胃酸浓度:萎缩性胃炎常无酸或缺酸,可用胃蛋白酶合剂或稀盐酸合剂;五肽胃泌素小剂量肌注,有滋养、保护胃黏膜和促使壁细胞分泌盐酸的作用。

(4)服维酶素:能提高人体免疫力,增强人体内解毒酶的活性,抑制癌细胞生长和防止细胞的异常代谢。

(5)治疗胆汁反流:在幽门括约肌功能障碍时或胃-空肠吻合术后,可因长期胆汁反流而破坏胃黏膜屏障,造成慢性浅表性胃炎,进而发展成慢性萎缩性胃炎。在此情况下可应用胃动力药,防止胆汁反流,从而达到保护胃黏膜的目的。

(6)饮食疗法:胃酸过低和有胆汁反流者,宜多吃瘦肉、禽肉、鱼、奶类等高蛋白低脂肪饮食;应细嚼慢咽,忌暴饮暴食;避免长期饮浓茶、烈酒(特别是酗酒)、咖啡和进食辛辣、过热和粗糙食物。

（7）消除某些致病诱因：如戒烟，避免长期服用对胃黏膜有刺激的药物（如水杨酸钠、吲哚美辛、保泰松和阿司匹林等），缓解精神紧张，保持情绪乐观，从而提高免疫功能和增强抗病能力。

（8）定期复查：对萎缩性胃炎伴结肠型肠上皮化生和不典型增生的患者，要定期做胃镜进行复查：一般性萎缩性胃炎 3 年复查 1 次，不完全性结肠型肠上皮化生伴轻度不典型增生者 1 年 1 次，伴中度不典型增生者 3 个月 1 次，伴重度不典型增生者应予手术切除。

（庞彩苓）

# 第五节　消化性溃疡

消化性溃疡主要指发生在胃和十二指肠的慢性溃疡，又称胃及十二指肠溃疡。临床以上腹部周期发作的钝痛或灼痛，症状轻重与进餐明显有关为特点。本病多见于青壮年，病程迁延，反复发作。近年来的研究已经明确，幽门螺杆菌和非甾体消炎药是损害胃、十二指肠黏膜屏障从而导致消化性溃疡发病的最常见病因。其他如胃酸分泌过多、破坏黏膜的防御与修复，以及遗传、应激和心理因素、吸烟等也可导致本病的发生。治疗的目的在于消除症状，促进溃疡愈合，预防复发和避免并发症。

本病属于中医的"胃脘痛""嘈杂""吐酸"等范畴。治疗多以调和胃气、疏肝运脾为主。

## 【诊查要点】

1.症状　一般具有慢性过程、发作呈周期性和节律性等特点。上腹部疼痛是其主要症状，与进食有一定关系，多在秋冬之交或冬春之交发病，并伴有上腹饱胀、嗳气、反酸、烧心、恶心、呕吐、食欲缺乏等症状。胃溃疡疼痛多在食后 0.5～2 小时，十二指肠溃疡疼痛多在饭前，进食后常可缓解。

2.体征　一般缺少特异性体征，如有阳性征则表现为上腹部的局限性压痛。胃溃疡压痛点多局限于剑突下或偏左，十二指肠溃疡压痛常固定于脐孔的右上方。

3.并发症　可并发上消化道出血、溃疡穿孔、幽门梗阻等。

4.中年以上患者，长期不愈，疼痛规律消失、消瘦、贫血、服药后症状不易缓解或上腹触及包块，应考虑癌变。

5.辅助检查

（1）上消化道钡剂检查，如见典型的龛影，可确立诊断；

（2）胃镜检查对本病有确诊价值；

（3）大便隐血试验，活动期呈阳性，溃疡愈合后转阴性；

（4）幽门螺杆菌（Hp）检测，80％病人呈阳性。

## 【西医治疗】

与慢性胃炎的治疗基本相同，主要包括三个方面。

1.抑制胃酸　常用的药物是 $H_2$ 受体拮抗药，如西咪替丁、雷尼替丁、法莫替丁和质子泵抑制药，如奥美拉唑、兰索拉唑、泮托拉唑等，可根据病情适当选用。

2.保护胃黏膜　常用的药物有硫糖铝、铝碳酸镁（达喜）、麦兹林和胶体铋剂等。

3.根除 Hp 见慢性胃炎。

## 【中医治疗】

### (一)辨证施治

1.肝胃不和　胃脘胀痛、攻窜不定、牵及胁肋,嗳气、泛酸、每因情志不调而加重。苔薄白,脉细弦。

治法:疏肝和胃。

方药:柴胡疏肝饮加减,炒柴胡 6g,枳壳 10g,炒白芍 12g,制香附 10g,延胡索 12g,木香 10g,陈皮 10g,甘草 5g。

加减:气郁化火、嘈杂吞酸,加黄连、吴茱萸、煅瓦楞子;火郁伤阴、胃脘灼痛,去柴胡、香附,加沙参、石斛、玄参。

2.脾胃虚寒　胃脘隐痛,喜暖喜按,绵绵不已,腹部觉冷,空腹痛甚,得食痛减,或泛吐清水,大便溏薄,神疲乏力。舌质淡,苔薄白,脉细。

治法:温胃健脾。

方药:黄芪建中汤合理中汤加减。炙黄芪 15g,炒白芍 12g,桂枝 8g,干姜 5g,白术 10g,茯苓 10g,炙甘草 5g,大枣 5 枚,延胡索 10g,吴茱萸 5g。

加减:胃中停饮,泛吐清水冷涩,加姜半夏、陈皮;大便发黑或隐血试验阳性,去桂枝、干姜,加炮姜炭、侧柏炭,另服三七、白及粉。

3.瘀血停滞　胃脘痛处固定,犹如针刺,腹胀拒按。舌质紫暗,或见淤斑,脉涩或沉弦。

治法:化瘀通络。

方药:失笑散加味。生蒲黄 10g(包煎),五灵脂 10g,丹参 12g,当归 10g,延胡索 10g,赤芍 10g,枳壳 10g,甘草 3g,乌贼骨 15g,三七粉 3g(分 2 次冲服)。

加减:疼痛较剧,加制乳香、没药;瘀久伤正加党参、白术。

4.胃阴不足　胃脘隐隐灼痛,空腹时加重,似饥不欲食,口干不欲饮,或伴有口干舌燥,纳呆干呕,大便干结,手足心热。舌红少津,有裂纹,少苔或花剥苔,脉细数。

治法:养阴益胃。

方药:一贯煎加减。当归 12g,生地黄 12g,沙参 12g,麦冬 12g,川楝子 12g,枸杞子 10g,陈皮 10g,煅瓦楞子 15g,白芍 12g,甘草 6g。

加减:气阴两虚,加太子参、山药;阴虚气滞,加佛手、梅花;大便干结难解,加火麻仁、瓜蒌子。

消化性溃疡,其主要病机在于胃气阻滞。其病理变化有虚有实,治疗当以理气和胃为法。偏于肝胃不和者,应掌握"治肝可以安胃"和用药注意"忌刚用柔"的原则,做到疏肝不忘和胃,理气还防伤阴。凡干燥耗气之品,应当慎用、少用或不用,尤其是属于胃阴不足者,更当注意,以防耗阴伤络动血;若舌苔厚腻而黄,属于湿热者,当予清热化湿,调胃理气;偏于脾胃不健者,以脾胃虚寒证较多见,治宜温中健运为主。如食欲尚好,舌净不腻,大便正常,可用黄芪建中汤加减;若食欲不佳,舌苔薄腻,大便溏薄者,可用理中汤化裁,虚寒较著者再加附片。

凡由 Hp 感染所致的溃疡,均需抗菌药物联合治疗,才能根治。许多中药如槟榔、蒲公英等均有抑杀 Hp 的作用,临证中可以适当选用。

### (二)常用中成药

1.健胃愈疡片每服 4～6 片,每日 4 次,适用于肝胃不和之消化性溃疡。

2.胃康灵胶囊每服 4 粒,每日 3 次,饭后服用于肝胃不和、瘀血阻络之消化性溃疡。

3.气滞胃痛颗粒、左金丸、养胃舒颗粒、温胃舒颗粒等。

### (三)单方验方

溃疡胶囊 白及 60g,诃子 60g,延胡索 90g,天仙子 10g,上药共研细末和匀,装空心胶囊,每粒内装 0.5g,每服 4 粒,每日 3 次.主治胃、十二指肠溃疡。

### 【名家经验】

顾丕荣经验溃疡病宜补不宜通,将溃疡病分为三型进行治疗:

1.肝郁脾虚型,治以疏肝健脾,方用四君子汤合逍遥散加减;

2.郁火伤阴型,治以养阴柔肝,方用一贯煎加减;

3.脾胃虚弱型,治以健脾益气,方用六君子汤加味。上述各型均加用乌贼骨 30g,白及 30g,制乳香 10g,制没药 10g,以促进溃疡面的愈合。

### 【预防与调护】

1.保持良好精神状态,消除不良情绪。

2.戒烟限酒。饮食要有规律,避免过饥过饱,不食过冷过热、过粗糙和辛辣刺激饮食以及浓茶、咖啡等。

3.防止滥用容易诱发溃疡病的药物,如阿司匹林、吲哚美辛、保泰松、泼尼松、地塞米松等。

4.顺应气候,适寒温,慎起居,加强体育锻炼,提高机体防疫功能。

(胡江东)

# 第六节 肝硬化

肝硬化是各种慢性肝病发展的晚期阶段。病理上以肝脏弥漫性纤维化、再生结节和假小叶形成为特征。本病起病隐匿,病程发展缓慢,晚期以肝功能减退和门静脉高压为主要表现,常出现多种并发症。发病高峰年龄在 35～50 岁,男性多见,出现并发症时死亡率高。引起肝硬化的主要病因有病毒性肝炎、慢性酒精中毒、非酒精性脂肪性肝炎、胆汁淤积、肝静脉回流受阻、遗传代谢性疾病、工业毒物或药物、自身免疫性肝炎、血吸虫病及隐源性肝硬化等。治疗的目的在于去除病因,消除症状,改善肝功能,抗纤维化,防止并发症。

本病属于中医的"胁痛""癥积"等范畴,但因并发症的不同,部分属于"肝着""鼓胀""血证"等范畴。治疗多以柔肝健脾、滋肾化瘀为主。

### 【诊查要点】

1.病史 既往有病毒性肝炎、慢性酒精中毒等相关病史。

2.临床表现

(1)肝功能代偿期:症状较轻,常缺乏特征性,可有乏力、恶心、消化不良等,体征不明显,部分病人可有肝掌、蜘蛛痣。

(2)肝功能失代偿期:①消化道症状有食欲缺乏、乏力、腹泻、腹胀,可伴恶心,偶有呕吐。②出血倾向表现为牙龈、鼻腔出血,皮肤紫癜或女子月经过多等。③内分泌紊乱表现为男性性欲减退,乳房发育;女性发生闭经、不孕;糖尿病发病率增加,严重肝功能减退易出现低血糖。④门脉高压症,出现腹壁静脉曲张、脾大,腹水,食管胃底静脉曲张,可并发上消化道出血。⑤其他有关体征包括肝病病容,面色黧黑无光泽,形体消瘦、肌肉萎缩。皮肤可见肝掌、蜘蛛痣、黄疸,肝脏早期肿大,晚期缩小。

3.并发症 主要有上消化道出血、继发感染、肝性脑病(肝昏迷)肝肾综合征、肝肺综合征、原发性肝癌、电解质和酸碱平衡紊乱、低钠血症、低钾血症、低氯血症、代谢性碱中毒等。

4.实验室检查

(1)血常规:失代偿期可有贫血或红细胞、白细胞、血小板减少。

(2)尿常规:有黄疸时,胆红素、并有尿胆原增加,有时可见到尿蛋白、管型和血尿。

(3)肝功能检查:代偿期大多正常或有轻度异常。失代偿期,结合胆红素、总胆红素均增高,ALT、AST 显著异常,血清白蛋白降低、球蛋白增高,白/球比值降低或倒置,血清蛋白电泳,白蛋白减少,γ-球蛋白增高,凝血酶原时间延长。肝纤维化检查,血清Ⅲ型前胶原(P-III-P)、单胺氧化酶、血清层粘连蛋白升高。腹水检查,一般为漏出液。并发自发性腹膜炎,白细胞常在 $500×10^6/L$ 以上;并发结核性腹膜炎,以淋巴细胞为主;腹水呈血性应高度怀疑癌变。

5.影像学检查 B超、CT检查可明确诊断。

【西医治疗】

1.一般治疗

(1)补充各种维生素:给予维生素 C0.2g,维生素 E0.1g,复合维生素 B 片或酵母片 5 片,口服,每日 3 次。还可酌情补充维生素 K、维生素 $B_{12}$ 和叶酸。

(2)保护肝细胞:给予肝泰乐 0.2g,肌苷 0.2g 或益肝灵 0.2g,或复方必需磷脂 2 粒,口服,每日 3 次。

2.抗肝纤维化治疗

(1)γ-干扰素 100 万 U,肌内注射,每日 1 次,3 个月后改为隔日 1 次。

(2)秋水仙碱 0.5mg,口服,每日 2 次,每周 5 天,连服 1 年。

(3)甘草甜素(甘利欣)150mg,静脉滴注,每日 1 次,或 150mg 口服,每日 3 次,疗程 3～6 个月。

(4)氧化苦参碱 600mg,肌内注射,每日 1 次,3 个月 1 个疗程。

3.支持疗法 失代偿期应加强支持治疗,可给予维生素 C2g,维生素 $B_6$0.2g,腺苷三磷酸 40mg,辅酶 A100U,胰岛素 8～12U,10％氯化钾 10ml 加入 10％葡萄溏溶液 500ml 中静脉滴注,每日 1 次,并注意维持水、电解质和酸碱平衡,尤其注意钾的补充。此外,还可酌情给予:①复方氨基酸 3H(支链氨基酸)250ml 或脂肪乳(力能)50g 静脉滴注,每日 1 次;②新鲜血或新鲜血浆 200ml,静脉滴注;⑧20％人体白蛋白 5～10g,静脉滴注,每周 2 次。

4.肝硬化腹水的治疗

(1)低盐饮食:每日氯化钠的摄入量应限制在 0.6～1.2g;有显著稀释性低钠血症者,则每日限水量为 300～500ml。

(2)利尿药应用:原则为间歇、交替、缓利,排钾利尿药与保钾利尿药合用。开始可用保钾利尿药螺内酯(安体舒通)20mg,每日 4 次,若疗效不显著,可加用排钾利尿药呋塞米(速尿)40～60mg/d,或氢氯噻嗪(双氢克尿塞)75～100mg/d,利尿治疗以每周减轻体重不超过 2kg 为宜。

(3)提高血浆胶体渗透压:每周定期少量多次静脉输注新鲜血 200ml 或人体白蛋白 20g(分 2 次)。

(4)放腹水加输白蛋白:用以治疗难治性腹水,每日 1 次或每周 3 次放腹水,每次 4000～6000ml,同时输白蛋白 40g,亦可腹水浓缩后回输。

(5)手术治疗:对于顽固性腹水、门静脉高压及脾亢患者,亦可给予外科手术治疗。

5.并发症的治疗

(1)消化道出血的治疗。

(2)肝性脑病的冶疗。

(3)肝肾综合征的治疗。

(4)抗感染治疗:并发自发性的胸膜炎和败血症后,应早期足量和联合应用抗生素,常用的如青霉素类、半合成青霉素类,头孢第二代、第三代及甲硝唑、氯霉素等,用药时间至少两周。

## 【中医治疗】

### (一)辨证施治

1.肝郁气滞　面色晦滞,胁肋胀痛,脘腹胀闷,嗳气不舒,病情随情志变化而加重,口干口苦,肢倦纳差。舌质暗红或淡红,苔薄白,脉弦。本型多见于早期肝硬化。

治法:疏肝解郁,理气和中。

方药:柴胡疏肝散加减。柴胡 10g,枳壳 10g,制香附 10g,川芎 10g,炒白术 10g,炒白芍 12g,莪术 10g,砂仁 6g(后下),木香 10g,八月札 10g,甘草 5g。

加减:胁肋痛甚,加延胡索、郁金;痛久如刺,加乳香、没药;便溏腹泻,加山药、炒薏苡仁;呕恶吞酸,加黄连、吴茱萸;舌有瘀斑,加丹参、桃仁。食少纳差,加鸡内金、焦三仙;气虚重,加黄芪、太子参。

2.湿热蕴结　身目俱黄,黄色鲜明,腹部胀大,痞硬有块,或胁肋胀满疼痛,或见赤丝血缕,肝脾大、肝掌,腹部静脉显露或怒张、烦热口苦,小便短少涩赤,大便干结或溏而不爽。舌质红,苔黄腻,脉弦滑。

治法:清热利水,化瘀软坚,除湿退黄。

方药:茵陈蒿汤合鳖甲煎丸加减。茵陈 30g,制大黄 10g,栀子 10g,金钱草 30g,炙鳖甲 15g(先煎),柴胡 6g,郁金 12g,枳壳 10g,猪苓、茯苓各 12g,泽泻 15g,牡丹皮 12g,黄柏 10g。

加减:齿鼻衄血、便血,加水牛角(先煎)、生地黄、白芍、玄参、白茅根、半边莲;热胜于湿,加蒲公英、败酱草;湿胜于热,加藿香、白豆蔻;顽固性黄疸,加秦艽、威灵仙;大热大渴者加知母、生石膏(先煎)、滑石;热盛,烦躁昏迷,加服安宫牛黄丸。

3.瘀血阻络　面色黧黑或晦暗,腹大坚满,按之不陷而硬,腹壁静脉显露,胁肋隐痛或刺痛,面颈胸红丝赤缕,肝掌,形体消瘦,纳谷减少,便黑尿少。舌质紫暗或有瘀斑、瘀点,苔薄,脉细涩。本型多见于门静脉高压症明显者。

治法:祛瘀通络,活血利水。

方药:膈下逐瘀汤加减。柴胡 8g,当归 10g,川芎 10g,桃仁 12g,红花 6g,赤芍 10g,五灵脂 10g,延胡索 12g,制香附 10g,枳壳 10g,猪苓、茯苓各 12g,炒白术 10g,炮穿山甲 10g。

加减:胁下积块坚硬,加莪术、三棱,并合用鳖甲煎丸;水湿停聚,腹胀如鼓,加大腹皮、泽兰、泽泻、半边莲、马鞭草;气虚乏力,加黄芪、党参;齿鼻衄血,去桃仁、红花,加仙鹤草、白茅根、阿胶(烊化);阴虚,舌质红绛少苔,加北沙参、麦冬、枸杞子。

4.脾虚水泛　腹胀如鼓,按之坚满或如蛙腹,两胁胀痛,胸闷纳呆,体倦乏力,下肢浮肿,尿少便溏,面色暗滞。舌淡红,苔薄白或白腻,脉弦细。本型多见于失代偿期腹水轻症。

治法:运脾利湿,理气行水。

方药:胃苓汤加减。苍术、白术各 10g,厚朴 10g,陈皮 10g,猪苓、茯苓各 15g,泽兰 12g,大腹皮 15g,胡芦瓢 60g,桂枝 10g,车前子 15g(包煎)。

加减:两胁胀满,加路路通、青皮;气虚乏力,加黄芪、党参;腹水重者加赤小豆、益母草;便溏腹泻,加补骨脂、赤石脂;畏寒肢冷,加附子、干姜;黄疸重,加茵陈、金钱草、栀子;阴虚舌红少苔,去苍术、厚朴、桂枝,加沙参、麦冬、生地黄、枸杞子。

5.肝肾阴虚　面色黧黑,口唇发绀,肌肤甲错,面、颈、胸部赤丝血缕,腹大胀满难忍,腹壁静脉显露,形体消瘦,五心烦热,或午后发热,心烦少寐,齿鼻衄血,小便赤涩短少。舌质红绛少津,苔少或光,脉弦细数。本型多见于晚期肝硬化失代偿期。

治法:滋肾柔肝,育阴利水。

方药:一贯煎加减。生地黄 15g,北沙参 12g,枸杞子 15g,麦冬 12g,当归 10g,生白芍 12g,牡丹皮 10g,泽兰、泽泻各 15g,猪苓、茯苓各 12g,白术 15g.白茅根 30g,车前子 15g(包煎)。

加减:热重,齿鼻衄血,加水牛角(先煎)、仙鹤草、茜草、阿胶(烊化);低热,加鳖甲、银柴胡、地骨皮;便秘,加火麻仁、郁李仁、瓜蒌子;脾胃虚弱,加山药、扁豆、乌梅;小便涩少,加王不留行、路路通。

6.脾肾阳虚　面色苍黄或㿠白或青灰,腹大胀满,朝宽暮急,按之如囊裹水,脘闷纳差,神疲畏寒,四肢寒冷,下肢水肿,小便清长短少,大便溏薄。舌淡紫体胖,脉沉细无力。本型多见于失代偿期腹水重型。

治法:温补脾肾,行气利水。

方药:附子理中汤合五苓散加减。附子 10g,党参 15g,炒白术 20g,猪苓、云苓各 20g,泽泻 15g,桂枝 10g,干姜 6g,大腹皮 20g,甘草 6g,车前子 20g(包煎),防己 12g。

加减:气虚甚,加黄芪;大便溏泄加补骨脂、炒薏苡仁、芡实、赤石脂;腹胀甚,加郁金、青陈皮、沉香,畏寒甚加仙茅、淫羊藿、巴戟天;胁下积块,加鳖甲、穿山甲;黄疸重,加茵陈、金钱草、泽兰;阳虚,痰浊弥漫,神志昏糊,加用苏合香丸。

活血化瘀是治疗肝硬化的主要方法之一,它贯穿于整个治疗过程,在具体运用中应注意化瘀不忘补虚,化瘀要注意兼证;运用活血化瘀药,要徐缓图治,不可操之过急;提倡用药少而精,尽量减轻肝脏负担,但也要抓住主要矛盾,兼顾次要矛盾,综合分析,全面对待。

经临床和实验研究结果表明,具有抗肝纤维化作用的药有当归、赤芍、桃仁、红花、丹参、三七、三棱、莪术、葛根、百合、柴胡、鳖甲、穿山甲、土鳖虫、牡蛎、苦参、黄芪、人参、甘草、白芍、灵芝、冬虫夏草、紫河车、汉防己、干姜、附子、泽兰、水红花子等,通过多年临床观察和现代医学研究,发现水蛭不仅能散瘀血、消癥瘕,还有明显的利尿作用。在辨证施治的基础上,适当选择上述药物加入复方中,其效果是肯定的。

### (二)常用中成药

1.鳖甲煎丸　每服 6g,每日 2 次,用于瘀血阻络之肝硬化。

2.大黄䗪虫丸　每服 3g,每日 2 次,用于瘀血阻络之肝硬化。

3.强肝液　每服 10ml,每日 2 次,用于脾虚湿热之肝硬化。

4.金水宝　每服 2～4 粒,每日 3 次,用于肝肾阴亏之肝硬化。

5.乌鸡白凤丸　每服 6 粒,每日 2～3 次,用于肝病日久、正气虚弱之肝硬化。

### (三)单方验方

笔者经验方——七味腹水散。

组成:大戟 6.6g,商陆 6.6g,芫花 6.6g,甘遂 6.6g,木通 6.6g,泽泻 6.6g,萝卜子 6.6g。

制用法:以上 7 昧,分别以文火炒至微黄,研极细末和匀,分为 7 份,每服 1 份,每 4 日 1 次,枣汤送服,忌盐。服后有腹痛,大便稀薄呈深绿色,属正常。但本方不适用于肝肾阴虚型。

### 【名家经验】

1.朱良春经验　复肝丸,紫河车 60g,红参须 70g,炮穿山甲 70g,炙土鳖虫 70g,三七 60g,姜黄 70g,郁金 70g,生鸡内金 70g,上药共研细末,装 0.5g 胶囊备用。每服 3g,每日 3 次,1 个月为 1 个疗程,共 2 个疗程药量,可根据临床实际增加服药疗程(注:不适用于肝肾阴亏型)。

2.姜春华经验　软肝汤治疗早期肝硬化,轻度腹水。组成:生大黄 6～9g,桃仁 9g,土鳖虫 3～9g,丹参 9g,鳖甲 9g,炮穿山甲 9g,黄芪 9～30g,白术 15～60g,党参 9～15g。加减:湿热内蕴,加茵陈、栀子、茯苓、黄柏、龙胆草、垂盆草、平地木;脾虚气滞,加砂仁、陈皮、枳壳、藿香、苏梗;肝气郁滞,加柴胡、郁金、枳壳、青皮、木香、梅花;肝络血瘀,加制乳香、没药、五灵脂、赤芍、红花、九香虫;肝经郁热,加生栀子、牡丹皮、连翘、龙胆草;肝肾阴虚加生地黄、玄参、麦冬、石斛、女贞子、牡丹皮;脾肾阳虚,加制附子、桂枝、干姜、益智仁、砂仁;营热伤络见目赤衄血者,加犀角、生地黄、牡丹皮、连翘、赤芍、玄参、白茅根、栀子、蒲黄、小蓟;腹水或伴周身浮肿者,加防己、将军干、冬瓜皮、玉米须、薏苡仁、茯苓、黑大豆、泽泻、猪苓等,出血较多,可暂停活血药。

### 【预防与调护】

1.禁酒,避免进食生冷辛辣油腻及粗糙坚硬食物。一般以高热量、高蛋白质、维生素丰富而可口的食物为宜。

2.有腹水时,宜进低盐饮食(0.5～1g/d),肿胀显著,则应给予无盐饮食,并适当限制水的摄入。

3.注意休息,避免疲劳;注意冷暖,慎防感冒。

（胡江东）

# 第七节　肝癌

肝脏为人体内重要的消化器官,可分泌胆汁、合成胆盐以促进小肠内的脂肪乳化,协助脂肪及维生素 A、维生素 $B_{12}$、维生素 D、维生素 E、维生素 K 的消化、吸收,也具有代谢、排泄体内化学废料,滤除血中细菌及已破坏的白细胞、红细胞的重要功能。如此重要的器官,应避免癌症的发生。

原发性肝癌是指肝细胞或肝内胆管细胞发生的恶性肿瘤,简称肝癌,是我国常见的恶性肿瘤之一。居男性恶性肿瘤第 3 位,女性恶性肿瘤第 4 位。本病可发生于 2 个月婴儿至 80 岁老人,多发生于中、壮年男性,高发年龄为 40～49 岁。男性多发,男女之比为 1∶1～5∶1。以往对肝癌治疗多持消极态度,近 10 多年来有关肝癌诊断及治疗的研究取得很大进展,不少病人经过以手术为主的综合治疗,可获长期存活。

【病因】

一般认为是由于肝脏外界环境中的各种有害因素(主要是化学致癌物)和体内某些致癌物的长期作用,使肝细胞(或胆管细胞等)发生过度增生,导致正常结构遭受破坏而形成的一种恶性肿瘤。根据国内外大量研究资料分析,认为其发生的原因主要有以下几种:

1.病毒性肝炎　主要是乙型与丙型肝炎病毒感染,尤其是乙肝与乙肝病毒携带者。

2.黄曲霉毒素 AFT　黄曲霉毒素为最重要的致癌物质,长期食用含此毒素的食物可诱发肝癌。

3.水源污染　饮用水质的严重污染,是肝癌发生的重要诱因之一。

4.化学致癌物质　能引起肝癌的化学物质以亚硝基化合物为主,如亚硝胺和亚硝酰胺等。此外,农药、酒精、黄樟素等亦均能诱发肝癌。

5.其他因素　营养过剩(大量营养素)或营养缺乏(如维生素 A、维生素 B 缺乏)、血色病、寄生虫感染及遗传等,也是诱发肝癌的危险因素。

6.免疫状态　有人认为肝癌患者血浆中含有一种封闭因子,能抑制细胞免疫并保护肝癌细胞不受免疫细胞杀伤。现已证明,甲胎蛋白(AFP)就能抑制淋巴细胞和巨噬细胞的吞噬作用。

7.基因突变　近年来,还有人认为,环境中的突变原和病毒作用激发肝细胞分裂反应途径的活化,引起细胞的点突变和基因易位,是细胞增殖的可能因素。

此外,肝癌的发生还与非血红蛋白的核蛋白对细胞周期的调控失常,以及细胞内外因素如激素、多肽、生长因子及多胺等有关。

多项研究表明,肝炎和肝癌关系密切。从流行病学的角度看,肝癌的高发国家或地区同时也是肝炎的高发区.而同一地区内,患肝炎的人群患肝癌的危险性比无肝炎的人群高得多,相反,无肝炎的人患肝癌的危险性极小。

和肝癌有关的肝炎主要有乙型肝炎、丙型肝炎和丁型肝炎,尤以前两者关系密切,而甲型、戊型肝炎和肝癌无关。肝炎病毒主要通过干扰正常细胞内 DNA 复制和激活癌基因(操纵细胞增殖、发育的基因),引起肝细胞恶变。受肝炎病毒影响发生坏死的肝细胞,在增生的过程中容易受到各种致癌因素的影响,这是肝炎病毒引起肝癌的另一个原因。

据统计,肝癌患者中乙型肝炎相关者占 70%~80%,丙型与丁型肝炎相关者为 15%~20%,另 5%的肝癌患者则可能与其他致癌因素有关。

流行病学统计表明,乙肝流行的地区往往也是肝癌的高发地区,患过乙肝的人确实比没有患过乙肝的人患肝癌的机会要多,这种危险性要比正常人高出 12~100 倍;约 80%的肝癌患者可查到乙型肝炎的 e 抗原、e 抗体与核心抗体 3 项指标皆为阳性。在肝癌的高发地区,约 90%的人可能是乙型肝炎或乙肝病毒携带者。我国有 1.2 亿乙型肝炎表面抗原携带者,约占全世界人口的 30%,其中 300 万人会转为慢性肝炎,约 30 万人转为肝硬化,最终有部分乙肝患者转变为肝癌。

有些学者认为,乙型肝炎病毒引发肝癌的途径,先有乙型肝炎病毒侵及肝脏导致肝炎,肝炎又导致肝硬化,使肝细胞发生不典型增生,继而发展成肝癌;另有一些学者则认为,慢性肝炎可以不经过肝硬化阶段而直接导致肝癌的发生。但他们不同的观点中有一点是一致的,即:乙型肝炎病毒是人类肝癌发病诸多因素中的主要启动因素。

**【早期临床症状】**

早期肝癌可无症状体征,一旦出现典型的临床表现时,已属于中晚期肝癌。肝癌的常见症状有:肝区疼痛、食欲缺乏、消瘦、乏力以及不明原因的发热、腹胀、腹泻、黄疸等。

1.肝区疼痛　常由肿瘤生长迅速使肝包膜张力增大,或肿瘤累及肝包膜所致。常为中晚期肝癌的首发症状。疼痛多位于右肋胁部或剑突下,起初多呈间歇性或持续性钝痛或刺痛。疼痛可时轻时重或一段时间内自行缓解,甚或消失。疼痛多以夜间明显,有时需用镇痛药。若肿瘤位于肝右叶膈顶部则疼痛常可放射至右肩或右背部;若肿瘤位于肝左叶则较早出现中上腹胀痛;当肿瘤位于肝右叶实质深部时,一般很少出现疼痛。肝区疼痛突然加剧,伴触痛或肌腹征阳性者,应想到是肝破裂或肿瘤出血至肝包膜下。

2.消化道症状　常表现为胃纳减退、饭后上腹饱胀甚或恶心、呕吐或腹泻。消化道症状常由肝脏病理性改变,致肝门静脉系统压力升高,消化道功能失调;或增大的肿瘤压迫或累及胃所致。

3.消瘦与乏力　常出现于肝癌的中晚期。可能是肿瘤代谢产物引起机体生化代谢改变,加之进食减少所致。严重时出现恶病质。

4.发热　肝癌所致发热一般在 37.5~38℃,偶可达 39℃以上,呈不规则热型,多不伴寒战,午后发热较常见,有时也可见弛张型高热。发热可因肿瘤坏死或其代谢产物引起。

5.其他症状　有肝炎、肝硬化背景或肿瘤浸润性生长较大致肝脏功能失代偿者可有出血倾向,如牙龈、鼻出血及皮下瘀斑等;也可出现低蛋白血症,致水肿、腹水、腹胀等。肿瘤转移至肺可引起咳嗽,肿瘤侵及并阻塞肝静脉或下腔静脉时可出现呈进行性加重的下肢水肿,甚至出现腹水等布-查综合征的表现。

肝大、上腹肿块为中晚期肝癌的特征性体征,晚期肝癌或有肝硬化背景者可同时有黄疸、腹水、脾大、下肢浮肿及肝掌、蜘蛛痣、腹壁静脉曲张等。

肝癌晚期常出现很多并发症,常见的有:上消化道出血、肝性脑病、肝(肾)衰竭、巨大癌肿破裂出血及癌性胸腹水等,常危及生命。

肝癌患者由于抵抗力低下,常可出现感染。感染的主要部位为呼吸道、肠道、胆系及腹腔。感染的症状因部位不同而表现不同,多有发热。癌性发热在肝癌患者中较为常见,多为持续低度到中度的发热。对癌性发热要与感染所致的发热相鉴别,前者抗菌治疗无效且除发热外并无其他明显不适症状,患者对解热镇痛药反应良好。

肝癌以肝区疼痛为主,其他还可能引起胸痛、肩背痛、上肢痛、颈项痛、头痛、腹痛、腰骶部痛等。肝癌疼痛的机制:癌细胞浸润或侵犯血管、神经、淋巴管、软组织、内脏或骨组织,对其压迫或刺激,从而引起了疼痛;肿瘤细胞生长过程中产生的一些化学致痛物质引起疼痛;手术、放疗、介入治疗等过程均可能引起疼痛;心理或其他因素所致疼痛。

腹水是局限性水肿的一种,是指过多的液体在腹腔内积聚。正常情况下,腹腔内有少量液体,约200ml,起润滑作用,当液体量超过200ml时即可称为腹水,当腹腔内液体超过1500ml时,体检中可发现移动性浊音阳性。腹水的产生机制较复杂,与体内外液体交换失衡及血管内外液体交换失衡有关。多种恶性肿瘤均可出现腹水,在肿瘤基础上出现的腹水称为恶性腹水。无论是原发性肝癌还是继发性肝癌均常伴发腹水,这与肝癌患者常伴有肝硬化、肝门静脉高压关系密切。

具体产生原因有以下几点:

1.癌栓阻塞或肿块压迫,使肝门静脉或肝静脉血循环障碍,当血管内压力过高时,可引起静脉血管床充血,静水压增高,致血管内外液体交换失衡,组织液回吸收减少而漏入腹腔形成腹水;

2.肝癌患者常合并有肝门静脉癌栓,使肝门静脉压力升高,组织液回流受阻,漏入腹腔,形成腹水;

3.肝癌患者常并发肝硬化,肝门静脉回流受阻,肝门静脉压力增高,也是导致腹水的重要原因之一;

4.低蛋白血症,原发性肝癌常在慢性肝炎、肝硬化的基础上发生,患者常有厌食、恶心、呕吐等症状,可伴有不同程度的营养不良和肝功能损害,导致低蛋白血症,当血浆蛋白低至25～30g/L时,血浆胶体渗透压降低,导致血浆外渗形成腹水;

5.肿瘤侵犯腹膜或在腹腔内种植,直接损伤腹膜毛细血管,使血管通透性增加,导致大量液体与蛋白质渗入腹腔,形成腹水。当肝癌结节自发破裂出血,漏入腹腔,亦产生腹水。

肝癌患者的腹水可迅速发生或缓慢出现,一旦出现,病情进展较快,预后较差。在腹水量较少时,患者可无自觉症状,仅在超声波检查中被偶然发现。当腹水增加到一定程度时,可发现腹部膨隆,腹胀及轻微腹痛。腹水增长较快或大量腹水时,患者感腹胀明显,并可出现呼吸困难、恶心、呕吐、食欲缺乏、饱胀感、下肢水肿等症状,此系肺、胃肠道及腹腔内静脉、淋巴系统受压所致。大量腹水压迫肾脏时,患者尚可出现尿少,血压下降,表情淡漠、嗜睡等,此为肾功能受损的表现,预后极差。

## 【早期诊断】

肝癌是危及人生命的常见病,早期诊断、及早治疗是延长寿命的重要手段。但由于肝脏隐匿在上腹深部,外有肋骨为其屏障,故肿大早期不易发现;另外,肝脏有强大的代偿能力,早期常无症状,这也给肝癌的早期诊断带来一定的困难。然而,一旦肝癌的症状出现,常常已属晚期,这时治疗效果欠佳,所以,对于肝癌的早期诊断,在无症状的人群中发现早期病例,对控制肝癌的病死率有现实的意义。

1.辅助检查

(1)超声显像:以其显示实质软组织脏器病变的灵敏度高和对人体组织影响小两大特点以及费用低廉而广泛用于临床,随小肝癌逐渐增大超声显像显示内部回声由低回声向高回声、混合回声变化。直径<2cm 的肿瘤常见低回声结节型;2~3cm 者显示低回声与周围回声频率相同;3~5cm 者多为周围低回声;而 5cm 以上者多为高回声或混合回声。

随肿瘤增大除上述多型性和多变性特点外,肝细胞癌尚具有清晰的肿瘤包膜,结节中心呈比较均匀高回声而邻近包膜部位为一低回声暗环为"声晕"。采用高分辨率的术中超声显像可精确定位以提高手术切除率。

(2)电子计算机断层扫描(CT):在各种影像检查中 CT 最能反映肝脏病理形态表现,如病灶大小、形态、部位、数目及有无病灶内出血坏死等。从病灶边缘情况可了解其浸润性,从门脉血管的癌栓和受侵犯情况可了解其侵犯性,CT 被认为是补充超声显像估计病变范围的首选非侵入性诊断方法。

肝癌的 CT 表现。平扫表现,病灶一般为低密度,低于周围肝实质密度,部分病灶周病灶一般为低密度的环影(晕圈征)。结节型边缘较清楚,巨块型和混合型边缘多模糊和部分清楚。增强表现,脉注射碘造影剂后病灶和肝组织密度得到不同程度的提高,谓之增强。包括①动态增强扫描,采用团注法动态扫描或螺旋 CT 快速扫描,早期(肝动脉期)病灶呈高密度增强,高于周围正常肝组织时间 10~30s,随后病灶密度迅速下降,接近正常肝组织为等密度,此期易遗漏;病灶密度继续下降呈低密度灶,此期可持续数分钟,动态扫描早期增强图易于发现肿块直径<1cm 或 1~2cm 的卫星灶,亦有利于小病灶的发现;②非动态扫描,普通扫描每次至少15s 以上,故病灶所处肝脏层面可能落在上述动态扫描的任何一期而呈不同密度,极大部分病灶落在低密度期,因此病灶较平扫时明显降低。肝门静脉系统及其他系统受侵犯的表现为原发性肝癌肝门静脉系统癌栓形成率高,增强较长显示未强化的癌栓与明显强化的血液间差异大,表现条状充盈缺损致门脉主干或分支血管不规则或不显影像。少数病人有下腔静脉癌栓形成。肝门侵犯可造成肝内胆管扩张,偶见腹膜后淋巴结肿大、腹水等。肺部转移在胸部 CT 检查时呈现异常,比 X 线胸片敏感。

近年来新的 CT 机器不断更新,CT 检查技术的不断改进,尤其是血管造影与 CT 结合技术如肝动脉内插管直接注射造影剂作 CT 增强的 CTA,于肠系膜上动脉或脾动脉注射造影剂于肝门静脉期行 CT 断层扫描,以及血管造影时肝动脉内注入碘化油后间隔 2~3 周行 CT 平扫的 Lipiodol-CT 等方法,对小肝癌特别是 1cm 以下的微小肝癌的检出率优于 CT 动态扫描。但上述多种方法中仍以 CT 平扫加增强列为常规,可疑病灶或微小肝癌选用 CTA 和 CTAP为确诊的最有效方法。

(3)磁共振成像(MRI):肝癌时 $T_1$ 和 $T_2$ 弛豫时间延长,半数以上病例 $T_1$ 加权图肿瘤表现为较周围肝组织低信号强度或等信号强度,而在 $T_2$ 加权图上均显示高信号强度。原发性肝癌 MRI 的特性表现:①肿瘤的脂肪变性,$T_2$ 弛豫时间短,$T_1$ 加权图产生中等或高信号强度,$T_2$ 加权图示不均匀的高信号强度,病灶边缘不清楚,而肝癌伴纤维化者 $T_1$ 弛豫时间长则产生低信号强度;②肿瘤包膜存在,$T_1$加权图表现为肿瘤周围呈低信号强度环,$T_2$加权图显示包膜不满意;③肿瘤侵犯血管,MRI优点是不用注射造影剂即可显示肝门静脉肝静脉分支、血管的受压推移,癌栓时 $T_1$ 加权图为中等信号强度,$T_2$ 加权图呈高信号强度;④子结节在 $T_2$ 加权图为较正常肝实质高的信号强度。

(4)原发性肝癌血管造影:虽不如非损伤性方法如超声、CT、MRI 已能发现很多小肝癌。但血管造影在肝癌的诊断中仍占一定地位,对于 2cm 以下的小肝癌造影术往往能更精确迅速地作出诊断。目前国内外仍沿用 Sedinger 经皮穿刺股动脉插管法行肝血管造影,以扭曲型导管超选择成功率最高。为诊断肝癌、了解肝动脉走向和解剖关系,导管插入肝总动脉或肝固有动脉即可达到目的,如疑血管变异可加选择性肠系膜上动脉造影;如目的在于栓塞治疗,导管应尽可能深入超选择达接近肿瘤的供血动脉,减少对非肿瘤区血供影响。

肝癌的血管造影表现有:①肿瘤血管和肿瘤染色,是小肝癌的特征性表现,动脉期显示肿瘤血管增生紊乱,毛细血管期示肿瘤染色,小肝癌有时仅呈现肿瘤染色而无血管增生。治疗后肿瘤血管减少或消失和肿瘤染色变化是判断治疗反应的重要指标;②较大肿瘤可显示以下恶性特征如动脉位置拉直、扭曲和移位;肿瘤湖,动脉期造影剂积聚在肿瘤内排空延迟;肿瘤包绕动脉征,肿瘤生长浸润使被包绕的动脉受压不规则或僵直;动静脉瘘,即动脉期显示肝门静脉影;肝门静脉癌栓形成,静脉期见到肝门静脉内有与其平行走向的条索状"绒纹征"提示肝门静脉已受肿瘤侵犯,有动静脉瘘同时存在时此征可见于动脉期。血管造影对肝癌检测取决于病灶新生血管多少,多血管型肝癌即使 2cm 以下或更小亦易显示。近年来发展有数字减影血管造影(DSA),即利用电子计算机把图像的视频信号转换成数字信号,再将相减后的数据信号放大转移成视频信号,重建模拟图像输出,显示背景清晰,对比度增强的造影图像。肝血管造影检查意义不仅在诊断,鉴别诊断,在术前或治疗前要用于估计病变范围,特别是了解肝内播散的子结节情况;血管解剖变异和重要血管的解剖关系以及肝门静脉浸润可提供正确客观的信息。对提供手术切除可能性和彻底性以及决定合理的治疗方案有重要价值。血管造影检查不列入常规检查项目,仅在上述非创伤性检查不能满意时方考虑应用。此外血管造影不仅起诊断作用,有些不宜手术的患者可在造影时立即进行化疗栓塞或导入抗癌药物或其他生物免疫制剂等。

(5)肝组织活检或细胞学检查:近年来在实时超声或 CT 导引下活检或细针穿刺行组织学或细胞学检查,是目前获得 2cm 直径以下小肝癌确诊的有效方法。但近边缘的肝癌易引起肝癌破裂,此外,并有针道转移的危险。

(6)AFP 是当前诊断肝细胞癌最特异的标志物。AFP 对肝细胞肝癌仅有相对特异的诊断价值。因检测方法灵敏度的提高,在一部分肝炎、肝硬化及少数消化道癌如胃癌、结肠癌、胰腺癌等转移性肝癌亦可测得低浓度 AFP。故 AFP 检测结果,必须联系临床才有诊断意义。

在排除妊娠和生殖腺胚胎瘤的基础上,AFP 检查诊断肝细胞癌的标准为:①AFP 大于 $55\mu g/L$ 持续 4 周;②AFP 由低浓度逐渐升高不降;③AFP 在 $200\mu g/L$ 以上的中等水平持续 8 周。

活动性慢性肝炎和肝硬化病例有 $20\%\sim45\%$ 的 AFP 呈低浓度阳性,多不超过 $200\mu g/L$,常见于血清丙氨酸转氨酶(ALT)明显升高,AFP 成同步关系;一般在 $1\sim2$ 个月内随病情好转,ALT 下降而下降。如 AFP 呈低浓度持续达两个月或更久,ALT 正常,应特别警惕亚临床肝癌的存在,AFP 异质体的检测可提高诊断率及对肝癌和良性肝病有重要的鉴别价值。AFP 阴性的肝癌可通过检测其他肿瘤标志物并结合临床及 B 超、CT 等检查进一步确诊。

AFP 是原发性肝细胞肝癌的最灵敏、最特异的肿瘤标志,除 AFP 阴性肝癌的可能外,若 AFP<20μg/L 者,原发性肝癌基本不可能;在 100～300μg/L 者必须进行随访,密切观察 AFP 的动态变化,注意可能的小肝癌 AFP 在 350～500μg/L,或含量明显增高者,必须参考其他检查,应高度警惕原发性肝癌的可能性;如 AFP 为 500～1000μg/L,且含量在短期内不断升高,原发性肝癌可能性很大,但必须建议做活检;AFP>1000μg/L 者,甚至在近期内 AFP 含量迅速升高,则原发性肝癌诊断基本可确定。

AFP 阳性患者进行 AFP 动态或定期检查,有助于了解病情的发展。在手术切除化疗、微波、乙醇注射等治疗有效时,肿瘤缩小,AFP 下降;如果肿瘤缩小而 AFP 上升,说明肿瘤发生转移或播散。高水平 AFP 能够表示预后不良或治疗反应差。对于肿瘤切除患者,术后 AFP 降至 20μg/L 以下者,其预后明显优于未降至正常者。

(7)其他肝癌标志物的检测:r-GT 同工酶(GGT)阳性率为 79.7%,AFP 阴性者此酶阳性率为 72.7%。甲胎蛋白异质体(FucAFP),肝癌含 AFP-N-L 平均 49.13±27.20%(0～100%),<75% 为肝癌诊断标准,阳性率 86.0%,随病情恶化而降低;非癌肝病 AFP-N-L 为 93.30±7.66%,假阳性率为 1.6%。异常凝血酶原,用放射免疫自显影法测定异常凝血酶原,以≥250μg/L 为标准,肝癌阳性率为 69.4%,AFP 低浓度和 AFP 阴性肝癌的阳性率分别为 68.3% 和 65.5%,小肝癌符合率为 62.2%。血清岩藻糖苷酶(AFu),诊断原发性肝癌的阳性率为 81.2%,对 AFP 阴性肝癌和小肝癌阳性率分别为 76.1% 和 70.8%,继发性肝癌、良性肝占位病变均阴性,但肝硬化、慢性肝炎的假阳性较高。

2.肝癌病理

(1)原发性肝癌的大体分型

①巨块型,较多见,呈单独巨块或由多数结节融合而成的巨块,多呈圆形,直径在 10cm 以上。质硬,呈膨胀性生长,癌块周围的肝组织常被挤压,形成假包膜,此型易液化、坏死及出血,故常出现肝破裂,腹腔内出血等并发症,②结节型,最多见,有大小和数目不等的癌结节,结节多在肝右叶,与周围肝组织的分界不如巨块型清楚,常伴有肝硬化。当癌结节的直径或两个癌结节直径之和≤5cm 时称小肝癌。其特点为癌块体积小,边界清楚,呈膨胀性生长,有包膜,切面呈分叶状结构。生长相对缓慢。③弥散型,最少见,有米粒至黄豆大的癌结节散布全肝,肝脏肿大不显著,甚至反可缩小,患者往往因肝衰竭而死亡。

(2)原发性肝癌的组织分型

①肝细胞型,最为多见,90% 以上为肝细胞肝癌。癌细胞由肝细胞发展而来,呈多角形排列成巢状或索状,在巢或索间有丰富的血窦、而无间质成分。癌细胞核大、核仁明显、胞质丰富、有向血窦内生长的趋势。②胆管细胞型,较少见,癌细胞由胆管上皮细胞发展而来呈立方或柱状、排列成腺样、纤维组织较多、血窦较少。③混合型,较少见,具有肝细胞和胆管细胞癌两种结构,或呈过激形态,既不完全像肝细胞癌,又不完全像胆管细胞癌。

3.肝癌的转移途径

(1)血行转移:肝内血行转移发生最早,也最常见,可侵犯肝门静脉并形成瘤栓。瘤栓脱落在肝内可引起多发性转移病灶,肝门静脉主干癌栓阻塞可引起肝门静脉高压和顽固性腹水,肝癌细胞侵犯肝静脉后即可进入体循环,发生肝外转移,以肺转移率最高,还可血行转移至全身各部,以肾上腺、骨、肾、脑等器官较为常见。肝细胞型肝癌以血行转移多见。

(2)淋巴转移:局部转移到肝门淋巴结最常见,也可转移至锁骨上、主动脉旁、胰、脾等处淋巴结,胆管细胞型肝癌转移以淋巴转移居多。淋巴转移仅占转移总数的12.6%。

(3)种植转移:偶尔发生,如种植于腹膜后形成血性腹水,女性尚可有卵巢转移癌。

(4)直接浸润:肝癌一般较少发生邻近脏器的直接浸润,但偶尔也可直接蔓延、浸润至邻近组织器官,如膈、胃、结肠、网膜等。

**【鉴别诊断】**

1.继发性肝癌　许多肿瘤可能转移至肝脏。西方国家继发性肝癌远较原发性肝癌为多。继发于胃癌者最为多见,其次为肺、胰、结肠和乳腺癌等,应注意鉴别。继发性肝癌一般病情发展相对缓慢,多数有原发癌的临床表现,甲胎蛋白检测为阴性。与原发性肝癌的鉴别,关键在于查明原发癌灶。

2.活动性肝病及肝硬化　急慢性活动性肝炎可出现一过性甲胎蛋白增高,应作甲胎蛋白动态观察及转氨酶测定。如两者动态曲线平等或同步,或 GPT 持续升高,则活动性肝病可能性大,如两者曲线分离,甲胎蛋白升高,GPT 下降则应多考虑原发性肝癌。原发性肝癌与肝硬化鉴别常有困难,若肝硬化患者出现肝区疼痛,肝脏较前增大,甲胎蛋白增高(即使是低浓度增高),发生癌变的可能性极大,应及时做 B 型超声及肝血管造影以明确诊断。

3.肝脓肿　肝脓肿有发热、白细胞增多等炎症反应,脓肿相应部位的胸壁常有局限性水肿,压痛及右上腹肌紧张等改变。超声波多次检查可发现脓肿的液平段或液性暗区,但肝癌液性坏死亦可出现液平,应注意鉴别,必要时可在压痛点做细针穿刺。抗阿米巴试验治疗为较好的鉴别诊断方法。

4.肝海绵状血管瘤　本病为肝内良性占位性病变,常因 B 型超声查体或核素扫描等偶然发现。本病我国多见。鉴别诊断主要依靠甲胎蛋白测定、B 型超声及肝血管造影。肝血管造影主要有以下特点:

(1)肝血管的粗细正常,瘤体较大时可有血管移位;

(2)无动静脉交通;

(3)肝门静脉正常,无癌栓;

(4)血池影延续至静脉相,成为浓度大的微密影,血池的分布勾画出海绵状血管瘤的大小和形态为其特征性表现。

5.肝包虫病　患者有肝脏进行性肿大,质地坚硬和结节感、晚期肝大部分被破坏,临床表现极似原发性肝癌。但本病一般病程较长,2～3 年或更长的病史,进展较缓慢,可凭流行区居住史、肝包囊虫液皮肤试验阳性、甲胎蛋白阴性等各项检查相鉴别。

6.邻近肝区的肝外肿瘤　腹膜后的软组织肿瘤,及来自肾、肾上腺、胰腺、结肠等处的肿瘤,也可在右上腹出现包块。超声波检查有助于区别肿块的部位和性质,甲胎蛋白检测多为阴性,鉴别困难时需剖腹探查才能确诊。

## 【预防】

### (一)病毒性肝炎的预防

从引起原发性肝癌的原因来看,乙型、丙型与丁型病毒性肝炎是主要的致病因素,因此,预防肝癌首先必须预防病毒性肝炎。

1.肝炎病毒性感染途径

(1)乙型肝炎的感染途径有两种:①母婴传播一般认为乙型肝炎表面抗原携带者中约有1/3来源于母婴传播。由于感染早,90%以上发展为慢性感染。研究表明,6岁以前的儿童感染后慢性化的危险性为30%,而成人期获得性感染者中仅5%慢性化。②血液传播及医源性传播经血液传播也是一个重要途径。如输血或使用血制品、血液透析、被针头或手术刀意外刺伤、共用刮胡刀及牙刷、文身、补牙等。性接触传播男性乙型肝炎表面抗原携带者的精液具有传染性。其他方式病毒亦可能通过破损的口腔黏膜和昆虫叮咬传播。

(2)甲型肝炎、戊型肝炎的传播途径主要经消化道传播即粪-口传播。

(3)丙型与丁型肝炎患者在我国尚少,经血液途径传播,主要通过输血感染。

2.肝炎的预防

(1)首先注射乙肝疫苗,在我国有1/10的乙肝患者,生活中完全不接触肝炎病毒是不可能的。好在现已有安全有效的乙型肝炎疫苗问世,注射后诱发保护性抗体的成功率达97%以上。我国现已推广婴幼儿和儿童疫苗注射计划,预计20年后肝癌发生率必将大幅度下降。

(2)保证血源不受肝炎病毒的污染,尽量减少输血或使用血制品,采用一次性医疗器械,可预防血液传播及医源性传播。美容院都开展针灸减肥,其针灸针的消毒状况令人担忧。在日常生活中,您也应该做一个有心人,生活中避免共用刮胡刀、牙刷及指甲钳等用品。男性乙型肝炎表面抗原携带者性交时必须使用避孕套。其他方式病毒亦可能通过破损的口腔黏膜和昆虫叮咬传播。

(3)要预防乙肝病毒还要从饮食卫生、生活习惯着手。要勤洗手,分餐。值得注意的一点是有肝炎者不能当厨师。

(4)一旦确认接触到肝炎病人,应立即注射乙肝高效价免疫球蛋白预防。

3.病毒性肝炎病人应注意以下几点

(1)不要太紧张,生活中病人应注意,"三分治七分养",要有良好的生活习惯,起居有规律,适当的身心锻炼,保持乐观的情绪,不吃霉变食物,饮食应清淡,并应富有维生素及蛋白质等,这样可以增强体质,提高机体的免疫力.防止肝硬化及肝癌的发生。

(2)应尽可能早治疗,有关慢性丙型肝炎及肝硬化病人接受干扰素治疗的研究发现,丙型肝炎合并肝硬化病患者以干扰素治疗使肝癌的发生概率比没有干扰素治疗者减少。如慢性丙型肝炎带原者尚未进展成肝硬化时就接受干扰素治疗,则其疗效更佳。但是失代偿性肝硬化者(即中晚期肝硬化)则不应接受干扰素治疗,应考虑肝脏移植。

(3)尽可能避免使用损害肝脏的药物;避免有害的物理因子刺激,减少X线和放射性物质对肝脏的照射;应尽可能减少和及早治疗各种感染,避免各种创伤和手术。麻醉、手术创伤都对肝脏功能恢复不利,必要时应尽量选择在肝功能恢复后再做手术;应尽量避免饮酒和过度劳累。

4.肝炎患者预防　肝癌发生的措施一般来说,肝炎的预后大多数是良好的,患了急性肝炎可以顺利恢复,不会演变成肝硬化和肝癌,不过确实有少数乙型肝炎病人长期不愈,渐渐发展成为肝硬化,最终极少数病例发展为肝癌。根据研究发现,肝硬化中75%～80%是由慢性乙型肝炎发展来的。肝癌常发生在慢性肝炎所导致的肝硬化患者身上,肝硬化病人每年有2%～5%发展成肝癌。

措施有以下几条:

(1)早期积极抗病毒,调节机体免疫功能;

(2)阻断肝细胞的不断坏死(有坏死就会有增生,增生过度就会癌变);

(3)晚期经常复查肝癌的血清学指标,如甲胎蛋白和B超,一旦有问题早期治疗;

(4)保持心情舒畅,不要过度紧张,对肝炎要有正确的认识。

预防治疗乙型肝炎固然重要,但是采取单一措施未必能解决问题,应该通过综合的措施预防肝炎慢性化,防止癌变的发生。

5.肝硬化可能并发肝癌信号　原发性肝癌多发生在肝硬化基础上,有下列情况时应考虑并发肝癌的可能。

(1)在积极治疗肝硬化时,病情仍迅速发展与恶化;

(2)进行性肝脏肿大;

(3)无其他原因可解释的肝区疼痛;

(4)血性腹水的出现;

(5)无其他原因可解释的发热,抗生素治疗无效;

(6)血清甲胎蛋白持续性或进行性增高;

(7)B超或放射性核素肝扫描检查发现占位性病变。

### (二)避免食用被黄曲霉毒素污染的食物

1.黄曲霉毒素来源　是黄曲霉、青霉、毛霉等寄生曲霉的代谢产物,它包括20多种,其中以黄曲霉毒素$B_1$的毒性最大,产量最高。黄曲霉毒素主要污染粮油及其制品,如花生、花生油、玉米、大米、棉子等。黄曲霉毒素除污染粮食等食品外,也有污染干果类及奶品的。

2.黄曲霉毒素致癌机制　黄曲霉毒素是目前发现的最强的化学致癌物质。据统计它比二甲基亚硝胺诱发肝癌能力大75倍,可见黄曲霉毒素直接威胁着人类的健康。黄曲霉毒素的摄入量与肝癌的发病率成正比,是肝癌的辅助病因之一。

3.预防措施　不吃发霉的、烟了的食物。玉米、花生、花生油、花生酱等是容易发霉的食物,应注意保管。

### (三)避免大量食用含亚硝酸盐的食物

亚硝酸盐存在于自然界的很多食物中,蔬菜中的亚硝酸盐的平均含量大约是4mg/kg,豆类更高,可以达到10mg/kg。亚硝酸盐是不会蓄积在体内的,它可以通过尿液排出,日常膳食中的亚硝酸盐不会对人体造成危害。大量的亚硝酸盐能对人体产生很大危害,它可以转变成亚硝胺类物质,这类物质有明确的致癌作用。食用含亚硝酸盐的食物也是促发肝癌的重要因素之一。且黄曲霉毒素与亚硝胺还有协同致癌作用。当食物发霉后,二级胺、亚硝酸盐、硝酸盐的含量就明显地增加。

### (四)戒烟酒

1.有酗酒嗜好者,尤其是患乙肝的病人,肝硬化的发病率很高,而肝硬化和肝癌的关系又非常深切。如果再加上大量吸烟,就会加快、加重肝硬化的形成,促进肝癌的发生。严格地讲,饮酒不是患病的直接原因,但饮酒是致癌物的助手或推销员,能促进致癌物的致癌作用,还能抑制免疫系统的功能。另外,酒精可以刺激垂体的分泌,加快细胞分裂的速度,增加癌症发生的易感性。

2.喝酒脸红可能是基因变异,长期酗酒患肝癌危险远远高于正常人。研究表明,酒精在人体内的代谢要通过乙醛脱氧酶2($ALDH_2$)来完成,将乙醛氧化为无致癌作用的乙酸,最终分解成对人体无害的二氧化碳和水排出体外。

但当乙醛脱氧酶2正常基因发生变异之后,便会使该酶失去活性,从而导致饮酒后血中的乙醛浓度增高6倍多,长期酗酒,体内的乙醛就会蓄积,最终可能导致肝细胞发生癌变。乙醛脱氧酶2基因变异型携带者饮酒后往往会出现脸红、恶心和心动过速等神经系统症状。所以喝酒脸红者更易患肝癌。

中国有庞大的乙醛脱氧酶2基因变异型携带者群体,占总人口的1/3左右,同时中国也有10%的人口携带乙肝病毒,潜在发生肝癌的危险性令人担忧。应该提高警惕,戒酒或尽量减少酒精的摄入量,以预防肝癌的发生。

### (五)脂肪肝的预防

1.脂肪肝肝癌的关系 脂肪肝本身和肝癌没有直接关系,但脂肪肝的一大病因——酒精与其导致的肝硬化和肝癌有一定的关系。非酒精性脂肪性肝硬化也可并发肝细胞癌,要较正常人发病率高,需要引起重视。

2.导致脂肪肝的原因主要有6个

(1)长期酗酒:这是因为酒精进入人体后,主要在肝脏进行分解代谢,酒精对肝细胞的毒性使肝细胞对脂肪酸的分解和代谢发生障碍,引起肝内脂肪沉积而造成脂肪肝。饮酒越多,脂肪肝也就越严重,还可诱发肝纤维化,进而引起肝硬化。

(2)营养过剩长期摄入过多的动物脂肪、植物油、蛋白质和糖类,这些食物在体内不能被充分利用,过剩的营养物质便转化为脂肪储存起来,导致肥胖、高血脂和脂肪肝。

(3)营养不良肥胖者容易得脂肪肝,但并不是说瘦人就不会得脂肪肝。临床上也常发现有的人很瘦但也患有脂肪肝,这是由于长期营养不良,缺少蛋白质和维生素,同样可引起营养缺乏性脂肪肝。

(4)糖尿病、肝炎、甲亢、重度贫血等慢性疾病糖尿病患者由于胰岛素不足,身体对葡萄糖的利用减少,为了补充能量,体内脂肪酸显著增加,这些脂肪酸不能被充分利用,就会使肝脏的脂肪合成亢进,从而引起脂肪肝。60%肥胖患者会发生糖尿病,他们发生脂肪肝的比率较无糖尿病者要多2倍。

(5)药物性肝损害:药物性肝损害占成人肝炎的1/10,脂肪肝是常见类型。有数十种药物与脂肪肝有关,如四环素、阿司匹林、糖皮质类固醇、合成雌激素、胺碘酮、硝苯地平、某些抗肿瘤药及降脂药等,都可以导致脂肪在肝内积聚。

此外,某些工业毒物,如黄磷、砷、铅、铜、汞、苯、四氯化碳等也可导致脂肪肝。妊娠、遗传或精神、心理与社会因素,如多坐、少活动、生活懒散等也与脂肪肝的发生有关系。

3.脂肪肝的预防　脂肪肝的防治主要从调节饮食和祛脂两方面入手,首先要控制饮食,多吃蔬菜水果,少吃油腻、高脂肪含量食物,切忌暴饮暴食和酗酒,多参加户外体育锻炼,纠正不良行为或生活方式,有症状介入一些药物治疗。大多数轻度甚至中度的单纯性脂肪肝会消退,甚至完全恢复正常。对脂肪性肝炎或存在高危险因素诱导肝病的患者,应选择药物辅助治疗,促进肝内脂肪消退,阻止肝细胞坏死、炎症、纤维化,同时防止其他代谢综合征的恶化。

### (六)幽门螺杆菌的预防

1994年,世界卫生组织将幽门螺杆菌列为第一类(即肯定的)致癌因子,肝癌患者的肝组织中检测到幽门螺杆菌的存在,认为幽门螺杆菌可能作为独立的或辅助的致病因素导致肝脏病变。

1.幽门螺杆菌途径传播,主要是经口-口、粪-口、内镜等途径传播,一般情况下幽门螺杆菌定居于胃黏膜。幽门螺杆菌可通过胆道逆行至肝脏,也可以通过菌血症这一途径到达肝脏。

2.幽门螺杆菌致癌机制,可以通过推动细胞周期以及增加内源性增生相关性抗原的表达来引起肝细胞增生动力学的异常。研究表明幽门螺杆菌的cagA毒力因子在肝癌的发生上可能起一定作用。

### (七)饮食的预防

1.食用富硒的食物　食物中微量元素硒的缺乏是肝癌的原因之一。适当补硒,针对低硒人群采用富硒酵母、硒多糖、富硒盐补充硒元素,提高血硒水平。补硒不仅可增强免疫力,还能抑制癌细胞的增殖和生长。硒还具有保护细胞膜的作用,可防止肝细胞坏死。

2.预防肝癌健康饮食

(1)多食用奶制品和新鲜水果:①水果不仅能补充人体所需的维生素,可预防原发性肝癌。某些水果,其富含大量"鞣化酸","鞣化酸"可以抑制肿瘤生长。其中,葡萄皮含有花色素、类黄酮、植物多酚等高效抗癌物,而从葡萄、苹果中都能提取出具有抗氧化、抑制肿瘤细胞增殖及促进新生血管形成的物质;②对于乙肝病毒携带者、农村长期食用发霉食物的人群,以及有家族遗传病史的高危人群,如果长期食用树莓、葡萄等水果,可有效预防原发性肝癌;③合理食用水果:每天至少食用葡萄、苹果或橘子等两种以上水果,如果同时搭配菜花、西红柿、胡萝卜等三种以上蔬菜食用,效果更好;葡萄、苹果等水果需浸泡、洗净后带果皮食用;每天蔬菜和水果摄入量不少于400～500g,且水果、蔬菜的品种尽可能多。

(2)适量饮用咖啡:通过大规模调查得出每天喝咖啡的人和不喝咖啡的人相比,肝癌发病率较低。目前咖啡里含有的哪些成分具有降低肝癌发病率的效果,研究人员还不清楚。

### (八)肝癌高危人群预防

1.所谓肝癌的高危人群,指的就是那些乙肝病毒的携带者、乙肝病人、有肝癌家族史的人、肝癌高发区的自然人群。儿童脂肪肝患者增加,也成为潜在的危险人群。脂肪肝也会转为肝硬化,再由肝硬化发展为肝癌。

2.对肝癌高危人群每6个月进行1次甲胎蛋白检测和B超检查,这是一种经济、简便、有效的早期发现肝癌的方法。

### （九）肝癌三级预防

1.一级预防

(1)应做到管理饮水卫生,保证饮水卫生不被污染,含化学物质饮用水容易让人长癌。自来水也不一定干净,5层以上的高楼楼顶有水箱,水箱应有专人清洁,最好进行二次消毒,水箱的箱体也应使用不会污染水的化学物质。

(2)管粮、防霉去毒,通过对玉米、花生及其制品的适当管理可明显降低致肝癌物黄曲霉毒素 $B_1$ 的污染。

(3)公共场所禁烟,或禁止生产香烟,吸烟所造成的危害及经济损失远超过生产烟产生的效益。

(4)做好乙肝疫苗的接种工作,积极治疗肝炎和肝硬化。

2.二级预防　应做到利用甲胎蛋白测定结合超声检查对高危人群进行普查,每3个月体检一次。以便发现小肝癌,抓住治疗时机。早期发现的肝癌,通过综合和系统的治疗,治疗效果较好。

肝癌普查最直接的效果是增加了病人手术切除的机会。肝癌普查所检出的病例由于多属早期,癌体积较小,常可作局部切除。由于切除的肝量较小,即使合并一定程度的肝硬化患者亦较易耐受。早期肝癌常有较完整的包膜,肝内播散发生的机会少,因此,普查发现的病例手术切除的机会明显增多。由于能作手术切除的病例增多,从总体上使肝癌病人的预后明显改善。普查对肝癌的早期诊断,及早治疗有重大意义。

普查的重点,对35岁以上乙肝表面抗原阳性,患慢性肝炎,肝硬化5年以上,直系亲属三代中有肝癌家族史的人每半年检测甲胎蛋白和肝脏B超,是早期发现肝癌的最有效方法。

3.三级预防　虽然近年来在肝癌的临床治疗方面有较大进展,但由于目前缺乏简便实用、行之有效的能为肝癌患者快速作出正确诊断的方法,一等到病理诊断时多已为中晚期,失去了早诊早治的机会,以及肝癌自身的特点,故肝癌的5年相对生存率仍较低。三级预防主要是通过对肝癌患者进行综合有效的治疗,防止复发和转移,注重康复、姑息和止痛治疗,进行生理、心理、营养和锻炼指导,尽量提高病人的生存率和生存质量。

肝癌是可以预防的,只要我们坚持不懈,以预防为主,相信对肝癌的防治会有更大的作为。

（庞彩苓）

# 第八节　淤胆型肝炎

淤胆型肝炎是指病毒性肝炎以肝内胆汁淤积为主要表现的一种特殊临床类型。过去称为毛细胆管型肝炎或小管型肝炎,可发生于急性肝炎、慢性肝炎、重型肝炎及肝炎后肝硬化患者。临床上主要表现为黄疸、皮肤瘙痒、大便灰白、肝大等。治疗的目的在于去除病因,消除症状,改善肝脏功能。

本病属于中医的"黄疸""瘀黄""黑疸"等范畴,治疗多以利湿退黄、解毒活血为主。

## 【诊查要点】

1.急性淤胆型肝炎

(1)起病类似于急性黄疸型肝炎,黄疸持续 3 周以上,自觉症状较轻,可有皮肤瘙痒、粪便灰白、尿色加深及肝大。

(2)肝功能检查,血清胆红素明显升高,最高可达 684mmol/L,以直接胆红素为主,血清ALT 轻、中度增高(即酶-胆分离现象)。凝血酶原活动度＞60％。血清胆汁酸、γ-谷氨酰转肽酶、碱性磷酸酶、胆固醇等亦明显升高。

(3)B 超检查示胆囊不大,肝内、肝外的胆管都不扩张。

(4)排除由其他原因引起的肝内外梗阻性黄疸。

2.慢性淤胆型肝炎　在慢性肝炎基础上发生上述临床症状者。

## 【西医治疗】

1.一般治疗　同急性黄疸型肝炎。

2.对症治疗

(1)止痒:可口服消胆胺,每日 6～10g(应与维生素 A、维生素 D 并用),还可给予地西泮、苯巴比妥、山莨菪碱(654-2)、西咪替丁、扑尔敏等。

(2)维生素 $K_1$:在血清总胆红素降至 80mmol/L 之前,应给予 10～20mg 肌内注射,每日 1 次。

(3)退黄

①腺苷蛋氨酸(思美泰)1g,加入 10％葡萄糖溶液 250ml 中静脉滴注,每日 1 次。

②琥珀酸氢化可的松 50mg,加入 10％葡萄糖溶液 250ml 中静脉滴注,每日 1 次;泼尼松龙口服,每日 30～40mg。有效者,3～5 天后,血清胆红素可下降 40％～50％,则剂量减半,然后逐渐减量。6～7 天后无效者,开始减量并尽快停药(慢性淤胆型肝炎慎用)。

③苯巴比妥 30～60mg,口服,每日 3 次,2 周后可酌情减量,疗程 4～8 周(肝功不全者慎用或禁用)。

(4)利胆:给予熊去氧胆酸 150mg 或茴三硫(胆维他)25mg 口服,每日 3 次。

(5)治疗低蛋白血症:给予人血白蛋白,每周 20～30g 静脉滴注。

(6)治疗腹水:对腹水患者可适当给予利尿药。

(7)预防并发症:对肝硬化患者,应积极预防出血、肝性脑病等并发症。

3.营养疗法　长期胆汁淤积者,可补充维生素 K、维生素 A、维生素 D(宜注射给药)、维生素 E 及腺苷三磷酸、辅酶 A 等。给予高蛋白、高维生素、低脂清淡饮食。

## 【中医治疗】

### (一)辨证施治

1.阳黄

(1)热重于湿:身目俱黄,颜色鲜明,发热口渴,口苦口干,恶心欲吐,小便黄赤,大便干结或呈灰白色,皮肤瘙痒。舌质红,苔黄腻,脉弦数。

治法:清热利湿,凉血退黄。

方药:茵陈蒿汤加减。茵陈 30g,栀子 15g,虎杖 20g,生大黄 10g(后下),牡丹皮 12g,连翘 15g,金钱草 15g,郁金 12g,蒲公英 15g,土茯苓 15g,车前子 20g(包煎)。

加减:恶心呕吐,厌油,加黄连、竹茹;寒热往来,胁肋胀痛,加柴胡、黄芩;腹胀,加厚朴、枳实;皮肤瘙痒,加白鲜皮、苦参。

(2)湿重于热:身目发黄,色泽不鲜,不发热或身热不扬,口干而不渴,纳谷不佳,胃脘痞满,腹胀便溏。舌苔厚腻,脉濡。

治法:利湿化浊,清热退黄。

方药:茵陈五苓散加减。茵陈 30g,猪苓、茯苓各 20g,泽泻 15g,白术 12g,生薏苡仁 30g,虎杖 20g,陈皮 10g,法半夏 10g,郁金 12g,车前子 15g(包煎)。

加减:腹胀纳差,加厚朴、枳实、焦三仙;皮肤瘙痒,加苦参、白鲜皮、地肤子。

(3)湿热并重:身目发黄,四肢倦怠,脘闷不饥,口干不渴,小便淡黄,大便不畅。舌红,苔薄白或腻,脉滑。

治法:利湿化浊,清热退黄。

方药:甘露消毒丹加减。藿香 10g,豆蔻 10g(后下),石菖蒲 10g,黄芩 10g,茵陈 30g,栀子 10g,滑石 18g,生甘草 3g,白术 10g,薄荷 6g(后下)。

加减:兼表证,加麻黄、赤小豆;皮肤瘙痒,加白鲜皮、地肤子。

2.阴黄

(1)寒湿阻遏:面黄晦暗,身目发黄,畏寒肢冷,脘腹痞胀,纳差食少,大便溏薄,小便不利。舌淡体胖,苔白腻滑,脉沉细。

治法:温阳健脾,化湿退黄。

方药:茵陈术附汤加减。茵陈 50g,制附子 10～30g(先煎),炒白术 15g.干姜 10g,秦艽 15g,威灵仙 15g,炙甘草 6g,桂枝 10g,猪苓、茯苓各 12g。

加减:气虚甚,加黄芪、党参;舌苔厚腻,加苍术、陈皮、泽泻;恶心呕吐,加藿香、砂仁。

(2)瘀血阻滞:身目发黄,颜面晦暗,胁下积块,皮肤赤丝血缕,皮肤瘙痒。舌质紫暗有瘀斑、瘀点,脉弦涩。

治法:养血活血,消瘀退黄。

方药:桃红四物汤加减,桃仁 10g,红花 10g,干地黄 10g,赤芍 20g,川芎 10g,当归 10g,牡丹皮 12g,丹参 20g,茵陈 30g,鳖甲 15g(先煎),炮穿山甲 10g,泽兰 15g,郁金 12g,益母草 15g。

加减:热偏重,加栀子、白茅根,寒偏重,加肉桂或桂枝。

对于顽固性黄疸,可选用威灵仙、苦参、黄芩、白鲜皮、虎杖、葛根、龙胆草、桃仁、田基黄、代赭石等,秦艽有类似激素样的抗炎作用,临床更宜配合使用。

**(二)常用中成药**

1.茵栀黄注射液　以本品 30ml 加入 5%～10%葡萄糖溶液 250～500ml 中静脉滴注,每日 1 次;或口服液 10ml,每日 3 次,用于肝胆湿热之淤胆型肝炎。

2.苦黄注射液　以本品 40～60ml,加入 5%葡萄糖溶液 250ml 中静脉滴注,每日 1 次,用于肝胆湿热之淤胆型肝炎。

3.肝苏冲剂　每服 9g,每日 3 次,用于脾虚湿蕴之淤胆型肝炎。

## 【名家经验】

关幼波经验关老认为,黄疸一证,阳黄居多,阴黄较少,阳黄为主证,阴黄为变证。治黄分三途,治血、解毒、化痰。

1.治黄必治血,血行黄易却常用的治血法有:

(1)凉血活血,常用药物如生地黄、牡丹皮、赤芍、白茅根、小蓟、藕节等;

(2)养血活血,常用的药物如:丹参、白芍、当归、泽兰、红花、郁金、香附等;

(3)温通血脉,常用的药物为附子、桂枝。

2.治黄需解毒,毒解黄易除

(1)化湿解毒,常用的药物如:薄荷、野菊花、藿香、佩兰、黄芩、黄连等;

(2)凉血解毒,常用的药物如:金银花、蒲公英、草河车、板蓝根、土茯苓、白茅根、青黛、石见穿等;

(3)通下解毒,常用的药物如:大黄、黄柏、败酱草、白头翁、秦皮等;

(4)利湿解毒,常用的药物如:金钱草、车前草(子)、木通、萹蓄、瞿麦、六一散。同时常配伍藿香、杏仁、橘红等以开上、中二焦之源,使下焦易于通利;

(5)酸敛解毒,在黄疸后期,正气耗伤,病邪易于漫散,在清热祛邪或温化湿滞的基础上,佐用一些酸敛解毒的药物,有时黄疸反而易于消退。常用的药物如五倍子、乌梅、五味子。

3.治黄要治痰,痰化黄易散痰阻血络,湿热瘀阻,则黄疸胶固难化,不易消退。所谓治痰,也就是化痰散结,祛除胶结凝滞的湿热。痰滞得通则瘀热易清,黄疸必然易于退散。化痰法多与行气、活血、化瘀的法则配合使用。常用药物有杏仁、橘红、莱菔子、瓜蒌、山楂、半夏、焦白术、川贝母、海浮石、旋覆花、明矾等。

（胡江东）

# 第九节　脂肪肝

脂肪肝是指脂肪(主要是三酰甘油)在肝脏过度沉积的临床综合征。随着生活水平的改善和生活方式的改变,发病率不断升高,目前我国脂肪肝已成为仅次于病毒性肝炎的第二大肝病。当脂类含量超过肝湿重的 5% 即可诊断为脂肪肝。临床以肝脏肿大为常见症状,其次肝区不适或疼痛,纳少腹胀、恶心呕吐,严重时则出现黄疸、腹水、下肢浮肿等。引起脂肪肝的主要病因有酒精中毒、营养失调、糖尿病、高脂血症、药物及毒物肝损害、肥胖、妊娠、遗传等。治疗的目的在于去除病因,消除症状,改善肝脏功能。

本病属于中医的"积证""胁痛""痰证""湿阻"等范畴,治疗多以疏肝理脾、祛痰散结、利湿消瘀为主。

## 【诊查要点】

1.病史　有长期饮酒或近期暴饮史;或有明确应用损肝药物史;或病毒性肝炎、糖尿病、营养不良、肥胖、高脂血症史。

2.临床表现　起病隐匿,发病缓慢。轻者可无明显症状,一般多为肝区不适或疼痛,腹胀纳差,肢倦乏力,少数出现黄疸、食欲缺乏、恶心呕吐;重者可有腹水或下肢浮肿。

3.体检　肝大,有压痛或叩击痛。

4.实验室检查　ALT、AST、ALP 可有轻、中度升高,以 ALT 为主,胆红素也可升高,酒精性脂肪肝时(AST/ALT)＞2,血脂亦可升高。

5.影像学检查　B 超、CT 检查有助于脂肪肝的诊断。

【西医治疗】

1.病因治疗　酒精性脂肪肝一定要戒酒。药物或毒物所致的脂肪肝应停用、避免或去除有害药物或毒物;糖尿病性脂肪肝主要是纠正其代谢紊乱,补充所需的胰岛素;营养不良性脂肪肝在供应足够热量的同时,需给予高蛋白饮食。

2.药物治疗　应慎重选用降脂药物,对不伴有高脂血症的患者原则上不使用降脂药物;酒精性脂肪肝患者,一般也无需降脂药物;对原发性高脂血症所致脂肪肝,在综合治疗的基础上,可适当选用降脂药物,但需监测肝功能,必要时可联用保肝护药物。

(1)酒精性脂肪肝:可选用①水飞蓟宾 140mg 或益肝灵 0.2g 口服,每日 3 次。②腺苷蛋氨酸(思美泰)1.0g,饭后服,每日 3 次;或 1～2g,肌内注射或静脉注射、静脉滴注,每日 1 次;或复方腺苷蛋氨酸片(东宝肝泰)3 片,口服,每日 3 次。③维生素 E0.1g 口服,每日 3 次;或甜素碱 20mg/d,口服。④己酮可可碱 400mg,口服,每日 3 次。⑤目前尚有应用皮质类固醇、抗肿瘤坏死因子(抗 TNF)、秋水仙碱、丙基硫氧嘧啶的报道。

(2)非酒精性脂肪肝:可选用①降脂药,如辛伐他汀 10mg,每晚顿服,4 周为 1 个疗程;或洛伐他汀 10mg,每晚顿服,或阿伐他汀 10～80mg/d,口服;或潘特生 100～200mg,口服,每日 3 次,1～3 个月为 1 个疗程;②己酮可可碱;③噻唑烷二酮类:匹格列酮 30mg/d,口服,维生素 E0.4g/d;④抗氧化药,维生素 E 或甜素碱;⑤此外,尚有应用二甲双胍的报道。

(3)伴有肝功能异常者:可给予保肝降酶治疗:①益肝灵。②牛磺酸 0.5g,口服,每日 3 次,儿童每日 2 次;硫普罗宁(凯西莱)0.1～0.2g,口服,每日 3 次;或 0.2g 加入 5％葡萄糖溶液 250ml 静脉滴注,每日 1 次(孕妇、哺乳期妇女、儿童禁用)。③谷胱甘肽 0.9g 加入生理盐水 100ml 静脉滴注,每日 1 次。④必需磷脂(易善力、肝得健)2 粒,餐中热汤送服,每日 3 次,或多烯磷脂酰胆碱(易善复)2 粒口服,每日 3 次;或 20ml 加入 5％葡萄糖溶液 250ml 中静脉滴注,每日 1 次,3 个月为 1 个疗程。⑤熊去氧胆酸 0.15～0.2g,口服,每日 3 次。

【中医治疗】

(一)辨证施治

1.肝郁脾虚　脘腹闷胀,肝区不适,情志抑郁或烦躁易怒,肢重乏力,食少纳呆,恶心嗳气,大便不爽。舌淡红,苔薄白,脉弦或弦滑。

治法:疏肝健脾,化湿和中。

方药:逍遥散加减。柴胡 8g,炒白术 12g,猪苓、茯苓各 15g,炒白芍 12g,炒当归 10g,泽泻 20g,炒枳壳 10g,草决明 30g,生山楂 30g,甘草 5g。

加减:两胁胀痛,加郁金、延胡索;恶心呕吐,加陈皮、半夏;脘闷苔腻,加厚朴、豆蔻;黄疸,加茵陈、栀子;转氨酶升高,加虎杖、田基黄。

2.痰湿内阻　形体肥胖,面浮晦滞,神疲体倦,脘腹胀闷,肝区不适,大便黏腻不爽。舌质暗,舌苔白厚腻,脉沉弦滑。

治法:健脾利湿,化痰祛脂。

方药:二陈平胃散加减。陈皮 10g,制半夏 12g,苍术、白术各 10g,猪苓、茯苓各 15g,藿香 10g,佩兰 10g,豆蔻 10g(后下),薏苡仁 30g,甘草 5g,泽泻 15g。

加减:腹胀纳差,加木香、槟榔、建曲;肝脾大加鳖甲、土鳖虫;腹痛便溏,加补骨脂、吴茱萸、薏苡仁;舌苔黄腻,加川黄连、黄芩、大黄。

3.肝胆湿热　胁肋胀痛,呕恶脘闷,口苦黏腻,厌油纳差,烦躁易怒,或有黄疸,大便干结或黏腻,小便黄赤。舌质红,苔黄腻,脉滑数。

治法:清肝利胆,通腑泻浊。

方药:茵陈蒿汤加味。茵陈 30g,栀子 12g,柴胡 10g,郁金 12g,猪苓、茯苓各 15g,泽泻 20g,金钱草 30g,虎杖 20g,黄芩 10g,甘草 6g,草决明 30g,荷叶 20g,大黄 6～10g。

加减:黄疸重,加秦艽、威灵仙、白鲜皮;胁痛加川楝子、延胡索;大便黏腻,加黄连、木香;腹胀纳差,加陈皮、木香、山楂。

4.痰瘀互结　面色晦暗,形体消瘦,肝脾大,质地较硬,或见面、胸部赤丝血缕,肝区刺痛或压痛明显。舌质紫黯,或有淤斑、淤点,苔薄白,脉沉弦涩。

治法:消瘀化痰,软坚通络。

方药:膈下逐瘀汤合二陈汤加减。桃仁 10g,红花 10g,延胡索 12g,当归 10g,赤芍 12g,制香附 10g,牡丹皮 10g,鳖甲 15g(先煎),土鳖虫 10g,三七 6g,陈皮 10g,制半夏 12g,猪苓、茯苓各 15g,炒莱菔子 10g,甘草 6g,郁金 12g。

加减:气虚乏力,加黄芪、党参;阴血不足,加生地黄、枸杞子、何首乌、黄精。

5.肝肾阴虚　形体偏瘦,面色晦滞,胁下隐痛或面、胸部赤丝血缕,肝掌,头晕目眩,耳鸣健忘,腰膝酸软,五心烦热,口干咽燥,或齿、鼻衄血,便干溲黄。舌质红,苔少,脉细微数。

治法:养阴柔肝,滋水涵木。

方药:一贯煎加减。生地黄 15g,何首乌 15g,当归 10g,川楝子 10g,枸杞子 15g,黄精 30g,墨旱莲 30g,女贞子 20g,泽泻 15g,草决明 30g,生山楂 30g,北沙参 12g,麦冬 12g。

加减:胁痛,加郁金、延胡索;齿、鼻衄血,加水牛角(先煎)、牡丹皮、白茅根。

治疗脂肪肝要注意辨证与辨病相结合。如属酒精性脂肪肝,可适当选用一些肝脏解毒药,如葛根、葛花、栀子、甘草、蒲公英、黄芩等;如属肥胖性脂肪肝,可着重选择一些去脂药,如山楂、茵陈、白术、茯苓、泽泻、草决明、荷叶、大黄等;如系糖尿病所致的脂肪肝,应避免应用损害肝脏的药物,如天花粉、野百合、苍术、桑寄生、番泻叶等;如为药物损害引起的脂肪肝,应立即停用损肝药物,并重用解毒药物,如生甘草、栀子、连翘、茯苓、蒲公英、半枝莲、大黄等,重度脂肪肝病程较长,容易引起肝纤维化或肝硬化,可在复方中适当加用具有抗肝纤维化的药物,如丹参、川芎、桃仁、红花、三棱、莪术、土鳖虫、三七等。

## (二)常用中成药

1.荷丹片　0.5g/片每服 5 片,每日 3 次,用于痰浊瘀血所致之脂肪肝。

2.脂可清　胶囊每服 2～3 粒,每日 3 次,用于高脂血症伴脂肪肝。

3.山楂精降脂片　每服 2 片,每日 3 次,用于肥胖伴高脂血症之脂肪肝。

4.三七脂肪肝颗粒　每服 5g,每日 3 次,用于肝郁脾虚之脂肪肝。孕妇禁用。

### (三)单方验方

1.经验方——降脂益肝汤。

组成:柴胡 10g,茵陈 30g,郁金 12g,丹参 20g,枳壳 10g,泽泻 30g,何首乌 20g,草决明 30g,生山楂 30g,黄精 30g,虎杖 20g,荷叶 15g。每日 1 剂,疗程 2～4 个月。

2.生山楂 30g,草决明 30g,煎汤代茶频饮,每日 1 剂。

## 【名家经验】

关幼波经验脂肪肝验方,药物:明矾 3g,草决明 5g,生山楂 5g,醋柴胡 10g,青黛 10g(包煎),郁金 10g,丹参 12g,泽兰 12g,六一散 20g。加减:肝热,头昏目眩加苦丁茶、生槐米;血压显著升高并有头痛者,加生石膏;大便黏滞不畅,加大黄、瓜蒌、白头翁、秦皮、焦三仙;脾虚乏力,面肢水肿,气短汗出,加葛根、党参、苍术、玉米须、泽泻;阴血亏损,腰痛腿软、劳累后肝区疼痛加重,加何首乌、黄精、枸杞子等。用于肥胖性脂肪肝,水煎服,每日 1 剂。

## 【预防与调护】

1.有饮酒习惯者应戒酒。

2.避免使用对肝脏毒性强的药物,如四环素、环己胺、蓖麻碱、吐根碱等。同时积极治疗原发疾病如糖尿病、肝炎等。

3.忌食动物油、椰子油、油炸食品,宜进低脂清淡饮食,多食新鲜蔬菜,水果及山芋、燕麦、小麦等粗粮。适当提高鱼类、豆类及其制品的摄入量,控制糖类的摄入。

4.积极减肥,选择性地服用减肥茶,坚持进行体育锻炼。

(胡江东)

# 第十节　胆囊炎和胆石症

胆囊炎是指由细菌感染与高度浓缩胆汁或反流的胰液等理化刺激所引起的胆囊壁和(或)胆道壁的炎症病变。90%以上是由于胆囊结石引发。胆石症是指胆道系统的任何部位发生结石的疾病。胆囊炎与胆结石症常同时存在,互为因果,炎症可促使结石形成,而结石梗阻又可发生炎证。

根据临床表现的不同,胆囊炎可分为急性胆囊炎和慢性胆囊炎。急性胆囊炎好发于胆结石,亦可发生于胆管结石。慢性胆囊炎可为急性胆囊炎演变而来,或起病即是慢性过程,非结石胆囊炎相对较少。按照结石发生的部位不同,胆石症可分为胆囊结石、肝外胆管结石和肝内胆管结石 3 种。按照所含成分的不同,又可分为胆固醇结石、胆色素性结石和混合性结石 3 类。急性胆囊炎多由全身或胆道感染、胆道寄生虫及创伤、化学性刺激引起;慢性胆囊炎可由急性胆囊炎反复发作演变而来,多数为结石性胆囊炎,饮食不当、饱餐或脂餐、过劳或受寒、某些精神因素是胆囊炎的诱发因素。治疗应根据情况采取抗菌消炎利胆排石、内服中药及手术治疗。

本病属于中医的"胁痛""黄疸"等范畴。治疗以疏肝利胆、清热利湿、利胆排石为主。

## 【诊查要点】

1.症状　有反复发作的慢性上腹或右上腹疼痛和消化不良的表现。在一定的诱因下可引起突发的典型胆绞痛,具有向右肩背部放射和恶心、呕吐或黄疸等,可有轻中度的发热甚至寒战高热。

2.体征　右上腹或中上腹压痛,或有反跳痛、腹肌紧张,墨菲征阳性,或可触及肿大的胆囊及包块。

3.实验室检查　急性胆囊炎时,白细胞和中性粒细胞明显增高。胆道梗阻时,血清胆红素、ALT、ALP 均可升高。

4.B超检查　胆囊、胆管或肝胰壶腹有强回声光团,提示有结石;急性胆囊炎可有胆囊壁水肿、增厚、胆囊扩大、胆囊内或可见到结石影,慢性胆囊炎可见胆囊内结石,胆囊壁增粗、增厚,胆囊偏大或萎缩。

5.鉴别　本病需与胃、十二指肠溃疡、急性阑尾炎(上腹位)、胆道蛔虫病、右肾结石、黄疸型肝炎、急慢性胰腺炎、胆囊癌、胰腺癌等相鉴别。

## 【西医治疗】

1.急性胆囊炎

(1)一般治疗:卧床休息、禁食或低脂饮食,输液、维持水与电解质平衡。

(2)药物治疗

①解除肝胰壶腹括约肌痉挛和疼痛:必要时给予阿托品 0.5mg 或山莨菪碱(654-2)10mg,肌内注射,或屈他维林(诺斯帕)40mg 口服或肌内注射。胆绞痛时,可给予哌替啶(杜冷丁)50～100mg 与阿托品 0.5～1mg,肌内注射(合用),但禁用吗啡。亚硝酸异戊酯、硝酸甘油及33％硫酸镁等亦可应用。

②抗菌治疗:可选用青霉素 240 万 U～480 万 U 或氨苄西林 2.0～4.0g,静脉滴注,每日 2次;或庆大霉素 16 万～24 万 U 或阿米卡星 0.4～0.6g,静脉滴注,每日 1 次;或左氧氟沙星或氧氟沙星 0.1～0,2g,静脉滴注,每日 2 次;或头孢噻肟钠 1.5～2.0g 或头孢地嗪(莫敌)1.0～2.0g静脉滴注,每日 2 次。以上药物任选 1 种加上咪唑类药物合用,如甲硝唑 0.5g 或替硝唑 0.5g 静脉滴注,每日 2 次。必要时,还可给予短程的激素治疗,以减轻炎症反应,增强机体应激能力。如出现休克症状,应加强抗休克治疗。

(3)手术治疗适用于急性胆囊炎反复发作;气肿性胆囊炎、胆囊穿孔、急性化脓性胆囊炎。

2.慢性胆囊炎主要是口服利胆药,可选用:保胆健素 1～2 粒,胆维他 25～50mg、羟甲香豆素(利胆素)0.4g、胆酸钠 0.25～0.5mg、利胆酸 0.2g.曲匹布通(舒胆通)40mg 等,每日 3 次。伴有结石者,可加用熊去氧胆酸 250mg 或胆通 0.1～0.2g,每日 3 次。炎症明显可用抗生素;腹痛明显可酌情使用颠茄类解痉药。症状较重及反复发作胆绞痛并伴有胆结石者,可考虑手术。

3.胆石症

(1)非急性发作期

①溶石药物治疗:适用于以胆固醇类为主的结石(直径在 1.5cm 以下的结石、多发性结石、钙盐性或胆色素结石不宜使用)。可给与鹅去氧胆酸 15mg/(kg・d)或熊去氧胆酸 10mg/(kg・d),分 3 次口服,6～18 个月;目前多主张将两药剂量减半合用,但长期应用可导致肝损害。

或胆通 0.12～0.2g,每日 3 次,饭后服。

②利胆。

(2)急性发作期

①解除胆绞痛。

②抗菌治疗。

③利胆。

(3)其他治疗方法:如接触溶石、体外冲击波碎石、体内碎石、经内镜综合治疗等。

(4)手术治疗:适用于胆石合并急性胆囊炎、胆道感染,出现明显全身中毒症状、腹膜刺激征,或病程长、反复发作、胆道已有明显的器质病变者。

**【中医治疗】**

**(一)辨证施治**

1.肝郁气滞  脘胁隐痛、胀痛或窜痛,痛引肩背,口苦咽干,嗳气、恶心,右上腹胆囊区轻压痛。舌质红,苔薄白或微黄,脉弦。

治法:疏肝利胆,行气止痛。

方药:大柴胡汤合金铃子散加减。柴胡 10g,炒枳壳 12g,黄芩 10g,郁金 10g,炒白芍 12g,川楝子 10g,延胡索 12g,大黄 18g,甘草 5g,木香 10g。

加减:有结石者加金钱草、海金沙(包煎)、鸡内金;便秘加大黄(后下)、芒硝(冲服)。

2.湿热内蕴  脘胁疼痛拒按,恶心、呕吐,口苦咽干,食后痛甚,发热或寒热往来,身目发黄,小便黄赤,大便秘结或稀溏。舌质红,苔黄腻,脉弦数。

治法:疏肝利胆,清热利湿。

方药:茵陈蒿汤合大柴胡汤加减。茵陈 30g,栀子 10g,大黄 10g,柴胡 10g,黄芩 10g,枳实 10g,制半夏 10g,虎杖 20g,蒲公英 30g,连翘 15g,金钱草 30g。

加减:右上腹扪及包块,加赤芍、牡丹皮、败酱草;腹痛剧烈,加延胡索、白芍;呕吐,加竹茹、黄连;合并胆道蛔虫加乌梅、苦楝根皮、细辛、蜀椒;热盛伤阴加鲜生地黄、石斛。

3.热毒炽盛  脘胁疼痛拒按,持续不解,甚则痛及全腹,高热或寒战高热,身目黄染,口干烦躁,大便秘结,小便赤少,色深如茶,神志淡漠或昏迷。舌质红绛或紫,苔黄糙或灰黑,或舌光如镜,脉弦数或沉细欲绝。

治法:清热泻火,通腑利胆。

方药:茵陈蒿汤合黄连解毒汤加减。茵陈 30g,栀子 10g,黄芩 10g,黄连 5g,龙胆草 6g,大黄 10g,石膏 30g(先煎),虎杖 20g。

加减:高热,神昏谵语,加服安宫牛黄丸;热入营血、皮肤瘀斑、鼻衄,加水牛角(先煎)、赤芍、牡丹皮;热盛伤阴,口唇干燥,尿少,加鲜生地黄、玄参、天花粉;热厥亡阳、四肢厥冷,脉微欲绝或大汗淋漓,加人参、制附子、龙骨(先煎),牡蛎(先煎)。

4.瘀血阻滞  胁肋刺痛,痛有定处,入夜尤甚,胁肋下或见痞块。舌质紫暗,边有淤斑,苔薄白或薄黄,脉弦涩。

治法:活血化瘀,通络止痛。

方药:失笑散合复元活血汤加减。蒲黄 10g(包煎),五灵脂 10g,柴胡 10g,当归 10g,红花

10g,延胡索 12g,炮穿山甲 10g,甘草 5g。

加减:胆结石,加金钱草、海金沙、鸡内金;胁肋窜痛,加丝瓜络、白蒺藜。

5.肝阴不足　胁痛隐隐,稍劳尤甚,肢倦神疲,自觉烦热,头晕目眩。舌质红或淡红,少苔,脉细弦或细数。

治法:滋阴养血,柔肝和络。

方药:一贯煎加减。生地黄 15g,枸杞子 15g,沙参 15g,麦冬 15g,当归 10g,川楝子 10g,白芍 15g,延胡索 15g,郁金 12g,甘草 6g。

加减:口干,烦躁热甚,加黄芩、石斛、栀子;兼气滞,加佛手、橘皮。

### (二)常用中成药

1.锦红新片　每服 5 片,每日 3 次,用于急性胆囊炎。

2.利胆丸　每服 9g,每日 2 次,用于气滞型及湿热型胆囊炎。

3.胆石通胶囊　每服 3 粒,每日 3 次,用于胆石症合并胆囊炎。

4.金胆片　每服 5～6 片,每日 3 次,用于胆石症合并胆囊炎。

5.利胆排石片　每服 6～10 片,每日 2 次,用于胆石症合并胆囊炎。

### (三)单方验方

1.金茵败草汤　金钱草 30g,茵陈 30g,郁金 12g,败酱草 30g,水煎服,每日 1 剂,用于胆石症、胆囊炎。

2.金石散　鱼脑石 30g,鸡内金 40g,元明粉 30g。上药共研细末和匀备用。每服 3g,每日 2 次,用于胆石症。

### (四)针刺治疗

1.主穴　胆囊穴、阳陵泉、期门、足三里。

2.辅穴　肝俞、胆俞。

### 【名家经验】

1.叶天士经验　痛在胁肋,游走不一,饮食如常,三年后入夏痛甚,此久病入络,治以活血通络止痛,佐以理气,药用当归 10g,炮穿山甲 10g,泽兰 20g,桃仁 15g,制香附 10g,制乳香、没药各 10g,牡丹皮 10g,柏子仁 20g。

2.崔玉衡经验　方用五金承气汤,清利泻下排石良。组成:金钱草 20～30g,金银花 10～20g,海金沙 10～15g,郁金 10～15g,鸡内金 10g,枳实 10～13g,厚朴 10～15g,大黄 6～10g,甘草 6g,芒硝 10～15g(冲服),加减:兼胁痛腹胀者,加柴胡、芍药、制香附、延胡索;黄疸,加茵陈蒿汤;热甚,加土茯苓、黄柏、连翘;湿盛,加猪苓、泽泻、玉米须等。主治:急、慢性胆囊炎合并胆结石、肝内胆管结石、胆囊切除后综合征等。

3.蒲康宁经验　肝内胆管结石,解毒疏利可治。基本方:丹参、白芍、白花蛇舌草、赤小豆、败酱草、滑石(包煎)各 30g,乌药、楂曲、五灵脂、柴胡、木通、黄芩、九香虫、延胡索各 15g,枳壳、槟榔、川楝子、蒲黄(包煎)各 12g。郁金、金钱草、龙骨、牡蛎、海金沙各 30g。兼慢性胃炎者,加檀香 10g,砂仁 8g;兼乙肝病毒者,加虎杖 20g,土茯苓 15g;兼有胆囊炎者,加茵陈 30g,制首乌 15g。上方每日 1 剂。1 日服 3 次,每次服 200ml,待症状消失后可酌用扶正健脾之品。

【预防与调护】

1.急性胆囊炎应卧床休息、禁食,伴有严重呕吐者可行胃肠减压术。

2.饮食宜清淡,严格控制脂肪和含胆固醇食物,禁烟酒,忌生冷、辛辣食物。

3.饮食有规律,定时定量、少食多餐,忌暴饮暴食。

（胡江东）

# 第十一节　急性胰腺炎

急性胰腺炎是一种由于各种原因引起的胰腺消化酶在胰腺内被激活,继而发生胰腺自身消化的胰腺化学性炎症。临床上通常有急性上腹痛、血清和尿液淀粉酶升高等表现。本病最常见的病因是胆石症与胆道疾病、大量饮酒和暴饮暴食等。治疗应根据具体情况采取禁食、胃肠减压、制酸抑酶、抗感染或外科手术等方法。

本病属于中医"胃脘痛""腹痛"等范畴,治疗以疏肝理气、通腑泄热为主。

【诊查要点】

1.症状　上腹部突发性剧痛,并可向腰背部放射,呈持续性疼痛、阵发性加剧。腹痛开始即伴恶心、呕吐,呕吐后腹痛不缓解。可伴有发热、黄疸、皮肤淤斑,甚则休克。

2.体征　腹部稍隆,脐周与腰背部可有紫斑;上腹部脐上偏左,甚则全腹有压痛、反跳痛、肌紧张;肠鸣音减弱、消失;腹部可扪及包块。

3.实验室检查　血、尿淀粉酶增高,血清淀粉酶升高超过350U,尿淀粉酶升高超过128U有诊断价值。血糖升高、血钙下降。

4.腹腔穿刺　为淡红色血性液体,胰淀粉酶值升高。

5.影像学检查　B超检查可见胰腺肿大,脓肿或假性囊肿形成。CT检查对急性胰腺炎的诊断与鉴别诊断、评估其严重程度具有重要意义。X线检查,可见横结肠充气、"截断征"、左膈肌升高、胸膜反应等。

【西医治疗】

1.内科治疗

(1)解痉止痛:给予哌替啶(杜冷丁)50～100mg,肌内注射;或阿托品0.5～1mg,肌内注射;必要时给予吗啡5～10mg,肌内注射,但必须同时合用阿托品0.5～1mg,肌内注射,以对抗吗啡引起的胆道括约肌痉挛。剧痛不缓解者,可用0.1%普鲁卡因300～500ml静脉滴注。

(2)控制饮食和胃肠减压:轻者可进少量清淡流汁,忌食脂肪、刺激性食物,重者严格禁食,病情重笃或腹胀明显者,应行胃肠减压。禁食期间应予输液、补充热量,营养支持,维持水、电解质平衡,纠正低血钙、低镁、酸中毒和高血糖等。

(3)应用抗生素防治感染:一般常用青霉素、链霉素、庆大霉素、氨苄西林、磺苄西林、先锋霉素等,但目前认为氧氟沙星、环丙沙星、克林霉素、甲硝唑等静脉滴注后,胰腺组织或胰液中浓度与血液中浓度比较高,效能指数也较高,可将氧氟沙星或环丙沙星与克林霉素或甲硝唑联合应用,有强大的杀菌作用。上述药物只作为二线药物选用。

(4)应用胰酶抑制药:仅用于重症胰腺炎的早期。

①抑肽酶:首量 20 万 U,以后 20 万 U/6h,静脉注射;或 20 万 U,静脉滴注,每日 2 次。

②5-氟尿嘧啶 250mg 加入 5% 葡萄糖溶液 500ml 中静脉滴注,24 小时可重复 1 次。

(5)抗胆碱药物:给予阿托品 0.5～1mg,肌内注射;或山莨菪碱(654-2)10～20mg.肌内注射。亦可选用东莨菪碱、溴丙胺太林,宜早期反复应用。同时给予制酸药如西咪替丁 0.2g 口服,每日 4 次,或给予氢氧化铝凝胶、碳酸氢钠口服,以中和胃酸,抑制胰液分泌。

(6)激素应用:一般不主张应用。但重型胰腺炎伴休克,中毒症状明显,疑有败血症;或病情突然恶化,严重呼吸困难,特别是出现急性出血坏死型胰腺炎时,应给予氢化可的松 500～1000mg 或地塞米松 20～40mg,静脉滴注,连用 3 天,逐渐减量至停用。

2.手术治疗　适用于胆道结石、胆道蛔虫,或急性梗阻性胆管炎合并胰腺炎、出血性胰腺炎合并感染;或重症病人不能排除其他需外科治疗的急腹症,经非手术治疗不见好转且病情加重者。

## 【中医治疗】

### (一)辨证施治

1.肝脾气滞　上腹部阵痛或窜痛,痛引腰背,恶心呕吐、腹胀纳差。上腹部轻压痛,无肌紧张。舌质淡红,苔薄白,脉弦紧。

治法:疏肝理气,通里止痛。

方药:清胰 1 号方加减。柴胡 10g,木香 6g,延胡索 10g,大黄 10g(后下),芒硝 10g(冲服),黄芩 10g,黄连 3g,赤芍 10g。

2.脾胃湿热　上腹部剧烈疼痛,拒按、腹胀满,饮水或进食后加重,寒战高热,呕吐后腹胀不缓解,口渴烦躁,大便秘结,小便短赤舌质红或红绛,苔黄腻或黄糙焦干,脉洪数或弦数。

治法:通腑泄热,理气止痛。

方药:清胰 II 号方加减。大黄 10g(后下),厚朴 10g,芒硝 10g(冲服),栀子 10g,赤芍 10g,延胡索 10g,木香 6g,牡丹皮 10g。

3.肝脾湿热　中上腹或右上腹胀满疼痛、拒按,寒热往来,口苦咽干,渴不多饮,心烦胸闷,呕吐,身目发黄,大便秘结,小便黄赤。舌质红,苔黄腻,脉弦数或弦滑。

治法:清热利湿,理气攻下。

方药:复方大柴胡汤加减。柴胡 10g,黄芩 10g,枳实 10g,大黄 10g(后下),白芍 10g,栀子 10g,姜半夏 10g,黄连 3g。

### (二)常用中成药

清胰片每服 4 片,每日 3 次,用于急性水肿型胰腺炎。

### (三)针刺治疗

休针取阳陵泉、足三里、内关、下巨虚、中脘。耳针取胰区、胆区。

## 【名家经验】

1.刘绍武经验　急性胰腺炎,症见胸腹满痛,发热有汗,口苦咽干,大便黄赤,便秘,脉滑数。证属胃肠燥热者,治以清里攻下,黄芩大黄汤加减。药用黄芩 30g,柴胡 10g,大黄 9g(后下），杭白芍 30g，枳实 15g，厚朴 15g，甘草 10g。

2.肖熙经验　气阴两虚急性胰腺炎，症见胁腹疼痛，面色苍白，神疲肢倦，四肢欠温，食欲缺乏，心悸失眠者，治以养阴清热，益气敛汗，药用麦冬 15g，五味子 10g，白芍 15g，黄芪 20g，鳖甲 15g（先煎），白薇 10g，石斛 10g，煅龙骨 30g（先煎），煅牡蛎 30g（先煎）。

**【预防与调护】**

1.发病 6 小时内暂禁食，待病情减轻后给予流质饮食，逐渐过渡到半流质饮食，正常饮食。

2.忌暴饮暴食，切勿酗酒。饮食宜清淡，忌油腻、辛辣之物。

（胡江东）

# 第十二节　慢性胰腺炎

慢性胰腺炎是指由于各种不同原因所致胰腺局部、节段性或弥漫性的慢性进展性炎症，导致胰腺组织和(或)胰腺功能不可逆的损害。临床表现为反复发作性或持续性腹痛、腹泻或脂肪泻、消瘦、黄疸、腹部包块及糖尿病等。本病可能与胆道疾病、胰管结石、酗酒、急性胰腺炎后遗症及遗传等因素有关。多见于中年男性。治疗的目的在于去除病因、抗炎止痛、防治急性发作和并发症的发生。

本病属于中医的"胃脘痛""腹痛"范畴，治疗多以疏肝健脾、理气止痛为主。

**【诊查要点】**

1.症状

(1)腹痛：初为间歇性，后转为持续性腹痛，呈隐痛、钝痛、钻痛甚至剧痛，多位于中上腹部，可放射至后背、两胁。坐位、膝屈曲位时疼痛有所缓解，躺下或进食时疼痛加剧。

(2)胰腺功能不全表现：慢性胰腺炎后期可出现腹胀、食欲减退、恶心、嗳气、厌油、乏力、消瘦、腹泻甚至脂肪泻、糖尿病等。常伴有维生素 A、维生素 D、维生素 E、维生素 K 缺乏症，如夜盲症、皮肤粗糙、肌肉无力和出血倾向等。

2.体征　腹部压痛与腹痛不相对称，多数仅有轻度压痛。并发假性囊肿时，腹部可扪及表面光整的包块，当炎变使胆总管受压时，可出现黄疸。

3.实验室检查

(1)血、尿淀粉酶测定：急性发作期可升高。

(2)粪脂肪检查：粪镜检可找到脂肪球，定量检查脂肪含量可增高。

(3)胰腺内外分泌功能测定：①促胰酶素-胰泌素(P-S)试验，当胰腺腺泡被破坏或胰管阻塞时，其胰液分泌量、碳酸氢盐浓度、胰淀粉酶三项指标均异常降低；②胰功肽(BT-PABA)试验，尿中排出率明显减少；③血清缩胆囊素(CCK)测定，显著升高；④LUND 试餐试验，胰腺外分泌功能低下时，胰蛋白酶活力下降；⑤餐后 2 小时血糖测定及葡萄糖耐量试验，可反映胰岛内分泌功能，严重者血糖、尿糖明显增高。

4.影像学检查　X 线片、超声或超声内镜(EUS)、CT、MRI 和磁共振胰胆管造影(MRCP)、十二指肠镜逆行胰胆管造影(ERCP)等有助于诊断。

5.鉴别　本病需与胆石症、消化性溃疡、炎症性肠病、胃癌、胰腺癌等相鉴别。

## 【西医治疗】

1.病因治疗　包括去除病因,如戒酒、积极治疗胆道疾病等。

2.对症治疗

(1)胰酶替代治疗:可给予胰酶片 8 片或健彼身(复合多酶片)2～4 片或达吉胶囊 2 粒,口服,每日 3 次,同时给予去氢胆酸 0.25g 或曲匹布通 40mg,口服,每日 3 次,促进脂肪消化。还可同时使用抗酸药或 $H_2$ 受体拮抗药,如西咪替丁 0.4g 口服,每日 3 次(饭前半小时)。

(2)缓解疼痛治疗:可适当使用抗胆碱药、非甾体消炎药或解痉药,如阿托品 0.5mg 肌内注射,或 0.3mg,口服,每日 3～4 次;或山莨菪碱(654-2)10mg,肌内注射或口服,每日 3 次;消炎痛 25mg,四氢帕马丁(延胡索乙素)100～150mg;或喷他佐辛(镇痛新)25～50mg,口服,每日 3 次,必要时可给予哌替啶 50～100mg,肌内注射。注意合理用药,避免镇痛药成瘾,同时可以使用抗抑郁药物。

3.营养支持对于病情严重患者,可以行短期全肠道外营养,如给予 10％脂肪乳剂合维他利匹特 10ml,静脉滴注,或复方氨基酸 500ml,合水乐维他 1 支静脉滴注,每日 1 次。注意补充脂溶性维生素及维生素 $B_{12}$、叶酸、铁剂、钙剂及多种微量元素。

慢性胰腺炎急性发作的处理参照急性胰腺炎。并发糖尿病者,参照糖尿病进行治疗,并且多需注射胰岛素。

4.内镜治疗

## 【中医治疗】

(一)辨证施治

1.肝脾气滞　上腹部胀痛或窜痛,反复发作,可向腰背部呈束带样放射,腹胀或有恶心呕吐,饮食欠佳,上腹部轻压痛、无肌紧张,小便黄,大便或干。舌质红,苔薄白,脉弦。

治法:疏肝健脾,理气止痛。

方药:四逆散合金铃子散加减。柴胡 8g,制香附 10g,炒白芍 10g,郁金 10g,枳壳 10g,川楝子 10g,延胡索 12g,蒲公英 15g,虎杖 15g,白术 10g,甘草 6g。

加减:便干,加大黄;呕吐,加陈皮、半夏、姜竹茹;黄疸,加茵陈、栀子。

2.肝郁脾虚　反复发作或持续性上腹部疼痛,可向背、两胁、肩胛等处放射,食欲缺乏,形体消瘦,疲乏无力,面色不华,大便溏泻或为脂肪便。舌质淡或淡暗,苔薄白或稍腻,脉沉细或无力。

治法:益气健脾,理气活络止痛。

方药:四君子汤合芍药甘草汤加味。党参 12g,白术 10g,茯苓 12g,炒白芍 12g,甘草 6g,枳壳 10g,郁金 10g,泽兰 10g,生山楂 12g,怀山药 12g,延胡索 12g。

加减:腹胀甚,加川厚朴、木香;腹泻、脂肪便,加补骨脂、益智仁、鸡内金。

## (二)单方验方

上海龙华医院协定处方

基本方:炒白术 9g,淮山药 15g,焦山楂 15g,炒麦芽 15g,炒川朴 9g,陈皮 9g,制香附 12g,延胡索 12g。

加减:腹胀,加炒白芍 12g,郁金 12g,川楝子 12g;黄疸,加茵陈。

**【预防与调护】**

1.严格禁酒,避免暴饮暴食,限制脂肪摄入,同时限制咖啡、碳酸类饮料及辛辣饮食等,避免过度疲劳。

2.给予高热能、高蛋白、高糖(并发糖尿病者禁食)、高维生素及低脂肪饮食。

(胡江东)

# 第十三节 肠易激综合征

肠易激综合征是一种以腹痛或腹部不适,伴排便习惯改变为特征的功能性肠病。本病多见于中青年,女性约为男性的 2 倍。其形成机制目前尚不清楚,肠道感染后和精神心理障碍是本病发病的重要因素。治疗的目的在于去除诱因,消除症状,调节胃肠功能。

本病属于中医"泄泻""腹痛""便秘"等范畴,治疗多以调肝健脾为主。

**【诊查要点】**

1.腹痛伴有稀便,腹痛期间便次频繁,排便后腹痛缓解,腹部有胀满感,或以便秘为主,大便夹有黏液,间或便秘与腹泻交替发作。

2.症状的出现和加重常与精神因素、饮食及应激状态有关,伴有自主神经功能紊乱和心理精神异常表现,如失眠、抑郁、焦虑等。

3.无器质性疾病,多次大便常规、隐血试验及培养均阴性。钡剂灌肠检查无阳性发现或见结肠激惹现象。纤维结肠镜检查,部分患者可有肠运动亢进,无明显黏膜异常或组织学检查的异常改变。

4.无痢疾、血吸虫等病史,试验性治疗无效。

**【西医治疗】**

1.镇静、抗抑郁治疗 可给予地西泮(安定)2.5mg,每日 3 次,或 5mg,每晚 1 次,口服;或多虑平 25mg,每日 3 次,同时给予谷维素、维生素 $B_1$ 各 20mg,口服,每日 3 次。

2.以腹泻为主 可给予苯乙哌啶 2.5～5mg,或复方苯乙哌啶 1～3 片,或思密达 1～2 包,口服,每日 3 次。还可口服普萘洛尔(心得安)10mg,每日 3 次;丽珠肠乐 1 粒,每日 2 次;或金双歧 1.0g,每日 3 次;或乳酸菌素片 1.2g,每日 3 次。

3.以便秘为主 可给予乳果糖 15～30ml,每日 2～3 次;或果导 1～2 片;或通泰胶囊 2g,每日 3 次;或篦麻油 30ml,临时使用。

4.解痉止痛 可口服阿托品 0.3mg,或溴丙胺太林 15mg,或匹维溴胺 50mg,每日 3 次。必要时,可临时使用可待因 30mg,或曲马多 50mg。

5.胃肠动力药 给予吗丁啉 10mg;或西沙必利 5mg;或曲美布汀 100mg,每日 3 次,(饭前服用)。此外,还可给予苯丙酸诺龙 25mg,肌内注射,每周 2 次。

**【中医治疗】**

**(一)辨证施治**

1.肝郁乘脾 常因抑郁恼怒或精神紧张而发生肠鸣攻痛,腹痛即泻,泻后痛减,矢气频作,胸胁胀闷,嗳气食少。舌淡红,脉弦。

治法:抑肝扶脾。

方药:痛泻要方加味。白芍 15g,白术 10g,陈皮 6g,防风 6g,炒柴胡 6g,枳壳 10g,甘草 5g,茯苓 10g。

加减:腹痛明显,加木香、乌药、川楝予、延胡索;气郁化火,烦躁易怒,加黄连、吴茱萸;火郁伤阴间或便秘加石斛、沙参。

2.脾胃虚弱　大便时溏时泻,反复发作,稍进油腻之品,则大便次数增多,夹有未消化食物,饮食减少,脘闷腹胀,面色萎黄,肢倦乏力。舌淡苔白,脉细弱。

治法:益气健脾。

方药:参苓白术散加减。党参 15g,白术 10g,茯苓 15g,山药 15g,白扁豆 15g,炒薏苡仁 15g,莲子心 6g,桔梗 5g,砂仁 3g(后下),甘草 3g。

加减:苔厚腻,加苍术、厚朴、陈皮;大便夹有黏液,加黄连、木香;完谷不化,加焦山楂、神曲、鸡内金;腹痛,畏寒喜温加炮姜、制附子;晨起即泻,合四神丸。

3.肠道津亏　大便秘结,甚或如羊矢状,左下腹可扪及条索状包块,隐痛不适,口干欲饮,手足心热。舌红苔少,脉细数。

治法:养阴润肠。

方药:增液汤加减。干地黄 15g,麦冬 15g,玄参 15g,玉竹 15g,北沙参 15g,当归 10g,桃仁 10g,火麻仁 15g,决明子 15g。

加减:阴虚气滞加川楝子、梅花;腹痛明显加白芍、炙甘草。

4.寒热错杂　腹中作痛,便下黏腻不畅,或夹泡沫,或见腹泻与便秘交作,烦闷不思饮食,脘腹喜暖,口干。舌红苔腻,脉弦滑。

治法:调和肠胃,寒热并用。

方药:乌梅汤加减。乌梅 10g,细辛 3g,桂枝 6g,当归 6g,黄连 6g,黄柏 10g,党参 12g,川椒 5g,炮姜 6g,制附子 6g,木香 10g,白术 12g,茯苓 12g,甘草 6g,白芍 12g。

5.饮食积滞　腹泻不爽,腹中胀痛,纳呆食少,嗳腐噫气,食后脘胀。舌质淡红苔厚腻。

治法:消积化滞。

方药:香砂平胃散加味。炒苍术 10g,厚朴 10g,茯苓 15g,佩兰 15g,砂仁 6g,(后下),陈皮 10g,半夏 10g,鸡内金 10g,焦三仙各 15g,黄连 6g,木香 10g。

## (二)常用中成药

1.逍遥丸　每服 6～9g,每日 2～3 次,用于肝郁脾虚之肠易激综合征。

2.乌梅丸　每服 9g,每日 2～3 次,用于寒热错杂之肠易激综合征。

3.参苓白术丸　每服 6g,每日 3 次,用于脾胃虚弱之肠易激综合征。

4.沉香化滞丸　每服 3～6g,每日 2～3 次,用于气滞食积或腹痛较甚之肠易激综合征。

5.固本益肠片　每服 4 片,每日 3 次,用于脾虚或脾肾阳虚久泻之肠易激综合征。

## 【预防与调护】

1.保持精神乐观,避免紧张焦虑情绪。

2.调摄饮食,避免不能耐受的食品,如奶制品、豆制品、高脂肪食物等。忌烟酒及辛辣、生冷、煎炸食物。饮食宜定量、定时,不过饥、过饱。以便秘为主的患者,可进食高纤维素食物。

3.起居有节,劳逸结合,增强体质。

(胡江东)

## 第十四节 溃疡性结肠炎

溃疡性结肠炎是一种病因不十分清楚的直肠和结肠慢性非特异性疾病。病变主要限于大肠黏膜与黏膜下层。临床表现为腹泻,黏液脓血便,腹痛。病情轻重不等,多呈反复发作的慢性病程。发病年龄以 20~40 岁多见。其形成原因尚不明确,一般认为可能与自身免疫反应、氧自由基损伤、遗传、感染及精神因素等有关。治疗的目的在于改善症状,促进病灶修复,预防复发和防治并发症。

本病属于中医的"痢疾""泄泻"等范畴。治疗多以清热化湿、健脾补肾为主。

【诊查要点】

1.大多数起病缓慢,呈慢性过程,发作期与缓解期交替。

2.有持续性或反复发作性腹泻,伴里急后重感。粪便可为黏液便、血便、水样便、黏液脓血便。

3.还可有食欲缺乏、发热、心慌、消瘦、贫血、低白蛋白血症、水与电解质平衡紊乱等表现以及肠外表现,如关节炎、虹膜睫状体炎、结节性红斑等。

4.腹痛 一般为轻至中度左下腹或下腹隐痛、痉挛性疼痛,或可波及全腹,有腹痛-便意-便后缓解的规律。

5.体征 轻度仅有左下腹压痛,重度、暴发型可出现全腹压痛、反跳痛,肌紧张及中毒性巨结肠征象。

6.实验室检查 血红蛋白无或有不同程度的下降;白细胞计数在活动期可增高。血沉加快,C 反应蛋白增高是活动期的标志,严重者血清白蛋白下降。

7.结肠镜及活检 黏膜可有多发性浅溃疡伴弥漫性充血、水肿,呈颗粒状,有炎性息肉形成。活检呈非特异性炎症改变。

8.钡剂灌肠 可见黏膜皱襞粗乱,多发性浅龛影或小的充盈缺损;后期肠管缩短,结肠带消失,可呈铅管状。

9.并发症 可有中毒性巨结肠、直结肠癌变以及肠出血、肠穿孔、肠梗阻等。

10.本病需与慢性细菌性痢疾、慢性阿米巴痢疾、血吸虫病、结肠癌、肠结核等病相鉴别。

【西医治疗】

1.一般治疗 急性发作期,特别是重度暴发型病人应卧床休息,重者应禁食。给予静脉高营养治疗,好转后由流质过渡到高营养低渣饮食。加强支持治疗,要注意维持水、电解质及酸碱平衡。腹痛、腹泻明显者,可给予少量阿托品。

2.药物治疗

(1)水杨酸制剂:适用于轻、中度或重度经肾上腺糖皮质激素治疗有缓解者。

①柳氮磺胺吡啶(SASP):发作期 1.0~1.5g,口服,每日 4 次;

病情缓解后改为 2.0g/d,分 2～4 次口服,维持 1～2 年。

②5.氨基水杨酸(5-ASA)制剂:a.奥沙拉嗪钠,活动期及重症病人,1.0～3.0g/d,分 2～4 次口服,轻症用维持量,1.0g/d。b.美沙拉嗪,活动期,1.0g 口服,每日 4 次;轻症用维持量 0.5g,每日 3 次。

(2)肾上腺糖皮质激素:适用于暴发型、重症以及水杨酸类药物禁忌者。氢化可的松 200～300mg/d,或地塞米松 10mg/d,静脉滴注,1 周后改用泼尼松 40～60mg/d,分次口服,病情控制后逐渐递减至 10～15mg/d,维持数月后再减量至停药。维持治疗或停药后给予水杨酸制剂,以防复发。

(3)灌肠:病变局限于直肠、左半结肠者,可给予地塞米松 5mg,庆大霉素 4 万～8 万 U、2%利多卡因 5ml,锡类散 0.9g(3 支)生理盐水 100ml 作保留灌肠,每日 1 次,病情好转后改为每周 2～3 次,疗程 1～3 个月。

(4)免疫抑制药:应用水杨酸类药物和糖皮质激素治疗无效者,可给予硫唑嘌呤或巯嘌呤 1.5mg/(kg·d),分 2 次口服;亦可应用环孢素 4mg/(kg·d),静脉滴注。

(5)手术治疗:适用于并发癌变、肠穿孔、脓肿与瘘管形成、顽固性全结肠炎或中毒性结肠扩张经内科治疗无效者。

## 【中医医疗】

### (一)辨证施治

1.大肠湿热　便下脓血、反复发作,腹痛,里急后重,肛门灼热,泻而不爽,小便黄赤,或伴发热、口渴、口苦口臭。舌质红,苔黄腻,脉滑数。

治法:清热导滞,调气行血。

方药:芍药汤合白头翁汤加减。白头翁 20～30g,黄柏 10g,黄连 10g,黄芩 10g,大黄 5g,白芍 15g,甘草 Sg,木香 10g,槟榔 12g,当归 10g。

加减:湿偏重,加苍术、厚朴;身热不退,加金银花、葛根;腹痛,合金铃子散;便血,加仙鹤草、地榆。

2.寒湿凝滞　腹痛下痢、白多赤少,或纯为白胨,里急后重,体倦纳差。舌质淡,苔白腻,脉滑或濡。

治法:温化寒湿。

方药:胃苓汤加减。炒苍术 10g,炒白术 15g,炒厚朴 10g,陈皮 10g,桂枝 10g,茯苓 15g,炮姜 10g,煨木香 10g。

加减:畏寒肢冷,五更作泄,久泻不愈,改附子理中汤合四神丸加减。

3.气滞血瘀　肠鸣腹胀,腹痛拒按,痛处固定,泻而不爽,嗳气食少,面色晦暗,腹部或有癥块。舌质紫暗或有淤斑、淤点,脉弦涩。

治法:行气活血,消瘀止痛。

方药:桃红四物汤合失笑散加减。桃仁 10g,红花 6g,赤芍 15g,川芎 10g,当归 10g,蒲黄 10g(包煎),五灵脂 10g,炒枳壳 10g,台乌药 10g,延胡索 12g,甘草 5g。

加减:腹部癥块,加炮穿山甲、皂角刺、莪术、三棱;大便下血,加地榆炭、茜草、三七粉(分冲)。

4.寒热错杂　腹中作痛,便下赤白黏腻,或见腹泻与便秘交替,胸膈烦闷,脘腹喜暖,口干纳差。舌红苔腻,脉弦滑。

治法:调和肠胃,寒热并用。

方药:乌梅丸加减。乌梅 10g,细辛 3g,党参 12g,当归 10g,炮姜 6g,黄柏 10g,黄连 6g,制附子 6g,木香 10g,炒白芍 12g,甘草 5g,白术 10g,茯苓 12g,马齿苋 30g,败酱草 30g。

加减:腹痛甚,加川楝子、延胡索。

### (二)常用中成药

1.香连丸　每服 3～6g(浓缩丸 6～12 粒),每日 3 次,用于大肠湿热之溃疡性结肠炎。

2.枳实导滞　丸每服 6～9g,每日 2～3 次,用于初发或活动期之溃疡性结肠炎。

3.补脾益肠丸　每服 6～9g,每日 3 次,用于慢性持续型之溃疡性结肠炎。

4.结肠炎丸　每服 4g,每日 3 次,用于寒热错杂型之溃疡性结肠炎(慢性复发型)。

5.附子理中丸　每服 6～9g,每日 3 次,用于脾肾阳虚之溃疡型结肠炎。

### (三)单方验方

1.复方锡类散溶液

组成:锡类散 0.6g,冰硼散 1.5g,云南白药 1g,0.25%～1% 普鲁卡因 20ml。

用法:将上药加温开水至 120ml,混合均匀后保留灌肠,每晚 1 次,15 次为 1 个疗程,连续 2 个疗程。

2.复方马齿苋汤

组成:马齿苋 60g,地榆 15g,黄柏 15g,半枝莲 30g。

用法:加水 800ml,煎取药汁 100～200ml,保留灌肠,每日 1 剂,20 天为 1 个疗程。

### 【名家经验】

路志正经验　乌梅败酱方,主治慢性结肠炎。长期腹泻,大便黏滞或脓血,腹痛坠胀,或里急后重,脘腹痞闷,纳少乏力,面色黄白。舌质暗滞,苔腻,脉弦缓滑。组成:乌梅 12～15g,败酱草 12g,黄连 4.5～6g,太子参 12g,炒白术 15g,木香 9g,炒白芍 12～15g,炒枳实 10g,茯苓 15g,葛根 12g,炙甘草 6g。加减:大便脓血,舌红苔黄腻,去太子参、白术、加白头翁、秦皮、大黄炭、炒槟榔;胃脘痞闷,舌苔白腻,加薏苡仁、豆蔻。

### 【预防与调护】

1.注意调节情志,保持情绪稳定舒畅。

2.饮食以富有营养、易消化为原则,宜少食多餐。发作期宜无渣半流饮食,避免水果、多纤维素蔬菜及其他刺激性食物,忌食牛奶及乳制品。

3.密切观察病情变化,并发肠穿孔、肠梗阻时应及时请外科会诊治疗。

(胡江东)

# 第十五节 胃痛

胃痛又称为胃脘痛。临床以胃脘部近心窝处经常发生疼痛为主症,常伴有纳差、恶心呕吐、嗳气呃逆、大便不调等症状的一种常见疾病。急性胃痛多发于夏秋季节。现代医学中功能性消化不良、急慢性胃炎、胃痉挛、胃黏膜脱垂、胃下垂、消化性溃疡、上消化道出血等疾病以胃脘部经常性发生疼痛为主症者,均可参照本病辨证施治。

## 【病因病机】

胃痛的常见病因有寒邪客胃,饮食伤胃,肝气犯胃,脾胃虚弱等几个方面,多以暴饮暴食、恼怒及劳累过度、感受外邪等为常见病因,以胃气郁滞,胃失和降为基本病机。寒邪客胃,肝气犯胃,饮食停滞,湿热中阻,气滞血瘀所致胃痛者属实证;脾胃虚寒,胃阴不足而致胃痛者属虚证。病位主要在胃,但与肝脾关系密切。

## 【诊断与鉴别诊断】

1.诊断依据

(1)上腹胃脘部经常性发生疼痛。

(2)可伴有纳差,胃脘痞闷,嗳气呃逆,恶心呕吐,吞酸嘈杂,大便不调等局部症状和神疲乏力,倦怠等全身性症状,病情严重者可见呕血、黑便等出血症状。

(3)多与情志失调、饮食不节、劳累过度和感受外邪等因素有关。

(4)好发季节为冬春。

(5)发病年龄多发于中青年。

(6)慢性胃痛多有反复发作病史。

(7)胃镜检查常见胃、十二指肠黏膜充血、水肿甚至糜烂,或见出血点、溃疡。上消化道钡餐造影可见胃黏膜有龛影。

凡具备主症,并参考其他各项即可确诊。

2.鉴别要点

(1)真心痛:部分真心痛患者表现心下胃脘部疼痛,并迅速转向左侧胸膺部,痛彻肩背或向左臂内侧放射,疼痛剧烈,如刺如绞,胸闷气憋,冷汗淋漓,甚则心悸气短,面色苍白,四肢厥冷,唇甲青紫,舌紫黯有瘀点或瘀斑、脉微欲绝或结代。心电图检查可见 ST 段和 T 波改变,血清心肌坏死标志物浓度升高和动态变化。病情危重者可见心律失常、心力衰竭、休克等并发症。一般病情较重,预后较差。

(2)腹痛:腹痛指胃脘以下耻骨毛际以上的整个腹部发生疼痛,其范围较广,可见于多种疾病,除原发症状外,多伴有腹部痞硬,胀满疼痛。从疼痛的部位、伴有的证候上看,胃痛与腹痛不难区别,但胃居腹中,与肠相连,故胃痛可牵连及腹,腹痛可影响及胃,临床应注意鉴别。

(3)胁痛:胁痛以一侧或两侧胁部疼痛为主症。不典型的肝胆疾病患者也可出现上腹部疼痛,但以右侧为主,并以右上腹压痛和叩击痛为重要体征。胆囊或胰胆管造影、肝胆部 B 超、CT 可见异常。临床多伴有往来寒热,心烦口苦,胸闷纳呆,身黄目黄等症状。

(4)肠痈:肠痈初期多表现为突发性胃痛,但随病情发展而转入右下腹疼痛(肚脐与髂前上峰连线的中、外三分之一交界点)为主,痛处拒按,腹皮拘紧,右腿屈曲不伸,转侧、牵引则疼痛加剧,常伴有恶寒发热等症状。

## 【辨证论治】

1.辨证要点

(1)辨急缓:胃痛有急缓之分。急性胃痛往往发病急骤,疼痛剧烈,变化迅速,病程较短;慢性胃痛则起病缓慢,疼痛隐隐或反复发作,病势较缓,病程较长。

(2)辨虚实:实证胃痛表现疼痛剧烈,部位固定,拒按,大便不通,脉实,多见于体质壮实者。虚证胃痛则痛势缓慢,痛处不定,喜按喜揉,脉虚,多见于久病体虚者。

(3)辨寒热:寒证胃痛则遇寒痛甚,得温痛减,苔白脉紧;热证胃痛则遇热痛增,得寒痛减,苔黄脉数。

(4)辨气血:胃痛一般初病在气分,久病在血分。在气者,有气滞、气虚之分;在血者,有血瘀、血虚之别。气滞胃痛,多与情志因素有关,见胃脘胀痛,攻窜两胁,嗳气频繁,恶心呕吐,吞酸嘈杂;气虚胃痛,多由中焦脾胃之气不足所致,故常伴见纳差,腹胀,便溏,面色无华,神疲乏力,舌淡脉弱等症。血瘀胃痛,其疼痛部位固定不移,痛如针刺,舌质紫黯有瘀点或瘀斑,脉涩,甚者可见呕血、黑便等症;血虚胃痛,常伴见面色萎黄,唇甲舌淡,头晕目眩,心悸怔忡,神倦脉细等症。

(5)辨兼夹:胃痛一证往往常见寒凝、气滞、血瘀、饮食停滞、湿热、阴虚、气虚等证,且多相互转化和兼夹,临床应练合辨证。

2.治疗原则　以理气和胃为主,重在疏理气机,使通则不痛。实证以祛邪为急,并视兼夹寒凝、气滞、血瘀、湿热等不同,分别采用散寒止痛,疏肝理气,化瘀通络,清热化湿等治法;虚证以扶正为先,并根据虚寒和阴虚的不同,分别采用温中健脾,滋养胃阴等治法;若虚实夹杂,则应扶正祛邪兼顾。

3.应急措施　对于急性胃痛患者,可先采用以下方法处理。

(1)中成药疗法:寒邪犯胃者,用温胃舒冲剂,温开水冲服,每次2包,痛时服;饮食伤胃者,用枳实导滞丸,温开水冲服,每次2丸,3/d;肝气犯胃者,用气滞胃痛冲剂,温开水冲服,每次2包,痛时服;湿热中阻者,用三九胃泰冲剂,温开水冲服,每次2包,3/d;瘀阻胃络者,用元胡止痛片,凉开水送服,每次5片,3/d。

(2)针灸疗法:取中脘、足三里穴,用泻法,体弱者,采用补法或平补平泻;属寒邪犯胃者,灸胃俞、足三里、中脘等穴15min。

(3)手术疗法:剧烈胃痛合并大量胃出血或穿孔,血压下降,病情危重者,应立即转外科手术治疗。

4.分证论治

(1)寒邪犯胃

主证:突发胃脘剧烈冷痛,遇寒痛增,温熨可减,口不渴,泛吐清水,大便溏薄;苔白,脉弦紧。

治法:温中散寒,理气和胃止痛。

方药:以良附丸为主方加味。高良姜12g,制香附9g,吴茱萸3g,陈皮9g,苏梗9g,枳壳

9g,生姜 6g。

(2)肝气犯胃

主证:胃脘胀痛,或攻窜胁背,恼怒则加重,嗳气频作,善太息,吞酸嘈杂;舌边红,苔薄白,脉弦。

治法:疏肝理气,和胃止痛。

方药:柴胡疏肝散为主方。柴胡 9g,枳壳 9g,醋炒白芍 9g,香附 9g,川芎 6g,延胡索 9g,郁金 9g,木香 6g,甘草 6g。

(3)饮食伤胃

主证:胃脘饱胀疼痛,拒按,厌食,嗳腐吞酸或呕吐宿食,吐后痛减,大便腐臭;苔厚腻,脉滑或实。

治法:消食导滞,和胃止痛。

方药:保和丸为主方。山楂 15g,神曲 15g,莱菔子 15g,陈皮 12g,茯苓 15g,制半夏 9g,枳实 12g,厚朴 9g,连翘 9g。

(4)湿热阻胃

主证:胃脘灼痛,或痞满疼痛,嘈杂吐酸,心烦口苦或口黏,头重身困,肢体倦怠,纳差,大便不调,小便不爽;舌红,苔黄腻,脉滑数。

治法:清热化湿,和胃止痛。

方药:三仁汤合左金丸化裁。杏仁 15g,白豆蔻 6g,薏苡仁 18g,法半夏 12g,厚朴 9g,滑石 18g,竹叶 6g,黄连 6g,吴茱萸 9g,通草 6g。也可用连朴饮合六一散加减。

(5)瘀血停胃

主证:胃痛剧烈,如刺如锥,痛处固定,拒按,呕血或黑便;舌质紫黯或有瘀点、瘀斑,脉涩。

治法:活血化瘀,理气止痛。

方药:丹参饮合失笑散加味。丹参 15g,檀香 6g,砂仁 3g(后下),蒲黄 9g,五灵脂 9g,酒制大黄 6g,延胡索 9g。

(6)胃阴亏虚

主证:胃脘隐痛灼热,口燥咽干,五心烦热,纳差食少,嘈杂似饥,大便干燥;舌红少津或少苔,脉细数。

治法:滋阴养胃。

方药:益胃汤化裁。北沙参 15g,麦冬 15g,鲜生地黄 20g,白芍 12g,玉竹 12g,法半夏 6g,天冬 15g,甘草 6g。

(7)脾胃虚寒

主证:胃痛绵绵,空腹尤甚,进食痛缓,遇冷痛甚,喜温喜按,倦怠乏力,手足不温,纳差,便溏;舌质淡,脉沉细。

治法:温中健脾,益气止痛。

方药:黄芪建中汤化裁。黄芪 15g,桂枝 9g,白芍 18g,吴茱萸 3g,煅瓦楞子 30g(先煎),生甘草 6g,大枣 5 枚,饴糖 30g(烊化)。

5.针灸疗法　以中脘、足三里为主穴,配脾俞、胃俞、合谷、太冲、三阴交等穴。急性胃痛及实证患者,采用泻法,虚证患者采用补法。凡怀孕 12 周以上或有流产史者,不宜用针灸疗法,尤其忌用泻法。

6.外治法

(1)青黛 30g,雄黄 15g,密陀僧 30g,共研细末,以鸭蛋清 2 个调匀,敷痛处,治疗胃热疼痛。

(2)仙人掌捣碎,包痛处,治疗热性胃痛。

(3)盐炒麸皮,装入布袋,熨痛处,治疗胃痉挛疼痛。

7.中成药　香砂养胃丸,每次 6g,3/d,温开水送服,治疗脾胃气滞之胃痛;气滞胃痛冲剂,每次 10g,3/d,温开水送服,治疗肝郁气滞之胃痛;阴虚胃痛冲剂,每次 10g,3/d,温开水送服,治疗胃阴亏虚之胃痛;虚寒胃痛冲剂,每次 10g,3/d,温开水送服,治疗脾胃虚寒之胃痛;藿香正气软胶囊,每次 2～4 粒,2/d,温开水送服,治疗外感风寒,内伤湿滞之胃痛吐泻。

【预防】

调养情志,要保持心情舒畅,避免情志刺激。饮食调节,注意饮食规律,宜定时定量,以清淡易消化为宜。切忌暴饮暴食,偏嗜生冷、油腻及辛辣、炙煿等刺激性食物。注意起居,避免风、寒、暑、湿等外邪犯胃。

(胡江东)

# 第十六节　呕吐

呕吐是因胃失和降、胃气上逆导致胃内容物从口中吐出的病证。多以外邪犯胃、饮食不节、情志失调和脾胃虚弱为常见病因,以胃失和降、胃气上逆为基本病机,以呕吐为临床主证。西医的急慢性胃炎、功能性消化不良、急性胆囊炎、阑尾炎、胰腺炎以及早孕反应等以呕吐为主要临床表现者,均可参照本病辨证施治。

【病因病机】

外感六淫,内伤七情,以及饮食不节,劳倦过度,引起胃气上逆,都可发生呕吐。本病病变主要责之于胃,但与肝、脾关系密切。主要病机为胃失和降,气机上逆。临床上有虚实之证,由于外邪、痰饮、肝气者,属实证;由脾胃阳虚,胃阴不足,胃失润降而致者,属虚证。

【诊断与鉴别诊断】

1.诊断依据

(1)呕吐食物、痰涎或黄绿色液体,持续或反复发作。

(2)可伴有恶心、饮食减少。

(3)胃肠 X 线、消化道内镜、腹部 B 超、CT 以及实验室相关检查均有助于诊断。

2.鉴别要点

(1)反胃:以朝食暮吐、暮食朝吐、宿食不化为特征。

(2)噎膈:指饮食吞咽受阻,梗噎不顺,甚至汤水不进,食入即吐,病情呈进行性加剧趋势,预后较差。伴面色萎黄,形体消瘦,大便秘结如羊屎等症,病位在食管、贲门。X 线钡餐造影、内镜检查有助于确诊。

（3）霍乱：霍乱表现为频繁腹泻、呕吐，大便呈米泔样，迅即出现津液亏耗，肌肉疼痛性痉挛，多无腹痛、里急后重，有与本病患者接触或进食污染饮食史，其发病急，病情凶险，具有传染性。便培养霍乱或副霍乱弧菌阳性，血清凝集试验显示：病后 6d 血清效价达 1∶100 以上（注射过菌苗者须达到 1∶200），或 2 次以上检查效价递升。

**【辨证论治】**

1.辨证要点

（1）辨病位

①病在胃：脘腹胀满疼痛，嗳气厌食，呕吐酸腐，大便秽臭，纳差，口干咽燥，胃脘嘈杂；苔黄腻，脉滑。

②病在脾：呕吐痰涎，脘腹痞满，食欲缺乏，大便溏薄；舌淡苔白腻，脉滑或细弱。

③病在肝：呕吐吞酸，嗳气频作，胸胁攻窜胀痛，口苦；脉弦或弦细。多由情志失调触发。

（2）辨虚实

①实证：发病急，病程短，呕声宏亮，吐物量多，体壮脉盛。

②虚证：发病缓，病程长，呕声微弱，吐物量少，体虚脉弱。

2.治疗原则

以和胃降逆为基本治疗原则。偏于邪实者，针对病邪分别采用解表、清暑、利湿、化痰、消食、导滞、攻下、理气或催吐等祛邪之法。偏于正虚者，可采用健脾益气、温中散寒、养阴和胃等法以扶正。虚实夹杂者，宜标本兼顾。

3.应急措施在暴吐确诊后，应视病情及时采取止吐或催吐等应急措施，切忌在不明病因情况下滥用止吐方法治疗。

（1）止吐法：用制半夏 15g，生姜 3g，水煎服以止呕吐。

（2）催吐法：对暴饮暴食或误食毒物、药品等引起呕吐者，应采用催吐法，以因势利导。可用鹅毛、压舌板或手指刺激咽部以引起反射性呕吐，也可用瓜蒌 0.5g，藜芦 0.5g 研细末吞服。

（3）攻下法：对大便不通者，还应攻下，以排除余毒或积滞。用生大黄粉 3～6g 吞服，也可用大承气汤水煎服。

（4）液体疗法：对剧烈呕吐，耗伤阴液严重者，应采取液体疗法，以纠正水、电解质及酸碱平衡紊乱。

4.分证论治

（1）食滞胃脘

主证：呕吐酸腐，吐后反快，胃脘胀满，嗳气厌食，便秘或便溏，秽臭不爽；苔厚腻，脉滑实。

治法：消食化滞，和胃降逆。

方药：保和丸加减。山楂 18g，神益 9g，炒莱菔子 15g，谷麦芽 12g，茯苓 15g，陈皮 12g，姜半夏 9g，生姜 6g，枳实 12g，连翘 9g。

（2）肝气犯胃

主证：呕吐泛酸，嗳气频作，口苦，嘈杂，脘胁胀痛，每因情志过激而触发或加剧；舌边红，苔薄腻，脉弦。

治法：疏肝理气，和胃降逆。

方药:大柴胡沥加减。醋柴胡 12g,黄芩 9g,芍药 9g,姜半夏 9g,枳实 9g,大黄 6g,生姜 15g,大枣 4 枚。或以半夏厚朴汤合四逆散化裁。

(3)寒邪犯胃

主证:突然呕吐,脘腹胀满,恶心,伴恶寒发热,头痛,全身酸痛;苔薄白,脉浮紧。治法:散寒解表,和胃降逆。

方药:藿香正气散加减。藿香叶 15g,紫苏叶 9g,白芷 9g,茯苓 12g,大腹皮 9g,姜半夏 9g,白术 12g,陈皮 12g,厚朴 12g,桔梗 12g,甘草 6g。

(4)痰饮停胃

主证:呕吐清水痰涎,胸脘痞满,纳差食少,口干不欲饮水,或水入即吐,胃中水声漉漉,头眩心悸;苔白腻,脉滑。

治法:温化痰饮,和胃降逆。

方药:二陈汤加味。姜半夏 15g,橘红 15g,茯苓 9g,炙甘草 4.5g,生姜 7 片,乌梅 1 个(后二药煎加)。或以小半夏汤合苓桂术甘汤化裁。

(5)脾胃虚寒

主证:每因饮食不慎而呕吐反复,迁延不愈,伴面色㿠白,神疲乏力,纳差食少,胸脘痞闷或痛,喜温喜按,四肢不温,大便溏薄;舌淡苔薄白,脉细弱。

治法:健脾温中,和胃降逆。

方药:附子理中丸合香砂六君子汤加减。党参 15g,炒白术 12g,茯苓 12g,陈皮 12g,姜半夏 9g,干姜 9g,炮附子 9g,木香 12g,砂仁 6g(后下),甘草 6g。

(6)胃阴不足

主证:呕吐反复发作,多为干呕,或吐少量食物、黏液,口咽干燥,饥不欲食,大便秘结;舌红少津,苔少,脉细数。

治法:滋养胃阴,降逆止呕。

方药:麦门冬汤加减。麦门冬 70g,太子参 9g,北沙参 9g,姜半夏 10g,甘草 6g,粳米 15g,大枣 4 枚。

5.针灸疗法　特别是针刺法,对呕吐有显著疗效。主方穴位可取中脘、内关、足三里、公孙。食滞胃脘者,配下脘、璇玑、天枢穴;肝气犯胃者,配上脘、太冲、阳陵泉穴;外邪犯胃者,配外关、合谷、大椎穴;痰饮停胃者,配膻中、丰隆、三阴交穴;脾胃虚弱者,配脾俞、胃俞、章门穴;胃阴不足者,配三阴交、内庭。

6.推拿疗法　有助于呕吐的治疗与康复。常用穴位:大椎、曲池、合谷、内关、外关、脾俞、胃俞、肝俞、膀胱俞、三焦俞等,应辨证取穴。

7.中成药　饮食停积,可选保和丸或枳实导滞丸;肝气犯胃,可选左金丸或香砂养胃丸;寒邪犯胃,可选藿香正气水或藿香正气软胶囊;脾胃虚寒,可选附子理中丸;胃阴不足,选阴虚胃痛冲剂。

8.单验方　取生姜适量嚼服,可治疗干呕不止或胃寒呕吐;取鲜芦根 250g 熬水代茶饮,治胃热呕吐;取饭锅巴如掌大一块,焙焦研细末,用生姜汤送服,治疗食滞呕吐;灶心土 50g(包),水煎 15min,取汤加生姜汁 1 匙,1 次服下,治虚寒呕吐。

【预防】加强锻炼,增强身体素质;注意冷暖,避免感冒;保持心情舒畅,避免精神刺激;注意饮食卫生,不食腥秽之物,不暴饮暴食,少食生冷、寒凉及辛辣、香燥之品。

（胡江东）

# 第十七节　泄泻

泄泻是以大便次数增多,粪质稀薄,甚至泻出如水样为主要表现的消化内科常见疾病之一。现代医学中的感染性腹泻、Crohn 病、慢性腹泻、溃疡性结肠炎、过敏性结肠炎、肠结核等以泄泻为主要表现者,均可参照本病辨证施治。

【病因病机】

泄泻是以感受外邪,饮食所伤,情志失调,脏腑虚弱为病因,脾失健运,大肠传导失司为主要病因。感受六淫之邪,以湿邪为主,又有湿热和寒湿之分。饮食不节或不洁,也是引起泄泻的常见病因。情志失调,肝气郁结,横逆乘脾,或脾胃虚弱,肾阳虚衰,常发为慢性腹泻。泄泻之病主脏在脾,并涉及到胃、大小肠、肝、肾,病机关键是湿盛脾病。

【诊断与鉴别诊断】

1.诊断依据

(1)大便稀薄或如水样,次数增多。

(2)腹胀、腹痛,急性暴泻可伴有恶寒、发热等外感症状。

(3)急性暴泻起病突然,病程较短;慢性久泄起病缓慢,病程较长,反复发作,时轻时重。

(4)本病多好发于夏秋季节。

(5)饮食不当、外受寒凉或情绪变化均可诱发本病。

(6)大便常规检查可见少许红、白细胞,大便培养致病菌阳性或阴性。必要时可做纤维肠镜或 X 线钡剂灌肠检查。

2.鉴别要点

(1)痢疾:以大便中夹杂有赤白黏液或脓血为主症,大便培养痢疾杆菌阳性,粪便检查可发现阿米巴滋养体或包囊。

(2)霍乱:以剧烈频繁呕吐、泄泻并见为特征,起病急骤,变化迅速,病情凶险。有饮食不洁或患者接触史,呈地区流行。剧烈吐泻后,可迅速出现皮肤松弛,目眶凹陷,下肢痉挛转筋,腹中挛痛等。吐泻物标本涂片可找到革兰阴性霍乱弧菌,快速培养和血清凝集试验阳性。泄泻一般无此凶险症状。

【辨证论治】

1.辨证要点

(1)辨急缓

①急性泄泻(暴泻):起病突然,泄泻如倾,泻下多水,次频量多,可伴肠鸣腹痛等症,病程少于 2 个月。

②慢性泄泻(久泻):起病缓慢,泄泻间歇发作,大便不成形,可伴纳差腹胀,神疲乏力等症,

反复发作,每因情志、饮食、劳倦而复发,病程超过 2 个月。

(2)辨性质:泻下腹痛,痛势急迫拒按,泻后痛减,病程较短者,多为实证;泻下腹痛,痛势较缓,喜暖喜按,病程较长者,多为虚证;大便清稀甚至如水样,完谷不化,腹痛畏寒,喜温熨者,多为寒证;大便清稀,黄褐而秽臭,泻下急迫,肛门灼热,小便短赤,渴喜冷饮者,多为热证。

(3)辨泻下物:大便清稀,甚至如水样,腥秽者,多为寒湿;大便溏薄,黄褐而秽臭,肛门灼热者,多为湿热;大便溏垢,夹不消化食物残渣,臭如败卵者,多为食滞。

(4)辨证候特点:外感泄泻,多兼有恶寒、发热等表证。其中,泻如鹜溏,苔白腻,脉濡缓者,为寒湿。泻如酱黄色,苔黄腻,脉濡数者,为湿热;伤食泄泻,表现腹痛肠鸣,粪便臭如败卵;肝气乘脾者,泄泻而胸胁胀满,嗳气食少,病情随情绪变化而波动;脾胃虚弱者,大便溏泻,完谷不化,稍进油腻则便次增多,纳差,腹胀,神疲肢倦;肾阳虚衰者,黎明前腹痛肠鸣泄泻,泻后则安,形寒肢冷,腰背酸冷,脘腹冷痛。

2.治疗原则　以健脾祛湿为基本原则。

3.应急措施

(1)对津伤气脱患者,可用生脉注射液静脉点滴;也可同时灸天突、气海、关元、神阙等穴。

(2)明显脱水及电解质紊乱者,用 5％葡萄糖盐水 1000ml 加入 15％氯化钾 10ml 静脉滴注,每日不少于 3000ml。

(3)亡阳厥脱者,先静脉注射参附注射液和生脉注射液,待血压回升稳定后,改为静脉滴注。

4.分证论治

(1)寒湿困脾

主证:大便清稀或如水样,肠鸣腹痛,脘闷纳差,畏寒,或兼恶寒、发热、头痛等表证;苔白腻,脉濡缓。

治法:散寒化湿,和中止泻。

方药:外感表证明显者,藿香正气散为主方。藿香 12g,紫苏 12g,白芷 6g,制半夏 9g,炒白术 9g,茯苓 15g,陈皮 9g,厚朴 15g,大腹皮 15g,桔梗 6g,生甘草 6g;水泻并无明显表证者,用胃苓汤加减,苍术 12g,厚朴 15g,陈皮 12g,茯苓 15g,猪苓 12g,泽泻 15g,桂枝 6g,木香 9g,干姜 4.5g。

(2)肠道湿热

主证:腹痛即泻,泻下急迫,粪便黄褐而秽臭,肛门灼热,泻下不爽,伴发热口渴,小便短赤,苔黄腻,脉濡数或滑数。

治法:清热(暑)化湿。

方药:葛根芩连汤化裁。葛根 12g,黄芩 9g,黄连 6g,炒金银花 9g,茯苓 15g,木通 6g,车前子 15g(包煎),马齿苋 30g,生甘草 6g。

(3)食滞肠胃

主证:脘腹胀满疼痛,肠鸣泄泻,泻下粪便夹不消化食物,臭如败卵,泻后痛减,嗳腐吞酸,纳呆,苔垢腻,脉滑。

治法:消食导滞。

方药:保和丸加味。焦山楂 15g,神曲 12g,麦芽 12g,莱菔子 15g,鸡内金 9g,制半夏 9g,茯苓 15g,陈皮 9g,连翘 12g,枳实 6g。也可用枳实导滞丸加减治疗。

(4)肝气郁滞

主证:每因情志不遂而发腹痛,肠鸣,泄泻,泻后痛减,伴胸胁胀满,嗳气,善太息,饮食减少,妇女可见乳房胀痛,月经不调;舌红苔薄白,脉弦。

治法:抑肝扶脾(抑木扶土)。

方药:痛泻要方加味。白芍 15g,白术 9g,陈皮 9g,防风 9g,柴胡 9g,制香附 9g,茯苓 15g,木瓜 9g,乌梅 9g,石榴皮 9g,炙甘草 6g。

(5)脾气亏虚

主证:大便时溏时泻,夹不消化食物,稍进油腻则便次增多,迁延日久,反复发作,纳食减少,脘腹胀满,神疲乏力;舌淡苔白,脉细。

治法:健脾益气。

方药:参苓白术散加减。党参 15g,茯苓 15g,白术 12g,山药 15g,薏苡仁 12g,莲子肉 15g,砂仁 6g(后下),扁豆 12g,陈皮 9g,桔梗 3g,甘草 6g。

(6)肾阳亏虚

主证:晨间腹痛,肠鸣即泻,夹不消化食物,泻后痛减,肢冷畏寒,脐腹冷痛;舌质淡胖,舌边有齿痕,苔白,脉沉细。

治法:温肾健脾,涩肠止泻。

方药:四神丸加味。补骨脂 12g,肉豆蔻 12g,五味子 6g,吴茱萸 3g,党参 12g,白术 9g,茯苓 15g,附子 6g(先煎),炮姜 6g,炙甘草 6g。久泄滑脱不禁者,可用真人养脏汤与桃花汤合方化裁。

5.针灸疗法

(1)主穴:取天枢、足三里、中脘。寒湿者,加神厥穴,配合艾灸;湿热者,加内庭、曲池穴;伤食者,加泻胃俞、大肠俞穴,补脾俞穴;肝郁者,加泻肝俞、阳陵泉;脾虚者,加补脾俞穴;肾虚者,加补关元、肾俞穴。

(2)特效穴:以艾条灸两侧外踝高点下赤白肉际处,各 15~20/min,1~2/d。

6.推拿疗法　可根据辨证,酌取脾俞、肝俞、肾俞、气海、关元、足三里、天枢、神厥、中脘等穴,施以推、按、揉、擦、攘等法。

7.外治法

(1)大蒜、胡椒、艾叶各适量,捣碎,加烧酒适量,敷脐,每日 1 贴,治疗寒湿泻。

(2)五倍子 30g,焙焦,研末备用。取适量,以醋调敷脐部,2~3/d,治疗久泻不止者。

【预防】

注意饮食卫生,不食生冷、变质食物;避免饮食偏嗜,少吃肥甘厚味、辛辣炙煿食物;不可贪凉露宿,严防腹部受凉;注意情志变化,防止精神刺激。

(胡江东)

# 第十八节　呃逆

呃逆是以气逆上冲，喉间呃呃连声，声短而频，不能自制为主症的一种病证。现代医学中膈肌痉挛、胃扩张、功能性消化不良、胃炎以及其他疾病过程中出现呃逆为主要表现者，均可参照本病辨证施治。

## 【病因病机】

呃逆是以饮食、情志、受凉、正虚以及痰饮、瘀血等为病因，以胃失和降，胃气上逆，膈间之气不利为病机。病位主要在膈，但与肺失宣降，肝、脾、肾功能失调有关。病理性质有虚实之分。凡寒气蓄胃，燥热内盛，气郁痰阻等邪气犯胃，而致胃气上逆动膈发为呃逆者为实证；由脾肾阳虚，胃阴耗损，正虚气逆而致呃逆者为虚证。亦可虚实并见。

## 【诊断与鉴别诊断】

1.诊断依据

(1)气逆上冲，喉间呃呃连声，声短而频，不能自制。

(2)胸脘膈间不适，嘈杂灼热，腹胀嗳气，口中有异样感觉等胃肠道症状和头晕、乏力等全身症状。

(3)起病突然，多有饮食、情志、受凉等诱发因素。

(4)胃肠 X 线钡餐检查、腹部 B 超、CT 检查有助于确诊。

2.鉴别要点

(1)干呕：有呕恶声而无物吐出或呕吐少许黏液者，称为干呕，与呃逆一证不难鉴别。

(2)嗳气：嗳气多因饱食或情志因素，致胃中浊气上逆，由口中排出的一种病证。其声较长，嗳气后，胃中有舒适感，病势较为缓慢。

## 【辨证论治】

1.辨证要点

(1)辨轻重：在快速吞咽干燥食物、被动吸入大量冷空气或受精神刺激等情况下，可发生短暂性呃逆，一般病情较轻，无须治疗，通过饮热水或分散注意力的方法，可自行消失。若呃逆呈持续性或反复性发作，并伴有其他症状者，则病情较重。某些重病患者后期出现呃逆不止，饮食不进，脉微欲绝，此乃元气衰败，胃气将绝之危候，应高度重视。

(2)辨虚实寒热：呃逆初期，呃声响亮有力，持续发作，脉弦滑者，属实；呃声断续、低长，气怯乏力，脉弱者，属虚；呃声沉缓有力，胃脘不适，遇寒呃重，得热呃轻，苔白滑者，属寒；呃声高亢有力，胃脘灼热，口臭烦渴，便秘溲赤，苔黄者，属热。

2.分证论治　呃逆一证总以理气和胃，降逆止呃为治疗原则。

(1)实证

①胃中寒冷

主证：呃声沉缓有力，遇寒呃增，得热呃减，胸膈、胃脘不适，口淡不渴或渴喜热饮，食少纳差，苔白，脉迟缓。

治法：温中祛寒，降逆止呃。

方药：以丁香散为主方加减化裁。丁香 6g，柿蒂 10g，高良姜 6g，炙甘草 6g，吴茱萸 3g，肉桂 3g，陈皮 6g，厚朴 6g。

②胃火上逆

主证：呃声洪亮有力，冲逆而出，口臭，烦渴饮冷，腹满便秘，小便短赤；苔黄燥，脉滑数。

治法：清胃泻火，降逆止呃。

方药：竹叶石膏汤为主方。竹叶 12g，生石膏 30g（先煎），柿蒂 10g，竹茹 6g，法半夏 9g，沙参 12g，麦冬 12g，生甘草 6g。腹满便秘者，可加生大黄 6g 或与小承气汤合方。

③饮食停滞

主证：呃声壮实有力，嗳气腐臭，吞酸嘈杂，脘腹胀满或痛，大便或秘或溏；苔腻，脉滑。

治法：消导和胃，降逆止呃。

方药：枳实导滞丸加减。神曲 15g，枳实 12g，大黄 9g，茯苓 15g，黄芩 6g，黄连 3g，焦山楂 15g，莱菔子 15g，白术 9g，泽泻 6g。

④气机郁滞

主证：呃逆连声，持续发作，每因情志不遂而复发或加重，胸胁满闷，脘腹胀痛，妇女月经不调，乳房胀痛，肠鸣矢气，大便不调，苔薄，脉弦。

治法：疏肝解郁，降逆止呃。

方药：五磨饮子为主方。代赭石 30g（先煎），旋覆花 9g（包煎），乌药 6g，沉香 3g，木香 9g，槟榔 12g，枳壳 9g，郁金 12g，川楝子 9g。

⑤痰饮内阻

主证：呃逆连声，持续发作，常因饮冷而发或加重，脘闷不舒，痰多，恶心，呕吐痰涎，头晕目眩；苔白滑，脉滑。

治法：和胃化痰，降逆止呃。

方药：旋覆代赭汤合苓桂术甘汤化裁。旋覆花 9g（包煎），代赭石 30g（先煎），法半夏 9g，茯苓 15g，桂枝 9g，白术 9g，生姜 10g，大枣 4 枚，炙甘草 6g。

⑥瘀血阻滞

主证：呃逆日久，胸腹疼痛如刺，口渴不欲饮水；舌紫黯有瘀点或瘀斑，脉弦或弦涩。

治法：活血化瘀，降逆止呃。

方药：以血府逐瘀汤为主方。桃仁 12g，红花 9g，川芎 6g，赤芍 6g，生地黄 12g，当归 9g，柴胡 5g，枳壳 9g，桔梗 6g，牛膝 12g，甘草 3g。

（2）虚证

①脾胃虚寒

主证：呃声低弱无力，气不得续，泛吐清水，脘腹不舒，喜温喜按，面色苍白，手足不温，纳食减少，神疲乏力，大便溏薄；舌质淡，苔薄白，脉细弱无力。

治法：温补脾胃，降逆止呃。

方药：附子理中汤加减化裁。炮姜 9g，党参 12g，白术 12g，刀豆子 9g，丁香 6g，炙甘草 6g，吴茱萸 6g，柿蒂 9g。呃逆不止者，可加旋覆花 9g（包煎），代赭石 30g（先煎）；兼肾阳虚者，加附子 15g(先煎),肉桂 9g。

②胃阴不足

主证:呃声急促而不得续,烦躁不安,咽干口燥,食欲缺乏,或食后饱胀,大便秘结;舌红少苔,脉细数。

治法:养阴生津,降逆止呃。

方药:益胃汤化裁。北沙参 12g,麦冬 15g,生地黄 15g,石斛 12g,玉竹 6g,柿蒂 9g,竹茹 6g,枇杷叶 9g,冰糖 3g,生甘草 6g。

3.针灸疗法

(1)实证取穴:以膈俞、内关为主穴。寒证隔姜灸中脘穴;热证泻内庭穴;痰证泻行间、丰隆穴;瘀证泻期门穴。

(2)虚证取穴:取胃俞、足三里(用补法),膻中(艾卷雀啄灸)、内关(平补平泻)为主穴。阴虚者,加三阴交穴(补法);虚寒者,加关元穴(隔姜灸)。

4.拔罐疗法主穴　取膈俞、脾俞、肝俞、胆俞、中脘、膻中等穴。先在背部俞穴拔罐 4～6个,然后再在腹部腧穴拔罐,留罐 15～20min。

5.外治法

(1)胃寒证:取吴茱萸、丁香、沉香各 20g,研末,加蜂蜜、姜汁各 20ml,调匀后备用。取药膏适量,敷神厥穴,1/d。

(2)胃热证:以朱砂、芒硝适量研末,用醋或清水调成糊状,敷神厥穴,1/d。

(3)虚寒证:取艾叶、硫黄、乳香各等份研末,加白酒适量,煮沸,吸热气,并以生姜擦胸;久病呃逆,取蜂蜜、姜汁适量和匀,擦背。

6.中成药

(1)胃寒证:选藿香正气软胶囊,每次 2～4 粒,2/d,温开水送服;

(2)胃热证:选用三黄片,每次 4～6 片,2/d,凉开水送服;

(3)食滞证:可酌选保和丸或枳实导滞丸,每次 6～9g,2/d,温开水送服;

(4)虚寒证:选附子理中丸,每次 1 丸,2/d,用姜汤或温开水送服;阴虚证,用阴虚胃痛冲剂,每次 1 袋,2/d,温开水冲服。

7.单验方

(1)柿蒂 9g,水煎代茶饮。

(2)枇杷叶 30g,去毛,加水适量,煎服。

【预防】

注意调节情志,避免精神刺激,保持心情舒畅。注意饮食规律,避免进食过快、过饱,饮食不可太冷或太热,忌刺激性过强的食品。

(胡江东)

# 第十九节　痢疾

痢疾多以外感寒湿、湿热或疫毒，内伤饮食、七情，久痢损伤脾胃，素体脾肾虚弱等为病因，以邪滞肠道，气血壅阻，脂膜血络受损为病机，因进食不洁食物、被污染的饮水或感受疫毒之邪而诱发，临床以腹痛，里急后重，便次增多，便质赤白黏冻或脓血等为主要临床表现的一种常见传染性疾病。现代医学中细菌性痢疾，阿米巴痢疾，溃疡性结肠炎，肠易激综合征，慢性肠炎等，具备痢疾主要临床表现者，均可参照本病辨证施治。

## 【病因病机】

本病多由外感湿热、疫毒之气，内伤饮食生冷，损伤脾胃及肠腑而形成，其发病多与季节有关。痢疾多由感受湿热、疫毒之气而引起，饮食内伤主要为饮食不节或不洁，内外交感而发病。病位在肠，与胃有关。病机为湿热、疫毒、寒湿之邪壅滞肠道，气血壅阻，脂膜血络受损。

## 【诊断与鉴别诊断】

1.诊断依据

(1)腹痛，里急后重，便次增多，便质赤白黏冻或纯下脓血。

(2)急性起病者，多伴有寒热等表证；慢性起病者，反复发作，迁延难愈。

(3)好发夏秋季节。

(4)发病前多有饮食不洁或与痢疾患者接触史。

(5)急性菌痢，外周血白细胞总数及中性粒细胞可增高。大便常规可见白细胞、红细胞、巨噬细胞。大便培养有痢疾杆菌生长。阿米巴痢疾患者大便镜检可见阿米巴滋养体或包囊。X线钡餐造影、直肠镜、结肠镜检查有助于鉴别诊断。

2.鉴别要点　主要与泄泻相鉴别，泄泻大便清稀甚至如水样，或夹有不消化食物，但无赤白黏冻或脓血，此乃鉴别要点之关键；便次增多且每次排便量较痢疾为多；腹痛多与肠鸣并见，偶见里急后重，泻后痛减；泄泻无传染性。

## 【辨证论治】

1.辨证要点

(1)辨性质：急性暴痢，体质壮实者，多为实证；慢性久痢，年老体弱者，多属虚证。痢下色白清稀或如胶冻，为寒湿；痢下赤白脓血，肛门灼热者，为湿热。其中，白多赤少或纯下白冻者，多为湿重于热；赤多白少或纯下脓血者，属热重于湿；痢下色白而滑脱不禁者，属虚寒；痢下鲜紫脓血或纯血鲜红者为热毒炽盛；痢下黄褐而秽臭者属热，黄而不臭者为寒。

(2)辨腹痛：腹满胀痛，拒按，痛势急迫，便后痛减者，属实证；腹痛隐隐，喜温喜按者，多为虚证；腹痛下痢，痢下急迫，伴肛门灼热者，属热；少腹冷痛，肠鸣下痢，肢冷畏寒者，属寒；腹胀满疼痛，痢后痛减，嗳气腐臭者，多为饮食停滞。

(3)辨里急后重：便前腹痛，时时欲便，便泻不爽或有不尽感，谓之里急后重，凡便后里急后重缓解者，多属实证。若伴有腹痛窘迫，肛门灼热者，属热证；腹冷痛拘急，喜按喜温者，属寒证。便后里急后重不减或反而加重者，属虚证。若里急而频频排便，便泻不爽者，多为气虚；后重因便后转甚者,多为气陷;时时欲便而大便不下者,谓之虚坐努责,多见于阴血不足患者。

2.治疗原则　　肠中有滞,气血壅阻是痢疾一证的病机关键,故以导滞、调气、行血为基本治疗原则。

3.应急措施

(1)急性暴痢,高热者,用清开灵注射液40ml,加入5%葡萄糖注射液500ml,静脉点滴,2/d。若神志昏迷者,加服至宝丹1粒,口禁不开者,采用鼻饲法。

(2)腹痛便脓血频繁者,以双黄连粉针3~6g,加入5%葡萄糖注射液500ml,静脉点滴,2/d。

(3)面色苍白,手足厥冷,呼吸微弱,脉微欲绝者,急用参附注射液40ml,加入25%葡萄糖注射液40ml中,静脉推注,直至病情稳定后,改为40ml参附注射液加入5%葡萄糖注射液400ml中,静脉滴注,生脉注射液40ml,加入5%葡萄糖注射液250ml中静脉滴注,2/d。

(4)痢下不止者,取白头翁汤煎液浓汁100ml或用生理盐水250ml,加庆大霉素16万U,保留灌肠。

4.分证论治

(1)湿热痢

主证:腹痛,里急后重,痢下赤白黏液样脓血,肛门灼热,发热口渴,渴不多饮,小便短赤,舌红,苔黄腻,脉滑数。

治法:清热燥湿,调气行血。

方药:芍药汤加减。芍药20g,当归12g,黄连6g,黄芩15g,木香9g,槟榔9g,制大黄9g,生甘草6g。

(2)寒湿痢

主证:腹痛拘挛,里急后重,痢下色白清稀或纯为白色黏冻,伴头重身困,胸脘痞闷,纳差食少,口中黏腻;舌质淡,苔白腻,脉濡缓。

治法:温化寒湿,调气行血。

方药:胃苓汤为主方。苍术15g,白术12g,厚朴12g,茯苓15g,陈皮12g,猪苓12g,泽泻12g,桂枝9g,生姜6g,甘草6g。

(3)疫毒痢

主证:发病急骤,腹痛剧烈,里急后重,痢下鲜紫脓血。可伴见呕恶腹满,壮热烦渴,躁扰不安,甚则神昏惊厥;舌红绛,苔黄燥,脉滑数。

治法:清热解毒,凉血止痢。

方药:白头翁汤化裁。白头翁30g,秦皮15g,黄柏12g,黄连6g,黄芩12g,赤芍15g,牡丹皮12g,金银花30g,地榆15g。

(4)虚寒痢

主证:久痢迁延,缠绵难愈,腹冷痛绵绵,喜揉喜按喜温熨,下痢稀薄,带有白冻,甚至滑脱不禁,食少神疲,肢冷畏寒;舌淡苔白滑,脉迟弱或微细。

治法:脾阳虚者,温阳健脾为主;脾肾阳虚,滑脱不禁者,当温补脾肾,涩肠固脱。

方药:脾阳虚,以附子理中汤化裁。炮附子15g(先煎),干姜6g,党参15g,白术12g,茯苓

15g,肉豆蔻 6g,炙甘草 6g;脾肾阳虚者,用桃花汤合真人养脏汤加减。赤石脂 25g,干姜 6g,粳米 30g,肉豆蔻 9g,罂粟壳 12g,诃子 4.5g,党参 15g,白术 12g,当归 12g,白芍 15g,木香 6g,炙甘草 6g。

(5)阴虚痢

主证:下痢赤白黏液脓血,或纯下鲜血黏稠,时作时止,日久不愈,腹部灼痛,虚坐努责,烦热口干;舌绛少苔,脉细数。

治法:养阴泄热,清肠止痢。

方药:驻车丸合黄连阿胶汤加减。黄连 6g,阿胶 15g(烊化),黄芩 12g,芍药 15g,干姜 3g,当归 12g,沙参 15g,石斛 12g,鸡子黄 1 枚。

(6)休息痢

主证:下痢时作时止,迁延不愈,腹痛,里急后重,下痢赤白黏冻,伴食少神疲,腹胀;舌淡苔腻,脉濡细。

治法:益气健脾,调气导滞。

方药:参苓白术散加减。党参 15g,茯苓 15g,白术 12g,怀山药 15g,薏苡仁 30g,木香 12g,地榆 12g,扁豆 12g,桔梗 9g,陈皮 12g,砂仁 6g(后下),莲子肉 15g,黄连 6g,炙甘草 6g。

5.针灸疗法主穴　天枢、合谷、足三里、上巨虚、关元、神厥等。湿热痢加内庭、曲池穴;寒湿痢加中脘、阴陵泉穴,并灸气海穴;疫毒痢配+宣、太冲、阳陵泉穴;虚寒痢配脾俞、肾俞穴;休息痢配脾俞、胃俞穴。实证用泻法,虚证用补法。

6.推拿疗法　以提拿和点按相结合为主要手法,湿热痢取神厥、关元、阴陵泉等穴;寒湿痢取神厥、气海、中脘穴;疫毒痢取脾俞、大肠俞、上巨虚、下巨虚穴;虚寒痢取神厥、脾俞、天枢、气海等穴;阴虚痢取神厥、大肠俞、三阴交、丰隆等穴;休息痢取脾俞、胃俞、肾俞等穴。

7.外治法

(1)苦参研末,以水调敷脐部,1/d,治疗湿热痢。

(2)大蒜捣泥,敷涌泉、神厥穴至灼痛时取掉,治疗寒湿痢。

8.单验方

(1)独头蒜捣碎取汁 100ml 保留灌肠,1/d,7 日为 1 个疗程,治疗各种痢疾。

(2)鸦胆子仁 15 粒,饭后服用,3/d,治疗阿米巴痢疾。

【预防】

抓好爱国卫生工作,加强饮水、食物的管理,讲究个人卫生,饭前便后洗手,不吃生冷蔬菜瓜果及腐败变质食物,从源头上切断传播途径。对带菌者及初期患者,应实行隔离治疗,以防其进一步传播。在流行地区和好发季节,可常服生大蒜、马齿苋,有一定预防作用。

(胡江东)

# 第二十节　胁痛

胁痛是以一侧或两侧胁肋疼痛为主要表现的病证,是肝胆疾病中常见的症状,也是临床较为多见的一种自觉症状。常因气滞、血瘀、湿热及实火,或肝阴不足致肝络不畅,气血失养所致。西医学中的急慢性肝炎、肝硬化、肝寄生虫病、肝癌、急慢性胆囊炎、胆石症、胆道蛔虫以及肋间神经痛等,以胁痛为主要症状时均可参照本病辨证论治。

**【病因病机】**

胁痛常因肝郁气滞、瘀血内阻、湿热蕴结及实火,或肝阴不足致肝络不畅,气血失养所致。病位在肝胆,且与肺脾肾有关。病证有虚有实,以实证多见。实证以气滞、血瘀、湿热为主,三者又以气滞为先。虚证多属阴血亏虚,肝失所养。并可虚实并见。

**【诊断与鉴别诊断】**

1.诊断依据

(1)一侧或两侧胁肋疼痛为主要临床表现。

(2)疼痛性质可表现为刺痛、胀痛、隐痛、闷痛、窜痛等。

(3)反复发作的病史。

(4)血常规、肝功能、B超、CT、胆囊造影等有助于诊断。

2.鉴别要点

(1)胃脘痛:以上腹胃脘部近心窝处经常发生疼痛为主症。痛时可牵连胁背,尤其是肝气犯胃的胃脘痛,发作时常可攻痛连胁,但仍以胃脘部疼痛为主症。

(2)胸痹心痛:疼痛一般以前胸、心前区为主,呈刺痛或压榨样痛,多伴有胸部憋闷,常阵发性发作。

(3)悬饮:为饮停胸肋之病证,以饮停之一侧或两侧胸胁胀痛为主,疼痛一般持续不解,呼吸、咳唾、转侧时加重。

**【辨证论治】**

1.辨证要点

(1)辨外感内伤:外邪侵犯伴有寒热表证,且起病急骤,可伴有黄疸、恶心、呕吐。内伤不伴表证,起病缓而病程长。

(2)辨在气在血:气滞以胀痛为主,且游走不定,痛无定处,症状轻重与情绪相关;血瘀以刺痛为主,痛处固定不移,持续痛且拒按,入夜尤甚。

(3)辨属虚属实:一般病程短,来势急,疼痛剧烈而拒按,脉实有力者属实,见于气滞、血瘀、湿热;病程长,来势缓,疼痛隐隐而喜按,脉虚无力者属虚,见于肝血不足。临床多虚实互见。

2.分证论治　胁痛的基本治则是调理气血,疏通经络,恢复脏腑功能。

(1)肝气郁结

主证:胁肋胀痛,走窜不定,疼痛每因情志而变化,胸闷,嗳气,善太息;苔薄白,脉弦。

治法:疏肝解郁,理气止痛。

方药:柴胡疏肝散加减。药用北柴胡10g,陈皮9g,枳壳10g,制香附10g,川芎10g,延胡索10g,白芍15g,甘草6g。

(2)肝胆湿热

主证:胁痛口苦,胸闷纳呆,恶心呕吐,目赤或身黄,且黄.小便黄赤;苔黄腻,脉弦滑数。

治法:清利肝胆湿热。

方药:龙胆泻肝汤加减。药用龙胆草 10g,栀子 10g,黄芩 20g,泽泻 10g,木通 10g,车前子 10g,赤芍 20g,延胡索 10g,当归 10g,生地黄 15g,北柴胡 10g。

(3)肝阴不足

主证:胁肋隐痛,悠悠不休,遇劳加重,口干咽燥,两目干涩,头晕目眩;舌红少苔,脉弦细而数。

治法:滋阴养血,柔肝止痛。

方药:一贯煎加减。药用生地黄 20g,枸杞子 15g,沙参 15g,麦冬 20g,当归 10g,川楝子 10g。

(4)瘀血停着

主证:胁肋刺痛,痛处固定而拒按,入夜尤甚,或面色晦暗;舌紫黯,脉沉弦。

治法:活血化瘀,通络止痛。

方药:血府逐瘀汤加减。药用桃仁 10g,红花 10g,当归 10g,生地黄 15g,川芎 10g,赤芍 20g,柴胡 10g,桔梗 6g,枳壳 10g,牛膝 10g。

3.针灸疗法　主穴至阳、肝俞、胆俞、丘墟、太冲、支沟等。肝郁者加行间、期门穴,湿热者加阳陵泉、合谷穴,瘀血者加膈俞、三阴交穴,阴虚者加血海、阴郄穴。阴虚者用补法,其余用泻法。1/d,10 次为 1 个疗程。

【预防】

生活调摄上注意调养心神,减少不良的精神刺激和过度的情志活动,起居有常,调节劳逸,寒温适宜,饮食有节,适当的体育锻炼,增强体质,慎避外邪。

(胡江东)

# 第二十一节　黄疸

黄疸是指出现目黄、身黄、小便黄为主要症状,其中尤以目睛黄染为特征的一类病证。西医学中无论是肝细胞性黄疸、阻塞性黄疸、溶血性黄疸,尤其常见的肝胆系疾病如病毒性肝炎、肝硬化、胆石症、胆囊炎等若以黄疸为主要表现者,均可参照本病辨证论治。

【病因病机】

黄疸是因感受时邪疫毒、湿热、寒湿等外邪侵袭,或饮食失节,嗜酒无度,误食毒物,或劳倦内伤,以致疫毒滞留,寒湿、湿热交蒸,气滞血瘀,致肝胆脾胃功能失调,胆失疏泄而胆汁外溢所致。黄疸之发生主要在于湿邪为患。湿邪既可从外感受,亦可自内而生。湿热熏蒸而致者,发为阳黄;湿热兼有疫毒而致者,发为急黄;寒湿内阻,脾阳不振,胆液郁阻而外溢浸淫者,发为阴黄。

【诊断与鉴别诊断】

1.诊断依据

(1)目黄、身黄、小便黄为主要症状。其中目黄多为首见症状,出现最早,消退最迟,是本病最易发现,最明显的指征之一。

(2)发病初期可有恶寒发热,纳呆厌油,恶心呕吐,神疲乏力或大便颜色变浅。黄疸严重者皮肤瘙痒。

（3）有饮食不节史，肝炎患者接触史。或有化学制品、药物、毒物接触使用史。

（4）肝脏可大或缩小，可有触痛、叩痛。脾脏可大，可出现腹水及下肢水肿。有时右上腹部疼痛或有压痛，或向右肩背放射。

（5）实验室检查黄疸指数、血清胆红素升高。亦可查肝功能、血浆蛋白定量、凝血酶原时间，以了解肝功能损害程度。B超、CT、胆囊造影等检查有助于诊断和鉴别诊断。

2.鉴别要点

（1）黄胖病：因虫积匿伏肠中耗伤气血所致，症见面部淡黄虚浮，肌肤色黄带

白而眼白如故，小便不黄，尚有头晕心悸、气短乏力、腹痛间作、嗜食异物等症状。

（2）萎黄病：多因大失血、大病及疟疾之后，致使身面皮肤呈淡黄色的病证。与黄疸的区别在于两目不黄，面及肌肤萎黄不泽，小便通利不黄，必有头晕、心悸、气短、乏力。

（3）湿病：湿邪郁蒸可引起身黄、面黄，但眼白不黄，可资鉴别。

（4）风气目黄：其特点为只见目黄，且以目内眦较为明显，表面凹凸不平，面色不黄，亦无其他见症。多见于肥胖之人及老年人，是为球结膜脂肪沉积所致。

（5）多食瓜果发黄：过食含胡萝卜素的胡萝卜、南瓜、菠菜、柑橘、木瓜等，致胡萝卜素潴留沉着，可出现皮肤发黄，发黄部位多在手掌、足底、前额及鼻等处，皮肤、眼白不黄，亦无其他症状。

**【辨证论治】**

1.辨证要点

（1）辨阳黄与阴黄：①阳黄以湿热为主，起病急，病程短，黄色鲜明如橘色，可见口干发热，小便短赤，大便秘结，舌苔黄腻，脉滑数。其中起病急骤，黄色如金，变化迅速，舌绛者为急黄。②阴黄以寒湿为主，起病缓而病程长，黄色晦暗如烟熏，可见脘闷腹胀，畏寒肢冷，神疲乏力，口淡不渴；舌淡白，苔白腻，脉沉缓迟。

（2）辨湿热轻重：黄疸阳黄虽属湿热，但湿与热有轻重不同。热重于湿者，身目俱黄，黄色鲜明，发热口渴，恶心呕吐，小便短赤，大便秘结，舌苔黄腻，脉滑数；湿重于热者，身目俱黄，色黄而不十分鲜明，头重身困，胸脘痞满，恶心呕吐，便溏，苔厚腻微黄，脉弦滑。

2.分证论治　化湿邪、利小便为本病的治疗大法。

（1）阳黄

①脾胃湿热

主证：身目俱黄，色较鲜明，脘腹痞满，纳呆呕恶，四肢困重，尿黄赤。熟重于湿者，兼见发热，口苦口渴，大便秘结，舌红，苔黄腻或黄燥，脉弦数或滑数；湿重于热者，兼见口干黏腻，渴不欲饮，大便溏滞，或有发热不扬，苔白腻或黄白相兼而腻，脉濡稍数或弦滑。

治法：清利湿热。热重于湿者，佐以泄下，使湿热之邪从二便而去；湿重热者，配以化气淡渗之剂，使湿从小便去。

方药：热重于湿者，选用茵陈蒿汤化裁。药用茵陈蒿30～60g，栀子15g，生大黄10～20g，蒲公英30g，赤芍15～30g，郁金10g，萹蓄10g，茯苓15g，生甘草6g。

湿重热者，选用茵陈四苓汤合连朴饮加减。药用茵陈30～60g，猪苓10g，厚朴10g，茯苓10g，苍术10g，黄连10g，石菖蒲10g，清半夏10g，白豆蔻10g，赤芍20g。

②肝胆湿热

主证:身目俱黄,色泽鲜明,右胁胀痛,纳呆呕恶,口苦,肢倦乏力,尿黄短赤。热重于湿者,兼身热烦躁,口渴欲饮,大便干燥;舌红,苔黄糙,脉弦滑数。湿重于热者,兼发热不扬,肢倦困重,口黏口腻,大便溏滞;舌红苔黄白腻滑,脉滑弦或弦滑略数。

治法:清肝利胆。热重于湿者,佐以清热解毒,凉血化瘀之品;湿重于热者,佐以芳香化浊,利胆解毒之剂。

方药:热重于湿者,选用龙胆泻肝汤合五味消毒饮化裁。药用龙胆草10g,黄芩20g,栀子10g,茵陈30～60g,车前子10g,生大黄10g,金银花30g,野菊花10g,北柴胡10g,生甘草10g。

湿重于热者,可用甘露消毒丹化裁。药用藿香叶10g,白豆蔻10g,清半夏10g,石菖蒲10g,生薏苡仁30g,茵陈30～60g,木通10g,黄芩10g,连翘20g,赤芍15～30g,郁金10g。

③胆热瘀结

主证:目黄、身黄鲜明或呈黄绿色,右胁疼痛剧烈拒按,痛彻肩背,口苦呕逆,脘腹胀满,大便溏结不调、色灰白,小便短赤灼热,可兼有高热烦躁或寒热往来,呕逆胆汁;舌红或暗红,苔黄厚腻或黄糙,脉弦滑数。

治法:清利肝胆,行瘀通泄。

方药:大柴胡汤加减。药用北柴胡10g,黄芩20g,赤芍15～30g,枳实10g,生大黄10～20g,金钱草60g,茵陈30～60g,海金沙20g,金银花30g,蒲公英20g。

(2)急黄:病势急剧,身目色黄如金,兼见神昏、发斑、出血等危象,宜鼻饲安宫牛黄丸,静脉滴注清开灵注射液40～60ml,2～3/d,虚脱者可选用生脉注射液或参附注射液静脉滴注。

①热毒炽盛

主证:身目黄色如金,急起并迅速加深,发热或高热烦躁,呕吐频作,脘腹胀满,大便秘结,小便短少黄赤。或兼精神萎靡,极度乏力,胁肋胀痛拒按,食欲缺乏或无食欲。舌质红绛,苔黄或黄厚而糙或焦黄起刺,脉弦数或洪数。

治法:清热解毒,泄火退黄。

方药:清瘟败毒饮合茵陈汤加减。药用黄连10g,黄芩20g,山栀子30g,生石膏50g,知母10g,赤芍60g,牡丹皮10g,连翘30g,茵陈90g,生大黄20g,生地黄20g,生甘草10g。

②热毒内陷

主证:面、目、身黄如金,急起并迅速加重,发热不退或入暮高热,皮下斑疹、紫癜或衄血,牙龈出血,呕血,便血,神志恍惚或神昏谵语,躁动不安或狂乱,抽搐,尿少黄赤或尿闭。可见不思食或索食如狂,呕恶频作,腹胀如鼓,大便不通。舌质红绛,苔黄糙或少苔或苔秽浊,脉弦细数。

治法:清营解毒,凉血止血。

方药:清营汤加减,药用水牛角30g,生地黄20g,金银花30g,黄连10g,栀子30g,连翘30g,麦冬15g,玄参10g,牡丹皮10g,赤芍60g,大黄20g,茵陈60g。

(3)阴黄

①寒湿困脾

主证:身目俱黄,黄色晦黯,或如烟熏,畏寒喜暖,倦怠困重,脘痞腹胀,纳少便溏,或胁肋胀痛,小便不利或下肢水肿,面色青黯;舌质淡或黯淡偏胖,苔白滑或白腻滑,脉沉细迟或濡细。

治法:散寒化湿,温阳健脾。

方药:茵陈术附汤加味。药用炮附子 10g,茵陈 30g,桂枝 10g,党参 20g,生白术 15g,干姜 10g,炙甘草 10g,茯苓 15g,泽泻 10g,川芎 10g。

②阴虚湿阴

主证:目黄,面、身灰黄,腰膝酸软,眩晕目涩,五心烦热,纳少肢困,脘痞腹胀,尿黄。可兼见胁肋隐痛,视物昏花,咽干耳鸣,口干口黏,大便干结或溏滞;舌质红或有裂纹,苔白腻或薄或厚,或花剥苔,脉细濡或沉滑。

治法:养阴利湿。

方药:六味地黄丸合二冬苓车汤加减。药用生地黄 30g,山茱萸 10g,天冬 30g,楮实子 30~50g,茯苓 15g,车前子 10g,茵陈 30g,牡丹皮 10g,赤芍 20g,郁金 10g,太子参 20g。

③肝脾血瘀

主证:身、目黄而晦黯,胁下有痞块,可兼见痞块胀痛或刺痛,脘腹作胀,面色暗滞或黧黑,皮肤赤丝红缕朱砂掌或腹部青筋显露;舌质黯、紫黯或舌边瘀斑,脉细涩。

治法:化瘀消癥。

方药:膈下逐瘀汤加减,合服鳖甲煎丸。药用桃仁 10g,红花 10g,川芎 10g,赤芍 30g,五灵脂 10g,牡丹皮 10g,制香附 10g,枳壳 10g,延胡索 10g,生黄芪 20~30g,茵陈 30g,泽泻 10g。

3.针灸疗法　阳黄取穴胆俞、阴陵泉、内庭、太冲、阳纲、阳陵泉、建里;阴黄取穴至阳、脾俞、胆俞、中脘、三阴交、肾俞、足三里、肝俞。阳黄用泻法,阴黄用补法,可加灸,虚实夹杂者宜平补平泻,1/d,每次留针 20~30min,10 次为 1 个疗程。

【预防】

坚持体育锻炼,保持心情舒畅,注意饮食卫生,避免与黄疸患者接触;不酗酒及暴饮暴食,劳逸适度是预防黄疸病发生的关键。

(胡江东)

# 第二十二节　便秘

便秘是指由于大肠传导失常,导致大便秘结,排便周期延长;或周期不长,但粪质干结,排出艰难;或粪质不硬,虽有便意,排便不畅的病证。便秘是临床上的常见症状,可出现于各种急慢性病证过程中。也是老年人最常见的消化系统功能障碍的表现。老年便秘多因老年人气血津液亏耗而致,老年人便秘发生率较高,大约 1/4 的老年人有习惯性便秘。在中医学中便秘有许多名称如"大便难"、"脾约"、"阴结"、"阳结"等。便秘可见于西医学中的习惯性便秘、肠神经官能症、肠道炎症恢复期因肠蠕动减弱引起的便秘,全身衰弱、排便无力引起的便秘,以及药物引起的便秘等,均可参照本病辨证论治。

【病因病机】

便秘的主要病因是饮食不节、情志失调、病后体虚等。过食辛辣厚味,肠胃积热,热灼津伤,肠道失润。情志失调,气机郁滞,通降失常,糟粕内停。劳倦内伤,病后或年老体弱,气血双亏,气虚则大肠传导无力,血虚则肠道失润。久病及肾,真阴亏损,肠道失润,或真阳亏虚,不能蒸化津液,温润肠道。或脾肾阳虚,温煦无权,阴寒内生,阳气不通,津液不行,糟粕停留,大肠失于传导,则形成便秘。因此便秘的病机为热结、气滞、寒凝、气血阴阳亏虚,以致大肠传导功能失调而便秘。病位主要在大肠,但与肺、脾、肝、肾功能失调有关。

**【诊断与鉴别诊断】**

1.诊断依据

(1)大便次数减少,常三五日、七八日大便一次,甚则更长时期,多数粪质干硬,排出困难,且伴有腹胀、腹痛、头晕头胀,嗳气食少,心烦失眠等。

(2)排便次数不减,但粪质干燥坚硬,排便困难,常因排便努挣导致肛裂、便血,甚则引起痔疮等。

(3)粪质不干硬,也有便意,但排出不畅,排便无力,排便时间延长,常出现努挣汗出,乏力气短,心悸头晕等。

2.鉴别要点　积聚与便秘均可出现腹部包块。但便秘常出现在左侧腹部,积聚则腹部各处均可出现;便秘多扪及条索状物,积聚形状不定,积聚之包块与排便无关,便秘之包块为燥屎内结,排便后消失。

**【辨证论治】**

1.辨证要点

(1)辨寒热虚实:便秘伴小便短赤,面红身热,口干口臭,嗳气频作,胁腹痞满,甚则胀痛,鼻息气热者为实证;便秘伴气短汗出,面色苍白,头晕目眩,心悸,神疲乏为,小便清长,四肢不温者,则多为虚证、寒证。

(2)辨排便粪质:粪质干燥坚硬,便下困难,肛门灼热,属燥热内结;大便艰涩,腹痛拘急,多为寒凝气滞;粪质不甚干结,便出不爽,伴腹胀肠鸣矢气,多为气滞;粪质不干,欲便不出,便下无力,多为气虚。

(3)辨舌质舌苔:舌苔黄燥或垢腻,属肠胃积热;舌淡苔白滑或白腻,为阴寒内结;舌红少津,少苔或无苔,为阴津亏少;舌淡少苔,系气血不足。

2.分证论治　便秘首当辨虚实。实秘以驱邪为主,泻热、温散、通导为治本之法,并辅以顺气导滞之品;虚秘当以养正为先,滋阴养血、益气温阳为治本之法,辅以甘温润肠之药。

(1)实秘

①胃肠积热

主证:大便干结,排便困难,间隔时间长,甚则肛裂出血,口干口苦、口臭,面红身热,小便短赤;舌红苔黄燥,脉滑实或滑数。

治法:清热润肠通便。

方药:麻子仁丸加减。麻子仁 15g,枳实 10g,厚朴 10g,制大黄 6g(后下),麦冬 15g,栀子 6g,杏仁 12g,白芍 12g,莱菔子 20g。

②气滞便秘

主证:排便费力,艰涩不畅,胸胁痞满,嗳气频作,善太息;苔薄腻,脉弦。

治法:顺气导滞。

方药:六磨汤加减。乌药 10g,枳实 12g,槟榔 10g,木香 6g,沉香 1g(冲服),制大黄 3g,当归 10g,白芍 15g。

③阴寒凝滞

主证:大便艰涩,腹痛拘急,胀痛拒按,手足不温,呃逆呕吐;舌苔白腻,脉弦紧。

治法:温里散寒,通便止痛。

方药:大黄附子汤加减。大黄 10g,附子 10g,细辛 3g,槟榔 10g,木香 6g。

(2)虚秘

①气虚便秘

主证:大便燥结或软,便时努挣乏力,汗出气短,倦怠懒言,面色不华;舌淡苔薄白,脉虚。

治法:益气润肠通便。

方药:补中益气汤加减。黄芪 15g,党参 15g,白术 12g,当归 12g,升麻 3g,柴胡 3g,陈皮 6g,枳壳 12g,肉苁蓉 12g,草决明 20g。

②血虚便秘

主证:头晕目眩,心悸健忘多梦,大便干结,面色不泽,唇甲淡白;舌淡或舌红少苔,脉细数。

治法:滋阴养血,润肠通便。

方药:益血润肠丸加减。熟地黄 15g,当归 12g,何首乌 15g,玄参 12g,肉苁蓉 15g,阿胶 12g(烊化),杏仁 12g,枳壳 12g,陈皮 6g,紫苏子 15g。

③阳虚便秘

主证:大便干结或不干,排便困难,畏寒肢冷,气短乏力,腰酸膝软,腹冷痛,小便清长,夜尿频多;舌淡苔白润,脉沉迟。

治法:温阳通便。

育药:温脾汤加减。炮附子 6g,于姜 6g,人参 10g,制大黄 6g(后下),甘草 6g,何首乌 15g,当归 12g,枳壳 10g,肉苁蓉 12g,草决明 30g。

3.食疗

①黑芝麻 30g 捣碎蜂蜜适量调服,1～2/d。适用于津枯便秘。

②火麻仁 15g(炒黄捣烂),当归 12g。水煎服。适用于血虚津亏之便秘。

【预防】

对于习惯性便秘者,应注意饮食调节,并按时登厕。

(胡江东)

# 第二十三节　噎膈

噎膈是指以吞咽困难,饮食梗噎难下,或食入即吐为主要表现的一种病证。现代医学中食管炎、食管良性狭窄、食管贲门弛缓症、贲门痉挛、食管憩室、食管癌、贲门癌以及食管的其他疾病出现本病主要表现者,均可参照本病辨证施治。

## 【病因病机】

噎膈多以情志不遂、酒食所伤、年老体弱、脏腑失调为病因,痰气交阻、痰瘀互结、津亏血燥,致胃失和降为病机。本病的病位在食管,属胃气所主,但与肝、脾、肾功能失调有关。病理性质为本虚标实,本虚是指阴津干涸,食管干涩,严重者,阴损及阳而形成气虚阳微之征;标实为痰、气、火、瘀阻塞食管,故噎膈以吞咽困难,饮食难下为特征。

**【诊断与鉴别诊断】**

1.诊断依据

(1)吞咽食物时,自觉胸骨后有梗噎难下之感。久则饮食难下,甚则食入即吐,夹有痰涎,形体逐渐消瘦。

(2)因于情志不畅、正气亏损者,起病较缓;因于饮食所伤、痰瘀交结于食管、贲门者,发病迅速。

(3)外邪入侵,七情内伤,饮食不节,劳欲过度等,均可诱发或加重本病。

(4)上消化道钡餐X线检查显示食管或贲门部有痉挛、狭窄、肿瘤等病变。食管镜检查及作组织病理活检,或食管细胞学检查,可确定病变部位及性质。

2.鉴别要点

(1)反胃:表现食入于胃,停滞不化,朝食暮吐,暮食朝吐,呕吐酸腐,进食时并无吞咽困难,梗噎难下之感。

(2)呕吐:以呕吐宿食、痰涎、水液或干呕为主症,病位在胃,预后较好。

(3)梅核气:以自觉咽中如有物梗阻,咳吐不出,吞咽不下,但并不防碍进食,吞咽食物时也无梗噎难下之感。

(4)关格:关格与气虚阳微型噎膈均有呕吐不止,二便不通,汤水不下,形瘦神衰等危候,然而,关格初起即以呕吐不止,小便不通为主证,并无咽食梗噎难下感。

**【辨证论治】**

1.辨证要点

(1)辨病位:本病病位在食管,主要与脾、胃、肝、肾等脏腑有关。具备本病主证,伴胸膈痞闷,与情志密切相关者,主要关系肝、胃;伴形体消瘦,口燥咽干,舌红少津者,主要关系肝、肾;病变日久,呕吐清水,面浮肢肿者,主要关系脾、肾。

(2)辨虚实:一般初起多为实证,继则虚实夹杂,最终导致阳气衰微,正气大伤。若吞咽梗噎不顺,胸膈痞闷,与情志关系密切,食少痰多,苔腻脉滑者,属痰气阻膈;饮食难下,食入即吐,吐物如赤豆汁,胸膈疼痛,舌紫有瘀点、瘀斑,脉涩者,属瘀血阻膈;食入不下,口燥咽干,形体消瘦,大便秘结,舌红少津,脉细数者,为津亏热结;水饮不下,呕吐黏液,肢冷畏寒,面浮肢肿,舌质淡胖,苔白滑,脉沉弱者,为气虚阳微。

(3)辨轻重:吞咽受阻,但食物尚可咽下者,属噎,一般病情较轻;进食格拒,固体及流质食物均不能咽下,伴胸骨后疼痛,大便不通,形瘦神衰者,病情较重。

2.分证论治　噎膈的治疗以"急则治其标,缓则治其本"为总原则。

(1)痰气阻膈

主证:吞咽梗阻,胸膈痞闷,每因情志刺激而加重,口燥咽干,泛吐痰涎;舌红苔腻,脉弦滑。

治法:行气开郁,润燥化痰。

方药:以启膈散为主方。郁金10g,砂仁壳6g(后下),丹参12g,北沙参12g,川贝母9g,茯苓15g,瓜蒌12g,陈皮12g,荷叶蒂9g,杵头糠6g。

（2）瘀血阻膈

主证：饮食难下，食入即吐，呕吐赤豆汁样黏液，形体消瘦，肌肤枯燥；舌质紫，有瘀点或瘀斑，脉细涩。

治法：破结行瘀，滋阴养血。

方药：通幽汤为主方。当归15g，生地黄15g，桃仁9g，红花9g，赤芍9g，五灵脂9g，熟地黄9g，升麻4.5g，海藻9g，瓜蒌12g。

（3）津亏热结

主证：饮食格拒不下，入而复出，梗塞而痛，但汤水可下，形瘦，咽干，便结，五心烦热，舌红少苔而干，脉细数。

治法：滋养津液，泄热散结。

方药：五汁安中饮为主方。韭汁15g，梨汁15g，藕汁15g，生姜汁15g，牛乳15g；北沙参15g，生地黄12g，熟地黄12g，当归9g，白芍12g，石斛12g。

（4）气虚阳微

主证：水饮不下，泛吐黏液涎沫，形瘦神衰，形寒肢冷，面浮足肿；舌质淡胖，舌边有齿痕，苔白滑，脉弱无力。

治法：温补脾肾，益气回阳。

方药：补气运脾汤加减。黄芪20g，白术12g，党参15g，茯苓15g，陈皮9g，制半夏9g，当归12g，枸杞子12g，熟地黄12g，菟丝子12g，山茱萸12g，附子9g（先煎），肉桂9g，甘草6g，生姜6g，大枣4枚。

3.针灸疗法　痰气阻膈者，以毫针刺中脘、期门、太冲、足三里、阳陵泉等穴，1/d；脾胃阳虚者，取胃俞、脾俞、中脘、足三里等穴，补法，可针、灸并用，1/d；吞咽梗阻，进食困难者，可酌取膈俞、启膈、内关、中脘、足三里等穴，平补平泻，留针15～20min；噎膈中晚期，可酌取天鼎、天枢、合谷、足三里、膻中、中脘、内关、膈俞、脾俞等穴，平补平泻，1/d。

4.按摩疗法　令患者仰卧，以拇指、示指点按膻中、上脘、天突、足三里等穴，每次2min。然后，令患者俯卧，用手掌沿脊柱两侧膀胱经自上而下推至透热，再点按脾俞、胃俞、膈俞穴各2min。

5.中成药　瘀血阻膈及津亏热结者，可用脉络宁注射液，每次20ml，加入5％葡萄糖液或生理盐水500ml中静脉滴注，每分钟40～60滴，1/d；气虚阳微者，用生脉注射液40～80ml加入5％葡萄糖液或生理盐水250ml中静脉滴注，每分钟40～60/min，1～2/d；吞咽梗阻，汤水难下，食入即吐者，可含服玉枢丹，或以烟斗盛药，点燃吸入；食管癌患者，可服用蟾酥丸，每次5粒，2/d，温开水送服。

6.单验方

（1）山慈菇120g浓煎加蜂蜜120g，熬成膏状，每次服用15ml，3/d；

（2）守宫酒：活守宫（壁虎）5条，浸白酒500ml，7d后服用，每次10ml，2/d，对于缓解早、中期食管癌患者吞咽困难有一定作用。

【预防】

少吃富含亚硝酸盐的食物，如熏肉、腌肉、腌鱼、酸菜、泡菜等，不吃太烫的食物，进食不宜过快,应细嚼慢咽,多吃大蒜、猕猴桃等防癌食品。中年以上患者出现吞咽梗噎、胸骨后疼痛者,应及时就医,定期检查。保持心情舒畅,避免情志刺激,积极锻炼身体,培养良好生活习惯。

(胡江东)

# 第二十四节　鼓胀

　　鼓胀是根据腹部膨胀如鼓而得名。以腹部膨胀如鼓,皮色苍黄,脉络暴露为特征。西医学中的肝硬化、腹腔内肿瘤、结核性腹膜炎等形成的腹水,均可参照本病辨证论治。

**【病因病机】**

　　鼓胀多因湿热毒邪久羁,情志所伤,劳欲过度,饮食不节,血吸虫感染,或黄疸、积聚失治等,使肝、脾、肾功能失调,气、血、水淤积于腹内而成。病机的关键在于肝、脾、肾受损,功能障碍,病机特点为本虚标实,虚实夹杂。

**【诊断与鉴别诊断】**

　　1.诊断依据

　　(1)初起脘腹作胀,腹膨大,食后尤甚。继则腹部胀满高于胸部,重者腹壁青筋暴露,脐孔突出。

　　(2)腹部膨隆,脐孔外突,腹皮光亮,嗳气矢气则舒,腹部按之空空然,叩之如鼓,为"气鼓";腹部胀大,状如蛙腹,按之如囊裹水,为"水鼓";鼓胀日久,腹部胀满,青筋暴露,内有癥瘕,按之胀满疼痛,颈部可见赤缕红丝,为"血鼓"。

　　(3)常伴乏力、纳呆、尿少、出血倾向等。可伴面色萎黄、黄疸、朱砂掌等。

　　(4)有饮酒、情志内伤、虫毒感染或从黄疸、胁痛转化而来的病史。

　　(5)腹部 B 超、X 线钡餐造影、CT 检查、腹水检查、血浆白蛋白、球蛋白等检查可有助于诊断。

　　2.鉴别要点

　　(1)水肿:表现为初起眼睑水肿,继则延及头面四肢以至全身,亦有从下肢开始水肿,后及全身,后期病势严重,可见腹部胀满,胸闷气喘不能平卧等症,但绝无鼓胀之青筋暴露等体征。

　　(2)肠覃:为下腹部生长的肿块,早期肿块局限于下腹部,大如鸡卵,以后逐渐增大,可如怀胎之状,按之坚硬,推之可移,无水液波动感。

**【辨证论治】**

　　1.辨证要点

　　(1)辨新久缓急:鼓胀虽病程较长,缓慢发展,若鼓胀在半月至 1 个月之间不断发展为缓中之急,多为阳证、实证;若鼓胀迁延数月,则为缓中之缓,多属阴证、虚证。

　　(2)辨虚实:鼓胀虽虚中夹实,虚实错杂,但在不同阶段各有侧重。一般初起肝脾失调,肝郁脾虚;继则肝脾损伤,正虚邪实;终则肝脾肾三脏俱损。实证多见气滞湿阻、湿邪困脾、热郁血瘀及虫证;虚证多见脾肾阳虚和肝肾阴虚。

　　(3)辨邪实:鼓胀病中邪实以气滞、血瘀、水饮最为突出。气滞为主见腹部膨胀,脐突皮光,叩之如鼓;水饮为主见腹大状如蛙腹,按之如囊裹水;血瘀为主见腹胀大有癥瘕,疼痛,皮肤赤缕红丝。

2.治疗原则 鼓胀初期,治当祛邪为主,法当理气、活血、利水,后期治当扶正祛邪,法当温阳、滋阴,兼以祛邪。

3.应急措施

(1)攻逐水饮:腹大坚满,皮肤绷紧,小便黄赤量少而体质尚好者可酌情选用:牵牛子粉1.5～3g,或甘遂末0.5～1.0g,或舟车丸3～6g,1～2/d,吞服;消水丸:醋制甘遂15g,木香6g,砂仁6g,黄芩6g,采用丸剂,每次7.5～10.5g,一般服药后20～60min,则恶心腹痛,小便量不多,大便6～10次,治宜中病即止。

(2)止血:如并发吐血,出血量多,血色鲜红者,急宜清热凉血,可予以犀角地黄汤(水牛角30g,牡丹皮15g,鲜生地黄30～60g,赤芍12g)煎服。如血出涌,倾盆盈碗者,可采用综合治疗方法,先用三腔管经鼻或口腔插入胃内,将胃气囊充气后,牵引固定,再服中药糊剂(明矾3g,五倍子粉3g,白及粉3g,调成糊状),然后用食管气囊充气压迫。

(3)醒神开窍:神志模糊、两手撮空甚则昏迷惊厥者,治以清热开窍,可予安宫牛黄丸1粒,2/d吞服;昏迷不能吞咽者,可以鼻饲。或用醒脑静20ml加入10%葡萄糖液500ml内静脉滴注,1/d。

4.分证论治

(1)气滞湿阻

主证:腹胀按之不坚,胁下胀满或疼痛,饮食减少,食后作胀,嗳气不适,小便短少;舌苔白腻,脉弦。

治法:疏理肝气,除湿散满。

方药:柴胡疏肝散合胃苓汤加减。药用柴胡10g,枳壳10g,芍药15g,甘草6g,香附10g,川芎10g,苍术10g,生姜6g,大枣10g,白术10g,泽泻12g,茯苓10g,猪苓10g。

(2)寒湿困脾

主证:腹大胀满,按之如囊裹水,甚则颜面水肿,脘腹痞胀,得热稍舒,精神困倦,怯寒懒动,小便少,大便溏;舌苔白腻,脉缓。

治法:温中健脾,行气利水。

方药:实脾饮加减。药用白术10g,附子10g,干姜10g,甘草6g,木瓜10g,大腹皮10g,茯苓15g,厚朴10g,木香6g,草果10g,大枣10g。

(3)湿热蕴结

主证:腹大坚满,脘腹撑急,烦热口苦,渴不饮,小便赤涩,大便秘结或溏垢;舌边尖红,苔黄腻或兼灰黑,脉弦数。或兼面目皮肤发黄。

治法:清热利湿,攻下逐水。

方药:中满分消丸合茵陈汤加减。药用黄芩10g,黄连6g,知母10g,厚朴10g,枳壳10g,半夏6g,陈皮6g,茯苓15g,猪苓10g,泽泻10g,茵陈20g,栀子10g,大黄10g。

(4)肝脾血瘀

主证:腹大坚满,按之硬满,腹痛拒按,青筋怒张,面色晦暗,肌肤甲错,赤缕红丝,唇色紫褐,口于欲漱水不咽;舌紫暗或有瘀斑,脉细涩。

治法:活血化瘀,行气利水。

方药:调营饮加减。药用赤芍 15g,川芎 10g,大黄 6g,莪术 10g,延胡索 10g,当归 10g,瞿麦 15g,槟榔 10g,葶苈子 10g,赤茯苓 10g,桑白皮 10g,大腹皮 10g,陈皮 6g,官桂 6g,细辛 3g,甘草 6g。

(5)脾肾阳虚

主证:腹大胀满不舒,朝宽暮急,面色苍黄,脘闷纳呆,神倦怯寒,肢冷或下肢水肿,小便短少不利;舌质胖淡紫暗,脉沉弦有力。

治法:温补脾肾,化气行水。

方药:附子理中丸合五苓散,《济生》肾气丸。药用炮附子 10g,人参 10g,白术 10g,炮姜 10g,猪苓 10g,茯苓 10g,泽泻 12g,桂枝 6g,地黄 10g,山药 15g,山茱萸 10g,牛膝 10g,车前子 10g。

(6)肝肾阴虚

主证:腹大坚满,甚则青筋暴露,形体消瘦,面色晦滞,小便短少,口燥咽干,心烦少寐,齿鼻衄血;舌红少津,脉弦细数。

治法:滋养肝肾,凉血化瘀。

方药:一贯煎合膈下逐瘀汤。药用生地黄 20g,沙参 12g,当归 10g,枸杞子 10g,麦冬 10g,川楝子 10g,桃仁 10g,红花 10g,牡丹皮 10g,赤芍 15g,乌药 6g,延胡索 10g,川芎 6g,五灵脂 6g,枳壳 10g,香附 10g。

5.单验方

(1)黄芪、白术各 30～60g,黑大豆、茅根各 30g,煎汤口服,每日 1 剂,早晚分服。用于肝硬化腹水较重者,中气不足,脾胃虚弱,白蛋白、球蛋白比例倒置者。

(2)穿山甲、鳖甲、黑大豆、陈葫芦、冬笋各适量,煎汤服,3/d,用于白蛋白减少,白蛋白球、蛋白比例倒置,腹水明显者。

6.针灸疗法主穴:脾俞、三焦俞、中脘、足三里、阴陵泉。气滞湿阻者加章门、肝俞穴,寒湿困脾者加天枢、气海、公孙穴,肾虚者加涌泉,三阴交穴;腹水重者加水道、水分、阴郄、曲泉穴、衄血者加尺泽、鱼际穴。选 3～4 穴,1/d,平补平泻,2～3 周为 1 个疗程。

【预防】

避免饮酒过度,已患过黄疸和积聚的患者,应及时治疗,休养治疗,务使疾病痊愈。

(胡江东)

# 第二十五节　积聚

积聚是由于正气亏虚,脏腑失和,气滞、血瘀、痰浊蕴结腹内而致以腹内结块,或胀或痛为主要临床特征。积,表现为腹内结块,固定不移,且结块大多由小渐大,由软渐硬,初觉胀痛,继则疼痛逐渐加剧。聚,表现为腹中气聚,攻窜胀痛,时聚时散;或有如条状物聚起在腹部,一般病程较短且全身症状不如积证明显。积与聚在病机上不能绝对划分,故常积聚并称。临床上每有先因气滞成聚,日久则血瘀成积,故积聚在病机上有区别。聚以气机阻滞为主,积则气滞、血瘀、痰结三者均有,而以血瘀为主,两者又有一定联系。西医学的腹部肿物、肝脾大、增生型肠结核,胃肠功能紊乱、不完全性肠梗阻等疾病可按本病辨证论治。

**【病因病机】**

积聚的发生,多因情志郁结,饮食所伤,寒邪外袭以及病后体虚,或黄疸、疟疾等经久不愈,以致肝脾受损,脏腑不和,气机阻滞,瘀血内停,或兼痰湿凝滞,而成积聚。聚证以气机阻滞为主,积证以瘀血凝滞为主。但气滞日久,可致血瘀而成有形之积,有形之血瘀,亦必阻滞气机,故积聚在病机上有区别,亦有一定联系。积聚日久,均可导致正虚,一般初病多实,久病多虚。

**【诊断与鉴别诊断】**

1.诊断依据

(1)积

①男女老幼均可罹患,但以中年以上者居多,且男性患者多于女性。

②腹部可扪及大小不等,质地较硬的包块,并有胀痛或压痛。

③积块出现之前,相应部位常有疼痛,或兼有恶心、呕吐,腹胀,倦怠乏力,胃纳减退、逐渐消瘦等症状;舌边有瘀斑,脉弦或细。

④CT、MRI、B超等检查可有异常显示。

(2)聚

①男女老幼均可罹患,大多起病较急,与情志变化密切相关。

②腹中气聚,攻窜胀痛,时作时止。发作时病变部位有气聚胀满的表现,一般扪不到包块;缓解时气聚胀满消失。以实证为主,常反复发作,同时有倦怠乏力,纳差,便溏等症;舌苔厚腻或白或黄,脉弦滑。

③胃肠X线钡餐摄片及气钡双重造影,纤维结肠镜检查等,往往有异常发现。

2.鉴别要点

(1)痞满:痞满以患者自觉脘腹痞塞、满闷不舒为主要症状,但腹部无气聚胀急之形,更不能扪及坚积包块,此为与积聚相区别之要点。

(2)鼓胀:鼓胀以腹大如鼓为特征,虽腹内有积块,但更有水液停聚。腹内有无明显的水液停聚,是积聚与鼓胀的鉴别要点。

(3)石瘕:石瘕为妇科疾病,虽在下腹部可扪及包块,但常伴有月经不调,白带增多等症。

(4)奔豚气:奔豚气是患者自觉有气从少腹上冲胸咽的一种病证。其与鉴别的关键在于,奔豚气是其气由少腹上冲胸咽或有水气自少腹上冲至心下,其特点是自下逆上,如奔豚之状。聚者气聚时聚时散,仅限于腹部。积者腹内积块。

**【辨证论治】**

1.辨证要点

(1)辨积与聚不同:积证具有积块明显,固定不移,痛有定处,病程较长,多属血分,病情较重,治疗较难等特点。聚证则无积块,腹中气时聚时散,发有休止,痛无定处,病程较短,多属气分,一般病情较轻。

(2)辨积块的部位:右胁腹内积块伴见胁肋刺痛,黄疸,纳呆,腹胀等症状,病在肝;脘部积块伴反胃,呕吐,呕血,便血等症状,病在胃;右腹积块伴腹泻或便秘,消瘦,乏力,以及左腹积块伴大便次数增多,便下脓血者,病在肠。

(3)辨病期、虚实不同:积证有初、中、末三期不同,一般初期正气未虚,邪气虽实而不甚,积块较小,质地较软,虽然胀痛不适,而一般状况尚可;中期正气渐衰而邪气渐甚,积块增大,质地较硬,疼痛持续,并有饮食日少,倦怠乏力,形体渐瘦;末期正气大虚而邪气实甚,积块较大,质地坚硬,疼痛剧烈,并有饮食大减,神疲乏力,面色萎黄黧黑,明显消瘦。

2.治疗原则　积证病在血,以活血化瘀,软坚散结为基本原则,重在活血;聚证病在气,以疏肝理气,行气消聚为基本治则,重在调气。

3.分证论治

(1)肝气郁滞

主证:腹中气聚,攻窜胀痛,时聚时散,脘胁之间时或不适,病情常随情绪而起伏;苔薄,脉弦。

治法:疏肝解郁,行气消聚。

方药:逍遥散加减。药用柴胡 10g,白芍 12g,枳壳 10g,当归 10g,白术 10g,薄荷 3g,茯苓 10g,甘草 6g。

(2)食滞痰阻

主证:腹胀或痛,便秘,纳呆,时有条状物聚起在腹部,重按则胀痛更甚;苔腻,脉弦滑。

治法:导滞通便,理气化痰。

方药:六磨汤加减。药用大黄 6g,枳实 10g,槟榔 10g,沉香 2g,乌药 6g。

(3)气滞血瘀

主证:积块软而不坚,固着不移,胀痛并见;苔薄白,脉弦。

治法:理气活血,通络消积。

方药:金铃子散合失笑散加减。药用川楝子 10g,元胡 10g,蒲黄 10g,五灵脂 10g。

(胡江东)

# 第四章　血液系统疾病

## 第一节　缺铁性贫血

【概述】

缺铁性贫血(IDA)是临床上最常见的贫血,在育龄妇女和婴幼儿中发病率最高。在大多数发展中国家里,约有 2/3 的儿童和育龄妇女缺铁,其中约 1/3 患缺铁性贫血。在发达国家中,亦有 20% 的育龄妇女及 40% 左右的妊娠妇女缺铁。

铁是人体必需的微量元素,存在于所有生存的细胞内。铁除参与血红蛋白的合成以外,还参加体内一些生化过程。如果铁缺乏,会造成机体多方面的功能紊乱。故缺铁性贫血除了贫血的症状外,还会有一些非贫血的症状。

缺铁性贫血是指体内贮存铁消耗殆尽,红细胞生成受到影响发生的小细胞低色素性贫血。根据实验室检查结果可将缺铁性贫血分为:

1.缺铁(或贮存铁缺乏)期;

2.缺铁性红细胞生成期;

3.缺铁性贫血期。

临床上缺铁性贫血应与慢性病贫血相鉴别。

缺铁性贫血的病因主要是慢性失血(如痔疮、胃十二指肠溃疡、胃肠道肿瘤、长期使用阿司匹林)。偏食习惯、膳食结构不合理、生长发育迅速而铁补充不足以及妊娠、月经过多,均可引起缺铁性贫血。

【临床表现】

1.贫血的症状　头晕、头痛、乏力、易倦、眼花、耳鸣,活动后有心悸、气短。

2.非贫血的症状　儿童生长发育迟缓,智力低下,行为异常,异食癖。

3.体征　皮肤苍白、毛发干枯、无光泽、易折。指甲扁平、易裂,严重者可呈现匙状(反甲),舌炎。

【诊断要点】

1.存在缺铁性贫血的病因、症状及体征。

2.实验室检查

(1)小细胞低色素性贫血:血红蛋白男性低于 120g/L,女性低于 110g/L,孕妇低于 100g/L;红细胞平均体积(MCV)小于 80fl,红细胞平均血红蛋白量(MCH)小于 27pg,红细胞平均血红蛋白浓度(MCHC)小于310g/L;网织红细胞平均血红蛋白量(CHr)小于28pg/cell,红细胞中心淡染区扩大。

(2)血清铁蛋白(SF)低于12μg/L。

(3)血清铁(SI)<8.95μmol/L(50μg/dl),总铁结合力(TIBC)>64.44μmol/L(360μg/dl),转铁蛋白饱和度(TS)低于15%。

(4)骨髓涂片铁染色显示骨髓小粒或块团中可染铁(细胞外铁)消失,铁粒幼红细胞少于15%。

根据实验室检查结果分期为:①缺铁期(贮存铁缺乏):仅有2或4项。②缺铁性红细胞生成期:具备2、3或4项。③缺铁性贫血期:具备1、2、3或4项。

需注意的是:①单有血清铁减低,不能诊断为缺铁,必须是铁蛋白减低或骨髓涂片铁染色显示细胞内、外可染铁减少,才能诊断为缺铁。②严格掌握缺铁性贫血的诊断标准,注意与慢性病贫血相鉴别。

**【治疗方案及原则】**

治疗原则:去除造成缺铁的病因,补充铁剂,恢复血红蛋白及铁贮存。

1.去除病因 应予营养知识教育和治疗基础疾病。

2.补充铁剂

(1)口服铁剂:宜选用二价铁盐,治疗剂量为元素铁100~150mg/d。常用的有:硫酸亚铁,琥珀酸亚铁,葡萄糖酸亚铁及富马酸亚铁。疗程一般应在血红蛋白恢复正常后再服用2~3个月。如有条件可测定血清铁蛋白,在血清铁蛋白>30μg/L(女性)或>50μg/L(男性)后停药。

(2)注射铁剂:如患者不能口服和不能忍受口服铁剂的胃肠道反应,或持续失血一时不易控制时,可用肌内或静脉注射铁剂。用前应计算所需注射的总剂量。所需注射的总剂量(mg)=[150-患者血红蛋白(g/L)]×体重(kg)×0.3,分次使用。

3.输血 缺铁性贫血一般不需要输血,仅在患者出现严重贫血而又有不易控制的出血或组织明显缺氧时应用。

(李　静)

# 第二节　再生障碍性贫血

**【概述】**

再生障碍性贫血是由多种原因(物理、化学、生物或不明原因)、多种发病机制引起骨髓造血干细胞和微环境严重损伤,导致骨髓造血功能衰竭的疾病。

再生障碍性贫血患者的骨髓极度增生不良,外周血全血细胞减少,主要表现为贫血、出血及感染。临床上分为重型再生障碍性贫血(SAA)和再生障碍性贫血(SAA)两种类型,二者的发病机制、免疫功能、临床表现、实验室检查及治疗原则均有不同。

诊断再生障碍性贫血必须除外阵发性睡眠性血红蛋白尿(PNH)、急性造血停滞、低增生型白血病和低增生型骨髓增生异常综合征等全血细胞减少的疾病。

## 【临床表现】

1.贫血　头昏、眼花、乏力、面色苍白和心悸等。

2.出血　皮肤、黏膜出血,妇女常有月经过多。严重时可有内脏出血。

3.感染　常见口腔、呼吸道、胃肠道和皮肤软组织感染,严重时可有败血症。

4.肝、脾、淋巴结一般不肿大。

## 【诊断要点】

1.临床表现　再生障碍性贫血主要表现为贫血。重型再生障碍性贫血主要表现为出血和感染。

2.实验室检查

(1)血象:全血细胞减少。网织红细胞绝对值减少。

(2)骨髓象:骨髓涂片检查示增生减低或重度减低,巨核细胞明显减少或缺如。骨髓小粒非造血细胞及脂肪细胞增多。骨髓活检见造血组织减少,脂肪组织、网状细胞、组织嗜碱细胞和浆细胞增多,骨髓间质水肿和出血。

3.必须除外可能引起全血细胞减少的其他疾病,如阵发性睡眠性血红蛋白尿、骨髓增生异常综合征、急性造血功能停滞、骨髓纤维化、低增生性白血病、恶性组织细胞病、巨幼细胞贫血和癌肿骨髓转移等。

4.分型诊断

(1)再生障碍性贫血:

1)发病慢,以贫血症状为主,感染及出血均相对较轻。

2)血象:全血细胞减少,网织红细胞减少。

3)骨髓象:骨髓三系细胞减少,巨核细胞明显减少或缺如,骨髓小粒中非造血细胞及脂肪细胞增加。

(2)重型再生障碍性贫血:

1)发病急,贫血进行性加重,常伴严重感染和出血。

2)血象:除血红蛋白下降较快外,网织红细胞少于 $1\%$ ,绝对值少于 $15\times10^9/L$ ;中性粒细胞绝对值少于 $0.5\times10^9/L$ ;血小板少于 $20\times10^9/L$ 。

3)骨髓象:多部位增生减低,三系造血细胞明显减少,骨髓小粒中非造血细胞及脂肪细胞增加。

(3)重型再生障碍性贫血Ⅱ型:慢性再生障碍性贫血患者的病情恶化,血象符合重型再生障碍性贫血时,称为重型再生障碍性贫血Ⅱ型。

## 【治疗方案及原则】

1.一般支持治疗

(1)去除可能引起再生障碍性贫血的病因。

(2)控制感染和出血:

1)小剂量多次成分输血。

2)造血细胞因子:G-CSF5～10$\mu$g/(kg·d),皮下注射,每周 3 次,EP0100～150U/(kg·

d),皮下注射,每周 3 次。

　　3)静滴大剂量免疫球蛋白:0.4～1g](kg·d),用 3～5 天。

　　2.再生障碍性贫血的治疗

　　(1)雄性激素:具有刺激造血作用,但需注意男性化与肝功能异常等不良反应。常用制剂为司坦唑醇(康力龙)2mg,每天 3 次(或与保肝药同时服用),疗程不应短于 6 个月。

　　(2)环孢素(与雄激素合用或单用):剂量 3～5mg/(kg·d),维持血清浓度在 150～200ng/ml。疗程至少 3 个月。

　　3.重型再生障碍性贫血的治疗　　除积极控制感染、出血、成分输血外,首先考虑异基因骨髓移植或外周血干细胞移植。其他根据患者的情况采用。

　　(1)抗胸腺球蛋白或抗淋巴细胞球蛋白:2.5～5mg/(kg·d),用 5 天或 10～15mg/(kg·d),用 5 天。

　　(2)环孢素:3～5mg/(kg·d),用 3～5 个月。

## 附:纯红细胞再生障碍性贫血

### 【概述】

　　纯红细胞再生障碍性贫血(PRCA)是以骨髓单纯红系造血衰竭为特征的一组疾病。纯红细胞再生障碍性贫血分为遗传性先天性红细胞生成障碍)及获得性两大类,后者又分为原发性和继发性。

　　纯红细胞再生障碍性贫血的发病机制包括:免疫介导,药物相关或病毒诱发。

### 【临床表现】

　　1.贫血症状,一般无出血倾向及发热。

　　2.可能伴有基础疾病的症状,一般无肝、脾肿大。

### 【诊断要点】

　　1.临床表现

　　2.实验室检查

　　(1)血象:正常细胞正常色素性贫血,网织红细胞显著减少或缺如。白细胞及血小板正常。

　　(2)骨髓象:红系细胞显著减少或缺如,粒系和巨核系均在正常范围内。无病态造血。

### 【治疗方案及原则】

　　1.去除病因及治疗基础疾病。

　　2.免疫抑制剂　　皮质类固醇、环孢素或抗胸腺/淋巴细胞球蛋白(ATG/ALG)均有一定疗效。

　　3.其他　　血浆置换术、丙种球蛋白或基因重组人红细胞生成素(rhEPO),亦可根据患者的具体情况选用。

　　　　　　　　　　　　　　　　　　　　　　　　　　　　　　　　　　(李　静)

# 第三节 白血病

## 一、急性白血病

急性白血病(AL)是一种常见的造血组织恶性疾病,其特征是某一类型白血病细胞在骨髓或其他造血组织中呈肿瘤性增生,浸润体内各器官、组织,可产生相应的症状和体征,外周血中出现幼稚细胞,而红细胞及血小板常明显减少。临床上常有贫血、发热、感染、出血和肝、脾、淋巴结不同程度的肿大等表现。按形态学 FAB 分类,急性白血病分为急淋白血病(ALL)与急非淋白血病(ANLL)。由于 ALL 与 ANLL 治疗方案不尽相同,且两者预后亦不一致,故分类对临床工作有实际指导意义。

【诊断步骤】

（一）病史采集

1.现病史 询问患者有无进行性加重的头晕无力,有无活动后气急、胸闷和心慌,有无发热,如有,应询问是低热还是高热,有无多汗,有无扁桃体炎、咽峡炎、牙周炎和肺炎的症状,有无肛周炎和肛周脓肿的表现。有无出血征象,如皮肤淤点淤斑、鼻出血、牙龈渗血等,女性有无月经增多或淋漓不尽。有无头痛、恶心、呕吐、肢体瘫痪或神志不清的表现。有无齿龈肿胀。注意询问病人有无肋骨、眼眶、胸骨肿块,有无睾丸肿大。

2.过去史 尽管绝大部分病人既往体健,但就诊时应详细询问是否有不明原因的或经久不愈的贫血以及反复感染、发热、骨关节疼痛史;是否有银屑病史,如有,是否曾长期使用过乙双吗啉治疗;是否曾使用过氯霉素、保泰松或抗肿瘤药物,是否曾接触过电离辐射。

3.个人史 是否有长期接触含苯化合物的职业史。

4.家族史 患者家族中有无恶性肿瘤及白血病病史,是否有近亲结婚史,是否有先天愚型史,如有,则易患本病。

（二）体格检查

1.绝大部分病人可见面色苍白。

2.有急性白血病浸润的体征——齿龈肿胀、皮肤结节或肿块较多见于单核细胞性白血病者;颈部、腋下和腹股沟等浅表部位可触及轻至中等度淋巴结肿大,以急淋白血病为多见;纵隔淋巴结肿大常见于 T 细胞性急淋白血病;胸骨下端压痛,儿童白血病可有关节痛和胫骨压痛;肝、脾肿大一般为轻至中等度肿大;男性青少年发病的偶见有睾丸肿大。

3.可见有皮肤紫癜、鼻出血、齿龈出血部位。

4.合并感染时,有不同感染部位的相应体征。如肺部感染的发热、咳嗽、肺部闻及湿性啰音;也可见有牙龈炎、咽喉炎或肛周炎、肛周脓肿等。

5.神经系统受累则引起中枢神经系统白血病(CNS-L),表现为头痛、恶心、呕吐、颈项强直,甚至有抽搐、昏迷等。

## （三）辅助检查

### 1.实验室检查

（1）血常规大多数病人白细胞数明显增高，晚期更为显著，最高$>100\times10^9/L$，即高白细胞性白血病，也有白细胞数正常或降低者，如白细胞数$<1\times10^9/L$，则称为白细胞不增多性白血病，白细胞分类可见明显的幼稚细胞，常在$30\%\sim90\%$之间，血红蛋白、红细胞数以及血小板数明显减少。

（2）骨髓象此项检查为确诊白血病的依据。急性非淋巴细胞白血病多数病例可见有核细胞增生明显至极度活跃，增生的细胞主要为白血病性原幼细胞，该类细胞比例$>30\%$，胞体较大，核浆比例增加，染色质粗糙，核仁明显，可见 Auer 小体；红系和巨核系明显受抑；细胞化学显示过氧化酶阳性，可达$100\%$，急性单核细胞白血病尽管阳性率较低，但也大于$3\%$，此外，根据非特异性脂酶阳性并能否被氟化钠所抑制的结果，有助于 $M_4\sim M_5$（受抑者）与 $M_1\sim M_3$（不被抑制者）的鉴别，中性粒细胞碱性磷酸酶（NAP）染色可鉴别白血病（积分降低）与类白血病（积分增高）。急性淋巴细胞白血病多数病例可见有核细胞增生明显至极度活跃，增生的细胞主要为淋巴系列的白血病性原幼细胞，该类细胞胞体较大，核浆比例增加，染色质粗糙，核仁明显，但胞浆中缺乏 Auer 小体，此为鉴别 ALL 和 ANL 的重要特征；另一特征在于细胞化学中过氧化酶反应阴性，即使微弱阳性，也不超过$3\%$。

（3）免疫分型 $M_1\sim M_5$ 型 ANLL 中 $CD_{13}$ 和 $CD_{33}$ 大多阳性，$M_4$ 和 $M_5$ 型 ANLL 中，$CD_{14}$ 可阳性表达，$CD_{41}$ 阳性者仅见于 $M_7$。T 细胞性 ALL 中，一般可见 $CD_2$ 和 $CD_7$ 阳性表达，B 细胞性 ALL 中，一般可见 $CD_{19}$ 和 HLA-DR 阳性表达，$CD_{33}$ 在两种不同细胞类型的 ALL 中均不表达。

（4）染色体核型分析

常伴有特异性染色体核型改变。$M_2$ 可见 t(8;21)(q22;q22)；$M_3$ 可见 t(15;17)(q22;q21)；$M_4$EO 可见 inv/del(16)(q22)等。$5\%\sim20\%$ ALL 患者可见 Ph 染色体，即 t(9;22)(q34;qll)；$L_3$ 型的 B 细胞 ALL 中，易见 t(8;14)(q24;q32)核型改变。

（5）融合基因检测

$M_2$ 可见 AML/ETO，$M_3$ 可见 PML/RARa，$M_4$EO 可见 CBFBlMYH11，$M_5$ 可见 MLL/ENL 等。Ph 阳性的 ALL 患者融合基因检测可见 Bcr/Abl 表达，$L_3$（B 细胞）ALL 可见 MYC 与 IgH 并列。

（6）血液生化检查乳酸脱氢酶和尿酸可升高，部分患者可见肝、肾功能损害，低蛋白、血糖增高，$M_3$ 型合并 DIC 时，可出现凝血酶原时间（PT）、凝血酶时间（TT）、白陶土部分凝血活酶时间（APTT）的改变。

（7）脑脊液检查：当出现中枢系统白血病时，脑脊液白细胞数增多（$>0.01\times10^9/L$），蛋白质增高（$>450$mg/L），糖定量减少，涂片中找到幼稚细胞。

### 2.特殊检查 

如 X 线、B 型超声、CT 等检查，可发现有相应的浸润灶。

## （四）诊断要点

1.起病急骤，有贫血、发热、出血或器官组织浸润的症状。

2.可见有贫血，皮肤粘膜出血点、淤斑，肝、脾、淋巴结肿大，胸骨压痛等体征。

3.血象、骨髓象、免疫分型、染色体核型和融合基因等检查证实。骨髓象中原始细胞＞30％，诊断即可成立。

4.按照 FAB 分型，ALL 可分为 3 型：

(1)ALL-L1 型，原淋细胞体积较小，胞浆较少，此型预后较好；

(2)ALL-L2 型，原淋细胞较大，形态不很一致；

(3)ALL-L3 型，原淋细胞较大，胞浆中常有很多空泡，形态较一致。

ANLL 则可分为 8 型：

(1)急性髓细胞白血病微分化型(Mo)，原始细胞中髓过氧化物酶阳性＜3％，细胞分化抗原 $CD_{33}$、$CD_{13}$、$CD_{34}$ 等标志物阳性；

(2)急性粒细胞白血病未分化型($M_1$)，绝大多数为原粒细胞(＞90％)，早幼粒细胞≤30％；

(3)急性粒细胞白血病部分分化型($M_2$)，原粒细胞＞30％，早幼粒细胞＞3％；两型白血病细胞均可见 Auer 小体；

(4)急性早幼粒细胞白血病($M_3$)，早幼粒细胞≥30％，或原始/早粒＜1/3，又可分为粗颗粒和细颗粒两亚型；

(5)急性粒-单细胞型(Md)，以一种为主时，另一种原始＋早幼(幼单)＞20％；

(6)急性单核细胞白血病(Ms)，又分急单未成熟型(Msa)，原单核细胞≥80％；成熟型(Msb)为原单核细胞＜80％，外周血中也可以单核细胞为主；

(7)急性红白血病($M_6$)，一般有核红细胞≥50％(若有异形有核红细胞，＞30％即可)，非红系细胞中原始＋早幼＞30％；

(8)急性巨核细胞白血病($M_7$)，原始巨核细胞≥30％。

**(五)鉴别诊断**

1.骨髓增生异常综合征 起病缓慢，多以难治性贫血起病，常有两系或三系细胞减少；骨髓细胞病态造血的形态学异常为其特征，骨髓增生活跃或明显活跃，但骨髓中原始细胞不超过30％，外周血原始细胞不超过 5％。

2.再生障碍性贫血 有贫血、出血，外周血呈全血细胞减少，易与细胞不增多性白血病相混，但再生障碍性贫血骨髓原始细胞正常，血中中性粒细胞碱性磷酸酶增高。

3.传染性单核细胞增多症 本病嗜异性凝集试验水平增高，抗 EB 病毒抗体阳性，骨髓正常，无原始细胞增多。

4.类白血病反应 有原发病症状和体征，骨髓原始细胞正常，中性粒细胞碱性磷酸酶升高，粒细胞常可见中毒颗粒。

**【治疗方案】**

**(一)一般治疗**

应积极采用支持疗法，具体措施包括：

1.予保护性隔离；

2.发热患者应仔细查找原因，如病原菌不明的，应先使用广谱抗生素，待药敏试验结果后调整使用敏感抗生素，必要时可应用免疫球蛋白增强病人的抵抗力；

3.严重贫血者，给予浓缩红细胞；出血严重、血小板计数＜$20×10^9$/L 时，应输浓缩血小板液；如明确为弥散性血管内凝血(DIC)，应按 DIC 处理；

4.严重粒细胞缺乏者，可予 G-CSF 或 GM-CSF300μg，皮下注射，1 次/天(或 300μg，皮下注射，2 次/天)，无此条件又伴严重感染时，可予连续输新鲜血；

5.临床上应注意防止病毒、霉菌、细菌感染。

### (二)急性非淋巴细胞白血病药物治疗

1.联合诱导缓解化疗方案

(1)DA3＋7 方案：该方案为 ANLL 的经典治疗方案，DNR(柔红霉素)40mg/$m^2$ 静脉注射，第 1～3 天，联用 Ara-C100～150mg/$m^2$ 静脉滴注，第 1～7 天，也可用去甲氧柔红霉素(IDA)替代 DNR，有望获得更高的缓解率；

(2)HA 方案：H(高三尖杉酯碱)2～4mg/$m^2$ 静脉滴注，第 1～7 天，Ara-C100mg/$m^2$ 静脉注射，第 1～7 天；

(3)DAE 方案：在 DA 方案的基础上，加用 VP16100mg 静脉滴注，第 1～5 天。上述方案均为间隔 7～14 天后，开始第 2 疗程。

2.巩固与强化方案

诱导方案治疗获得完全缓解(CR)后，可应用原方案或原方案加大剂量巩固治疗 1～2 疗程，然后第 1 年内每月序贯换用其他化疗方案如米托蒽醌及 Ara-C(MA)或换用中、大剂量 Ara-C 化疗方案强化治疗 1 次；第 2 年可改为每 2 个月 1 次，持续 3 年。应用较大剂量化疗时，注意加强支持治疗。

### (三)急性早幼粒细胞白血病药物治疗

本病为 ANLL 中的一种特殊类型，近年来，应用谤导分化剂治疗获得良好效果。可用全反式维甲酸(ATRA)20mg，口服，3 次/天，一般应用 30～60 天后可获完全缓解，但应注意，部分患者在 ATRA 治疗过程中，可出现维甲酸综合征(如高白细胞血症、发热、呼吸困难、低血压、组织水肿、心包和胸腔积液)，应予预防和早期治疗。对 ATRA 治疗无效的病人，可用诱导肿瘤细胞凋亡的药物三氧化二砷治疗，三氧化二砷 10mg 加入 5％葡萄糖注射液 500ml 中静脉滴注，1 次/天，连用 28 天；如未达完全缓解，间歇 1 周继续下 1 个疗程治疗。目前，卫生部关于 M3 型的临床治疗路径提出双诱导治疗，即 ATRA 与三氧化二砷联合诱导治疗。不管采用何种疗法，$M_3$ 型 ANLL 一旦达到完全缓解，需用标准化疗方案进行巩固治疗，常用的方案为 DA、HA、MA 等方案，与 ATRA 和三氧化二砷序贯应用。$M_3$ 型 ANLL 并发 DIC 时，ATRA 应减量为 10mg，3 次/天，口服，同时及时补充新鲜血和(或)血小板浓缩液，必要时每天使用 75mg 肝素静脉滴注 24 小时维持。

### (四)特殊类型的急性非淋巴细胞白血病药物治疗

1.高白细胞性白血病的治疗　少数高白细胞白血病患者，因幼稚细胞体积较大，变形力亦低，易致白色血栓，血流淤滞，出现急性呼吸窘迫综合征或意识障碍；本病尚可侵袭小血管壁，使其损伤、破裂，常致脑出血。具体治疗措施为：

(1)条件许可时,行白细胞单采术,可迅速降低白细胞计数,缓解症状。

(2)补充液体,碱化尿液,可用碳酸氢钠1g,口服,4次/天;或用5％碳酸氢钠溶液250ml静脉滴注,1～2次/天。

(3)别嘌呤醇100mg,口服,3次/天。

(4)无细胞分离设备时可予羟基脲1.5g,口服,2次/天。白细胞数$<20\times10^9$/L者,可按常规白血病化疗方案治疗。

2.低增生性白血病的治疗　本组病变特点为病程进展较慢,一般无明显脏器浸润表现,血象常呈全血细胞减少,骨髓多部位穿刺均示增生低下,但原始细胞≥30％。本组病例多见于老年人。治疗原则为:

(1)加强支持治疗。

(2)应用预激方案化疗,如AAG方案,即阿克拉霉素(Acla)20mg,加入5％葡萄糖注射液500ml中静脉滴注,每日或隔日一次,连用4次,阿糖胞苷(Ara-C)12.5mg,皮下注射,1次/12小时,每日2次,连用14天,粒细胞集落刺激因子(G-CSF)300μg,每日1次,皮下注射,连用14天;或高三尖杉酯碱0.5～1mg加5％葡萄糖氯化钠注射液250～500ml中静脉滴注,1次/天,连用10天,阿糖胞苷和粒细胞集落刺激因子用法与剂量同AAG方案。

### (五)急性淋巴细胞白血病的药物治疗

1.诱导缓解方案

(1)DOLP方案:DNR(柔红霉素)30～40mg/m²,静脉注射,第1～3天;VCR(长春新碱)1.4mg/m²,静脉注射,第1、8、15、22天;L-ASP(左旋门冬酰胺酶)5000U/m²,静脉滴注,第16～25天,该药使用前需做皮试,阴性者方可应用;泼尼松(强的松)40～60mg,分次口服,第1～28天。第14、28天做骨穿,如未达缓解,可再加1次DNR及VCR2mg,静脉注射,第29、36天;泼尼松40～60mg,口服,第29～42天;L-ASP5000U/m²,静脉滴注,第29～35天。此方案限于50岁以下的ALL患者,否则DNR应予减量。

(2)DVP方案:如L-ASP过敏或缺货,可应用此方案,效果亦佳。DNR30～40mg/m²,静脉滴注,第1～3天;VCR2mg,静脉注射,第1天;泼尼松40～60mg/m²,口服,第1～7天。间歇10～14天再予化疗。

2.巩固与维持治疗　经诱导治疗获得完全缓解后,需再予巩固治疗,可应用原方案2～3个疗程,病人情况良好者,可加大方案中的剂量,或在原方案基础上加用二线药物如VP16100mg,静脉注射,第1～5天,亦可换用其他药物。同时,还应给予药物进行维持治疗,可用MTX(甲氨蝶呤)15mg,口服,2次/周,同时应用6-巯嘌呤(6-MP)50mg,口服,2～3次/天。此治疗持续1～2年后,间隔化疗时间可从1次/月,适当延长至1次/2～3个月。在此期间,如有合适供髓者,<45岁的患者可行骨髓移植(BMT)治疗。

### (六)难治性急淋(常规诱导缓解方案治疗无效者)或多次复发患者的治疗

可用以下化疗方案:①VP+Ara-C:VCR2mg,静脉注射,第1天;泼尼松40～60mg/m²,分次口服,第1～7天;Ara-C200～500mg/次,静脉滴注,第1～5天,注意骨髓抑制及口腔溃疡的防治,如有条件,在大剂量Ara-C应用后48小时再给予G-CSF300μg,皮下注射,1次/天,直至白细胞数$>10\times10^9$/L。②VP+MTX:VCR剂量同上,第1天用;泼尼松40～60mg/m²,分次口服,第 1~7 天;MTX1.0g,静脉滴注,维持 24 小时,液体量应保证 2500ml/天以上,使病人有充足尿量,MTX 结束 12 小时后,给予四氢叶酸 12mg/m² 进行拯救,静脉注射,每隔 6 小时用,连用 6 次,使用中注意肝功能受损情况,如有受损,可予保肝治疗。

### (七)中枢神经系统白血病的治疗

急性白血病病程中的任何阶段,特别是 ALL,其次是急性单核细胞白血病,均可能并发中枢神经系统白血病,其发生多以缓解期内 1 年左右。表现为脑神经损害及颅内压增高的症状与体征:脑脊液压力>196kPa(200mmH$_2$O);Pandy 试验阳性;蛋白质>400mg/L;脑脊液沉渣找到白血病细胞。治疗措施包括:

(1)甲氨蝶呤椎管注射,MTX15mg 与地塞米松 2~5mg,用 0.9%氯化钠注射液 3ml 稀释后椎管内缓慢推注,隔天 1 次,直至脑脊液完全正常后再继续用 3 次后停用;如为 ANLL,可将 MTX 换为 Ara-C50mg。

(2)头颅与脊髓照射治疗,共计 18~24Gy(1800~2400rad)。

(3)预防性鞘内注射治疗,MTX 或 Ara-C 及地塞米松用量同上,椎管注射,2 次/周,共计 5 次;化疗完成后再行头颅、脊髓照射,剂量为 18~24Gy(1800~2400rad)。

### (八)骨髓移植

目前主张,除儿童急淋白血病和 M3 型急非淋白血病因治疗效果较好外,所有其他类型急性白血病只要有 HLA 匹配的同胞供髓者.都可在第一次缓解期内进行异基因骨髓移植,患者年龄以 50 岁以内较为合适。但需注意,此项治疗所需费用昂贵,风险大,应用前,须由家属签署知情同意书。

### 【病情观察】

#### (一)观察内容

观察病人的症状、体征特点,重点观察化疗后病人的症状、体征是否缓解或减轻,如齿龈肿胀、皮肤结节或肿块可否消失;皮肤、粘膜出血是否减轻;如有中枢神经系统累及的,则观察治疗后病人的头痛、呕吐、抽搐等症状是否改善或消失;有肺部感染或有牙龈炎、肛周炎的,则应观察抗感染治疗后炎症是否控制;治疗中,应定期随访血象、骨髓象、血液生化、脑脊液等,以评估治疗疗效。同时,化疗过程中,应注意观察有无化疗药物的副作用,以便及时对症处理。

#### (二)动态诊疗

白血病一经诊断,病人均须住院治疗,并进一步行 FAB 分型,有条件时应行 MICM 分型,以选择合适的治疗方案。治疗中应观察病人的症状、体征是否缓解,定期复查血象、骨髓象,一般每疗程结束,均须复查骨髓象,以判断化疗方案是否有效;治疗效果不明显或无效的,可换用其他化疗方案;注意有无化疗药物本身的毒副作用,以便及时处理;证实有肺部感染或有牙龈炎、肛周脓肿等,则予强力抗生素,控制感染,并行粪、尿、血等细菌培养,以指导选用敏感抗生素;证实有中枢神经系统累及的,应予相应的治疗;如有条件,在第 1 次化疗取得缓解后,可行骨髓移植治疗;治疗后达完全缓解,可予以出院,出院前均应复查骨髓象和染色体、融合基因等,以了解病人的具体情况,并应告知病人须定期门诊随访、定期化疗,以巩固治疗疗效。

## 【临床经验】

### （一）诊断方面

近年来,以形态学为基础,结合免疫学、遗传学和分子生物学为一体的 MICM 分型方法已使诊断准确率达到 99％以上,因而,在有条件的情况下,诊断时应尽可能完善 MICM 分型诊断,为正确诊断提供依据。

### （二）治疗方面

1.联合化疗目前仍是除 $M_3$ 以外的急性白血病唯一的诱导缓解治疗手段,因此,一旦诊断明确,应尽可能早地给予足量化疗药物,力争一疗程即获完全缓解。

2.由于初治患者的体内免疫功能和正常造血功能尚处于轻微受损阶段,而且白血病细胞对化疗药物较敏感,骨髓化疗有望取得较好的疗效。大量的临床实践证明,化疗获得完全缓解的时间越短,则病人生存期越长、复发率越低。

3.鉴于白血病的整个治疗花费很大,临床上,经治医师应充分考虑病人的白血病类型以及病人的经济承受能力,选择适当的治疗方案。

4.骨髓移植近年来发展很快,已成为延长白血病患者生存期乃至临床治愈的重要方法,尤其是异基因干细胞移植的应用,越来越为临床所采用,值得重视。

### （三）医患沟通

诊断一旦确立,应即刻告知患者或其亲属急性白血病的性质、特点、常见诱因、国内外治疗现状、化疗的组成、疗程与疗效及利弊,如实告知病人病情的预后凶险,以便病人家属能理解。需行骨髓移植治疗的,应由患者亲属签署知情同意书。

### （四）病历记录

1.门急诊病历　记录病人就诊的主要症状、发病时间,有无乏力、贫血,有无皮肤、牙龈等出血症状,详细记录病人就诊的主要症状,发病时间,是初治还是复治,如已在外院治疗过,应记录用过何种化疗方案,使用多久,疗效如何,有无特殊服药史和职业史,家族中有无类似病例。体检记录有无贫血、出血、感染、浸润的体征。辅助检查记录血象、骨髓象、血生化、免疫分型、染色体核型等检查结果。

2.住院病历　详尽记录病人门急诊或外院的诊治经过。病程记录主要应能反映病人治疗后的病情变化、治疗效果。如有病情恶化或需行特殊治疗(如骨髓移植治疗的),均应记录与病人家属的谈话过程。

# 二、慢性白血病

慢性白血病的细胞分化停滞在较晚阶段,多为较成熟幼稚细胞和成熟细胞,病情发展慢,自然病程可为数年,其中常见的是慢性粒细胞白血病(CML)和慢性淋巴细胞白血病(CLL)。

## 慢性粒细胞白血病(CML)

本病简称慢粒,为造血系统恶性克隆性增生性疾病,90％以上患者存在 t(9;22)染色体核型异常,此即为 Ph 标记染色体,少数患者呈 Ph 染色体阴性,此类患者病程短、预后差。临床过程可分为慢性期、加速期及急变期。

## 【诊断步骤】

### (一)病史采集

1.现病史　询问患者有无怕热、消瘦、盗汗及心慌等代谢增强的症状,有无发热,有无骨痛,有无头昏、乏力,面色苍白等贫血的症状,有无出血的表现,注意有无腹痛、腹胀,以及脾大引起的压迫症状、程度和时间。

2.过去史　有无原发性血小板增多症、真性红细胞增多症及其他恶性肿瘤病史,是否曾接受过放射性同位素和抗肿瘤药物治疗,是否曾使用过氯霉素、保泰松等药物,是否曾接触过电离辐射。

3.个人史　了解是否有长期接触含苯化合物的职业史。

4.家族史　患者家族成员中有无恶性肿瘤及白血病病史,是否有先天愚型史,如有,则病人易患本病。

### (二)体格检查

1.巨脾为最突出的体征,脾肿大可平脐,质地坚实,无压痛,至晚期甚至可达盆腔。

2.约80%患者有肝肿大。

3.部分病人可有胸骨压痛。

4.至加速及急变期贫血渐重,可伴出血体征,如皮肤淤点、淤斑及鼻出血、牙龈出血、月经过多等,严重者有内脏出血的表现。

### (三)辅助检查

1.血常规　起病时几乎所有病人的白细胞数都明显增高,极少数患者白细胞数可在正常范围,但无白细胞减少者,白细胞数一般在 $30 \times 10^9/L$,最高可达 $500 \sim 1000 \times 10^9/L$,分类中可见各阶段粒细胞,但以中、晚幼粒细胞为主,嗜酸与嗜碱粒细胞增加,早期红细胞和血小板数正常或稍增高,晚期可明显减少。

2.骨髓象　可见有核细胞增生明显至极度活跃,增生的细胞主要为各阶段白血病性幼稚细胞,以中、晚幼粒细胞为主,原始粒细胞比例不超过10%,嗜酸与嗜碱粒细胞增加,红系细胞相对减少,巨核系细胞正常或增多,晚期减少。

3.染色体核型分析　90%以上慢性期患者存在 t(9;22)(q34;qll),加速期与急变期除 Ph 染色体外,尚可见其他染色体畸变,如+8、额外的 Ph 染色体。

4.融合基因　存在 Ph 克隆或 Ph 克隆阴性的患者,一般都可通过 RT-PCR 技术检测到 Bcr/Abl 融合基因的转录本。

5.中性粒细胞碱性磷酸酶(NAP)活性测定　慢性期 NAP 积分减低或阴性,急变期或类白血病反应增高。

### (四)诊断要点

1.起病隐匿,有乏力、厌食或食后饱胀等症状,伴有巨脾的症状与体征。

2.外周血白细胞数明显增多,分类见各期幼稚细胞,原始细胞低于10%,嗜酸与嗜碱粒细胞增多。NAP 阴性或积分明显减低。

3.Ph 染色体阳性和(或)Bcr/Abl 基因阳性。

4.确诊慢粒后,需进一步明确是慢性期、加速期或是急变期。慢性期主要表现为乏力、低热、盗汗、脾肿大等;加速期主要表现为进行性贫血和继发性痛风性骨关节痛,可伴有出血。骨髓原粒＋早幼粒大于 10％,但小于 20％;急变期病人,加速期的症状、体征急剧加重,出现类似急性白血病的临床表现。骨髓原始＋早幼细胞大于 20％。根据细胞形态变化,可有急粒变、急淋变、急单变、红白变等。急变期对联合化疗反应差。

### (五)鉴别诊断

1.骨髓纤维化　　骨髓多呈干抽,外周血白细胞计数＜$50 \times 10^9$/L,Ph 染色体阴性、NAP 积分多增高。

2.类白血病反应　　有原发病症状和体征,多无巨脾,Ph 染色体阴性,外周血白细胞多可见中毒颗粒,NAP 积分升高。

3.真性红细胞增多症　　红细胞增多,很少出现巨脾,Ph 染色体阴性,NAP 积分多升高。JAK2V617F 基因突变检测可呈阳性。

4.原发性血小板增多症　　以血小板增多为主,很少有巨脾,NAP 积分可升高,Ph 染色体阴性。骨髓培养有 CFU-Meg 自发生长。$JAK_2$V617F 基因突变检测可呈阳性。

【治疗方案】

### (一)一般治疗

注意休息,加强营养,预防感冒。如为慢粒急变期,则按急性白血病的化疗方法治疗。

### (二)药物治疗

可用羟基脲(Hu)1g,口服,2～3 次/天,至白细胞降至 $20 \times 10^9$/L 以下时逐渐减低剂量,白细胞＜$3 \times 10^9$/L 后停药。因羟基脲毒性低,且 CML 患者中位生存期亦长,目前主张将羟基脲作为首选治疗。也可用马利兰,2mg,口服,2～3 次/天,白细胞＜$25 \times 10^9$/L 时可减至 2mg,口服,1 次/天,白细胞＜$5 \times 10^9$/L 时停药;或用格列卫(甲磺酸伊马替尼),本药为酪氨酸激酶抑制剂,为分子靶向药物,通过与 ATP 竞争性结合 Bcr/Abl 靶蛋白,而抑制其酪氨酸激酶活性与 JAK/STAT 信号传导途径,最终达到抑制慢粒白血病细胞生长的目的。该药对慢性期慢粒白血病的完全缓解率达 95％,染色体完全转阴率超过 60％。具体用法为格列卫 400mg,晨顿服,1 次/天,持续应用;按照 2011 年我国专家共识,格列卫已被列为慢粒白血病患者的一线治疗药物。对于高白细胞患者,应给予别嘌呤醇 0.1g,3 次/天,口服;碳酸氢钠片 0.5g,3 次/天,口服。干扰素 α 300 万～500 万 U,皮下注射,1 次/天,可使部分慢粒白血病患者的 Ph 阳性克隆率下降甚至完全消失,从而达到推迟急变、延长存活期的目的。此治疗药物适用于格列卫耐药或不耐受且不能进行异基因造血干细胞移植的患者。格列卫耐药或不耐受者还可选用二代酪氨酸激酶抑制剂尼洛替尼(40mg,一天 2 次)或达莎替尼(50mg,一天 2 次),口服治疗,效果令人满意。

### (三)异基因骨髓移植

适用于格列卫耐药或不耐受或病情进入终末期的 45 岁以下慢粒白血病患者。其 3～5 年的无病存活率为 60％,部分病人可望治愈。

### 【病情观察】

#### (一)观察内容

诊断不明确者,应根据病人的症状、体征行血常规、骨髓检查,以尽快明确诊断。诊断明确者,可予以相应的化疗,治疗中,重点观察病人的症状是否改善,脾肿大是否缩小,血象、骨髓象是否恢复,是否达到完全缓解,评估治疗疗效;注意观察有无骨髓抑制、胃肠道副反应等,以便及时调整治疗用药及用药剂量。

#### (二)动态诊疗

诊断明确者,则根据病人的具体情况,予以药物治疗,注意监测、随访治疗效果,以便根据治疗反应,及时调整有关治疗;慢粒白血病初始可住院治疗,待病情控制后,带药回家治疗,定期门诊复查。治疗期间,应每周至少检查血常规和白细胞分类 1 次、每 1~2 个月复查骨髓 1 次、每 3 个月复查染色体和 Bcr/Abl 融合基因 1 次。无论病人是否完全缓解,均需长期随访。如为加速期或为急变期,则应加强相关的治疗,并按急性白血病的治疗方案进行治疗。

### 【临床经验】

#### (一)诊断方面

1.根据患者有巨脾、白细胞数增高、白细胞分类中见各期幼稚细胞等特点,典型慢粒白血病诊断不难。随着细胞遗传学和分子生物学的发展,人们发现过去的 Ph 阴性慢粒白血病,经 RT-PCR 技术均可出现 Bcr/Abl 融合基因表达,因而在有条件的情况下,诊断慢粒白血病时,应尽可能在做骨髓涂片检查的同时进行染色体和融合基因分析,以完善其诊断。

2.近年来,染色体荧光原位杂交(FISH)技术和实时 PCR 技术已被逐渐应用于慢粒白血病的诊断、判断疗效和预测预后以及检测微小残留病。

#### (二)治疗方面

1.慢粒白血病尽管病程较长,但几乎所有病例在经过慢性期以后,均不可避免地进入终末期,此时治疗难度大、疗效差,因而慢粒白血病总的预后不良,为了尽可能延长患者的生存期,本病一经确诊,可根据患者的年龄、家庭经济状况为患者选择合适的治疗方法,对年轻而经济状况佳且有合适供者的病人,可行干细胞移植术或予格列卫单用或格列卫联合亚砷酸治疗。

2.慢粒白血病诊疗是一长期过程,应告知病人与亲属,病人需定期门诊随访,定期化验,根据血常规等检查结果调整治疗方法或药物剂量,不可随意增减或更换药物。

#### (三)医患沟通

诊断确立者,经治医师应如实告知患者或其亲属有关慢粒白血病的性质、特点、常见诱因、国内外治疗现状、疗程与疗效及利弊,如实告知病人的预后,以便病人及家属能理解、支持。治疗中,涉及本病的病情变化,尤其出现加速期、急变期等,往往预后差,应注意与家属的沟通,以使其能理解病情的发展,做好心理准备。经治的医护人员要竭尽全力帮助病人,以缓解病人症状,提高生活质量。

#### (四)病历记录

1.门急诊病历　记录病人贫血的发生、发展过程,有无乏力、盗汗、出血及骨关节痛等伴随症状。以往有无诊疗,记录所用的药物及疗效如何。记录有无腹胀、腹痛,有无皮肤粘膜等出血,有无淋巴结肿大,有无肝、脾肿大,注意详尽记录其肿大程度、质地如何,以及有无胸骨压痛、贫血、出血的体征。辅助检查记录其血常规和白细胞分类及骨髓涂片结果,门诊有条件时应进行染色体和融合基因检查并记录结果。

2.住院病历 详尽记录病人以往的诊疗经过。记录本病的诊断依据、鉴别诊断要点、诊疗计划等。详尽记录病人治疗后的病情变化、上级医师的查房意见。记录治疗中复查的检查结果。如需行骨髓移植,应记录病人或亲属签署的知情同意书。

## 慢性淋巴细胞白血病(CLL)

慢性淋巴细胞白血病为近似成熟的小淋巴细胞呈克隆性增生,侵犯淋巴结和其他淋巴组织及骨髓,致血中出现淋巴细胞增多,常伴有免疫调节障碍,免疫球蛋白生成异常,临床上可有贫血、粒细胞缺乏、血小板减少、淋巴结肿大、肝脾肿大等;免疫功能受损可引起自身免疫性溶血性贫血。

【诊断步骤】

(一)病史采集

1.现病史 询问患者起病的快慢,有无乏力困倦、食欲不佳,有无低热、盗汗、消瘦,有无贫血与出血症状,有无继发感染,如有,则应询问感染的症状、部位及时间。尤其应询问有无淋巴结肿大的症状,如有,应了解淋巴结肿大的部位和出现时间,有无疼痛,移动度如何。

2.过去史 询问有无特殊服药史,是否有其他恶性肿瘤病史及皮肤增厚结节和红皮病史,是否有反复感染病史。

3.个人史 了解是否有长期接触含苯化合物的职业史。

4.家族史 了解有无家族遗传倾向。

(二)体格检查

1.最突出的体征为颈部、腋下和腹股沟等浅表部位可触及坚实无压痛、活动性好的肿大淋巴结,深部淋巴结肿大偶可压迫局部脏器而引起各种不同的症状,如纵隔淋巴结肿大可引起气管阻塞或上腔静脉综合征,肠系膜淋巴结肿大可引起肠梗阻,肝门处淋巴结肿大可引起阻塞性黄疸,腹膜后淋巴结肿大可引起腰背痛等。

2.大多数患者有轻至中等度脾脏肿大。

3.少数可见巩膜黄染等溶血现象。

4.约50%的病人有特异性皮肤损害(如结节、红皮病等),以及非特异性皮肤损害(如瘙痒、荨麻疹、丘疹等)。

5.常见口腔、呼吸道、胃肠道和皮肤软组织感染灶。

6.晚期病人有眼睑结膜及手掌面苍白,皮肤粘膜紫癜、鼻出血、牙龈出血、呕血和(或)黑便等。

(三)辅助检查

1.血常规 大多数病人白细胞数在$50 \times 10^9 / L$左右,白细胞分类可见淋巴细胞占$80\% \sim 90\%$之间,淋巴细胞绝对数常在$(10 \sim 15) \times 10^9 / L$,淋巴细胞形态大多数与正常类似,少数为幼淋和原淋细胞,病程后期红细胞数以及血小板数可明显减少。

2.骨髓象　多数病例可见有核细胞增生明显至极度活跃,增生的细胞主要为小淋巴细胞,可占 50%～90%,原淋及幼淋细胞比例少于 10%,NAP 积分正常或稍高,糖原染色(PAS)反应高于正常。

3.免疫分型　淋巴细胞具有单克隆性。B 细胞者,轻链仅有 $\kappa$ 或 $\lambda$ 链中的一种,$CD_5$、$CD_{19}$ 和 $CD_{20}$ 阳性,$CD_{10}$ 和 $CD_{22}$ 阴性,Slg 弱阳性;T 细胞者,$CD_2$、$CD_3$、$CD_8$(或 $CD_4$)阳性,$CD_5$ 阴性。20% 的患者 Coomb's 试验阳性,但仅 8% 出现明显溶血。

4.染色体核型分析　约半数患者伴有染色体核型改变,B 细胞者以+12、14q+多见,T 细胞者以 inv(14)等多见。

### (四)诊断要点

1.老年人＞50 岁,除外其他引起淋巴细胞增高的原因,淋巴细胞绝对值持续＞$5×10^9$/L,骨髓中亦示淋巴细胞明显增高。

2.有疲乏、体力下降、低热、贫血等临床表现和淋巴结、肝脾肿大等体征。

3.血中 $\gamma$ 球蛋白减低,贫血、网织红细胞高时可能合并有 AIHA,粒细胞常示明显减少。

4.外周血白细胞＞$10×10^9$/L,淋巴细胞比例≥50%,其中小淋巴细胞占 80%～90%,见幼稚淋巴细胞或不典型淋巴细胞。骨髓中小淋巴细胞增生活跃,占 50%～90%。原幼淋细胞＜10%。

5.免疫分型提示细胞具有单克隆性,免疫学表面标志大多为 B 系异常。

6.慢淋确诊后,尚需进一步临床分期,一般按照 Rai 分期标准——0 期:仅表现淋巴细胞增多(低危);Ⅰ 期:淋巴细胞增多+淋巴结肿大(低危);Ⅱ 期:淋巴细胞增多伴肝(或)和脾肿大(中危);Ⅲ 期:淋巴细胞增多伴贫血(Hb＜110g/L)(高危);Ⅳ 期:淋巴细胞增多伴血小板减少(Plt＜$100×10^9$/L)(高危)。

### (五)鉴别诊断

1.滤泡性 NHL 伴白血病期　本型淋巴瘤表面 Ig 荧光很强,CLL 的 B 细胞荧光强度弱;前者鼠细胞玫瑰花结阴性,而 CLL 阳性;前者 $CD_{10}$ 阳性,CLL$CD_{10}$ 阴性。

2.幼淋巴细胞白血病　脾大明显,淋巴结肿大不显著,白细胞计数可＞$100×10^9$/L,以具有大核仁的幼淋巴细胞为主。

3.淋巴结结核　可有肺结核病史,有结核的中毒症状,淋巴结肿大并彼此融合,与周围组织粘连,并易软化溃破,病理活检可予以证实。

4.感染引起淋巴细胞增多　为暂时性,感染控制后,淋巴细胞比例可恢复正常。

5.淋巴瘤　淋巴结肿大不对称,活动度差,晚期可相互粘连,病理检查可确定诊断。

### 【治疗方案】

#### (一)一般治疗

单纯淋巴细胞轻度增多可暂不治疗。淋巴结肿大三组以上者或合并贫血、血小板减少者应予治疗。

#### (二)药物治疗

可用苯丁酸氮芥 2mg,2～3 次/天,口服,如白细胞数下降,剂量应予相应减少。苯丁酸氮芥治疗无效者,可试用环磷酰胺 50mg,2～3 次/天,口服;在有贫血、血小板减少特别是伴有 AIHA 时,可予泼尼松每天 1mg/kg,口服,见效后可间断使用,多与苯丁酸氮芥并用。

Ⅱ期以上者,可用 COP 或 CHOP 方案化疗:

1.COP 方案　环磷酰胺(CTX)400～800mg/m² 加入 0.9％氯化钠注射液 500ml 中静脉滴注,第 1 天;长春新碱(VCR)1～2mg 加入 0.9％氯化钠注射液 40ml,静脉注射,第 1 天;泼尼松 40～100mg/天,分 2 次口服,第 1～5 天。

2.CHOP 方案　CTX400～800mg/m² 加入 0.9％氯化钠注射液 500ml 中静脉滴注,第 1 天;多柔比星(ADM)30～50mg/m² 加入 0.9％氯化钠注射液 40ml,静脉注射,第 1 天;长春新碱(VCR)1～2mg 加入 0.9％氯化钠注射液 40ml,静脉注射,第 1 天;泼尼松 100mg/天,分次口服,第 1～5 天。间歇 14～21 天开始下一疗程。亦可用核苷类似物氟达拉滨(福达华)50mg 加入 0.9％氯化钠注射液 250ml 中静脉滴注,1 次/天,共 5 天为一疗程,每月一疗程,毒副反应主要为骨髓抑制。氟达拉滨是目前治疗 CLL 最有效的单剂药物。氟达拉滨与环磷酰胺组成的 FC 方案或再增加抗 CD₂₀ 单抗美罗华组成的 FCR 方案疗效更为显著。亦可换用 2-氯脱氧腺苷(2-cdA),此为一种新的嘌呤类似物,可按每天 0.05～0.2mg/kg 加入 0.9％氯化钠注射液 500ml 中静脉滴注 24 小时,疗程为 5 天,1 次/月,可用 1～4 个疗程,CLL 反应率为 55％～67％,毒副反应主要是骨髓抑制。亦可换用 2-脱氧助间霉素),此药为腺苷脱氨酶抑制剂,可按 4mg/m²,静脉注射,1 次/周,2～3 次后可改为 1 次/2 周,肾功能不良者慎用。

### (三)其他治疗

淋巴细胞明显增多时,可行白细胞单采治疗。淋巴结肿大伴肝、脾肿大者出现局部明显压迫梗阻者可予局部放疗。对伴有感染及低丙球血症患者,可用丙种球蛋白每天 50～200mg/kg,静脉滴注,5 天为 1 疗程。经济条件许可的,可用干扰素 α300 万 U,隔天 1 次,皮下注射,持续半年以上。

### 【病情观察】

#### (一)观察内容

诊断不明确者,可根据病人的具体临床表现,行血象、骨髓等检查,以明确诊断。诊断明确者,可根据病人的具体征象,尤其是慢淋的临床分期,给予化疗。治疗过程中,重点是观察治疗效果,临床症状是否改善,血象、骨髓象是否恢复,有无感染等并发症,以便及时治疗。

#### (二)动态诊疗

诊断确立后,即可根据病人的临床表现、病期,给予治疗,0 期病人可不予治疗;Ⅰ期以上的均需治疗,主要是化学治疗,如有明显纵隔淋巴结肿大发生压迫症状或有巨脾者,可考虑采用局部或纵隔、脾区放射治疗。治疗期间,应每周检查血常规和白细胞分类一次,每 1～2 个月复查骨髓一次,有染色体及免疫分型异常者,还要定期复查染色体及免疫分型。慢淋白血病起病初期可住院治疗,待病情控制后,可带药回家治疗,定期门诊复查。

### 【临床经验】

#### (一)诊断方面

根据老年人发病、有肝脾淋巴结肿大、白细胞数增高、白细胞分类中以"成熟"小淋巴细胞增多为主等特点,典型的慢淋白血病诊断不难,但应注意与淋巴瘤和幼淋巴细胞白血病进行鉴别。在诊断慢淋白血病时,应尽可能在做骨髓涂片检查的同时,进行免疫分型和染色体分析以完善其诊断。

### (二)治疗方面

1.CLL 患者一般都为老年发病,同时本病尽管白细胞计数增加,但大多为淋巴细胞,而且本病对自身免疫功能有严重的影响,故 CLL 患者经常容易发生反复严重的感染,因而,化疗时不主张将白细胞总数降得过低,以免产生难以拯救的感染而危及患者的生命。

2.干扰素 α 可通过多种免疫调节机制对 CLL 克隆产生一定的抑制效应,建议将干扰素 α 与化疗联合应用,可能会取得更佳的疗效。

### (三)医患沟通

诊断一旦确立,应即刻告知患者或其亲属有关本病的性质、特点、常见诱因、国内外治疗现状、化疗的组成、疗程与疗效及利弊,应如实告知病人病情的预后特点,如一般病程为 3～4 年,主要死亡原因为骨髓抑制导致的严重贫血、出血和感染等。

### (四)病历记录

1.门急诊病历　记录病人发病年龄,记录淋巴结肿大的症状、部位、时间,有无疼痛,移动度如何,有无食欲减退、贫血、消瘦、低热等症状,有无出血、感染的症状,体检记录淋巴结、肝脾肿大的体征,及贫血、出血、感染的体征。辅助检查记录血常规、骨髓、免疫分型和染色体等检查结果。

2.住院病历　详尽记录病人门急诊或外院的诊疗经过。记录本病的诊断依据、鉴别诊断要点。病程记录应全面反映治疗后的病情变化、治疗效果。如需使用昂贵药物,应记录病人是否知情同意。

(刘　楠)

# 第四节　淋巴瘤

淋巴系统是由淋巴管道、淋巴器官和散在的淋巴组织共同组成的,它是人体循环系统的一部分。淋巴系统是人体免疫系统的重要组成部分,更是特异性免疫的主体,这包括体液免疫和细胞免疫两种。淋巴器官是以淋巴组织为主构成的器官,按发生和功能分为两类:中枢淋巴器官包括胸腺和骨髓;外周淋巴器官包括淋巴结、脾脏和扁桃体。

淋巴瘤常称恶性淋巴瘤,是原发于淋巴结和或结外淋巴组织的恶性肿瘤,有淋巴细胞和或组织细胞的大量增生,恶性程度不一。由于迄今为止未发现有淋巴系统的良性肿瘤,所以可以省去恶性,称为淋巴瘤。淋巴瘤包括霍奇金病和非霍奇金淋巴瘤(NHL)。霍奇金病和非霍奇金淋巴瘤均发生于淋巴组织,但病理和临床表现各异,预后不同。

### 【病因】

恶性淋巴瘤的病因至今尚未完全清楚。但是经过多年的研究发现了一些相关因素。就整体而言,发病因素是多样的,就个体而言,可能某个发病因素是主要的。

1.物理病因(辐射)　淋巴瘤的发病率不仅与吸收辐射的剂量有关,还与受辐射时的年龄有关,25岁以下受辐射的人群,淋巴瘤的发病率比其他人群高。医用辐射对人类肿瘤的发病影响越来越受到重视,尤其是大剂量辐射对人类淋巴瘤的发生有促进作用。放射线会破坏细胞的DNA链,导致细胞畸变,甚至癌变。

2.化学病因　化学致癌物的种类中的烷化剂、多环芳烃类化合物、芳香胺类化合物与恶性淋巴瘤的发病有一定的联系。化学药物引起恶性淋巴瘤的发生也不很少见,如环磷酰胺、丙卡巴肼、美法仑引起恶性淋巴瘤均有报道。在农业生产中,随着农药及化肥的应用,在农村人口中恶性淋巴瘤的发病率和病死率不断地增加。

3.免疫因素　恶性淋巴瘤是免疫系统恶性肿瘤,免疫缺陷是恶性淋巴瘤的重要原因之一。正常情况下,人体的免疫系统具有免疫监视功能,对体内发生突变或癌变的细胞能起到清除的作用。免疫缺陷病人容易发生机会感染,特别是病毒感染。器官移植病人长期使用免疫抑制药后,恶性淋巴瘤的发病率明显高于正常人群。获得性和遗传性免疫缺陷综合征的病人,恶性淋巴瘤的发病率也较高,如艾滋病等。另外,患有免疫功能紊乱的结缔组织疾病患者,恶性淋巴瘤的发病率也较高,例如系统性红斑狼疮、类风湿性关节炎、干燥综合征等。

4.遗传因素　遗传因素与恶性淋巴瘤的病因相关有许多方面的报道,有时可见明显的家族聚集性,如兄弟姐妹可先后或同时患恶性淋巴瘤。

5.病毒病因　病毒是肿瘤病因学研究的一个重要方向。就目前研究的状况来看,与恶性淋巴瘤关系比较密切的病毒有EB病毒、人类嗜T淋巴细胞病毒、人类嗜B淋巴细胞病毒,人类免疫缺陷病毒等。用PCR方法发现30%~50%的霍奇金淋巴瘤病人的瘤细胞中含有EBV的DNA片段。

【早期临床表现】

由于淋巴瘤细胞侵犯部位及范围不同,临床表现很不一致。原发部位既可在淋巴结内,也可在淋巴结外的淋巴组织。但总的来说,有以下三方面的表现:

1.局部表现

(1)淋巴结肿大:淋巴结是淋巴瘤最常累及的部位,包括浅表和深部淋巴结。霍奇金病和有90%病人以体表淋巴结肿大为首发症状,其中60%~70%发生于锁骨上、颈部淋巴结,腋窝和腹股沟淋巴结占30%~40%。非霍奇金淋巴瘤50%~70%的病人以体表淋巴结肿大为首发症状,40%~50%原发于结外淋巴组织或器官。

体表淋巴结肿大特点:为无痛性,表面光滑,中等硬度,质地坚韧,均匀,丰满,彼此不粘连,多可推动。肿大淋巴结早期可以从黄豆大到枣大,孤立或散在发生于颈部、腋下、腹股沟等部位。

淋巴结肿大的速度特点:霍奇金病和低度恶性非霍奇金淋巴瘤的肿大淋巴结增大速度缓慢,常在确诊前数月至数年已有淋巴结肿大的病史,高度恶性淋巴瘤之肿大淋巴结增大速度迅速,往往在短时间内肿物明显增大。恶性淋巴瘤之肿大淋巴结在一定时间内增大速度缓慢,在某些时间又相对比较稳定,有时经抗感染、抗结核治疗后,肿大淋巴结可一度有所缩小,以后再度增大。极罕见可有肿大淋巴结自然消退。少数病人肿大淋巴结在饮酒后出现疼痛。颈部、颏下、滑车上、腋窝淋巴结肿大应考虑恶性淋巴瘤的可能。

(2)淋巴结肿大引起局部压迫症状：主要是指深部淋巴结,深部淋巴结以纵隔、腹主动脉旁为多见。①纵隔淋巴结是恶性淋巴瘤的好发部位,多见于霍奇金病和非霍奇金淋巴瘤中的淋巴母细胞型淋巴瘤。常见前中纵隔淋巴结肿大导致临床症状。纵隔病变最初发生于前中纵隔、气管旁及气管支气管淋巴结。受累淋巴结可以是单个淋巴结肿大;也可以为多个淋巴结肿大融合成块。侵犯一侧或双侧纵隔,以后者比较多见。多数患者在初期常无明显症状,主要表现为胸部 X 线片上出现纵隔增宽,外形呈波浪状,随着病变的发展,肿瘤增大到一定程度可压迫气管、肺、食管、上腔静脉出现干咳、气短、吞咽困难、头面、颈部、上胸部浅静脉怒张等症状。10%～20%的霍奇金病在诊断时可有肺或胸膜受累,往往是由于肺门、纵隔淋巴结病变直接侵犯所致;②恶性淋巴瘤累及腹主动脉旁淋巴结时,肿大淋巴结可相互融合成块,腹部可扪及肿块或伴疼痛。腹膜后淋巴结肿大的非霍奇金淋巴瘤,易有发热症状,有时受累淋巴结很少,仅腹部探查时可见,提示恶性程度高,预后不良。

2.全身症状　恶性淋巴瘤的全身症状常见的有发热、盗汗、体重减轻及乏力等。约10%霍奇金病以全身症状为首发临床表现。

(1)发热:热型多不规则,多在 38～39℃ 之间,部分病人可呈持续高热,也可间歇低热,少数有周期热。

(2)消瘦:多数病人有体重减轻的表现,在 6 个月内减少原体重的 10% 以上。

(3)盗汗:夜间或入睡后出汗。

全身非特异性病变:恶性淋巴瘤可伴有一系列的皮肤、神经系统非特异性表现。皮肤病变可表现为糙皮病样丘疹、色素沉着、鱼鳞癣、剥脱性皮炎、带状疱疹、荨麻疹、结节性红斑、皮肌炎等,发生率 13%～53%。神经系统病变可表现为运动性周围神经病变,多发性肌病,进行性多灶性脑白质病,亚急性坏死性脊髓病等。

3.结外病变淋巴瘤　可侵犯全身各组织器官。如肝脾浸润引起肝脾肿大;胃肠道浸润引起腹痛、腹胀、肠梗阻和出血;肺和胸膜浸润引起咳嗽、胸腔积液;骨骼浸润引起骨痛、病理性骨折;皮肤浸润引起皮肤瘙痒、皮下结节;扁桃体和口、鼻、咽部浸润引起吞咽困难、鼻塞、鼻出血;神经系统浸润引起脊髓压迫、颅神经病变等。患者一旦有上述症状和体征,就应到医院进行检查以便明确是否患了淋巴瘤。

【早期诊断】

1.详细询问病史　包括上述典型临床表现、淋巴结肿大出现的时间与以后的增大速度、有无全身症状,如发热、盗汗、皮肤瘙痒、消瘦等,非霍奇金淋巴瘤应询问有无消化道症状等。

2.体征

(1)全身浅表淋巴结是否肿大,皮肤及附件有否侵犯,应注意咽淋巴环、乳腺、睾丸等有否侵犯。

(2)其他静脉或淋巴回流受阻,气管受压,上腔静脉综合征等。

3.辅助检查　恶性淋巴瘤的诊断包括两个方面:一是肯定淋巴瘤的类型,即肯定诊断;二是确定病变累及的部位及范围,即临床分期。诊断恶性淋巴瘤最关键的检查是取肿大的淋巴结或肿瘤组织进行病理形态学检查,该检查可确定是不是恶性淋巴瘤,若是则可确定是霍奇金病还是非霍奇金淋巴瘤。确立诊断后,应进一步根据临床资料及各项检查结果明确病变累及部位及范围,及估计临床分期,便于指导治疗和判断预后。

(1)淋巴瘤的影像学检查:包括普通 X 线检查(正侧位胸片、胃肠道造影等)、CT 检查(头颈部、胸腹部 CT 等)、腹部盆腔和浅表淋巴结 B 超检查等,必要时检查 MRI、淋巴管造影或 PET 等。①X 线检查,主要目的是观察肺门,纵隔,气管隆嵴下以及内乳淋巴结,同时观察肺门内有无受侵。前上纵隔及肺门淋巴结的明显肿大常提示恶性淋巴瘤,但要除外结核,真菌感染或其他肿瘤。疑有盆腔或腹膜后,主动脉旁淋巴结肿大者,可做下肢淋巴造影检查:恶性淋巴瘤表现为淋巴结肿大伴造影泡沫样分布或斑点状凝聚,中心充盈缺损以及淋巴管堵塞征象;②CT 检查,CT 扫描能发现下腹淋巴结造影所不能发现的淋巴组织,如肠系膜胰周、肝门、腹主动脉等处的淋巴结。但 CT 扫描也有局限性,首先它只能判断淋巴结大小,有无病变,不能观察内部结构,以明确病变性质。因此常将一部分反应性增生也误诊阳性,而对于外形及大小尚正常,但已有肿瘤浸润的淋巴结病则无法发现。其次盆腔淋巴结的 CT 显示,不如下肢淋巴结造影明确。至于胸部 CT,有对纵隔病变以及气管旁,肺门和主肺动脉窗等淋巴性肿大的诊断有一定帮助;③MRI 检查,与 CT 相似,MRI 软组织的对比度较好,可显示血管结构,并能作多方面体层扫描。有颅内或脊髓侵犯,有条件时应做 MRI 检查,但早期常常难以发现,有时病人已经有明显颅内压增高症状,但无论是 CT 或 MRI 均不能发现肿瘤病灶;④PET 检查,PET 在受累病灶的定性和定位方面均可发挥独到作用,特别是对隐蔽病变、易混淆病变、骨髓侵犯、肝脾脑等部位的弥散性病变的诊断和鉴别诊断可能发挥重要作用,值得探索。但是 PET 的器官解剖解析度较差,在这方面不如 CT 或 MRI。因此,有人研究将 PET 和 CT 或 MRI 融合成一个图像,各取其长,从而获得肿瘤定性定位的最佳图像,在这方面已经取得了明显进展。

(2)淋巴瘤的病理学检查:①淋巴结穿刺和活检。恶性淋巴瘤临床表现千变万化,须通过病理检查以明确诊断。病理检查的目的有:a.从细胞形态和组织病理特征确认恶性淋巴瘤及其病理亚型。b.免疫学检查明确恶性淋巴瘤细胞的来源(T 细胞或 B 细胞)。淋巴结穿刺涂片检查,方法简便易行,无需特殊设备,出血感染机会少,病人痛苦少。但穿刺涂片取得标本局限性大,对诊断的可靠性带来一定的困难。淋巴结活检可以进一步明确淋巴瘤的各种亚型,是肯定诊断必不可少的检查方法,故临床上只要有条件应以淋巴结活检为首选。一般应选择下颈部或腋部的淋巴结,因颌下及腹股沟部淋巴结常有慢性炎症,影响诊断的准确性。②骨髓穿刺和活检。霍奇金病有广泛病变或有全身症状时易有骨髓侵犯,血清碱性磷酸酶升高常提示骨髓侵犯。非霍奇金淋巴瘤中,骨髓侵犯的发生率与病理亚型有关,淋巴细胞淋巴瘤骨髓侵犯发生率可高达 40%～90%,而弥漫型组织细胞淋巴瘤的发生率仅为 5%～15%。由于骨髓检查的临床重要性及转移的局灶性,往往需作 1 次以上的穿刺和(或)活检。对作 2 次以上骨髓阳性,第 2 次活检可增加 5%～10%的阳性率,骨髓活检将使 1/4 病人的分期修正为Ⅳ期,此主要见于病理为滤泡型淋巴分化不良性及弥漫型淋巴细胞分化良好的Ⅲ期病人。骨髓侵犯的病人仅 37%有血象异常,非霍奇金淋巴瘤 15%的外周血有恶性细胞,主要见于分化不良的淋巴细胞淋巴瘤,骨髓活检检查可了解骨髓组织病理学全貌,以补充骨髓穿刺检查中的不足。

(3)胃、脾脏及肝脏检查。分期性剖腹探查术包括:①肝边缘作楔形切取活检及肝脏深部作针吸活检。肝活检。非霍奇金淋巴瘤的肝侵犯比霍奇金病多见。非霍奇金淋巴瘤中,小淋巴细胞及小裂细胞比大裂细胞易有肝侵犯。经皮肝穿刺可发现 20%左右病人有肝侵犯,肝穿阴性再作腹腔镜检查可增加10％的阳性率。腹腔镜能在直视下作多次针吸活检。此外腹腔镜也能看到胃、肠系膜、脾及脾门的病变，并发症比剖腹探查术低，对肝侵犯的诊断率不亚于剖腹探术。②骨髓活检。③脾切除术（包括脾门淋巴结）并了解脾脏受累情况以及主动脉旁、腹腔动脉、脾门及髂窝可疑淋巴结的活检。剖腹探查术有助于全面了解病变范围，使分期更为正确，以便制订合理的治疗计划。近年来由于B超、CT的广泛应用，仅在探查结果会改变治疗计划时才作剖腹探查。

（4）淋巴瘤的实验室检查：①血常规检查可了解外周血红细胞、白细胞和血小板及淋巴细胞计数情况，霍奇金病白细胞多数正常，少数轻度或明显增多，伴中性粒细胞增多，约1/5病例有嗜酸粒细胞增多，非霍奇金淋巴瘤就诊时白细胞数多于正常，伴有相对或绝对性的淋巴细胞增多；②血清乳酸脱氢酶和血尿 $\beta_2$-MG 往往和肿瘤的负荷有关。

4.淋巴瘤病理分型

（1）霍奇金病分成：①淋巴细胞为主型；②结节硬化型；③混合细胞型；④淋巴细胞耗竭型。

（2）非霍奇金淋巴瘤分为：①低度恶性；②中度恶性；③高度恶性；④杂类。

每种类型中又有若干亚型。

5.淋巴瘤临床分期

（1）Ⅰ期：病变仅限于一个淋巴结区或单一的器官；

（2）Ⅱ期：病变限于横膈（胸腔和腹腔的分界）同一侧，且已累及两个或更多的淋巴结区或器官；

（3）Ⅲ期：横膈上下两侧均有病灶，可伴有脾累及；

（4）Ⅳ期：病灶呈播散性，除淋巴器官外，已有其他结外器官受累，如骨髓、肝、肺、胸膜、皮肤、肾脏等。

每一期又分为A和B两组，凡具有下列情况之一者为B组：即①发热；②盗汗（睡觉时出汗）；③6个月内体重减轻（10％以上者）；反之为A组。

**【鉴别诊断】**

本病应注意与淋巴结结核、慢性淋巴细胞白血病、血管性免疫母细胞淋巴结病、淋巴结癌肿转移、抗惊厥药物（如苯妥英钠等）等引起的淋巴瘤样表现相鉴别。

1.慢性淋巴结炎　常表现为局部淋巴结肿大，但多有明显的感染灶，而且有疼痛和按压痛，肿大的淋巴结的直径一般不会超过2～3cm，经过抗炎治疗后可以缩小。有些儿童扁桃体炎反复发作，因为细菌随血液流过全身，而导致全身的浅表淋巴结肿大，这在临床上有时又会被误以为是恶性淋巴瘤，这些儿童的淋巴结常因发热而肿大，热退后又会缩小，这样存在多年而不发展。但是我们要当心的是，这并不是绝对的，某些恶性淋巴瘤特别是霍奇金病，也会有周期性发热和淋巴结肿大、缩小的历史，所以应当全面考虑。

另外，由于很多人患足癣，有腹股沟淋巴结肿大，尤其是长期存在而无变化的扁平淋巴结，一般没有重要意义。但出现没有明显原因的双侧肘部、颈部或锁骨上淋巴结肿大时，则要引起重视，需要进行进一步的检查来确定性质。

2.淋巴结结核　一般淋巴结的肿大多局限于颈部两侧，可彼此融合，并与周围组织相粘连。至疾病后期，由于肿大的淋巴结软化、溃破而形成瘘管，有时伴有其他部位的结核（如肺结核)或继发于其他部位的结核。淋巴结穿刺可见上皮样细胞、朗汉斯巨细胞及干酪样坏死等特异性结核改变,耐酸染色常可找到抗酸杆菌,以此可与淋巴瘤相鉴别。

3.巨大淋巴结增生 它是一种原因不明的反应性淋巴结肿大,主要侵犯胸、腹腔,以纵隔为最多,有时也会侵犯肺脏,仅根据 X 线检查有时很难与恶性淋巴瘤的肺部表现相鉴别,故诊断需依靠病理检查,病理表现有三种类型:

(1)透明血管型;

(2)浆细胞型;

(3)多中心型。后两种临床常表现为多中心型,而透明血管型,常表现为局灶型。局灶型可手术,预后良好;其他类型则宜选择化疗或放疗。本病不论临床表现与病理均与淋巴瘤相似,并且部分病例也可转化为淋巴瘤,故必须引起注意。

4.抗惊厥药物引起的淋巴瘤综合征 抗惊厥药物,如苯妥英钠等可引起淋巴瘤样的临床表现,淋巴结活检显示正常结构消失,单核-吞噬细胞增生,分裂相易见,嗜酸性粒细胞浸润等类似淋巴瘤的病理变化,但找不到里-斯氏细胞。停药后临床症状及病理变化均可恢复正常。根据以上各点可与淋巴瘤相鉴别。

**【预防】**

由于恶性淋巴瘤的确切病因尚不明了,采取积极有效的预防其发生的措施有一定的困难。临床上可根据目前有关恶性淋巴瘤的病因研究结果,对于高危人群给予适当的预防,可能有助于延缓或阻断该病的发生。对于经治疗获得完全缓解的患者,若给予积极的预防或治疗措施,则有可能延长缓解期甚至阻止其复发。因此,对于恶性淋巴瘤的预防调理应注意以下几方面。

1.要均衡膳食,预防恶性淋巴瘤的关键是控制蛋白质等能量食物摄入,多喝水,成人饮水1500ml/d,儿童饮水 800~1000ml/d。特别是夏季,在户外工作、活动,一定要足量喝水。

2.注意气候变化,预防和积极治疗病毒感染,预防各种组织、器官的反复损伤。

3.密切注意浅表肿大的淋巴结的变化,对于家族成员中有类似疾病患者,更应高度警惕。

4.加强身体锻炼,提高机体的免疫力与抗病能力。适当运动,每天慢跑 0.5h 或散步(做健身操等)2h 左右。不要过度劳累,特别是有胃肠道、骨、肝等疾病者,否则会损伤这些器官,从而刺激淋巴结增生。

5.积极治疗与本病发生可能相关的其他慢性疾病,如慢性淋巴结炎、自体免疫性疾病等。

6.对于浅表的病变,应注意皮肤清洁,避免不必要的损伤或刺激。

由于淋巴系统遍布全身,因此临床表现不一,最有效的方法就是定期体检。特别是出现无痛淋巴结肿大或不明原因发热、盗汗、体重下降时,应及时去医院检查。

(刘 楠)

# 第五节 多发性骨髓瘤

多发性骨髓瘤(MM)是浆细胞异常增生的恶性肿瘤。一种进行性的肿瘤性疾病,其特征为骨髓浆细胞瘤和一株完整性的单克隆免疫球蛋白或 Bence-Jones 蛋白质(游离的单克隆性 $\kappa$ 或 $\gamma$ 轻链)过度增生。由于骨髓中有大量的异常浆细胞增殖,引起溶骨性破坏,又因血清中出现大量的异常单克隆免疫球蛋白,尿中出现本周氏蛋白,引起肾功能的损害,贫血、免疫功能异常。MM 起病徐缓,早期可数月至数年无症状。临床症状常见贫血、骨痛、低热、出血、感染、肾功能不全,随着病情进展,可出现骨髓组织浸润、M 球蛋白比例异常增高,从而导致肝脾淋巴结增大、反复感染、出血、高黏滞综合征、肾衰竭等。

## 【病因】

本病的病因尚未完全阐明。

1.环境中放射线和接触化学物质　使多发性骨髓瘤的发病率增加。

2.细胞遗传学和癌基因异常　在多发性骨髓瘤病人中发生率很高。70%的病人有 DNA 多倍体。Bcl-1 和 Bcl-2 基因重排(15%~20%病人),Bcl-2 蛋白高表达。C-mycRNA 和蛋白过度表达(80%病人)。N-ras 突变(50%病人)。在视网膜母细胞瘤和恶性浆细胞中,p53 抑癌基因突变和缺失。骨髓瘤细胞甚至在治疗前就可以表达耐药基因(MDR)。

3.细胞因子参与骨髓瘤的发病　IL-6 是骨髓瘤病人的自分泌因子。通过骨髓瘤病人表达的 IL-I 和 TNF-β 可以促进骨髓瘤细胞耐药,并引起骨髓瘤软骨性病变。

4.恶性骨髓瘤细胞的完整表达需要与骨髓基质细胞接触　在骨髓瘤患者培养的树突状细胞中,发现了与卡波西肉瘤相关的疱疹病毒,这提示两者存在一定的联系。该病毒编码的白介素-6(IL-6)的同系物,人类 IL-6 可促进骨髓瘤生长,同时刺激骨的重吸收,此种特殊的细胞来源尚不明了。通过免疫球蛋白的基因序列和细胞表面标志分析提示为后生发中心细胞恶性变而来。

## 【早期临床表现】

多发性骨髓瘤起病徐缓,可有数月至十多年无症状期,早期易被误诊。多发性骨髓瘤的临床表现繁多,主要有贫血、骨痛、肾功能不全、感染、出血、神经症状、高钙血症、淀粉样变等。

1.MM 瘤细胞浸润表现

(1)骨痛、骨骼变形和病理骨折:骨髓瘤细胞分泌破骨细胞活性因子而激活破骨细胞,使骨质溶解、破坏,骨骼疼痛是最常见早期出现的症状,占 70%,多为腰骶、胸骨、肋骨疼痛。由于瘤细胞对骨质破坏,引起病理性骨折,可多处骨折同时存在。

(2)贫血和出血:贫血较常见,为首发症状,早期贫血轻,后期贫血严重。血小板减少,出血症状多见,皮肤黏膜出血较多见,严重可见内脏及颅内出血。

(3)肝、脾、淋巴结和肾脏浸润:肝、脾轻度、中度增大,颈部淋巴结增大,骨髓瘤肾。

(4)其他症状:部分病人在早期或后期可出现肢体瘫痪、嗜睡、昏迷、复视、失明、视力减退。

2.骨髓瘤细胞分泌大量 M 蛋白引起的症状

(1)继发感染:感染多见于细菌,亦可见真菌、病毒,最常见为细菌性肺炎、泌尿系感染、败血症,病毒性带状疱疹也可见。

(2)肾功能损害:50%~70%病人尿检有蛋白、红细胞、白细胞、管型,出现慢性肾衰竭、高磷酸血症、高钙血症、高尿酸血症,可形成尿酸结石。

(3)高黏滞综合征:为 2%~5%发生率,头晕、眼花、视力障碍,并可突发晕厥、意识障碍。多见于 IgM 型 MM。

(4)淀粉样变:发生率为 5%~10%,常发生于舌、皮肤、心脏、胃肠道等部位。

3.体征　Ⅱ、Ⅲ期病人见贫血貌,睑结膜苍白,有或无淋巴结增大,心率增快,肝脾轻、中度增大,胸骨、肋骨、腰椎骨等部位压痛,或骨局部触及骨肿块,或有病理性骨折,伴出血可见皮肤瘀点瘀斑,伴肺部感染时,常有湿啰音。

4.常见并发症　主要有肺炎、泌尿系感染、败血症、肾衰竭、病理性骨折。

【早期诊断】

出现典型症状体征,首先要对病人进行实验室和其他各项检查,主要包括血象、骨髓、血液生化及尿液检查和 X 线检查 4 个方面。

1.血象　贫血可为首见症状,白细胞计数正常或减少,分类常显示淋巴细胞相对增多,血小板计数正常或减少。晚期可全血减少。骨髓瘤细胞大量出现。红细胞沉降率常明显增快,常达 80～100mm/h 或更高。

2.骨髓象　一般呈增生性骨髓象,主要是浆细胞异常增生伴质的改变。浆细胞至少占有核细胞的 15% 以上。浆细胞形态大小不一,成堆出现,IgA 型骨髓瘤细胞胞质可呈火焰状。瘤细胞形态近似成熟浆细胞者病情进展缓慢,瘤细胞形态呈分化不良者病呈进展较快。

3.血液生化及尿液检查　血清总蛋白增高、清蛋白降低或正常、球蛋白增高。AG 比值倒置。尿中出现本周氏蛋白,是自肾脏排出的免疫球蛋白轻链。蛋白电泳,75% 的患者血清或尿液在电泳时可见一密集的单峰突起的 M 蛋白带。免疫电泳,可确定 M 蛋白的性质并对骨髓瘤进行分型。血清免疫球蛋白定量测定,骨髓瘤患者单克隆免疫球蛋白增多,正常免疫球蛋白减少。高钙血症,晚期肾功能减退血磷也可增高。肾功能,肾功能常受损,BUN、Cr 等异常。

4.X 线检查　在本病诊断上具有重要意义,本病的 X 线表现有下述 4 种:①弥散性骨质疏松;②溶骨性病变;③病理性骨折;④骨质硬化。

5.诊断多发性骨髓瘤的依据

(1)骨髓中浆细胞>15%,且有形态异常;

(2)血清中有大量的 M 蛋白(IgG>35g/L,IgA>20g/L,IgM>15g/L,IgD>2g/L,IgE>2g/L)或尿中本一周蛋白>Ig24h;

(3)溶骨性病变或广泛的骨质疏松。

6.多发性骨髓瘤分型

(1)一般分型,可分为 5 型:①孤立型;②多发型;③弥漫型;④髓外型;⑤白血病型。

(2)根据免疫球蛋白分型:①IgG 型,多见,占 50%～60%,易感染,高钙血症和淀粉样变较少见;②IgA 型,占 25%,高钙血症明显,合并淀粉样变,出现凝血异常及出血倾向机会较多,预后较差;③IgD 型,很少见,仅占 1.5%,瘤细胞分化较差,易并发浆细胞性白血病,几乎100% 合并肾功能损害,生存期短;④IgM 型,少见,易发生高黏滞血症或雷诺氏现象;⑤轻链型,占 20%,80%～100% 有本周氏蛋白尿,易合并肾衰竭和淀粉样变性,预后很差;⑥IgE 型,很罕见;⑦非分泌型,占 1% 以下,血与尿中无异常免疫球蛋白,骨髓中浆细胞增高,有溶骨改变或弥散性骨质疏松。

【鉴别诊断】

本病须与下列病症鉴别:

1.反应性浆细胞增多症　可由慢性炎症、伤寒、系统性红斑狼疮、肝硬化、转移癌等引起。

浆细胞一般不超过 15% 且无异常,反应性浆细胞的免疫标记 $CD_{38}^+$、$CD_{56}^+$ 不同,IgH 基因克隆性重排阴性且不伴有 M 蛋白。

2.巨球蛋白血症　　本病系骨髓中淋巴样浆细胞大量克隆性增生所致,M 蛋白为 IgM,无骨质破坏,与 IgM 型多发性骨髓瘤不同。

3.意义未明的单克隆免疫球蛋白血症　　除有 M 蛋白外并无临床表现,既无骨骼病变,骨髓中浆细胞增多也不明显。单克隆免疫球蛋白一般 <10g/L,且历经数年而无变化,血清 $\beta_2$ 微球蛋白正常。个别在多年后转化为骨髓瘤或巨球蛋白血症。

4.反应性单克隆免疫球蛋白增多症　　偶见于慢性肝炎、自身免疫病、淋巴瘤、白血病等;蛋白尿也偶见于淋巴瘤、白血病和癌肿患者。这些疾病均无克隆性骨髓瘤细胞增生。

5.骨转移瘤　　骨转移瘤有骨痛和骨质破坏,但后者往往伴有成骨过程,骨缺损周围有骨密度增加,且常伴血清碱性磷酸酶升高,与骨髓瘤的凿孔样溶骨性改变不同。骨髓涂片检查如发现顾堆的癌细胞或发现原发病灶,将有助予鉴别。多发性骨髓瘤的骨病变还须与老年性骨质疏松症、肾小管性酸中毒及甲状旁腺功能亢进症相鉴别。

**【预防】**

本病的发生与环境、饮食等因素有关,故预防本病发生,增强病人的体质,积极治疗慢性疾患,避免射线及化学毒物的接触,对于疾病的防治具有重要的意义。

首先应避免与致癌因素接触,若有接触史或病状可疑者,应定期体检,争取早期发现及时治疗。患者宜参加适当的经常性活动,以减少脱钙。注意个人卫生,防止感染,尤其要注意口腔黏膜和皮肤的清洁,防止感冒。

(庞彩苓)

# 第六节　过敏性紫癜

过敏性紫癜又称 Henoch-Schonlein 紫癜(HSP),是一种常见的血管变态反应性出血性疾病。该病由不同病因引起,因机体对某些过敏原发生变态反应,导致毛细血管壁通透性和脆性增高,皮下组织、黏膜及内脏器官出血及水肿。临床上以非血小板减少性紫癜、关节炎、腹痛、肾炎为主要表现。本病发病率约 10~13.5 人/10 万,儿童和青少年多见,常见发病年龄为 7~14 岁,2 岁以前及 20 岁以后者少见。男女之比为 1.4∶1。发病有明显的季节性,以冬春两季为多。

**【病因和发病机制】**

病因尚不完全清楚,可能由多种因素分别或协同作用引起,与本病发病有关因素有:感染(细菌、病毒、寄生虫等)、药物(青霉素、链霉素、氯霉素、磺胺、解热镇痛药、抗结核药、水杨酸类、丙酸睾丸酮、碘化物等)、食物(牛奶、蛋类、豆类、海鲜等)、预防接种、接触农药、植物花粉及蚊虫叮咬等。

致敏原进入人体后,可能通过以下两种机制导致本病的发生:

1.Ⅰ型变态反应　　致敏原进入机体与体内蛋白质结合成为抗原,后者刺激机体产生 IgE 抗体,该抗体结合于血管周围及结缔组织中的肥大细胞及血液中的嗜碱性粒细胞表面。当致敏原再次进入时,直接与IgE结合,激发肥大细胞等释放组胺、慢反应物质(SRS-A)等炎症介质,引发小血管炎。

2.Ⅲ型变态反应　过敏原进入机体后,刺激机体产生抗体,形成循环抗原抗体复合物,后者通过替代途径激活补体系统,造成小血管损伤。

上述两种可能机制作用的结果都是引起皮肤及内脏器官的小血管炎、血浆外渗,皮肤、关节、消化道、肾脏等器官的血管受累,可引起相应的一系列临床症状。

【诊断步骤】

(一)病史采集要点

本病多发于儿童和青少年,大多数患者发病前数天至3周常有发热咽痛、乏力、全身不适、食欲不振等前驱症状,随后出现皮肤紫癜、多发性关节炎、腹痛或便血、血尿等。主要的症状有:

1.皮肤症状　是本病最主要和突出的临床表现。表现为皮肤出血性皮疹,皮疹多在前驱症状后2~3天出现,呈对称性分布,分批出现,以双下肢及臀部,尤其下肢伸侧多见,偶存痒感,可时隐时现,反复发作,一般7~14天消退。每次发作时情况相同,但持续时间较前次发作短且症状较轻。

2.关节症状　多发生于皮肤紫癜之后,主要表现为关节疼痛、肿胀,活动受限。多发生于膝、踝、肘、腕关节,疼痛有时可呈游走性。以上症状反复发作,关节腔可有渗出液,但不遗留关节畸形。

3.消化道症状　主要为腹痛、腹泻、呕吐、呕血和便血等。腹痛以突然发作的阵发性绞痛为特征,位于脐周、下腹或全腹,若出现气腹应考虑有肠坏死、肠穿孔。约1%~5%的患者可发生肠套叠,还有极少数患者发生肠梗阻,这可能与肠壁水肿,蠕动增强或形成血肿有关。

腹痛与紫癜不一致,多数病例先有紫癜而后有腹痛,但也有部分患者腹部症状发生于皮肤紫癜前,易误诊为急腹症。

4.肾脏症状　可出现浮肿、高血压、肾功能不全,以及血尿、蛋白尿和管型尿等肾脏受累症状。约94%的尿液改变在紫癜发生后8周内出现,又以1周内为最多。肾炎是本病的主要并发症,约1%的患者,尤其伴肾病综合征的患者,可反复发作并发展为慢性肾炎,但发展为不可逆性尿毒症者少见。

5.其他　少数病例病变累及中枢神经系统,可引起头痛、抽搐、呕吐、中枢性瘫痪、昏迷甚至死亡;另外,少数病例可有咳嗽、哮喘、咯血等肺部受累和胸闷、心悸、心功能不全等心脏受累的表现;出血也可发生在结膜、眼睑或视网膜,少数可有视神经萎缩、虹膜炎和眼炎;还有患者偶可伴发睾丸炎。

(二)体格检查要点

1.紫癜　表现为皮肤出血性皮疹,以双下肢伸侧面和臀部出现大小不一的紫癜为特征,尤以足背、膝关节和踝关节周围为多见,常呈对称性;皮疹大小不等,呈紫红色,略高出皮肤,压之不褪色,可相互融合。除皮肤紫癜外,还可有荨麻疹、多形红斑、血管神经性水肿,甚至为坏死及溃疡等。

2.关节　主要表现为关节肿胀,压痛,无关节畸形。

3.腹部　腹型患者腹部检查有压痛,但无腹肌紧张及反跳痛,呈症状与体征分离的现象。

4.高血压和浮肿　见于肾型患者,血压一般易控制。浮肿为凹陷性。

（三）门诊资料分析

1.血常规检查　白细胞数轻度至中度增高,伴嗜酸性粒细胞增多。血红蛋白和红细胞一般正常或轻度降低,合并内脏出血者可伴有失血性贫血。约93%的患者血小板计数正常。

2.尿常规　肾受累者可有血尿、蛋白尿、管型尿等尿液改变。

3.大便常规　消化道出血者大便潜血可呈阳性。有时可找到寄生虫卵。

4.生化检查　肾功能不全者血尿素氮和肌酐升高。

5.其他　约2/3的患者血沉轻度增快,抗"O"增高;

（四）进一步检查项目

1.出、凝血功能　出血时间、凝血时间及血小板功能检查均在正常范围。约有近半数患者有毛细血管脆性试验阳性。甲皱毛细血管镜检偶可见毛细血管扩张、扭曲或畸形,对针刺反应减弱。消化道出血患者因子Ⅷ水平可下降。

2.骨髓穿刺　骨髓象检查正常。

3.尿酶区带检测　检测尿酶区带异常能间接反映肾小管病变,与肾损伤程度有相关性,对及时发现肾损害及判断预后有帮助。

4.肾活检　肾受累者可做肾活检以明确病理类型,若50%以上的肾小球有新月体形成,则预后很差。

【诊断对策】

（一）诊断要点

国内诊断标准:

1.病前有感染、用药、食物过敏的前驱病史或为过敏体质。

2.发病前1～3周常有发热、咽痛、上呼吸道感染及全身不适等前驱症状。

3.以下肢大关节附近及臀部分批出现对称分布、大小不一的斑丘疹样紫癜为主,可伴荨麻疹或水肿,多形性红斑,病程中可有消化道、关节或肾脏受累的表现,少数患者腹痛或关节炎可在紫癜出现前2周发生。

4.血小板计数、血小板功能及凝血功能检查均正常,毛细血管脆性试验可呈阳性。

5.组织学检查,受累部位皮肤真皮层的小血管周围中性粒细胞聚集,血管壁可有灶性纤维样坏死,上皮细胞增生和红细胞渗出血管外。免疫荧光检查显示血管炎病灶有IgA和$C_3$在真皮层血管壁沉着。

6.能排除其他原因引起的血管炎,如冷球蛋白综合征、良性高球蛋白性紫癜、环形毛细血管扩张性紫癜、色素沉着性紫癜性苔藓样皮炎等。临床表现符合,特别是非血小板减少性紫癜,有可扪及性典型皮疹,能除外其他类型紫癜者,可以确定诊断。鉴别诊断确有困难者可作病理检查。

美国风湿病学会1990年制定的诊断标准如下:

1.初发病时年龄在 20 岁以下。

2.紫癜紫癜高出皮面,可扪及。紫癜非因血小板减少所致。

3.胃肠道出血黑便、血便、大便潜血试验阳性。

4.病理示弥漫性小血管周围炎,中性粒细胞在血管周围堆积。

具备两项以上可诊断。

### (二)鉴别诊断要点

1.单纯皮肤型　需与血小板减少性紫癜、单纯性紫癜、机械性紫癜、药物性紫癜、感染性紫癜相鉴别。根据皮疹的形态、分布及血小板数量一般不难鉴别。

2.关节型　关节症状若发生在紫癜之前,需与风湿性关节炎与风湿热鉴别。

3.腹型　腹痛发生在紫癜之前需与急性阑尾炎、肠梗阻、肠套叠、急性菌痢鉴别。过敏性紫癜的腹痛虽较剧烈,但位置不固定,无腹肌紧张及反跳痛,呈症状与体征分离的现象,与外科急腹症不同。

4.肾型　需与急性肾小球肾炎、肾病综合征、狼疮性肾炎相鉴别。

5.混合型　应与系统性红斑狼疮、韦格纳肉芽肿、多发性微脉管炎鉴别,后两者与 HSP 患者的区别在于 HSP 患者血清中没有 IgG 抗中性细胞胞浆抗体。

### (三)临床类型

本病症状多变,根据其病变主要累及部位、程度不同,分为以下几种类型:

1.单纯皮肤型(紫癜型)　为最常见的类型。主要表现为皮肤出血性皮疹。

2.关节型　主要以关节疼痛、肿胀为主。

3.腹型　为最具潜在危险的类型。表现为消化道症状,如腹痛、呕吐、呕血、腹泻、便血等。空、回肠血管最易受累。多见于儿童。

4.肾型　为最严重的类型。多见于儿童,其肾脏受累可在紫癜、腹痛、关节炎消失后才发生。

5.混合型　以上四种类型有两种或两种以上合并存在。

6.其他　少见类型。

### 【治疗对策】

### (一)治疗原则

治疗的关键在于去除病因,以对症治疗为主。

### (二)治疗计划

1.病因治疗　及早查清及消除致病因素是治疗本病的关键。去除可能的致敏原,包括控制感染,驱虫治疗,禁食可疑引起过敏的食物和药物,避免接触疑为过敏原的用品或植物花粉等。

2.一般治疗

(1)卧床休息:临床观察发现,皮肤型、关节型患者卧床可加快症状消失。相反,过早下床行走症状易复现。

(2)抗组胺类药物:本病属于变态反应性疾病,对轻症患者可用抗组织胺类药物,如扑尔敏、异丙嗪、氯苯那敏等。

(3)维生素 C、芦丁及钙剂:能增强毛细血管抗力,降低毛细血管通透性及脆性,可用作辅助治疗。

3.对症治疗

(1)关节痛:可口服水杨酸类如阿司匹林等,该类药有干扰血小板功能的作用,勿用于合并肠道出血的患者。

(2)腹痛:可皮下注射或静滴山莨菪碱、阿托品等,腹痛疑为肠套叠或肠穿孔者,需及时手术治疗。

(3)消化道出血:予止血治疗,贫血严重时输血。

(4)紫癜性肾炎:轻症无需治疗,但病情活动期应每周随访尿常规;有浮肿、尿少时,可用利尿剂、山梨醇等;对急性肾炎综合征、肾病综合征及肾炎-肾病综合征,主张用皮质激素、免疫抑制剂、抗凝剂联合治疗;对严重的急进型肾炎,病理检查发现 50% 以上肾小球有新月体形成者,主张静脉甲基泼尼松龙冲击治疗,随后口服泼尼松加硫唑嘌呤或环磷酰胺;急性肾功能不全者必要时做血透或腹透;慢性肾功能不全者可考虑做肾移植,但移植后约 50% 的患者肾内有 IgA 沉积。

(5)有脑部并发症者:可用大剂量皮质激素、甘露醇脱水减压治疗。

4.普鲁卡因封闭疗法 普鲁卡因具有调节中枢神经系统,抑制过敏反应,使血管功能恢复的作用。用法为:0.5% 普鲁卡因 150～300mg 加入 5% 葡萄糖溶液 500ml 中静脉滴注,每日 1 次,连用 7～10 天为一疗程。用药前需作过敏试验,阴性者方可使用。

5.肾上腺皮质激素 具有抑制免疫反应及减低毛细血管通透性作用,对控制关节疼痛、腹痛、胃肠道症状及皮肤紫癜的消退,血管神经性水肿的减退有明显疗效。而对肾型可能无效,也不能预防肾炎并发症的发生。对病程长短及复发的次数也没有影响。常用泼厄松 1～2mg/(kg·d)口服,重症者可用地塞米松 10～20 毫克加入 5% 葡萄糖液中静脉滴注。激素的用量可根据症状改善情况,逐渐减少以至停药。疗程一般需 3～4 个月。

6.免疫抑制剂 适用于症状较重,反复发作,肾上腺皮质激素治疗无效或肾型的患者。用环磷酰胺 2～3mg/(kg·d)或硫唑嘌呤 2～3mg/(kg·d)口服,连续数周到数月。免疫抑制剂可与肾上腺皮质激素合用。注意监测血象及其他副作用。

7.雷公藤 对肾型患者疗效较好。一般用雷公藤总甙片 1～1.5rng/(kg·d),分 2～3 次口服,疗程为 3 个月。

8.其他 抗凝剂如阿司匹林、潘生丁等有辅助作用。另有文献报道尿激酶能减少纤维蛋白在肾小球的沉积,对紫癜性肾炎有效。用法为 3～5mg/(kg·d),加入 5% 葡萄糖内静脉滴注,7～10 天为一疗程。亦有人提出用大剂量丙种球蛋白冲击疗法和血浆置换治疗重症紫癜性肾病,其疗效有待进一步观察。

### (三)治疗方案选择

轻型患者主要采用祛除病因,支持和对症治疗以及抗组胺药物等即可。皮疹以及关节、腹部症状严重的患者可加用肾上腺皮质激素,以缓解症状。肾型患者需使用免疫抑制剂,可与肾上腺皮质激素联用,亦可加用雷公藤及抗凝剂等。

## 【病程观察及处理】

### (一)病情观察要点

1.记录皮疹、腹痛、关节痛以及消化道出血情况有无改善。

2.定期复查尿常规,了解尿中红细胞、蛋白、管型情况。

3.定期复查血生化检查,了解尿素氮、肌酐变化。

4.注意药物副反应,肝脏损害、血细胞下降等,需监测肝功能、血常规,治疗初期每2周1次,以后可酌情延长间隔时间。

### (二)疗效判断与处理

1.疗效标准

(1)显效:治疗后一切症状消失,有关检查正常。观察一年未复发者可视为临床治愈。与未治疗或其他治疗相比,达到痊愈所需时间显著缩短,并发症发生率及一年内复发率显著减少者可视为治疗显效。

(2)有效:治疗后病情明显好转,但未恢复正常,可视为临床好转。与未治疗组相比达此程度所需时间明显缩短,可视为有效。若治疗后痊愈但2个月内又复发者,可为近期有效。

(3)无效:治疗后病情好转的程度和所需时间,与未治疗组相比无显著差别。

2.处理

(1)显效者:病情稳定者激素逐渐减量至停用。

(2)病情反复:须仔细寻找病因,积极预防和控制感染,寻找和避免接触过敏因素。

(3)无效:核查诊断,调整治疗方案。

## 【预后评估】

本病多数患者预后良好,其临床症状多在发作后3～6周恢复,也有反复发作长达数年之久者,但复发者病情较初发时有逐渐减缓趋势。肾脏受损程度是决定预后的关键因素。约有2%患者发生终末期肾炎,有报道在起病头3个月内出现肾脏病变或病情反复发作并伴有肾病时常预后不良。

## 【出院随访】

预防感染,注意寻找和避免接触过敏原。监测血常规、肝功能情况,注意肾上腺皮质激素和免疫抑制剂的副作用。定期门诊复查,激素逐渐减量。

(李　静)

# 第七节　特发性血小板减少性紫癜

## 【概述】

特发性血小板减少性紫癜(ITP)是一种获得性出血性疾病。目前普遍认为它是由于体内产生的抗血小板自身抗体与血小板抗原结合,导致血小板迅速从循环中清除的一种自身免疫性疾病。根据临床特征可将本病分为急性型和慢性型。儿童ITP多表现为急性型,且大多数患儿可完全恢复,仅10%左右的患儿发展为慢性ITP。成人ITP中约80%为慢性型。

## 【临床表现】

1.出血症状　以四肢及躯干皮肤淤点和淤斑为主,常有牙龈出血、鼻出血、月经过多。严重者可并发消化道、泌尿道等内脏出血,甚至中枢神经系统出血,危及生命。

2.体检　一般无脾脏肿大。

3.临床类型

(1)急性型:常见于儿童,以往可无出血史,常于感染、服药、接种疫苗后突然发病,可有畏寒、发热,继之出现出血表现。血小板计数大多低于 $20 \times 10^9/L$。骨髓中巨核细胞数增多或正常,分类以未成熟者居多,体积小,无颗粒,血小板形成显著减少或无血小板形成。

(2)慢性型:以女性居多,女性发病率约为男性的 3 倍。各年龄段均可发病,但多见于 20 ～40 岁成人。起病一般较隐袭,很少有前驱感染等病史,病程一般在半年以上,缓解和发作交替出现。血小板计数大多在 $(20 \sim 80) \times 10^9/L$ 之间。典型者骨髓中巨核细胞数增多或正常,以无血小板形成的颗粒型巨核细胞为主,血小板形成明显减少。

## 【诊断要点】

ITP 的诊断是除外性的,其诊断要点如下:

1.多次实验室检查血小板计数减少。

2.脾脏不肿大或仅轻度肿大。

3.骨髓检查巨核细胞数增多或正常,有成熟障碍,但个别患者骨髓表现为低巨核细胞性。骨髓检查的目的是排除再生障碍与造血异常。

4.以下 5 项中应具有其中 1 项:

(1)肾上腺糖皮质激素治疗有效;

(2)脾切除治疗有效;

(3)抗血小板膜特异性抗体阳性;

(4)血小板寿命缩短。

5.排除继发性血小板减少症、EDTA 依赖性假性血小板减少症及其他免疫性疾病(如 SLE 与抗磷脂综合征)。

6.重型 ITP 的标准

(1)有 3 个以上出血部位;

(2)血小板计数 $<10 \times 10^9/L$。

## 【治疗方案及原则】

1.治疗原则急性 ITP,尤其是儿童患者,大多可自发缓解,对于出血症状较轻者可不治疗。对于慢性 ITP,若血小板计数 $>30 \times 10^9/L$ 且无出血表现也可不予治疗。对于各型中出血较重者酌情选择以下治疗。

2.治疗方案

(1)去除各种可能的诱发因素,如控制感染、停用可疑药物等。有幽门螺杆菌感染者应给予抗幽门螺杆菌治疗。

(2)糖皮质激素:首选泼尼松,常用剂量为 0.5～1mg/(kg·d)。也可选用地塞米松或氢化可的松等。一般应用 3～6 周,如血小板计数已恢复正常,逐步将剂量减至维持量,维持治疗一般为 3～6 个月。糖皮质激素治疗 4 周仍无效者需快速减量至停药。糖皮质激素治疗有效但停药后复发者,重新使用糖皮质激素治疗部分患者仍有效。

(3)脾切除:主要适合于对糖皮质激素无效、依赖或有禁忌的成人慢性 ITP。

(4)其他免疫抑制剂:可给予环孢素、长春新碱、环磷酰胺、硫唑嘌呤或其他有关药物。

(5)达那唑:用药期间应注意检测肝功能。达那唑与糖皮质激素有协同作用,两者合用可减少糖皮质激素的用量。

(6)静脉滴注免疫球蛋白:用于严重血小板减少者,或拟手术、分娩需快速提升血小板计数者。常用方法为 200～400mg/(kg·d),静脉滴注,连续 5 日。

(7)输注浓缩血小板:适用于血小板明显降低伴有严重出血者。脾切除手术前应输注浓缩血小板。

(8)联合治疗:对血小板明显降低伴严重出血的难治病例,可联合采用输注血小板浓缩液、免疫球蛋白、大剂量糖皮质激素及甲基泼尼松龙等联合治疗方法。

(9)其他治疗:如中药、维生素 C、秋水仙碱等。对于难治性 ITP,还可试用抗 Rh(D)免疫球蛋白、α-干扰素与抗 $CD_{20}$ 单克隆抗体等。

(李 静)

# 第八节 虚劳

虚劳又称虚损,是由先天禀赋不足,或烦劳过度,或酒色过度,或疾病失治或误治,或失于调理,或饮食不节,或大病久病等多种原因所致的,以脏腑亏损,气血阴阳不足为主要病机的多种慢性衰弱证候的总称。

虚劳涉及的内容很广,凡禀赋不足,后天失养,病久体虚,积劳内伤,久虚不复等所致的多种以脏腑气血阴阳亏损为主要表现的病证,均属于本证的范围。

## 【病因病机】

导致虚劳的原因甚多,导致虚证的主要有六种原因:"有先天之因,有后天之因,有痘疹及病后之因,有外感之因,有境遇之因,有医药之因。"《景岳全书·虚损》指出:"劳倦不顾者多成劳损";"色欲过度者多成劳损";"少年纵酒者多成劳损";"疾病误治及失于调理者,病后多成虚损"。就临床所见,引起虚劳的原因主要有以下四个方面:

1.先天不足,体质不强 多种虚劳证候的形成,都与禀赋薄弱,体质不强密切有关。而父母体虚,遗传缺陷,胎中失养,孕育不足及出生后喂养不当,营养不良等因素,是造成禀赋薄弱,体质不强的主要原因,在体质不强的基础上,易于因虚劳致病,或因病致虚,日久不复而成虚劳。

2.烦劳过度,损及五脏 《适当的劳作,为人们正常生活之必需。但烦劳过度则于人体有害,"不知自量,而务从勉强,则一应妄作妄为,皆能致损"。早在《素问·宣明五气篇》即指出:"久视伤血,久卧伤气,久坐伤肉,久立伤骨,久行伤筋,是谓五劳所伤。"《医家四要·病机约论》也指出:"曲运神机则劳心,尽心谋虑则劳肝,意外过思则劳脾,预事而忧则劳肺,色欲过度则劳肾。"在各种损伤之中,尤以忧郁思虑,烦劳过度损伤心、脾及早婚多育,房劳伤肾较为多见。

3.饮食不节,损伤脾胃　暴饮暴食,营养不良,嗜欲偏食,饮酒过度等原因,都会损伤脾胃,使其消磨水谷,化生精微,长养气血的功能受到影响。若脾、胃长期受损,必致气血来源不足,内不能调和于五脏六腑,外不能洒陈于营卫经脉,而渐致虚劳。

4.大病久病,失于调理　或大病之后,邪气过盛,脏气损伤;或热病日久,耗血伤阴;或寒病日久,伤气损阳;或瘀血内结,新血不生;或因寒邪久留,耗伤正气;或因病后失于调理,正气亏损难复等,都会使精气耗伤,由虚致损,逐渐发展成为虚劳。

以上各种病因或是因虚致病,因病成劳;或是因病致虚,久虚不复成劳。而其病理性质,主要为气、血、阴、阳的亏耗;其病损部位,主要在于五脏,其病变过程,往往首先导致某一脏的气、血、阴、阳的亏损。但由于五脏相关,气血同源,阴阳互根,所以由各种原因所致的虚损常相互影响;一脏受病,可以累及他脏;气虚不能生血,血无以生气;气虚者,阳亦渐衰,血虚者,阴亦不足;阳损日久,累及于阴,阴虚日久,累及于阳。以致病势日渐发展,而病情趋于复杂。

## 【诊断与鉴别诊断】

1.诊断依据

(1)气虚证表现少气懒言,神疲乏力,头晕目眩,自汗,活动时诸证加剧;舌淡,苔白,脉虚无力。血虚证表现面色淡白或萎黄,唇色、眼睑、爪甲淡白,形体消瘦,心悸失眠,头晕眼花,手足友麻,皮肤干涩,妇女经血量少、色淡、衍期甚则闭经;舌淡苔白,脉细无力。阳虚证表现畏寒肢冷,口淡不渴或渴喜热饮,面色㿠白,神疲乏力,气短自汗,大便溏薄,小便清长或尿少身肿为要。阴虚证表现五心烦热,潮热盗汗,两颧潮红,口干咽燥,形体消瘦,小便短赤,大便干结为主。

(2)本病可发生于大病、久病后,或先天禀赋不足,或烦劳过度,或酒色过度,或疾病失治或误治,或失于调理,或饮食不节等。

2.鉴别要点　虚劳和内科其他病证中的虚证证型虽然在临床表现、治疗方药方面有类似之处,但两者实际上是有区别的。虚劳的各种证候,均以出现一系列精气不足的证候为特征。而其他病证的虚证则各以其病证的主要证候为突出表现。例如眩晕一证的气血亏虚型,以眩晕为最突出、最基本的表现;水肿一证的脾阳不振型则以水肿为最基本、最突出的表现。此外,虚劳一般都有比较长的病程,病势缠绵。而其他病证的虚证类型虽然也以久病属虚者居多,但亦有病程较短而呈现虚证者。如泄泻一证的脾、胃虚弱型,以泄泻为主要临床表现,有病程长者,亦有病程短者。

对于虚劳与肺痨的区别,宋严用和《济生方·五劳六极论治》即已指出:"医经载五劳六极之证,非传尸骨蒸之比,多由不能卫生施于过用.逆于阴阳,伤于荣卫,遂成五劳六极之病焉。"《景岳全书·虚损》论及两者的区别说:"至若痨瘵之有不同者,则或以骨蒸或以干咳,甚至吐血、吐痰。"就其区别的要点来说,肺痨为痨虫侵袭所致,主要病在肺,具有传染性,以阴虚火旺为其病理特点,以咳嗽、咳痰、咯血、潮热、盗汗,消瘦为主要临床证候。而虚劳则由多种原因所导致,一般不传染,分别出现五脏气、血、阴、阳的亏虚的多种临床证候。

## 【辨证论治】

1.辨证要点

(1)首辨气血阴阳的亏虚:气虚者多以少气懒言,神疲乏力,头晕目眩,自汗,活动时诸证加剧为主。血虚证则以面色淡白或萎黄,唇色、眼睑、爪甲淡白,手足发麻,皮肤干涩,妇女经血量少色淡、衍期甚则闭经为主。阳虚证则以畏寒肢冷,口淡不渴或渴喜热饮,面色㿠白,神疲乏力,气短自汗,大便溏薄为主。小便清长或尿少身肿,或脘腹冷痛喜按;舌淡胖嫩,舌苔白滑,脉沉迟无力。阴虚证以五心烦热,潮热盗汗,两颧潮红,口干咽燥,形体消瘦,小便短赤,大便干结,舌红少津,苔少,脉细数为主。

(2)次辨脏腑气血阴阳亏虚:肺气虚以短气自汗,声音低怯,时寒时热,平素易于感冒为主。脾气虚以饮食减少,食后胃脘不舒,倦怠乏力,大便溏薄,面色萎黄为要。心血虚以心悸怔忡、健忘、失眠,多梦,面色不华,舌质淡,脉细或结代为主。肝血虚以头晕,目眩,胁痛,肢体麻木,筋脉拘急,或惊惕肉目瞤,妇女月经不调甚则经闭,面色不华为要。肺阴虚以干咳,咽燥,咯血,甚或失音,潮热,盗汗,面色潮红,舌红少津为主。心阴虚以心悸,失眠,烦躁,潮热,盗汗,或口舌生疮,面色潮红,舌红少津,脉细数为主。脾胃阳虚以口干唇燥,不思饮食,大便燥结,甚则干呕、呃逆,面色潮红,舌干,苔少或无苔为主。肝阴虚以头痛,眩晕,耳鸣,视物不清,目干畏光,急躁易怒,肢体麻木,面色潮红,舌干红为要。肾阴虚以腰酸,遗精,两足痿弱,眩晕耳鸣,甚则耳聋,口干,颧红,咽痛,舌红,少津为要。心阳虚以心悸,自汗,神倦嗜卧,胸中憋闷,形寒肢冷,面色㿠白为主。脾阳虚以面色萎黄,食少,形寒,神倦乏力,少气懒言,大便溏薄,腹痛肠鸣为主。肾阳虚以腰背酸痛,遗精阳痿,多尿或不禁,面色㿠白,畏寒肢冷,下利清谷或五更泄泻为主。

2.分证论治　治疗原则总以补益为主,正如《素问·三部九候论篇》说:"虚则补之"。《素问·阴阳应象大论篇》还具体指出:"形不足者,温之以气;精不足者,补之以味。"分别采用益气、养血、滋阴、温阳的治疗方法。兼结合五脏病位采用针对性治法。

此外,由于脾为后天之本,是水谷、气血生化之源;肾为先天之本,寓元阴元阳,是生命的本元,所以补益脾肾在虚劳的治疗中具有比较重要的意义。

(1)气虚

①肺气虚

主证:短气自汗,声音低怯,时寒时热,平素易于感冒,面白;舌质淡,脉弱。

治法:补益肺气。

方药:补肺汤加减。人参 12g,黄芪 15g,熟地黄 9g,五味子 10g,桑白皮 9g,紫菀 9g,牡蛎 9g,地骨皮 12g,秦艽 9g。

②脾气虚

主证:饮食减少:食后胃脘不舒,倦怠乏力,大便溏薄,面色萎黄;舌淡苔薄,脉弱。

治法:健脾益气。

方药:加味四君子汤加减。人参 12g,黄芪 15g,白术 10g,甘草 6g,茯苓 12g,扁豆 10g,陈皮 9g,半夏 9g,神曲 12g,麦牙 12g,肉桂 9g。

若脾气亏虚而主要以中气不足,气虚下陷者,可用补中益气汤来补益中气,升举阳气。心气虚见有心悸、气短、自汗、面白,神疲,脉微者,可用六君子汤加玉竹、五味子、黄精等益气养血。

(2)血虚

①心血虚

主证:心悸怔忡,健忘,失眠,多梦,面色不华;舌质淡,脉细或结代。

治法:养血安神。

方药:养心汤加减。人参 15g,黄芪 15g,茯苓 12g,甘草 6g,川芎 9g,当归 12g,五味子 9g,柏子仁 12g,远志 9g,半夏曲 12g,肉桂 10g。

②肝血虚

主证:头晕,目眩,胁痛,肢体麻木,筋脉拘急,或惊惕肉目目闰,妇女月经不调甚则经闭,面色不华;舌质淡,脉弦细或细涩。

治法:补血养肝。

方药:四物汤加减。当归 12g,川芎 9g,白芍 12g,熟地黄 10g,制何首乌 15g,鸡血藤 15g,枸杞子 10g,柴胡 9g,郁金 9g,决明子 12g。

血虚之中,以心、脾、肝血虚较多见。脾血虚常与心血虚同时并见。脾为后天之本,气血生化之源,又由于血为气母,故血虚均有不同程度的气虚证候,而且在中医的临床实践中,认为补血不宜单用血药,当配伍气药,以达到益气生血的目的。

(3)阴虚

①肺阴虚

主证:干咳,咽燥,咯血,甚或失音,潮热,盗汗,面色潮红;舌红少津,脉细数。

治法:养阴润肺。

方药:沙参麦冬汤加减。沙参 10g,玉竹 10g,麦冬 10g,天花粉 9g,桑叶 12g,甘草 6g,百部 9g,鲜茅根 30g,地骨皮 12g,银柴胡 12g。

②心阴虚

主证:心悸,失眠,烦躁,潮热,盗汗,或口舌生疮,面色潮红;舌红少津,脉细数。

治法:滋阴养心。

方药:天王补心丹加减。生地黄 9g,麦冬 10g,天冬 10g,玄参 9g,人参 12g,五味子 9g,当归 12g,茯苓 12g,丹参 9g,枣仁 12g,柏子仁 12g,黄连 6g,竹叶 12g。

③脾胃阴虚

主证:口干唇燥,不思饮食,大便燥结,甚则干呕、呃逆,面色潮红,舌干,苔少或无苔,脉细数。

治法:养阴和胃。

方药:益胃汤加减。麦冬 10g,生地黄 10g,玉竹 12g,沙参 12g,冰糖 6g,石斛 15g,天花粉 10g,麦芽 12g,扁豆 9g。

④肝阴虚

主证:头痛,眩晕,耳鸣,视物不清,目干畏光,急躁易怒,或肢体麻木,面色潮红;舌干红,脉弦细数。

治法:滋养肝阴。

方药:补肝汤加减。当归 12g,川芎 9g,白芍 9g,熟地黄 9g,木瓜 10g,甘草 6g,麦冬 12g,枣仁 12g,石决明 15g,钩藤 12g,枸杞子 10g,黄芩 12g。

⑤肾阴虚

主证:腰酸,遗精,两足痿弱,眩晕耳鸣,甚则耳聋,口干,颧红,咽痛;舌红,少津,脉沉细。

治法：滋补肾阴。

方药：左归丸加减。熟地黄 10g，山药 12g，龟板胶 12g(另包烊化)，枸杞子 12g，牛膝 9g，鹿角胶 9g(另包烊化)，山茱萸 9g，菟丝子 9g，知母 9g，黄柏 9g，地骨皮 9g，芡实 12g，莲须 12g。

(4)阳虚

①心阳虚

主证：心悸，自汗，神倦嗜卧，胸中憋闷，形寒肢冷，面色白光白；舌淡或紫黯，脉细弱或沉迟。

治法：益气温阳。

方药：拯阳理劳汤加减。人参 15g，黄芪 15g，五味子 12g，甘草 6g，生姜 6g，肉桂 9g，陈皮 9g，当归 12g，白术 12g，大枣 9g，丹参 10g，郁金 9g，三七 9g。

②脾阳虚

主证：面色萎黄，食少，形寒，神倦乏力，少气懒言，大便溏薄，腹痛肠鸣；舌质淡，苔白，脉弱。

治法：温中健脾。

方药：附子理中汤加减。人参 12g，白术 12g，甘草 6g，干姜 6g，附子 9g(先煎)，高良姜 9g，吴茱萸 6g，砂仁 9g，陈皮 9g。

③肾阳虚

主证：腰背酸痛，遗精阳痿，多尿或不禁，面色白光白，畏寒肢冷，下利清谷或五更泄泻；舌质淡胖有齿痕，苔白，脉沉迟。

治法：温补肾阳，兼养精血。

方药：右归丸加减。附子 9g(先煎)，肉桂 9g，熟地黄 12g，山药 15g，枸杞子 15g，当归 12g，杜仲 10g，菟丝子 9g，鹿角胶 9g(另包烊化)，山茱萸 10g。

将虚劳归纳为气、血、阴、阳亏虚四类，便于辨证和治疗。

在临床往往错杂互见。一般来说，病程短者，多伤及气血，见气虚、血虚以及气血两虚之证；病程长者，多伤及阴阳，可见阴虚、阳虚以及阴阳两虚之证。而气血和阴阳的亏虚既有联系，又有区别，如精血津液都属于阴的范围，但血虚与阴虚的区别表现在：血虚主要表现血脉不充，失于濡养的证候，如面色不华、唇舌色淡、脉细弱等；而阴虚多表现虚热的证候，如五心烦热、颧红、口干咽燥、舌红少津、脉细数等。阳虚则兼有气虚，但阳虚往往由气虚发展而来，气虚表现为短气乏力，自汗，食少，便溏；舌淡，脉弱等；阳虚则在气虚证候的基础上进一步加重，并表现里寒的证候，如倦怠喜卧，形寒肢冷，肠鸣腹泻，舌淡胖，脉虚弱或沉迟等。

虚劳患者因体虚卫外不固，易感外邪。感邪后，更伤元气，治宜扶正与祛邪兼顾，可用薯蓣丸加减。虚劳日久，气血运行不畅见血瘀者，可用大黄䗪虫丸加减。

虚劳的治疗除药物外，应从多方面着手，如养身功、针灸、按摩等都可以配合使用。治疗中还应注意生活起居和饮食调摄，保持乐观心情，以提高疗效，促进康复。

虚劳一般病程较长，多为久病，其转归和预后，与体质的强弱，正气的盛衰，能否祛除致病原因，以及是否得到及时、正确的治疗，护理等因素有关。一般脾肾未衰，元气未败，纳食可，脉和缓者预后良好。反之形神疲惫，不思食，喘急气促，腹泻不止，脉象微弱或迟甚，或数者，预后不良。

**【预防】**

(1)饮食以清淡易消化的食物为主,促进脾胃功能的康复。

(2)心情愉快,加强身体锻炼,提高抗病能力。

（胡江东）

# 第五章　肾脏疾病

## 第一节　肾小球肾炎

### 一、急性肾小球肾炎

急性肾小球肾炎(AGN),简称急性肾炎,是由多种病因引起的肾小球疾病,其临床特点为起病急,以急性肾炎综合征(血尿、蛋白尿、水肿、高血压,并可伴一过性氮质血症)为主要表现,多见于链球菌感染之后,少数可由其他细菌、病毒、寄生虫感染引起,本节重点介绍链球菌感染后急性肾小球肾炎。本病属中医"水肿"、"尿血"等病证范畴。

**【病因与发病机制】**

1.病因　本病常因 β-溶血性链球菌"致肾炎菌株"A 组乙型感染所致(12 型、4 型、1 型及 49 型与肾炎关系最为密切)。常见于上呼吸道感染(多为急性扁桃体炎)、猩红热、化脓性皮肤感染后,患者常于链球菌感染后 1～3 周,出现急性肾炎的表现。

2.发病机制　本病主要由链球菌感染诱发的免疫反应引起,链球菌的致病抗原成分既往认为是菌体完整性遭到破坏时才被释放出来,作为抗原引起机体免疫反应。当抗原与其相应的抗体接近平衡,尤其抗原量稍过剩时,形成大小适度的可溶性免疫复合物(内含 IgG、$C_3$、备解素等)沉积于肾小球而致病。此外,链球菌成分可直接与肾小球毛细血管中的纤维蛋白原结合,形成较大分子量的可溶性复合物沉积于肾小球系膜引起炎性反应。

**【病理】**

肉眼观肾体积较正常大,色灰白而光滑,肾小球弥漫性、渗出性、增殖性病变。光镜下肾小球毛细血管襻内皮细胞、单核细胞浸润,少数肾小球上皮细胞下电子致密物呈驼峰状沉积,免疫病理检查在基底膜上可见颗粒状或高低起伏的 IgG 和 $C_3$ 沉积,病变严重时,毛细血管襻断裂、闭塞、红细胞渗出形成坏死性炎症。肾小管病变多不明显,可见肾小管上皮细胞变性、肾间质水肿及灶状炎性细胞浸润。

**【临床表现】**

1.病史　大部分患者有咽部或扁桃体炎或皮肤的前驱感染史,常于感染后 1～3 周起病,呼吸道感染者的潜伏期较皮肤感染者短。

2.症状、体征

(1)全身症状:患者多急性起病,常有疲乏无力、厌食、恶心呕吐、头痛头晕、视力模糊以及腰部钝痛,少数患者仅有轻微不适。

(2)尿异常:为起病的首发症状,30%的患者可有肉眼血尿,呈洗肉水样或棕褐色酱油样(尿呈酸性时),但无血凝块,可持续数天至1~2周,后转为镜下血尿并多数在6个月内消失,少数患者镜下血尿持续存在,1~3年内才完全消失。

(3)水肿与少尿:80%以上的的患者可发生水肿,典型表现为晨起眼睑水肿或伴下肢轻度凹陷性水肿,少数严重患者水肿可遍及全身。水肿常伴少尿(<500ml/d),可因少尿出现氮质血症。2周后尿量渐增,少数患者可转为无尿,表明肾实质损害严重。

(4)高血压:80%患者出现一过性轻、中度高血压,主要为水钠潴留血容量增加引起,常与水肿程度一致,多为中度血压升高[140~160/90~110mmHg(18.7~21.3/12.0~14.7kPa)],严重高血压可伴视网膜出血、渗血、视盘水肿,利尿后血压恢复正常,如血压持续升高2周以上,且无下降趋势,表明肾损害严重。

【并发症】

1.心力衰竭　儿童及老年患者发生率较高,以左心衰竭为主,见于半数以上有临床表现的急性肾炎患者,主要因水钠潴留致循环血量增加、心脏负荷加重引起。

2.高血压脑病　儿童多见,较心力衰竭发主率低,表现为剧烈头痛、呕吐、嗜睡,重者发生抽搐甚至昏迷,常因此掩盖急性肾炎本身的临床表现。

3.急性肾衰竭　多数患者因少尿出现轻、中度氮质血症,尿量增多后肾功能逐渐恢复,少数患者持续少尿或无尿,血肌酐、尿素氮进行性升高,并出现高血钾、水中毒及代谢性酸中毒,继而发展为急性肾衰竭。

【实验室检查】

1.尿液检查　大多数患者有肉眼或镜下血尿,尿蛋白多为"+~++",少数患者尿蛋白微量或大量(3.5g/d);尿沉渣镜检有较多红细胞,可有红细胞管型及颗粒管型;尿比重多为1.010~1.018,尿纤维蛋白降解产物(FDP)1.25$\mu$g/ml。

2.血液检查　因血液被稀释,红细胞与血红蛋白稍减低,血沉稍快;70%~90%的患者血清抗链球菌溶血素"O"(ASO)滴度升高;急性期多数血清总补体($CH_{50}$)及$C_3$、备解素降低,多数于6周内恢复正常;部分患者循环免疫复合物测定阳性。

【诊断和鉴别诊断】

1.诊断依据　链球菌感染后1~3周,出现急性肾炎综合征表现,伴ASO升高,血清总补体($CH_{50}$)及$C_3$降低等,即可诊断。少数患者须做肾活检方能确诊。

2.鉴别要点

(1)其他病原体感染后肾炎:目前较常见于多种病毒感染后3~5d发病。病毒感染后肾炎多数病情较轻,少数有水肿、高血压,肾功能一般正常。

(2)系膜增殖性肾炎(IgA肾病及非IgA系膜增殖性肾炎):约20%的患者临床表现类似急性肾炎,但常于呼吸系统非链球菌感染后数天内即出现血尿、蛋白尿,血$C_3$一般正常,部分患者血 IgA 可升高,可在感染后数小时至数日内出现肉眼血尿,血尿可反复发作,病情无自愈倾向,最终需依靠活检确诊。

(3)系膜毛细血管性肾小球肾炎:临床除有急性肾炎综合征表现外,常伴有肾病综合征,病情持续,无自愈倾向,8 周内不恢复。半数以上患者有持续性低补体血症。

(4)急进性肾小球肾炎:起病过程与急性肾炎相似,但病情急剧恶化,呈进行性少尿或无尿,较短时间内即发展为急性肾功能衰竭,终至尿毒症。肾活检见大部分肾小球囊形成新月体为特征,可以明确诊断。

(5)慢性肾炎急性发作:病史隐匿,若为首次就诊,易与急性肾炎相混淆。鉴别时应注意询问病史,其感染后发作的潜伏期多在 3～5d 以内,贫血、低蛋白血症明显,肾功能持久损害,B 超检查肾体积缩小等,有助于慢性肾炎的诊断。

(6)全身性疾病肾损害:常见于系统性红斑狼疮肾炎、过敏性紫癜肾炎等,前者具有发热、皮疹及多系统损害,后者具有皮疹、关节痛、腹痛等症状,鉴别多无困难。急性全身性感染发热极期,可有一过性蛋白尿及镜下血尿,热退后即恢复正常,无水肿及高血压等,可帮助鉴别。

【治疗】

本病的发展有一定的自限性,其治疗以休息和对症治疗为主。治疗原则是清除链球菌感染,防治水钠潴留引起的水肿、高血压和心力衰竭,少数并发急性肾衰竭患者可用透析疗法协助康复。

1.一般治疗　急性期应卧床休息至肉眼血尿消失、水肿消退、血压正常后可逐渐增加活动。急性期水肿或高血压时饮食应低盐(3g/d),并富含维生素;肾功能正常无须限制蛋白摄入量,氮质血症时应限制蛋白摄入,水肿、少尿患者须限制液体入量。

2.治疗感染灶　急性期常规使用青霉素 80 万 U 肌内注射,2/d,也可用较大剂量静脉滴注,连用 10～14d,青霉素过敏者可选大环内酯类抗生素。反复发作的慢性扁桃体炎,待病情稳定(尿蛋白<(+)、尿沉渣红细胞<10 个/HP),扁桃体无急性炎症时,可考虑做扁桃体切除术,术前术后应用青霉素时间均应>2 周。

3.对症治疗

(1)利尿:水肿明显者,可给氢氯噻嗪 25～50mg 或环戊甲噻嗪 0.25～0.5mg,2～3/d,疗效差时可用襻利尿药,如呋塞米 20～100mg/d,分次口服或静脉注射。一般不用储钾利尿药和渗透性利尿药。

(2)降压:经利尿后血压仍高,可用 β 受体阻滞药阿替洛尔 12.5～25mg,2～3/d,可配合钙离子拮抗药如硝苯地平 5～10mg,2～3/d,;无少尿和高血钾者可使用血管紧张素转换酶抑制药,如卡普托利 12.5～25mg,2～3/d 或苯那普利 5～10mg,1/d。若发生高血压脑病,应用硝普钠快速降压,同时,须注射甘露醇防治脑水肿等。

(3)控制心力衰竭:严重心力衰竭者可用降低心脏负荷的药物硝普钠或酚妥拉明,疗效差时可用毛花苷 C 0.2～0.4mg 缓慢静脉注射。

(4)急性肾衰竭的治疗:少数患者发展为少尿型急性肾衰竭,可采用透析治疗。

4.中医辨证论治　参照中医"水肿"治疗,急性期按照"阳水"辨证治疗,恢复期按照"阴水"治疗。

【预防】

增强机体防御能力,预防链球菌感染,可降低急性肾炎的发病率。对反复发生的咽炎、扁桃体炎要积极治疗,尽早给予足量青霉素,并于2～3周内密切观察尿液变化,已患肾炎,务求治愈,以防迁延转为慢性。

# 二、急进性肾小球肾炎

急进性肾小球肾炎(RPGN)是以急性肾炎综合征、肾功能急剧恶化,并多于早期发生急性肾功能衰竭为主要特征,疾理改变以肾小囊内细胞增生、纤维蛋白沉积,并形成新月体为特征,故也称新月体肾小球肾炎的一组疾病。其继发于全身系统性疾病或其他原发性肾小球疾病时,常称为急进性肾炎综合征,病因不明者称为原发性急进性肾炎,后者为本节介绍的重点。急进性肾炎男女患病比例为2:1,多见于中、青年,80%～90%的患者在半年内发展为不可逆性肾衰竭,如无透析治疗,预后不良,故应积极防治。本病属"水肿"、"癃闭"等病证。

【病因和发病机制】

1.病因　本病是由多种原因所致的一组疾病,按病因不同分为原发性与继发性两大类。原发性急进性肾炎约半数以上发病前有上呼吸道链球菌和病毒感染史,少数有结核杆菌抗原致敏史(结核感染史)或烃化物密切接触史。免疫遗传易感性也可能与急进性肾炎的发病有关。继发性见于以下几种情况:

(1)继发于原发性肾小球病,如系膜毛细血管性肾小球肾炎的基础之上,形成广泛新月体;

(2)继发于其他系统疾病,如系统红斑狼疮肾炎的急进性肾小球肾炎;

(3)继发于感染性疾病如感染性心内膜炎,败血症及其他感染。

2.发病机制　原发性急进性肾炎按免疫病理分为三型:

Ⅰ型,即抗肾小球基底膜型肾小球肾炎,由抗肾小球基底膜抗体与肾小球基底膜抗原相结合激活补体而治病,预后较差;

Ⅱ型,即免疫复合物型肾炎,由肾小球内循环免疫复合物的沉积或原位免疫复合物的形成,激活补体而致病,预后较Ⅰ型好;

Ⅲ型,属非免疫复合物型,其发病机制与细胞免疫有关。免疫病理检查肾组织无或仅有微量免疫沉积物,循环抗肾基膜抗体和免疫复合物均阴性,近年发生此型患者血清中抗中性粒细胞胞质抗体(ANCA)80%以上阳性,认为可能是单纯累及肾小血管的炎性损害。

【病理】

病理类型为新月体肾小球肾炎。其病理特征为毛细血管外肾炎,光镜下50%以上的肾小球新月体形成。病变早期新月体成分主要为壁层上皮细胞及单核细胞,称为细脆新月体,随病情进展细胞之间纤维蛋白和胶原组织沉积,构成细胞纤维新月体,最后全部纤维化,称为纤维新月体,上述三种新月体可同时存在。新月体不断增长,充塞肾球囊,压迫毛细血管襻,使血管腔变窄、阻塞、缺血及灶性坏死,数周后即可出现肾小球纤维化或硬化。电镜下:可见毛细血管襻被挤压,基底膜呈卷曲状,有断裂、纤维性性血栓形成和系膜基质增生。肾小管上皮细胞可出现变性、萎缩,甚至灶性坏死,肾间质白细胞浸润、水肿及纤维化,肾间质血管可有血管炎改变。

【临床表现】

发病前 3 周多数有上呼吸道感染史,少数患者感疲乏无力、发热、关节及肌肉疼痛。以急性肾炎综合征起病,多早期出现少尿、无尿,水肿日见加重,体重迅速增加,进行性肾功能恶化,最终发展为尿毒症。患者极度疲乏、精神萎靡、食欲差,恶心呕吐,常伴有轻、中度血压升高和进行性贫血,血小板减少,并有皮下瘀斑。若持续大量蛋白尿,血清蛋白下降,则呈肾病综合征表现。尿毒症严重,可发生急性肺水肿、心包炎、上消化道出血和脑水肿等致命性并发症。

【实验室检查】

1.尿改变　多呈肉眼血尿,尿蛋白常为中度,仅少数患者有大量蛋白尿,尿沉渣有大量变形红细胞和白细胞及各种管型,尿 FDP 增加。

2.血液检查　肾功能检查内生肌酐清除率下降,血肌酐和血尿素氮升高,并有代谢性酸中毒和电解质紊乱;血清免疫学检查 I 型抗肾膜抗体阳性;Ⅱ型血循环免疫复合物及冷球蛋白阳性,类风湿因子阳性,血清补体常降低;Ⅲ型血清 ANCA 乡数阳性。

3.超声及 X 线检查　B 超及尿路 X 线平片显示双肾正常大小或稍大,轮廓整齐。

【诊断和鉴别诊断】

1.诊断依据　急性起病,具有肾小球肾炎的一般表现,如水肿、高血压和蛋白尿等,突出表现为严重血尿及进行性肾衰竭,影像学检查肾体积正常或增大,应考虑本病,肾活检为新月体肾小球肾炎,根据病史和实验室检查能排除系统性疾病,可确诊。

2.鉴别要点

(1)链球菌感染后性肾炎:急性肾炎多见于少年儿童,发病前有链球菌感染史,血清 ASO 滴度升高,补体 $C_3$ 降低,少尿持续时间短,肾衰竭多呈短暂性,病理改变以肾小球系膜细胞、内皮细胞增生为主要特点,病情发展有其自限性,多数预后良好。

(2)肺出血-肾炎综合征:为继发性急性肾炎,多见于青年人,以咯血、呼吸困难,血尿和蛋白尿以及迅速发生肾衰竭为临床特点,胸片可见散在性斑片状或粟粒状阴影,肺和肾活检均见基底膜线条状免疫沉积。

(3)急性肾小管坏死:常有肾中毒(药物、重金属、鱼胆)、肾缺血(休克、脱水)及肾小管堵塞(如输入异型血)等病史,除急性肾衰竭外,常伴发热、皮疹与嗜酸性粒细胞增加,以肾小管损害为主,一般无急性肾炎综合征的表现,尿比重<1.010,尿钠>20~30mmol/L,治疗及时可获痊愈。

(4)继发于全身性疾病:如 SLE、过敏性紫癜等均可导致急性肾炎综合征,肾损害常掩盖原发病表现,依据系统受累的临床表现及特异性实验室检查,可确诊。

【治疗】

疗效的关键在于早期作出病因诊断,根据免疫病理分型尽快给予强化治疗。

1.甲泼尼龙冲击伴环磷酰胺治疗　主要适用于Ⅱ、Ⅲ型,对Ⅰ型疗效较差。采用甲泼尼龙 0.5~1g 溶于 5%葡萄糖溶液中静脉滴注,每日或隔日 1 次,3 次为 1 个疗程。间隔 3~5d 可进行下一疗程,一般用 2~3 个疗程,后改为泼尼松 1mg/(kg·d)口服,并加用环磷酰胺 2~

3mg/(kg·d),直至累积量达 6～8g 停药。也可在甲泼尼龙冲击治疗 3d 的同时,给环磷酰胺 0.5～1g/m² 体表面积,静脉滴注,每月 1 次,共 6 次。激素冲击治疗后,续用泼尼松口服,3 个月后可减量至 30mg/d 维持,上述疗法总疗程需 1 年左右。大剂量用药期间,须注意防治感染、水钠潴留、骨髓抑制及肝功损害等副作用。

2.强化血浆置换疗法　用离心分离或大孔径纤维膜超滤的方法,将患者的血浆与血细胞分离,去除含有抗原、抗体及炎症介质的血浆,以健康人血浆或血浆白蛋白与患者红细胞重新输入,以改善机体内环境的稳定性,从而达到治疗目的。每次置换血浆 2～4L,每日或隔日 1 次,一般使用 10 次左右。因去除血浆球蛋白后.机体代偿性合成免疫球蛋白增加,故应同时用泼尼松 1mg/(kg·d),环磷酰胺 3mg/(kg·d),或硫唑嘌呤 2mg/(kg·d),使用 3～6 个月后逐渐撤药。

3.四联疗法　即激素、免疫抑制药、抗凝药与抗血小板聚集药四药合用。肝素用量尚不统一,一般 5000～10000U/d,静脉滴注;华法林初用量为 5～10mg/d,2～3d 后改 2.5mg/d 口服。使用抗凝药至凝血酶原时间延长达正常的 1 倍为度。抗血小板聚集药用双嘧达莫 400～600mg/d,分次口服或静脉滴注。四联疗法总疗程一般为 3 个月至 1 年。用药过程中应注意抗凝药可致出血。

4.透析疗法与肾移植　在急性肾衰竭过程中,肾功能损害严重者应透析,透析半年以上,肾功能仍无恢复可考虑做肾移植。Ⅱ、Ⅲ型移植后较Ⅰ型复发率低。

5.中医辨证论治　参照中医"水肿"、"癃闭"治疗,急性期按照"阳水"辨证治疗,晚期按照"癃闭"治疗。

# 三、慢性肾小球肾炎

慢性肾小球肾炎,简称慢性肾炎,是一组由多种病因引起原发于肾小球的免疫性疾病,多发于青、中年人,其基本临床特征为蛋白尿、血尿、高血压、水肿,可有不同程度的肾功能减退,终致慢性肾衰竭,多数预后较差。本病属"水肿"、"腰痛"等病证范畴。

## 【病因和发病机制】

1.病因　慢性肾炎多数原因不明确,仅有少数患者有急性肾炎史,多数由各种肾小球疾病发展而来,如 IgA 或非 IgA 系膜增殖性肾炎、系膜毛细血管性肾炎、膜性肾病、局灶性节段性肾小球硬化等。

2.发病机制　多数患者通过免疫机制引起慢性肾炎,血循环可溶性复合物沉积于肾小球,或肾小球原位的抗原与抗体结合激活补体引起组织损伤;肾小球局部沉积的毒素、代谢产物等可直接通过旁路激活补体,从而引起肾炎性反应。在慢性病程中非免疫介导性肾损伤起重要作用,如高血压引起肾小动脉硬化,肾缺血肾损害加剧,剩下的"健存"肾单位发生代偿性肾小球毛细血管的高灌注、高压力、高滤过(肾小球内"三高"),从而引起肾小球硬化。此外,肾小球系膜吞噬、清除免疫复合物及其他蛋白颗粒,长期处于超负荷状态,引起系膜细胞及基质增殖,也是导致肾小球硬化的原因。

## 【病理】

慢性肾炎可由多种病理类型引起,常见系膜增生性、系膜毛细血管性肾炎,膜性肾病及局灶性、节段性肾小球硬化等。持续发展至晚期,上述各类型的特点消失,转化为不同程度的肾小球硬化,病变肾小球的肾小管萎缩、肾间质纤维化。晚期肾体积缩小、肾皮质变薄、表面细颗粒状,转化为硬化性肾小球肾炎。

## 【临床表现】

1.病史　多数起病缓慢,病情迁延、病程进展缓慢,临床表现呈多样性、时轻时重。仅少数患者有急性肾炎病史,大多一开始便为慢性肾炎。

2.症状、体征　早期患者可表现为乏力、纳差、疲倦、腰部疼痛,水肿可有可无,有的患者可无明显临床症状;血压正常或轻度升高,肾功能正常或轻度受损,并可持续数年,甚至数十年。随着病情发展,肾功能逐渐恶化,出现贫血、血压(特别是舒张压)持续中等以上升高,患者眼底检查常有视网膜动脉细窄、纤曲,反光增强、动静脉交叉压迹和絮状渗出,重者发生眼底小出血灶、渗出,甚至视盘水肿,若血压控制不好肾功能恶化较快,预后较差。此外,部分患者因感染、创伤、劳累及应用肾毒药物等,使处于代偿阶段的肾功能急骤恶化,可发展成为慢性肾衰竭。

## 【实验室检查】

1.尿液检查　多为轻度尿异常,尿蛋白在 $1\sim3g/d$,尿沉渣镜检红细胞可增多,可见管型;尿比重多在 1.020 以下。

2.肾功能检查　肾小球滤过率下降,内生肌酐清除率在正常的 50% 以上,血肌酐与尿素氮在正常范围或仅轻度升高,稍后有肾小管功能不全的表现,如夜尿多,尿比重、尿渗透压降低及酚红排泄率下降等。

## 【合并症】

1.感染　因免疫力下降,易合并呼吸系和泌尿系感染。

2.心力衰竭　常因高血压、贫血、水钠潴留导致心脏扩大、心律失常和心力衰竭。

## 【诊断与鉴别诊断】

1.诊断依据　急性肾炎病情迁延 1 年以上,有转为慢性肾炎的可能;无论有或无急性肾炎病史,临床出现水肿、高血压及程度不等的肾功能损害,尿检查有蛋白尿、血尿、管型尿等改变,若能排除全身性疾病肾损害,如系统性红斑狼疮、过敏性紫癜、痛风与糖尿病等,均可诊为慢性肾炎。

2.鉴别要点

(1)慢性肾盂肾炎:大部分患者有尿路感染反复发作的病史。尿沉渣检查:白细胞较多,甚至可有白细胞管型,尿蛋白较少,并且以小分子量蛋白为主,尿细菌检查阳性;后期肾小管功能损害较肾小球功能损害严重,夜尿多,尿比重低,可有高氯性酸中毒;静脉肾盂造影,可见肾盂肾盏变形;B超检查:双肾呈不对称缩小,并且表面凸凹不平。

(2)原发性高血压肾损害(良性肾小动脉硬化症):易与慢性肾炎高血压相混淆,本病大多发生于 40 岁以上,无肾炎病史,先有数年高血压,继之出现少量蛋白尿,持续性血尿较少见,较早出现肾小管功能减退,早期不出现低蛋白血症和贫血,肾损害程度与心脑病变一致。

(3)急性肾小球肾炎:应与慢性肾炎急性发作鉴别,急性肾炎于感染后 1～3 周发病,多无贫血、低蛋白血症和持续性肾功能不全。慢性肾炎感染后数天至 1 周内发病,多有贫血、低蛋白血症和持续性肾功能不全,治疗后病情可改善,但难以治愈。

## 【治疗】

治疗原则为保护肾功能,延缓病情发展,防治合并症。可采用综合治疗措施。

1.一般治疗　凡有水肿、高血压、肾功能不全,或血尿、蛋白尿严重者,应卧床休息,待病情稳定后,可担任轻工作;避免上呼吸道感染;密切观察血压、尿、肾功能改变。水肿与高血压时,限制盐摄入(1～3g/d),肾功能不全者,应限制蛋白、磷的摄入量。

2.对症治疗

(1)水肿:轻度水肿患者无须治疗,经限盐和休息可消失。明显水肿者可用利尿疗法,常用氢氯噻嗪 25mg,2～3/d,可合用螺内酯 20mg,3/d,或氨苯蝶啶 50～100mg,3/d,间断用药,血浆蛋白低者可适当补充以加强利尿效果。

(2)控制高血压:降压基础方法是休息、限制盐摄入,有水钠潴留依赖性高血压患者可选用噻嗪类利尿药,如氢氯噻嗪 12.5～25mg,1/d,对肾素依赖性高血压患者可首选血管紧张素转换酶抑制药,卡托普利 25～50mg,2～3/d,或苯那普利 5～10mg,1～2/d。也可使用 β 受体阻滞药,如阿替洛尔 15～25mg,2/d,或美托洛尔 15～25mg,2/d。还可用钙离子拮抗药,如硝苯地平控释片 30～60mg,1/d。

对血液有高凝状态或尿 FDP 增加的患者,可用抗凝、抗血小板聚集药如肝素、双嘧达莫(300～400mg)、小剂量阿司匹林(40～300mg/d)等。

3.肾上腺糖皮质激素与免疫抑制药　适用于慢性肾炎早期的某些病理类型,如轻、中度系膜增殖性肾炎、早期膜性肾病等,或肾体积无缩小,肾功能正常,而尿蛋白较多的患者。使用无效,逐步撤除。

4.中医辨证论治　参照中医"水肿"、"腰痛"进行辨证施治。

(许维涛)

# 第二节　肾病综合征

肾病综合征(NS)是指由多种病因引起的,以大量蛋白尿(>3.5g)、低蛋白血症(<30g/L)、高脂血症、水肿为主要临床表现的一组综合征。它可由原发性肾小球疾病引起,也可继发于多种疾病。大量蛋白尿和低蛋白血症是临床诊断肾病综合征的主要依据。本病可发生于任何年龄。

按病因可分为原发性和继发性肾病综合征。原发性肾病综合征病因不明,研究结果提示免疫机制,尤其是细胞免疫变化可能和发病有关,此外脂代谢紊乱、凝血因子的变化及大量蛋白尿亦参与本病的发生。

## 【主诉】

患者出现泡沫尿、全身水肿。

## 【临床特点】

### （一）主要症状

患者出现大量蛋白尿、低蛋白血症、高胆固醇血症和全身显著水肿。

1.大量蛋白尿　大量蛋白尿是肾病综合征的标志。尿蛋白定量≥3.5g/d,使尿液表面张力升高而产生很多泡沫,形成泡沫尿。主要成分是清蛋白,也含有其他血浆蛋白成分。肾小球滤过率、血浆蛋白浓度和蛋白摄入量等直接影响蛋白尿的程度。肾小球滤过率降低时,蛋白尿会减少;严重低蛋白血症时,尿蛋白排出量可增加;高蛋白饮食会使尿蛋白排出增加。

2.低蛋白血症　血清清蛋白低于 30g/L。肾病综合征时肝脏对清蛋白的合成增加,当饮食中给予足够的蛋白质及热量时,患者的肝脏每日合成清蛋白约 22.6g,比正常人每日 15.6g 显著增多。当肝脏合成清蛋白的代偿作用不足以弥补尿蛋白的丢失量时,才会出现低蛋白血症。尿蛋白的主要成分是清蛋白、激素转运蛋白(如维生素 D 结合蛋白、甲状腺结合球蛋白)、转铁蛋白、凝血抑制因子等血浆蛋白。

3.高脂血症　本病总胆固醇、三酰甘油明显增加,低密度脂蛋白(LDH)、极低密度脂蛋白(VLDH)水平升高。高脂血症与低蛋白血症有关,高密度脂蛋白(HDL)正常或下降。LDL/HDL 比率升高,使发生动脉硬化性合并症的危险增大,高脂血症与血栓形成及进行性肾小球硬化有关。

4.水肿　初始晨起眼睑、面部、踝部可见水肿;随着病情发展,水肿波及全身,并出现胸腔积液、腹水、心包积液、纵隔积液、阴囊或阴唇水肿,也可出现肺水肿。若有皮肤损伤,则组织内液溢出且不易停止。水肿与体位关系明显,如出现与体位无关的水肿,应怀疑静脉血栓形成水肿,一方面是由大量蛋白尿引起血浆蛋白(尤其清蛋白)下降,血浆胶体渗透压减低,血管内水分向组织间隙移动所致;另一方面与原发性肾性水钠潴留有关。

### （二）次要症状

1.蛋白质营养不良　常见于大量蛋白尿的患者。

2.急性肾衰竭　尤其是微小病变患者易出现急性肾衰竭,可能与血容量不足、过度利尿、间质水肿、肾小管阻塞及缺血性损害、非甾体类抗炎药物和血管紧张素转换酶抑制剂等有关。

3.血栓及栓塞　肾病综合征患者动脉和静脉血栓及栓塞的发病率高,尤其是深静脉和肾静脉血栓形成(RVT)。RVT 可以是单侧或双侧并可延伸至下腔静脉。RVT 常常起病隐匿,并且没有与肾脏有关的症状,选择性肾静脉造影是诊断肾静脉血栓形成的"金指标",电子计算机断层扫描(CT)和磁共振成像(MRI)也有诊断价值。

4.感染　肾病综合征患者感染易感性增加,特别在免疫抑制剂治疗时。感染不仅加重病情,还可造成免疫抑制剂治疗效果不佳甚至抵抗。感染也是缓解期患者病情复发的主要原因之一。

5.近端肾小管功能障碍　这往往是病情严重的表现,可引起葡萄糖尿、氨基酸尿、肾小管性酸中毒和维生素 D 缺乏。

### （三）误诊分析

确诊原发性肾病综合征,首先必须与继发性肾病综合征相鉴别。需与本病鉴别的继发性肾病综合征主要有以下几种。

1.过敏性紫癜性肾炎　患者具有皮疹、紫癜、关节痛、腹痛及便血等特征表现,又有血尿、蛋白尿、水肿、高血压等肾炎的特点。本病早期往往伴血清 IgA 升高,肾活检示弥漫系膜增生,免疫病理是 lgA 及 C,为主要沉积物,故不难鉴别。

2.狼疮性肾炎　多见于 20～40 岁女性,患者多有发热、皮疹及关节痛,血清抗核抗体、抗 ds-DNA、抗 Sm 抗体阳性,补体 C,下降,肾活检光镜下除系膜增生外,病变有多样性特征,免疫病理呈"满堂亮"。

3.糖尿病肾病　多发于糖尿病史 10 年以上的患者,可表现为肾病综合征。眼底检查有微血管改变,肾活检示肾小球基底膜增厚和系膜基质增生,典型损害为 Kimmelstiel-Wilson 结节形成。肾活检可明确诊断。

4.乙肝病毒相关肾炎　可表现为肾病综合征,病毒血清检查证实有乙肝病毒,肾脏免疫病理检查发现乙肝病毒抗原成分。

5.Wegner 肉芽肿　鼻及鼻窦坏死性炎症、肺炎、坏死性肾小球为本病的三大特征。肾损害的临床特征为急进性肾小球,肾炎或肾病综合征。血清 γ 球蛋白、IgG、IgA 增高。

6.淀粉样肾病　早期可仅有蛋白尿,一般经 3～5 年出现肾病综合征,血清 γ 球蛋白增高、心脏增大、肝脾大,皮肤有血清 γ 球蛋白苔藓样黏液样水肿,确诊依靠肾活检。

7.恶性肿瘤所致的肾病综合征　各种恶性肿瘤均可通过免疫机制引起肾病综合征,甚至以肾病综合征为早期临床表现。因此对肾病综合征患者应做全面检查,排除恶性肿瘤。

8.药物所致肾病综合征　有机金、汞、D-青霉胺、卡托普利、非甾体类抗炎药有引起肾病综合征(如膜性肾病)的报道。应注意用药史,及时停药可能使病情缓解。

9.混合性结缔组织病肾损害　患者同时具有系统性硬化症、系统性红斑狼疮和多发性肌炎或皮肌炎三种疾病的混合表现,但不能确诊其中一种疾病,血清多可检出高滴度的抗 RNP 抗体,抗 Sm 抗体阴性,血清补体几乎都正常。肾损害仅约 5%,主要表现为蛋白尿及血尿,也可发生肾病综合征,肾功能基本正常,肾活检病理改变多为系膜增生性肾小球肾炎或膜性肾病。对糖皮质激素反应好,预后较好。

10.冷球蛋白血症肾损害　临床上遇到紫癜、关节痛、雷诺现象、肝脾大、淋巴结肿大、视力障碍、血管性晕厥及脑血栓形成等,同时并发肾小球肾炎,应考虑本病,进一步证实血中冷球蛋白增高,即可确定诊断。冷球蛋白血症都可引起肾损害。在临床上 1/3 患者发生慢性肾小球疾病,主要表现为蛋白尿及镜下血尿,常可发生肾病综合征及高血压,预后较差。少数患者表现为急性肾炎综合征,部分可呈急进性肾炎综合征,直接发展至终末期衰竭。

11.脂蛋白肾小球病　多见于男性,多数呈散发性,少数为家族性发病。全部患者存在蛋白尿,有的逐渐进展为肾病范围的蛋白尿,脂蛋白不在肾外形成栓塞。其病理特征为高度膨胀的肾小球毛细血管襻腔中存在层状改变的"脂蛋白栓子",组织化学染色脂蛋白阳性,电子显微镜下证实"脂蛋白栓塞",并存在血脂质代谢异常,诊断不难确立。本病无确切有效的治疗方法。

**【辅助检查】**

**(一)首要检查**

1.尿常规　尿蛋白定性多为(＋＋＋～＋＋＋＋),24 小时定量超过 3.5g/d,还可见镜下或肉眼血尿。

2.血生化测定　表现为低蛋白血症(血清清蛋白<30g/L),清蛋白与球蛋白比例倒置,血清蛋白电泳显示球蛋白增高;血胆固醇显著增高,三酰甘油升高。

3.肾功能测定　少尿期可有暂时性轻度氮质血症,如果存在不同程度的肾功能不全,出现血肌酐和尿素氮的升高,则提示肾炎性肾病。

### (二)次要检查

1.血清及尿蛋白电泳　通过检测尿中 IgG 成分反映尿蛋白的选择性,同时可鉴别假性大量蛋白尿和轻链蛋白尿,如果尿中 γ 球蛋白与清蛋白的比值小于 0.1,则为选择性蛋白尿,大于 0.5 为非选择性蛋白尿。

2.血清免疫学检查　检测抗核抗体、抗双链 DNA 抗体、抗 Sm 抗体、抗 RNP 抗体、抗组蛋白抗体、乙肝病毒标志物以及类风湿因子、循环免疫复合物等,以区别原发性与继发性肾病综合征。

3.凝血、纤溶有关蛋白的检测　如血纤维蛋白原及第 Ⅴ、Ⅶ、Ⅷ 及 Ⅹ 因子,抗凝血酶Ⅲ,尿纤维蛋白降解产物(FDP)等的检测可反映机体的凝血状态,为是否采取抗凝治疗提供依据。

4.尿酶测定　测定尿溶菌酶、N-乙酰-β-氨基葡萄糖苷酶(NAG)等有助于判断是否同时存在肾小管-间质损害。

5.B 超等影像学检查　排除肾脏的先天性畸形。

6.经皮肾穿刺活体组织检查　对诊断为肾炎型肾病或糖皮质激素治疗效果不好的患儿应及时行肾穿刺活检,进一步明确病理类型,以指导治疗方案的制订。

### (三)检查注意事项

1.多数情况下,确诊需要肾活检。肾活检是诊断蛋白尿病因的重要手段。

2.儿童微小病变型肾病发病率高,通常在肾活检前采用糖皮质激素进行诊断性治疗。

3.一定的血清学实验可以高度提示特定性疾病,有助于明确病因,有时甚至不需要肾活检即可确诊。如血清或尿蛋白电泳可用于诊断多发性骨髓瘤;怀疑淀粉样变性病则应进一步行直肠活组织检查和血清或尿蛋白电泳检测副蛋白;抗肺炎球菌抗体的检测有助于链球菌感染后肾小球肾炎的诊断;冷球蛋白有助于混合性冷球蛋白血症的诊断。

### 【治疗要点】

### (一)治疗原则

治疗的目的在于纠正肾病综合征、防治并发症和保护肾功能,而非单纯的利尿消肿和减少蛋白尿。保护肾功能,延缓肾功能恶化的进展是治疗的最终目的。

### (二)一般治疗

1.休息与活动　肾病综合征发生时应以卧床休息为主,在一般情况好转,水肿基本消退后可适度活动,以防深静脉血栓形成。病情基本缓解后可逐步增加活动,病情缓解半年无复发者可考虑增加日常工作,尽量避免各种感染。

2.饮食　宜进清淡、易消化食物,水肿严重时每日摄取食盐 1~2g,少用味精及食碱;每日蛋白摄入量 0.8~1.0g/kg,能量供给每日以 125.6~146.5kJ/kg 为宜;严重肾病综合征时(血清蛋白<20g/L),应短期内给予较高的优质蛋白;严重高脂血症患者应当限制脂类的摄入,采用少油低胆固醇饮食;同时注意补充铜、铁、锌等微量元素;在激素应用过程中,适当补充维生素及钙剂。

### (三)利尿消肿治疗

1.噻嗪类利尿药　主要作用于髓襻升支厚壁段和远曲小管前段,通过抑制钠和氯的重吸收,增加钾的排泄而利尿。常用氢氯噻嗪 25mg,每日 3 次,口服,长期服用应防止低钾、低钠血症。

2.潴钾利尿药　主要作用于远曲小管后段,排钠、排氯、潴钾,适用于有低钾血症的患者。单独使用时利尿作用不显著,可与噻嗪类利尿药合用。常用氨苯蝶啶 50mg,每日 3 次,口服,或醛固酮拮抗药螺内酯 20mg,每日 3 次,口服。长期服用须防止高钾血症,对肾功能不全患者应慎用。

3.襻利尿药　主要作用于髓襻升支,对钠、氯和钾的重吸收具有强大抑制作用。常用呋塞米(速尿)20~120mg/d,或布美他尼(丁尿胺)1~5mg/d(同等剂量时作用较呋塞米强 40 倍),分次口服或静脉注射。在渗透性利尿药物应用后随即给药效果更好。应用襻利尿药时须谨防低钠血症及低钾、低氯性碱中毒发生。

4.渗透性利尿药　通过一过性提高血浆胶体渗透压,可使组织中水分回吸收入血,同时造成肾小管内液的高渗状态,减少水、钠的重吸收而利尿。常用不含钠的右旋糖酐 40(低分子右旋糖酐)或羟乙基淀粉(706 代血浆)250~500ml,静脉滴注,隔日 1 次。随后加用襻利尿药可增强利尿效果。但对少尿(尿量<400ml/d)患者应慎用此类药物,因其易与肾小管分泌的 Tamm-Horsfall 蛋白和肾小球滤过的清蛋白一起形成管型,阻塞肾小管,并由于其高渗作用导致肾小管上皮细胞变性、坏死,诱发“渗透性肾病”,导致急性肾衰竭。

5.其他　对严重顽固性水肿患者,上述治疗无效者可试用短期血液超滤治疗,实施本疗法能迅速脱水,严重腹水患者还可考虑在严格无菌操作条件下放腹水,体外浓缩后自身静脉回输。

### (四)抑制免疫与炎症反应治疗

1.糖皮质激素(简称激素)　激素治疗可能是通过抑制炎症反应、免疫反应、抑制醛固酮和抗利尿激素分泌、影响肾小球基底膜通透性等综合作用而发挥其利尿、消除尿蛋白的疗效。使用原则:

(1)起始足量;

(2)缓慢减药;

(3)长期维持。

常用方案一般为泼尼松 1mg/(kg·d),口服 8 周,必要时可延长至 12 周;足量治疗后每 1~2 周减少原用量的 10%,当减至 20mg/d 时症状易反复,应更加缓慢减量;最后以最小剂量 10mg/d 作为维持量,再服半年至 1 年或更长。水肿严重、有肝功能损害或泼尼松疗效不佳时,可更换为泼尼松龙(等剂量),口服或静脉滴注。

长期应用激素的患者易出现感染、药物性糖尿、骨质疏松等不良反应,少数病例还可能发生股骨头无菌性缺血性坏死,须加强监测,及时处理。

2.细胞毒药物 这类药物可用于"激素依赖型"或"激素抵抗型"的患者,协同激素治疗。若无激素禁忌,一般不作为首选或单独治疗用药。

(1)环磷酰胺(CTX):是国内外最常用的细胞毒药物,在体内被肝细胞微粒体羟化,产生有烷化作用的代谢产物而具有较强的免疫抑制作用。环磷酰胺 2mg/(kg·d),分 1～2 次口服;或 200mg 加入生理盐水 20ml 内,隔日静脉注射。累积量达 6～8g 后停药。主要不良反应为骨髓抑制及中毒性肝损害,并可出现性腺抑制(尤其男性)、脱发、胃肠道反应及出血性膀胱炎。

(2)氮芥:因有严重的胃肠道反应和较强的骨髓抑制作用,目前临床上应用较少。在其他细胞毒药物无效时,仍应推荐使用。每次 5～10mg(0.1～0.2mg/kg),每周 1～2 次,静脉注射,一疗程总量 30～60mg。

(3)其他:苯丁酸氮芥 2mg,每日 3 次,服用 3 个月,毒性较氮芥小,疗效较差。此外,硫唑嘌呤、长春新碱及塞替派亦有报道使用,但疗效均较弱。

3.环孢素能选择性抑制 T 辅助细胞及 T 细胞毒效应细胞,用于治疗激素及细胞毒药物无效的难治性肾病综合征。常用量为 5mg/(kg·d),分两次口服,服药期间须监测并维持其血浓度谷值为 100～200ng/ml。服药 2～3 个月后缓慢减量,服用半年左右。主要不良反应为肝肾毒性,并可致高血压、高尿酸血症、多毛症及牙龈增生等。该药价格昂贵,有较多不良反应及停药后易复发,使其应用受到限制。

4.霉酚酸酯(MMF) 药理作用与硫唑嘌呤相似,但有高度的选择性,因而骨髓抑制及肝细胞损伤等不良反应少,初起用于抗移植排异,效果良好。霉酚酸酯(MMF)诱导剂量为 1～2g/d,持续治疗 3～6 个月后减量,至 0.5g/d 后维持治疗 6～12 个月。

5.他克莫司(FK506,普乐可复) FK506 是治疗作用与环孢素(CsA)相似,但肾毒性作用小于环孢素(CsA)的一种新型的免疫抑制药。成人起始治疗剂量为 0.1mg/(kg·d),血药浓度保持在 5～15ng/ml,疗程为 12 周。如肾病综合征缓解,尿检蛋白转阴性,药量可减至 0.08mg/(kg·d),再持续治疗 12 周。6 个月后减至 0.05mg/(kg·d)维持治疗。

### (五)非特异性降尿蛋白治疗

1.血管紧张素转换酶抑制剂(ACEI)或血管紧张素Ⅱ受体阻滞剂(ARB) 临床试验证实 ACEI 或 ARB 可通过血流动力学变化和非血流动力学机制减少慢性肾脏病患者的尿蛋白。常用药物有贝那普利(洛汀新)10～20mg/d,口服,福辛普利(蒙诺)10～20mg/d,口服,缬沙坦或氯沙坦等 ARB 药物也可选用。

2.降脂治疗 肾病综合征常合并高脂血症,使机体处于高凝状态,导致肾小球血流动力学的改变、脂代谢紊乱、肾内缩血管活性物质释放增加、肾小球内压升高、尿蛋白增加,因而降脂治疗可降低蛋白尿。

3.低分子肝素钠 一方面可以降低患者的血浆黏度和红细胞变性,改善高凝倾向和肾小球血流动力学异常;另一方面可增加肾脏 GBM 的负电荷屏障,减少尿蛋白的漏出。低分子肝素钠 0.4ml,每日 1～2 次,皮下注射,2～4 周为一个疗程,以后根据病情还可重复使用。

4.血浆置换及蛋白吸附疗法 血浆置换疗法首先用于治疗重症狼疮,其机制是通过血浆置换装置清除机体内的自身抗体、免.复合物、补体及炎症介质等,使患者临床症状缓解。该疗法可去除血中的某些 GBM 毒性因子,因而使患者尿蛋白减少,临床肾病缓解或部分缓解。用免疫吸附疗法治疗 FSGS 和移植肾病复发,疗效优于单纯的血浆置换疗法。

### (六)不同病理类型引起的肾病综合征

对不同病理类型引起的肾病综合征采取以下治疗方法。

1.微小病变型肾病及轻度系膜增生性肾小球肾炎　常对激素治疗敏感,初治者可单用激素治疗。因感染、劳累而短期复发者可再使用激素,疗效差或反复发作者应并用细胞毒药物。应力争达到完全缓解。

2.膜性肾病　尤其是特发性膜性肾病,是成人原发性肾小球疾病的常见病理类型之一,因其病情变化缓慢,预后差别较大,而药物治疗相对不敏感,存在肾功能逐渐恶化及自发缓解两种不同的倾向。在诸多危险因素中,大量尿蛋白及其持续时间是最主要的因素,尿蛋白量越大,持续时间越长,患者发展至终末期肾衰竭几率明显增加;同时,约 25% 的患者可自然缓解。大量循证医学研究提示单独使用糖皮质激素治疗无效,糖皮质激素联合细胞毒类药物可能有效。

(1)甲泼尼龙联合苯丁酸氮芥:如甲泼尼龙 lg/d,静脉滴注,3 日后改为 0.4mg/(kg·d),口服,1 个月后改为苯丁酸氮芥 0.2mg/(kg·d),共治疗 30 日,循环上述治疗 3 次,总疗程半年,结论认为该方案具有降低尿蛋白及保护肾功能的作用;

(2)甲泼尼龙联合环磷酰胺:甲泼尼龙 1g/d,静脉滴注,3 日后改为 0.4mg/(kg·d),口服,一个月后改为环磷酰胺 0.5mg/(kg·d),口服,共治疗 30 日,循环该治疗 3 次,总疗程半年,也可减少蛋白尿。

(3)霉酚酸酯(MMF):曾有治疗膜性肾病的报道。泼尼松 20~60mg/d 联合霉酚酸酯(MMF)1~2g/d,观察 6 个月,认为治疗是有效。膜性肾病易发生血栓、栓塞并发症,应予积极防治。

3.局灶硬化性肾小球肾炎　原发性局灶节段性肾小球硬化(FSGS)也是肾脏疾病的常见病理类型。近年来,大量回顾性研究结果显示,延长激素疗程可增加 FSGS 的缓解率。泼尼松初始剂量为 1mg/(kg·d),一般维持 2~3 个月后逐渐减量,获得完全缓解的平均时间为 3~4 个月,因此成人 FSGS 所导致的 NS 在经过 6 个月的泼尼松治疗[1mg/(kg·d)]仍未缓解者,才称为激素抵抗。对于老年人,大部分学者主张隔日泼尼松治疗[1.0~1.6mg/(kg·d)],持续治疗 3~5 个月对于激素依赖、抵抗和复发者泼尼松加间断环磷酰胺冲击治疗可增加缓解率,环磷酰胺总量不宜超过 150mg/kg。其他如 CSA、霉酚酸酯(MMF)、FK506、ACEI 和 ARB 等药物的使用以及采用血浆置换清蛋白吸附法治疗 FSGS。

4.其他　系膜毛细血管性肾小球肾炎、局灶节段性肾小球硬化和重度系膜增生性肾小球肾炎常较快地发展为肾衰竭,预后差。通常对已发生肾衰竭者,不再给予激素及细胞毒药物治疗,而按慢性肾衰竭处理。肾功能正常者,可参考应用下列治疗方案:先给足量激素及细胞毒药物(或可同时加用抗凝药及抗血小板药)积极治疗;疗程完成后无论疗效如何均及时减、撤药,以避免严重不良反应;随后保持维持量激素及抗血小板药长期服用。如此治疗后,少数病例可能缓解,多数患者肾病综合征虽未缓解,但仍有可能延缓肾功能减退。

### （七）中医药治疗

单纯中医、中药治疗肾病综合征疗效出现较缓慢，一般主张与激素及细胞毒药物联合应用。

雷公藤总苷 20mg，每日 3 次，有降尿蛋白作用，可配合激素应用。国内研究显示该药具有抑制免疫、抑制肾小球系膜细胞增生的作用、并能改善肾小球滤过膜通透性。主要不良反应为性腺抑制、肝功能损害及外周血白细胞减少等，及时停药后方可恢复。

### （八）治疗注意事项

1.如果患者无特别严重的水肿，可不必严格控制钠盐摄入，因患者多伴有胃肠道水肿及食欲减退，过分限盐会影响患者食欲而妨碍蛋白质及热量的摄入。

2.在使用利尿剂治疗时应判断患者是否存在有效血容量不足。噻嗪类利尿剂可缓解大部分轻微的水肿；当出现低钾血症时可应用保钾利尿剂；襻利尿剂适用于中度及重度水肿；噻嗪类利尿剂与襻利尿剂联用利尿及排钠作用持续时间长，具有协同作用。

3.血浆或人血清蛋白等静脉滴注均可提高血浆胶体渗透压，促进组织中水分回吸收并利尿，如接着立即静脉滴注呋塞米 60～120mg（加于葡萄糖溶液中缓慢静脉滴注 1 小时），能获得良好的利尿效果。但由于输入的血浆和其制品均将于 24～48 小时内由尿中排出，故血浆制品不可输注过多过频，否则因肾小球高滤过及肾小管高代谢，造成肾小球脏层及肾小管上皮细胞损伤。对伴有心脏病的患者应慎用此法利尿，以免因血容量急性扩张而诱发心力衰竭。

4.对肾病综合征患者利尿治疗的原则是不宜过快过猛，以免造成血容量不足、加重血液高黏倾向，诱发血栓、栓塞并发症。

### 【并发症】

1.感染　　与蛋白质丢失、营养不良、免疫功能紊乱及应用糖皮质激素治疗有关，是肾病综合征的常见并发症。常见感染部位顺序为呼吸道、泌尿道、皮肤。由于应用糖皮质激素，其感染的临床征象常不明显，但若治疗不及时或不彻底，感染仍是导致肾病综合征复发和疗效不佳的主要原因，甚至导致患者死亡，应予以高度重视。

2.血栓、栓塞并发症　　由于血液浓缩（有效血容量减少）及高脂血症造成血液黏稠度增加；此外，某些蛋白质丢失，以及肝代偿性合成蛋白增加，引起机体凝血、抗凝和纤溶系统平衡失调。由于肾病综合征时血小板功能亢进、应用利尿药和糖皮质激素等均可能加重血液高凝。因此，肾病综合征时容易发生血栓、栓塞并发症，其中以肾静脉血栓最为常见（发生率为 10%～40%，其中 3/4 病例因慢性形成，临床并无症状）；此外，肺血管血栓、栓塞，下肢静脉、下腔静脉、冠状血管血栓和脑血管血栓也不少见。血栓、栓塞并发症是直接影响肾病综合征治疗效果和预后的重要原因。

3.急性肾衰竭　　少数病例可出现急性肾衰竭，也是原发性肾病综合征最严重的并发症。其机制可能是：因肾间质高度水肿压迫肾小管，以及大量蛋白管型阻塞肾小管所致。由于肾小管腔内高压，间接引起肾小球滤过率骤然减少，导致急性肾实质性肾衰竭。常见于 50 岁以上患者（尤以微小病变型肾病者居多），发生多无明显诱因，表现为少尿或无尿，扩容利尿无效。肾活检病理检查显示肾小球病变轻微，肾间质弥漫重度水肿，肾小管可为正常或有少数细胞变性、坏死,肾小管腔内有大量蛋白管型。

4.蛋白质及脂肪代谢紊乱　　长期低蛋白血症可导致营养不良、小儿生长发育迟缓;免疫球蛋白减少造成机体免疫力低下,易致感染;金属结合蛋白丢失可使微量元素(铁、铜、锌等)缺乏;内分泌素结合蛋白不足可诱发内分泌紊乱(如低 $T_3$ 综合征等);药物结合蛋白减少可能影响某些药物的药动学(使血浆游离药物浓度增加、排泄加速),影响药物疗效高脂血症中血液黏稠度增加,促进血栓、栓塞并发症的发生,还将增加心血管系统并发症,并可促进肾小球硬化和肾小管,间质病变的发生,促进肾脏病变的慢性进展。

## 【预后】

肾病综合征预后个体差异很大。决定预后的主要因素包括以下二三个方面。

1.病理类型　　一般说来,微小病变型肾病和轻度系膜增生性肾小球肾炎的预后较好。微小病变型肾病部分患者可自发缓解,治疗缓解率高,但缓解后易复发;早期膜性肾病仍有较高的治疗缓解率,晚期虽难以达到治疗缓解,但病情进展缓慢,发生肾衰竭较晚;系膜毛细血管性肾小球肾炎、局灶性节段性肾小球硬化及重度系膜增生性肾小球肾炎预后差,疗效不佳,病情进展较快易短时间内进入慢性肾衰竭。

2.临床因素　　如大量蛋白尿、高血压和高血脂均可促进肾小球硬化,上述因素如长期得不到控制,则成为预后不良的重要因素。

3.并发症　　存在反复感染、血栓栓塞并发症者常影响预后。

(许维涛)

# 第三节　　IgA 肾病

## 【概述】

IgA 肾病是一组肾脏免疫病理以系膜 IgA 沉积为主要特征的原发性肾小球肾炎。

IgA 肾病是一个免疫病理学诊断名称,以反复发作肉眼血尿或镜下血尿为主要临床表现的慢性进行性疾病,已成为我国最常见的原发性肾小球疾病,可发生于任何年龄,但以 20～40 岁男性最多见。

## 【病因及发病机制】

1.病因　　IgA 肾病为免疫复合物引起的肾小球肾炎,其病因尚未完全清楚,可能与多种因素有关。

2.发病机制

(1)免疫反应

1)体液免疫:IgA 肾病患者沉积在肾小球系膜区的 IgA 主要是多聚型 $IgA_1$,血清中 $IgA_1$ 较正常人显著增高,且多聚型 $IgA_1$ 主要来自黏膜免疫系统,提示 IgA 肾病与黏膜免疫系统疾病有关;近年研究表明 $IgA_1$ 的结构异常,尤其铰链区糖基化缺乏,使其不易与肝细胞结合而被清除,导致其血液循环浓度增高,并有自发聚合倾向形成多聚 $IgA_1$。沉积于肾小球的 IgA 或 IgA 免疫复合物,激活补体系统,进一步导致肾脏损害。

2)细胞免疫:病变严重和新月体形成的 IgA 肾病,肾小球内可有较多淋巴细胞、单核-巨噬细胞浸润。IgA 特异性 T 辅助细胞增加和 T 抑制细胞减少,导致 B 细胞 IgA 分泌增加。提示细胞免疫在 IgA 肾病发病机制中具有一定作用。

(2)遗传因素:部分 IgA 肾病患者具有家族聚集现象,因此遗传因素可能在 IgA 肾病的发生、发展中占有重要位置。

【临床表现】

1.前驱症状:上呼吸道或消化道感染等诱因与 IgA 肾病的发病有一定潜伏期,通常为 3 天之内。

2.肾脏表现:可包括原发性肾小球病的各种临床表现,轻重不等,但几乎所有患者均有血尿,根据临床表现可分为五型:

(1)反复发作肉眼血尿型:临床上以肉眼血尿反复发作为其特点。患者年龄相对较轻,血尿发作 3 天内常有上呼吸道或消化道感染等诱因。

(2)无症状尿检异常型:临床症状不多,尿检发现轻、中度蛋白尿(<2~5g/d)和(或)镜下血尿,病程隐匿,易被忽视,最终导致肾功能异常。

(3)慢性肾炎型:此型患者的临床表现为慢性肾炎综合征伴或不伴肾功能减退。

(4)肾病综合征型:有的患者以高度水肿、大量蛋白尿为主要临床特征,符合肾病综合征临床表现。

(5)急进性肾炎型:不常见。此型患者临床表现危重,多有持续性肉眼血尿、大量蛋白尿、水肿和轻、中度高血压,肾功能于短时间内急骤恶化。

【辅助检查】

1.实验室检查

(1)尿液检查:尿液检查可有镜下血尿或肉眼血尿,尿红细胞位相检查多为畸形红细胞,但有时也可见到混合性血尿;尿蛋白可阴性,也可表现为大量蛋白尿(>3.5g/d)。

(2)肾功能检查:早期正常,后期可有不同程度的血肌酐(Cr)、尿素氮(BUN)的升高,内生肌酐清除率(Ccr)下降;尿浓缩稀释功能减退。

(3)免疫学检测:血清 IgA 值在 IgA 肾病患者中升高者约为 50%,因而不能依据血清 IgA 不高而除外本病。

2.影像学检查　双肾 B 超多数 IgA 肾病患者双肾大小形态正常;伴肾病综合征患者间质水肿时肾脏 B 超示双肾增大,伴肾小球硬化者双肾对称性缩小,皮质变薄。

3.病理检查

(1)光镜:肾小球系膜细胞增生和系膜外基质增多为主要表现,但病变程度轻重不一,可表现为轻微病变性和轻度系膜增生性;局灶增生性;局灶增生硬化性;弥漫性内皮细胞增生性;弥漫性膜增生性;弥漫性新月体性;弥漫性增生硬化性和硬化性;弥漫性膜性。晚期可表现广泛肾小球硬化,肾小管坏死、萎缩,肾间质可见单核细胞浸润及不同程度的纤维化。

(2)免疫荧光:以 IgA 为主的免疫复合物呈颗粒样、团块状沉积于系膜区,大多数患者伴有 $C_3$ 的沉积。

(3)电镜:系膜区电子致密物呈团块状沉积。

**【诊断及鉴别诊断】**

1.诊断要点

(1)以肉眼或镜下血尿为主要临床表现,尿红细胞位相检查证实为变形红细胞。

(2)血尿与呼吸道或消化道感染同步发生较常见,血 IgA 可增高。

(3)必须有肾穿刺免疫病理检查的结果,即以 IgA 为主的免疫球蛋白在肾小球系膜区沉积。

(4)除外以 IgA 沉积为主的继发性肾小球疾病。

2.鉴别诊断

(1)链球菌感染后急性肾小球肾炎:IgA 肾病患者于上呼吸道感染后间隔很短(1~3 天)即出现血尿、部分患者血清 IgA 水平增高、病情反复发作;而急性肾炎多在链球菌感染后 1~3 周出现急性肾炎综合征的临床症状,血清 $C_3$ 下降、IgA 水平正常、有自愈倾向等可助鉴别。

(2)非 IgA 系膜增生性肾炎:在临床上与 IgA 肾病很难鉴别。须靠肾活检免疫病理检查来鉴别。

(3)薄基底膜肾病:薄基底膜肾病主要临床表现为反复血尿,多有阳性家族史。肾免疫病理显示 IgA 阴性,电镜下弥漫性肾小球基底膜变薄。

(4)其他继发性 IgA 沉积为主的肾小球病:如紫癜性肾炎、慢性肝病等,相应的病史、实验室检查、肾活检可明确诊断。

3.病情严重程度的判定

(1)大量蛋白尿、中重度高血压和受损的肾功能是 IgA 肾病病情危重的临床指标。

(2)肾活检显示肾小球硬化是其病情危重的病理指标。

**【治疗】**

**(一)治疗**

1.祛除病因及诱因治疗

(1)应积极祛除诱发血尿、蛋白尿反复发作的感染灶。如患者有反复扁桃体感染者,应择期行扁桃体摘除术。这样可以明显减少血尿的次数,使疾病得以缓解。

(2)IgA 肾病的诊断离不开肾穿刺活检,它的治疗同样离不开肾脏病理学检查的指导,因此应强调结合临床表现和肾脏病理改变,有针对性的采取分型治疗,在决定和调整 IgA 肾病治疗方案的重要性。

1)反复发作肉眼血尿型:①应积极祛除感染灶;②此型患者不伴大量蛋白尿和高血压,肾组织学病理检查不存在明显的硬化性改变,按慢性肾炎型处理;③伴有大量蛋白尿,肾脏病理检查显示有较多的新月体形成和毛细血管袢坏死,则应按急进性肾炎型处理。

2)无症状尿检异常型:①病理表现轻,为局灶增生性肾炎或轻度系膜增生性肾炎者,无需药物治疗,患者应以保养为主(避免感冒、劳累及使用肾毒性中、西药),并嘱患者定期复查;②临床表现轻,而病理却为局灶增生、硬化等较重病变,这些患者给予血管紧张素转换酶抑制剂(ACEI)或血管紧张素Ⅱ受体拮抗剂(ARB)长期服用。

3)慢性肾炎型:可参照一般慢性肾炎治疗原则,以延缓肾功能恶化为主要治疗目的。但最新的循证医学证据表明,糖皮质激素对于尿蛋白大于 1g/d 肾功能正常的患者具有降低尿蛋白及防止肾功能恶化的作用;对于血肌肝<240μmol/L 的肾功能不全患者,糖皮质激素与细胞毒药物联合应用可以明显地延缓肾功能恶化。总之对于表现为慢性肾炎的 IgA 肾病,治疗应更加积极。

4)肾病综合征型:①病理表现单纯轻度系膜增生者,用足量泼尼松[0.8~1mg/(kg·d)]诱导治疗,对减撤药物过程中病情复发者,可给予细胞毒药物联合治疗;②重度系膜增生性肾炎及局灶节段性肾小球硬化,少数为系膜毛细血管性肾炎。这类患者初治即需激素加细胞毒药物联合治疗,如病理变化重则常无效。难治性病例尚应配合 ACEI 或 ARB 治疗,而且肾病综合征患者均需防治感染、血栓等并发症,此处不再赘述。

5)急进性肾炎型:病理学检查以 IgA 沉积为主的新月体肾炎,肾功能急剧恶化,治疗方案与非 IgA 肾病的Ⅱ型急进性肾炎相同,但一般不应用强化血浆置换或免疫吸附治疗。如病理表现为细胞性新月体者应给予强化治疗,多采用甲泼尼龙(0.5~1.0g/d,静滴 3d),继之以环磷酰胺(每月 1.0g,静滴连续用 6 个月后,改为每 3 个月 1.0g,总累积量 8~10g)的治疗方案等。如已发生肾衰竭应配合透析,预后较差,多数患者肾功能不能恢复。

2.对症治疗

(1)饮食治疗:有学者认为富含 ω-3 多聚不饱和脂肪酸的鱼油对于 IgA 肾病有益,但有待于进一步证实;肾衰竭患者饮食控制应按相应的饮食要求。

(2)积极抗感染、抗凝与抗血小板聚集治疗等。

3.保护残肾功能　采用积极降压、减少尿蛋白、调脂、改善肾脏微循环等延缓肾脏疾病进展的一体化治疗措施。

4.替代治疗　已发生肾功能不全者,而按慢性肾功能不全处理,给予透析或移植治疗。

### (二)疗效判定

1.治愈　症状消失,尿常规、肾功能恢复正常。

2.好转　症状消失,无肉眼血尿,尿沉渣红细胞减至 5 个/HP 以下,尿蛋白<1g/d,肾功能有所改善且稳定在一定水平。

3.未愈　血尿和(或)蛋白尿不断发作,肾功能进行性恶化。

### 【预后】

以往认为 IgA 肾病大多数肾功能正常,预后较好,但目前普遍认为 IgA 肾病并不完全是良性的,占终末期肾病的 10%~30%,尚无特效的治疗方法,临床仍处于缓解症状及经验性治疗。

(许维涛)

# 第四节　间质性肾炎

## 一、急性间质性肾炎

急性间质性肾炎(AIN)又称急性肾小管间质性肾炎,是由多种病因引起,急骤起病,以肾间质水肿和炎症细胞浸润为主要病理改变。临床常伴有少尿或非少尿型肾功能急剧减退,是急性肾衰竭的重要病因。

【主诉】

患者表现为发热、皮疹、关节痛、少尿或非少尿。

【临床特点】

### (一)主要症状

AIN 的临床表现多种多样,因病因不同而变异多。常表现为不明原因的肾功能突然下降,以至发生急性肾衰竭。

1.单纯的特发性急性间质性肾炎　多为非少尿性急性肾衰竭,表现为突然出现的肾小管功能损害及急性肾衰竭,多无少尿与高血压,常伴尿钠排泄增加和代谢性酸中毒,因而易忽略急性肾衰竭的诊断。其中 1/3 的患者可合并眼葡萄膜炎,多为双侧眼球发病,多于肾脏受累发病后数周至 4 个月发生,以非肉芽肿型为主,易复发。肾小管间质肾炎-葡萄膜炎综合征(TINU 综合征)通常与严重的炎症反应有关,表现为白细胞增多、贫血、红细胞沉降率增快。有学者发现,某些 TINU 综合征的成人患者急性期存在持续的低补体 $C_4$ 血症。肾炎通常会加快眼葡萄膜炎的进展,大多可以自发缓解或对系统应用肾上腺皮质激素(激素)的治疗反应好。

2.特发性间质性肾炎　患者的尿液检查多呈轻度蛋白尿、无菌性白细胞尿及血尿,可见白细胞、少量红细胞和白细胞管型。24 小时尿蛋白多少于 1g。尿 $\beta_2$ 微球蛋白、视黄醇结合蛋白、N-乙酰-β-葡萄糖苷转移酶增高,尿电解质排泄增加,低渗透压尿。血清肌酐及血尿素氮升高。文献报道特发性间质性肾炎患者常出现高 γ 球蛋白血症,并较常伴眼葡萄膜炎(可先于、同时或后于肾病出现)及骨髓或淋巴结肉芽肿,此与药物过敏性间质性肾炎不同。

### (二)次要症状

急性间质性肾炎其他非特异的临床表现,包括疲劳、不适、食欲减退、腹痛、发热、贫血等。多数患者发病前有发热、皮疹、关节痛、周围血嗜酸性粒细胞增高。患者常有腰痛,这是由于肾间质水肿导致肾包膜的牵张。高血压较少见,非甾体类抗炎药引起的可有显著的水肿。急性细菌感染所致 AIN 起病急骤,出现突然发热、寒战、恶心和头痛等中毒症状。

### (三)误诊分析

1.急性肾小球肾炎　通常在感染后 1～3 周后发病,血尿和高血压见于 90% 以上病例,有肾炎性水肿。有一过性氮质血症及低补体血症。

2.急进性肾炎　通常急性起病,病变进行性加重,鉴别有困难时肾活检可确诊,急进性肾炎有半数以上肾小球有新月体形成。近年来有学者报道[167]镓扫描检查,AIN 其肾摄取增加呈高密度阴影。而急性肾小管坏死则不能摄取,有助于两者鉴别。

3.急性肾小管坏死　本病与急性间质性肾炎鉴别有时困难,容易误诊,例如药物导致者,也可以有发热、皮疹及关节痛等,肾活检有助于鉴别。肾脏病理主要表现为肾小管上皮细胞变性、坏死、脱落等。

**【辅助检查】**

**(一)首要检查**

1.肾脏病理检查　AIN 的病理特点主要是间质水肿伴灶性或弥漫性炎细胞浸润,浸润细胞因病因不同而稍有不同。细菌感染所致 AIN 肾脏肿胀充血,重症病例可见出血点和小脓肿。血行感染者呈双侧性弥漫性分布,上行感染者多数为单侧性分布,且髓质较皮质病变为重。在光镜下可见肾间质充血水肿,大量中性粒细胞浸润并侵入肾小管,管腔内大量脓性渗出物充填,严重者有小脓肿形成,肾小球病变不明显;病毒感染时则以单核细胞为主。感染导致的反应性 AIN 及药物引起的 AIN 中浸润细胞以淋巴细胞和浆细胞为主,一些药物性 AIN 患者间质还可见较多嗜酸粒细胞。特发性间质性浸润细胞主要是单核细胞、淋巴细胞、偶见嗜酸性粒细胞。恶性血液肿瘤肾脏浸润时间质见大量形态单一的细胞浸润。

此外,在部分药物性 AIN、特发性 AIN 或结节病中偶可见间质中上皮样细胞肉芽肿形成。肾小管周围炎症细胞浸润,主要是淋巴细胞,肾小管周边炎症细胞浸入小管上皮细胞之间可破坏肾小管基底膜的连续性。小管亦可有不同程度退行性变,可见刷状缘脱落。细胞扁平,上皮细胞脱落,甚至基底膜断裂,扩张的小管腔内可见单核细胞等。肾小球一般正常或病变较轻,可有轻度的系膜细胞增生。通常无血管病变,如有高血压或慢性肾衰竭可累及中小动脉和微动脉。非甾体类抗炎药所致 AIN 表现有大量蛋白尿者伴有肾小球轻微病变。

2.免疫荧光检查　多呈阴性。部分患者抗基底膜抗体阳性,由某些药物引起者(如新型青霉素 I 等)有时可见 IgG、$C_3$ 沿肾小管基底膜呈线样或颗粒状沉积。

**(二)次要检查**

1.实验室检查特征是无菌性脓尿、尿中嗜酸性粒细胞占 1/3 左右。除非甾体类抗炎药引起的 AIN 外,24 小时尿蛋白定量一般低于 1g。除肾小球滤过率下降,血肌酐和尿素氮升高外,有显著的肾小管损害,有糖尿、氨基酸尿、磷酸盐尿等近端肾小管功能障碍的表现。尿 pH 值升高,高氯性代谢性酸中毒。尿钠排泄分数>2 和失钠性肾病。

2.影像学检查

(1)B 超:可显示肾脏呈正常大小或体积增大,皮质回声增强,等于或高于肝脏回声。但这些表现并非 AIN 所独有,因此 B 超对 AIN 的诊断为非特异性。

(2)[67]Ga 放射性核素扫描:肾脏摄取[67]Ga 明显增多,提示[67]Ga 放射性核素扫描有助于诊断 AIN。[67]Ga 放射性核素扫描并非诊断 AIN 的一个理想指标,该检查对鉴别急性间质性肾炎和急性肾小管坏死有一定意义。

### （三）检查注意事项

1.肾脏病理是确诊的重要依据,应该及时检测。

2.免疫荧光检查显示 IgG 及补体在基底膜外线样沉积,血清中抗肾小管基底膜抗体呈阳性。对于特发性间质性肾炎,有一定的诊断价值。

## 【治疗要点】

### （一）治疗原则

急性间质性肾炎的治疗原则为对症支持治疗,防治肾衰竭。

### （二）基本治疗

1.去除病因　控制感染、及时停用致敏药物、处理原发病是急性间质性肾炎治疗的第一步。许多患者在感染控制或停用相关药物后病情可以得到不同程度的自行好转。

2.对症支持治疗　在去除病因的同时应该给予对症支持治疗,如维持水、电解质平衡、纠正代谢性酸中毒,对急性肾功能不全的患者应注意调节血容量以保证足够的尿量,同时避免水负荷过多。

3.其他　应注意防治其他并发症等。

### （三）药物治疗

1.激素治疗　AIN 激素治疗一般采用 $0.5 \sim 1.0 mg/(kg \cdot d)$,口服,在 $4 \sim 6$ 周内减量直至停用。少数报道甲泼尼龙冲击疗法有效,剂量为 $0.5 \sim 1.0 g/d$,静脉滴注,连用 $3 \sim 5$ 日。

2.免疫抑制剂　AIN 治疗一般无须使用免疫抑制剂。也有报道认为,若激素治疗 $2 \sim 3$ 周仍无效,可考虑加用免疫抑制剂,如环磷酰胺(CTX)或环孢素,但无论有效与否时间均不宜过长。

3.血液净化

(1)血液透析:少尿、血尿素氮 $>21 mmol/L$ 或血肌酐 $>442 \mu mol/L$、高血钾患者应尽早开始透析;非少尿而临床情况较稳定者,无须紧急透析,可等待肾功能的恢复,但如保守治疗欠佳,应尽快开始透析。

(2)血浆置换:有学者认为,在部分抗肾小管基底膜抗体阳性(免疫荧光检查示 IgG 沿肾小管基底膜呈线样沉积)的患者中,以及自身免疫病引起的急性间质性肾炎(如狼疮性间质性肾炎)中,血浆置换可能是一个有效的方法。

### （四）其他

近年来认识到细胞因子在 AIN 中的作用,在治疗上也做了一些新的探索。

1.清除肿瘤坏死因子(TNF)　在动物实验中,用抗 TNF 方法治疗 TNF 介导的疾病已获得了预期疗效,但是临床研究对照并未有效地提高患者生存率。

2.氧自由基清除剂　某些氧自由基清除剂如去铁敏、人参皂苷、三七皂苷等对实验性肾损伤具有保护作用。

3.针对肾小管上皮细胞修复的治疗　生长因子能促进肾小管上皮细胞再生,改善 AIN 的预后。

4.整合素治疗　整合素作用于脱落的上皮细胞,抑制肾小管腔内细胞和细胞的凝集作用,可使肾小球滤过率得以恢复。

### (五)治疗注意事项

治疗包括停用相关药物,对感染所致者积极治疗原发感染灶。药物引起的 AIN,应使用糖皮质激素治疗,按 0.5mg/(kg·d)泼尼松口服,个别病例用大剂量甲泼尼龙冲击治疗取得良好的疗效。因肾间质炎症发生 10～14 日后即可出现间质纤维化,当氮质血症超过 2 周,肾组织已广泛的间质纤维化,肾功能恢复的可能性很小,此时再使用免疫抑制剂不仅无明显疗效,相反不良反应却明显增强。对肾功能恶化的患者可考虑环磷酰胺和环孢素治疗。但总的疗程也不宜过长,防止药物引起的并发症。

## 二、慢性间质性肾炎

慢性间质性肾炎是一组以肾小管萎缩和间质纤维化、肾实质有大量单核细胞浸润为主要表现的疾病。疾病早期以肾小管功能损害为主要表现,后期表现为慢性肾衰竭。

### 【主诉】

患者早期相当长时间内无症状,以后可以有夜尿增多、贫血等。

### 【临床特点】

#### (一)主要症状

慢性间质性肾炎并非均为急性间质性肾炎的延续。可以起病即为慢性间质性肾炎,或隐匿起病致慢性间质性肾炎。因肾间质为慢性炎症改变,主要为间质纤维组织增生,肾小管萎缩,故常有其共同临床表现。

1.检查身体发现异常　一些病例既往无水肿、高血压,常以原发病表现为主。仅在体格检查或因其他疾病就诊时发现贫血、高血压、肾功能减退、肾性骨病及轻度尿检异常被怀疑本病。

2.肾小管功能损害　患者可出现烦渴、多饮、多尿等症状,严重时出现肾性尿崩症。远端肾小管功能障碍时造成失盐,严重失盐可出现容量不足和低血压;当远端肾小管失盐潴钾,促使高血钾产生;慢性间质性肾炎时其远端小管氢排出减少,氨的分泌下降,出现酸化功能障碍;无论是近端小管碳酸氢根吸收障碍,还是远端肾小管氨的产生减少,均造成碳酸氢根再吸收障碍,代之氯化物进入体内,造成高氯性酸中毒。可有近段肾小管功能损害,出现碳酸氢钠、糖、尿酸、磷酸盐、氨基酸再吸收减少,呈现 Fanconi 综合征。

3.肾乳头坏死的症状　急性肾乳头坏死时,患者常有寒战、高热、肉眼血尿。如果坏死肾乳头脱落或血块阻塞输尿管,则引起疼痛和血尿。双侧肾乳头坏死可出现急性肾衰竭。尿沉渣中可找到坏死的组织碎片,肾盂造影有环状阴影或充盈缺损,慢性者尚可见到肾髓质及肾乳头部钙化阴影。临床尿浓缩功能减低,钠的再吸收下降。

4.晚期肾功能不全的症状　恶心、呕吐、畏食,贫血常很严重,与肾功能减退的程度不成比例。约半数人发生高血压,但程度往往不及肾小球肾炎严重。

#### (二)次要症状

1.一些慢性小管间质性肾病在病程中相当早的出现贫血,特点是与肌酐廓清率不成比例。大约 50% 的患者有高血压,与肾衰竭的程度不相关。

2.当慢性小管间质肾病进展到出现临床症状时,常见的发病类型或以原发病的系统症状发病,或以非特异性肾衰竭症状发病。这些非特异性症状与肾衰竭程度有关,包括乏力,衰弱、恶心、夜尿。

3.到疾病后期肾小球出现硬化时,可出现大量蛋白尿、水肿和高血压。

（三）误诊分析

1.原发性高血压肾损害　高血压肾损害早期肾小管功能损害早于肾小球功能损害,易与慢性间质性肾炎误诊。高血压肾损害一般高血压在先,蛋白尿在后的病史有助于鉴别诊断,且蛋白尿量常较少,一般每日小于 $1\sim1.5g$,持续血尿和红细胞管型少见。慢性间质性肾炎除了肾小管功能损害外,肾性贫血较为突出,肾活检病理检查有助于鉴别诊断。

2.急性小管间质性肾炎　肾活检能帮助鉴别急性小管间质性肾炎与慢性小管间质肾病,早期不存在钠潴留、水肿、高血压、蛋白尿、血尿等肾小球损害的特征性表现。但是到疾病严重间质纤维化时,肾小球也可以出现严重硬化,临床表现大量蛋白尿、水肿和高血压。难于与其他原因引起的终末期肾脏病区分。

3.慢性肾小球肾炎引起的肾衰竭　有慢性肾小球肾炎病史,早期以肾小球受损为主,表现为大量蛋白尿、血尿和高血压。明确诊断可行肾穿刺活检。

【辅助检查】

（一）首要检查

1.血常规　血红蛋白可下降,白细胞、血小板、红细胞沉降率常正常。

2.尿检　常表现为轻度蛋白尿,定量一般低于 $1.5g/24h$ 且多低于 $0.5g/24h$,尿蛋白常为小分子的肾小管性蛋白尿(如 $\beta_2$ 微球蛋白)。尿沉渣中有少量白细胞,常无红细胞和管型。尿糖阳性,尿酶升高;尿密度下降,尿渗透压下降。

3.生化检查　慢性间质性肾炎晚期血尿素氮、血肌酐、血尿酸升高,肌酐清除率下降,二氧化碳结合力下降,查血清钾、钠、氯可出现异常,尿 $\beta_2$ 微球蛋白增多。

（二）次要检查

1.慢性肾盂肾炎影像学检查

(1)B超:后期患者双肾体积缩小,肾皮质有局灶粗糙瘢痕、肾盏变形。

(2)X线检查:一般无特异性,某些原因的小管间质性肾炎有相应的特异性表现,如梗阻性肾病的肾盂积水和输尿管积水,镇痛药肾病的肾乳头坏死等,在静脉肾盂造影的 X 线片上,可出现相应的改变。

2.肾活检　肾间质纤维化和成纤维细胞增生,炎性单核细胞浸润及肾小管肥大变性、萎缩。而相应的肾小球和血管病变轻微。

（三）检查注意事项

如肾脏功能恶化较重,肾脏萎缩明显,则不易行肾活检及X线检查,以防肾功能进一步恶化。

【治疗要点】

（一）治疗原则

慢性间质性肾炎主要治疗原发病,同时采用对症处理和延缓进行性肾功能损害的一体化治疗。

## （二）基本治疗

1.低蛋白饮食　慢性小管间质病变在获得诊断后,即开始低蛋白饮食。将饮食蛋白控制在 0.8～1g/(kg·d),同时须补充必需氨基酸,如复方 α-酮酸片(开同)3～8 粒,每日 3 次。由于复方 α-酮酸片首先与体内的尿素结合变成氨基酸,因此能在补充氨基酸的同时起到减轻氮质血症的效果。

2.治疗原发病　应积极寻找并去除与慢性间质损害有关致病因子(如药物,重金属)或病变等。

3.对症处理

(1)有效控制血压:治疗慢性小管间质肾病的高血压应首先 ACEI 和 ARB。

(2)维持水、电解质平衡:肾小管功能损害是慢性小管间质肾病的主要病变之一。患者对水、电解质平衡缺乏调节能力,轻度的水、电解质紊乱都可能导致慢性小管间质肾病的患者肾功能急剧恶化,因此临床上应特别重视纠正水、电解质紊乱。

(3)纠正代谢性酸中毒及高尿酸血症和高磷血症:当 $HCO_3^-$ 低于 21mmol/L 时,纠正酸中毒。多主张微调疗法,对于需要的患者每日给予碳酸氢钠片 1～3g,口服。对出现高尿酸血症的慢性小管间质的肾病患者,应限制食物中的嘌呤的摄入,对于原发病为高尿酸血症的患者,在限制食物中嘌呤摄入的同时,给予别嘌醇以减少尿酸合成,肾功能不全者应减量。饮食限制磷酸盐可保护肾功能和减少钙化,慢性肾衰竭患者当肾小球滤过率低于 25ml/min 时,即应开始低磷饮食。每日磷摄入量应少于 600～800mg,应避免高磷食物,如火腿、香肠和富含添加剂的食物。通过限制高磷饮食也不能控制血磷时,应给予结合剂如碳酸钙。

(4)纠正贫血:对于在病程中贫血出现较早,贫血与内生肌酐清除率不成比例的小管间质肾病患者,应早期开始并长期应用促红细胞生成素治疗。如红细胞生成素 10000U,每周 1 次,皮下注射。

## （三）药物治疗

1.ACEI 和 ARB　不仅能治疗高血压,还具有纠正肾小球高压,减少蛋白尿,减少肾间质纤维化等延缓进行性肾损害的作用。如贝那普利 10～20mg,每日 1～2 次,口服;氯沙坦 100mg,每日 1～2 次,口服。

2.中药冬虫夏草　如百令胶囊 1.0g,每日 1～3 次,口服。本药可减少蛋白尿,促进肾小管上皮细胞的生长,促进受损的细胞恢复,有利于提高细胞膜的稳定性,增强肾小管上皮细胞耐受缺氧的能力,对间质性肾炎有一定治疗作用。

3.HMG-CoA 还原酶抑制剂　如辛伐他汀 40mg,每晚 1 次,口服;或阿托伐他汀 20mg,每晚 1 次,口服。这类药物不仅可以纠正脂代谢紊乱,还具有非降脂依赖的肾保护作用,延缓进行性肾损害,对于血脂正常的慢性小管间质肾病患者,也给予常规剂量治疗。

4.肾替代疗法　主要包括血液透析及肾移植治疗。

## （四）治疗注意事项

1.ACEI 和 ARB 治疗,注意其恶化肾功能、高钾血症等不良反应。

2.积极寻找并去除与慢性间质损害有关的致病因素,有助于防止肾功能的进一步恶化。

(许维涛)

# 第五节　肾小管性酸中毒

肾小管性酸中毒(RTA)是由于各种病因导致肾脏近端肾小管对 $HCO_3^-$ 重吸收障碍和(或)远端肾小管泌 $H^+$ 障碍而产生的临床综合征,主要表现为阴离子间隙(AG)正常的高氯性酸中毒,电解质紊乱,骨病及尿路症状。根据肾小管损伤部位及发病机制不同,临床将 RTA 分为Ⅰ、Ⅱ、Ⅲ、Ⅳ型。

## 一、Ⅰ型肾小管性酸中毒

Ⅰ型 RTA 的病因包括原发性和继发性两大类,前者肾小管功能多有先天性缺陷,大多呈常染色体隐性遗传,后者常见于下列疾病:

1.继发性遗传性疾病　骨质石化症、神经性耳聋、碳酸酐酶 B 缺乏或功能减低、遗传性果糖耐量下降、Ehlers-Danlos 综合征(皮肤弹性过度综合征)、镰状细胞贫血、Marfan 综合征、髓质海绵肾等。

2.药物或中毒　如两性霉素 B、镇痛药、锂、甲苯环己氨基磺酸盐等;

3.钙代谢异常疾病　原发性钙沉积肾病、特发性高钙血症、维生素 D 过量或中毒、甲状腺功能亢进、甲状旁腺功能亢进等。

4.自身免疫性疾病和高丙种球蛋白疾病　特发性高丙球蛋白血症、多发性骨髓瘤、系统性红斑狼疮、干燥综合征、甲状腺炎、肝硬化、原发性胆管硬化、慢性活动性肝炎、冷球蛋白血症等。

5.其他　如慢性肾盂肾炎、高草酸尿症等。

【临床表现】

1.慢性高氯性代谢性酸中毒,尿 pH 值通常＞5.5。

2.低血钾　由于皮质集合管 $H^+\text{-}K^+$ 泵功能减退导致低血钾,部分患者以低血钾引起的肌无力、心律失常等为首发症状。

3.骨病表现　血钙增高,血磷降低,血碱性磷酸酶水平升高。严重代谢性骨病者可出现病理性骨折、骨盆畸形等。儿童可有骨畸形、侏儒、佝偻病。成人可有软骨病。

4.高尿钙、泌尿系统结石或肾钙化,易继发感染或梗阻性肾病。

【诊断】

1.典型高氯性正常阴离子间隙性代谢性酸中毒、尿 pH 值始终大于 5.5、伴发肾结石和有骨关节病变等临床表现者可诊断Ⅰ型 RTA,不典型者可选择下列特殊检查进一步加以证实。

(1)氯化铵负荷试验:对可疑和不完全性Ⅰ型 RTA 病例,可在停用碱性药物 2 天后给予氯化铵($NH_4C_1$)0.1g/(kg·d),分 3 次口服,连用 3 天,然后检测尿 pH 值。有肝病或肝功能异常者可改用氯化钙($CaCl_2$)0.1mmol/kg,如果尿 pH 值不能降至 5.5 以下则有诊断价值,已有明显酸中毒者该试验不适用。

（2）尿铵测定：正常人尿铵排泄量约为 40mmol/d，Ⅰ 型 RTA 尿铵排泄量＜40mmol/d。

（3）尿二氧化碳分压（$PCO_2$）测定：5% 碳酸氢钠静脉滴注，维持 0.5 小时以上；一旦尿液呈碱性，无论血 $HCO_3^-$ 的浓度是否恢复正常，若尿 $PCO_2$＜9.3kPa（69.8mmHg），可认为集合管分泌 $H^+$ 的能力无异常。

（4）尿、血 $PCO_2$ 差值[（U-B）$PCO_2$]测定：正常人（U-B）$PCO_2$＞2.67kPa（20mmHg），Ⅰ 型 RTA 者则＜2.67kPa（20mmHg）。

2.鉴别诊断　本病需与肾小球疾病所致的代谢性酸中毒鉴别，后者常有肾小球滤过率下降、氮质血症等临床表现。

【治疗方案及原则】

1.病因治疗　Ⅰ 型 RTA 患者多有病因可寻，如能针对病因治疗，其钾和酸分泌障碍可得以纠正。

2.纠正代谢性酸中毒　Ⅰ 型 RTA 碱性药物的剂量应偏小，剂量偏大可引起抽搐。因肝脏能将枸橼酸钠转化为碳酸氢钠，故常给予复方枸橼酸合剂即 Shohl 溶液（枸橼酸 140g，枸橼酸钠 98g，加水至 1000ml）50～100ml/d，分 3 次口服。

3.电解质紊乱的治疗　低钾者常用枸橼酸钾合剂，即枸橼酸钠 300g，枸橼酸钾 200g，加水至 1800ml，30ml/d，分 3 次口服。补钾亦应从小剂量开始，逐渐增大。禁用氯化钾，以免加重高氯血症酸中毒。

4.骨病的治疗　针对低血钙、低血磷进行补充治疗。

（1）纠正低钙血症：可口服碳酸钙 2～6g/d，同时需补充维生素 D 类药物，常用维生素 $D_2$ 或 $D_3$ 30 万 U。当血钙为 2.5mmol/L 或血清碱性磷酸酶恢复正常时则停用，以免发生高钙血症，应用维生素 D 时必须与碱性药物同用。

（2）纠正低磷血症：低磷者给予无机磷 1.0～3.6g/d，分次口服，或磷酸盐合剂（磷酸二氢钠 18g 加磷酸氢二钠 145g，加水至 1000ml），10～20ml/次，4 次/天口服。

# 二、Ⅱ型（近端）肾小管性酸中毒

原发性 Ⅱ 型 RTA，绝大多数发生于男婴和儿童。主要是近端肾小管对 $HCO_3^-$ 的重吸收下降，尿中失去大量的 $HCO_3^-$，血浆中 $HCO_3^-$ 浓度下降所产生的高氯血症酸中毒。近端 RTA 分为选择性及非选择性两类，后者除 RTA 的表现外，还有 Fancom 综合征表现，出现低磷血症、低尿酸血症、高尿磷、高尿钙、高尿酸尿、葡萄糖尿、氨基酸尿、蛋白尿等。病因可分为：

1.原发性　多为常染色体显性遗传或散发性；

2.继发性遗传性疾病　胱氨酸沉积症、遗传性果糖含量下降、Iowe 综合征、Wilson 病、碳酸酐酶 B 缺乏及功能减低、丙酮酸羟化酶缺乏等；

3.药物和毒物　重金属（铅、镉、汞、铜）、碳酸酐酶抑制剂、服用过期四环素等。

4.其他　甲状旁腺功能亢进、多发性骨髓瘤、干燥综合征、淀粉样变、肾病综合征、肾移植排斥反应、高维生素 D 血症、慢性活动性肝炎等。

**【临床表现】**

1.骨病　其骨病的发生较Ⅰ型RTA患者多见,在儿童中佝偻病、骨质疏松、维生素D代谢异常等较常见,成人为骨软化症。

2.继发性甲状旁腺功能亢进　部分患者尿磷排泄下降,出现血磷下降和继发性甲状旁腺功能亢进。

3.继发性醛固酮症　促进$K^+$的排泄,可出现低钾血症。

4.肾结石及肾钙沉着症较少发生。

**【诊断】**

1.出现正常阴离子间隙性慢性代谢性酸中毒伴低钾血症等典型临床表现者可诊断。不典型者可选择下列特殊检查进一步加以证实。

(1)酸负荷试验方法见Ⅰ型RTA,做酸负荷试验时,如尿pH值≤5.5或更低,应怀疑Ⅱ型RTA。

(2)碱负荷试验:口服碳酸氢钠法:从1mmol/(kg·d)开始,逐渐加量至10mmol/(kg·d),酸中毒被纠正后,测血、尿$HCO_3^-$浓度与肾小球滤过率,计算尿$HCO_3^-$的百分率:

$$尿\ HCO_3^-\ 排出\% = \frac{尿\ HCO_3^-\ (mmol/L) \times 尿量(ml/min)}{血\ HCO_3^-\ (mmol/L) \times GFR}, GFR = 肾小球滤过率$$

正常人尿$HCO_3^-$为0;Ⅱ型、混合型RTA>15%,Ⅰ型RTA 3%～5%。

2.诊断标准

(1)存在慢性高氯血症酸中毒。

(2)碱负荷试验,尿$HCO_3^-$排出百分率在20%～30%以上。

(3)肾排钾增高,在$HCO_3^-$负荷时更为明显。

(4)可有高磷尿症、低血磷血症、高尿酸血症、低尿酸血症、葡萄糖尿、氨基酸尿、高枸橼酸尿症、高钙尿症及少量蛋白尿。

3.鉴别诊断

(1)需与氮质潴留所致酸中毒的其他疾病鉴别。

(2)与其他类型肾小管性酸中毒鉴别。

**【治疗方案及原则】**

治疗原则同Ⅰ型(远端)RTA。

1.纠正酸中毒　Ⅱ型RTA补碱量较Ⅰ型RTA大,因此症多见于婴幼儿,以儿童为例,其补$HCO_3^-$的量大约为10mmol/(kg·d),此后以维持血中$HCO_3^-$浓度于正常范围调整剂量。

2.噻嗪类利尿药　可适当使用。当$HCO_3^-$的剂量用至22mmol/L而酸中毒不能被纠正时,给予氢氯噻嗪后酸中毒易被纠正。开始剂量为1.5～2.0mg/(kg·d),分2次口服。治疗中应注意低血钾的发生。

3.补充维生素D及磷　见Ⅰ型RTA。

# 三、Ⅲ型(混合型)肾小管性酸中毒

该型RTA在发病机制、临床表现上兼有Ⅰ型和Ⅱ型RTA的特点,但也有人认为并不存在这样一个独立类型,而应视为Ⅰ型或Ⅱ型RTA的一个亚型。其远端小管酸化障碍较Ⅰ型重,尿中排出的 $HCO_3^-$ 也多(可达到滤过量的 $5\%\sim10\%$ ),故酸中毒程度比前两型重,并发症也较多。治疗同Ⅰ、Ⅱ型RTA。

# 四、Ⅳ型肾小管性酸中毒

当醛固酮分泌过少或远端肾小管病变使其对醛固酮的作用反应减弱时,可导致远端肾小管泌氢减少,出现Ⅳ型RTA。临床上以下列5类原因多见:

1.原发性盐皮质激素缺乏　Addison病,双侧肾上腺切除,各种合成肾上腺盐皮质激素的酶如21-羟化酶缺乏以及催化皮质酮18-甲基氧化的甲基氧化酶缺陷等。

2.低肾素低醛固酮血症　与原发性醛固酮缺乏相反,该型患者表现为肾素水平过低,多为老年人,伴轻至中度肾功能不全,但血钾升高、代谢性酸中毒与GFR下降不成比例,常见于糖尿病肾病、肾小管间质疾病。

3.危重患者中的选择性低醛固酮血症　见于严重感染性或心源性休克患者,其血中促肾上腺皮质激素(ACTH)和可的松水平升高,伴醛固酮下降或合成减少。原因与肝素、缺氧、细胞因子等有关。由于低醛固酮的作用,患者表现为高血钾、代谢性酸中毒,予以保钾利尿剂、钾负荷时可加重。

4.醛固酮耐受　又称为假性低醛固酮血症(PHA),PHAⅠ型见于婴儿,为常染色体显性或隐性遗传。PHAⅡ型见于成人,表现为高血钾、高氯性代谢性酸中毒、钠潴留及高血压,GFR正常,血肾素及醛固酮水平不低,酸中毒为轻度,给予盐皮质激素无反应。

5.继发性肾脏疾病伴肾小管分泌障碍和(或)高血钾　为皮质集合管的电压障碍,血醛固酮水平可降低、正常或升高。由多种继发性肾疾病或药物所致,大多累及小管间质,如镰刀细胞病、系统性红斑狼疮、梗阻性肾病等,药物有螺内酯、环孢素A、氨苯喋啶等。有人又称之为PHAⅢ型,除高血钾外,尿呈碱性。

【临床表现】

1.存在高氯性酸中毒。

2.尿钾排泄明显减少,血钾高于正常。

3.尿中不含氨基酸、糖和磷酸。

【诊断】

1.临床确诊为肾小管性酸中毒。

2.存在慢性肾脏病或肾上腺皮质疾病。

3.持续的高钾血症,应疑及此病。

4.需与Ⅰ型RTA合并高钾血症的情况鉴别。

【治疗方案及原则】

1.一般治疗

(1)限制饮食中钾的含量,避免应用易致高钾的药物。

（2）限制饮食中钠的含量尽管对此类患者有宜，但应避免长期限制钠的摄入。

2.病因治疗需针对原发性病因进行治疗。

3.药物

（1）原发病的治疗：寻找原发病给予治疗。

（2）纠正酸中毒：给予小量的 $NaHCO_3$ $1.5\sim2.0mmol/(kg \cdot d)$。

（3）地塞米松：剂量为 $0.1\sim0.3mg/d$，低肾素、低醛固酮或肾小管对醛固酮反应低的患者，以增加肾小管对钠的重吸收，尿钾及净酸排泄增加。常用超生理剂量，故有高血压及心功能不全者应慎用。

（4）呋塞米：可抑制氯的重吸收，增加钾和氯离子的分泌，增加血浆醛固酮的含量，有纠酸和对抗高钾的作用。常用剂量为 $20\sim40mg$，3 次/天，口服。禁用螺内酯、氨苯蝶啶、吲哚美辛等。

（5）离子树脂：口服能结合钾离子的树脂，可减轻高钾血症和酸中毒。

（6）透析治疗：经上述处理高钾血症不能缓解者，可考虑透析治疗。

## 五、肾功能不全性肾小管性酸中毒

通常出现在慢性肾功能不全患者，基本障碍为远端肾小管 NH；的产生和排泄减少、肾髓质不能聚集大量的氨（$NH_3$）而导致排酸下降。当肾功能逐渐下降时，健存肾单位减少可导致代谢性酸中毒，GFR 在 $30ml/min$ 时为高氯性，GFR 降至 $15ml/mm$ 时，代谢性酸中毒的性质又逐渐向高阴离子间隙性转变。与远端 RTA 不同，该型酸中毒患者可将尿液酸化，原因为近端小管重吸收 $HCO_3^-$ 或远端小管 $H^+$ 排泌功能及 $Na^+$、$K^+$ 转运过程基本正常。

慢性肾功能不全状况下的酸中毒可维持很长的稳定期，主要原因为骨骼的缓冲作用。但长期酸中毒可影响肾脏对维生素 D 的羟化，加重骨病，所以还是应当适当补碱，纠正酸中毒。

（许维涛）

# 第六节　狼疮性肾炎

**【概述】**

系统性红斑狼疮（SIE）是一种多因素引起的机体免疫失调而产生一系列自身抗体所导致的自身免疫性疾病，其临床特征是由自身抗体引起免疫炎症反应，最终导致细胞、器官的损伤、破坏。肾脏是 SLE 最常受累的器官之一，病理检查 SLE 几乎均有程度不等的肾脏病变。SLE 累及肾脏即称为狼疮性肾炎（LN）。

各年龄组均可发病，但以青壮年为多，男女比例为 $1:9\sim1:10$。目前在我国，狼疮性肾炎在继发性肾小球疾病中占第一位。

**【病因及发病机制】**

1.病因

（1）遗传因素：狼疮性肾炎中近亲子女、同卵孪生发病率高。女性发病率高于男性。男性

LN 患者雌酮羟基化产物高,均提示遗传与雌激素在本病中的作用。

（2）环境因素

1）病毒感染:可能与慢性病毒感染有关。

2）药物因素:肼苯哒嗪、普鲁卡因酰胺、异烟肼等与本病有关。

3）紫外线:使抗原性增强,促发本病。

2.发病机制

（1）免疫复合物型肾小球肾炎:与循环免疫复合物或原位免疫复合物（DNA-抗 DNA 免疫复合物）在肾小球、肾小管间质和小血管的沉积有关。

（2）免疫调节障碍:多克隆 B 细胞活化产生众多自身抗体导致免疫调节障碍。

【临床表现】

临床上肾受累的表现可与肾外器官受累不平行一致,有些患者肾外表现（特别是发热、皮疹、关节炎等）明显,而肾受累轻;有些患者有明显的肾病综合征或肾功能损害却无明显的系统受累。

1.原发病表现

（1）一般表现　SLE 的全身性表现以发热、关节炎及皮肤黏膜损害最为常见（出现率分别为87％、90％、80％）。

（2）其他系统受损表现

伴随受累的系统有肝脏（1.9％～40％）、心脏（10％左右）、中枢神经系统（13％～20％）及造血器官,1/3 以上患者有多发性浆膜炎（胸膜及心包膜）等。肺出血也可能是本病主要的表现之一。雷诺征见于 40％患者。

2.肾脏表现　由于其病理改变的多样化,临床表现亦多种多样。临床上大致可分成六类:

（1）临床"寂静"型　临床症状及体征均无肾受累表现,尿常规化验阴性,但病理（尤以电镜及免疫荧光检查）阳性。

（2）轻型:约占 30％～50％,无症状,血压正常,无水肿,仅尿常规间断异常。尿蛋白小于1g/d,肾功能正常。病理多属系膜增生型或局灶节段型,预后良好。

（3）肾病综合征和（或）肾炎综合征型

1）单纯肾病综合征型:尿蛋白＞3.5g/d,血浆白蛋白＜30g/L,水肿,但血胆固醇常不升高,尿中可出现少量红细胞,后期可有高血压。

2）单纯肾炎综合征型:除蛋白尿外,血尿明显,高血压及肾功能损害常很突出。

3）肾病综合征伴肾炎综合征型:患者常因肾病综合征与肾炎综合征同时存在,病情危重,血压急剧升高伴心力衰竭,肾衰竭及脑病。

（4）肾衰竭型

1）急性肾衰竭型:患者于短时间内出现少尿性急性肾衰竭,常伴全身性系统性病变活动表现,通常由肾病综合征或轻型转化而来。病理呈新月体肾炎,严重弥漫性伴血管病变及肾小管间质炎症。

2）慢性肾衰竭型:以高血压、贫血、尿检异常、肾小球滤过率明显下降、尿量减少甚至无尿、代谢性酸中毒为主要特征。

(5)肾小管损害型:LN可有小管—间质病变表现,以远端小管损害多见,可出现完全性或不完全性肾小管性酸中毒,尿浓缩功能不全,夜尿增多等。此型一般与其他类型合并存在。

(6)抗磷脂抗体型:抗磷脂抗体阳性,临床上主要表现为大、小动静脉血栓及栓塞,血小板减低及流产倾向,可合并较大肾血管血栓栓塞,肾毛细血管血栓性微血管病变,引起肾功能损害,甚至肾衰竭。

## 【辅助检查】

1.实验室检查

(1)血常规:活动期LN的血细胞三系中可有一系或多系减少(需除外药物所致的骨髓抑制)。

(2)尿常规:尿蛋白、红细胞、白细胞、管型尿等。

(3)免疫学检查

1)血清补体:补体$C_3$、$C_4$水平与LN活动度呈负相关,常可作为病情活动和治疗反应的监测指标之一。

2)抗核抗体谱(4NAs)和其他自身抗体:①ANAs包括一系列针对细胞核中抗原成分的自身抗体。SLE抗双链DNA(ds-DNA)抗体的特异性95%,敏感性为70%,它与疾病活动性及预后有关;抗Sm抗体的特异性高达99%,但敏感性仅25%,该抗体的存在与疾病活动性无明显关系;抗单链DNA、抗组蛋白、抗RNP、抗SSA和抗SSB等抗体也可出现于SLE的血清中,但特异性低,也见于其他自身免疫性疾病。②其他SLE的自身抗体,包括与抗磷脂抗体综合征有关的抗磷脂抗体(包括抗磷脂抗体和狼疮抗凝物);与溶血性贫血有关的抗红细胞抗体;与血小板减少的抗血小板抗体;与神经精神性狼疮有关的抗神经元抗体等。SLE患者还常出现血清类风湿因子阳性。

(4)其他血沉在活动期常增高;LN的C-反应蛋白通常不高,合并感染或关节炎较突出者可增高。

2.病理检查　狼疮性肾炎的病理学分型2003年,国际肾脏病学会(ISN)和肾脏病理学会工作组(RPS)的23名专家根据近年积累的工作经验,对狼疮性肾炎的病理分型作了修订。

Ⅰ型　轻微病变性LN,光镜下肾小球正常,但荧光[和(或)电镜]显示免疫复合物存在。

Ⅱ型　系膜增生性LN,单纯系膜细胞轻度的增生或伴有系膜基质增生,光镜下可见系膜区增宽,系膜区免疫复合物沉积,荧光和电镜下可有少量的上皮下或内皮下免疫复合物伴同沉积

Ⅲ型　局灶性LN,活动性或非活动性病变,呈局灶性,节段性或球性的肾小球内增生病变,或新月体形成,但受累肾小球少于全部的50%,可见局灶性的内皮下免疫复合物沉积,伴有或无系膜增生。

Ⅲ(A)　活动性病变:局灶增生性LN *

Ⅲ(A/C)　活动性和慢性病变:局灶增生和硬化性LN

Ⅲ(C)　慢性非活动性病变伴有肾小球硬化:局灶性硬化性LN＊＊

应注明活动性和硬化性病变的肾小球的比例

应注明肾小管萎缩、肾间质细胞浸润和纤维化、肾血管硬化和其他血管病变的严重程度(轻度、中度和重度)和比例

Ⅳ型　弥漫性 LN,活动性或非活动性病变,呈弥漫性节段性或球性的肾小球内增生病变,或新月性 GN,受累肾小球超过全部的 50%,可见弥漫性内皮下免疫复合物沉积,伴有或无系膜增生。又分两种亚型:(IV-S)LN:即超过 50%的肾小球的节段性病变;(IV-G)LN:即超过 50%的肾小球的球性病变轻度或无细胞增生的 LN,出现弥漫性白金耳样病变时,也归入Ⅳ型弥漫性 LN

Ⅳ-S(A)　活动性病变:弥漫性节段性增生性 LN＊

Ⅳ-G(A)　活动性病变:弥漫性球性增生性 LN

Ⅳ-S(A/C)　活动性和慢性病变:弥漫性节段性增生和硬化性 LN

Ⅳ-G(A/C)　活动性和慢性病变:弥漫性球性增生和硬化性 LN

Ⅳ-S(C)　慢性非活动性病变伴有硬化:弥漫性节段性硬化性 LN＊＊

Ⅳ-G(C)　慢性非活动性病变伴有硬化:弥漫性球性硬化性 LN

应注明活动性和硬化性病变的肾小球的比例

应注明肾小管萎缩、肾间质细胞浸润和纤维化、肾血管硬化和其他血管病

变的严重程度(轻度、中度和重度)和比例

Ⅴ型　膜性 LN,肾小球基底膜弥漫增厚,可见球性或节段性上皮下免疫复合物沉积,伴有或无系膜增生。Ⅴ型膜性 LN 可合并Ⅲ型或Ⅳ型病变,则应做出复合性诊断,如Ⅲ＋Ⅴ,Ⅳ＋Ⅴ等,并可进展为Ⅵ型硬化型 LN

Ⅵ型　严重硬化型 LN,超过 90%的肾小球呈现球性硬化,不再有活动性病变

＊活动性病变;

＊＊非活动性和慢性病变。

【诊断及鉴别诊断】

1.诊断要点

(1)系统性红斑狼疮诊断成立

目前普遍采用美国风湿病学会 1997 年推荐的 SLE 分类标准(表 5-1)。SLE 分类标准的 11 项中,符合 4 项或 4 项以上者,可诊断 SLE,其敏感性和特异性＞90%。

(2)有肾脏损害表现。

(3)排除原发和其他继发性肾脏疾病。

(4)肾活检病变组织检查确诊病变类型及活动病变。

2.鉴别诊断

(1)原发性肾小球肾炎:通常没有多器官受损的表现,没有关节疼痛和关节炎的表现,无皮肤损害,血清中自身抗体尤其是抗 dsDNA 抗体为阴性。

(2)过敏性紫癜性肾炎:过敏性紫癜所致的皮肤损害和分布形式具有较明确的特征样改变,即紫癜通常累及四肢的伸侧面,呈对称性分布,血小板数一般在正常范围内或增多。

(3)血栓性血小板减少性紫癜:常有精神症状、肾脏损害及血小板减少,容易与伴有血小板减少的狼疮性肾炎混淆,但血栓性血小板减少性紫癜通常没有明显的皮肤损害,血清自身抗体为阴性,血中可见畸形和破碎的红细胞。

(4)乙肝病毒相关性肾炎:慢性活动性肝炎通常有肝病面容、蜘蛛痣等改变,而缺少狼疮典

型的皮肤损害,抗 dsDNA 抗体为阴性。

(5)感染性心内膜炎:感染性心内膜炎的患者通常有心功能的损害,出现心脏杂音,但较少累及全身其他脏器,自身抗体通常为阴性,反复血培养可检测到有细菌生长。

3.病情严重程度的判定 以下提示病情危重:

(1)狼疮危:象突然持续高热,伴多脏器损害。

(2)抗磷脂综合征:表现为大、小动静脉血栓及栓塞、血小板减少及流产倾向。

(3)肾病综合征伴明显肾炎综合征。

(4)急性肾功能衰竭。

(5)溶血性尿毒症样表现。

(6)血栓性血小板减少性紫癜表现。

(7)恶性高血压。

表 5-1 美国风湿病学会 1997 年推荐的 SLE 诊断标准分类

| 分类 | 诊断标准 |
| --- | --- |
| 颧部红斑 | 固定红斑,扁平或隆起,在两颧突出部位 |
| 盘状红斑 | 片状隆起于皮肤的红斑,黏附有角质脱屑和毛囊栓;陈旧病变可发生萎缩性瘢痕 |
| 光过敏 | 对日光有明显的反应,引起皮疹,从病史中得知或医生观察到 |
| 口腔溃疡 | 经医生观察到的口腔或鼻咽部溃疡,一般为无痛性 |
| 关节炎 | 非侵蚀性关节炎,累及 2 个或更多的外周关节,有压痛,肿胀或积液 |
| 浆膜炎 | 胸膜炎或心包炎 |
| 肾脏病变 | 尿蛋白>0.5g/24 小时或+++,或管型(红细胞、血红蛋白、颗粒或混合管型) |
| 神经病变 | 癫痫发作或精神病,除外药物或已知的代谢紊乱 |
| 血液学疾病 | 溶血性贫血,或白细胞减少,或淋巴细胞减少,或血小板减少 |
| 免疫学异常 | 抗双链 DNA(ds-DNA)抗体阳性,或抗 Sm 抗体阳性,或抗磷脂抗体阳性(后者包括抗心磷脂抗体、或狼疮抗凝物阳性、或至少持续 6 个月的梅毒血清试验假阳性的三者中具备一项阳性) |
| 抗核抗体 | 在任何时候和未用药物诱发"药物性狼疮"的情况下,抗核抗体滴度异常 |

## 【治疗及疗效判定】

### (一)治疗

1.原发病治疗

(1)对症治疗

1)非甾体类抗炎药:可用于控制关节炎。应注意消化性溃疡、出血、肾、肝功能等方面的不良反应。

2)抗疟药:可控制皮疹和减轻光敏感。

3)可短期局部应用激素治疗皮疹,但脸部应尽量避免使用强效激素类外用药,一旦使用,不应超过一周。

(2)免疫抑制剂治疗

1)对于有狼疮活动,但症状轻微,仅表现光过敏、皮疹、关节炎或轻度浆膜炎,而无明显内脏损害者。可加用小剂量激素。权衡利弊必要时考虑使用硫唑嘌呤、甲氨蝶呤或环磷酰胺等免疫抑制剂。

2)伴有肾损害者,根据病变的不同程度选用不同的治疗方案。

①糖皮质激素应周。糖皮质激素用量一般应根据患者的临床表现及肾脏组织学改变的程度而定。

a.对于轻型狼疮肾,临床主要为肾外表现者,可采用小剂量泼尼松 20～30mg/d;对于临床表现为肾病综合征和(或)肾炎综合征者,可采用中等剂量泼尼松 40～60mg/d,用药 2～3 个月,有时长达 6 个月,病情稳定后再渐渐撤减,以 10～15mg/d 维持 1～2 年或更长时间。

b.病情较重者也可以用甲基泼尼松龙 1g/d,3～5d 为一疗程进行冲击治疗。一般在下列情况下可以考虑采用大剂量甲基泼尼松龙冲击治疗:临床表现为急进性肾炎综合征者;急性肾衰竭;临床上患者有明显的狼疮活动者;狼疮肾伴狼疮危象。一般情况下采用大剂量甲泼尼龙冲击治疗后将泼尼松的剂量直接减少至 40mg/(体重在 50～60kg 的患者),可以减少泼尼松的用量,明显减轻药物的不良反应。

c.对于病情呈慢性过程、病理改变也以慢性病变为主者,一定不要盲目地长期用泼尼松治疗,不然药物不良反应将是严重的、致死性的。

②其他免疫抑制剂应用。

a.环磷酰胺(CTX):适用于重症、活动性狼疮肾;重症的 SLE,常与泼尼松合用,以加强疗效,使泼尼松易于减量,保护肾功能。临床上常采用环磷酰胺冲击治疗,即环磷酰胺 1.0g,静脉滴注,每月 1 次,用 6 次后,改每 3 月 1 次,共用两年。研究发现,冲击治疗疗效优于传统的小剂量口服治疗,但应注意水化,防止出现出血性膀胱炎。

b.霉酚酸酯(MMF):霉酚酸酯对难治性狼疮性肾炎有较好的疗效,尤其是对血管炎病变有明显疗效,且不良反应很少。循证医学证实,MMF 用在 LN 缓解期维持治疗可有效防治疾病复发,长达 3 年耐受性较好。用法:起始剂量 1～1.5g/d,每天分 2 次空腹服用。

c.其他细胞毒类药物包括环孢霉素 A 及中药雷公藤制剂等,临床上常与激素合用。

③血浆置换。适用于 IV 型狼疮肾伴肾功能恶化,尤其适用于 MP 冲击与 CTX 静脉大量用药均不能控制活动病变者。每天或隔天血浆交换 2000ml/次,7～14 次为一个疗程或直到病情好转,同时联合应用泼尼松与 CTX。

另外,由于狼疮性肾炎肾脏病理改变的各型之间存在者相互"转型"的可能,这里特别要强调肾脏活检的重要意义。主要是以糖皮质激素为基本药物,但对狼疮性肾炎而言,激素配合使用细胞毒类药物治疗,可以提高患者的肾脏存活率,疗效明显优于单用激素治疗者。

2.肾损害治疗

(1)免疫抑制治疗:具体见原发病治疗所述。

(2)对症治疗

1)血管紧张素转化酶抑制剂:在狼疮活动得到控制后,蛋白尿仍持续存在,应用 ACEI 能减低蛋白尿。

2)抗高血压药:高血压的控制及药物选择应参照一般高血压治疗的标准。

3)抗高血脂药:控制肾病综合征的高脂血症。肾病综合征持续时间超过 2～3 个月时,通常需开始用降脂药。

4)本病伴溶血性尿毒症、血栓性血小板减少,或伴血清抗磷脂抗体阳性血栓性微血管病时,可考虑在泼尼松与细胞毒药物基础上加用抗凝类药物或小剂量阿司匹林以减少血栓栓塞性合并症。重症狼疮性肾炎(病理改变在Ⅳ级以上者)也可以采用小分子量肝素或尿激酶等进行抗凝治疗,但在抗凝治疗中应严密监视患者的出、凝血情况,防止出血。

(3)替代治疗

1)血液透析:适用于急、慢性肾衰竭的患者。经透析治疗后,系统性红斑狼疮活动性的表现亦能减轻,应用皮质激素及免疫抑制药物的剂量较前减少,可能与透析过程中透析膜激活补体及透析时吞噬细胞清除免疫复合物能力增强有关。应注意透析合并症,早期主要是感染,特别是于患者应用大量免疫炎症抑制剂时。晚期则与心脏情况有关,特别是伴有严重的冠状动脉及心肌受累时。

终末期狼疮肾炎中,44％患者临床及病理已基本上没有活动指标。这一部分患者是非免疫介导炎症机制在疾病的发展中起主导作用,治疗与一般慢性肾衰相同,特别应注意控制血压。

2)肾移植:适用于无活动病变、肾功能损害不可逆者,必须在病情无活动期时进行。所以有人建议本病在移植前先行透析一年以上,待病情活动完全静止后再做移植。

**(二)疗效判定**

1.完全缓解　尿蛋白定量/24h<0.5g;临床症状消失;肾功能正常;抗核抗体转阴或≤1:10;抗双链 DNA 抗体转阴;$C_3$ 正常。

2.部分缓解　尿蛋白定量/24h>0.5g,较治疗前有所减少;临床症状基本控制;抗核抗体转阴或浓度降低(≥1:10),$C_3$ 恢复正常或较治疗前升高;肾功能有所改善。

3.无效　各项临床症状未控制,上述指标无改善或恶化。

**【预后】**

狼疮肾病程长久,其预后同临床表现、有无中枢神经系统、心脏累及、病理类型及程度等相关。随着诊断和治疗手段的改进,目前认为狼疮肾主要死因为肾外表现及治疗本身的不良反应如感染等。预后较过去已有明显改观,其 5～10 年的存活率已提高至 74.6％～81.1％。

(许维涛)

# 第七节　糖尿病肾病

**【概述】**

糖尿病肾病(DN)是指糖尿病所致的肾脏疾病。2007 年美国出版的糖尿病及慢性肾脏病临床实践指南建议将 DN 改为糖尿病肾脏疾病(DKD)。糖尿病引起的肾脏病变,如果肾脏穿刺病理检查证实为 DN,则称为糖尿病肾小球病。DN 是西方国家终末期肾病的主要原因,我国发病率也逐年增加。30％~40％的Ⅰ型糖尿病患者在 5~10 年间出现肾脏病变;15％的 2型糖尿病患者在 10~20 年间出现肾脏病变。

DN 的发生和发展与遗传因素、代谢因素、血流动力学改变、激素、生长因子、细胞因子、氧化应激、炎症以及足细胞损伤等因素有关。长期高血糖所致的肾脏血流动力学改变以及葡萄糖代谢异常所致的一系列后果是造成肾脏病变的基础,众多生长因子、细胞因子被激活以及氧化应激则是病变形成的直接机制。肾脏血流动力学异常是 DN 早期的重要特点,表现为高灌注、高压力、高滤过,结果导致局部肾素,血管紧张素系统(RAS)活化、白蛋白尿及蛋白激酶 C、血管内皮生长因子等物质进一步激活。与 DN 发生发展有关的生长因子和细胞因子相互影响,构成复杂的调控网络,参与 DN 的发生和发展。

**【临床表现】**

DN 早期临床表现可不明显,随着病情发展、可出现下列临床表现:

1.蛋白尿　早期是间歇性的、微量的白蛋白尿,后期常是持续性的、大量的蛋白尿。

2.高血压　DN 患者常伴有高血压,晚期 DN 患者多有持续、顽固的高血压。

3.水肿患者可出现不同程度的水肿,尤其是表现为肾病综合征和心功能不全的患者,可出现全身高度水肿。

4.肾病综合征　部分病人可发展为肾病综合征,这类患者常在短期内发生肾功能不全。

5.肾功能异常　1 型 DN 的早期,肾小球滤过率(GFR)增高。随着病程的进展.GFR 逐渐下降,并出现血尿素氮和肌酐升高,最后进展到肾功能不全、尿毒症。2 型 DN 少有 GFR 增高的现象。DN 的肾功能不全与非 DN 肾功能不全比较,具有以下特点:

(1)蛋白尿相对较多;

(2)GFR 相对不很低:

(3)肾体积缩小不明显;

(4)贫血出现较早;

(5)心血管并发症较多、较重;

(6)血压控制较难。

6.糖尿病的其他并发症

(1)视网膜病变:

(2)大血管病变,DN 患者常合并心脑血管疾病和缺血性下肢血管疾病;

(3)神经病变,主要是周围神经病变,表现为感觉异常和功能异常。

**【诊断要点】**

1.临床诊断　典型病例诊断依据如下:

(1)确诊糖尿病时间较长,超过 5 年。

(2)有糖尿病视网膜病变。

(3)出现微量白蛋白尿或持续性尿蛋白>0.5g/d。

(4)临床和实验室检查排除其他肾脏或尿路疾病。

2.病理诊断　DN 的基本病理特征是肾小球系膜基质增多、基底膜增厚和肾小球硬化,包括弥漫性病变、结节性病变和渗出性病变,早期表现为肾小球体积增大。

(1)弥漫性病变表现为弥漫性的系膜基质增多、系膜区增宽、肾小球基底膜增厚。

(2)结节性病变表现为系膜区的扩张和基底膜的增厚,形成直径为 20～200nm 的致密结节,称之为 KimmelstielWilson 结节。

(3)渗出性病变包括纤维素样帽状沉积和肾小囊滴状病变,渗出性病变常提示 DN 进展。

此外,DN 还常有肾小动脉透明样变、肾小管间质损害。免疫荧光检查可见 IgG 呈节段性沿肾小球毛细血管袢、肾小囊基底膜、肾小管基底膜线样沉积,有时也可见到 IgA 和 C3 的沉积。电镜检查:肾小球毛细血管基底膜增厚和系膜基质增多是其主要的超微结构改变。

3.临床分期　Mogensen 将 DN 病肾损害的发生、发展分为五期。

Ⅰ期:为肾小球高滤过期,肾体积增大,肾小球入球小动脉扩张,肾血浆流量增加,肾小球内压增加,GFR 明显升高。

Ⅱ期:正常白蛋白尿期,肾小球毛细血管基底膜增厚,尿白蛋白排泄率(UAER)多数正常,可间歇性增高(如运动后、应激状态),GFR 轻度增高。

Ⅲ期:微量白蛋白尿期,出现微量白蛋白尿,即 UAER 持续在 20～200$\mu$g/min(正常<10$\mu$g/min),GFR 仍高于正常或正常。

Ⅳ期:临床蛋白尿期,尿蛋白逐渐增多,UAER>200$\mu$g/min,即尿白蛋白排出量>300mg/24h,相当于尿蛋白总量>0.5g/24h,GFR 下降,可伴有水肿和高血压,肾功能逐渐减退。

Ⅴ期:肾衰竭期,多数肾单位闭锁,UAER 降低,血肌酐升高,血压升高。

4.鉴别诊断　糖尿病患者合并肾脏损害不一定是 DN。需要与原发性肾小球疾病、高血压肾损害、肾淀粉样变性、肥胖相关性肾病、尿路感染等疾病相鉴别,出现下列情况之一者,需排除其他肾脏疾病,可疑病人需行肾活检确诊:

(1)无糖尿病视网膜病变;

(2)GFR 短期内迅速降低;

(3)尿蛋白急剧增多或肾病综合征;

(4)顽固性高血压;

(5)尿沉渣活动表现(血尿、白细胞尿、管型尿等);

(6)有其他系统性疾病的症状和体征;

(7)ACEI/ARB 治疗后 1～3 个月内 CFR 下降>30%。

【治疗】

(一)一般治疗

1.禁止吸烟、限制饮酒。

2.减轻体重,体重指数(BMI)目标值在 18.5～24.9kg/m$^2$。

3.适当运动。

(二)饮食治疗

1.糖尿病饮食。

2.低盐饮食,合并高血压和水肿的患者尤其必要。

3.优质低蛋白饮食,优质动物蛋白占 50%~60%。

(1)肾功能正常的患者,蛋白摄入量为 0.8g/(kg·d);

(2)出现 GFR 下降后,蛋白摄入量为每天 0.6~0.8g/(kg·d)。如每天蛋白摄入量≤0.6g/(kg·d),应适当补充 α 酮酸制剂。

### (三)控制血糖

严格控制血糖具有预防 DN 进展的作用,糖化血红蛋白的目标值<7%。

1.口服降糖药

(1)磺脲类,如格列美脲、格列吡嗪等。主要作用为刺激胰岛素分泌而产生降糖作用。适用于伴有轻至中度肾脏损害的患者。

(2)格列奈类,如瑞格列奈、那格列奈等。主要作用为促进胰岛素分泌。适用于有一定胰岛素分泌功能的 2 型糖尿病患者。

(3)双胍类降糖药,如二甲双胍等。主要作用为促进葡萄糖的利用、抑制葡萄糖的异生和肠道吸收,是伴有肥胖的 2 型糖尿病患者首选的口服降糖药。肾功能不全时慎用,因其可致乳酸酸中毒。

(4)α 糖苷酶抑制剂,如阿卡波糖等。主要作用为延缓肠道糖类的吸收。主要适用于 2 型糖尿病尤其是空腹血糖正常而餐后血糖明显升高的患者。

(5)噻唑烷二酮类,如罗格列酮、吡格列酮等。主要作用为通过增加胰岛素的敏感性来降低血糖,还有抑制炎症和肾保护作用,适合 DN 患者使用。

2.胰岛素　DN 患者应尽早使用胰岛素,可以有效控制血糖且无肝肾损害。目前临床常用的是短效胰岛素制剂(R)和中效胰岛素制剂(N)按照不同比例混合的预混胰岛素,肾功能不全时宜选用短效胰岛素为主,以防止胰岛素在体内蓄积发生低血糖。

### (四)控制血压

高血压可加速 DN 的进展,严格控制血压能减少尿蛋白并延缓 GFR 下降的速率。严格控制血压在 130/80mmHg(1mmHg=0.133kPa)以下,合并明显蛋白尿(>1g/d)和肾功能不全的患者应控制在 125/75mmHg。

DN 的降压治疗首选 ACEI 和 ARB,除降低血压外,还能提高糖尿病患者对胰岛素的敏感性,显著降低肾小球毛细血管内压,减少蛋白尿,保护肾功能。肾衰竭的 DN 患者,高血压的治疗可选用长效的钙拮抗剂、利尿剂及 β-受体阻滞剂。

### (五)抗凝及抗血小板集聚

硫酸氢氯吡格雷、双嘧达莫、舒洛地特等。

### (六)纠正脂代谢紊乱

因高脂血症可加速全身血管(包括肾血管)的硬化,加速肾小球硬化,如以血清胆固醇增高为主,则宜用羟甲基戊二酰辅酶 A(HMG-CoA)还原酶抑制剂(即他汀类);以三酰甘油升高为主则宜选择贝特类降脂药。

### (七)肾衰竭的治疗

透析与肾移植是两项有效的肾脏替代治疗。

1.透析　一般多主张尽早开始透析治疗,Scr 达 442p.mol/L 及 Ccr 在 15～20ml/min 时,即应开始透析治疗。

(1)维持性血透:见"血液透析"章。

(2)腹膜透析:见,"腹膜透析"章。

2.肾移植　DN 亦可考虑做肾移植,对 I 型糖尿病而言则应考虑胰肾联合移植。

【预后】

DN 预后不良,一旦出现持续性蛋白尿,其肾功能将进行性下降,在 6 年、10 年、15 年内分别有 25%、50%、75%的患者发展为尿毒症。

(许维涛)

# 第八节　肾功能衰竭

## 一、急性肾衰竭

急性肾衰竭(ARF)是肾小球滤过率急骤下降、体内尿素氮和肌酐等氮质代谢产物积聚的综合征,由多种不同病因引起。ARF 可发生于非卧床患者,是内科、外科和妇产科较为常见的临床问题,称为急性肾损伤(AKI)。

急性肾衰竭的病因很多,临床上一般将其分为肾前性、肾性及肾后性三大类。ARF 发病机制十分复杂,不同的病因引起的 ARF 发病机制不同,可能是多种因素综合作用的结果。ATN 的主要发病机制是肾血管收缩和肾小管功能不全。

【主诉】

短时间内患者出现少尿、无尿、肾功能减退等症状。

【临床特点】

(一)临床症状

ARF 的临床表现随病因的不同而异,可有原发病的临床表现;另外,由于 ARF 尿毒症毒素的积聚而影响多系统脏器,引起多系统并发症和代谢异常,从而出现相应临床表现。急性肾小管坏死(ATN)临床病程分三阶段。

1.发展期(前驱期)　肾组织学损伤发生,此期长短取决于不同病因,直至临床开始出现水电酸碱平衡失调和尿毒症的症状和体征。此期急性肾衰竭是可以预防的。

2.维持期　平均为 10～4 日,也有长达数月之久。肾小管上皮细胞受损,肾小球滤过率保持在 5～10ml/min,血肌酐和尿素氮逐日升高,分别上升 88.4～176.8$\mu$mol/L 和 3.6～7.2$\mu$mol/L,少尿型急性肾衰竭患者在此时期出现尿少,也有些急性肾衰竭患者即使肾清除率很低,仍可无少尿症,称作非少尿急性肾衰竭。但不管尿量是否减少,随肾功能减退,肾清除代谢废物的功能受损,氮质血症逐渐加重,临床上可出现一系列尿毒症表现。

(1)急性肾衰竭的全身并发症:急性肾衰竭是一种非常严重的疾病,常常可以出现一系列并发症,包括感染、心律紊乱、心力衰竭、心包炎、高血压、抽搐、昏迷、呕血或便血,严重者出现血钾升高、血钠降低和严重的酸中毒,从而危及生命。部分患者即便度过了危险期,还可遗留下不同程度的肾功能损害,有些甚至需要长期依赖肾透析存活。

(2)中毒症状:各种尿毒症毒素在体内积聚可引起全身各个系统的中毒症状,其严重程度视原发病和病情发展的速度及是否存在高分解代谢而不同。

1)消化系统:食欲减退、恶心、呕吐、腹胀、腹泻等,严重者可出现消化道出血。

2)呼吸系统:除感染并发症外,因过度容量负荷,尚可出现呼吸困难、憋气、胸痛等。

3)循环系统:多因尿少未控制饮水,以致出现高血压、心力衰竭和肺水肿的表现。因毒素滞留、电解质紊乱、贫血及酸中毒引起各种心律失常和心肌病变。

4)神经系统:出现意识障碍、躁动、抽搐、昏迷等尿毒症脑病症状。

5)血液系统:可有出血倾向和轻度贫血。

6)感染:是急性肾衰竭较常见而严重的并发症。

(3)水、电解质紊乱和酸碱平衡失调:

1)水钠潴留。

2)代谢性酸中毒:肾排酸能力降低,同时又因急性肾衰竭常合并高分解代谢状态,使酸性产物明显增多。

3)高钾血症:除肾排泄钾减少外,酸中毒、组织分解过快也是主要原因。

4)低钠血症:多有水钠潴留过多引起。

5)低钙高磷血症。

3.恢复期

(1)少尿患者开始出现利尿,有多尿表现。

(2)肾小管细胞再生,肾小球滤过率逐渐恢复,血肌酐和尿素氮逐渐降至正常范围。

(3)此期通常持续1~3周。

(4)少数患者可遗留不同程度的结构和功能缺陷。

**(二)误诊分析**

ARF应与以下疾病仔细鉴别,以免误诊。

1.肾后性肾衰竭　对所有拟诊为ARF的患者,首先应排除肾后性ARF或急性梗阻性肾病。梗阻解除后,肾功能可迅速恢复正常,急性尿路梗阻所致的ARF的病因或原发基础病以结石为最常见。此外,盆腔肿瘤及腹膜后纤维化亦可引起急性输尿管梗阻而发生ARF。突然无尿或间歇性无尿(或少尿)和多尿交替出现为其特征。由于完全性尿路梗阻,梗阻上方多有输尿管、肾盂及肾盏积尿、扩张,有时可触到肿大的肾脏。怀疑急性尿路梗阻,首先做非创伤性检查,如核素肾图或B超。B超显像可见到肾盏、肾盂或输尿管积液、肾脏增大。此外,尚可发现结石和肿块。由于B超诊断率高,故目前以此项检查为首选。必要时做排泄性尿路造影或逆行性肾盂造影,以及螺旋CT或MRI检查。必须指出,急性梗阻性肾衰竭在24小时之内滤过钠排泄分数(FENa)常不到1%,而在48小时后则超过1%。

2.肾前性氮质血症　肾脏低灌流可发生肾前性氮质血症,和ARF鉴别见表5-2。

表 5-2　ARF 诊断指数

| 项目 | 肾前性氮质血症 | 急性肾小管坏死 |
|---|---|---|
| 尿密度 | ＞1.020 | ＜1.015 |
| 尿渗透压[mOsm/(kg·H$_2$O)] | ＞500 | ＜350 |
| 尿/血渗透压 | ＞1.5 | ＜1.2 |
| 历/血肌酐 | ＞30 | ＜20 |
| 尿/血尿素 | ＞7 | ＜5 |
| 血尿素氮/血肌酐 | ＞10 | ＜10 |
| 钠浓度(mmol/L)〗 | ＜30 | ＞30 |
| 排泄钠/滤过钠 | ＜1％ | ＞2％ |
| 肾衰竭指数 | ＜1 | ＞1 |
| 自由水清除率 | 负值 | 渐升至 1 |
| 肌酐清除率 | 稳定 | 下降 |
| 尿沉渣 | 透明管型或细颗粒管型 | 肾小管上皮细胞管管型型或粗颗粒管型 |
| 蛋白尿 | (－～＋) | (＋～＋＋) |

3.肾实质性　ARF 主要有急性间质肾炎、急性肾小球病变、肾血管炎和慢性肾衰竭急性加重所致。

(1)急性间质肾炎:急性小管间质性肾炎所致 ARF 可由多种致病因素产生。在诊断时寻找下列致病因素:①葡萄球菌、肺炎球菌、各种革兰阴性杆菌、伤寒杆菌、白喉杆菌、布氏杆菌、真菌和病毒引起的感染性疾病;②青霉素、氨苄西林、头孢噻吩、磺胺嘧啶、利福平、萘普生、布洛芬、西咪替丁等所致的肾损害;③淋巴瘤、白血病和结节病等浸润性病变。

这类病变临床常有发热、皮疹、关节痛、淋巴结肿大和嗜酸性粒细胞增加,尿沉渣有嗜酸性粒细胞。这些特征有助于诊断,肾组织活检可以确定诊断。文献报道非甾体类抗炎镇痛药、氨苄西林、利福平、干扰素和苯妥英钠可有肾病综合征范围内蛋白尿。

(2)肾小球病变致 ARF:原发性肾小球病非增生性病变如微小病变、膜性肾病和局灶性肾小球硬化产生的肾病综合征,由于循环动力学改变或代谢并发症可致 ARF。如严重低蛋白血症,非甾体类抗炎镇痛药产生肾前性氮质血症;低血容量致肾缺血、肾小管坏死;利尿剂产生肾间质水肿和急性肾静脉血栓形成等。

(3)肾血管病变致 ARF:相对少见,肾动脉栓塞和血栓形成常伴有其他血管病变。肾动脉栓塞可发生于细菌性心内膜炎的基础,由左心房、左心室壁栓子脱落,栓塞也发生于外伤、主动脉和肾动脉外科手术后。肾栓塞伴有少尿或无尿。有时腰痛,突然发生高血压。静脉肾盂造影肾影缺如,放射性核素扫描无肾血流。肾血管造影可以确定诊断。

(4)慢性肾衰竭急骤加重:即急性肾衰竭发生于慢性肾功能不全的基础上。慢性肾功能不全常由于某些原因而忽略诊断,一直到急性发作时方确定诊断。诊断有赖于临床原有肾功能的状态。下列情况有助于慢性肾功能不全的判断：①病史中是否有夜尿、多尿、水肿和血尿；②瘙痒及尿毒性神经综合征；③是否有高血压和糖尿病基础病变。体格检查发现肾性骨病、结膜钙化和 K-F 环，双侧肾缩小。此外，低钙、高磷和贫血较少见于 ARF。

**【辅助检查】**

**（一）首要检查**

1.尿常规检查　尿液检查能提供非常有意义的诊断线索。

（1）尿量变化：少尿型 ARF 患者每日尿量＜400ml，每小时＜17ml。非少尿型的每日尿量＞600ml（或 800ml）。完全无尿提示两侧完全性尿路梗阻、肾皮质坏死、严重肾小球肾炎及两侧肾动脉栓塞。无尿与突然尿量增多交替出现是尿路梗阻的有力依据。

（2）尿沉渣检查：可出现少量及中量的透明管型及颗粒管型，常伴有少量红细胞和白细胞。ATN 时混有棕色颗粒管型或上皮细胞管型。血红蛋白尿或肌红蛋白尿所致者，尿呈葡萄酒色，内有.红细胞及血色素管型。尿中存在大量白细胞、白细胞管型或有血块及坏死肾组织，常见于急性盂肾炎或急性肾乳头坏死。肾前性氮质血症、ATN 及急性间质性肾炎时尿蛋白从微量至（＋），（＋＋）以上时应考虑肾小球疾病。尿沉渣中出现较多嗜酸性粒细胞常提示药物诱发急性间质性肾炎。见到红细胞管型提示急性肾小球损害。

（3）尿密度测定：尿密度＞1.025 多数为急性肾前性氮质血症，少尿而尿密度＜1.015 多数为 ATN。但急性肾小球肾炎少尿时，尿密度有时也可达 1.025。

（4）尿肌酐及尿素氮测定：肾功能正常时每日尿肌酐 1g 以上，尿素氮 15g 以上；ARF 时排泄量明显减少，肌酐多在 1g 以下，尿素氮多在 10g 以下。

（5）尿钠：正常人每日排泄约 100mmol 肾前性氮血症时尿钠显著降低，常为 5mmol/d，而少尿型 ATN 时约在 25mmol/d。

2.血清化学检查

（1）血清钾、钠、钙、镁测定：对 ARF 的鉴别无意义，在 ARF 时血清钾及镁可逐渐增高，而血清钙及钠往往偏低。由于电解质改变对病情影响较大，故应每日测定。

（2）血清肌酐及尿酸尿素氮的测定：血清肌酐及血清尿素氮逐日增高是 ARF 的特点，血清尿素氮、肌酐及尿酸增高与代谢亢进、病情严重程度相平行。如果尿酸显著增高，而尿中尿酸/肌酐比值＞1.0，提示尿酸生成过多，则应考虑急性高尿酸血症肾病、横纹肌溶解症及溶瘤综合征所致，若尿酸/肌酐比值＜0.75，为肾衰竭的结果。

（3）血浆 pH 值＜7.35，重碳酸盐＜20mmol/L，常在 13.5mmol/L 以下，应每日测定。

3.影像学检查对 ARF 的诊断及鉴别诊断有重要价值，如腹部 X 线平片、核素肾图、B 超、CT 或 MRI 等，对区别急性性慢性肾衰竭及排除急性梗阻性肾病具有特殊意义。如两肾体积缩小强烈提示慢性肾衰竭（CRF），见到肾盏肾盂扩张表明存在梗阻性肾病，多普勒超声、MRI 及螺旋 CT 不仅了解肾体积、皮质厚度、皮质和髓质密度、肾血流量，对判断肾内病变及肾血管有无阻塞都有很大帮助。

4.肾活组织检查　按病史及临床检查可确诊 ATN。已排除肾前性及肾后性 ARF，而肾实质性损害病因未明，应考虑肾活检，肾活检不仅对病因性肾疾病的诊断，而且对治疗方案及以预后判断均有帮助。

## （二）次要检查

**1.特异血清学免疫学检查**　如类风湿因子（RF）、抗核抗体（ANA）、抗双链 DNA 抗体、抗 RNP 抗体、抗 Sm 抗体、抗中性粒细胞胞质抗体（ANCA）等，以排除系统性红斑狼疮、血管炎等结缔组织病。

**2.血管内溶血指标**

（1）游离血红蛋白：正常血浆中仅有微量的游离血红蛋白（10～40mg/L），血管内溶血时可以增加。

（2）血清结合珠蛋白：正常为 0.5～1.5g/L，血管内溶血时血清结合珠蛋白降低，急溶血停止 3～4 日后，血浆中结合珠蛋白才复原。

（3）血红蛋白尿：血红蛋白尿时尿常规示隐血阳性，尿蛋白阳性，红细胞阴性。

（4）含铁血黄素尿：指尿常规镜检时发现脱落上皮细胞内有含铁血黄素。主要见于慢性血管内溶血。多见于阵发性睡眠性血红蛋白尿、葡萄糖-6 磷酸酶缺乏、冷抗体型自体免疫性溶血性贫血，以及药物、理化、感染等因素所致的溶血性贫血。

**3.氨基甲酰化血红蛋白**　尿素氮是人体蛋白质的代谢终产物。血清中氨甲酰血红蛋白是尿素氮进入红细胞所形成，随血中尿素氮含量增高而增高，与患者较长时间平均血尿素氮水平相关。常用高效液象或气象层析法测定。氨甲酰血红蛋白可作为鉴别肾功能及慢性损害的指标，急性肾衰竭往往正常，慢性肾衰竭升高。

## （三）检查注意事项

避免使用造影剂以免加重肾损害。

## 【治疗要点】

### （一）治疗原则

纠正可逆病因；预防可逆损伤；维持体液平衡；纠正水、电解质紊乱和酸碱平衡失调；对症治疗。

### （二）具体治疗方法

**1.病因治疗**

（1）首先要纠正可逆病因。

（2）对于严重外伤、心力衰竭、急性失血都应进行相应的治疗。

（3）应停用加重肾灌注或肾毒性药物。

**2.全身支持及对症治疗**

（1）饮食和营养：①急性肾衰竭患者每日所需能量应为 147kJ/kg；②主要由糖类和脂肪供应；③每日蛋白摄入量高分解代谢者应限制为 0.8g/kg；④尽可能减少钠、钾、氯的摄入量。

（2）维持体液平衡：①由于非显性失液量和内生水量估计有困难，每日大致进液量，可按前 1 日尿量加 500ml 计算；②发热患者只要体重不增加可增加液量。

（3）高钾血症：①钙剂稀释后缓慢静脉注射；②11.2％乳酸钠或 5％碳酸氢钠 100～200ml 静脉滴注，以纠正酸中毒并同时促进钾离子向细胞内流动；③50％葡萄糖液 50ml 加胰岛素 10U 缓慢静脉注射，可促进糖原合成，使钾离子向细胞内流动；④口服离子交换树脂（降钾树脂），每次 15～30g，每日 3 次；⑤以上措施无效，或为高分解代谢型 ATN 高钾血症患者，透析是最有效的治疗。

（4）代谢性酸中毒：①如 $HCO_2$ 一低于 15mmol/L，应及时治疗，可选用 5％碳酸氢钠 100～250ml 静脉滴注；②对严重的酸中毒患者，应立即进行透析。

（5）感染：①应尽早使用抗生素；②根据细菌培养和药物敏感试验选择对肾无毒性或毒性低的药物，并由内生肌酐清除率调整用药剂量。

（6）透析疗法：下述指征可供选择透析时参考：①水钠潴留严重，如出现急性肺水肿和脑水肿等；②电解质紊乱，尤其是高钾血症（血清钾≥6.5mmol/L 或心电图提示高钾）；③高分解代谢型，每日尿素氮上升≥14.3mmol/L，肌酐上升≥177$\mu$mol/L；④如果是非高分解代谢型，有少尿或无尿 2 日以上，肌酐≥442$\mu$mol/L，尿素氮≥21.4mmol/L，肌酐清除率≤10ml/(min·1.73m$^2$)；⑤尿毒症症状严重，如嗜睡、昏迷、抽搐、癫痫发作等；⑥非同型输血者，游离血红蛋白≥800mg/L。

3.缩短 ARF 病程或加速肾功能恢复

（1）应用小剂量多巴胺可扩张肾小管，增加肾血浆流量以加尿量。但由于小剂量多巴胺会增加心力衰竭、心脏缺血、肠缺血和支持垂体激素分泌的危险，故临床上不做常规使用。

（2）在容量控制治疗中应用襻利尿剂增加尿量，但多次实验证实它对已发生 ARF，需透析的患者生存率和肾功能恢复无效。

（3）使用钙离子拮抗剂预防细胞内钙积聚。

（4）使用细胞生长因子、生长激素促进肾小管上皮细胞修复和抑制蛋白分解代谢。

## （三）治疗注意事项

治疗原发病，及时发现导致急性肾小管坏死的危险因子，加以去除。在老年人、糖尿病和原有慢性肾脏病（CKD）危重病患者誉避免使用肾毒性药物、造影剂、肾血管收缩剂等。

# 三、慢性肾衰竭

慢性肾脏病（CKD）是指各种程度的慢性肾脏结构和功能障碍（肾损伤病史超过 3 个月），包括肾小球滤过率正常和不正常的病理损伤、血液或尿液成分异常，或影像学检查异常，或不明原因的肾小球滤过率下降（肾小球滤过率＜60ml/min）超过 3 个月。慢性肾衰竭（CRF）是指各种原发性或继发性慢性肾脏病随着病情的进展，缓慢出现肾功能减退直至衰竭，而出现的一系列症状或代谢紊乱的临床综合征，是各种原发性和继发性肾脏疾病持续进展的共同转归。

## 【主诉】

患者主要以恶心、呕吐、乏力、贫血等为症状。

## 【临床特点】

### （一）临床症状

1.水、电解质紊乱及酸碱平衡失调的表现

（1）失水或水过多：正常肾脏可以对水代谢进行较大范围的调节。肾衰竭时由于浓缩功能不良，夜尿、多尿，加上畏食、呕吐、腹泻，易引起失水。由于肾排水能力差，多饮水或补液不当，易发生水潴留,表现为水肿、高血压、心力衰竭、甚至发生肺水肿、脑水肿等严重后果。

(2)低钠与高钠血症:由于呕吐、腹泻,钠丢失过多,肾小管对钠重吸收减少,易发生低钠血症,表现为乏力、畏食,重者发生低血压甚至昏迷。如突然增加钠摄入时,易出现水、钠潴留,发生高血压、水肿和心力衰竭等。

(3)高钾与低钾血症:肾衰竭少尿、钾排泄减少、机体分解代谢增加、代谢性酸中毒、钾向细胞外转移、使用潴钾利尿剂或血管紧张素转换酶抑制剂等,可导致严重高钾血症。高钾表现为嗜睡、严重心律失常,甚至心脏停搏。如果进食少,钾摄入不足,恶心、呕吐、腹泻及长期应用排钾性利尿剂,易发生低钾血症。低钾表现为乏力、肌无力、腹胀、肢体瘫痪。重者发生严重心律失常和呼吸肌麻痹。

(4)低血钙和高血磷:肾衰竭时肾组织不能生成活性维生素 $D_3$,钙从肠道吸收减少,从而发生低钙血症。一般很少出现症状,只是在用碳酸氢钠纠正酸中毒时使游离钙降低而促发手足抽搐。肾单位减少磷排泄,出现高血磷。高磷血症可使血钙磷乘积升高,低血钙使甲状旁腺激素(PTH)分泌增加,易发生肾性骨病、转移性钙化等。

(5)高镁血症:肾衰竭时由于肾排镁减少,而肠道对镁的吸收仍正常,可致高镁血症,表现为乏力、皮肤潮红、灼热感等,严重高镁血症可能出现呼吸及心肌麻痹等严重症状。

(6)代谢性酸中毒:慢性肾衰竭时由于下述原因而引起代谢性酸中毒:①肾衰竭时代谢产物如磷酸、硫酸和乙酰乙酸等酸性物质由于肾排泄障碍而潴留;②肾小管分泌氢离子的功能受损,致氢、钠离子交换减少,因而使氢潴留而碳酸氢钠不能重吸收而从尿中丢失;③肾小管细胞制造氨的能力降低,尿酸化功能障碍,碱盐不能保留。轻度代谢性酸中毒一般无临床症状,严重酸中毒时血 pH 值明显下降,阴离子间隙明显高于正常,患者有疲乏、畏食、恶心、呕吐、腹痛、头痛、躁动不安,出现深而长的呼吸。严重者可昏迷、心力衰竭、血压下降和心脏停搏。

2.酸中毒 是慢性肾功能衰竭时常见的症状,当血肌酐清除率下降至正常人的 1/5 时,就不能维持正常的平衡。临床上表现为疲乏、恶心、呕吐、烦躁、嗜睡、胸闷、深大呼吸,最后可死于呼吸麻痹和休克。

3.消化系统 由于尿素从肠道系统排除增加,肠道细菌将尿素酶分解为氨,引起消化功能的紊乱。胃肠道症状主要是由于尿素增加,由细菌分解成氨和碳酸铵刺激胃肠道黏膜所致,也与胃肠道多肽类激素水平增高和代谢障碍引起黏膜屏障机制降低有关。早期出现食欲缺乏,上腹饱胀,然后出现恶心、呕吐、呃逆及腹泻。

4.呼吸系统 代谢性酸中毒时常有气促,甚至发生 Kussmaul 呼吸。代谢产物潴留及免疫功能低下易合并呼吸系统感染,可表现为支气管炎、肺炎、胸膜炎合并胸腔积液。间质性肺炎较为常见,X 线检查典型者示肺门两侧蝴蝶状阴影,称为"尿毒症肺"。

5.循环系统 高血压很常见,程度可轻重不等,一般收缩压和舒张压均升高,重者发生高血压脑病。尿毒症症状严重时发生的心包炎,称为尿毒症性心包炎,起病时常有剧烈左胸痛,常有心包摩擦音,严重者可发生心脏压塞,确切病因未明,部分与尿毒症毒素有关。尿毒症性心肌病常在晚期患者中出现,其发生机制与贫血、高血压、容量负荷过度、缺氧、酸中毒、电解质代谢紊乱、能量代谢障碍、甲状旁腺激素及中分子物质等心肌毒素有关,临床表现多有心脏扩大、各种心律失常和充血性心力衰竭等。心力衰竭是尿毒症常见死亡原因之一,容量过度负荷是最常见因素,此外与高血压,心肌病、心律失常、严重贫血等有关。慢性肾衰竭患者由于脂代谢紊乱、动脉粥样硬化,缺血性心脏病发生率亦增高。

6.神经系统　慢性肾衰竭由于多种综合因素引起各种精神症状,如意识障碍、抽搐、扑翼震颤、肌阵挛;周围神经病,如"不安腿"、蚁行感;自主神经症状及尿毒症脑病,思维不集中,失眠或嗜睡,晚期有惊厥及癫痫发作。脑电图异常脑脊液中蛋白增力Ⅱ。总之随着肾功能的恶化,体征出现越多。

7.造血系统　当血清肌酐大于 $309.4\mu moL/L$ 时,绝大多数患者出现贫血,一般为正细胞正色素性贫血。且随肾功能进一步减退而加剧。肾性贫血原因主要与肾分泌促红细胞生成素(EPO)减少、血中存在抑制红细胞生成的物质、红细胞寿命缩短、造血物质缺乏(铁和叶酸缺乏)、铝中毒、继发感染等有关。出血也极为常见,表现为皮下出血、鼻出血、月经过多及消化道出血等。出血倾向与出血时间延长、血小板破坏增多及功能异常,以及多种凝血因子功能异常有关。白细胞计数多正常,部分病例可有粒细胞或淋巴细胞减少。

8.骨骼系统　尿毒症肌病,以近端肌肉受累常见。肾性骨营养不良极常见,简称肾性骨病,包括肾性佝偻病、肾性骨软化症、纤维性骨炎、骨质疏松、骨硬化、转移性钙化等多种表现。骨病临床症状不多,少数表现为骨骼痛,行走不便。

9.皮肤表现　患者精神委靡、轻度水肿,表现为尿毒症面容,如皮肤干燥、脱屑、无光泽、色素沉着。顽固性皮肤瘙痒常见,与尿素霜及钙盐沉着等有关。有时出现瘀斑,由于瘙痒及抵抗力降低,易致皮肤化脓性感染。

10.免疫功能低下　外周血淋巴细胞数减少,多种淋巴细胞亚群分布和功能异常。免疫球蛋白产生不足,机体免疫功能低下,易合并呼吸、泌尿系和皮肤感染,容易发展成败血症。

11.性腺功能障碍　慢性肾衰竭时内分泌功能可出现紊乱,肾素-血管紧张素、泌乳素及胃泌素分泌过多,促甲状腺素、睾酮、皮质醇较正常偏低,甲状腺、性腺功能低下,男性出现性欲缺乏和阳痿,女性肾衰竭晚期可出现闭经、不孕。胰岛素、胰高血糖素及甲状旁腺素等在肾衰竭时其作用可延长。

12.代谢异常　慢性肾衰竭常呈负氮平衡,必需氨基酸水平较低,空腹血糖正常或偏低,糖耐量常有减退,三酰甘油水平常有升高,极低密度脂蛋白及低密度脂蛋白也增多。必须在医生指导下服药,防止使用损害肾脏的药物。

### (二)误诊分析

1.胃肠道疾病　慢性肾衰竭患者,首先出现胃肠道症状,因恶心,呕吐、腹泻就诊,这些症状常出现在高血压、贫血、水肿之前,临床医生考虑病情局限,往往把症状归于胃肠道疾病。

2.原发性高血压　慢性肾衰竭患者,有时以头晕、头痛为主诉检查时发现高血压,误诊为原发性高血压,给予常规降压药物治疗,忽视了进一步病因分析。

3.慢性失血性贫血或缺铁性贫血　慢性肾衰竭患者所致贫血,无明显其他症状容易误诊为慢性失血性贫血或缺铁性贫血,由于面黄肌瘦、乏力、心慌的临床表现突出,无水肿、尿少、血尿等肾脏表现,从而忽视了肾性贫血的可能。

以上这些误诊,往往发生于以往无肾炎等肾脏病史的患者,多因一些系统性疾病症状的出现而就诊。临床医师要全面系统掌握常见病和多发病的诊断及鉴别诊断,遇到不明原因的恶心、呕吐、贫血、高血压、乏力等症状,应首先考虑到慢性肾衰竭的可能,及早进行尿常规、肾功能等检查,避免误诊的发生。

【辅助检查】

1.首要检查

(1)尿常规检查:可出现蛋白尿、血尿、低密度尿、尿量减少、管型尿等。

(2)血液检查:红细胞及血红蛋白均下降,白细胞正常,血小板减少。血中钾、镁、磷增高,血钠正常或略降低,血钙降低,二氧化碳结合力亦降低。血尿素氮和肌酐升高。

(3)血气分析:可呈现代谢性酸中毒。

(4)早期 X 线静脉肾盂造影、B 超和肾活检:危险性较小,而且诊断意义较大。

2.次要检查

(1)双肾 CT:观察了解肾脏形态、大小。

(2)双肾动态现象、肾小球滤过率:了解肾功能。

3.检查注意事项　对于双肾明显缩小,长径<7cm 时,多不主张肾穿刺活检。

【治疗要点】

(一)治疗原则

早期、中期主要防治目的为延缓病程的进展,而晚期则主要依靠代替疗法,如维持性血液透析和肾移植。

(二)基本治疗

1.积极治疗原发病。

2.纠正可逆因素　积极找寻并纠正某些使肾衰竭加重的可逆因素,使肾功能获得改善。

(1)纠正水、电解质紊乱和酸碱平衡失调,特别是水、钠缺失;

(2)及时控制感染,解除尿路梗阻;

(3)治疗心力衰竭;

(4)停止肾毒性药物的应用。

3.营养治疗

(1)必需氨基酸(EAA)或 α-酮酸氨基酸＋低蛋白(LPD)疗法。

EAA 疗法对蛋白质氨基酸代谢紊乱的纠正:尿素等氮代谢产物生成与蛋白质摄入量成正比。CRF 患者体内 EAA、组氨酸减少,补充肾衰竭患者所需 EAA 加组氨酸,使体内 EAA 与非必需氨基酸(NEAA)比例适当,可增加患者体内蛋白合成,而不增加氮代谢产物的生成。总之,应用 EAA 疗法可使蛋白质合成增多,氮代谢产物减少。

在 EAA 疗法基础上,近来又有酮酸疗法。由于 α-酮酸氨基化后可转变为氨基酸,故在 LPD 基础上加用 α-酮酸,可起到 EAA 疗法类似效果,由于酮酸本身不含氮,即使用量稍多也不会引起体内氮代谢产物增多,同时 α-酮酸与 $NH_3$ 生成 EAA,有助于尿素的再利用。目前国外所用的 α-酮酸制剂中,含有亮氨酸、异亮氨酸、缬氨酸、苯丙氨酸、甲硫氨酸等五种 EAA 相应的 α-酮酸,其余尚无酮酸制剂。

EAA 疗法对钙、磷代谢紊乱的纠正:EAA 的应用使蛋白严格限制成为可能,因而磷的入量明显减少。同时由于蛋白合成增多,可使细胞外液磷进入细胞内液的量增多,使血磷水平也下降。磷水平下降,PTH分泌减少,因而PTH引起的一系列症状减轻,肾小管和肾间质内的钙磷沉积减少,损害减轻。

EAA疗法对肾小球滤过的作用:应用EAA或α-酮酸氨基酸时,可使低蛋白保持很低水平,如20g/d,因而有利于肾小球过度滤过减轻,肾损害进展减慢。

EAA或α-酮酸氨基酸疗法的适应证:①慢性肾衰竭早、中期,配合LPD;②维持性血液透析患者,EAA丢失较多,营养不良,作为辅助治疗;③急性肾衰竭,无严重高分解状态者。

(2)低磷饮食:低磷饮食可减轻症状,LPD＋EAA或酮酸氨基酸治疗有助于限磷,同时饮食中应避免高磷食物,如果LPD后,仍不能纠正高血磷,应服用一个时期磷结合剂。食物用水煮有助于减少磷的摄入。

### (三)对症治疗

1.控制全身性高血压　全身性高血压损伤肾小球,促使肾小球硬化,故必须予以积极控制。力争把血压控制在理想水平:尿蛋白≥1g/d,血压应控制在125/75mmHg以下;尿蛋白＜1g/d,血压控制可放宽到130/80mmHg以下,目前首选ACEⅠ类或ARB类(如氯沙坦)。ACEⅠ类能扩张出球小动脉作用强于入球小动脉,故能直接地降低肾小球性高血压,从而能降低肾小球的高跨膜压,减少高滤过,因此能延缓肾功能减退。有学者报道,ATⅡ能刺激肾小球系膜细胞增生并生成细胞外基质,ACEⅠ类阻断了ATⅡ的合成,故能阻止上述过程,从而能防止肾小球硬化。如选用依那普利,无全身性高血压的患者,可每日口服5～10mg。

2.纠正脂质代谢失调

(1)减少胆固醇的摄入:应限制动物内脏、蛋黄、鱼子等高胆固醇食品的摄入。使饮食中多不饱和脂肪酸与饱和脂肪酸比例为1:1。减少吸烟及饮酒。对肥胖患者应采用低热量饮食,配合适当的体育锻炼,争取将体重控制在理想范围。

(2)降脂药物治疗:不饱和脂肪酸类药物有鱼油、月见草油等,首选用于轻中度高脂血症的慢性肾衰竭患者;常用降低胆固醇的药物包括胆汁酸结合树脂考来烯胺、HMG-辅酶A还原酶抑制剂(辛伐他汀)等。

3.纠正代谢性中毒及水、电解质紊乱

(1)代谢性酸中毒的处理:主要为口服碳酸氢钠(NaHCO$_2$),轻者1.5～3.0g/d即可,中、重度者3～15g/d,必要时静脉滴注。对有明显心力衰竭的患者,滴注速度宜慢,并将纠正酸中毒所需的碳酸氢钠总量分2～4次给予,在24～72小时后基本纠正酸中毒;同时防止碳酸氢钠输入过多、过快,以免使心脏负荷加重,甚至心力衰竭加重。严重者可行血液透析。

(2)水钠潴留的防治:为防止出现水钠潴留,需适当限制钠摄入量,一般NaCl摄入量应不超过6～8g/d。有明显水肿、高血压者,钠摄入量一般为2～3g/d(NaCl摄入量为5～7g/d),个别严重病例可限制为1～2g/d(NaCl 2.5～5g)。也可根据需要应用襻利尿剂(呋塞米、布美他尼等),呋塞米每次20～200mg,每日2～3次,对严重肺水肿急性左心衰竭者,常需及时给予血液透析或持续性血液滤过(CAVH或CVVH),以免延误治疗时机。

(3)高钾血症:当肾小球滤过率＜25ml/min(SCr＞309.4～353.6l×mol/L)时,即应适当限制钾的摄入,钾摄入量一般不超过1500～2000mg/d。当肾小球滤过率＜10ml/min成血清钾水平>6mmol/L时,则应对钾摄入进行更严格的限制,一般应不超过1000mg/d。

积极纠正酸中毒,除口服碳酸氢钠外,必要时(血钾>6mmol/L)可静脉给予(静脉滴注或静脉注射)碳酸氢钠10~25g,根据病情需要4~6小时后还可重复给予。

给予襻利尿剂:最好静脉或肌内注射呋塞米40~80mg(或布美他尼2~4mg),必要时将剂量增至每次100~200mg,静脉注射。

应用葡萄糖-胰岛素溶液:4~6g葡萄糖中加胰岛素1U,静脉滴注。

口服降钾树脂:降钾树脂可在肠道吸附钾,增加粪钾排出。降钾树脂(聚苯乙烯磺酸钙)有两类,其中以钙型树脂更为适用,因为离子交换过程中只释放离子钙,不释放钠,不致增加钠负荷。口服降钾树脂剂量一般每次5~20g,每日3次;如有便秘,可适当服甘露醇或山梨醇少量。

对严重高钾血症(血钾>6.5mmol/L),且伴有少尿、利尿效果欠佳者,应及时给予血液透析治疗或连续动静脉血液滤过。

### (四)肾性贫血的评估与处理

1.血常规检查　每3~6个月检查血常规和网织红细胞1次。

2.检查铁贮备　需要时给予补充铁剂。

3.EPO治疗的目标值　女性血红蛋白为110g/L,血细胞比容(HCT)为33%;男性血红蛋白为120g/L,HCT为36%。

4.贫血患者给予EPO治疗

(1)纠正贫血阶段剂量:每周80~150U/kg,分次或一次给药。

(2)纠正贫血阶段EPO剂量的调整:1~4周复查血常规1次,以血红蛋白每周升高2~5g/L,HCT升高0.5%~1.5%为宜;如果治疗4周后HCT升高小于2%,则EPO剂量应该增加50%;Hb/HCT每个月升高超过(30g/L)8%,则EPO剂量减少25%。

(3)纠正贫血阶段维持剂量:Hb/HCT升高快者(快反应者),可暂停EPO1~2周,然后给予原剂量的75%;Hb/HCT升高慢者,直接将EPO剂量减少25%,或减少给药频率,维持Hb/HCT在目标值范围。

(4)使用方法:可选用皮下注射、肌内注射、静脉注射,以皮下注射效果佳;要达到通用的效果,静脉注射EPO的需要的剂量比皮下注射多20%~50%。

5.评估EPO治疗效果,寻找效果不佳的原因

(1)铁缺乏;

(2)透析不充分;③慢性炎症、感染;④慢性失血;⑤透析骨病、纤维性骨炎、骨髓纤维化;⑥铝中毒;⑦甲状旁腺功能亢进;⑧多发性骨髓瘤;⑨叶酸缺乏、维生素$B_{12}$缺乏;⑩营养不良;⑥溶血;其他血液病、药物血管紧张素转换酶抑制剂。

### (五)肾性骨病的预防与处理

1.复查　每3~6个月检查血钙、血磷、血甲状旁腺激素、碱性磷酸酶、胸片、腰椎片等。

2.血磷、血钙正常值范围　DOQI推荐血磷<1.72mmol/L,钙磷乘积<4.3mmol$^2$/L$^2$,血钙在正常范围。

3.观察临床表现　观察患者骨痛、骨折等临床表现。

4.给予低磷饮食　＜800mg/d。

5.含钙磷结合剂

(1)剂型:碳酸钙、结磷钙、乳酸钙、醋酸钙、葡萄糖酸钙等,元素钙每克可结合食物中100～150g 的磷;

(2)服用方法:必须餐中服用;

(3)禁忌证:高钙血症(＞2.6mmol/L)、钙磷乘积＞5.75mmol$^2$/L$^2$;

(4)剂量:根据患者的饮食和血磷水平确定;

(5)不良反应:便秘(可使用大黄苏打片)、高钙血症。

6.氢氧化铝凝胶

(1)磷结合效果优于含钙磷结合剂;

(2)适应证:高钙血症、高钙磷乘积患者,此时,不适宜使用含钙磷结合剂;

(3)剂量:10～20ml,每日 3 次;

(4)不良反应:可引起铝中毒,导致痴呆、低转运性骨病;

(5)疗程:应短期使用(2～4 周),最长时间不宜超过 12 周。

7.活性维生素 D$_3$

(1)相对禁忌证:①高钙血症,血钙＞2.6mmol/L;②高钙磷乘积＞5.75mmol$^2$/L$^2$。

(2)初始剂量:见表5-3。

表 5-3　活性维生素 D$_3$ 的初始剂量

| iPTH<br>(pmol/L) | 血清钙<br>(mmol/L) | 血清磷<br>(mmol/L) | 钙磷乘积<br>(mmol$^2$/L$^2$) | 用量(每次透析)<br>(μg) |
|---|---|---|---|---|
| 33～66 | ＜2.37 | ＜1.78 | ＜4.52 | 静脉:0.5～1.5　口服:0.5～1.5 |
| 66～110 | ＜2.37 | ＜1.78 | ＜4.52 | 静脉:1.0～3.0　口服:1.0～4.0 |
| ＞110 | ＜2.49 | ＜1.78 | ＜4.52 | 静脉:3.0～5.0　口服:3.0～7.0 |

(3)剂量调整:①血清甲状旁腺激素(iPTH)＞300pg/ml,或超过正常值 3 倍以上,血钙、血磷正常,可增加活性维生素 D$_3$ 剂量 25%～50%;②iPTH 在 200～300pg/ml,或在正常值的 2～3 倍,血钙磷正常,维持当前剂量,3 个月复查;③iPTH 在 150～200pg/ml,或在正常值的 1～2 倍,减少活性维生素 D,剂量 50%,2 个月复查;④iPTH＜150pg/ml,停止使用活性维生素 D$_3$,1 个月复查;⑤根据复查结果决定活性维生素 D$_3$ 剂量的调整,维持 iPTH 在 150～300pg/ml 的水平,或在正常值的 2～3 倍。

8.活性维生素 D$_2$ 冲击治疗

(1)适应证:iPTH 超过正常 5 倍以上,血钙正常,钙磷乘积＜70;

(2)剂量:口服或静脉应用活性维生素 D$_3$ 冲击治疗,每次 2～4g,每周 2～3 次。

9.其他疗法　可选用清除磷效果好的透析器:高通量透析器,如三醋酸纤维素膜、聚砜膜 F70 等。其他疗法包括血液透析滤过、血液滤过及甲状旁腺切除术或超声引导介入性治疗。

## （六）替代治疗

1.血液透析　血液透析法又称人工肾,也称为肾透析或洗肾,是血液净化技术的一种。血液透析是根据膜平衡原理,将患者血液通过一种有许多小孔的薄膜(医学上称半透膜),这些小孔可以允许比它小的分子通过,而直径大于膜孔的分子则被阻止留下,而半透膜又与含有一定化学成分的透析液接触。透析时,患者血液流过半渗透膜组成的小间隙内,透析液在其外面流动,红细胞、白细胞和蛋白质等大的颗粒不能通过半渗透膜小孔;而水、电解质以及血液中代谢产物,如尿素、肌酐、胍类等中小物质可通过半透膜弥散到透析液中;而透析液中的物质如碳酸氢根和醋酸盐等也呵以弥散到血液中,达到清除体内有害物质,补充体内所需物质的目的。

血液透析的指征:

(1)肌酐清除率<10ml/min;

(2)血肌酐≥707$\mu$mol/L;

(3)血尿素氮≥28.6mmuol/L;

(4)高钾血症;

(5)代谢性酸中毒;

(6)明显水潴留症状;

(7)尿毒症症状明显;

(8)出现贫血、心包炎、消化道出血等严重并发症。

2.腹膜透析　腹膜透析的基本原理是利用腹膜作为透析膜,把灌入腹腔的透析液与血液分开,腹膜有半透膜性质,并且具有面积大、毛细血管丰富等特点,浸泡在透析液中的腹膜毛细血管腔内的血液与透析液进行广泛的物质交换,以达到清除体内代谢产物和毒物,纠正水、电解质、酸碱平衡失调的目的。在腹膜透析中,溶质进行物质交换的方式主要是弥散和对流,水分的清除主要靠提高渗透压进行超滤。

## （七）治疗注意事项

1.根据肾小球滤过率决定蛋白摄入量。

2.根据肾小球滤过率决定 iPTH 的控制目标。

3.积极控制血压、血糖、血脂。

4.掌握慢性肾衰竭透析指征。

5.提倡终末期肾脏病的一体化治疗。

（许维涛）

# 第九节　尿路结石

泌尿系统内的结石统称为尿路结石,肾脏和输尿管结石是临床常见疾病。我国受地域、自然环境影响,尿路结石的发病南北差异较大,南方明显高于北方。典型的症状是肾绞痛和血尿,而且结石可能继发上尿路感染及损害肾功能,因此多数尿路结石需要治疗。

**【诊断标准】**

**(一)临床表现**

尿路结石的临床表现个体差异很大,最常见的症状是肾绞痛和血尿,部分患者可能没有任何症状,而是体检时做影像学检查发现结石。

1.肾绞痛　是上尿路结石的最常见症状,小结石嵌顿于肾盂输尿管连接处或输尿管时,则引起输尿管剧烈的蠕动,而出现疼痛。疼痛常位于脊肋角、腰部或腹部,90%病例是单侧疼痛,多数呈阵发性。疼痛程度轻重不等,轻者,可能仅表现为腰部不适,重者需要注射镇痛剂治疗。疼痛可放射至下腹部、腹股沟、大腿内侧和会阴部。肾绞痛严重时,可出现全身出冷汗、血压下降以及尿量减少。疼痛缓解后,尿可增多。

2.血尿　血尿是肾和输尿管结石的另一个常见症状。典型表现是肾绞痛同时出现肉眼血尿或镜下血尿,尿相差显微镜检查为均一红细胞血尿,疼痛消失后血尿逐渐缓解甚至消失。无症状的尿路结石患者也常有血尿。

3.排石　肾结石患者可能有从尿中排出"砂石"的病史,特别是在疼痛和血尿发作时易出现。结石经尿道排出时,患者有排出异物感或刺痛感。

4.无尿及急性肾衰竭　双侧上尿路结石梗阻或一侧上尿路结石梗阻另一侧反射性尿闭时,患者即可能突然出现无尿及肾后性急性肾衰竭。若及时处理,肾功能仍可能恢复,否则可以造成永久性肾功能损伤。

5.其他症状　继发上尿路感染时可出现寒战、高热、腰痛及脊肋角叩痛,尿中白细胞增多。结石到达远端输尿管时易出现排尿困难和尿急。肾绞痛严重时可伴随出现恶心、呕吐等症状。

**(二)影响学检查**

1.超声检查　出现点状或团块状强回声,其后伴声影为结石典型表现。超声检查能发现X平片不能发现的阴性结石,并能敏感地发现尿路梗阻,常作为首选检查及不宜接触X线患者(如孕妇)的检查。但是超声检查可能漏诊小结石和输尿管结石。

2.X平片检查　也为常用检查。但是该检查不能发现阴性结石(如尿酸结石),需要注意。

3.静脉尿路造影　对尿路结石(包括阴性结石)及梗阻均有很高诊断价值。

4.螺旋CT平扫　是最常用的检查手段。该检查能清楚显示结石(包括阴性结石及小结石)和尿路梗阻情况,是尿路结石影像学诊断的"金标准"。

**【治疗原则】**

**(一)肾绞痛的治疗**

肾绞痛发作治疗主要是解除患者痛苦,首先注射解痉止痛药物,常用的有山莨菪碱或阿托品加哌替啶或吗啡,必要可重复使用。

**(二)排石治疗**

通过大量饮水,适当活动,并辅助一些解痉药物将结石排出。饮水的量要求能够使每日尿量达到2000~2500ml以上,每日饮水要均匀。适当的活动,如跑步和跳绳等,能够促进结石的排出。辅助排石药物包括解痉药物、钙拮抗剂、α受体阻滞剂等。结石能否自行排出与结石大小和位置有关。多数直径<0.5cm的结石有可能自行排出体外,直径>1cm的结石不能自行排出。输尿管近端的结石自行排出的可能性较小。

### （三）溶石治疗

仅适用于治疗尿酸结石和胱氨酸结石。尿酸和胱氨酸在碱性尿液中溶解度明显增加，因此碱化尿液是溶石治疗的关键，尿酸结石患者尿液 pH 需维持在 6.2～6.8，胱氨酸结石患者尿液 pH 需维持在 7.5～8.0。常用药物有枸橼酸钾和碳酸氢钠，后者可口服或静脉点滴给药。

### （四）手术治疗

以下情况需要进行手术治疗：

1.无尿及肾后性急性肾衰竭患者；

2.结石直径＞1cm 者；

3.排石治疗无效者，尤其仍有肾绞痛发作时。

现在多主张使用微创手术治疗，具体方法包括：①体外震波碎石术；②输尿管肾镜取石或碎石术；③经皮肾镜取石或碎石术；④后腹腔镜肾盂输尿管切开取石术。现在已很少应用开放式外科手术取石。

无论用哪种方法（排石、碎石、取石）获得的结石标本，都要认真收集，并进行结石成分分析，这对指导患者的饮食治疗，防止结石复发很有意义。

### （五）预防复发

全身代谢紊乱是尿路结石形成的重要原因之一，因此尿路结石被清除后，仍有复发可能（文献报道，10 年内结石复发率高达 50％）。所以，不能认为清除掉了尿路结石疾病就已"彻底治愈"，患者仍需注意预防结石复发。可采用如下措施：

1.多饮水　尤其注意睡前饮水。要保证每日尿量达 2000～2500ml。尽量避免饮茶和咖啡。

2.调整饮食　需根据结石成分分析结果进行饮食成分调整，例如草酸盐结石应少吃含草酸多的蔬菜；尿酸盐结石应少吃含嘌呤高的食物。

3.消除病因　治疗全身代谢异常（如高钙血症、高尿酸血症、胱氨酸尿症及高草酸尿症等）及尿路异常（感染、梗阻等）。

（许维涛）

# 第十节　血栓性微血管病

## 【概述】

血栓性微血管病是指溶血性尿毒症综合征、血栓性血小板减少性紫癜、恶性高血压、硬皮病危象等一组疾病。其共同点是病理上都具有微血管病性微血栓的表现，它们在发病机制临床表现等方面均有共同之处。

溶血性尿毒症综合征（HUS）其临床特点是微血管性溶血性贫血、血小板减少和急性肾衰竭三联征。血栓性血小板减少性紫癜（TTP）其临床特点是除了 HUS 的表现外，还有神经系统症状和发热表现。HUS 和 TTP 同属于血栓性微血管病，其区别在于 HUS 是以儿童为主的疾病,肾功能损害更明显;而 TTP 主要发生于成人,神经系统症状更为突出。目前认为两者是同一种疾病,只是侧重不同。

HUS 年发病率为 2.1/10 万。HUS 可发生于任何年龄,5 岁前是发病的高峰年龄。尤以婴儿多见。婴儿发病没有性别差异,成人以女性多见。HUS 是一个临床综合征,常有发病诱因,亦可继发于多种疾病。成人 HUS 预后较差。

【病因及发病机制】

1.病因

(1)感染因素:HUS 的发生与病毒感染关系密切,在患者体内及其排泄物中可分离出柯萨奇病毒、ECHO 病毒、流感病毒和 EB 病毒等多种病毒,且血中相应抗体滴度也明显升高。另外大肠杆菌、伤寒杆菌、志贺痢疾杆菌等革兰阴性杆菌感染可能与 HUS 的发病有关。

(2)遗传因素:HUS 部分患者有家族史,提示家族性发病与遗传因素有关。多为常染色体隐性遗传,偶为显性遗传。这类患者往往有先天性免疫功能异常,流行型较散发型预后好,有自愈倾向。

(3)其他:有报告 HUS 与避孕药、环孢菌素 A 等药物应用有关。某些疾病如急进性高血压、肿瘤广泛转移、妊娠并发症等可成为 HUS 的诱因。

【发病机制】

1.内皮细胞损伤　某些药物、细菌及其内毒素可损伤肾脏毛细血管内皮,致使血小板黏附积聚于损伤处,继之纤维蛋白沉积形成丝网结构。当红细胞流经毛细血管时,受到纤维蛋白丝网的机械冲撞而破碎,从而引起微血管病性溶血和消耗性血小板减少。红细胞破坏的另外原因是红细胞的抗氧化能力减弱。由于肾脏毛细姐管内皮肿胀和毛细血管内微血栓形成致使肾脏血流量急剧下降,严重时可形成肾皮质坏死,最终导致急性肾衰竭。

2.高凝状态　妊娠妇女存在高凝状态,当有胎盘早剥、流产等合并症时胎盘释放凝血致活酶,引发血管内凝血。另外某些避孕药也可引起高凝状态,诱发本病。

3.前列腺素合成障碍　正常时,抗血小板聚集作用的 $PGI_2$ 和促血小板聚集作用的 $TXA_2$ 保持平衡。在 HUS 时,$PGI_2$ 产生减少,同时肾脏产生的血小板活化因子增加,因此容易引起凝血。

【临床表现】

1.肾脏表现　多表现为急性肾衰竭,肾损害的程度不等,轻者呈非少尿型,重者呈少尿型。可有血尿、蛋白尿。临床可有水钠潴留和心力衰竭、高钾血症、心律紊乱、代谢性酸中毒和深大呼吸等。

2.肾外表现

(1)一般表现:可有食欲缺乏、恶心呕吐、腹痛腹泻等胃肠炎的表现,甚至呈急腹症表现。也有一部分患者有上呼吸道感染的表现。时间持续 1～2 周。

(2)溶血性贫血:有一过性皮肤巩膜黄染,酱油色尿等表现;短期内血红素迅速下降可出现苍白、乏力、体力下降,活动后心悸气短等贫血表现。

(3)出血:表现为鼻出血、牙龈出血、皮肤淤斑、呕血、便血、眼底出血、咯血,甚至脑出血。

出血原因为血小板消耗减少所致。血小板减少的严重程度和持续时间与疾病严重程度无关。

(4)神经系统症状:仅发生于 40% 的患者,症状包括头痛、瘫痪、失语、言语障碍、皮肤感觉异常、视力障碍、癫痫和昏迷。头颅磁共振成像(MRI)示脑白质的点状损害。当 HUS 合并神经系统表现和发热时,即称为 TTP。两者不同者见表 5-4。

表 5-4　HUS 和 TTP 的比较

| 项目 | HUS | TTP |
|------|-----|-----|
| 年龄 | 儿童多见 | 以成人为主 |
| 前驱症状 | 腹泻和上感 | 无 |
| 发热 | 少见 | 常见 |
| 血小板减少 | 轻至重度 | 重度 |
| 出血 | 少见 | 常见 |
| 神经系统症状 | 少见,轻 | 常见,重 |
| 其他部位受累 | 少见 | 多见,广泛 |
| 高血压 | 多见 | 少见 |
| 预后较好 | 病死率<20% | 不良,病死率>80% |
| 死亡原因 | 肾衰 | 神经系统损害 |

## 【辅助检查】

1.实验室检查

(1)血常规:血红蛋白在短期内迅速下降,其程度重于肾衰的严重程度,一般降至 70～90g/L,严重者可低达 30g/L。外周血网织红细胞增高可达 6%～19%,最高者达 80%。外周血涂片可见形态多样的破碎红细胞,有三角形、盔甲形、芒刺形等,计数大于 2%,提示机械性溶血。血小板减少可低达 $10\times10^9$/L,平均 $50\times10^9$/L 左右,一般持续 7～14 天后渐升高。末梢血白细胞增高,其增高程度与预后有关,白细胞越高预后越差。Coomb's 试验阴性,提示溶血不是免疫介导的。

(2)尿常规:可有蛋白尿,多为 1～2g/d,少数高达 10g/d;也可有血尿,多为镜下血尿;部分患者可有无菌性白细胞尿及管型尿。

(3)生化检查:肾功能检查示血尿素氮升高、血肌酐升高,可有代谢性酸中毒和高钾血症。血尿酸增高明显,与肾衰竭程度不平行;这是因为末梢血大量红细胞破坏释放尿酸所致。非结合胆红素升高,血浆结合珠蛋白降低,血浆乳酸脱氢酶(来自红细胞)升高为诊断 HUS 溶血的敏感指标。

(4)凝血和纤溶指标:疾病早期纤维蛋白原稍减低、纤维蛋白降解产物稍高,D-D 二聚体升高,疾病后期纤维蛋白原稍升高。呈 DIC 者罕见。凝血酶原时间和活化的部分凝血活酶时间多正常,第 V 及 Ⅷ 因子等凝血因子多正常,另外部分患者血补体降低。

(5)骨髓检查:示红系增生,巨核细胞数目增多。

2.影像学检查　B超检查:肾脏增大,提示为急性肾衰竭。

3.病理

(1)光镜:肾脏是 HUS 的主要受累器官。肾脏病理有三种类型:①以肾小球毛细血管血栓形成为主;②动脉和小动脉内膜普遍有严重的增生和管腔狭窄及微血栓形成(肾小球毛细血管前病变),肾小球毛细血管严重缺血皱缩;③上述两种病变并存。严重小动脉受累,肾皮质坏死,并可出现系膜增殖和溶解。肾小管可呈与血管病变不成比例的急性肾小管坏死。病程晚期可见肾小球硬化、玻璃样变、肾小球废弃、肾小管萎缩及间质纤维化。

(2)免疫荧光:早期于毛细血管壁和系膜区可见纤维蛋白,其后偶可见 IgM、$C_3$、Clq 及备解素沉积。

(3)电镜:电镜下可见内皮细胞与基膜间充以细微纤维、红细胞碎片和血小板。

【诊断及鉴别诊断】

1.诊断要点

(1)微血管病性溶血性贫血:表现为溶血、贫血。外周血网织红细胞增高、血浆结合珠蛋白减少,外周血涂片出现破碎的红细胞且计数超过 2%,血浆乳酸脱氢酶升高,均提示为微血管性溶血性贫血。

(2)血小板减少和出血。

(3)急性肾衰竭:血肌酐及尿素氮升高,B 超示双肾大,指甲肌酐正常提示急性肾衰竭。

(4)病理资料。

在前驱期后出现"三联征"是 HUS 诊断的关键。出现以上三联征应当高度怀疑该病,确诊需依据病理资料。

2.鉴别诊断

(1)DIC:DIC 时有血小板减少和出血,并有机械性溶血;但 DIC 都有明确的起因,未经治疗时,其纤维蛋白原、血小板呈进行性下降,PT 进行性延长,凝血机制检查符合 DIC。而 HUS 凝血酶原时间和活化的部分凝血活酶时间多正常。

(2)Evans 综合征:为自身免疫性溶血性贫血伴血小板减少。化验检查可发现免疫学异常,Coomb's 试验阳性。外周血破碎红细胞少于 2%。肾穿可明确诊断。

3.病情严重程度的判定　具备下列情况表示病情危重:

(1)严重贫血血红蛋白<60g/L。

(2)重要脏器出血:胃肠道出血,尤其是颅内出血。

(3)急性肾衰竭危及生命的并发症如水潴留引发急性肺水肿、高血钾导致的心律紊乱、严重酸中毒。

(4)HUS 累及中枢神经系统可致死;累及心脏可出现心肌坏死、心律紊乱;累及肺脏可出现咯血和肺功能不全。

【治疗】

1.治疗

(1)一般治疗:消除感染,补充营养,维持水、电解质平衡,停用可疑诱发 HUS 的药物。积极控制高血压。应慎用四环素或红霉素,以免细菌大量死亡而释出更多的毒素,使症状恶化。

(2)原发病的治疗:继发性 HUS 主要治疗原发病,否则 HUS 难以终止。

(3)血栓性微血管病的治疗

1)输血浆:输注新鲜冰冻血浆可补充血浆中缺乏的抑制血小板聚集因子及 $PGI_2$,使病情缓解、改善。输注 $200\sim400ml/d$,直至血小板计数升高达正常,溶血现象停止。避免输血小板,以免加重血栓形成,引起中枢神经系统及呼吸系统受累,使病情突然恶化。严重贫血(Hgb $<60g/L$)者,输血有助于纠正贫血,改善症状。

2)血浆置换:对治疗 $48\sim72h$ 后症状无改善的难治性 HUS 患者,或以急性肾衰竭及其他凶险症状起病的患者,可采用血浆置换疗法,借以祛除血浆中合成的 $PGI_2$ 抑制物。每天或隔天用 $3\sim4L$ 新鲜血浆置换,或开始时每日置换 1 次,$3\sim4$ 次后改为隔日 1 次或每周 2 次,共进行 $10\sim12$ 次。血浆置换疗法的病情缓解率可达 75%。

3)$PGI_2$ 输注:$PGI_2$ 有抗血小板凝聚的作用,对 HUS 早期未出现少尿或无尿者,可取得一定疗效,但在疾病晚期效果不佳。初始到量如 $2.5\mu g/(kg\cdot min)$,渐加至 $51\mu g/(kg\cdot min)$,且 $PGI_2$ 半寿期短,不稳定,因此难以推广应用。

4)维生素 E:维生素 E(即 $\alpha$-生育酚)可清除自由基,抑制脂质过氧化反应,对抗活性氧化代谢产物的损伤,清除 $PGI_2$ 抑制物,抑制血小板的聚集。用法:大剂量维生素 E1000mg/($m^2$ ·d),应用 3 个月。

5)肾上腺糖皮质类固醇及丙种球蛋白:疗效不肯定。皮质类固醇有促进凝血作用,多不主张应用;但在合并结缔组织病时,因皮质类固醇能抑制细胞因子的产生,故在发病早期可用。

(4)替代治疗

1)急性肾衰竭的治疗提倡尽早进行透析治疗。凡少尿、无尿超过 2 日、血 BUN 及 Cr 迅速升高、血钾高于 6mmol/L,严重代谢陛酸中毒、有肺水肿或脑水肿先兆以及顽固性高血压者均应尽早透析治疗。临床上常选腹膜透析治疗,可避免全身肝素化致出血加重,且对血液动力学、心血管系统影响小,特别适宜于小儿、婴幼儿。

2)肾移植术部分 HUS 患者,尤其已进入慢性肾衰竭者。肾移植可以考虑,但移植肾可再患本病。

2.疗效判定　以下认为有效:

(1)血小板计数达到正常。

(2)溶血现象停止。

(3)神经系统症状缓解。

【预后】

约 66% 轻症病例可于 2 周内逐渐好转。病情达临床治愈或缓解者也可反复发作,据报道 TTP 约 40% 的患者复发,复发间隔平均 20 个月。复发前常无典型的前驱症状。妇女复发与妊娠有密切关系,肾移植后复发率亦较高。

HUS 为急性肾衰竭中预后最差者。急肾衰竭随访发现,6.6% 肾功能不恢复者是由本病所致;随访 5 年,80%HUS 患者发展为慢性肾衰竭,需依赖长期透析维持生命。通常年龄大、肾损伤重、有中枢神经系统受累及反复发作者,预后差。流行型较散发型预后好,部分患者可自愈。

(李　静)

# 第十一节　血液净化治疗

## 【概述】

血液净化治疗已成为急、慢性肾衰竭(CRF)患者维持生命的重要方法,血液透析和腹膜透析技术上的进步,大大延长了患者寿命,但这些治疗技术仍有一定的并发症和死亡率。接受透析治疗的患者生活质量与长期存活率尚不理想。选择合适的血液净化方式及正确评估血液净化的疗效是提高远期存活率及生活质量的关键。

## 【血液净化指征】

血液净化指征是指 CRF 患者应何时接受维持性透析治疗,而方式选择是指透析类型、透析频率、每次透析时间和每周透析总时间。制定血液净化指征和选择方式的目的是最大限度提高患者远期存活率、生活质量及社会回归率。

1.早期透析　早期透析是指开始透析时患者几乎都有尿毒症症状。美国肾脏病基金会(NKF)推荐早期透析,即每周尿素清除指数(Kt/V)等于 2.0[相当于肾小球滤过率(GFR)= 10.5ml/min 和蛋白质摄入量<0.8g/(kg·d)时开始透析治疗]。早期透析可明显改善患者的生活质量,防止营养不良,控制血压和容量负荷,防止左心房肥厚以及慢性炎症状态。但是当 GFR>10ml 时开始透析可能不利于残余肾功能的保留,还会增加患者的精神压力与经济负担。

2.晚期透析　晚期透析是指当 GFR<5ml/min 或出现尿毒症症状时才开始透析。透析治疗开始较晚是一个全球性的问题,美国 23%。35%的患者开始透析时 GFR<5ml/min。欧洲 18%的 CRF 患者开始透析治疗时 GFR>10ml/min;34%的患者 GFR<5ml/min。中国开始透析治疗较晚的主要原因是经济问题。

3.规律透析　CRF 患者开始进行规律透析的指征是 GFR≤10ml/min 或血肌酐>707.2μmol/L,或生活质量下降如疲劳、失眠、软弱无力、皮肤瘙痒和进行性营养不良(包括厌食、体重减轻或血清白蛋白降低)。若已出现尿毒症脑病、浆膜炎、神经病变如感觉与运动异常、难治性高血压、心力衰竭、反复发生高钾血症或严重代谢性酸中毒时则应立即开始透析治疗。

## 【血液净化方式选择】

1.血液透析

(1)递增透析:递增透析是指当患者每周 Kt/V<2.0 时即开始透析,但透析剂量随残余肾功能的减少而逐渐增加,总 Kt/V 保持在 2.0 以上,以尽可能地提高患者的生活质量。递增透析是以适时透析为基础的进一步完善。若开始透析时患者的肾功能已严重受损,则需要足量透析,无递增透析可言。

(2)足量透析:足量透析不考虑患者的残余肾功能,只要达到透析标准即可开始透析治疗。

(3)每日透析:每日透析有两种方式,一种是日间短时每天透析,另一种为夜间长时每天透析。前者多在透析中心进行,后者多在患者家里进行。

1)日间短时每天透析:每周透析 6～7 次,每次 2 小时。每次透析 Kt/V 为 0.4～0.6,每周总 Kt/V 为 2.4～3.6。每日透析可较好地纠正贫血,改善患者的生活质量、营养状况和抗氧化能力,减少晚期糖基化终产物的产生。因容量负荷少,血压容易控制。但磷与 $\beta_2$-微球蛋白($\beta_2$-MG)的清除较差。

2)夜间长时每天透析:该方法联合了加透析频率与透析时间的优点,为了提高生活质量并保证工作不受影响,透析通常在睡眠时进行。每周透析 6～7 次,每次 7～8 小时,血流量 150～200ml/min,透析液流量 200～300ml/min,最好采用高通量聚砜膜透析器,透析机的各种功能与中心监护站联网,可及时监测各项指标。每周单室模型 Kt/V(spKt/V)为 10～15。其特点为:①血磷可恢复正常,有时甚至需在透析液中加磷,甲状旁腺激素(PTH)水平可降低;②$\beta_2$-MG 的清除率为常规透析法的 4 倍;③可不控制饮食,体重可增加;④需补充铁剂;⑤氨基酸丢失较多,但血清氨基酸水平正常;⑥血清同型半胱氨酸水平降低;⑦血压控制满意,生活质量明显改善;⑧与透析有关的症状减少或消失;⑨由于此方法需有完整的监测联络系统以及医保政策支持,在我国开展尚需时日。

2.腹膜透析 选择血液透析还是腹膜透析无绝对标准,经治医师对患者病情的分析、对某种技术的熟练程度、有无相关设备以及患者的经济状况均是决定对患者选择何种透析方式的影响因素。但下列患者应首选腹膜透析:

(1)严重心脏病或冠状动脉病变不能耐受血液透析者;

(2)无法建立血管通路者;

(3)有严重出血倾向,尤其是伴有眼底出血者。若患者有腹部大手术病史、广泛肠粘连、晚期妊娠、腹腔内巨大肿瘤及多囊肾患者应选择血液透析治疗。

3.血液透析与腹膜透析的比较 血液透析和腹膜透析均为治疗终末期肾病的有效方法,可迅速改善患者的尿毒症症状,使病情相对稳定,并可达到较长期存活的目的。就全球范围而言,血液透析和腹膜透析的发展不平衡,英国、墨西哥、新西兰等国 50% 以上的终末期肾病患者依靠腹膜透析;而在美国、日本则分别为 17% 和 5%。这种因地域不同所出现的差异主要取决于医师观念上的不同和医保政策的差异。

腹膜透析对残余肾功能的保护优于血液透析;当患者仍有残余肾功能时应首选腹膜透析,再适情选择继续腹膜透析或改为血液透析,这样既能达到早期透析的目的,又能保证透析的充分性。

**【影响透析患者预后的因素】**

透析者的预后与年龄、原发病、营养状况及透析是否充分有关,开始透析时年龄越大,病死率越高。糖尿病肾衰竭者的病死率最高,而原发性肾小球肾炎患者的病死率相对较低。

# 一、血液透析治疗

血液透析是根据 Cibbs-Donnan 原理,利用透析器内半透膜将患者的血液与透析液隔开,半透膜两侧的液体,由于所含的溶质浓度差及不同的渗透浓度而呈反向流动,进行溶质与水分的交换,达到清除体内多余水分和毒素的目的。

## 【原理】

### （一）弥散

由半透膜所隔开的两个液相间,溶质由浓度高的一侧向浓度低的一侧移动,而水却由浓度低的一侧向浓度高的一侧移动,最终达到两侧液相间浓度的平衡,此种现象称为弥散。如尿毒症患者血中的 BUN 及 Scr、钾、磷可由血液向透析液弥散,而 $HCO_3^-$ 及钙离子可向血中弥散。

扩散的速率决定于:①膜两侧的浓度差:浓度差越大,速率越快。②溶质的分子量:分子量与速率成反比。③膜自身的阻力:阻力越大扩散越慢。

### （二）对流

在半透膜两侧压力梯度的作用下,水分可从压力高的一侧向压力低的一侧运动,同时可带走一部分溶质和多余的水分,此即为滤过。其中溶质的运动也称为对流。滤过溶质的速率与跨膜压(TMP)、透析器的性能、血细胞比容、血脂的含量有关。

1.TMP　血液侧正压(即动脉压与静脉压之和)与透析液侧负压绝对值之和。

2.超滤系数　指在每小时、每 1mmHg 压力下膜对水的通透性的毫升数(ml)。透析器系数一般为 4～5,高通量透析器、血液滤过器系数分别为 15、30。

### （三）对流和滤过的临床应用

1.弥散

(1)血流和透析液的方向:在透析器内血液和透析液呈反向流动,能最大限度提高透析膜两侧的溶质浓度差。

(2)清除率:清除率与血流量、溶质分子量、透析液流速、透析器效率有关。血流量越大、透析液流量越大,清除率越大,但二者不呈线性关系。

2.超滤

(1)脱水:其大小决定于超滤率,超滤率即单位时间内的脱水量,以 Uh 表示,一般控制在 0～1L/h。透析器超滤系数是体外测量值,比临床实际高 5%～30%。当患者血蛋白质浓度增高或透析器中出现部分凝血时,超滤系数会明显降低。

(2)超滤压力:血液侧为正压,为 6.5～13.0kPa(50～100mmHg)。透析液侧为负压,可根据要求调整。若 TMP>65kPa(500mmHg)时易破膜。

### （四）酸、碱平衡

目前基本使用碳酸氢盐方法透析,透析液中所含 $HCO_3^-$ 浓度为 35～39mmol/L,透析 4～5 小时后,血 $HCO_3^-$ 浓度可增至 25～26mmol/L。

## 【血透装置】

包括透析器、透析机、透析用水处理设备及透析液 4 部分。

### （一）透析器

1.膜材料

(1)纤维素膜:再生纤维膜、铜胺纤维膜、铜仿膜。

(2)纤维素替代膜:醋酸纤维膜、血仿膜。

(3)合成膜:聚丙烯晴膜(PAN)、聚砜膜(PS)及聚甲基丙烯酸甲酯膜(PMMA)。

一般而言,合成膜的生物相容性较优,转运系数,超率系数高。纤维素膜则较差。

2.透析器的性能　除超滤率、膜性能外,应考虑其面积、对溶质的清除率等。面积应根据患者的情况尽可能的大($1.4\sim1.7m^2$);在清除率上,平均 BUN 清除率应为 $150\sim170ml/min$。对中分子物质亦应有一定的清除率。

### (二)透析用水

应是反渗水。饮用水-沙滤缸-离子交换树脂-碳罐-反渗机所得的水。透析用水对各种物质最大准许浓度。

### 【透析指征及禁忌证】

### (一)适应证

1.尿毒症综合征。

2.容量负荷过重所致脑水肿、肺水肿及高血压。

3.尿毒症合并神经、精神症状。

4.尿毒症性心包炎。

5.BUN$\geq$28mmol/L,Scr$\geq$530$\sim$840$\mu$mol/L。

6.Ccr$<$10ml/min。

7.血钾$\geq$6.5mmol/L。

8.$HCO_3^-$$<$6.8mmol/L(15% vol)。

9.尿毒症性贫血,血红蛋白(Hb)$<$60g/L,红细胞压积(Hct)$<$15%。

10.可逆性的 CRF、肾移植前准备、肾移植后急性排斥导致急性肾衰竭或移植肾失功时。

11.其他,如部分药物中毒、高钙血症、代谢性碱中毒、溶血时游离 Hb$>$80mg/L。

### (二)急症透析指征

1.高钾血症。

2.急性肺水肿。

3.尿毒症脑病。

4.尿毒症心包炎。

### (三)禁忌证

血液透析无绝对禁忌证,只有相对禁忌证。

1.恶性肿瘤晚期。

2.非容量依赖性高血压。

3.严重心肌病变而不能耐受血液透析。

4.精神病患者和拒绝接受透析治疗者。

5.颅内出血及其所致颅内高压。

6.严重休克和心肌病变致顽固性心力衰竭,低血压。

### 【血液透析的实施】

### (一)血透中的抗凝

为了防止血透中凝血阻塞空纤管道,影响透析的进行和降低透析治疗的效果,需行抗凝措

施。常用方法为给予肝素。

1.普通透析　首次肝素 40～50mg(或 0.8～1.2mg/kg)于静脉穿刺时注入,以后追加5mg/h,透析前 0.5～1.0h 停止追加肝素。有条件时应监测凝血酶原时间(PT)或活化部分凝血酶原时间(KPTT),使其保持在基础值的 180% 较合适。

2.无肝素透析

(1)透析性(或血性)心包炎。

(2)近期(1周内)手术,如心脏和血管手术,眼部手术及肾移植手术等。

(3)颅内出血、消化道出血及其他部位活动性出血。

(4)凝血机制障碍。

3.低分子肝素　目前临床上使用的有低分子肝素钙注射液(速碧林)、低分子肝素钠注射液(克赛)等,可替代肝素,效果同肝素相仿,但价格较贵。

4.枸橼酸体外抗凝法。

### (二)急性血液透析

1.血管通路　采用颈内静脉、股静脉或锁骨下静脉插管,以保证血流量。

2.抗凝　根据有无出血倾向,可选择肝素、低分子肝素或无肝素。

3.透析频率　根据患者具体病情及每日治疗用药情况灵活掌握。

4.超滤量　急性肾衰竭以水潴留为主要表现时,脱水量依不同情况具体决定,一般初次脱水不要超过 4.0L。

5.透析方法　选用普通透析、透析并滤过或连续性的肾脏替代治疗。

6.透析器　选用不易激活补体的膜材料,如聚丙烯腈膜、聚砜膜及醋酸纤维膜等。

### (三)慢性血液透析

即维持性血液透析。

1.血管通路　动静脉内瘘、长期深静脉置管或人造血管。

2.透析时间　每次 4.0～4.5 小时。

3.透析频率　可 2～3 次/周或 5 次/2 周;应根据患者尿量决定,如每 24 小时尿量在 800ml 以下,每周透析时间应达 15 小时,即 3 次/周;若 24 小时尿量在 800ml 以上,透析时间应达 9.0 小时,即 2 次/周。

4.透析血流量　为体重的 4 倍,一般为 250～300ml/min。

5.透析液流量为 500ml/min。

### (四)诱导透析

为避免初次透析时透析脑病(失衡综合征)的发生。根据病情诱导透析可进行 1～3 次。

1.透析器面积　选用面积<15m²。

2.血流量　150ml/min。

3.超滤量　小于 1.5L(若有容量负荷过重可适当放宽)。

4.时间　小于 3.0 小时。

5.Scr 或 BUN 下降幅度　应限制在 30% 以内。

6.血液制剂的应用　透析中给予新鲜血或 20％白蛋白以提高血浆渗透压。

### （五）肾移植前的透析

同慢性血液透析,在移植前酌加透析 1 次,以减轻患者的容量负荷,为术中输血补液创造条件,增加手术的耐受性。

### 【透析充分的评价】

（一）Kt/V 比值

$$尿素的清除率 = \frac{（透析前 BUN - 透析后 BUN）}{透析前 BUN} \times 100\%$$

$$Kt/V = 4 \times 尿素的清除率 - 1.2$$

对于长期透析病人,单次 Kt/V＞1.2～1.4,如能＞1.6～1.8 则更佳。

### （二）时间平均尿素值

$$TACurea = \frac{T_d(C_1 + C_2) + I_d(C_2 + C_3)}{2(T_d + I_d)}$$

式中 $C_1$＝透析前 BUN,$C_2$＝透析后 BUN,$C_3$＝下次透析前 BUN,$T_4$＝透析时间,$I_d$＝透析间隔时间;TACurea＜50mg/dl（17.8mmol/L）,患者一般感觉良好;TACurea＞55mg/dl（19.6mmol/L）,康复状态差、死亡率高。

### （三）蛋白分解率（PCR）

PCR 是每日蛋白代谢或终末产物的总和,以 g/d 表示。

$$PCR = 2.03C + 0.16$$

其中

$$C = \frac{透析前 BUN 浓度}{透析后 BUN 浓度}$$

PCR＞1g/(kg·d)和 ACurea 约为 50mg/dl 时,透析患者患病率最小;如 PCR＜0.8/(kg·d),则提示患者营养不良,患病率增加。

### 【透析中的急性并发症】

### （一）低血压

1.主要原因

(1)血容量不足:透析中超滤过多、过快,导致血浆容量减少。

(2)使用低钠透析液:血钠降低,血浆渗透浓度下降,使血容量进而减少。

(3)透析间期体重增加明显:超滤量超过透析前体重的 5％以上。

(4)自主神经功能失调。

2.治疗

(1)调整干体重。

(2)降低负压以防继续超滤。

(3)补充生理盐水、高渗葡萄糖,无效时可给予白蛋白以及血浆或新鲜全血。

(4)必要时加用升压药。

(5)必要时应停止透析。

(6)透析中经常出现低血压:①停用降压药物;②适量提高透析液钠浓度;③改用血液滤过或腹膜透析。

### (二)心血管并发症

1.心力衰竭

(1)主要原因:①体液潴留,容量负荷过重;②高血压的发生及加重;③心脏疾病和心包积液;④肺部感染。

(2)治疗:①在透析期间严格控制水分和钠盐的摄入,要求每日体重增加<1kg。②控制高血压,防止血压突然升降。③防治有关的感染。④纠正贫血。⑤治疗心脏原发疾病。

2.心律失常

(1)原因:①低钾血症;②代谢性或病毒性心肌病变;③心肌钙化和洋地黄药物毒性反应等;④透析中使用了低钾透析液。

(2)临床表现:低钾血症可导致严重的快速性室性心律失常。

(3)治疗:①应根据不同的病因和心律失常类型分别处理;②对于透析中低钾血症,可在透析中补充钾盐。

3.心肌梗死　年龄大,原有冠心病患者,透析过程中发生低血压及(或)出血易诱发心绞痛和心肌梗死。治疗原则基本同其他非透析患者,应中止透析。

4.心脏骤停　为少见和严重的并发症。

(1)原因:①严重溶血引起高钾血症,或低钾透析导致严重心律失常;②心力衰竭、急性肺水肿;③出血性心脏压塞;④血压突然下降或休克所致循环衰竭;⑤空气栓塞;⑥缺钙引起心肌抑制;⑦内出血、颅内出血、脑血管意外等;⑧严重失衡综合征。

(2)治疗:心脏骤停时按心肺复苏急救处理。

### (三)急性溶血

1.诱发原因

(1)透析液温度过高(>45℃)。

(2)透析液低渗状态(透析液配方或比例泵失误)。

(3)硬水透析。

(4)透析用水被消毒剂(甲醛、漂白粉)污染。

(5)血泵机械故障所致红细胞破坏。

(6)误输异型血。

2.临床表现

(1)面色苍白。

(2)畏寒或体温中度升高。

(3)血样离心后,血浆呈粉红色。

(4)游离 Hb 含量升高。

(5)严重者有高钾血症。

3.治疗

(1)纠正发生溶血的原因后继续透析。

(2)地塞米松:5～10mg,静脉注射。

(3)亚甲蓝:1～2mg/kg,静脉滴注。

(4)维生素 C:3g,静脉滴注。

(5)输新鲜血,必要时进行血浆置换。

### (四)出血

透析中出现了上消化道出血、心包腔出血、硬膜下出血、颅内出血,除治疗出血所致的并发症外,应视情况中止透析。

### (五)其他

失衡综合征、空气栓塞,因认识的水平提高,此类并发症现已少见。

# 二、腹膜透析治疗

腹膜透析(PD)是利用腹膜作为透析膜,向腹腔内注入腹膜透析液,膜一侧为毛细血管,另一侧为透析液,借助血管内血浆与透析液中溶质浓度梯度和渗透梯度,通过弥散对流和渗透超滤的原理,以清除机体内潴留的代谢废物和过多的水分,同时由透析液补充必需的物质。通过不断更换透析液,达到净化血液的目的,故也属于血液净化方法之一。临床上主要用于急慢性肾衰竭及中毒患者的治疗。

### 【腹膜透析的优点】

1.操作简单,应用范围广泛,不需要特殊的设备,在基层医院也可进行。病人可以在家中自己进行,基本上不影响工作,携带方便,且不需要全身应用抗凝剂,腹腔内用肝素量较少且不被吸收,不增加出血危险,适用于有出血倾向的透析患者。

2.无体外循环,无血流动力学改变,透析平稳,避免了血容量急剧减低引起的低血压,无失衡综合征,故对于老年人,尤其是心血管疾病伴循环不稳定的病人,安全性较大。

3.保护残余肾功能:有较多的研究表明腹膜透析病人残余肾功能下降速度明显低于血液透析病人。而残余肾功能对改善透析病人的生活质量,提高透析病人的生存期均是非常重要的。

4.对中分子物质清除较血液透析好,对贫血及神经病变的改善优于血液透析。

### 【腹膜透析的方法】

目前所采用的腹膜透析的方法包括:①持续不卧床腹膜透析(CAPD);②间歇性腹膜透析(IPD);③持续循环腹膜透析(CCPD);④夜间间歇性腹膜透析(NIPD);⑤潮式腹膜透析(TPD)。其中 IPD、CCPD、NIPD、TPD 由自动循环式透析机操作时,又统称为自动腹膜透析(APD)。

### (一)持续不卧床腹膜透析(CAPD)

1.含义　CAPD 系指每日交换透析液 3～5 次,每次交换的透析液 2L。透析液的排出和新透析液的滴入均是依靠重力作用完成的。由于腹腔内始终保留着腹膜透析液,且进行CAPD 的病人每天只在更换透析液的短暂时间内活动受限,其他时间内病人不需要卧床而可从事日常活动。

2.CAPD 常规方案：

(1)白天交换 3 次,分别于早、中、晚餐时实施,透析液中葡萄糖的浓度为 1.5%。晚上临睡前(10～11Pm)交换含 2.5%葡萄糖透析液 1 次,每周透析 7 天,168 小时。

(2)部分病人加肝素 500U/L。

(3)不含钾,无需加其他药物。

3.透析液交换过程以双联系统为例：

(1)将新鲜的袋透析液准备好(擦净透析袋,加温,加入必要的药物)。

(2)连接管与新鲜透析袋连接。

(3)把折叠的空袋打开,置于消毒盆内(盆放地板上),排空管道内空气,夹闭双管道。

(4)拧开连接管开关,打开与空袋相连的夹子,通过虹吸作用引流。

(5)腹膜透析液引流完后,将管道夹住。

(6)打开新鲜透析液袋的夹子,最初 15～30ml 新鲜透析液即流入排液袋而不是腹腔内;将新鲜腹透液灌入腹腔后,关闭连接管开关,去除透析袋,碘伏帽封管。

操作中必须严格无菌消毒。

优点:平稳,符合人体生理,清除效能好,可作持久性肾替代治疗。

(二)间歇性腹膜透析(IPD)

1.含义 标准 IPD 方式是指病人卧床休息,每次向腹腔内灌入腹透液 1000～2000ml,停留 30～45min,通常每周施行 40 小时,即每天 10 小时,每周 4 天。每一透析周期(入液期、停留弥散期和引流期)约需 1 小时,一般透析间歇期腹腔内不保留透析液。

2.IPD 常规方案

(1)插入腹腔透析管后立即透析。

(2)手术插透析管后开始 7～12 天进行 IPD,有利于病人植管处伤口的愈合。

(3)每次以 500ml～1000ml 透析液交换。

(4)留置 30～60min 后将透析液尽可能地引流出来。

(5)经上述治疗后,可渐转入标准的 CAPD 治疗。有关实验室检查与监测见 CAPD 部分。

优点:设备简单、手工操作、清除水分及小分子物质佳,可卧床透析。

缺点:清除中分子毒物有限。

用途:急性肾衰竭(ARF)、CAPD 起始 2 周内、急性水钠潴留。

### (三)自动腹膜透析(APD)

是一广义概念,泛指利用腹膜透析机进行腹透液交换的腹膜透析形式。包括 CCPD、IPD、NIPD、TPD。其主要形式是 CCPD。自动腹膜透析机类型很多,需参照机器的操作说明进行。一般包括上、下机两个过程,即晚上病人休息前,准备腹膜透析机,并连接病人腹透管与腹透机的透析管路,开始透析;第 2 天早上结束后关闭机器,病人与机器脱离。

1.CCPD 是使用透析机帮助注入和排出腹透液的平衡式腹膜透析形式,是 APD 的主要形式。其方法是患者在夜间入睡前将腹膜透析管与腹膜透析机相连,行 3～4 次交换,每次交换量为 2～3L,每次保留 2.5～3.0 小时。清晨离机时,再以 2L 透析液交换 1 次,保留 14～16

小时。

CCPD 常规方案如下：

(1)晚间开始透析时,将患者腹膜透析管与透析机相连,引流腹腔内保留的透析液入透析袋。

(2)夜间使用的透析液含葡萄糖为 1.5%,晨间离机时交换的透析液含葡萄糖为 2.5%。

(3)其夜间透析周期为 3.0～3.5 小时(透析液流入 10min·引流出时间 20min,腹腔内保留 2.5～3.0 小时),晨间注入 2L 透析液后卸管,消毒后盖上透析管帽。

CCPD 治疗与 CAPD 相似,仅是白天与晚上相颠倒,CCPD 有下列优点:①患者白天可以参加工作;②有腹膜透析机帮助,不影响晚间休息;③腹膜炎发生率低于 CAPD;④有人经观察表明其透析时间分配较合理,对 BUN 及 Scr 等小分子溶质的清除均较理想。

2.NIPD　与 IPD 相似,只是为夜间进行。

优点:机器操作,白天工作,每晚 8～10 次透析,效果近似于 CAPD。

用途:腹膜溶质高转运者,腹腔淋巴回流过多而不适用 CAPD 者,腹部疝及腹透液渗漏者。

3.TPD　在透析开始时向腹腔内灌入一定容量的透析液后,每个透析周期中只引流出一半液体,再灌入同样量的新透析液替换,透析结束后将所有腹透液尽量引流出来。白天透析,夜间空腹。

优点:保持透析液渗透压,增加超滤,效果优于 IPD 和 NIPD。

缺点:用液多。

用途:高转运型失超滤。

**【透析中有关实验室检查】**

**(一)测定的项目**

1.血常规、血钠、钾、氯、钙、磷、葡萄糖、铁代谢、PTH,每月复查 1 次。

2.乙肝及输血全套,每 3～6 个月复查 1 次。

3.心电图,6～12 个月复查 1 次。

4.X 线检查:胸片、颅骨、锁骨、手诸骨进行拍片,6～12 个月复查 1 次,注意肾性骨病。

5.测定总的溶质清除率(腹膜透析的剂量＋残余肾功能),在开始透析的最初 6 个月至少测定 2 次,最好 3 次。6 个月以后如果未改变处方,每 4 个月测定 1 次。

CAPD 每周透析剂量:总 Kt/V>2.0,高转运和高平均转运患者总 Ccr 至少达 60L/(w·1.73m²),低转运及低平均转运的患者的总 Ccr 至少达 50L/(w·1.73m²)。

NIPD 每周透析剂量:总 Kt/V 至少达 2.2,总 Ccr 至少达 66L/(w·1.73m²)。

CCPD 每周透析剂量:总 Kt/V 至少达 2.1,总 Ccr 至少达 63L/(w·1.73m²)。

6.用蛋白氮呈现率(PNA)和主观综合性营养评估法(SGA)评价成人腹膜透析患者的营养状况。在透析 6 个月后,每 4 个月进行一次评价,与测定 Kt/V 和 Ccr 同时进行。

**(二)测定方法**

1.标本收集　24 小时腹膜透析患者尿液与透析引流液,收集患者早晨腹腔内已存留 8 小时的透析引流液,同时测患者身高、体重,抽空腹血 2ml,查尿素和肌酐,将 24 小时尿液与透析引流液放在不同的容器内混合均匀,各留取 10ml 标本,记录尿液和引流液总量,测定尿液和引流液尿素与肌酐浓度,标本收集后立即送检,如不能及时送检可放入 4℃ 冰箱内保存(不超过 72 小时)。

2.尿素 Kt/V 的计算方法　先计算出每周残余肾尿素清除率和每周透析液尿素清除率,二者之和为总尿素 K(尿液和腹透引流液中尿素的清除率)t(每周透析天数)/V(尿素容量分布)。

$$残余肾尿素清除率(ml/min)=\frac{尿量(ml/24h)\times24h\ 尿尿素(mmol/L)}{1440nun/d\times血尿素(mmol/L)}$$

$$每周残余肾尿素清除指数\ kt/V=\frac{残余肾尿素清除率(ml/min)\times1440min/d\times7d}{1000ml/L\times患者体重(kg)\times0.6(男)或0.5(女)}$$

$$每周腹透尿素清除指数\ Kt/V=\frac{24hD/P\ 尿素\times透出液量(1/d)\times7d}{患者体重(kg)\times0.6(Ukg)男\ 或\ 0.5(Ukg)女}$$

注:D=透析液尿素(mmol/L),P=血浆尿素(mmol/L)。

$$每周总尿素清除指数\ Kt/V=\frac{每周腹透尿素清除指数\ Kt/V}{每周残余肾尿素清除指数\ Kt/V}$$

3.Ccr 的计算方法　先计算出每周残余肾 Ccr 和每周透析液 Ccr,二者之和为每周总 Ccr(Uw)。

$$残余肾肌酐清除率(ml/min)=\frac{24h\ 尿量(ml/d)\times尿肌酐(mmol/L)}{1440min/d\times血肌酐(mmol/L)}$$

由于肾小管可以分泌肌酐导致假阳性结果,上述结果应做校正。

$$校正残余肾肌酐清除率=\frac{残余肾肌酐清除率(ml/min)+残余肾尿素清除率(ml/min)}{2}$$

$$每周残余肾肌酐清除率(L/w)=\frac{校正后残余肾\ Ccr(ml/min)\times1440min/d\times7d/w}{1000ml/L}$$

每周腹透肌酐清除率(L/w)=24hD/P 肌酐×24h 透析出液量(1/d)×7d/w

注:D=透析液肌酐(mmol/L),P=血浆肌酐(mmol/L)。

每周总 Ccr(Uw)=残余肾 Ccr(L/W)+透析液 Ccr(Uw)

$$与标准体表面积进行校正=\frac{总\ Ccr\times173(m^2)}{患者体表面积(m^2)}$$

患者体表面积可以通过查表或公式求得:

体表面积$(m^2)=[身高(cm)\times体重(kg)\div3600]^{-2}$

**【腹膜透析的并发症】**

**(一)腹膜透析相关性腹膜炎**

腹膜炎是腹膜透析技术临床应用以来最常见的并发症,也是暂时终止腹膜透析和退出腹膜透析的主要原因。

1.发病机制

(1)感染途径

1)经导管感染:因透析管-连接管-Tenckhoff 管拆接时无菌操作不严,使细菌沿导管腔进入腹腔或污染的透析液误输入。

2)插管周围感染:存在于皮肤表面的细菌经插管的隧道进入腹腔,其原因有:①临时性导管(距皮肤处无涤纶套)的延长使用;②永久性导管隧道口周围存在感染;③初期置管时,皮下涤纶套距皮肤出口口处太近,较长时间透析后,腹壁脂肪变薄,涤纶套暴露于皮肤外面失去应有的保护作用。

3)经肠管感染:肠腔内细菌移动穿过肠壁进入腹腔。

4)经血行感染:远处的细菌经血液带至腹腔,较少见。

5)经生殖道感染:女性腹腔通过输卵管伞与外界相通,会阴部的细菌可从阴道逆行向上,侵入腹腔。

(2)宿主防御作用:腹膜中的白细胞可对抗侵入腹腔的细菌,但许多因素可改变腹膜中白细胞的吞噬和杀灭腹腔内细菌的能力。

1)透析液的 pH 和渗透压:腹膜透析液的 pH 接近 5.0,渗透压可为血浆的 1.3～1.8 倍,与葡萄糖的浓度有关。非生理状态的透析液能最大限度地抑制腹膜中白细胞的吞噬和杀灭细菌的能力。

2)腹腔内液 γ 球蛋白含量:γ 球蛋白含量下降,腹膜炎的发生率则高。

2.临床表现及诊断

(1)腹痛。

(2)透析液混浊。

(3)可有发热、寒战,或恶心、呕吐,或便秘、腹泻。

(4)实验室检查:腹透液常规检查:白细胞$>100 \times 10^6/L$,中性粒细胞百分比$>50\%$;腹透液细菌或真菌培养阳性。

诊断标准:以上 4 条中有 3 条阳性即可诊断。

3.治疗

(1)腹腔冲洗,并将 CAPD 改为 IPD 方案。冲洗可将腹腔内的炎性物质冲出而迅速减轻腹痛。

(2)腹透液中加入抗生素,在培养结果尚未出来前,选择兼顾革兰阳性及阴性菌的药物,结果出来后,根据药物敏感试验结果选择药物。重症感染在腹腔用药的同时应全身应用抗生素。

(3)透析液中加入肝素:防止纤维块堵塞透析管及减少腹膜炎后的腹膜粘连。

(4)拔除腹膜透析管的指征:

1)真菌性腹膜炎,伴腹膜透析管皮肤出口或皮下隧道感染,治疗无效。

2)同一病菌引起反复发作的腹膜炎。拔除导管后若有必要,可在 1～3 周以后重新置管。

### (二)腹膜透析管外口及隧道口感染

1.临床表现　外口充血,皮肤炎症,有脓性分泌物。

(1)急性期感染:局部疼痛,皮肤变硬,分泌物外流,肉芽组织长出外口。

(2)慢性期感染:有液体外渗,肉芽组织长出外口,但无疼痛、充血及皮肤变硬。

2.防治

(1)术中彻底止血,防止出现伤口血肿。

(2)导管外口向下,术后早期小剂量透析防止漏液。

(3)保持伤口干燥、清洁。

3.治疗　局部及全身应用抗生素。

### (三)丢失综合征

由于长期行腹膜透析治疗,从腹膜透析液中丢失蛋白质、氨基酸、维生素等营养物质而引起的临床综合征。

在 CAPD 开始 2 周,每日经腹膜透析液丢失蛋白质 15~20g,以后丢失量减少,平均每天丢失 5~11g。IPD 每天丢失 10~40g,腹膜炎使丢失量增加 1~30 倍。氨基酸每日丢失约 2g,同时丢失大量的维生素,主要是水溶性维生素。

病人可出现全身不适、虚弱、食欲不振,甚至嗜睡、昏迷、抽搐等。

防治:适当补充蛋白质、氨基酸及维生素。

### (四)腹膜透析其他并发症

1.体液平衡失调

(1)低容量血症。

(2)高容量血症。

2.代谢紊乱

(1)高糖血症。

(2)蛋白质缺乏。

(3)高三酰甘油血症。

3.腹壁有关并发症

(1)腹壁疝。

(2)阴囊或阴唇水肿。

(3)胸膜瘘。

(4)背痛。

4.腹膜透析中嗜伊红细胞增多。

5.腹膜硬化、腹腔超滤和溶质清除障碍。

(许维涛)

# 第十二节　肾移植

## 【概述】

肾移植已成为治疗尿毒症患者的治疗方法之一,相对于已经较为成熟的肾移植手术而言,肾移植内科问题的处理在肾移植领域占有更重要的地位。首先,在肾移植术前应对供受者进行客观评估,严格掌握适应证,积极术前准备才能做到防患于未然;其次,患者接受肾移植后,在围术期如何合理选择和应用免疫抑制剂,积极预防排异反应的发生,对于已经发生的排异反应又如何强化治疗逆转排异反应,均需要内科用药的技巧;第三,患者顺利度过围术期后,如何对远期内科并发症进行积极的预防与处理,同样是取得良好的人/肾长期存活率的关键。

## 【肾移植术前供受者的选择与评估】

肾移植目前主要的困难是器官来源短缺和长期生存率仍有待进一步提高,因此在肾移植术前应该对供受者进行严格的评估和精心的术前准备,以取得最佳移植效果。

### (一)肾移植术前供体情况评估

包括尸体供肾和活体供肾,多数发展中国家以尸体供肾为主,近年来活体供肾逐年增加,尤其在某些发达国家已广泛开展。

1.活体供肾者的评估 活体肾移植是切除自愿捐献器官供体的一侧肾脏,并将其移植入特定受者的一个过程。以亲属活体供肾最多见,其中移植效果以同卵双生为最佳。活体肾移植与尸体肾移植相比有较多的优越性:

(1)供肾质量有保证;

(2)肾缺血时间明显缩短;

(3)移植时机可以选择,尤其是受者的状况调整到最佳水平成为可能;

(4)人类白细胞抗原(HLA)相容性一般较高;

(5)总体人/肾长期生存率高;

(6)增进亲情。

一般要求供体年龄在 20～50 岁为最佳,既往无慢性疾病史,无吸毒或药物成瘾史,精神状态不稳定、艾滋病毒抗体阳性者不应作为供体,乙型和丙型肝炎病毒阳性者最好也不列入供体。2004 年阿姆斯特丹论坛制定的捐献者安全评估项目及标准有:

(1)高血压:动态血压提示血压高于 140/90mmHg 者一般不被接受为捐献者;

(2)肥胖症:不赞成 BMI>35kg/m² 的人捐献肾脏;

(3)血脂异常:单纯的血脂异常也许不能成为排除捐献者的指标,但在捐献者的评估中,血脂异常要同其他危险因素一起考虑;

(4)肾功能:捐献者术前肾小球滤过率(GFR)一般应大于 80ml/min;

(5)蛋白尿:任何情况下,24 小时蛋白尿>300mg 应排除;

(6)血尿:有镜下血尿者不被考虑;

(7)糖尿病:有糖尿病和糖耐量异常者不考虑;

(8)无症状的单个尿路结石,排除代谢异常或感染所致,可考虑;

(9)将来是否妊娠不作为捐献的禁忌,因为摘除一侧肾脏不影响妊娠;

(10)排除恶性肿瘤。

2.尸体供肾者的评估 尸体供肾是以供体已经脑死亡作为先决条件,包括有心跳的脑死亡供体和无心跳的脑死亡供体,以脑外伤供体最为适宜,一经批准获取肾脏,对供体应详细了解病史、体检和必需的实验室检查,包括血型、肝肾功能、病毒学指标等,供体年龄最好在 20～50 岁,但并非绝对。有心跳的脑死亡供体在供肾切除前血压最好维持在 90mmHg 以上,避免使用收缩血管和肾脏损害的药物,可使用呋塞米(速尿)针 1mg/kg 或甘露醇利尿。对于无心跳的脑死亡供体,为保证供肾质量,应注意供体休克时间不能过长,供肾热缺血时间最好不超过10min,快速摘取肾脏后马上冷灌注,冷缺血时间最好不超过24min。同时术中应常规肾活检有助于判断供肾情况。

## (二)肾移植受体的选择和评估

1.肾移植的适应证:

(1)各种原因导致的不可逆终末期肾病:

(2)年龄在65岁以下及全身状况良好者,但年龄并非绝对;

(3)心肺功能良好能耐受手术者:

(4)活动性消化道溃疡术前已治愈:

(5)新发或复发恶性肿瘤经手术等治疗后稳定2年以上无复发:

(6)肝炎活动已控制,肝功能正常者;

(7)结核患者术前经正规抗结核治疗明确无活动者;

(8)无精神障碍或药物成瘾者。

2.肾移植的绝对禁忌证:

(1)未治疗的恶性肿瘤患者;

(2)结核活动者;

(3)艾滋病或肝炎活动者;

(4)药物成瘾者(包括止痛药物或毒品);

(5)进行性代谢性疾病(如草酸盐沉积病);

(6)近期心肌梗死;

(7)存在持久性凝血功能障碍者如血友病;

(8)估计预期寿命小于2年;

(9)其他脏器功能存在严重障碍包括心肺功能、肝功能严重障碍者。

3.肾移植的相对禁忌证

(1)患者年龄大于70;

(2)周围血管病;

(3)精神性疾病、精神发育迟缓或心理状态不稳定者;

(4)癌前期病变;

(5)基础疾病为脂蛋白肾小球病、镰状细胞病、华氏巨球蛋白血症等肾移植术后易复发的患者;

(6)过度肥胖或严重营养不良;

(7)严重淀粉样变;

(8)合并复发或难控制的复杂性尿路感染。

## 【免疫抑制剂的应用】

在器官移植发展的历史过程中,曾经使用放疗、胸导管引流及脾脏切除等方法,由于不良反应严重、效果不理想,现已摒弃。而随着免疫抑制剂不断开发和应用,移植肾长期存活率有了显著提高,现将临床常用的免疫抑制剂介绍如下。

### （一）免疫抑制剂的种类、作用特点和常用的组合

1.免疫抑制剂的种类　常用免疫抑制剂的种类包括：

(1)烷化剂：如环磷酰胺；

(2)抗代谢药：包括硫唑嘌呤、霉酚酸酯(MMF)、咪唑立宾等；

(3)激素：包括泼尼松、泼尼松龙、地塞米松等；

(4)生物制剂：常用的有抗淋巴细胞球蛋白(ALG)，抗胸腺细胞球蛋白(ATG)、单克隆抗体(OKT3、IL-2R单抗等)；

(5)真菌产物：环孢素A、他克莫司、雷帕霉素等；

(6)中药制剂：雷公藤多苷、百令胶囊等。

2.免疫抑制剂作用特点和常用的组合　常用的免疫抑制剂具有以下特点：

(1)大多数药物免疫抑制作用缺乏选择性和特异性，常同时影响机体正常免疫应答，导致机体免疫功能降低；

(2)抑制初次免疫应答比再次免疫应答的效果好；

(3)部分免疫抑制剂需要浓度监测，药物疗效、毒副作用与血药浓度有一定相关性。

临床使用的免疫抑制剂常常需要联合使用，以提高治疗效果，同时可以减少毒副作用。目前肾移植术后较为常用的组合为：环孢霉素或他克莫司＋硫唑嘌呤或MMF＋激素。

### （二）常用免疫抑制剂

1.皮质类固醇　激素是临床上最早也是最常用的免疫抑制剂，其通过减弱增殖的T淋巴细胞对特异性抗原及同种异体抗原的作用，而达到抑制炎症反应及移植物免疫反应的结果。可口服，也可注射。可的松和泼尼松在肝内分别转化为氢化可的松和泼尼松龙后生效，严重肝功能不全者只宜用氢化可的松和泼尼松龙。主要在肝内代谢，由肾脏排泄，经胆汁及粪便的排泄量极微。手术日及术后3天静脉滴注琥珀酰氢化可的松1000～1500mg或甲泼尼龙500～1000mg作为冲击治疗。术后第4天起改为口服，自60～80mg/d始，每日10mg逐日递减。减至10～20mg/d维持，3～6个月逐渐减至维持量7.5～15.0mg/d。在急性排斥反应时可使用大剂量甲泼尼龙500～1000mg静脉滴注冲击治疗。皮质类固醇的副作用有药物性库欣综合征、感染、高血压、糖尿病、白内障及无菌性骨坏死等。

2.硫唑嘌呤　属咪唑类6-巯基嘌呤衍生物。通过竞争性地反馈抑制嘌呤合成酶，阻止次黄嘌呤核苷酸转变为AMP、GMP，从而抑制嘌呤核苷酸的合成，并且干扰RNA的合成及代谢。硫唑嘌呤的口服剂量为：术后3天内3mg/kg，然后递减，维持剂量为每天1～2mg/kg。毒副作用有骨髓抑制，可引起白细胞、血小板减少；此外，可导致肝功能损害，大剂量时有胃肠道和口腔的溃疡、脱发等。

3.环磷酰胺　是一种烷化剂，属于细胞周期非特异性药物，对迅速增殖的T、B淋巴细胞均有较强的抑制作用，特别对B淋巴细胞抑制作用更强。临床有时用环磷酰胺短时替代硫唑嘌呤，用量为200mg静脉注射，1次/天；口服0.75～1.00mg/kg，1次/天。毒副作用包括胃肠道反应、口腔炎症、骨髓抑制、出血性膀胱炎。

4.环孢素A　是目前肾移植患者临床应用主要的强效免疫抑制剂，口服后由小肠吸收，服药后2～4小时(平均2.8小时)血药浓度达到峰值。在肝内由肝细胞内质网及细胞色素P450

微粒体酶系统代谢,代谢产物有 20 种,大部分经胆道排泄,仅 6％由尿中排泄,生物半衰期为 14～27 小时。环孢素 A 对 T 淋巴细胞亚群具有高度特异性抑制作用,作用于细胞周期 G,早期阶段;另外,环孢素 A 对于 B 淋巴细胞也有一定的影响。环孢素 A 起始剂量为 6～8mg/(kg·d),分 2 次口服,以后根据血药浓度进行调整,术后 1 个月内谷值维持在 250～350ng/ml,3 个月内为 200～300ng/ml;以后逐渐降低,维持浓度在 50～150ng/ml。

环孢素 A 最显著的副作用为肝、肾毒性。其他毒副作用有:高血压、糖尿病、高胆固醇血症、高尿酸血症、高钙血症、多毛、痤疮、齿龈增生、面部变形等。此外,肌痛、血小板减少、视听障碍、贫血、盗汗、便秘、胃炎、溃疡、出血、血尿、精神障碍等较为少见。

5.他克莫司(FK506)　系从放线菌酵解产物中提取的一种 23 环大环内酯类抗生素,具有很强的免疫抑制作用,其强度为环孢素 A 的 50～100 倍。口服吸收快,主要吸收部位在小肠,吸收过程与环孢素 A 类似。血药峰浓度出现在口服后 0.5～3.0 小时,半衰期为 3.5～40.5 小时,平均 8.7 小时,主要经肝脏 P4503A 细胞色素系统代谢,经胆汁和尿排泄。主要通过抑制细胞内钙和钙调蛋白依赖性的丝氨酸/苏氨酸磷酸酶神经钙蛋白的活化,阻断 IL-2 基因转录,抑制细胞活化。口服起始剂量为 0.1～0.3mg/(kg·d),以后根据血药浓度加以调整。谷值浓度 1 个月内为 8～12ng/ml,6 个月内为 6～8ng/ml,以后维持 4～6ng/ml 以上。

FK506 常见毒副作用有糖尿病、神经系统副作用(包括震颤、失眠、肢体异常等)、肾毒性、胃肠道反应。

6.雷帕霉素或西罗莫司　是一种新型大环内酯类免疫抑制药物。通过与相应免疫嗜素 RMBP 结合抑制细胞周期 $G_0$ 期和 $G_1$ 期,阻断 $G_1$ 进入 S 期而发挥作用,其效应为:

(1)抑制 T 和 B 细胞增殖;

(2)抑制 IL-1、IL-2、IL-6 和干扰素-γ(IFN-γ)诱导的淋巴细胞增殖;

(3)抑制 IgG 和供者特异性抗体(细胞毒抗体)产生;

(4)抑制单核细胞增殖。从而发挥免疫抑制效应。

雷帕霉素与环孢素 A、FK506、MMF 等联合应用均有良好的协同作用,其益处在于:

(1)减少了治疗方案中各种免疫抑制剂的用量;

(2)减少了免疫抑制剂的副作用;

(3)增强了免疫抑制的效果。

雷帕霉素的治疗方案多种多样,且单独给药的剂量与联合环孢素 A 或 FK506 等药物使用的剂量区别较大。维持血药浓度亦各有区别。以雷帕霉素为基础的免疫治疗时,口服液的初始剂量为每天 16～24mg/m²,随后 7～10 天用量为每日 8～12m/m²,血药浓度稳定在 30ng/ml,2 个月后调整雷帕霉素用量直至血药浓度稳定在 15ng/ml,均在早晨以水或橙汁一次性冲服,1 次/天,前 12 周每周监测 1 次血药浓度,之后每个月监测 1 次。

当雷帕霉素与 FK506 联合应用时,其血药浓度保持在 6～12ng/ml 即有降低急性排斥率的作用,且毒性小。一般服用 5mg/d 的雷帕霉素及低剂量的 FK506[0.03mg/(kg·d)]预防急性排斥,且以各自浓度水平维持在 3～7ng/ml 及 6～12ng/ml 即可取得较好的移植物功能。

与环孢素 A 合用时,雷帕霉素的用量较单独使用时要少,建议雷帕霉素的浓度维持于 5～15ng/ml,同时环孢素 A 用量亦可减少,但环孢素 A 浓度最少要维持于 50～150ng/ml。目前

(2010年)认为由于雷帕霉素的半衰期较长,故无需每天测定其浓度,首次测定可在服药后4天,第1个月内每周测定1～2次,第2个月内每周测定1次,之后每个月测定1次或在有临床需要时进行检测,例如停用或增加了对细胞色素P450系统代谢有影响的药物,或怀疑患者未遵医嘱服药,胃肠功能紊乱及毒副作用明显时。

雷帕霉素有与FK506相似的副作用。其副作用有剂量依赖性,并且为可逆的,治疗剂量的雷帕霉素尚未发现有明显的肾毒性,无齿龈增生。

雷帕霉素主要毒副作用包括:头痛,恶心,头晕,鼻出血,关节疼痛。实验室检查异常包括:血小板减少,白细胞减少,血红蛋白降低,高三酰甘油血症,高血糖。肝酶升高[天冬氨酸氨基转移酶(AST)、丙氨酸氨基转移酶(ALT)],乳酸脱氢酶升高,低钾,低镁血症等。也有报道称服用雷帕霉素可产生眼睑水肿,而导致血浆磷酸盐水平较低的原因被认为是以雷帕霉素为基础的免疫抑制治疗延长了磷酸盐自移植肾脏的排泄。与其他免疫抑制剂一样,雷帕霉素有增加感染的机会,有报道称特别有肺炎增加的倾向,但其他机会性感染的发生与环孢素A无明显差异。此外,其可能增加蛋白尿,当大量蛋白尿时,应慎用。

7.MMF MMF口服吸收后,迅速、完全地被转换为具有生物活性的霉酚酸(MPA),血浆中可检测到MMF的浓度,根据药代动力学检测服药前、服药后1h,2h的浓度,算出曲线下面积。要求曲线下面积维持在40～60ng/ml。该药平均口服生物利用度近94%,MPA在肝脏中被代谢成葡萄糖苷MPA(MPAC),通过肾脏排泄,MPA半衰期近18h。MPA是单磷酸次黄嘌呤脱氢酶(IMPDH)可逆、非竞争性抑制剂,抑制鸟嘌呤核苷酸的经典合成途径,淋巴细胞增殖被阻断在细胞周期S期,从而发挥对淋巴细胞的免疫抑制效应。MMF常作为硫唑嘌呤的替代用药与环孢素A或FK506,皮质类固醇联合应用,剂量为0.5g～1.0g/次,口服,2次/d。MMF主要不良反应是胃肠道反应、造血系统毒性(白细胞减少、血小板减少)。

8.ALG或ATG ALG或ATG进入体内后在肝脏调理素和补体($C_1$～$C_4$)参与下,对T淋巴细胞具有直接细胞毒作用,使淋巴细胞溶解,被网状内皮系统或循环的单核细胞吞噬或清除。一般用于肾移植术后围术期诱导治疗以及对皮质类固醇耐受的难治性排斥反应。使用剂量为5mg/(kg·d),静脉滴注,1次/天,使用7～10天,毒副作用包括注射后出现高热、寒战、肌痛、荨麻疹,应预先注射地塞米松或甲泼尼龙,防止高热和过敏反应的发生。

9.单克隆抗体 临床较常用的有OKT₃,是抗人淋巴细胞及其表面抗原决定簇(T淋巴细胞受体和CD₃分子复合物)的单克隆抗体,可与T淋巴细胞的CD₃表面标记结合,并对其调理。注射OKT₃后,CD₃阳性细胞从血液中消失,并使其丧失对抗原的识别能力。使用剂量为5mg静脉滴注,7～10天为1疗程。一般应用于对皮质类固醇耐受的难治性排斥反应,也可在肾移植术后围术期诱导治疗,推迟环孢素A或FK506的使用,避免移植肾在缺血损害的基础上发生环孢素A或FK506的肾毒性作用。使用首次剂量后有时出现高热、寒颤、头痛和血压波动,使用前应预先注射地塞米松或甲泼尼龙,防止高热和过敏反应的发生。

**【排异反应的诊断和治疗】**

随着新型免疫抑制剂不断在临床应用,肾移植术后排斥发生率逐年下降,但是排异反应仍然是肾移植术后主要的并发症之一,也是目前导致移植肾失功的主要原因。根据排异反应发生机制、病理、时间和过程的不同,通常可分为超急性、加速性、急性和慢性排异反应。

### (一)超急性排异反应(HAR)的诊断与治疗

HAR 发生的主要原因是肾移植术前受体体内存在针对供体的抗体。其病理表现为肾内大量中性粒细胞弥漫浸润,肾小球毛细血管和微小动脉血栓形成,随后发生广泛肾皮质坏死,最终供肾动脉、静脉内均有血栓形成。

HAR 一般发生在移植肾血管开放后即刻或 48 小时内,严重者供肾血供恢复后数分钟移植肾逐渐变软,呈暗红色至紫色且逐渐加深,肾表面可见细小血栓形成,尿液呈明显血尿且分泌减少直到停止。根据术后突发血尿、少尿或无尿,移植肾彩超显示皮质血流无灌注伴有明显肿胀,肾活检可以显示典型改变者可明确诊断。对于 HAR 目前尚无有效的治疗,一旦确诊应行移植肾切除术,术前可通过监测受体群体反应性抗体水平和供受体淋巴毒试验进行预防。

### (二)加速性排异反应(ACR)的诊断与治疗

ACR 通常发生在移植术后 1～7 天内,发病机制仍未完全清楚,可能与受体体内预存针对供体的抗体有关。病理上以肾小球和间质小动脉的血管病变为主,表现为淋巴细胞浸润血管内膜,血栓形成,重者可发生血管壁纤维素样坏死,间质出血有肾皮质坏死,免疫组化可发现肾小管周围毛细血管 C4d 沉积。临床表现:发热有时为高热,高血压,血尿或尿少,移植肾肿胀、质硬、压痛明显,肾功能快速恶化并丧失。

ACR 总体治疗效果较差,目前临床上常用的治疗方法有:

1.尽早使用 ALG 3～5mg/(kg·d)或抗 CD$_3$ 单克隆抗体等,疗程一般 7～14 天;

2.大剂量丙种球蛋白,4mg/(kg·d),一般使用 7～10 天;

3.血浆置换去除抗体;

4.治疗无效且患者情况允许可尽早切除移植肾,恢复透析状态,以避免其他并发症发生。

### (三)急性排异反应(AR)的诊断与治疗

AR 是临床最常见的排异反应,一般发生在肾移植术后 1～3 个月内,一般而言发生越早程度越重。大部分 AR 是由于急性细胞性排异,但有时体液因素也参与。临床主要表现为尿量减少、体重增加、轻中度发热、血压上升,可伴有移植肾肿胀、实验室检查血肌酐上升、移植肾彩超阻力系数升高等,病理穿刺提示间质和肾小管单核细胞浸润(小管炎),亦可见单核细胞在血管内膜浸润(血管内膜炎),伴有间质水肿等。

AR 的治疗关键在于尽早诊断,此时肾活检尤为必要,一旦确诊应及时治疗。治疗方法:

1.甲泼尼龙冲击治疗,75%～80%的患者有效,剂量为 6～8mg/(kg·d),连续 3 天;

2.单克隆或多克隆抗体:适用于激素冲击效果差的患者,包括 ALG 3～5mg/(kg·d)或抗 CD$_3$ 单抗等,疗程 7～14 天;

3.对于有体液因素参与的排异反应可同时进行血浆置换去除抗体;也可联合大剂量丙种球蛋白中和抗体,剂量为 4mg/(b·d),一般 7～10 天;

4.注意预防强化治疗的并发症,包括多/单克隆抗体可能产生的过敏反应以及强化治疗后易发生感染并发症等。

### (四)慢性排异反应(CR)的诊断与治疗

CR 一般发生在移植术后 3～6 个月,是影响移植肾长期存活的主要因素。病因包括免疫因素和非免疫因素,如供受体 HLA 匹配不佳、免疫抑制剂不足、供肾缺血再灌注损伤、急性排异程度和次数、病毒感染、高血压、高脂血症等。临床表现为蛋白尿、高血压、移植肾功能逐渐减退以及贫血等,主要通过移植肾病理穿刺活检诊断。病理表现为间质广泛纤维化,肾小管萎缩,肾小球基底膜增厚硬化并逐渐透明样变最终肾小球硬化,同时伴有小动脉内膜增厚、狭窄直至闭塞。

目前对于 CR 无特别有效的治疗方法,处理原则为保存残存肾功能,减慢肾功能损害的进展速度,同时对症处理高血压.高脂血症,使用 ACEI 或 ARB 等,此外,可以根据移植肾的病理情况,如果考虑慢性排斥为主,可适当增加免疫抑制剂,而对于 $C_4d$ 阳性诊断抗体介导的排异患者可考虑血浆置换和使用丙种球蛋白。

### 【肾移植后的内科并发症及处理】

#### (一)感染

肾移植受体术后终身服用免疫抑制剂容易发生感染。常见的病原体和条件病原体包括细菌、真菌、病毒、原虫、寄生虫等。临床表现可以不典型,有时与严重程度不相符,易造成延误诊断导致治疗不及时。

1.呼吸道感染 肺部感染是肾移植受体术后最常见的内科并发症之一,病原体除一般常见的细菌外,流感病毒也较为常见。但临床应特别注意巨细胞病毒(CMV)、卡氏肺孢子虫、结核菌等特异性感染,CMV 感染以术后 2~4 个月为发病高峰,临床表现多样,轻者无症状,重者可致死。常见的临床表现有发热,热型不规则,可以高热,伴有多汗、消瘦。累及肺部有咳嗽,多为干咳,呼吸困难,较早出现低氧血症,X 线或 CT 表现为间质性肺炎。治疗应减少甚至停用免疫抑制剂,加强支持治疗。需尽早使用抗病毒治疗,同时可以静脉滴注大剂量丙种球蛋白,治疗以挽救生命为主要目的。已有研究表明,在肾移植术后常规进行抗病毒预防治疗能显著降低 CMV 肺炎的发生。卡氏肺孢子虫肺炎发病隐匿,进展快,易导致重症肺炎,治疗应早期使用磺胺类药物。在术后早期预防性使用磺胺类药物,能使术后发生卡氏肺孢子虫肺炎机会大大减少。肺结核病总体发病率不高,但易发生播散性结核和肺外结核,注意利福平类药物可导致环孢素 A 等钙调神经素免疫抑制剂血药浓度显著下降,需要根据浓度进行药物调整。肺部真菌机会性感染发生也较多,应使用敏感的抗真菌药物时,注意抗真菌药物可使环孢素 A 等钙调神经素免疫抑制剂血药浓度显著上升。

2.尿路感染 肾移植术后,由于患者免疫功能受抑制,同时移植肾输尿管膀胱抗逆流效果差,易发生尿路感染,以革兰阴性杆菌最为常见。可先行经验性用药,然后根据细菌药敏试验结果选用抗生素。

3.其他感染 包括中枢神经系统感染、消化道感染等,中枢神经系统感染时症状体征不一定典型,可有发热、头痛等表现,如无禁忌应行腰椎穿刺检查,CT 检查也有帮助。消化道感染以口腔或食管假丝酵母菌感染常见。此外,使用广谱抗生素可导致假膜性肠炎,治疗可用万古霉素等。病毒性肝炎、带状疱疹、单纯疱疹等病毒感染也较为常见。EB 病毒与淋巴细胞增生性疾病或肝炎相关,人型多瘤病毒与多瘤病毒性肾炎、输尿管狭窄、梗阻或脑白质病变有关,乳头状病毒与皮肤疣、角化病甚至皮肤癌有关,治疗除包括适当调整免疫抑制剂外,可采取针对病毒的特异性药物治疗。

## （二）肾移植后高血压（PTHT）

PTHT 是肾移植术后很常见的内科并发症，其治疗包括针对病因的治疗、降压药物的使用以及移植肾功能的维护。有针对性的病因治疗可以治愈 PTHT，例如对移植肾动脉狭窄者，采用经皮腔内血管成形术（PTA）或外科手术，对原位肾导致的 PTHT 经药物治疗血压仍不能控制时，可采取双侧原位肾切除术。应用降压药治疗的基本原则，治疗后血压应控制在＜135/85mmHg，目前临床常用药物有：

1.CCB　是最常用的降压药，大多数移植中心将其作为首选降压药。注意部分 CCB 可使环孢素 A 或 FK506 血药浓度增加 30％～50％；

2.利尿剂　可作为容量因素导致高血压的一线治疗药物，也常作为联合降压方案的一线药；

3.ACEI 和 ARB　对肾小球高滤过和肾单位不足引起的高血压能有效降低血压，改善肾血流动力学，能够延缓慢性移植肾肾病的进展。应用 ACEI 或 ARB 前应排除移植肾动脉狭窄，并从小剂量开始。

### （三）代谢性疾病

1.移植后糖尿病（PTDM）　PTDM 和糖耐量降低（IGT）的定义和诊断可以根据美国糖尿病学会（ADA）制定的标准。其治疗包括免疫抑制剂方案的调整，适当减少皮质激素用量甚至停用，应用 FK506 治疗的 PTDM 患者，可考虑将 FK506 换成环孢素 A 或雷帕霉素，但注意任何皮质激素的减量或免疫抑制剂的切换都可能增加排异反应的风险。治疗包括非药物治疗，胰岛素和口服降糖药控制血糖等。单一药物控制不佳时可以考虑联合用药。

2.其他代谢性疾病　甲状旁腺功能亢进症表现为高钙血症，常发生于移植后的第 1 周，也可延迟至移植后 6 个月或更长时间出现，短暂高钙血症通常在肾移植后 1 年内缓解。大多数情况下高钙血症和低磷血症无并发症，自行缓解率高，持续高钙血症或血钙无法降至 3.1mmol/L 以下，可考虑甲状旁腺大部切除。高尿酸血症和痛风是移植后的常见并发症，可以使用碱化尿液和促进尿酸排泄的药物，别嘌呤醇和硫唑嘌呤应尽量避免同时应用，若必需合用，应减少剂量，并密切监测血白细胞数量。高脂血症：治疗上首先去除病因，改变生活方式，仍不能改善的需要应用药物治疗。

### （四）肾病复发及新发肾病

1.原发性肾脏疾病复发　肾移植术后 10％～20％的患者存在原有肾病复发现象。由于各种肾脏病的明确诊断依赖于病理活检，而许多患者缺乏完备的肾活检资料，因此，要准确评估各种肾脏病的复发率及新发比率是非常困难的，这也造成了不同单位研究结果之间的巨大差异。

局灶性节段性肾小球硬化（FSGS）患者肾移植后复发率为 15％～50％。第 1 次移植后因 FSGS 复发而失功的患者第 2 次移植后复发率可达 80％。FSGS 复发的典型临床表现为术后 1 个月左右出现蛋白尿（常为肾病范围的蛋白尿），少数患者（特别是儿童）可于肾移植数天后即发生。

膜性肾病的复发率为 3％～10％。发生较早（平均为肾移植后 10 个月左右），进展也较快,而且病理表现上与原有肾病表现相似。复发膜性肾病的典型临床表现为肾病范围的蛋白尿,移植肾失功率为 30% 左右。

IgA 肾病术后复发率为 30%~60%。以往认为 IgA 肾病复发后进展较缓慢,预后较好,但近来研究表明,复发的 IgA 肾病也可表现为进展迅速的系膜增生性肾小球肾炎,甚至表现为新月体性肾炎,引起移植肾失功。

膜增生性肾小球肾炎 I 型(MPGN-I)在移植后复发率为 15%~30%.其中有 1/3 引起移植肾失功。复发 MPGN-I 常见临床表现为重度蛋白尿和镜下血尿。部分复发患者可伴有冷球蛋白血症、低补体血症和类风湿因子阳性等肾外表现,但肾外表现在复发患者中发生率不如原发患者。光镜下 MPGN-I 表现与移植后肾病相似(基底膜双轨、系膜插入等),而电镜下 MPGN-I 有基底膜电子致密物沉积,移植后肾病则没有。膜增生性肾小球肾炎 II 型(MPGN-II)在移植后复发率高达 80%,其中 60% 左右表现为蛋白尿及移植肾功能逐渐恶化,而另 40% 左右无明显临床症状,仅在重复肾活检时发现。

总体而言,对于原发肾病复发的治疗缺乏有效的治疗方案,可采用调整免疫抑制剂方案,抗凝治疗,使用 ACEI 或 ARB 等,部分病理类型如 FSGS 可采用血浆置换治疗。

2.继发性肾脏病复发　包括糖尿病肾病患者移植后复发。抗中性粒细胞胞质抗体(ANCA)相关性小血管炎患者术后 4 年内复发率为 25%,其中大部分都为肾外组织发现复发病灶,真正累及肾脏的复发病例少见。系统性红斑狼疮在移植后较少复发(复发率为 2%~10%),加大免疫抑制剂用量可控制复发。过敏性紫癜性肾炎患者肾移植后 5 年内复发率为 35%.引起移植肾失功率为 11%。溶血性尿毒症综合征(HUS)术后的复发率各家争议较大,大部分研究认为其复发率为 10%~40%,但也有研究表明其复发率极低(<5%)。AL 和 α 型淀粉样变的患者肾移植术后 1 年内肾组织内的复发率为 8%~26%,其临床表现为蛋白尿及肾病综合征,移植肾功能缓慢丧失。

3.新发肾病　移植肾新发肾病的产生与移植肾缺血、排异损伤、免疫抑制剂的毒副作用、病毒感染等多种因素有关。肾移植术后的新发肾病需与原有肾病复发及慢性移植肾病相区别。与原有肾病复发相比,新发肾病往往发生较晚,进展较慢。新发肾病在许多情况下难以与慢性移植肾病区别开,FSGS、膜性肾病等移植后新发肾病有时就是慢性移植肾病的表现形式。肾移植后常见的新发肾病有 FSGS、膜性肾病、MPGN-I、HUS 等。肾移植术后新发新月体性肾炎少见,多发生于 Alport 综合征患者。曾有报道认为 ALG 中存在的抗受者肾小球基底膜抗体可能引发移植肾新月体性肾炎。根据不同病理类型.可以改变免疫抑制剂方案;此外,环磷酰胺、血浆置换、激素及潘生丁等药物和技术手段联合治疗移植后新发肾炎有一定疗效。

## (五)移植后肿瘤

移植后并发肿瘤的类别不仅与患者的年龄、性别、术前所患疾病的种类以及病程有关,而且与术后免疫抑制剂的类型、时间、某些病原体(特别是 EB 病毒)、HBV 感染等密切相关。移植后恶性肿瘤的发生率与普通人群相比明显升高。

1.常见类别

(1)移植术后淋巴组织增生性紊乱疾病(PTLD):PTLD 临床表现复杂多样,可以发生在淋巴结,也可以是淋巴结外,有两种临床类型,一种在移植后早期(<90 天)发生,通常表现为

EB 病毒感染的广泛性损害;另一种表现为长期的免疫抑制剂应用,可以在移植后存在数年,通常局限在单个器官。

　　PTLD 的治疗包括部分或全部撤除免疫抑制剂,但大多数以移植肾失功为代价。其他治疗包括干扰素、外科切除、放化疗,以及有 EB 病毒感染证据的进行抗病毒治疗。

　　(2)其他肿瘤:泌尿系肿瘤包括肾盂癌、膀胱癌,国外文献报道占移植术后恶性肿瘤的20%～60%,与国内报道相似。在临床随访中,除移植肾、膀胱外,自体肾也可出现移行细胞癌,临床表现以血尿多见。对于泌尿系肿瘤,在诊断明确后应尽早切除肿瘤,并辅以化疗,同时减少免疫抑制剂的剂量。皮肤、口唇部肿瘤主要为鳞状细胞癌(SCC)、基底细胞癌(BCC)、黑素瘤与混合癌。少年肾移植受者中黑素瘤的发生率显著高于成年组。在发生转移的肿瘤患者中,成年组中绝大多数来自 SCC。而在少年组患者中,各种肿瘤发生转移的机会均较高。

　　移植术后肉瘤发生时间较早,其中长波西肉瘤在成年和少年移植受体中的发生率均较高。其发病较早,在成年患者中有 59% 的病例主要累及皮肤和(或)口咽部的黏膜,部分累及内脏。移植后长波西肉瘤通过减少甚至停用免疫抑制剂或切换雷帕霉素方案,部分早期患者预后较好,但常造成移植肾失功。

　　原发性肝癌在成年和少年患者中的发生率也较高,以肝细胞癌为主,约 38% 的病例血清学检查可发现 HBV 感染的证据。

　　白血病在少年组患者中多见,发病早,约占移植后肿瘤的 3%。主要有急性粒细胞白血病、急性淋巴细胞白血病、T 细胞白血病和慢性粒细胞白血病。

　　头颈部肿瘤可以生于舌部和口底,可累及腮腺、齿龈和颚部,较少见。脑部肿瘤发病较早。有恶性胶质瘤、胶质瘤和神经外胚层肿瘤。其他肿瘤如卵巢癌、睾丸癌、乳腺癌、食管癌、子宫内膜癌、结肠癌及肺癌等,较少见。

　　2.预后　约有 37% 的移植患者死于肿瘤,病死率较高的肿瘤有肝癌、脑部肿瘤、头颈部肿瘤及白血病等。累及内脏的长波西肉瘤病死率也非常高。

### (六)血液系统并发症

　　1.肾移植后红细胞增多症(PTE)　发生率为 10%～15%。多发生在术后 1～2 年内,男性多于女性,绝大多数发生于移植肾功能良好的患者,肾功能减退后 PTE 可自发消失。临床症状包括面赤、头痛、乏力、嗜睡、高血压等。临床上因 PTE 引起严重血栓性疾病的情况较少见。ACE I 类药物治疗 PTE 有效。此外,由于吸烟、应用利尿剂等也是诱发 PTE 的因素,应劝其戒烟,并尽量减少利尿剂的应用。

　　2.肾移植后白细胞与血小板减少症　肾移植后白细胞和血小板减少症多由于服用硫唑嘌呤、MMF 等免疫抑制剂引起骨髓抑制所致。治疗包括减少甚至停用上述药物,并给予维生素 $B_4$、叶酸等药物治疗。少数患者可出现急性再生障碍性贫血样表现。

### (七)消化系统并发症

　　1.肝功能的损害　引起肾移植后肝功能损害的常见原因有:

　　(1)各种病毒(HBV、丙型肝炎病毒、巨细胞病毒、疱疹病毒等)在免疫抑制状态下活化;

　　(2)免疫抑制剂、抗真菌药物、降脂药物等对肝脏的毒性作用;③其他因素,如劳累、饮酒等。临床表现轻者往往不明显,可有乏力;严重者可出现皮肤、巩膜黄染、腹腔积液、水肿、皮肤瘙痒等表现。定期肝功能和肝炎血清学指标监测对肾移植后患者非常重要。如有血清学证据提示患者肝功能损害时,应积极寻找原因,并采取减少或停用肝损药物,HBVDNA 阳性伴肝损伤者应及时采取抗病毒治疗,以防肝功能迅速恶化。

2.其他消化系统并发症 包括消化道溃疡及出血。以围术期最多,奥美拉唑(洛赛克)等药物治疗效果良好,必要时可使用生长抑素。急性胰腺炎发生率约为 2.3%,而病死率在 60%以上。移植后胰腺炎治疗原则同一般胰腺炎,但需特别注意保持水电解质平衡。腹泻大多与移植后应用的药物有关,如 MMF、FK506 等,可考虑减少药物剂量,必要时停用或换药治疗。

### (八)骨骼系统并发症

常见并发症包括骨软化、骨质疏松和骨坏死。其中骨质疏松较为常见,而股骨头坏死为肾移植术后较为严重的并发症之一,与肾移植术后长期服用激素有关,因此对于高危患者有必要减少激素的用量甚或停用,同时补充钙剂和维生素 D。当髋臼软骨明显破坏和股骨头萎陷时,需行全髋关节成形术。

### (九)肾移植术后皮肤疾病

可分为增生性和感染性两类,其中增生性疾病又可分为良性和恶性两类。良性增生性疾病包括痤疮、多毛症等。感染性皮肤疾病在这些患者中也相当常见,可表现为疖、痈、脓疱、局部脓肿、丹毒、蜂窝织炎等。与细菌感染一样,皮肤真菌感染较常人更为常见和严重,可由各种类型的真菌引起。病毒感染性皮肤病常见的有单纯疱疹、带状疱疹、疣等。皮肤疾病的治疗可按照皮肤病常规处理,若皮肤病病因与抗排斥药物相关,必要时可减少或停用该药物。

(许维涛)

# 第十三节 水肿

水肿是指因感受外邪,劳倦内伤,或饮食失调,使肺脾肾功能失调,三焦壅滞,膀胱气化不利,津液输布失常,致水液潴留,泛溢于肌肤,引起头面、眼睑、四肢、腹背甚至全身水肿等为临床特征的病证。西医学中的肾源性水肿、心源性水肿、营养不良性水肿、内分泌性水肿均可以参照本病辨证论治。

## 【病因病机】

外因主要是风邪(风寒、风热、风湿)和湿邪(寒湿、湿热、湿毒);内因主要是饮食不节,劳欲体虚,导致全身气化功能障碍所引起。有单一病因致病者,也可兼夹致病者,可致肺失通调,脾失转输,肾失开合,终至膀胱气化无权,三焦水道失畅,水液停聚,泛溢肌肤,而成水肿。因此,水肿的病机主要是肺脾肾功能失调,三焦壅滞,膀胱气化不利,津液输布失常所致。

## 【诊断与鉴别诊断】

1.诊断依据

(1)水肿先从眼睑或下肢开始,继及四肢、全身。症状轻者眼睑或足胫水肿,重者全身皆肿,甚则腹大胀满,气喘不能平卧;严重者可见尿闭,恶心呕吐,口有秽味,齿衄鼻衄,甚则头痛,抽搐,神昏谵语等危象。

(2)可有乳蛾、心悸、疮毒、紫癜以及久病体虚史。

(3)尿常规 24h 尿蛋白定量、血常规、血沉、血浆白蛋白、血尿素氮、肌酐、体液免疫,以及心电图、心功能测定、B超等检查,可以帮助诊断。

2.鉴别要点

(1)鼓胀:鼓胀为单腹胀大,皮色苍黄,腹部青筋暴露,或兼下肢肿胀,上肢及头面一般不肿;水肿则头面四肢皆肿,可有腹部胀大,但无青筋暴露等体征。

(2)痰饮:痰饮和水肿同属津液病变,但痰饮之邪停积于局部,而水肿为水液泛滥于全身,不难鉴别。

(3)气肿:水肿皮肤肿胀而有水色,按之陷下不起;气肿皮色不变,按之即起。

## 【辨证论治】

1.辨证要点

(1)辨阳水阴水:凡感受风邪、水气、湿毒、湿热诸邪,发病较急,症见表、热、实证者,多按阳水论治;凡饮食劳倦,房劳过度,或久病损伤正气,起病较缓,病程较长,反复发作,症见里、虚、寒证者,多从阴水论治;阳水日久损伤正气,或阴水复感外邪,因虚致实等均可形成虚实夹杂之证,又宜详辨标本虚实,孰多孰少,孰轻孰重,孰急孰缓。

(2)辨病位:眼睑水肿,四肢皆肿,恶寒发热,咳嗽气逆,肢节酸楚,病位在肺;周身水肿,肢体困重,脘闷食少,病位在脾;面浮肢肿,腰以下为甚,伴腰膝酸软,怯寒肢冷,病位在肾;面浮肢肿,心悸怔忡,病位在心;周身水肿,胁肋胀满,嗳气不舒,病位在肝。

2.治疗原则

发汗、利水、泻下、逐水为基本原则。以阴阳虚实而言,阳水以驱邪为主,可用发汗、利尿、攻逐、解毒、活血、行气、疏表等法。阴水则以扶正为主,可采用健脾温肾利水、通阳利水、补气养阴利水等法。

3.应急措施

(1)面浮身肿,尿少,心悸,气促,不能平卧,汗出,唇绀,脉虚数或结代,为水邪上逆心肺之变。可选用:①附子 15～30g,桂枝 9g,丹参 15～30g.益母草 30～60g,炙甘草 6g。水煎服,1日 1 剂。②万年青根 15～45g,浓煎成 30～40ml,1 日内分 3 次服用。

(2)全身水肿,尿闭,神倦欲睡,恶心呕吐,口有尿味者,属水湿蕴久成浊,浊邪阻闭三焦。可给予:①附子 9g,生大黄 9g,黄连 6g,吴茱萸 3g,生姜 2 片,1 日 1 剂,水煎服。②附子 9g,大黄 9g,牡蛎 60g,一见喜 15g。水煎成 150～200ml 保留灌肠,1/d。

4.分证论治

(1)风水泛滥

主证:眼睑水肿,继之四肢及全身皆肿,来势迅速,多有恶寒,发热,肢节酸楚,小便不利等证。偏于风热者,伴咽喉红肿疼痛;舌质红脉浮滑数。偏于风寒者,兼恶寒,咳喘;舌苔薄白,脉浮滑或浮紧。如水肿较甚,亦可见沉脉。

治法:疏风清热,宣肺行水。

方药:越婢加术汤加减。药用麻黄 10g,生石膏 30g,白术 12g,甘草 6g,生姜 10g,大枣

10g。若风寒偏盛,去石膏加紫苏叶 10g,桂枝 10g,防风 10g。

(2)湿毒浸淫

主证:眼睑水肿,延及全身,小便不利,身发疮痍,甚则溃烂,恶风发热;舌质红,苔薄黄,脉浮数或滑数。

治法:宣肺解毒,利湿消肿。

方药:麻黄连翘赤小豆汤合五味消毒饮加减。药用麻黄 6g,连翘 12g,赤小豆 30g,桑白皮 12g,杏仁 10g,金银花 20g,野菊花 20g,蒲公英 20g,紫花地丁 15g,紫背天葵 15g。

(3)湿毒浸渍

主证:全身水肿,按之没指,小便短少,身体困重,胸闷,纳呆,泛恶;苔白腻,脉沉缓,起病缓慢,病程较长。

治法:健脾化湿,通阳利水。

方药:五皮饮合胃苓汤加减。药用桑白皮 12g,陈皮 10g,大腹皮 10g,茯苓皮 20g,生姜皮 10g,白术 10g,茯苓 10g,苍术 6g,厚朴 6g,猪苓 10g,泽泻 12g,肉桂 6g。

(4)湿热壅盛

主证:遍体水肿,皮肤绷急光亮,胸脘痞闷,烦热口渴,小便短赤,或大便干结;舌质红,苔黄腻,脉沉数或濡数。

治法:分利湿热。

方药:疏凿饮子加减。药用羌活 6g,秦艽 6g,大腹皮 12g,茯苓皮 30g,生姜皮 6g,泽泻 15g,木通 6g,椒目 6g,赤小豆 30g,槟榔 10g,商陆 10g。

(5)脾阳虚衰

主证:身肿,腰以下为甚,按之凹陷不易恢复,脘腹胀闷,纳减便溏,面色萎黄,神倦肢冷,小便短少;舌质淡,苔白腻或白滑,脉沉缓或沉弱。

治法:温运脾阳,以利水湿。

方药:实脾饮加减。药用茯苓 20g,白术 10g,木瓜 10g,甘草 3g,木香 6g,大腹皮 12g,草果 10g,附子 10g,干姜 6g.槟榔 10g,厚朴 5g,大枣 69。

(6)肾气衰微

主证:面浮身肿,腰以下肿甚,按之凹陷不起,腰部酸重,尿量减少,四肢厥冷,怯寒神疲,面色苍白;舌质淡胖,苔白,脉沉细或沉迟无力。

治法:温肾助阳,化气行水。

方药:济生肾气丸合真武汤加减。药用熟地黄 12g,山药 15g,山茱萸 12g,牡丹皮 5g,茯苓 15g,泽泻 15g,附子 15g,肉桂 5g,川牛膝 10g,车前子 20g,白术 12g,白芍 12g,生姜 6g。

5.针灸疗法　针刺脾俞、肾俞、阴陵泉、三阴交、足三里、命门、丰隆、水分等穴,采用弱刺激手法,可酌情加灸。

【预防】

本病患者宜经常锻炼身体,增强体质。生活起居有常,注意个人卫生,提高自身抗病能力,防止外邪侵袭。饮食有规律,劳逸适度,房事有节,慎用伤肾药物,有病早治。

(胡江东)

# 第十四节　淋证

淋证是因肾、膀胱气化失司,水道不利而致以小便频急,淋沥不尽,尿道涩痛,小腹拘急,痛引腰腹为主要临床表现的一类病证。西医学的泌尿系感染、泌尿系结石、泌尿系肿瘤以及乳糜尿可参考本病辨证论治。

## 【病因病机】

淋证多因外感湿热,饮食不节,情志郁怒,年老久病等导致,但主要是湿热蕴结下焦,导致膀胱气化不利,若病延日久,热郁伤阴,湿遏阳气,或阴伤及气,可导致脾肾两虚,膀胱气化无权。病位主要在膀胱和肾,且与肝脾有关。

## 【诊断与鉴别诊断】

1.诊断依据

(1)小便频急,淋沥涩痛,小腹拘急,腰部酸痛为各种淋证的主证,是诊断淋证的主要依据,又根据各种类型淋证的不同临床特征,确定不同的淋证。

①热淋:起病多急骤,或伴有发热,小便赤热,溲时灼痛。

②石淋:以小便排出沙石为主证,或排尿时突然中断,尿道窘迫疼痛,或腰腹绞痛难忍。

③气淋:小腹胀满较明显,小便艰涩疼痛,尿后余沥不尽。

④血淋:溺血而痛。

⑤膏淋:淋证见小便浑浊如米泔水或滑腻如脂膏。

⑥劳淋:久淋,小便淋沥不已,遇劳即发。

(2)病久或反复发作后,常伴有低热,腰痛,小腹坠胀,疲劳等症。

(3)多见于已婚女性,每因疲劳,情志变化,感受外邪而诱发。

(4)结合有关检查,如尿常规,尿细菌培养,X线腹部摄影片,肾盂造影,B超,膀胱镜等,可明确诊断。

2.鉴别要点

(1)癃闭:以小便量少,点滴而出,甚则小便闭塞不通为特征,无尿频、尿痛。

(2)尿血:小便出血,尿色赤红,尿时不痛。

(3)尿浊:小便浑浊,白如米泔,排尿时无疼痛及滞涩感。

## 【辨证论治】

1.辨证要点　淋证的辨证在区别各种不同淋病的基础上,还须审察证候的虚实。一般初起或急性发作阶段属实,以膀胱湿热、沙石结聚、气滞不利为主;久病多虚,病在脾肾,以脾虚、肾虚、气阴两虚为主。

2.分证论治　实则清利,虚则补益是治疗淋证的基本原则。

(1)热淋

主证:小便短数,灼热刺痛,溺色黄赤,少腹拘急胀痛,或有寒热,口苦,呕恶,或有腰痛拒按,或有大便秘结;苔黄腻,脉滑数。

治法:清热利湿通淋。

方药:八正散加减。药用木通 10g,车前子 10g,蔚蓄 10g,大黄 10g,滑石 20g,甘草梢 6g,瞿麦 10g,栀子 10g,灯心草 3g。

（2）血淋

主证:实证表现为小便热涩刺痛,尿色深红,或夹有血,疼痛满急加剧;或见心烦;苔黄,脉滑数。虚证表现为尿色淡红,尿痛涩滞不显著,腰酸膝软,神疲乏力;舌淡红,脉细数。

治法:实证宜清热通淋,凉血止血;虚证宜滋阴清热,补虚止血。

方药:实证用小蓟饮子。药用藕节 10g,蒲黄 10g,小蓟草 30g,白茅根 30g,木通 6g,滑石 10g,生地黄 10g,当归 10g,甘草 6g,栀子 10g。

虚证用知柏地黄丸。药用知母 10g,黄柏 10g,熟地黄 15g,山药 15g,牡丹皮 6g,泽泻 10g,茯苓 12g,山茱萸 10g。

（3）石淋

主证:尿中时有沙石,小便艰涩或排尿时中断,尿道窘迫疼痛,少腹拘急,或腰腹绞痛难忍,尿中带血;舌红,苔薄黄,脉弦或稍数。

治法:清热利湿,通淋排石。

方药:石韦散加减。药用石韦 15g,冬葵子 15g,滑石 20g,瞿麦 10g,车前子 10g,金钱草 30～60g,海金沙 15～20g,鸡内金 10g。

（4）气淋

主证:实证见小便艰涩,淋沥不畅,少腹满痛;苔薄白,脉沉弦。虚证见少腹坠胀,尿有余沥,面色苍白,舌质淡,脉虚细无力。

治法:实证宜利气宣导,虚证宜补中益气。

方药:实证用沉香散。药用沉香 3g,橘皮 10g,当归 10g,白芍 15g,甘草 6g,石韦 15g,滑石 15g,冬葵子 12g,王不留行 12g。

虚证用补中益气汤加减。药用黄芪 20g,白术 10g,陈皮 6g,升麻 3g,柴胡 3g,党参 10g,甘草 6g,当归 10g。

（5）劳淋

主证:小便不甚或赤涩,淋沥不已,时作时止,遇劳即发,腰酸膝软,神疲乏力,舌淡,脉细弱。

治法:健脾益肾。

方药:无比山药丸加减。药用山药 10g,茯苓 10g,泽泻 10g,熟地黄 15g,山茱萸 10g,巴戟天 10g,菟丝子 10g,杜仲 10g,牛膝 10g,五味子 3g,肉苁蓉 10g,赤石脂 10g。

（6）膏淋

主证:实证见小便浑浊如米泔,或置之沉淀如絮状,尿道热涩疼痛;舌红苔黄腻,脉虚数。虚证见病久不已,反复发作,淋出如脂,形瘦,头昏,腰膝酸软;舌淡苔腻,脉细弱无力。

治法:实证宜清热利湿,分清泄浊;虚证宜补虚固涩。

方药:实证用程氏萆薢分清饮。药用草薢 15g,石菖蒲 3g,黄柏 10g,车前子 10g,白术 10g,茯苓 15g,莲子芯 6g,生地黄、白芍各 15g。

虚证用膏淋汤。药用党参 15g,黄芪 20g,山药 15g,生地黄 15g,芡实 10g,煅龙骨 30g,煅牡蛎 30g,白芍 15g,炙甘草 6g。

3.针灸疗法　主穴为肾俞、膀胱俞、中极、三阴交。配穴秩边透水道,通调水道,肝郁加引间、太冲穴;肝肾阳虚加中脘、关元穴;血热加血海穴。实证用泻法;虚证用补法,平补平泻法。

【预防】

预防淋证应加强平素锻炼,增强体质,保持心情舒畅,防止情志内伤,避免劳累。讲究卫生,保持下阴清洁,妇女应注意月经期和产后期的卫生。清除各种产生湿热的因素,如过食辛热肥甘之品,嗜酒太过。免受风寒,避免诱发因素。

（胡江东）

# 第十五节　腰痛

腰痛是指由外感、内伤或外伤等致病因素,导致的腰部经络气血运行不畅,或腰部失于精血濡养,使腰之一侧或两侧出现疼痛为主证的病证。西医学的骨质疏松症、类风湿脊柱炎、肥大性脊柱炎、化脓性脊柱炎、腰椎间盘突出症、腰椎结核、腰肌劳损、脊髓压迫症、脊髓炎、肾盂肾炎、肾小球肾炎、肾囊肿、胰腺炎、胆囊炎、胆石症、慢性附件炎、前列腺炎等以腰痛为主要表现时,均可按本病辨证论治。

【病因病机】

腰为肾之府,受肾之精气充养,又为任、督、冲、带之脉循行之处,故凡感受外邪,闪挫跌仆,劳欲过度,久病、年老、体虚,均可引发腰痛。外感风寒湿热诸邪,以湿性黏滞,最易痹着腰部,所以外感总离不开湿邪为患。本病肾虚是发病的关键,风寒湿热之邪,常因肾虚而客,否则虽感外邪,亦不致腰痛。

【诊断与鉴别诊断】

1.诊断依据　腰痛是一个自觉症状,根据患者自觉腰之一侧或两侧出现疼痛即可作出诊断。但是要确定腰痛的性质、需要结合病史、临床表现、理化检查结果及放射线摄片等加以确定。

2.鉴别要点

(1)痹病:患者可出现腰痛,但以肢体关节疼痛为主要表现。而腰痛患者以腰痛为主要表现,可无肢体关节疼痛。

(2)淋病:石淋、热淋、血淋等患者,有时腰痛剧烈,但多伴有小便频数、短涩、滴沥、刺痛,腰痛患者多无此症。

【辨证论治】

1.辨证要点

(1)辨内外标本:内伤肾虚为本,外感、闪挫为标。

(2)辨新旧虚实:新病卒痛多实,久病多虚;壮年外感多实,老年体质多虚;虚证中久事劳役多气虚,房事过度多精虚。

(3)辨疼痛性质:悠悠酸痛多虚(但酸不痛多为肾虚);隐痛重着阴雨天加重多湿;冷痛拘急多寒;痛处喜冷,遇热痛甚多热,局部刺痛,按之痛甚,多闪挫,血瘀。

2.治疗原则　实者泻之,祛邪通络;虚者补之,宜补益肾精,填髓壮骨;本虚标实,虚实夹杂者宜分清标本虚实主次,标本兼顾。

3.应急措施　腰痛多以外伤急发剧烈疼痛,为缓解疼痛可采用下列方法:

(1)针刺殷门、人中、委中、承山、阿是穴,强刺激,留针 15～20min。

(2)耳针腰椎、腰痛点、骶椎。

(3)服云南白药,三七伤药片或跌打丸。

(4)地鳖虫,焙黄研末,每服 3g,2/d,黄柏煎水冲服。

(5)七厘散或冬乐膏等外敷或外贴。

4.分证论治

(1)寒湿腰痛

主证:腰部冷痛重着,转侧不利,逐渐加重,静卧痛不减,阴雨天则加重;苔 E 腻,脉沉细而迟。

治法:祛寒除湿,温经通络。

方药:甘姜苓术汤加味。干姜 5g,茯苓 15g,炒白术 12g,狗脊 10g,骨碎补 10g,汉防己 10g,炙甘草 6g。

(2)湿热腰痛

主证:腰痛重着而热,热天或雨天疼痛加重,活动后或可减轻,口干口渴;苔黄腻,脉濡数。

治法:清热利湿,舒经活络。

方药:四妙丸加减。苍术 10g,黄柏 10g,薏苡仁 30g,牛膝 10g,萆薢 10g,汉防己 10g,当归 10g,炙甘草 6g。

(3)瘀血腰痛

主证:腰痛如刺,痛有定处,日轻夜重,轻者俯仰不便,重则不能转侧,痛处拒按;舌质黯紫,或有瘀斑,脉涩。部分患者有外伤史。

治法:活血化瘀,通络止痛。

方药:身痛逐瘀汤加减。当归 10g,川芎 10g,桃仁 10g,红花 10g,没药 10g,五灵脂 10g,秦艽 6g,羌活 6g,香附 10g,牛膝 10g,甘草 6g,地龙 10g。

(4)肾虚腰痛

主证:腰痛以酸软为主,喜按喜揉,腿膝无力,遇劳更甚,卧则减轻,常反复发作。偏阳虚者,则少腹拘急,手足不温,少气乏力;舌淡,脉沉细。偏阴虚者,则心烦失眠,口燥咽干,面色潮红,手足心热;舌红少苔,脉弦细数。

治法:偏阳虚者,宜温补肾阳;偏阴虚者,宜滋补肾阴。

方药:偏阳虚者宜右归丸。熟地黄 10g,山药 10g,山茱萸 10g,枸杞子 10g,川牛膝 10g,鹿角胶 10g,龟板胶 10g,肉桂 6g,熟附子 10g。

偏肾阴虚者用左归丸化裁。龟板胶 10g,熟地黄 12g,山茱萸 10g,鹿角胶 10g,枸杞子 10g,山药 15g,菟丝子 10g,牛膝 10g。

5.针灸疗法　主穴:大椎、肾俞、承山、殷门、委中。寒湿,湿热者加足三里、三阴交穴;脾虚者加脾俞、足三里穴;肝郁者加期门、行间穴;瘀血者加血海、人中。外感急性腰痛者多用泻法,内伤慢性腰痛用补法,虚实兼夹者宜平补平泻法。针刺后通常留针 20～30min,1/d,半个月为1个疗程。寒湿、脾虚、肾虚者可用灸法、火罐疗法。

6.推拿疗法　推拿取穴以近取法为主,尤其是近取督脉,足太阳膀胱经与足少阴肾经的经穴。施术部位主要在腰背部,光在腰部疼痛区及其周围应用攘法式推法,配合按压所取诸穴,如肾俞、大肠俞、居髎、环跳、殷门及压痛点。

## 【预防】

避免寒湿,湿热之邪外侵,勿坐卧湿地,勿冒雨涉水,身劳汗出后及时擦拭身体,更换衣服。保持正确的坐、卧、行体位,劳作后要适当休息,避免腰部劳损,节制房事,勿使肾精亏损,不可强力举重,不可负重久行,避免腰部跌、仆、闪、挫。

(胡江东)

# 第六章　内分泌系统疾病

## 第一节　神经性厌食症

神经性厌食症是一种慢性神经内分泌疾病,主要影响青年女性,其临床特征为患者因存在体像评价及其他认知障碍而自行节食减肥,导致体重减轻、严重的营养不良及下丘脑-垂体-性腺轴功能紊乱,该症是生理、心理、社会综合因素影响的结果。

### 【病因】

1.社会文化因素　许多青年女性追求身材"苗条"并视为时尚,这种审美观念的改变对女性形成了压力,过度节食变得流行,因此本病的发病率逐年提高。

2.心理因素　神经性厌食患者存在以肥胖恐惧和体像评价障碍为主要表现的心理障碍,因为害怕肥胖而主动节制饮食,部分患者甚至对食物产生厌烦,于是出现体重下降及多种并发症。

3.生物学因素　神经性厌食患者的饱腹感以及体温调节紊乱提示存在下丘脑功能异常,易感个体在青春期前后遭遇的生物、心理方面的事件可通过下丘脑神经递质、内分泌或免疫方面的变化,导致神经性厌食心理和行为上的特征性表现。

4.其他因素　影响下丘脑食欲和摄食中枢的因素很多,如脂多糖、白细胞介素-1(IL-1)、白细胞介素-6(IL-6)、肿瘤坏死因子(TNF)、白细胞抑制因子(LIF)、雌二醇、胆囊收缩素(CCK)、肾上腺素、去氢异雄酮、胃泌素释放肽(GRP)、胰高血糖素及生长抑素等。

### 【临床表现】

1.症状、体征　大多数患者恐惧肥胖,厌食和消瘦,甚至有心理与行为异常。

2.并发症　神经性厌食症病人中内分泌功能障碍很常见,例如闭经,在体内脂肪含量达体重的 22% 左右时,90% 的人月经周期又可恢复正常;虽然病人甲状腺功能正常,但基础代谢率降低。此外,神经性厌食发展至某一阶段时,可有如心动过缓、心动过速、低血压、窦性心律失常、心力衰竭和各种心电图异常等;胃肠道可见食管糜烂或溃疡、胃炎、恶心、呕吐等;还可出现血尿素氮增高,顽固性低血钙、低血钾、低血镁等。

### 【辅助检查】

1.内分泌异常　雌激素及黄体酮水平均低,CRH 水平升高,皮质醇升高,瘦素水平明显降低,血小板单胺氧化酶活性下降,提示存在 5-羟色胺能系统功能障碍。

2.代谢异常　神经性厌食患者体内血浆天冬酰胺、谷氨酸、甘氨酸、蛋氨酸、苯丙氨酸和组氨酸水平明显升高,而精氨酸和半胱氨酸水平下降。

3.免疫因子异常 血浆中肿瘤坏死因子 α(TNF-α)与可溶性 TNF 受体Ⅱ(sTNFRⅡ)水平明显升高。

4.影像学检查 神经性厌食患者头部 MRI 检查发现脑容积减少,尤以灰质为甚,这种灰质容积的减少被认为是不可逆的。

【诊断】

1.国内诊断标准

(1)发病年龄<25 岁(最常见于 14~19 岁),女性占 95% 以上;

(2)厌食,日进食量<150g,体重丧失 25% 以上;

(3)对进食及体重持无情的不关心态度,不顾饥饿,也不理睬别人的规劝或安慰,病人不承认自己有病,对体重丢失及拒食认为是享受,对极端消瘦认为是美观,病人常有低血钾及心律失常;

(4)所有女性都出现闭经,25% 发生在大量体重丧失之前;

(5)缺少其他身体上或精神上的疾病是诊断本病的先决条件。

2.美国诊断标准

(1)体重低于理想体重的 85% 或体重指数≤17.5;

(2)肥胖恐惧;

(3)对自己体形、体重的认知障碍;

(4)继发性闭经。

【鉴别诊断】

神经性厌食的诊断可以认为是一种排除性诊断,需与原发性内分泌疾病(如腺垂体功能减退症和 Addison 病),肠道疾病(如克罗恩病、口炎性腹泻),慢性感染,肿瘤性疾病如淋巴瘤及人类获得性免疫缺陷综合征、下丘脑肿瘤等相鉴别。

【治疗】

本病的治疗原则是不仅要恢复患者的营养状况,治疗各种临床并发症,还应注意纠正导致神经性厌食的心理和环境因素,包括一般治疗、营养治疗、药物治疗、心理治疗、并发症治疗以及其他治疗等。

1.一般治疗 治疗开始前需要对患者进行临床评估,以选择营养、药物治疗方案,并提供心理支持。医师在整个治疗过程中应鼓励患者主动配合治疗;采取客观、诚实的态度,得到患者的信任;安排亲属参与治疗计划。

2.营养治疗 根据病人营养不良具体分级提供个性化营养方案。无论是经胃肠还是胃肠外营养补充都要避免并发症的发生,纠正过快常产生水潴留、水肿、继发性代谢紊乱甚至心力衰竭等。体重达到标准体重 80% 以上后不主张继续鼻饲或胃肠外营养支持,以免造成心理压力和心理创伤,也不利于患者主动参与治疗,影响食欲,妨碍恢复正常饮食习惯。

3.药物治疗 目前尚未发现十分有效的药物,但氯丙嗪、阿米替林、碳酸、5-羟色胺回收抑制药氟西汀等药物对住院病人有一定效果,可用于长期营养和行为治疗计划的辅助治疗。

4.心理治疗　心理治疗可用来纠正患者异常的饮食行为,增进其心理社会功能;认知行为治疗可有效地恢复体重;家庭治疗因可改善家庭成员之间的关系,长期坚持效果明显。

5.并发症治疗　多数并发症常可随体重的增加而改善,辅用小量性激素周期治疗有利于建立其治疗信心。

（李　朵）

# 第二节　腺垂体功能减退症

腺垂体功能减退症是由不同病因导致下丘脑-垂体受损,使腺垂体(垂体前叶)合成与分泌激素的功能部分或完全丧失,相应靶腺功能减退的一系列临床症候群。主要病因为鞍区各类肿瘤、放疗、手术、外伤、感染、浸润性病变与淋巴细胞性炎症等,垂体瘤为常见病因。生育期妇女因产后大出血引起的腺垂体功能减退症又称为希恩综合征,为典型腺垂体功能减退症。儿童期发生腺垂体功能减退,可导致生长发育障碍而形成垂体性矮小症。

## 【诊断标准】

腺垂体功能减退起病缓慢,临床症状较轻时常常被忽视,因此凡有引起腺垂体功能减退症原发疾病者,如下丘脑/垂体肿瘤、颅面部发育异常、颅脑炎症性病变、颅脑创伤或手术、空泡蝶鞍综合征和既往有围产期相关大出血或血压改变等患者,都应进行腺垂体功能减退症的筛查。

腺垂体功能减退症的诊断主要依据临床表现、血中激素水平测定和腺垂体功能试验。如靶腺激素水平降低而垂体促激素水平正常或降低可以确诊为腺垂体功能减退症,对轻症患者可行腺垂体功能试验协助诊断。

1.临床表现

(1)垂体-靶腺轴功能减退症候群本症的临床表现取决于各种腺垂体激素减退的速度及相应靶腺萎缩的程度。一般生长激素(GH)及PRL、促性腺激素缺乏最早表现;其次为促甲状腺激素(TSH)、促肾上腺皮质激素(ACTH)缺乏。

①促性腺激素和泌乳素分泌不足症候群:产后无乳,乳腺萎缩,长期闭经与不育为本症的特征。毛发常脱落,尤以腋毛、阴毛为明显,眉毛稀少或脱落。男性胡须稀少,伴阳痿。性欲减退或消失,如发生在青春期前可有第二性征发育不全。女性生殖器萎缩,宫体缩小,会阴部和阴部黏膜萎缩,常伴阴道炎。男性睾丸松软缩小,肌力减退。

②促甲状腺激素分泌不足症候群:属继发性甲状腺功能减退,但临床表现较原发性甲状腺功能减退轻,患者常诉畏寒,皮肤干燥而粗糙,较苍白、少光泽、少弹性、少汗等。较重病例可有食欲减退、便秘、精神抑郁、表情淡漠、记忆力减退、行动迟缓等。心电图示心动过缓、低电压、心肌损害、T波平坦、倒置等表现。

③促肾上腺皮质激素分泌不足症候群:患者常有极度疲乏,体力软弱。有时厌食、恶心、呕吐、体重减轻、脉搏细弱、血压低。重症病例有低血糖症发作,对外源性胰岛素敏感性增加。肤色变浅,由于促肾上腺皮质激素——促脂素(ACTH-βLPH)中黑色素细胞刺激素(MSH)减少所致,故与原发性肾上腺皮质功能减退症的皮肤色素沉着不同。

④生长激素(GH)不足症候群:成人症状较为复杂,儿童可引起生长障碍。

⑤垂体内或其附近肿瘤压迫症候群:最常见者为头痛及视神经、视交叉受损引起偏盲甚至失明等。MRI 示蝶鞍扩大,床突被侵蚀与钙化点等病变,有时有颅压增高症候群。垂体瘤或垂体柄受损,由于多巴胺作用减弱,PRL 分泌偏高。

(2)病史采集及体检有视野颞侧偏盲伴头痛者常是鞍区占位病变;有突发头痛伴恶心、呕吐史者可能是垂体瘤卒中;有糖尿病伴高龄者可能是血管病变;有产后大出血病史者常是希恩综合征。

(3)较少见的表现儿童可有生长发育障碍;老年人可因纳差伴乏力和低血钠而确诊;部分病例可同时伴有尿崩症。

(4)垂体危象在全垂体功能减退的基础上,各种应激如感染、败血症、腹泻、呕吐、失水、饥饿、寒冷、急性心肌梗死、脑血管意外、手术、外伤、麻醉使用镇静药、安眠药、降糖药以及靶腺激素替代治疗中断等均可诱发垂体危象。临床呈现:①高热型(>40℃);②低温型(<30℃);③低血糖型;④循环衰竭型;⑤水中毒型;⑥混合型。各种类型可伴有相应的症状,突出表现为消化系统、循环系统和神经精神方面的症状,诸如高热、循环衰竭、休克、恶心、呕吐、头痛、神志不清、谵妄、抽搐、昏迷等严重垂危状态。

2.辅助检查　可疑患者需进行下丘脑-垂体-靶腺激素测定,兴奋试验将有助于了解靶腺激素的储备及反应性,可明确病变部位(下正脑或垂体)。对于下丘脑-腺垂体的病变可用 MRI 辨别,行鞍区薄层扫描加动态增强更为精确。

(1)下丘脑-垂体-性腺轴功能检查女性主要测定血 FSH、LH 及雌二醇;男性测定血 FSH、LH 和睾酮。黄体生成激素释放激素(LHRH)兴奋试验可协助定位诊断,如静脉注射 LHRH100～200$\mu$g 后于 0 分钟、30 分钟、45 分钟、60 分钟抽血测 FSH、LH,正常多在 30～45 分钟时出现高峰。如 FSH、LH 虽有升高,但反应较弱或延迟提示病变在下丘脑,如无反应,提示为腺垂体功能减退。

(2)下丘脑-垂体-甲状腺轴功能检查 $T_3$、$T_4$、$FT_3$、$FT_4$、TSH 均低于正常,如疑为下丘脑病变所致时,需作 TRH 兴奋试验。

(3)下丘脑-垂体-肾上腺皮质轴功能检查 24 小时尿 17-羟皮质类固醇,游离皮质醇及血皮质醇均低于正常,血 ACTH 可降低。CRH 兴奋试验有助于确定病变部位,垂体分泌 ACTH 功能正常者,静脉注射 CRH 后,15 分钟 ACTH 可达高峰,垂体 ACTH 分泌功能减退者此反应减退或无反应。

(4)下丘脑-垂体-生长激素轴功能检查80%以上的患者 GH 储备降低。但正常人 GH 的分泌呈脉冲式,有昼夜节律,且受年龄、饥饿、运动等因素的影响,故一次性测定血清 GH 水平并不能反映 GH 的储备能力。胰岛素耐受性试验(rTT)是诊断 GH 缺乏的"金标准",但对于60 岁以上,且存在心、脑血管潜在疾病的患者不宜采用。生长激素释放激素(GHRH)兴奋试验可助明确病变部位。

(5)鞍区磁共振(MRI)薄层扫描加动态增强检查对鞍区占位病变最具诊断价值。CT 对鞍区疾病的诊断价值不大。必要时加做眼底、视力和视野检查。可行 DXA 骨密度检查了解骨质疏松症情况。

3.鉴别诊断

(1)神经性厌食:多为年轻女性,主要表现为厌食、消瘦、精神抑郁、固执、性功能减退、闭经或月经稀少、第二性征发育差、乳腺萎缩、阴毛及腋毛稀少、体重减轻、乏力、畏寒等症状。内分泌功能除性腺功能减退较明显外,其他垂体功能正常。

(2)多靶腺功能减退:如 Schimiclt 综合征患者有皮肤色素加深及黏液性水肿,而腺垂体功能减退者往往皮肤色素变淡,黏液性水肿罕见,腺垂体激素升高有助于鉴别。

## 【治疗原则】

1.营养及护理　患者宜进高热量、高蛋白及富含维生素膳食,还需提供适量钠、钾、氯,但不宜过度饮水。尽量预防感染、过度劳累与应激刺激。

2.靶腺激素替代治疗　成人全腺垂体功能减退症患者大多数宜用靶腺激素替代治疗,即在糖皮质激素和 L-T$_4$ 替代治疗的基础上,男性加用睾酮治疗,女性加用雌激素和孕激素治疗,如需维持生育功能者应改为 HCG、HMG 或 HCG 加 FSH 治疗。

(1)糖皮质激素替代治疗:最为重要,且应先于甲状腺激素的补充,以免诱发肾上腺危象。糖皮质激素的剂量应个体化,服法应模仿生理分泌,如每日上午 8 时服全日量 2/3,下午 4 时服 1/3 较为合理。随病情调节剂量,如有感染等应激时,应加倍口服。危象及严重应激时可静脉用糖皮质激素。

(2)甲状腺激素替代治疗:需从小剂量开始,如用于甲状腺片,从小剂量开始.每日 10～20mg 起始,每 2～3 周增加 20mg;如用 L-T$_4$,起始每日 12.5～25μg,每 2～3 周增加 25μg,均需在测定甲状腺功能后调整剂量,直至甲状腺功能正常。对年老、心脏功能欠佳者,如立即应用大剂量甲状腺激素,可诱发心绞痛,对同时有肾上腺皮质功能减退者应用甲状腺激素宜慎重,需同时补充小量糖皮质激素及甲状腺激素。

(3)性激素替代治疗:育龄期妇女,病情较轻者需采用雌孕激素联合人工月经周期治疗。可每天口服乙烯雌酚 0.5～1.0mg 或炔雌醇 0.02～0.05mg,连续服用 25 天,在最后 5 天(21～25 天),每天同时加用甲羟孕酮(安宫黄体酮)6～12mg 口服,或每天加黄体酮 10mg 肌内注射,共 5 天。在停用黄体酮后,可出现撤退性子宫出血,周期使用可维持第二性征和性功能。必要时可用人绒毛膜促性腺激素(HCG)以促进生育。如下丘脑疾病引起者还可用 LHRH(以微量泵作脉冲式给药)和氯米芬,以促进排卵。男性患者可用十一酸睾酮 250mg 每月肌内注射 1 次。可改善生育,促进第二性征发育,增强体力。亦可联合应用 HMG 和 HCG 以促进生育。

(4)生长激素替代治疗:1996 年美国 FDA 正式批准基因重组人生长激素(rhGH)用于治疗成人生长激素缺乏症(AGHD)。但 GH 替代治疗剂量尚无统一的标准,具有高度个体化特点。目前有限资料提示 rhGH 能使 AGHD 患者生活质量、骨密度显著改善及降低心血管疾病危险因素,但 GH 治疗是否会导致肿瘤的复发及恶性肿瘤的发生目前仍无太多循证医学证据。

3.垂体危象处理

(1)补液:快速静脉注射 50% 葡萄糖溶液 40～60ml,继以 10% 葡萄糖生理盐水滴注,以抢救低血糖症及失水等。液体中加入氢化可的松,每日 200～300mg,或用地塞米松注射液作静脉或肌内注射,亦可加入液体内滴入,以解除急性肾上腺皮质功能减退危象。

（2）周围循环衰竭及感染：有循环衰竭者按休克原则治疗,有感染败血症者应积极抗感染治疗。

（3）低温或高热：低温与甲状腺功能减退有关,可用热水浴疗法,电热毯等使患者体温逐渐升至 35℃ 以上,并给予小剂量甲状腺激素。高热者用物理降温法,并及时去除诱发因素,慎用药物降温。

（4）水中毒：可口服泼尼松 10～25mg 或氢化可的松 40～80mg,以后每 6 小时用 1 次。不能口服者静脉用氢化可的松 50～200mg（地塞米松 1～5mg）。

（5）禁用或慎用药物：禁用或慎用吗啡等麻醉剂、巴比妥安眠剂、氯丙嗪等中枢神经抑制剂及各种降血糖药物,以防止诱发昏迷。

**【预后】**

轻者可带病延至数十年,但常呈虚弱状态。轻症患者经适当治疗后,其生活质量可如正常人。重症患者通常因重度感染等严重应激危及生命。

恰当的靶腺激素替代治疗可以提高腺垂体功能减退症患者的生活质量,但除了 IGF-1 可以作为可靠的生物学指标来检测 GH 替代治疗的疗效外,大多数激素没有可靠的生物学指标来检测、指导替代治疗,只能根据测得的激素水平、临床症状来评估替代治疗是否恰当。

（李　朵）

# 第三节　肾上腺危象

肾上腺危象是指由各种原因导致肾上腺皮质激素分泌不足或缺如引起的一系列临床症状,可累及多个系统,病情凶险,进展急剧,及早补充激素和纠正水、电解质紊乱,常能使病情转危为安。如不及时救治可致休克、昏迷,甚至死亡,是严重的内科急症之一。

**【病理生理】**

1.急性肾上腺皮质出血坏死　多见于感染所导致的肾上腺静脉细菌性血栓形成,造成的严重败血症。其中,由严重的脑膜炎双球菌感染和其他革兰阳性菌感染引起的急性肾上腺出血又称 Waterhouse-Friderichsen 症候群（华-佛症候群）。亦可见于新生儿难产、复苏、成年人腹部手术致肾上腺创伤、严重败血症致弥散性血管内凝血（DIC）、双侧肾上腺静脉血栓形成、出血性疾病（如白血病）、血小板减少性紫癜、心血管手术及器官移植手术中抗凝药使用过多等,导致肾上腺出血而诱发危象。

2.肾上腺摘除　肾上腺全部切除或单侧切除而对侧萎缩者。

3.慢性肾上腺皮质功能减退症加重　原有艾迪生病,由于骤然处于应激状态,如感染、烧伤、创伤、手术、大汗、妊娠、分娩、呕吐、腹泻、变态反应,以及伴有酗酒、睡眠严重不足而诱发肾上腺危象。

4.药物使用不当　长时间（3 周以上）采用糖皮质激素（如氢化可的松＞20mg/d、泼尼松或泼尼松龙＞5mg/d、地塞米松＞0.5mg/d 或相当剂量的其他剂型）治疗,尤其是每日分次口服治疗的患者,其垂体肾上腺皮质已受严重抑制而呈萎缩,若骤然停药或减量过快,或停药后相当长时间(部分患者可达 1 年或以上)又遇应激情况,可引起本症。

5.先天性肾上腺羟化酶缺陷导致皮质激素合成受阻。

6.抑制类固醇激素合成药物的使用　酮康唑等药物,抑制胆固醇合成,抑制 11β-羟化酶和胆固醇侧链断裂酶,抑制糖皮质激素与受体结合,以致糖皮质激素产生不足和作用减弱,从而暴发急性肾上腺皮质功能不全。

**【临床表现】**

除原发性疾病(如脑膜炎、白血病等)症状外,同时有以下表现。

1.全身症状　精神委靡、乏力、发热(有时体温可低于正常)、少尿和脱水,口唇及皮肤干燥、弹性差。原有肾上腺皮质功能减退的患者危象发生时皮肤黏膜色素沉着加深。

2.循环系统　脉搏细弱、四肢厥冷、心率增快、心律失常、血压下降、直立性晕厥,严重时出现休克。

3.消化系统　厌食、腹胀、恶心、呕吐、腹泻,严重者有腹部肌肉强直、反跳痛等。

4.神经系统　抑郁、神情淡漠或烦躁不安、意识模糊、思维能力减退、嗜睡、定向障碍、惊厥、木僵,重症者甚至出现昏迷。

5.泌尿系统　由于血压下降,肾血流量减少,肾功能减退可出现尿少、氮质血症,严重者可表现为肾衰竭。

**【诊断依据】**

患者实验室检查表现为血皮质醇降低,昼夜节律消失;低血钠、低血氯、高血钾、低血糖及外周血嗜酸性粒细胞增多。在原有慢性肾上腺皮质功能减退症基础上发生的危象诊断较容易。

若继往无慢性肾上腺皮质功能减退症病史,对于有下列表现的急症患者应考虑肾上腺危象的可能。

1.所患疾病并不严重而出现明显的循环衰竭,以及不明原因的低血糖。

2.难以解释的恶心、呕吐。

3.体检发现皮肤、黏膜有色素沉着、体毛稀少、生殖器官发育差。

4.继往体质较差及休克者经补充血容量和纠正酸碱平衡等常规抗休克治疗无效。

对于这些患者应补充葡萄糖盐水和糖皮质激素,待病情好转后再做促肾上腺皮质激素(ACTH)兴奋试验等明确诊断。

**【鉴别诊断】**

本症应与感染性休克等内科急症进行鉴别。感染性休克常以严重感染为诱因,在毒血症或败血症的基础上伴有 DIC。有时两者在临床上难以区分,但治疗原则相似,鉴别困难时可不予严格区分,诊断和治疗同时进行,以期稳定病情,挽救生命。

**【治疗方案】**

本症病情危急,应积极抢救。治疗原则为补充肾上腺皮质激素,纠正水、电解质紊乱,维持酸碱平衡,并给予抗休克、抗感染等对症支持治疗。此外,尚需治疗原发疾病。

1.补充肾上腺皮质激素　立即静脉注射氢化可的松 100mg,以后每 6h 静脉滴注 100mg,

前 24h 内应给足 300～400mg,次日可减至 150～200mg,分次静脉滴注。一般经 5～7d 后,待患者症状消失、全身情况好转,可改为口服。生理维持量为口服醋酸可的松 25mg/d 或泼尼松 5mg/d。严重病例或有并发症者,需较大剂量维持至病情稳定。激素应逐渐减量,过速易导致病情的反复和恶化。如经上述治疗仍存在低血压、低血钠和高血钾,则可加用氟氢可的松 0.1～0.2mg,每日 1～2 次,或去氧皮质酮 5mg,肌内注射,每日 1～2 次。另外,激素用量不宜过大,否则易致感染扩散,甚至可能发生心力衰竭。

2.纠正水、电解质紊乱　补液量及性质视患者脱水、缺钠程度而定,如有恶心、呕吐、腹泻、大汗而脱水、缺钠较明显者,补液量及补钠量宜充分;相反,由于感染、外伤等原因,且急骤发病者,缺钠、脱水不致过多,宜少补盐水为妥。一般采用 5％葡萄糖氯化钠溶液,可同时纠正低血糖并补充水和钠。应视血压、尿量、心率等调整用量。还需注意钾和酸碱平衡。血钾在治疗后可急骤下降,当补液量超过 2000ml,应同时补充钾盐。

3.对症治疗　降温、给氧,有低血糖时可静脉注射高渗葡萄糖。补充皮质激素、补液后仍休克者应予以血管活性药物。有血容量不足者,可酌情输全血、血浆或白蛋白。因患者常合并感染,须用有效抗生素控制。

4.治疗原发病　在救治肾上腺危象的同时要及时治疗原发疾病。对长期应用皮质激素的患者需考虑原发疾病的治疗,如合并感染,及时应用有效抗生素。如脑膜炎双球菌败血症引起者,除首选磺胺嘧啶等外,还应包括弥散性血管内凝血治疗。

5.对症处理　包括给氧、降温、镇静等。但不宜给吗啡及巴比妥盐类的镇静药。

### 【小结】

肾上腺危象是由于急性肾上腺皮质坏死、肾上腺摘除、慢性肾上腺皮质功能低下加重、长时间采用糖皮质激素而骤然停药或减量过快等原因导致的体内糖皮质激素绝对或相对不足,以循环衰竭为主征的危象状态。一般而言,本病病程呈不可逆性,除非于病程早期获得及时治疗,故应及早补充激素,纠正水、电解质紊乱,若延误治疗,可危及生命。

(李　朵)

## 第四节　单纯性甲状腺肿

单纯性甲状腺肿是由于甲状腺非炎性病因阻滞甲状腺激素(TH)合成而导致的非肿瘤性甲状腺代偿性肿大,通常情况下,病人既无甲状腺功能亢进,亦无甲状腺功能减退。甲状腺呈弥漫性或多结节性肿大,以女性多见。本病可呈地区性分布,称为地方性甲状腺肿;亦可散在分布,多见于青春期、妊娠期、哺乳期和绝经期。

### 【诊断步骤】

#### (一)病史采集

1.现病史　患者常以颈粗就诊。应仔细询问患者发病病程中,有无甲状腺功能亢进的高代谢症群表现,如心悸、怕热、多汗、消瘦等。同时应询问病人有无周围组织的压迫症状,如压迫气管的呼吸困难、喉部紧缩感;压迫喉返神经的声音嘶哑;压迫食管的吞咽困难。亦应询问有无消瘦、乏力、食欲减退等症状。

2.过去史　有无慢性肝炎、肺结核等病史。

3.个人史　有无长期在缺碘的地区居住,是否为妊娠、哺乳期。是否有服用碘过多(包括药物)的病史,如有,应询问服用药物的名称、剂量、时间等。

4.家族史　询问有无类似病史提供。

### (二)体格检查

1.甲状腺轻度—中度弥漫性肿大,左右叶对称。

2.甲状腺表面光滑,质地柔软,无压痛,无粘连,晚期可有结节。

### (三)辅助检查

1.实验室检查

(1)血清游离 $T_3$(FT$_3$)、游离 $T_4$(FT$_4$)、促甲状腺激素(TSH)等测定均为正常。

(2)甲状腺摄[131]I率测定在本病正常或增高,无高峰前移,能被 $T_3$ 抑制,而甲状腺结节出现自主功能时,则不被 $T_3$ 抑制。

(3)抗甲状腺球蛋白抗体(TGA)和过氧化物酶抗体(TPO)测定为阴性。

2.特殊检查

(1)甲状腺扫描([99m]Tc):早期放射性核素分布均匀,晚期不均匀,可有一个或多个结节。

(2)B 型超声波检查:可准确地反映甲状腺体积,并能发现小结节及囊肿。

(3)病理检查:甲状腺细针穿刺安全、可靠,准确性高,对诊断具有重要价值。

### (四)诊断要点

1.患者居住于碘缺乏地区,或病人有高碘饮食的病史。

2.甲状腺肿大,但无明显甲状腺功能异常的征象。

3.甲状腺功能正常。

4.本病一般可分为 3 种类型

(1)弥漫型:甲状腺均匀肿大,质地软,无结节,属早期甲状腺肿,多见于儿童和青少年,补碘后易于恢复;

(2)结节型:晚期甲状腺肿,甲状腺有一个或多个结节,与缺碘程度有关,此型多见于成人,尤其是妇女和老年人;

(3)混合型:在弥漫性肿大的甲状腺中存在一个或多个结节。

### (五)鉴别诊断

1.甲状腺功能亢　进本病常有心悸、怕热、消瘦等高代谢症候群,血清总 $T_3$、$T_4$ 升高。

2.桥本甲状腺炎　大多有甲状腺功能减退的症状,触诊甲状腺质地韧,抗甲状腺球蛋白抗体(TGAb)和过氧化物酶抗体增高。

3.亚急性甲状腺炎　本病病前有上感史,颈部(甲状腺)疼痛,伴发热,吸碘率下降、与甲状腺功能呈分离现象。

4.甲状腺腺瘤　触诊时有结节或囊性肿块,B超检查可明确。

## 【治疗方案】

### （一）一般治疗

青春发育期或妊娠期的生理性甲状腺肿大一般不给药物治疗,而应多食含碘丰富的食物,如海带、紫菜等。缺碘性甲状腺肿流行地区可采用碘化食盐防治。

### （二）药物治疗

中度以上的甲状腺肿大,甚至有压迫周围组织症状的,应给予甲状腺片20～40mg,1次/天,口服,疗程一般为3～6个月,有心血管疾病的老年患者慎用。

### （三）手术治疗

当患者出现压迫症状,或者药物治疗无改善、有自主性高功能结节,或疑有甲状腺结节癌变时,可考虑手术治疗。

## 【病情观察】

### （一）观察内容

观察治疗前后病人症状的变化,甲状腺肿是否缩小,原有压迫症状是否改善;注意上述的辅助检查,以了解病人甲状腺功能的变化。

### （二）动态诊疗

诊断本病的,如为生理性肿大,则可不予药物,鼓励病人进食含碘丰富的食物即可,缺碘性甲状腺肿流行地区可给予碘化食盐,注意病人症状的变化。如需用药物治疗,可从小剂量开始,逐渐增加剂量,同时根据病人症状,尤其是甲状腺的大小评估治疗疗效,决定继续治疗或停药观察;对有手术指征的可行手术治疗。治疗后甲状腺肿明显缩小或消失、局部症状明显缓解、甲状腺功能正常,可认为治愈。

## 【临床经验】

### （一）诊断方面

1.本病的临床表现主要为甲状腺肿大,若质地较硬,一般可认为缺碘较重或时间较长。

2.单纯性甲状腺肿大的诊断一般依据甲状腺功能测定和甲状腺B超的检查结果,如有结节,则应该建议甲状腺ECT检查以排除甲状腺瘤。

### （二）治疗方面

1.单纯性甲状腺肿的治疗,一般建议病人食用含碘食物,动态随访。

2.本病患者甲状腺功能无明显异常,临床上不主张常规使用甲状腺制剂治疗,对于骨质疏松和有心脏疾病患者尤应注意,碘剂应慎用于多结节性甲状腺肿,以免诱发甲状腺功能亢进。

### （三）医患沟通

告知病人单纯性甲状腺肿的特点及饮食疗法、药物治疗的注意事项,并嘱病人定期复查、随访。如疑及结节癌变,则需告知病人及家属进一步检查的必要性。

### （四）病历记录

1.门急诊病历　记录病人就诊的时间,记录有无甲亢的高代谢症候群,如心悸、怕热、多汗、消瘦等症状。体检记录触诊颈部肿块的特点,如甲状腺质地如何、肿大程度,有无触痛及有无周围淋巴结肿大。辅助检查记录血清甲状腺功能测定、甲状腺摄[131]I率、颈部(甲状腺)B超等检查的结果。

2.住院病历　记录病人入院前的诊治经过、所用治疗及疗效如何。记录入院后行相关检查的结果。记录病人入院治疗后的病情变化、治疗疗效。

（李　朵）

# 第五节　甲状腺功能亢进症

甲状腺功能亢进症是由多种原因引起的血中甲状腺素过多,机体出现高代谢症状为主的一组临床综合征,简称甲亢。其中弥漫性、毒性甲状腺肿是甲亢中常见的类型,系器官特异性自身免疫性疾病。

## 【诊断步骤】

### （一）病史采集

1.现病史　注意询问患者有无怕热、多汗、低热、心悸、兴奋多动、易怒或焦虑等症状。有无易饿多食、体重明显下降,是否有大便数频、不成形等,如有这些相关表现,应考虑有本病可能。如为女性,应询问有无月经稀少、闭经、不孕等;如为男性,则询问有无乳房发育、阳痿,有无发作性低钾麻痹,有无突眼的表现,有无肌肉柔软无力等甲状腺功能亢进性肌病的表现。

2.过去史　以往有无甲亢史,如有,应询问病人以往的诊治经过、所用药物及效果如何。有无慢性肝炎、肺结核的病史,有无糖尿病史。

3.个人史　有无长期服用含碘的药物,如有,应询问具体药物的名称、剂量及时间。有无烟酒嗜好。

4.家族史　询问父母、直系亲属有无类似病史。

### （二）体格检查

1.甲状腺可有不同程度的弥漫性肿大,质软,无压痛,随吞咽上下移动,两叶上下极可听到血管杂音,呈吹风样,以收缩期为主,重者可及震颤,杂音和震颤对诊断有一定意义。

2.心脏听诊可闻及心动过速,休息和睡眠时心率仍＞100 次/分。

3.手震颤试验阳性(即病人闭眼,双手平举可见有细微震颤)。

4.部分病人可见突眼。良性突眼的突眼度＜19mm,一般无明显症状,预后良好;恶性突眼指眼球突出明显,＞19mm,伴有复视,眼睑不能完全闭合,畏光,流泪,结膜充血,水肿,严重者可见角膜炎症溃疡。

5.部分病人有胫前粘液性水肿。

6.如病人表现为淡漠无欲、嗜睡、反应迟钝等,心率 80～90 次/分,甲状腺不大或有结节,但实验室检查示[131]I 摄取率增高,不能被 $T_3$ 抑制,称为淡漠型甲状腺功能亢进,多见于老年患者。

7.如在诊断甲亢的基础上,具有下列一项或一项以上异常,排除其他心脏病,应诊断为甲亢性心脏病:

（1）心脏扩大；

（2）心律紊乱,以房颤常见,亦可见有室速、房室传导阻滞等表现；

（3）高排出量心力衰竭；

（4）心绞痛及心肌梗死；

（5）抗甲亢治疗后,甲亢缓解则心脏异常好转或完全恢复。

8.如有以下特征性表现者,应诊断为甲亢危象

（1）高热,体温在 39℃ 以上,一般退热措施无效；

（2）心率超过 160 次/分,搏动有力,可伴有心律紊乱、房颤、房扑、室上速、房室传导阻滞、心力衰竭；

（3）恶心、呕吐,大便次数多,大汗,电解质紊乱；

（4）精神神经障碍、烦躁、谵妄、昏睡,甚至昏迷。

### （三）辅助检查

1.实验室检查

（1）血甲状腺素测定:$T_3$、$T_4$、$FT_3$、$FT_4$ 在甲亢时可有不同程度的升高,部分病人 $T_4$ 始终在正常范围内,称为 $T_3$ 型甲亢。如为妊娠、口服避孕药的女性患者,应测定 $FT_3$、$FT_4$ 来判断甲状腺功能。

（2）促甲状腺激素测定:TSH 减低可作为 Graves 病早期敏感的诊断指标。

（3）促甲状腺激素释放激素兴奋试验:Graves 病时,垂体受到明显抑制,静脉注射 TRH 后,TSH 无明显增高反应。

（4）促甲状腺素受体抗体:95%Graves 病人 TRAb 为阳性,监测 TRAb 对诊断、指导用药、预示病情复发有重要价值,如用于早期诊断、预测是否复发、治疗后停药的指标之一等。

2.特殊检查

（1）甲状腺扫描($^{99m}$Tc):早期放射性核素分布浓密,并显示肿大。

（2）B超检查:可示甲状腺体积增大,甲状腺内血管丰富,血流加速。

（3）CT 或 MRI:有助于甲状腺、异位甲状腺肿等病变性质的诊断,可根据临床实际情况选用。

（4）心电图:常见的有心动过速、房性期前收缩、心房颤动等心律失常。

### （四）诊断要点

1.病人有食欲亢进、多汗、消瘦、心悸等高代谢的症候群。

2.临床上可有突眼、甲状腺肿大、心率加快、手震颤试验阳性等体征。

3.上述的实验室检查提示甲状腺功能有不同程度的升高。

### （五）鉴别诊断

1.神经官能症　可有类似的临床表现,但甲状腺功能测定正常可鉴别。

2.恶性肿瘤　恶性病变常可通过有关检查发现原发病灶,但甲状腺功能正常或偏低。

3.风湿病　多有链球菌感染史,有关节疼痛等表现,抗"O"、血沉升高。抗生素治疗有效。

4.结核病　有结核的中毒症状,X 线胸片可发现可能的肺结核病灶,抗结核治疗有效,甲

状腺功能测定正常。

5.眶内肿瘤　眶内肿瘤一般能发现相应的病灶,头颅 CT 检查可帮助诊断。

**【治疗方案】**

**（一）一般治疗**

病人应取高热量、高蛋白质、高维生素和低碘饮食。适当休息,避免过度紧张及精神刺激。

**（二）药物治疗**

药物治疗适用于轻症初发者、甲状腺轻度肿大者、年龄 20 岁以下的病人、妊娠妇女、甲状腺术前准备或术后复发又不适宜 $^{131}$I 治疗者以及用作 $^{131}$I 治疗的辅助措施。常用的药物是他巴唑(MMI)、丙基硫氧嘧啶(PTU)。鉴于 PTU 的肝脏毒副作用,MMI 为首选。目前认为,治疗的总疗程为连续服药 1 年半以上,可按 3 个阶段给予药物治疗。

1.病情控制阶段　可用他巴唑 10mg,3 次/天,口服;或用丙基硫氧嘧啶 0.1g,2～3 次/天,口服。注意:患者服药前后应随访血象和肝功能,如有异常,应减量甚至停用。

2.减量阶段　患者症状、体征基本消失,$T_3$、$T_4$ 正常,且治疗达 6 周左右,可逐渐减量,每 2～4 周减丙基硫氧嘧啶 50～100mg 或他巴唑 5～10mg,一般需 2～3 个月;此期加用左旋-$T_4$ (优甲乐)25μg,1 次/天,口服,可减少复发率,减轻突眼。

3.维持阶段　可用丙基硫氧嘧啶 50～100mg,1 次/天,口服;或用他巴唑 5～10mg,1 次/天,口服。此类药物停用的指征:临床症状消失,甲状腺体积缩小,血管杂音消失,甲状腺功能恢复正常,TRAb 转为阴性,疗程超过 1.5 年,药物维持剂量很小。

药物治疗的副作用主要有

(1)粒细胞缺乏,约占 0.5%,如白细胞<$3×10^9$/L 或中性粒细胞<$1.5×10^9$/L 时,应考虑停药;

(2)药疹,用抗过敏药物治疗多可消失,极少数发生剥脱性皮炎时应及时停药;

(3)肝脏损伤,丙基硫氧嘧啶以肝细胞性损伤多见,50～100mg,1 次/天,他巴唑以胆汁淤积性黄疸多见,应注意药物减量并加用保肝药物。

**（三）其他药物治疗**

复方碘溶液仅用于手术前和甲亢危象,一般用复方碘溶液 10 滴,3 次/天,口服,连服 5～7 天。β受体阻滞剂可使病人心悸、精神紧张、震颤、多汗等症状得以改善,适用于本病初发病人,普萘洛尔(心得安)10～20mg,3 次/天,口服,有哮喘、心脏房室传导阻滞及明显心力衰竭时禁用。

**（四）手术治疗**

手术适应证:

1.甲状腺明显肿大或有压迫症状;

2.甲状腺肿大疑有恶变,尤其是伴有单个冷结节;

3.长期服药无效或反复发作以致不能坚持服药者。

**（五）放射治疗**

放射性 $^{131}$I 治疗的适应证:

1.年龄25岁以上,病情中度的弥漫性甲状腺肿病人;

2.术后复发者;

3.药物治疗无效或药物过敏;

4.有严重并发症,如心力衰竭、房颤等不宜手术治疗者。

**【病情观察】**

**(一)观察内容**

治疗时应注意观察病人的症状是否缓解,体征是否改善;监测病人的血象、肝功能、甲状腺功能等测定,以评估治疗疗效,并指导临床调整用药。

**(二)动态诊疗**

根据病人的具体情况,行甲状腺功能测定和甲状腺自身抗体测定阳性,可做出本病诊断。诊断明确者,应根据病人的具体情况,给予药物治疗、手术治疗或放射治疗。治疗过程中应观察病人高代谢症候群是否缓解,并动态随访血象和肝功能,可1~2周随访白细胞,2~4周复查肝功能,1~2个月复测甲状腺功能;如白细胞<$4.0×10^9$/L或有肝功能损害,应及时停药并对症处理;如症状缓解,甲状腺功能检测已明显好转,则应及时调整抗甲状腺药物的剂量,以免造成甲状腺功能减退。临床症状与体征消失,甲状腺激素和TSH均恢复正常,甲状腺自身抗体转为阴性,随访2年以上无复发为治愈。

**【临床经验】**

**(一)诊断方面**

1.弥漫性毒性甲状腺肿(Graves病)是一种器官特异性自身免疫病,在诊断时应考虑是否合并其他自身免疫病,如重症肌无力、类风湿性关节炎、恶性贫血、1型糖尿病及慢性特发性肾上腺皮质功能减退症等。

2.甲亢性心脏病的发病率往往随着年龄的增加而增加,多见于男性结节性甲状腺肿伴甲亢者,临床表现为心脏增大、严重心律失常或心力衰竭。诊断本病时应排除冠心病等器质性心脏病,并在甲亢控制后,心律失常、心脏增大和心绞痛等均得以恢复者才能诊断。

3.不典型病例,尤其是老年、儿童或伴有其他疾病的甲亢容易被误诊或漏诊。在临床上,遇有病程较长、不明原因的体重下降、低热、腹泻、手抖、心动过速、心房颤动、肌无力、月经紊乱、闭经等,均应考虑有本病的可能;对临床上疗效不满意的糖尿病、结核病、心力衰竭、冠心病、慢性肝病等,也要排除合并甲亢的可能性。不典型甲亢的确诊有赖于甲状腺功能测定和相关的特殊检查。

**(二)治疗方面**

1.本病的治疗包括药物治疗、放射性碘治疗及手术治疗等,各有其优缺点。临床治疗应根据患者年龄、性别、病情轻重、病程长短、甲状腺病理、有无其他并发症或伴发病,以及患者的意愿、医疗条件和医师的经验等多种因素慎重选用恰当的方案。

2.抗甲状腺药物的副作用主要为过敏反应,以皮疹、发热、关节症状及粒细胞缺乏症最常见,还包括贫血、血小板减少、剥脱性皮炎、中毒性肝炎、肌炎等,这些副作用与药物剂量、疗程及患者年龄、病情无直接关系,一般多在用药后4~8周出现,一旦停药可自行消失。

3.本病治疗后复发系指甲亢完全缓解,停药半年后又有反复,主要发生于停药后的第 1 年,3 年后则明显减少。用抗甲状腺药物控制症状,恢复血 TSH、TH 水平所需的时间一般为 1~2 个月。但 Graves 病的治愈更有赖于恢复下丘脑、垂体、甲状腺轴和自身免疫的正常功能。如经治疗后患者临床症状全部消失,甲状腺肿变小,血管杂音消失,所需的药物维持量小,抗甲状腺自身抗体转为阴性,血 $T_3$、$T_4$、TSH 长期稳定在正常范围内,均提示停药后复发的可能性较小;如某种抗甲状腺药物有副反应,原则上不换用其他抗甲状腺药物,而应考虑其他疗法。

### (三)医患沟通

医师应告知病人或其家属有关甲亢的特点、诊断方法、药物治疗的疗程以及饮食方面的注意事项,告知如病人有明确的发热、恶心、呕吐、皮疹等,应及时来院就诊。有关本病治疗效果及治疗中出现的并发症、副反应,以及如何复查、随访等;均应与病人及家属沟通,以提高治疗的依从性,如行手术治疗或放射治疗,病人或直系亲属须签署知情同意书。

### (四)病历记录

1.门诊病历 记录病人的就诊时间及就诊的主要症状特点。记录病人有无心悸、怕热、消瘦等。记录病人有无家族史,是初发还是复发,如为复发,应记录以往的治疗情况。体检记录甲状腺是否肿大,质地如何,有无触痛,可否闻及血管杂音,是否触及震颤。有无突眼,是否伴有畏光流泪、复视等。辅助检查记录甲状腺功能、TSH 测定、核素扫描、CT 等检查的结果。

2.住院病历 详尽记录病人入院前的发病过程、门急诊或外院的诊疗经过、用药情况、治疗效果。记录有关病人行相关辅助检查的结果。病程记录中应记录治疗后的病情变化,尤其是病人症状是否控制。如行手术治疗或行放射治疗,病人或其直系亲属须签署知情同意书。

(李 朵)

# 第六节 甲状腺肿瘤

甲状腺肿瘤依其分化程度和生物学特性可分为良性和恶性两大类。病因不明,二者可能相同,其发生的因素可能与慢性 TSH 刺激、缺碘、放射损伤等导致细胞不可逆突变、甲状腺细胞增生癌变有关,部分可发展成癌变。文献报道甲状腺瘤约有 20% 的癌变率。

## 【诊断】

### (一)甲状腺良性肿瘤

1.甲状腺肿瘤是甲状腺良性肿瘤中常见的一种。可发生于任何年龄,女性多见。多数为单结节性,少数呈多结节状。

2.临床上可多年无症状,当肿瘤直径>1cm 时才能触及,随甲状软骨的吞咽活动,上、下移动,大小不等。圆形或椭圆形,触之有弹性感,不与气管粘连,无邻近淋巴结节转移肿大。如继续增大到 3cm 以上时,可发生气管或食管或上腔静脉压迫症状。少数腺瘤因甲状腺激素分泌增高,出现甲亢表现,称高功能或毒性腺瘤。

3.腺瘤一般有完整包膜。根据其组织学特征可分为三种主要类型:

(1)滤泡性腺瘤,最常见。

(2)乳头状瘤,较少见。

(3)Hurthle细胞性,更少见。肿物发展缓慢,可发生退行性变,少数可发生恶变。

### (二)甲状腺恶性肿瘤

可发生于任何年龄,女性多见,在单结节甲状腺肿中远比多结节甲状腺肿多见。形态可分以下几种:

1.乳头状癌

(1)此类癌包括单纯性乳头状癌和混合性甲状腺癌,临床最常见,恶性度最轻,占甲状腺癌的50%～70%。

(2)任何年龄均可发病,但多见于儿童和年轻女性,男女之比为1:(2～3),有些患者儿童时期可有颈部放射治疗史。

(3)为甲状腺中生长最慢者,多年可局限在甲状腺内,但可经腺内淋巴管扩散至腺体的其他部位或局部淋巴结。随年龄的增大,肿瘤可变成恶性,偶可转化为未分化癌,预后极差。

(4)临床上除触及甲状腺结节及局部淋巴结肿大外,其他表现极少,有时癌瘤小,位于甲状腺深部而不能触及。

(5)病理上可见分化良好的柱状上皮呈乳头状突起。核清晰伴嗜酸性细胞质,常见同心圆的钙盐沉积。癌瘤浸润周围组织较常见,如广泛地向甲状腺前肌、气管、食管、喉返神经等浸润,但远外转移少见。

2.滤泡细胞癌

(1)此类癌可单纯或多数与乳头状癌混杂,以混合型存在,恶性程度不一,但大于乳头状癌,占甲状腺癌的15%～20%。

(2)多见于中年以上女性,男女之比亦为1:(2～3),儿童时期常有颈部放疗史。

(3)很少有淋巴转移,但亦有血性远处扩散,特别扩散至骨骼、肺、肝等脏器。有时治疗剂量的甲状腺激素抑制其扩散有较好的作用。

(4)临床上主要表现为结节性甲肿,单结节多见,质硬如石,可累及整叶甲状腺,后期可出现邻近组织的侵蚀、疼痛,以及远处转移。滤泡细胞癌及其转移灶有摄碘功能,偶可引起甲亢。

(5)病例所见各部位不一,有的组织几乎正常,有的仅见有核分裂,可见到Hurthle细胞,常见到血管和血管附近组织的侵蚀,老年患者更为显著。多数与乳头状癌混杂形成混合类型。

3.未分化癌

(1)约占甲状腺癌的10%,多为50岁以后发病,女性略多于男性。恶性程度高,多数患者于确诊6个月内死亡。可分若干亚型,但以小细胞癌和巨细胞癌最为重要。

(2)临床上主要表现为甲状腺肿块迅速增大、疼痛。侵蚀邻近组织,引起声音嘶哑、呼吸窘迫和吞咽困难。肿块大有压痛,质硬如石,与周围组织粘连固定,局部淋巴结肿大,也可远处转移。

(3)病理上所见主要为含有许多核分裂的不典型细胞和多核巨细胞,恶性程度大。以小细胞为主时不易与淋巴瘤区别,有时可见有乳头状癌和滤泡细胞癌的成分,提示部分未分化癌是其二者的退行性变(间变)。

4.甲状腺滤泡旁细胞癌

(1)又称甲状腺癌髓样癌,占甲状腺癌的 $1\%\sim2\%$,多在 50 岁以上年龄发病,女略多于男。恶性程度高于滤泡腺癌。

(2)临床上一般先有甲状腺坚硬结节或局部淋巴结肿大,也可经血行向远处扩散。其可分泌降钙素,但一般血钙正常,不出现低血钙症状;亦可分泌前列腺素、肾素和血管活性肠肽引起相应症状;也可分泌血清素和 ACTH,表现有类癌细胞症状和库欣综合征;可 $100\%$ 存在于多发性内分泌肿瘤形成(MEN)的 2 型和 3 型中,$20\%\sim30\%$ 有腹泻,原因不明,可能与血清素、前列腺索 $E_2$ 和 $F_{2a}$ 有关。

(3)病理可见细胞形态、排列、分化不一,但无坏死或多核细胞浸润,腺体的其他部位也可见癌性病灶,有血管侵蚀。

5.甲状腺淋巴癌

(1)甲状腺淋巴癌临床上罕见,多在桥本甲状腺炎的基础上发病,是淋巴癌中唯一以女性发病为主的肿瘤,故女性多见。

(2)临床上有桥本甲状腺炎或甲亢患者,如有迅速增大的甲状腺肿块则应考虑本病。

(3)病理上呈间质内异型淋巴细胞弥漫性浸润,淋巴滤泡生发中心萎缩消失,淋巴细胞成堆或环状浸润;甲状腺滤泡上皮在滤泡腔内呈瘤样损害;血管壁浸润,尤其在含肌层的小血管壁有淋巴细胞浸润。

## (三)实验室及特殊检查

1.甲状腺功能检查　血清甲状腺激素、TSH 一般正常,但甲状腺腺瘤增大、释放甲状腺激素过多或少数滤泡细胞癌有过多甲状腺激素形成时,则甲状腺激素增高,TSH 降低,TSH 对TRH 兴奋试验无反应。

2.甲状腺髓样癌时血清降钙素水平增高。甲状腺淋巴瘤时免疫球蛋白标记为轻链单克隆性。

3.甲状腺球蛋白测定　在分化良好的甲状腺癌,可作为一个手术后肿瘤复发的标志。

4.超声检查　低回声、结节内血供丰富、不规则边缘、结节内微小钙化、晕圈缺如或结节高度超过宽度等以及颈部淋巴结浸润病变等提示恶性病变。超声引导下细针穿刺活检是性价比最高和最准确的术前评估方法,一般用于>1cm 的结节,可疑的>5mm 的结节也可使用。

5.甲状腺闪烁扫描

(1)大约 $90\%$ 的良性甲状腺瘤不能浓聚 $^{99m}Tc$ 或 $^{131}I$,扫描结果为功能丧失或"冷结节",易误诊为癌,但术后和病理证实为低功能腺瘤、腺瘤出血和甲状腺囊肿。少数腺瘤扫描呈"温结节"TSH 中有些腺瘤进一步增大具有自主性,甲状腺激素释放增加,TSH 下降,扫描呈"热结节",临床上可有甲亢表现,称为高功能自主性腺瘤或毒性腺瘤。

(2)甲状腺癌中除滤泡细胞癌及其转移病灶有摄碘功能.扫描呈"温结节"或"热结节"外,上述其他型癌均呈"冷结节"。

6.甲状腺细针活检和手术切除后病理检查可做出明确诊断。

## 【鉴别诊断】

1.甲状腺结节中,病因包括:

(1)单纯性甲状腺肿。

(2)甲状腺炎。

(3)甲状腺囊肿。

(4)甲状腺腺瘤。

(5)甲状腺癌。因此诊断甲状腺肿瘤时,应排除其他原因的甲状腺结节。

2.甲状腺肿瘤应进行良、恶性的鉴别,以下几点可供参考:

(1)甲状腺癌可发生于任何年龄,但多见于年龄大的人,女性多于男性。

(2)甲状腺癌在单个结节性甲状腺肿中远比多个结节性甲状腺肿多见。

(3)一个质地较软、光滑、可活动、邻近无颈淋巴结肿大的结节,一般为良性。一个坚硬、不痛、固定、邻近有颈淋巴结肿大的结节,恶性的可能性大。

(4)钙化的结节,如能排除髓样癌,则癌的可能性小。

(5)结节生长快的提示癌肿,但急骤长大伴疼痛的结节性甲状腺肿多系腺瘤内出血或急性甲状腺炎,而非癌肿。

(6)足量甲状腺激素抑制治疗 2~4 个月,结节无明显缩小或反而增大者,应考虑为癌。

(7)甲状腺扫描。

(8)实验室检查。

(9)甲状腺细针活检和手术切除病理检查。

【治疗】

1.甲状腺肿瘤确诊后,一般均手术切除,术前用甲状腺激素进行抑制性治疗,既可使手术容易进行,又可减少肿瘤扩散。手术时应做快速冷冻切片,以决定手术范围。

2.如为甲状腺癌,根据肿瘤大小、周围浸润、淋巴结转移和远处转移判断复发风险,决定术后随访和治疗方案。

(1)根治术后 $^{131}$I 治疗,分为 $^{131}$I 清除甲状腺癌术后残留甲状腺组织阶段(简称为清甲)和 $^{131}$I 治疗甲状腺癌转移病灶阶段(简称为清灶),无论是清甲还是清灶, $^{131}$I 治疗的整个操作过程都包括准备、给药、给药后扫描以及 $^{131}$I 治疗后的甲状腺激素抑制治疗等具体步骤。每次 $^{131}$I 治疗前的准备工作非常重要:①停服 L-T$_4$ 2~3 周、或改服三碘甲状腺原氨酸(L-T$_3$)2~4 周后再停服 L-T$_3$ 约 2 周,测定 TSH>30mU/L 时满足要求(B 级);② $^{131}$I 治疗前 1~2 周免碘饮食(B 级)。清甲治疗在 L~T$_4$ 撤药或 rTSH 刺激后进行。 $^{131}$I 剂量的选择:①低危的患者可以选择 30~100mCi(B 级);②高危的患者可以选择 100~200mCi(c 级)。RAI 治疗后第 2 或第 3 天恢复优甲乐(左甲状腺素)治疗。建议清甲 2~10 天后行扫描复查。

(2)患者每 2~3 个月(包括血清甲状腺球蛋白测定)详细检查一次。甲状腺全切后,或者近全切+RAI 治疗后,检测 Tg 对于判断分化型甲状腺癌复发或残留敏感性和特异性最高。如无复发,继续使用甲状腺激素抑制治疗,直至下一次扫描检查前 4 周,改用 L-T$_4$,后者在扫描前 10 日停用。如有复发,则需用较前更大剂量的 $^{131}$I 放疗,总剂量宜在 500Ci 以下。

(3)有些患者扫描无功能性转移灶,但血清甲状腺球蛋白升高,应用 X 线和骨扫描查明分泌甲状腺球蛋白的转移癌部位。

(4)甲状腺激素抑制治疗:①有残留病灶,无特殊禁忌,TSH<0.1mU/L;②临床和生化无

瘤的高危患者,维持 TSH0.1～0.5mU/L5～10 年;③临床和生化无瘤的低危患者,维持 TSH0.3～2mU/L;④未行 RIA,临床无瘤,TC 正常,超声正常,TSH0.3～2mU/L。

3.对于疑似肿瘤患者而不能或不愿做活检者,可用甲状腺激素抑制治疗 3 个月。如结节缩小,则应长期继续使用;如未缩小或更增大,应即考虑手术治疗。有功能结节,虽元恶性证据但有甲亢时,也应手术治疗,高功能腺癌也可用[131]I 放疗。

4.其他治疗

(1)化疗;

(2)外放疗;

(3)经皮乙醇注射治疗:

(4)对症治疗:

(5)分子靶向治疗。

(李　朵)

# 第七节　原发性甲状旁腺功能亢进症

原发性甲状旁腺功能亢进症(PHPT,简称原发性甲旁亢)是由于甲状旁腺本身病变(如甲状旁腺瘤、甲状旁腺增生、甲状旁腺癌等)引起的甲状旁腺素(PTH)合成、分泌过多,影响骨和肾,导致高钙及低磷。临床提示 PHPT 的线索有肾结石、骨病(如囊性纤维性骨炎)、消化性溃疡及精神改变等。部分 PHPT 可无明显症状,仅体检发现高血钙及血 PTH 增高。

**【病理生理】**

PHPT 始动因素为 PTH 过度分泌,引发机体的高钙低磷及相应的变化。

1.骨

(1)破骨增加:骨质破坏、溶解,骨质吸收、脱钙,使血钙增高、尿钙排出增多。

(2)成骨增加:代偿性新骨形成和结缔组织增生形成纤维骨炎,严重者可呈囊肿样变(称为"棕色瘤"),易发生病理性骨折及畸形,血碱性磷酸酶(ALP)也常增高。

2.肾

(1)肾转化 $1,25\text{-}(OH)_2D_3$ 增多,肠道钙吸收增加,进一步加重高血钙。

(2)肾小管无机磷的再吸收减少,尿磷升高,血磷降低。

(3)肾小管碳酸氢盐重吸收减少,尿呈碱性,进一步促使肾结石形成。同时还可引起高氯血症性酸中毒,使血浆白蛋白与钙结合减少,游离钙增加,加重高血钙,同时也增加骨炎的溶解,加重骨吸收。

3.钙的异常沉积　高血钙加之骨基质分解,其代谢产物排泄增加,钙易沉积于泌尿系形成尿路结石或肾钙沉积,影响肾功,甚至发展为肾功能不全。钙还可在软组织发生沉积,导致迁移性钙化,如发生在肌腱与软骨,可引起关节疼痛。

**【临床表现】**

20～50 岁多见,女性多于男性。起病缓慢,病程长,临床表现多样。

1.高钙症候群

(1)中枢神经系统:神经系统的症状与高钙血症的程度相关。可有淡漠、消沉、性格改变、反应迟钝、记忆力减退、烦躁、过敏、多疑多虑、失眠、情绪不稳定和衰老加速等。偶见明显的精神症状,如幻觉、狂躁甚至昏迷。

(2)神经肌肉系统:肌肉松弛、近端肌无力、易疲劳和肌萎缩,伴肌电图异常。

(3)消化系统:食欲减退、腹胀、恶心、便秘、消化性溃疡及胰腺炎。原因在高血钙致胃肠道平滑肌张力降低,刺激胃泌素分泌、胃酸增多,钙在胰腺的沉积等。

(4)泌尿系统:高血钙影响肾小管浓缩功能,出现多尿、多饮、口渴。易发生泌尿系结石,可有肾绞痛、血尿、继发性泌尿系感染,反复发作可致肾功能不全。

(5)钙盐异位沉积:沉积于诸多组织和脏器,引起相应的症状。

2.骨骼系统　主要表现为广泛的骨关节疼痛,伴明显压痛。绝大多数有脱钙,骨密度低。

(1)初期症状:腰背、髋部、四肢骨痛为主,可伴压痛及行走困难。

(2)后期症状:①牙齿松动脱落。②多发性病理性骨折。③骨骼畸形,如胸廓塌陷变窄、椎体变形、骨盆畸形、四肢弯曲和身材变矮。④骨骼囊样改变。局限性膨隆并有压痛,好发于颌骨、肋骨、锁骨外 1/3 端及长骨。

3.其他　软组织钙化(肌腱、软骨)可引起非特异性关节痛;皮肤钙盐沉积可引起皮肤瘙痒等。

**【诊断依据】**

诊断:诊断在于证明持续性的高钙血症,并缺乏其他的高钙血症病因。

1.病史症状　提供高钙血症的线索(详见临床表现)。

2.体格检查　多数病例无特殊体征,部分患者颈部可触及肿物,可有骨骼压痛、畸形、局部隆起、身材缩短等。眼裂隙灯检查发现带状角膜病变(钙沉积于角膜所致)。肾受损可有继发性高血压。

3.实验室检查

(1)血

①血钙:增高,血清总钙多次超过 2.75mmol/L,或血清游离钙超过 1.28mmol/L 应视为疑似病例。维生素 D 缺乏、肾功能不全或低白蛋白血症时,血清总钙可不高,但血清游离钙是增高的。

②血清磷:大多降低,低于 0.97mmol/L,但在肾功能不全时血清磷可不低,甚至增高。血钙增高不明显而血磷过低时,对诊断本病也有价值。

③血 PTH:是 PHPT 的主要诊断依据。血 PTH 水平增高结合血清钙值一起分析有利于鉴别原发性和继发性甲旁亢。

④血清碱性磷酸酶(ALP):常增高,在骨骼病变比较显著的患者尤为明显。

⑤血碳酸氢盐、血氯:血氯常升高,血碳酸氢盐常降低,可出现代谢性酸中毒。

(2)尿

①尿钙常增加,但由于 PTH 降低钙的清除率,当血清钙<2.87mmol/L 时,尿钙增加可不明显。肾衰竭时尿钙排出亦减低。

②尿磷常增高,但易受饮食及肾功能等因素的影响,诊断意义不如尿钙重要。

③尿环磷酸腺苷(cAMP)增加,但注射外源性 PTH 后,尿 cAMP 不再进一步增加。

④尿羟脯氨酸(HOP)增加,与 ALP 增高一样,均提示骨骼受累。

(3)甲状旁腺功能试验

①肾小管磷重吸收率测定:PHPT 时减低,应在正常钙磷饮食下进行。

②皮质醇抑制试验:PHPT 患者服用糖皮质激素前后血钙浓度变化不显,而非 PHPT 所致高钙,使用糖皮质激素后,血钙明显下降。原因在于糖皮质激素可能具有拮抗维生素 D 的作用。

4.辅助检查

(1)X 线检查:X 线表现和病变的严重程度相关,典型的表现为普遍性骨质稀疏,常为全身性,表现为密度减低,骨小梁稀少,皮质变薄呈不均匀板层状,或骨小梁粗糙呈网状结构。头颅影像显示毛玻璃样或颗粒状,少数见局限性透亮区。指(趾)骨有骨膜下吸收,皮质外缘呈花边样改变以中指桡侧更为明显和常见。软骨下也可有类似表现,称为软骨下骨吸收,见于耻骨联合、骶髂关节和锁骨的两端。牙周膜下牙槽骨硬板消失。纤维性囊性骨炎在骨局部形成大小不等的透亮区,长骨骨干多见,也可见于骨盆、肋骨、锁骨和掌骨等部位。骨破坏区内有大量的破骨细胞,纤维组织和继发的黏液变性与出血形成囊肿,可融合膨大,内含棕色液体,即棕色瘤。囊肿部位或承重部位好发生病理性骨折,常为多发性。腹部平片示肾或输尿管结石、肾钙化。

(2)骨密度测定和骨超声速率检查:显示骨量丢失和骨强度减低。皮质骨的骨量丢失早于松质骨,且丢失程度更为明显。

定位诊断

1.颈部超声检查　诊断符合率较高,可发现直径 5mm 以上的腺瘤,但不能检测异位及胸骨后甲状旁腺病变。

2.放射性核素检查　可检出直径 1cm 以上的病变。其中较好方法是 $^{99m}$ 锝-甲氧基异丁基异氰($^{99m}$Tc-MIBI)的双时相法,甲状旁腺在延迟相时段显示。

3.颈部和纵隔 CT 扫描　对颈部的病变甲状旁腺定位意义不大。对位于前上纵隔腺瘤的诊断有一定意义。可检出直径 1cm 以上的病变。

【鉴别诊断】

1.其他原因引起的血钙增高

(1)恶性肿瘤:不管有无转移,均易形成血钙增高,但恶性肿瘤伴血钙增高者,经用糖皮质激素抑制试验后血钙可降低,且恶性肿瘤病程短、进展快,结合肿瘤本身特点及血 PTH 测定可与 PHPT 相鉴别。

①伴有骨转移的恶性肿瘤:乳腺癌,约 65% 的骨转移癌是乳腺癌,乳腺癌细胞具有不通过破骨细胞直接吸收骨质的能力,引起血钙升高;多发性骨髓瘤、淋巴瘤和白血病,骨髓瘤侵犯骨骼,引起局灶性溶骨或全身性骨质疏松,使血钙升高;其他骨转移癌亦可伴发高血钙。

②无骨转移的恶性肿瘤:无骨转移的恶性肿瘤发生高血钙是肿瘤细胞分泌溶骨因子引起,多见为肾上腺肿瘤、胰腺癌、肺癌、宫颈癌、食管癌和头颈部肿瘤。肿瘤细胞分泌的溶骨因子

有：甲状旁腺激素(PTH)、甲状旁腺激素相关肽(PTHRP)、前列腺素(PGS)、转化生长因子(TGFα,和D)、白介素-1(IL-1)和集落刺激因子(CSF)等。

(2)结节病、甲状腺功能亢进、维生素D中毒及噻嗪类利尿药的使用：也可出现血钙增高，但可被糖皮质激素抑制试验所抑制，结合相应病史特点可与PHPT鉴别。

(3)代谢性骨病

①骨质疏松症：血清钙、磷和ALP都正常，骨骼普遍性脱钙。牙硬板、头颅、手等X线无甲旁亢的特征性骨吸收增加的改变。

②骨质软化症：血钙、磷正常或降低，血ALP和PTH均可增高，尿钙和磷排量减少。但骨X线有椎体双凹变形、假骨折等特征性表现。

③肾性骨营养不良：骨骼病变有纤维性囊性骨炎、骨硬化、骨软化和骨质疏松四种。但血钙降低或正常，血磷增高，尿钙排量减少或正常，有明显的肾损害。

④骨纤维异常增殖症：骨X线平片似纤维性骨炎，但只有局部骨骼改变，其余骨骼相对正常，临床有性早熟及皮肤色素痣。

2.继发性甲旁亢　慢性肾功能不全、肾小管酸中毒、维生素D缺乏及部分软骨化症可引起继发性甲旁亢，可有尿磷增多、血磷降低，但血钙正常或降低，骨骼X线检查以骨软化为主。

【治疗方案】

PHPT唯一有效的治疗方法是手术切除甲状旁腺瘤或增生。

1.外科治疗

(1)手术指征：原则上均应采取手术治疗。甲状旁腺一般在甲状腺背面，但也可在气管食管沟、胸骨后或颈部肌膜内。腺瘤可多于一个，因此，手术应探察全部甲状旁腺。对于无症状的PHPT是否采用手术治疗尚存争议，但认为具有以下情况时应该手术治疗：①骨吸收病变的X线表现；②肾功能减退；③活动性尿路结石；④血钙水平≥3mmol/L,(12mg/dl)；⑤血清免疫活性甲状旁腺激素(iPTH)较正常增高2倍以上；⑥骨密度降低，低于同性别、同年龄平均值的2个标准差，或低于同性别青年人平均值的2.5个标准差(腰椎、髋部和腕部)；⑦严重的精神病、溃疡病、胰腺炎和高血压等。

(2)术后情况：术后应注意预防一过性低钙血症发生。术后钙磷进入缺钙的骨基质("骨饥饿")，使血钙磷快速下降，发生手足抽搐，用10%氯化钙口服或静脉注射足量葡萄糖酸钙可终止。术后每日继续补充钙剂，钙元素需1500～2000mg，维生素D需1万～2万U，初治的2周内最好用活性维生素D，如骨化三醇(罗钙全)或阿法$D_3$,0.25～0.5μg/d，好转后减量或改用维生素$D_2$或维生素$D_3$1000～3000U。手术后限制体力活动、避免外力碰撞。骨质的完全修复需1～2年以上。

(3)术后随访：术后血PTH及血尿钙磷的纠正，意味着手术的成功。对于术后无并发症的患者，也至少应每半年随访一次，以便及时发现甲旁亢是否复发或甲旁减是否伴发，前者应再次手术，后者须长期补充钙剂及维生素D制剂。

2.内科治疗　PHPT没有满意的药物治疗。药物治疗主要用于威胁生命的高钙血症及不能接受手术的患者。

(1)西咪替丁：西咪替丁200mg，每6小时1次，可阻止PTH的合成和(或)释放，降低血钙,可作为甲旁亢患者手术前的准备,或不宜手术治疗的甲状旁腺增生患者,或甲状旁腺癌已转移或复发的患者。服用西咪替丁后血浆肌酐上升,故肾功能不全或肾病继发甲旁亢高血钙患者要慎用。

(2)高血钙危象的处理:充分的水化及使用迅速降低血钙的药物。

## 【小结】

随着定期体检的开展,全自动生化检测仪的广泛应用,高血钙的检出率逐渐增高,部分患者甚至没有任何临床表现。由于高钙血症病因众多(90%为 PHPT 或恶性肿瘤),治疗方法和预后各不相同。因此临床医师应该仔细寻找线索,迅速而准确地找出病因。

(李　静)

# 第八节　甲状旁腺功能减退症

甲状旁腺功能减退症(HPP)是因甲状旁腺素产生减少而引起的钙、磷代谢异常的一种临床综合征,其特征是手足搐搦、癫痫发作、低钙血症和高磷血症,长期口服钙剂和维生素 D 制剂可使病情得到控制。HPP 在临床上常见的主要有特发性甲状旁腺功能减退症、继发性甲状旁腺功能减退症、低血镁性甲状旁腺功能减退症和新生儿甲状旁腺功能减退症,其他少见的包括假性甲状旁腺功能减退症、假假性甲状旁腺功能减退症、假性特发性甲状旁腺功能减退症等。

## 【病因】

PTH 从合成、释放、与靶器官受体结合到最后发生生理效应的过程中,任何一个环节的障碍都可以引起甲状旁腺功能减退症。甲状旁腺功能减退症的病因大致包括 PTH 生成减少、PTH 分泌受抑制和 PTH 作用障碍 3 类。

1.PTH 生成减少

(1)特发性甲状旁腺功能减退症(IHP)为少见的疾病,多呈散发性,多见于儿童。家族性者可能是免疫监视缺陷,称为"多发性内分泌缺陷、自身免疫及念珠菌病综合征"或"少年性家族性甲状旁腺功能减退症、Addison 病及黏膜皮肤念珠菌病综合征"。病人的血液循环中常可测到抗甲状旁腺及抗肾上腺的特异性抗体,还可伴有其他自身免疫病如原发性甲状腺功能减退症、恶性贫血、特发性肾上腺皮质萎缩所致的 Addison 病等。

(2)继发性甲状旁腺功能减退者原因较明确,最常见于甲状腺或颈前部手术后。

(3)胚胎发育障碍(Di George 综合征)。

(4)放射性甲状旁腺损伤(如[131]I 照射后)。

(5)其他:甲状旁腺转移癌、淀粉样变、甲状旁腺瘤出血、结核病、结节病、血色病或含铁血黄素沉着症等病变破坏都可损害甲状旁腺引起甲状旁腺功能减退症。

2.PTH 分泌受抑制

(1)新生儿甲状旁腺功能减退症;

(2)甲状旁腺术后;

(3)镁缺乏症;

(4)铁或铜累积病。

3.PTH 作用障碍

(1)遗传性甲状旁腺功能减退症:可伴有生长迟缓、智力低下、糖尿病、甲状腺或卵巢的功能减退;

(2)PTH 无生物活性;

(3)致 PTH 作用障碍的其他因素:慢性肾衰竭、维生素 D 缺乏、假性甲状旁腺功能减退症、甲状旁腺切除术后纤维性骨炎。

**【临床表现】**

甲状旁腺功能减退症的临床表现主要与低钙血症有关,低钙血症可导致神经肌肉的激惹性增高,轻度表现有手指、足趾及口周的感觉异常。较严重的病例可出现肌肉痉挛、腕足痉挛、喉哮鸣以至惊厥。症状的轻重不仅与低钙血症的程度有关,而且与血钙下降的速度也有关。

1.手足搐搦

(1)发作前常有不适感,面、手感觉麻木、蚁行感及肌肉痛等先兆症状;

(2)发作时手足麻木,典型表现是手、足肌肉呈强直性收缩,肌肉疼痛,拇指内收,其他手指并紧,指间关节伸直,掌指关节屈曲及腕关节屈曲(助产士手或呈握拳手);

(3)严重者自手向上发展,同时引起肘关节屈曲,上臂内收,紧靠胸前,两下肢伸直,足内翻,面部上唇收缩,不能咧嘴,全身肌肉僵直、疼痛,恐惧感;

(4)其他:哮喘,腹痛、腹泻或胆绞痛,尿急感,偏头痛,心绞痛,肢端动脉痉挛(雷诺现象),喉头痉挛致缺氧、窒息甚至死亡。上述发作持续几分钟、几小时,也可连续几天。缓解时症状消失的顺序是,最先出现的症状最后缓解。

2.眼部表现　低血钙引起白内障最常见,占到 50%,早期表现为晶状体前、后层浑浊,晚期扩散呈弥漫性浑浊而不能与老年性白内障区别,即使治疗后低钙血症好转,白内障亦难消失。眼底检查可能有视盘水肿甚至假脑瘤的表现。

3.精神神经系统表现

(1)癫痫样发作:发作前尖叫等酷似癫痫发作但无癫痫大发作所表现的意识丧失、发绀或尿失禁等,抗癫痫药物治疗无效。

(2)癔症样发作:口角抽动、四肢抽动、舞蹈样不随意动作等。

(3)神经衰弱症状群:头晕、头痛、睡眠浅、失眠、多梦、疲乏、记忆力减退,喜静,对各种事物缺乏兴趣、性欲减退、忧郁、烦躁等。

(4)末梢神经与肌肉症状:感觉减退或过敏,口周麻木,四肢酸胀、麻木、疼痛、肌痉挛等。

(5)自主神经症状:肠道痉挛、肠蠕动加快、腹痛、腹胀、腹泻、便秘,吞咽困难,心律失常。

(6)中枢神经系统:不自主运动、手足徐动、舞蹈症、扭转痉挛、震颤麻痹、小脑性共济失调、步态不稳。

(7)精神病样表现:易怒、激惹、抑郁症、幻想狂等。

4.其他症状与体征

(1)心脏:顽固的心力衰竭、心律失常等,典型心电图为 Q-T 间期延长,QRS 波群多无改变,T 波可有非特异性改变。

(2)大细胞性贫血:外胚层器官营养性损害。

(3)皮肤:皮肤粗糙、干燥、脱屑、色素沉着、湿疹、牛皮癣甚至剥脱性皮炎,眉毛稀少,头发粗、干、易脱落,偶见斑秃或全秃,指甲薄脆易裂、有横沟,指甲及口角可并发白色念珠菌感染,严重者扩散到口腔及肠道。

(4)齿:幼儿期发病者出牙晚,牙釉质发育障碍,出现横沟,釉质发育不全和恒牙不出,齿发育不良、齿根形成缺陷、齿釉质增生不良、牙釉质剥落、齿冠周围及冠面有带纹或洞穴,成年人提早脱牙,有龋齿。

(5)软组织钙化:关节僵直、疼痛。

(6)腹泻与脂肪吸收不良:可见于甲状旁腺功能减退症治疗后。

(7)其他症状与体征:无力、头痛、全身发紧,举步困难、张口困难、口吃或吐字不清,智力可减退,小儿智力发育差。

**【辅助检查】**

1.实验室检查

(1)血钙:血清钙<2mmol/L,按血钙水平将临床甲状旁腺功能减退症分为5级,Ⅰ级和Ⅱ级患者的血钙分别为无低血钙及间歇出现低血钙,Ⅲ、Ⅳ、Ⅴ级患者的血钙水平分别为2.13mmol/L、1.88mmol/L 和1.63mmol/L。有症状者,血总钙值一般≤1.88mmol/L,血游离钙≤0.95mmol/L。

(2)血清无机磷增加:血清无机磷>1.61mmol/L 或儿童>1.94mmol/L。

(3)血 ALP:血清 ALP 正常或稍低,没有骨质疏松者多数正常。

(4)24h 尿钙减少:当血清钙<1.75mmol/L 时,尿钙5~7.5mmol/24h 或<0.5mmol/d(正常 2.5~7.49mmol/d)。

(5)血清免疫反应性 PTH(iPTH):血清 iPTH 浓度多数低于正常。也可以在正常范围,因低钙血症强烈刺激甲状旁腺,当血清总钙值≤1.88mmol/L(7.5mg/dl)时,血 PTH 值应有5~10 倍的增加,所以低钙血症时,如血 PTH 在正常范围,仍支持甲状旁腺功能减退症的诊断,因此测血 PTH 时,应同时取血测血钙,两者一并分析。

2.特殊检查

(1)PTH 兴奋试验:注射外源性 PTH 后,测定尿中 cAMP 和尿磷变化。正常人尿磷及尿cAMP 增加显著,可达 10 倍以上。注射 PTH 后,假性甲状旁腺功能减退症Ⅰ型患者尿中cAMP 不增高,提示肾对 PTH 作用不敏感。假性甲状旁腺功能减退症Ⅱ型患者尿中 cAMP增高,但尿磷却不见增加,提示病人肾中 cAMP 不能引起尿磷排泄增加的效应,属于一种受体后的缺陷。

(2)钙负荷(Howard)试验:甲状旁腺功能减退症者阳性,即血磷不升高,尿磷不减少。静脉滴注钙(15mg/kg),历时 4h,正常人 PTH 分泌受抑制,使尿磷排出减少,血磷上升,而甲状旁腺功能减退症患者反应迟钝,尿磷无明显减少或反而上升。有心、肾疾病患者不宜做此试验。

**【诊断】**

1.甲状旁腺功能减退症诊断标准

（1）手足抽搐或麻木感。

（2）低钙血症（＜2mmol/L，但血清清蛋白＞35g/L）。

（3）血清磷上升或正常上限，肾小管磷重吸收率增高（TRP＞95％），磷廓清率减退（＜6ml/min）。

（4）肾功能正常。

（5）尿钙减少（50mg/d）。

（6）脑电图示异常慢波及棘波。

（7）尿中 cAMP 减少，对外源性 PTH 有明显增加反应（＞1μmol/h，10 倍以上）；尿中无机磷也增加，＞35mg/24h。

2.特发性甲状旁腺功能减退症的诊断标准

（1）血钙低。

（2）血磷高或正常。

（3）慢性手足搐搦史。

（4）X 线片无佝偻病或骨质软化症表现。

（5）无肾功能不全、慢性腹泻、脂性腹泻或原因明显的碱中毒等引起低钙血症的原因。

（6）血 ALP 正常。

（7）无甲状腺、甲状旁腺或颈部手术史，无颈部放射线照射或浸润的情况。

（8）24h 尿钙排泄低于健康人。

（9）用大剂量维生素 D（或其有生理作用的衍生物）和钙剂方可控制发作。

（10）在有指征的情况下，做 Ellsworth-Howard 试验，结果阳性，对外源性 PTH 有反应。

【鉴别诊断】

1.肾性骨病　肾衰竭患者虽可有低血钙和高血磷，但伴有氮质血症和酸中毒。肾小管性酸中毒患者也有血清钙低，但血清磷正常或降低，常伴有低血钾、酸中毒、酸化尿能力减退。肾性骨病患者血清总钙低，但因酸血症能维持钙离子接近正常水平，很少自发手足搐搦。

2.维生素 D 缺乏引起的成年人骨质软化症　血清无机磷低或正常，一般不升高。X 线骨片有骨质软化特征表现。

3.癫痫样发作　癫痫病人没有低血钙、高血磷及缺钙体征，如 Chvostek 征或 Trousseau 征阴性。

4.低镁血症　大多数低镁血症是由于长期营养缺乏所致，在这种情况下低钙血症主要是由于 PTH 急性缺乏所致，但血磷酸盐下降（甲状旁腺功能减退者升高），在慢性肾衰竭中尽管有继发性甲状旁腺功能亢进症，仍常存在有低钙血症和高磷酸盐血症。

5.假性特发性甲状旁腺功能减退症

（1）假性特发性甲状旁腺功能减退者血中存在的 PTH 虽无生物效应，但免疫学反应仍存在，故用放射免疫法测量时 PTH 水平是正常或升高的。

（2）对外源性 PTH 的反应差。

【治疗】

早期诊断和及时治疗不仅可以消除低血钙所造成的精神神经症状，而且可以延缓各种病变的发展,尤其可预防低钙性白内障和基底节钙化的进展。治疗目标是控制病情,缓解症状,纠正低血钙,使尿钙排泄量<8.75mmol/24h(350mg/24h 或≤400mg/d)。

1.一般治疗

(1)暂时性甲状旁腺功能减退症可不必治疗。

(2)可逆性的甲状旁腺功能减退症应适当治疗(如低镁血症者补充镁盐)。

(3)永久性 PTH 缺乏性甲状旁腺功能减退症,也许在不远的将来可以选择 PTH 替代治疗。

(4)手术后甲状旁腺功能减退症患者,甲状旁腺自体移植在部分病人是有效的。

(5)不能进行移植的患者及假性甲状旁腺功能减退症患者需终生口服维生素 D 治疗。

(6)给予维生素 D 并在每天的食物中供给 1~1.5g 钙;麦角骨化醇即维生素 $D_2$,5 万 U/d;骨化三醇[1,25-$(OH)_2D_3$],0.25μg/d;在青年人,维生素 D1000~2000U/d;有骨质软化的老年人 5 万 U/d 即可。在饮食钙摄入不足时可加用钙盐(每天 1~2g 元素钙,分次给予)。

2.急性低钙血症的治疗 应缓慢静脉推注 10%葡萄糖酸钙或氯化钙 10~20ml,必要时 1~2h 后重复给药。可能时尽量改用口服 10%氯化钙溶液 10~15ml,每 2~6 小时 1 次。搐搦严重或难以缓解者,可采用持续静脉滴注 10%葡萄糖酸钙 100ml[含元素钙 900mg,稀释于生理盐水或葡萄糖溶液 500~1000ml 中,速度以不超过元素钙 4mg/(kg•h)为宜],定期监测血清钙水平,使之维持在>1.75mmol/L(7mg/dl)即可,避免发生高钙血症,以免出现致死性心律失常。口服双氢速甾醇,每日 0.5~1mg,是最方便而有效的疗法。若低钙血症为 2mmol/L,无手足搐搦或只有轻微的神经肌肉症状,可口服钙剂(元素钙 1~2g/d,分次服),或者加口服维生素 D 或其衍生物即可。

3.慢性低钙血症的治疗 治疗目的是:控制症状,减少甲状旁腺功能减退症并发症的发生;避免维生素 D 中毒。宜使血钙维持在 2.13~2.25mmol/L,尽可能用较小剂量的维生素 D。

(1)钙剂:应长期口服,元素钙 1~1.5g/d,分 3~4 次口服;加用活性维生素 D。

(2)维生素 D 及衍生物:单用钙剂无效者可加用维生素 D。维生素 D1 万~5 万 U/d,有的病例需加大到 40 万~150 万 U/d;双氢速甾醇油溶剂 1~3mg/d,血清钙正常时以 0.2~1mg/d 维持疗效;维生素 $D_2$(麦角骨化醇)注射液 40 万 U/ml;维生素 D3(胆骨化醇)注射液 30 万 U/ml 或 60 万 U/ml。双氢速甾醇作用强,起效及作用消失时间短,从 0.3mg(9 滴)/d 开始服,根据血和尿钙值调整药量,血清总钙值达 2.0mmol/L,肢体麻木和抽搐等症状消失时,可作为维持量;25 羟维生素 $D_3$,25~200μg/d;骨化三醇[1,25-(OH)2D_3]0.25μg/d;阿法骨化醇[1a-$(OH)D_3$]2.7μg/d。

4.甲状旁腺移植 对药物治疗无效或已发生各种并发症的甲状旁腺功能减退症患者可考虑同种异体甲状旁腺移植治疗。

（李　朵）

# 第九节　库欣综合征

库欣综合征又称皮质醇增多症。本征是由多种病因引起的以高皮质醇血症为特征的临床综合征,主要表现为满月脸、多血质外貌、向心性肥胖、痤疮、紫纹、高血压、继发性糖尿病和骨质疏松等。

## 【病因与分类】

库欣综合征的病因可分为 ACTH 依赖性和 ACTH 非依赖性两类。ACTH 依赖性库欣综合征是指下丘脑-垂体病变(包括肿瘤)或垂体以外的某些肿瘤组织分泌过量 ACTH 和(或) CRH,导致双侧肾上腺皮质增生并分泌过量的皮质醇;ACTH 非依赖性库欣综合征是指肾上腺皮质肿瘤(或增生)自主分泌过量皮质醇,血中 ACTH 水平降低或检测不出。

## 【发病机制】

1.ACTH 依赖性库欣综合征

(1)垂体性库欣综合征:又名库欣病,因垂体分泌过量 ACTH 引起。现亦将下丘脑-垂体病变所致(ACTH 依赖性)库欣综合征笼统地称为库欣病。库欣病约占库欣综合征患者总数的 65%～75%,男、女之比为 1∶(3～8),男女差别显著,原因未明。①垂体 ACTH 腺瘤。具有自主分泌 ACTH 的能力,导致肾上腺合成和分泌皮质醇增加并引起临床症状。垂体 ACTH 瘤和其他细胞类型的垂体瘤不同,微腺瘤的比例高达 80% 以上,大腺瘤仅占 10%～20%,垂体大腺瘤罕见;垂体 ACTH 瘤的局部浸润倾向明显,可向邻近的海绵窦、蝶窦及鞍上池浸润。②垂体 ACTH 细胞癌。个别的垂体 ACTH 瘤为恶性腺癌,可向颅内其他部位及远处(如肝、肺等处)转移,恶性程度高,易侵犯周围组织,预后差。③垂体 ACTH 细胞增生。可能由于下丘脑本身或更高级神经中枢的病变或功能障碍致下丘脑 CRH 分泌过多,刺激垂体 ACTH 细胞增生,ACTH 分泌增多。另外,有些垂体 ACTH 细胞增生是因为下丘脑以外的肿瘤异源分泌过量的 CRH 或 CRH 类似物所致。在库欣病中的比例报道不一(0～14%)。增生可为弥散性、局灶性或形成多个结节,有时可在增生的基础上形成腺瘤。

(2)异源性 ACTH 综合征:该综合征是指垂体以外的肿瘤分泌大量 ACTH 或 ACTH 类似物,刺激肾上腺皮质增生,使之分泌过量皮质醇、盐皮质激素及性激素所引起的一系列症状,约占全部库欣综合征的 15%。引起异源性 ACTH 综合征的最常见原因为肺癌(尤其是小细胞型肺癌),其次为胸腺瘤或胸腺类癌、胰岛肿瘤、支气管类癌、甲状腺髓样癌、嗜铬细胞瘤、神经节瘤、神经母细胞瘤、胃肠道肿瘤、性腺肿瘤、前列腺癌等。异源分泌 ACTH 的肿瘤一般都具有自主性,不受 CRH 兴奋,也不被糖皮质激素抑制,故可用大剂量地塞米松抑制试验联合尿游离皮质醇测定来鉴别垂体抑或异源性 ACTH 增加,但支气管类癌所致异源性 ACTH 综合征,可被大剂量地塞米松抑制。

(3)异源性 CRH 综合征:肿瘤异源分泌 CRH 刺激垂体 ACTH 细胞增生,ACTH 分泌增加,患者肾上腺皮质长期受 ACTH 刺激,呈弥漫性增生。

2.ACTH 非依赖性库欣综合征　　ACTH 非依赖性库欣综合征是指肾上腺皮质肿瘤(腺瘤

或腺癌)自主分泌过量的皮质醇,通常下丘脑的细胞 CRH 和垂体的 ACTH 细胞处于抑制状态,血 ACTH 水平降低或检测不到。

(1)肾上腺皮质腺瘤:由于腺瘤自主分泌皮质醇引起血皮质醇升高,反馈抑制下丘脑-垂体,故腺瘤以外同侧的肾上腺及对侧肾上腺皮质萎缩。腺瘤分泌皮质醇不受外源性糖皮质激素(GC)抑制,对外源性 CRH、ACTH 一般无反应。

(2)肾上腺皮质癌:库欣综合征的表现可不典型,但女性病人男性化明显,因癌分泌大量的(弱)雄激素如去氢异雄酮及雄烯二酮所致,低血钾性碱中毒常见。

(3)肾上腺皮质结节样增生:根据发病机制及病理变化特点可分为原发性色素性结节性肾上腺皮质病或增生不良症、肾上腺大结节性增生症中的 ACTH 非依赖性双侧性肾上腺大结节性增生、胃抑肽(GIP)依赖性库欣综合征。

①原发性色素性结节性肾上腺病或皮质增生不良症是皮质醇增多症的罕见类型之一,本征有如下特点:a.常发于青少年(10～20 岁);b.通常为大结节性增生;c.血 ACTH 低或检测不到;d.大剂量地塞米松抑制试验不能抑制皮质醇的分泌;e.肾上腺兴奋性免疫球蛋白阳性;f.发病与 Carney 复合征的基因突变有关,可伴有间叶细胞瘤(尤其是心房黏液瘤)、皮肤色素沉着和外周神经损害等。

②大结节性肾上腺皮质增生程度介于 ACTH 依赖与非依赖性库欣综合征之间。20%～40%的垂体性库欣综合征患者双侧肾上腺小结节样或大结节样增生。本征具有以下特点是:a.肾上腺组织增生明显;b.可能代表了 ACTH 依赖和 ACTH 非依赖性间的过渡;c.有些病人血 ACTH 低甚至测不到;d.CRH 兴奋试验呈过渡型的皮质醇反应;e.一般大剂量地塞米松抑制试验抑制少于 50%,血和 24h 尿皮质醇水平增高,ACTH 降低甚至不能测到。

③抑胃肽依赖性库欣综合征:可能是肾上腺皮质细胞异源表达抑胃肽受体所致,一般特点是 a.肾上腺呈结节性增生;b.临床上有皮质醇增多症表现;c.基础皮质醇水平低或正常,傍晚升高,不能被地塞米松抑制;d.基础 ACTH 水平低,对 CRH 刺激无反应,ACTH 无法测出;e.进食引起皮质醇水平升高,静脉滴注葡萄糖等供能物质不引起此种变化;f.静脉滴注抑胃肽,血皮质醇水平升高的程度较静脉滴注 ACTH 时升高程度明显。

3.其他特殊类型的库欣综合征

(1)医源性库欣综合征(类库欣综合征):库欣综合征的产生与外源性糖皮质激素使用时间和剂量有关,糖皮质激素治疗达到足以抑制炎症反应的剂量即可引起库欣综合征的症状。

(2)周期性皮质醇增多症:周期性库欣综合征的发病机制尚不清楚,皮质醇呈周期性分泌,每一病例大致有各自的固定分泌周期。另一种类型为间歇性皮质醇增多症,无固定周期,缓解期临床症状消退,激素水平恢复正常,此时对小剂量地塞米松有正常抑制反应,但发作期不受地塞米松、美替拉酮、左旋多巴(L-多巴)等的影响,大剂量地塞米松抑制试验呈反常升高。发作期血、尿皮质醇较一般库欣综合征高,往往同时伴有醛固酮增高。临床上一般要出现两个以上发作周期才可诊断,周期性变化是原发灶周期性分泌 ACTH 所致,病因可以是下丘脑病变、垂体微腺瘤、空蝶鞍、支气管小细胞型未分化癌或肾上腺癌、原发性色素性结节性肾上腺病等。

(3)异位肾上腺组织来源的肿瘤所致库欣综合征:肾上腺皮质在胚胎发育时有少数肾上腺皮质细胞会散落在各组织中,这些散落的肾上腺皮质细胞有可能发展为肿瘤。

（4）儿童库欣综合征：较为少见，男、女发病率相当，7 岁以上发病者多为双侧肾上腺增生，7 岁以内发病者以肿瘤多见。儿童垂体腺瘤常较大，除库欣综合征临床表现外，常伴身材矮小。

（5）糖皮质激素受体增多性库欣综合征：患者于青春期出现库欣综合征样表现，但血皮质醇水平正常，淋巴细胞的糖皮质激素受体亲和力正常而数目增加。

（6）糖皮质激素过敏感综合征：病因是由于糖皮质激素敏感性升高所致，但具体发病机制尚不清楚。

**【病理生理与临床表现】**

库欣综合征的临床表现主要是由于长期血皮质醇浓度升高所引起的蛋白质、脂肪、糖、电解质代谢严重紊乱，同时干扰了多种其他内分泌激素分泌，而且机体对感染抵抗力降低所引起。此外，ACTH 分泌过多及其他肾上腺皮质激素的过量分泌也会引起相应的临床表现。

1.脂代谢紊乱与向心性肥胖　库欣综合征患者多数为轻到中度肥胖，极少有重度肥胖。典型的向心性肥胖是指面部和躯干部脂肪沉积增多，由于面部和颈部脂肪堆积显得颈部变粗缩短，但四肢（包括臀部）正常或消瘦。满月脸、水牛背、悬垂腹和锁骨上窝脂肪垫是库欣综合征的较特征性临床表现。另有少数患者呈均匀性肥胖，需与单纯性肥胖鉴别。

2.蛋白质代谢障碍　库欣综合征患者蛋白质分解加速，合成减少，导致肌肉萎缩无力，以近端肌受累更为明显。皮肤变薄，皮下毛细血管清晰可见，皮肤弹性纤维断裂，形成宽大紫纹，加之皮肤毛细血管脆性增加，容易出现皮下青紫瘀斑，伤口不易愈合。患者多合并有骨质疏松，可致腰背疼痛，脊椎畸形，身材变矮。

3.糖代谢异常　约 50% 的库欣综合征患者有糖耐量降低，约 20% 的患者伴有糖尿病。

4.高血压、低血钾与碱中毒　库欣综合征时高水平的血皮质醇是高血压、低血钾的主要原因，加上去氧皮质酮及皮质酮等弱盐皮质激素的分泌增多，使机体总钠量明显增加，血容量扩张，血压上升并有轻度水肿。对缩血管物质（如去甲肾上腺素等）的反应过强也可能是库欣综合征患者发生高血压的原因之一；尿钾排泄量增加，导致低血钾和高尿钾，同时伴有氢离子的排泄增多而致代谢性碱中毒。库欣综合征的高血压一般为轻到中度，低血钾性碱中毒程度也较轻，但异源性 ACTH 综合征及肾上腺皮质癌患者由于皮质醇分泌显著增多，同时弱盐皮质激素分泌也增加，因而低血钾伴碱中毒的程度常较严重。

5.生长发育障碍　少儿时期发病的库欣综合征患者，生长停滞，青春期延迟，与同龄儿童比身材肥胖矮小；如伴有脊椎压缩性骨折，身材更矮。库欣综合征生长发育障碍的原因可能与下列因素有关：①过量皮质醇抑制腺垂体分泌 GH；②直接影响性腺以及抑制促性腺激素分泌而抑制性腺发育。

6.骨质疏松　继发性骨质疏松是库欣综合征常见的并发症，主要表现为腰背痛，易发生病理性骨折，骨折的好发部位是肋骨和胸、腰椎，可以引起脊柱后凸畸形和身材变矮。

7.性腺功能紊乱　库欣综合征患者性腺功能均明显减退，女性表现为月经紊乱，继发闭经，极少有正常排卵，男性患者睾酮生成减少，故主要表现为性功能减退、阳痿、阴茎萎缩、睾丸变软缩小。由肾上腺增生所引起的库欣综合征均有不同程度的肾上腺去氢异雄酮及雄烯二酮分泌增加，这些激素本身雄性激素作用不强，但可在外周组织转化为睾酮，导致痤疮、多毛，甚至女性男性化表现,而这些弱雄激素可抑制下丘脑-垂体-性腺轴,也是引起性功能减退的另一原因。

8.造血与血液系统改变　皮质醇刺激骨髓造血,红细胞计数和血红蛋白含量升高,加之病人皮肤变薄,故呈多血质外貌。大量皮质醇可使白细胞总数及中性粒细胞增多,也可促进淋巴细胞凋亡、淋巴细胞和嗜酸性粒细胞的再分布,这两种细胞在外周血中绝对值和白细胞分类中的百分率均减少。

9.感染　大量的皮质醇抑制机体的免疫功能,使机体的中性粒细胞向血管外炎症区域的移行能力减弱,自然杀伤细胞数目减少,功能受抑制,患者容易合并各种感染如皮肤毛囊炎、牙周炎、结核活动播散、泌尿系感染、甲癣、体癣等;感染不易局限,可发展为丹毒、丘疹样皮肤改变和败血症等。免疫功能受抑制,一旦合并感染,机体对感染难以产生相应反应,如严重感染时体温不一定升高,白细胞计数可正常,故不能用体温和白细胞计数等作为衡量感染严重程度的指标。

10.精神障碍　约有50%的库欣综合征患者伴有精神状态改变。轻者可表现为欣快感,失眠、注意力不集中,情绪不稳定,少数患者可以表现为抑郁与躁狂交替发生;另还有少数患者出现类似躁狂抑郁或精神分裂症样表现或认知障碍。

11.高尿钙与肾石病　高皮质醇血症影响小肠对钙的吸收,且骨钙动员,大量钙离子进入血液后从尿中排出。血钙虽在正常低限或低于正常,但尿钙排泄量增加,易并发肾石病。

12.眼部病变　患者常有结合膜水肿,约6%的库欣综合征患者有轻度突眼,可能由于眶后脂肪沉积引起。高皮质醇血症还可加速青光眼和白内障的发展。

13.皮肤色素沉着　异源性ACTH综合征,因肿瘤产生大量ACTH、β-促脂素(β-LPH)和阿黑皮质原(N-POMC)等,故皮肤色素明显加深,具有鉴别意义。

**【诊断】**

库欣综合征的诊断包括:

1.功能诊断　即确定是否为皮质醇增多症;

2.病因诊断　即明确属于ACTH依赖性还是ACTH非依赖性库欣综合征;

3.定位诊断　即明确病变部位是在垂体、垂体以外其他组织起源肿瘤还是肾上腺本身。遇有下述表现者,应想到库欣综合征的可能:①外貌及体型的改变,如肥胖尤其是向心性肥胖;②高血压,尤其是伴有低血钾者;③IGT或糖尿病;④不明原因的精神失常等表现;⑤多尿,尤其是伴尿钾排泄增多者;⑥血红蛋白升高,血细胞比容增加者;⑦高皮质醇血症者。

1.高皮质醇血症的确定

(1)尿17-羟类固醇测定:测定尿中17-羟类固醇排泄量,可以估计肾上腺皮质功能状态。当排泄量>55.2μmol/24h(20mg/24h)提示肾上腺皮质分泌功能升高,尤其是超过69μmol/24h(25mg/24h)更具有诊断意义。由于影响其测定结果因素很多,现一般用敏感性和特异性均较高的24h尿游离皮质醇(UFC)替代。

(2)尿17-成酮类固醇测定:尿17-成酮类固醇的主要成分包括17-羟类固醇、可妥尔(皮五醇)和可妥龙(皮酮四醇)。测定尿中17-成酮类固醇排泄量,可以估计肾上腺皮质功能状态。正常人尿17-成酮类固醇排泄量波动于21~69μmol/24h,男、女相同。过度肥胖者排泄量增多。

(3)尿游离皮质醇测定:24h尿游离皮质醇测定被广泛用于库欣综合征的筛查,可反映机体的皮质醇分泌状态,其升高程度与库欣综合征病情平行。正常上限波动范围为220~330nmol/24h(80~120μg/24h)。当排泄量>304nmol/24h(110μg/24h)即可判断为升高。一般留2~3次24h测尿游离皮质醇以增加诊断敏感性。

(4)血、唾液皮质醇的测定及其昼夜节律变化:采血测定皮质醇浓度是确诊库欣综合征的较简便方法。由于皮质醇呈脉冲式分泌,而且皮质醇水平极易受情绪、静脉穿刺是否顺利等因素影响,所以以单次血皮质醇的测定对库欣综合征诊断价值有限,血皮质醇昼夜节律消失的诊断价值较单次皮质醇测定价值大。皮质醇节律紊乱还可见于抑郁症,危重病人的皮质醇节律可能完全消失,要注意鉴别。临床上要注意避免下述容易引起假阳性结果的几种情况:①住院患者应在入院后48h或以后再采血;②采血前不要通知患者,以防患者等待采血而未入睡;如午夜采血时患者未入睡,则此结果不具说服力;③必须在患者醒后5~10min完成采血;④心力衰竭、感染等应激状态也会引起皮质醇浓度升高。

唾液中皮质醇的浓度与血游离皮质醇平行,且不受唾液分泌量的影响,而收集唾液为无创性方法,故测定午夜0:00(谷)和早上8:00(峰)唾液中皮质醇浓度也可以用于库欣综合征的诊断。由于其诊断敏感性高及收集标本的无创性,在儿童和青少年库欣综合征的诊断中应用较广。唾液皮质醇浓度诊断儿童库欣综合征的标准为:午夜时,唾液皮质醇浓度>7.5nmol/L(0.27μg/dl);清晨睡醒时,唾液皮质醇浓度>27.6nmol/L(1.0μg/dl)。

2.确定高血皮质醇血症对ACTH的依赖性

(1)小剂量地塞米松抑制试验(LDDST):包括标准小剂量地塞米松抑制试验和午夜小剂量地塞米松抑制试验。正常人在行标准小剂量地塞米松抑制试验后,尿17-羟皮质类固醇明显降低,一般低于对照值的50%。单纯性肥胖者尿17-羟皮质类固醇可偏高,小剂量地塞米松抑制后可同于正常人。库欣综合征病人(无论增生或腺瘤)的尿17-羟皮质类固醇不被抑制,仍高于对照值50%以上(4mg/24h尿)。午夜小剂量地塞米松抑制试验:可于第1日早上8时测血浆皮质醇,第1晚0:00服地塞米松0.75mg,第2天早8时再测血浆皮质醇,如抑制后血皮质醇下降到对照值的50%以下表示正常,如下降值不足50%,则提示为皮质醇增多症。

(2)米非司酮(RU486)试验:米非司酮是糖皮质激素拮抗药,在受体水平通过抑制靶细胞胞质内糖皮质激素受体的变构活化而阻断糖皮质激素作用。在正常人可降低皮质醇对下丘脑-垂体-肾上腺皮质轴的负反馈抑制作用,引起血ACTH和皮质醇分泌增加,尿游离皮质醇排泄增多(皮质醇升高达到或超过30%,24h尿游离皮质醇升高18%以上,可认为呈阳性反应),而库欣综合征患者没有改变,本试验可以用于皮质醇增多症的确诊。

3.库欣综合征的病因诊断 一旦高皮质醇血症诊断成立,必须进一步检查以明确库欣综合征的病因。

(1)ACTH依赖性与非依赖性库欣综合征的鉴别:一般库欣综合征患者ACTH正常或轻度升高,异源性ACTH综合征患者的ACTH水平明显升高,异源性CRH患者血ACTH水平亦可升高。用放射免疫法测定ACTH时,ACTH水平持续性低于1.1pmol/L(5pg/ml),可确诊为ACTH非依赖性库欣综合征;超过此值则判定为ACTH依赖性库欣综合征。应对肾上腺做进一步的影像学检查,如 B 超、CT、MRI 和核素扫描。当用 ACTH 测定不能鉴别时,可进一步行大剂量地塞米松抑制试验(HDDST)或 CRH 兴奋试验。

(2)ACTH 依赖性库欣综合征:ACTH 依赖性库欣综合征可分为垂体依赖性库欣综合征(库欣病)、异源性 ACTH 综合征和异源性 CRH 综合征 3 类。统计资料显示,库欣病占 ACTH 依赖性库欣综合征病因的 85%~90%,而异源分泌 ACTH 致库欣综合征的肿瘤体积往往很小,难以与库欣病鉴别,难以定位,故依赖于生化检查来指导影像学检查部位的选择。

①ACTH 及血钾的测定:虽然通常异源性 ACTH 综合征的血 ACTH 水平可能比库欣病高,但用放射免疫测定(RIA)和(或)免疫放射法(IRMA)测定时,两者有很大重叠范围,其鉴别诊断价值非常有限。几乎所有异源性 ACTH 综合征患者血钾都低,可作为辅助的鉴别诊断指标,但约 10%的库欣病患者也有低钾血症,注意鉴别。

②大剂量地塞米松抑制试验:目前仍作为鉴别 ACTH 依赖性库欣综合征病因的重要试验,当 17-羟皮质类固醇或尿游离皮质醇可被抑制到基础值的 50%或以下则提示为库欣病。由于经典的 48h HDDST 较烦琐,近年来,广泛推荐采用午夜 HDDST 法,即地塞米松 8mg,24 时顿服,服药前、后早 8 时抽血测皮质醇,如用药后相同时间点血皮质醇抑制程度达到或超过基础值的 50%即可诊断为库欣病。

③美替拉酮(甲吡酮)试验:美替拉酮试验主要用于判断垂体 ACTH 细胞储备功能,也用于鉴别原发性肾上腺病变和其他原因所致的库欣综合征,近年来主要用于 ACTH 依赖性库欣综合征的鉴别诊断。在原发肾上腺病变(如腺瘤或皮质癌)患者中,美替拉酮一般不会引起尿 17-羟皮质类固醇排泄增加,并可能下降,而在库欣病患者中,由于血皮质醇下降,对下丘脑、垂体的负反馈抑制作用减弱,导致血 ACTH 代偿性升高而使增生的肾上腺皮质合成更多的皮质醇,尿 17-羟皮质类固醇升高(一般升高 2~4 倍)。

④CRH 试验:将用 CRH 后血皮质醇较基础值升高达到或超过 20%或 ACTH 较基础值升高达到或超过 35%作为阳性,绝大部分库欣病患者在注射 CRH 后 10~15min 呈阳性反应;结合 HDDST 和 CRH 兴奋试验一般能鉴别 ACTH 依赖性库欣综合征的病因。

⑤岩下窦采样测 ACTH:正常情况下垂体静脉回流至海绵窦,然后再到岩下窦,而正常岩下窦仅接受垂体静脉血液回流。因此,库欣病患者中枢血 ACTH 浓度明显高于外周血浓度,而异源性 ACTH 综合征患者无此变化,但由于 ACTH 呈脉冲式分泌,在基础状态下测定这种差别可能并不明显,必须结合 CRH 试验,比较注射前、后中枢与外周血 ACTH 浓度差别,则诊断库欣病的准确性明显提高。一般情况下,垂体血液引流呈对称性,因此左、右两侧 ACTH 浓度差还可提示肿瘤位于垂体哪一侧。

⑥核素显像:由于多神经内分泌肿瘤细胞表面都有生长抑素受体,故[131]In 标记奥曲肽可用于受体阳性的异源分泌 ACTH 肿瘤的定位。

(3)ACTH 非依赖性库欣综合征

①肾上腺肿瘤(腺瘤或癌):分泌皮质醇的肾上腺肿瘤除有库欣综合征症状外,可伴有或不伴有高血压和男性化表现。实验室检查结果的一般规律是 a.肾上腺良、恶性肿瘤所致库欣综合征,24h 尿游离皮质醇、17-羟皮质类固醇轻度升高。b.腺瘤患者血尿去氢异雄酮及尿 17-酮皮质类固醇可正常或升高,与皮质醇及 17-羟皮质类固醇水平平行,尿 17-酮皮质类固醇通常

＜20mg/d;c.肾上腺皮质癌患者由于皮质醇前体物质的不适当升高,尿 17-酮皮质类固醇＞20mg/d 甚至更高;d.血 ACTH 受抑制,＜1pmol/L(5pg/ml)或测不出;e.基础血皮质醇测定值升高,尿游离皮质醇或皮质醇代谢产物排泄量增加;f.皮质醇分泌不依赖 ACTH 刺激;g.HDDST甚至极大剂量地塞米松无抑制作用。

②ACTH 非依赖性双侧肾上腺大结节性增生:其特点是血尿类固醇激素浓度升高,基础 ACTH 测不到,CRH 或美替拉酮刺激后血 ACTH 仍测不到;HDDST 时类固醇激素的产生受抑制程度很小,通常对美替拉酮试验反应也小;肾上腺 CT、MRI 示结节状改变,垂体正常。

③原发性色素性结节性肾上腺增生不良:其特点是血皮质醇中度升高,昼夜节律性消失;ACTH 低或测不到;糖皮质激素呈周期性产生或无任何规律;肾上腺核素扫描示肾上腺正常或轻度增大;ACTH 呈抑制状态,LDDST、HDDST 均不能抑制皮质醇分泌;美替拉酮试验时,尿 17-羟皮质类固醇排泄下降。CT 或 MRI 一般正常。

(4)影像学检查

①垂体:在 ACTH 依赖性库欣综合征患者中,垂体影像检查的目的在于确定垂体腺瘤的位置和大小,CT 扫描垂体瘤的发现率明显高于 X 线检查。MRI 在发现垂体 ACTH 微腺瘤时敏感性较 CT 稍高(50%～60%)。

②肾上腺:肾上腺影像学检查在诊断工作中占有很重要的地位,可选 B 超、CT、MRI 及核素扫描检查。一般肾上腺腺瘤直径＞1.5cm,而皮质癌体积更大,均在 B 超敏感检出范围,但 B 超敏感性较低,未发现结节不能排除肾上腺病变。绝大部分肾上腺肿瘤可在薄层 CT 扫描或 MRI 中发现,由于 CT 或 MRI 较[131]I 标记胆固醇扫描费时少,费用低,故一般先选 CT、MRI 检查。碘标记胆固醇肾上腺皮质核素扫描可用于判断肾上腺皮质腺瘤或腺癌的准确部位及功能状态。一侧肾上腺发现肿瘤,对侧肾上腺往往不显影;两侧均有核素密集,则提示肾上腺双侧增生性改变。由于大部分肾上腺皮质癌并不能有效摄取标记的胆固醇,故可能导致引起库欣综合征的相对较大的腺瘤或癌漏诊。

③骨骼系统:库欣综合征患者应常规进行骨骼 X 线检查及双能 X 线骨密度测定,早期发现类固醇性骨质疏松症。

④异源分泌 ACTH 肿瘤:对疑为异源性 ACTH 综合征的患者,应努力寻找原发肿瘤的位置。异源性分泌 ACTH 肿瘤位于胸腔的比例较高,最常见的是小细胞肺癌和支气管类癌,故常规行胸部正、侧位 X 线片、胸部 CT 等检查。高分辨 CT 在薄层扫描时可以发现胸部平片不易发现的小支气管类癌肿瘤。必要时应做[111]In-奥曲肽显像检查或探查胃肠道、腹部及盆腔。

【治疗】

库欣综合征的治疗原则是去除病因,降低机体皮质醇水平,纠正各种物质代谢紊乱,避免长期用药或激素替代治疗,改善患者生活质量,防止复发,提高治愈率。引起库欣综合征的病因很多,具体的治疗方法也有各种不同选择。

1.库欣病

(1)治疗原则:库欣病基本治疗原则是手术或放射治疗去除垂体瘤,以降低 ACTH 的分泌,从而减轻肾上腺增生,使皮质醇分泌减少而达到治疗目的。如上述治疗方法无效,可加用调节神经递质或抑制皮质醇合成的药物以减少皮质醇的合成;如仍不能控制,则可以施行双肾上腺切除术,术后终身服糖皮质激素替代治疗。

（2）垂体瘤摘除术

①垂体微腺瘤:现多采用经蝶窦垂体微腺瘤切除术,既可治愈库欣病,又可最大限度地保留垂体的分泌功能。此方法手术创伤小,手术及术后并发症少。该手术常见的并发症有一过性尿崩症、脑脊液鼻漏、出血、感染、颅内高压等,发生率不高;还有报道并发低钠血症或多尿者,后者多见于伴鞍内扩散的年轻男性患者。

②垂体大腺瘤:由于垂体大腺瘤的生物学特性为浸润性生长,易向垂体外、鞍上扩展,体积大,宜选用开颅手术,尽量切除肿瘤组织,术后宜配合放射治疗或药物(化学)治疗。

（3）垂体放射治疗:放射治疗可减少垂体瘤术后复发率,可作为库欣病的一种辅助治疗方法,常用于无法定位的垂体微腺瘤、因各种原因不能施行垂体手术的大腺瘤或腺癌及术后患者。经改进放射治疗技术包括 γ 刀及 X 刀,可减少照射野周围组织损伤,但其远期效果、术后并发症及对机体内分泌的影响等,将有待进一步观察。50%～80%的库欣病经照射出现病情缓解,一般在放疗后 6 个月至数年开始出现疗效,多数在 2 年内即可见到治疗效果。除了上述的外放射治疗,还可用内照射治疗垂体瘤,也就是将放射性物质($^{198}$Au、$^{90}$Y 等)植入蝶鞍进行放射治疗。

由于放射治疗的不良反应有组织放射性水肿,故不宜作为大腺瘤、已有或可能有视交叉压迫患者的首选治疗方法。放射治疗的术后不良反应有头痛、头晕及耳鸣等,考虑为放射性脑损伤所致;随着时间的延长,可出现部分性或全垂体功能低下,长期随访发生率高达 20%～60%,放射治疗后脑部恶性病变的报道有增加趋势。

（4）肾上腺切除术:肾上腺切除术方法包括肾上腺次全切、全切除术和肾上腺切除后自体移植术等。当库欣病经垂体手术、放射治疗等治疗无效时,最终选可择肾上腺全切术。对诊断库欣病而垂体 MRI 未发现微腺瘤者、因年龄大或其他某种原因不能做垂体手术而病情严重者,宜做肾上腺次全切除术加术后垂体放射治疗。病情轻者,可用药物加垂体放射治疗,以控制肾上腺皮质激素的过度分泌。术前无法预测库欣病患者经治疗后是否发生纳尔逊综合征,故提倡术后定期随访,定期复查垂体 MRI,以尽早发现,及时治疗,避免严重的临床生化异常及出现严重的表现。

（5）药物治疗:库欣病的药物治疗包括两大类,一类是作用于下丘脑—垂体的神经递质,如赛庚啶、溴隐亭、甲麦角林、奥曲肽等;另一类是针对肾上腺皮质,如米托坦、美替拉酮、酮康唑、氨鲁米特等,通过阻断皮质醇生物合成的若干酶来减少皮质醇的合成,用于术前准备或联合治疗。米非司酮有拮抗糖皮质激素的作用,研究还发现可抑制 21-羟化酶活性,适于无法手术的患者,可以缓解库欣综合征的一些症状(如精神分裂症、抑郁症),对垂体、肾上腺病变无作用或作用很小。

2.ACTH 非依赖性库欣综合征

（1）治疗原则:如因肾上腺肿瘤(腺瘤或癌)引起库欣综合征,不论肿瘤为单个、双侧或多发性,必须手术切除;肾上腺意外瘤如伴有临床前期库欣综合征,则应加强随访。肿瘤无法切除时,可以选用皮质醇合成抑制药。

（2）治疗方法

①肾上腺腺瘤：摘除腺瘤，保留已萎缩的腺瘤外肾上腺组织。术后为促进同侧或双侧萎缩的肾上腺组织较快恢复功能，在使用糖皮质激素替代治疗的同时，可每日肌内注射长效ACTH60～80U,2周后渐减量，每隔数日减10U；如萎缩的肾上腺组织反应不良，则需长期用可的松（25～37.5mg/d）替代治疗，随肾上腺功能恢复而递减，大多数患者可在3个月至1年渐停止替代治疗。

②肾上腺皮质癌：应尽早手术切除，术后肾上腺皮质功能低下的患者的激素替代治疗方案基本同腺瘤切除术后。如不能根治或已有转移者，用皮质醇合成抑制药如米托坦降低机体血皮质醇水平以缓解症状。儿童库欣综合征患者肾上腺肿瘤以恶性多见，治疗以手术为主加用化疗，但仍可能持续存在高水平皮质醇且肿瘤易转移。当肿瘤无法切除时还可以考虑用肾上腺动脉栓塞治疗。

③不依赖ACTH的双侧肾上腺增生：应选择双侧肾上腺全切除术治疗，以防止残余肾上腺组织再次增生导致库欣综合征，术后糖皮质激素终身替代治疗。

④异源性ACTH综合征：明确ACTH起源，以治疗原发癌瘤为主，根据病情可选择手术、放疗、化疗或联合治疗。如能根治，则库欣综合征症状可以缓解；如不能根治，则需用皮质醇合成抑制药减少皮质醇合成以减轻临床症状。

【注意事项】

1.围术期的处理

（1）术前：肾上腺肿瘤或增生所致库欣综合征患者术前必须充分做好准备，防止术后急性肾上腺皮质功能不全的发生。如完善术前准备，纠正水、电解质、酸碱平衡，低钾碱中毒者，应补充氯化钾3～6g/d。有糖代谢紊乱或糖尿病者，应给予胰岛素治疗，将血糖控制在正常水平。负氮平衡者给予丙酸睾酮或苯丙酸诺龙治疗。合并感染者合理使用抗生素控制感染。详细检查心、肾等脏器功能，并针对高血压、心律失常等给予适当处理。术前12h及2h各肌内注射醋酸可的松100mg（每侧臀部各50mg）或术前6～12h开始给氢化可的松静脉滴注。

（2）术中：手术时给予氢化可的松100～200mg,加入5%葡萄糖盐水500～1000ml中缓慢静脉滴注；至肿瘤或肾上腺切除后加快滴注速度；如发生血压下降、休克或皮质危象等情况时，应及时给予对症及急救治疗，并立即加大皮质醇用量，按应激处理，直至病情好转。

（3）术后

①术后第1天：氢化可的松静脉滴注量共200～300mg,有休克者常需加量至300～500mg或以上。同时肌内注射醋酸可的松50mg,每6小时1次；或地塞米松1.5mg,每6小时1次。

②术后第2、3天：氢化可的松100～200mg/d静脉滴注或地塞米松1.5mg肌内注射，每8小时1次；或醋酸可的松50mg,肌内注射，每8小时1次。

③术后第4、5天：氢化可的松50～100mg/d静脉滴注或地塞米松1.5mg,肌内注射，每12小时1次；或醋酸可的松50mg,肌内注射，每12小时1次。

④术后第6、7天及以后：糖皮质激素改为口服维持量，泼尼松Smg,每天3次，以后逐渐减至维持量。

2.糖皮质激素替代对于肾上腺皮质增生次全切除的患者,糖皮质激素可缓慢减量,最后可停用。在用激素治疗过程中,应观察血压、电解质、尿 17-羟皮质类固醇、17-酮皮质类固醇及血皮质醇浓度等;术后为刺激萎缩的肾上腺加速恢复,可加用 ACTH20～60U/d 肌内注射;7～10d 后减量,每数日减 10U。

(李　朵)

# 第十节　嗜铬细胞瘤

以往将来源于肾上腺髓质和肾上腺外嗜铬组织的合成和分泌儿茶酚胺类物质的肿瘤统称为嗜铬细胞瘤,尽管二者的临床表现和治疗原则基本相似,但在恶性肿瘤发生风险及遗传学等方面仍存在差异,所以近年来将源自肾上腺髓质的肿瘤定义为嗜铬细胞瘤(PCC),源自肾上腺外的称之为副神经节瘤(PGL)。嗜铬细胞瘤是一种较少见的疾病,患者可因长期血压升高造成严重的心、脑、肾血管损害,或因高血压的突然发作而危及生命;但是如能早期、正确诊断并行手术切除肿瘤,它又是临床可治愈的一种继发性高血压。

**【流行病学】**

嗜铬细胞瘤是一种较少见的肿瘤,在高血压人群中的发病率不足 0.2％。嗜铬细胞瘤的确切患病率尚不清楚,尸检中嗜铬细胞瘤的发生率为 1∶2000,其漏诊率高,只有不足 50％ 的嗜铬细胞瘤患者在死前被确诊。嗜铬细胞瘤可发生在任何年龄,其发病年龄高峰为 20～50 岁,男女性别无明显差异。

**【诊断标准】**

1.临床表现　嗜铬细胞瘤的临床表现多种多样,与分泌的儿茶酚胺的种类、分泌量、分泌方式和肿瘤大小等均有关。

(1)高血压:可表现为阵发性、持续性或在持续性高血压的基础上阵发性加重。其中阵发性高血压为嗜铬细胞瘤的特征性表现,约 40％～50％ 患者表现为阵发性高血压,50％ 的患者为持续性高血压,另有 10％ 的患者血压正常。通常一般降压药无效,体位变换、压迫腹部、活动、情绪变化或排便可诱发高血压发作。严重高血压发作可发生高血压脑病或心、肾严重并发症而危及生命。

(2)典型三联征:典型三联征是嗜铬细胞瘤患者高血压发作时最常见的伴发症状,表现为头痛、心悸、多汗。

①头痛通常为严重性头痛,持续时间不定,具有典型临床症状的患者约有 90％ 出现头痛。

②具有临床症状的患者约有 60％～70％ 出现多汗,其他的症状包括心悸、震颤、面色苍白、呼吸困难、乏力或濒死感。

(3)直立性低血压:其原因可能与长期儿茶酚胺水平增高而使血管收缩、血容量减少、肾上腺能受体降调节、自主神经功能受损致反射性外周血管收缩障碍等因素有关。高血压伴直立性低血压则支持嗜铬细胞瘤诊断,而患者接受 α 受体阻断剂及扩容治疗后,直立性低血压可减轻。

(4)其他少见的临床症状及体征

1)代谢紊乱:嗜铬细胞瘤患者常有糖、脂代谢异常,可有糖耐量减退或糖尿病,血中游离脂肪酸浓度升高;患者可有怕热、多汗、体重减轻等代谢增高的症状和体征;部分患者血压急剧上升时可有体温增高并伴白细胞增多。

2)其他系统的症状

①心血管系统:儿茶酚胺心肌病、多种心律失常、心肌缺血或心肌梗死、心功能不全等心血管疾病症状及体征。

②消化系统:恶心、呕吐、腹痛、便秘、肠梗阻、溃疡出血、穿孔、腹膜炎、胆石症等胃肠道症状;如肿瘤位于盆腔,用力排便时可诱发高血压发作。

③泌尿系统:高血压发作时可出现蛋白尿、肾血管受损、肾功能不全。如肿瘤位于膀胱壁,排尿时可诱发高血压发作。

④神经系统:精神紧张、烦躁、焦虑、恐怖或濒死感,有的患者可出现晕厥、抽搐,症状性癫痫发作等神经、精神症状。

⑤内分泌系统:可为多发性内分泌腺瘤病(MEN)Ⅱ型或 MEN 混合型的组成部分而可表现出相应疾病的临床症状和体征。

⑥腹部肿块:如瘤体内有出血或坏死,则有相应部位疼痛等症状,出血多时可有血压下降。轻按腹部肿块可使血压明显升高。

(5)无症状的嗜铬细胞瘤:由于计算机成像技术的广泛应用,越来越多被诊断嗜铬细胞瘤的患者没有临床症状,是在发现肾上腺意外瘤的过程中被诊断。

(6)家族性嗜铬细胞瘤:不同于散发性嗜铬细胞瘤,当嗜铬细胞瘤作为多发性内分泌性腺瘤病Ⅱ型的一部分时,只有一半的患者具有临床症状,约 1/3 的患者有高血压。在 vonHippel-Lindau 病相关的嗜铬细胞瘤中,也有约 35010 的患者没有临床症状,其血压正常,检测的儿茶酚胺亦正常。有 SDHB 基因突变的家族性嗜铬细胞瘤具有恶性倾向,约 34%~70% 的患者为恶性嗜铬细胞瘤。

2.何时开始排查嗜铬细胞瘤 具有以下一种或多种表现者需排查嗜铬细胞瘤:

(1)交感神经兴奋症状:心悸、头痛、出汗、震颤或面色苍白。

(2)顽固性高血压。

(3)合并嗜铬细胞瘤的家族性疾病。

(4)具有嗜铬细胞瘤的家族史。

(5)意外发现的肾上腺占位。

(6)在麻醉、手术或血管造影过程中具有升压反应。

(7)发病年龄早的高血压≤20 岁。

(8)特发性扩张型心肌病。

3.肿瘤特点 大约 95% 的肿瘤位于腹部,85%~90% 在肾上腺内(嗜铬细胞瘤),约 10%~15% 的肿瘤位于肾上腺外(副神经节瘤)。约 10% 为多发性嗜铬细胞瘤。

4.恶性度 在所有儿茶酚胺分泌瘤中有大约 10%~20% 为恶性,恶性嗜铬细胞瘤同良性肿瘤在组织学和生物化学方面是相同的,恶性嗜铬细胞瘤的诊断主要根据其出现恶性生物学行为(如远处转移)而确立。恶性可能发生于肿瘤切除后 20 年之久。因此即使嗜铬细胞瘤和副神经瘤在病理检查中被认为是良性,仍需对所有患者进行长期随访以确诊良恶性。

5.诊断方法

(1)定性诊断

1)激素及代谢产物测定

①血、尿儿茶酚胺(CA)水平测定用高效液相色谱电化学检测法进行检测。测定尿或血浆儿茶酚胺水平升高有助于诊断。

②尿 3-甲氧基肾上腺素(MN)及 3-甲氧基去甲肾上腺素(NMN)排量测定用高效液相色谱电化学检测法进行检测。MN 及 NMN 分别是肾上腺素和去甲肾上腺素的中间代谢产物。尿 MN+NMN 对嗜铬细胞瘤的诊断敏感性和特异性均较 CA 高,因而有较大的诊断价值。

③尿香草扁桃酸(VMA)或高香草酸(HVA)排量测定 VMA 是肾上腺素和去甲肾上腺素的代谢终产物,HVA 是多巴胺的最终代谢产物。VMA 对嗜铬细胞瘤的诊断敏感性明显低于 CA。

以上检查可测 24 小时尿,或测发作时 2~4 小时尿,与次日不发作时同样时间和条件下尿中上述激素及代谢产物水平比较,增高 3 倍以上则可诊断。为避免药物干扰 CA 及其代谢产物的测定,于收集血、尿标本前应视病情尽可能停用药物:如利血平、溴隐亭、钙通道阻滞剂、血管紧张素转换酶抑制剂、甲基多巴、左旋多巴、四环素、红霉素、奎宁、奎尼丁、水合氯醛、氯丙嗪、阿司匹林、对乙酰氨基酚、普萘洛尔、拉贝洛尔、茶碱、乙醇、硝酸甘油、硝普钠等。避免摄取茶、咖啡、可乐、香蕉及抽烟等。

2)药理实验

既往曾使用的药理试验(包括激发试验和抑制试验)因为敏感性和特异性均欠佳,并有潜在的危险性,已趋淘汰。

3)其他检测方法

①嗜铬蛋白 A:嗜铬蛋白 A 在交感神经末梢颗粒中储存和释放,嗜铬细胞瘤患者嗜铬蛋白 A 水平会增加。嗜铬细胞瘤血清 CGA 水平升高为非特异性的,在其他一些神经内分泌肿瘤中也可以升高。

②神经肽 Y:嗜铬细胞瘤患者血浆神经肽 Y 水平会升高。

(2)定位诊断

①CT 扫描:为首选的无创性影像学检查,必要时行增强扫描,为避免诱发高血压发作,应事先用药物治疗或准备好酚妥拉明。

②B 型超声波检查:可作为嗜铬细胞瘤的肿瘤初筛定位手段。

③磁共振显像(MRI):可以区分嗜铬细胞瘤和其他肾上腺占位,在 $T_2$ 加权图像上,同肝组织相比,嗜铬细胞瘤具有高信号,而其他肾上腺肿瘤则是等信号。然而,MRI 缺少 CT 所具有的良好的空间分辨率。

④[131]I-间碘苄胍(MIBG)闪烁扫描:对肾上腺外、多发或恶性转移性嗜铬细胞瘤病灶的定位有较高的诊断价值,能同时对嗜铬细胞瘤进行定性和定位诊断,对低功能的肿瘤显像较差,可出现假阴性。

⑤奥曲肽显像:70%~80%的嗜铬细胞瘤表达生长抑素受体。奥曲肽是稳定的生长抑素

类似物,它对生长抑素受体 2、5 亚型的亲和力强。临床上用 $^{99}$Tm 等核素标记奥曲肽进行生长抑素受体显像以定位嗜铬细胞瘤,奥曲肽显像对恶性/转移性嗜铬细胞瘤的定位诊断率优于 $^{131}$I-MIBG 显像。

⑥ $^{18}$F-FDG-PET:对嗜铬细胞瘤诊断的敏感性达 70%～88%。

【治疗原则】

嗜铬细胞瘤诊断后即应常规给予 α-肾上腺能受体阻断剂进行术前准备,控制血压和临床症状后,行手术切除肿瘤,临床常用的治疗药物有:

1.α 肾上腺能受体阻断剂

(1)酚妥拉明:用于高血压的鉴别诊断试验、治疗高血压危象发作或在手术中控制血压,但不适于长期治疗。

(2)酚苄明:用于手术前准备,初始剂量 10mg,每日 2 次,视血压控制情况逐渐加量,平均剂量 0.5～1.0mg/(kg·d),术前至少服药 2 周以上。服药过程中应监测卧、立位血压和心率的变化。

(3)其他 α 肾上腺能受体阻断剂:如哌唑嗪、特拉唑嗪、多沙唑嗪、乌拉地尔等。

2.β 肾上腺能受体阻断剂

(1)普萘洛尔(心得安):初始剂量 10mg,2～3 次日,可逐渐增加剂量以达到控制心率的目的。

(2)阿替洛尔(氨酰心安):常用剂量 25～50mg,2 次/日。

(3)美托洛尔(美多心安):常用剂量 50mg,2～3 次/日。

(4)艾司洛尔可用于静脉滴注,迅速减慢心率。

在嗜铬细胞瘤患者的术前准备过程中,用 α 肾上腺能受体阻断剂后出现持续性心动过速(>120 次/分)或室上性快速心律失常时,才考虑加服 β 肾上腺能受体阻断剂。但绝不能在未使用 α 肾上腺能受体阻断剂的情况下单独或先用 β 肾上腺能受体阻断剂,否则可因此导致严重肺水肿、心力衰竭或诱发高血压危象的发生而加重病情。

3.钙离子通道阻断剂　钙离子通道阻断剂(CCB)可作为嗜铬细胞瘤患者术前联合治疗的一部分,适用于伴有冠心病或儿茶酚胺心肌病的嗜铬细胞瘤患者,或与 α、β 肾上腺能受体阻断剂合用进行长期治疗。临床常用硝苯地平,口服 10～30mg/d。

4.血管紧张素转换酶抑制剂　血管紧张素转换酶抑制剂(ACEI)如卡托普利等,可通过抑制肾素-血管紧张素系统来降低血压,常用剂量为口服 12.5～25.0mg,3 次/日。

5.血管扩张剂　硝普钠是一种强有力的血管扩张剂,主要用于嗜铬细胞瘤高血压危象发作或手术中血压持续升高者。从小剂量开始,逐渐增加至 50～200μg/min,严格监测血压,调整药物剂量,以防血压骤然下降。

6.儿茶酚胺合成抑制剂　α-甲基对位酪氨酸为酪氨酸羟化酶的竞争性抑制剂,阻断 CA 合成。口服初始剂量为 250mg,6～8 小时服一次,根据血压及血、尿 CA 水平调整剂量,可逐渐增加,总剂量为 1.5～4.0g/d。副作用为嗜睡、抑郁、消化道症状、锥体外系症状如帕金森综合征等,减量或停药后,上述副作用可很快消失。

7.补充血容量　 $^{131}$I-MIBG 不仅用于定位诊断,还通过其含有的放射性碘而达到破坏肿瘤细胞的目的,常用剂量 $100 \sim 250 mCi(1Ci = 3.7 \times 10^{10} Bq)$,主要用于治疗恶性及手术不能切除的嗜铬细胞瘤患者。

（李　朵）

# 第十一节　原发性醛固酮增多症

原发性醛固酮增多(简称原醛症)是指肾上腺皮质球状带病变,分泌过多醛固酮,导致水钠潴留、血容量增多、肾素-血管紧张素系统活性受抑制,典型表现为高血压、低血钾、低血浆肾素活性和高醛固酮血症。原醛症的常见原因是肾上腺皮质腺瘤、单侧或双侧肾上腺增生,少见原因为特发性醛固酮增多症或遗传缺陷所致的糖皮质激素可调节的醛固酮增多症。

**【病理生理】**

肾素-血管紧张素系统是醛固酮分泌最主要的调节因素,当有效循环血量减少、血压下降、钠离子浓度减低、前列腺素或 β 肾上腺素能刺激时,肾素释放增加,血管紧张素 I 转化为血管紧张素 II 增多,从而刺激醛固酮的合成和分泌。钾是醛固酮合成和释放的另一主要调节因素,高钾刺激醛固酮分泌,低钾抑制醛固酮分泌。另外,垂体释放 ACTH 和醛固酮刺激因子、前列腺素等也参与调节醛固酮的合成或分泌。醛固酮超生理需要量分泌可导致原发性醛固酮增多症,表现为高血钠、低血钾、肾素-血管紧张素系统被抑制、碱中毒。原发性醛固酮增多症有两种主要类型,即肾上腺皮质分泌醛固酮的腺瘤(醛固酮瘤)及双侧肾上腺皮质增生(特发性醛固酮增多症)。另外,较少见的类型有糖皮质激素可抑制性醛固酮增多症、原发性肾上腺皮质增生、产生醛固酮的肾上腺癌及分泌醛固酮的异位肿瘤。

**【临床表现】**

原发性醛固酮增多症的主要症状包括高血压和低血钾。

1.高血压　高血压是原醛症最主要和最早出现的症状,随着病程进展,血压逐渐增高,但多呈良性过程,对一般降压治疗效果欠佳。原醛高血压的发生机制主要与体内钠潴留有关,另外,动脉血管壁平滑肌细胞内水潴留,血管壁肿胀,管腔狭窄,外周阻力增强,也导致血压增高。

2.低血钾　大量醛固酮作用下,钾从尿中严重丢失,造成血钾降低。血钾在疾病早期可正常或维持于正常低限,临床无低钾症状。随着病情进展,病程延长,血钾持续下降,常在 $3mmol/L$ 以下,并出现低血钾症状。

(1)肌肉:表现为肌肉软弱无力或典型的周期性肌麻痹,后者常因劳累、久坐、呕吐腹泻或大量利尿等诱发,受累部位多为双侧下肢,严重者四肢麻痹,甚至影响吞咽和呼吸。麻痹持续的时间可为数小时、数日或更久,发作间隔长短不一。麻痹的发生与血钾降低的程度相关。

(2)心:长期低钾可引起心脏受累,心电图可表现为典型的低钾图形,如 Q-T 间期延长,T 波增宽、压低或倒置,U 波明显,TU 融合成双峰,ST 段压低等,严重者可有心律失常。

(3)肾:长期大量失钾,肾小管上皮空泡样变性,肾浓缩功能减退,可有多尿、夜尿增多等症,并对抗利尿激素不敏感。过多的醛固酮使尿钙及尿酸排泄增多,易并发肾石病及尿路感染。长期继发性高血压则可导致肾动脉硬化引起蛋白尿和肾功能不全。

(4)内分泌系统表现:缺钾可引起胰岛 B 细胞释放胰岛素减少,因此原醛症患者可出现糖耐量减低,醛固酮过多也可能直接影响胰岛素的活性作用;原醛症患者尿钙排泄增多,为了维持正常血钙水平,PTH 分泌增多;另外,醛固酮瘤患者血浆瘦素水平低而肾上腺髓质素水平升高,后者的血液浓度与肿瘤大小有关,术后可改善。

(5)其他:低钾引起代谢性碱中毒。碱血症使血中游离钙减少,加之醛固酮促进钙、镁排泄,造成了游离钙降低及低镁血症,引起手足搐搦和肌肉痉挛症状。

**【诊断依据】**

1.实验室检查

(1)血、尿醛固酮:醛固酮分泌具有昼夜节律,清晨时分泌量高而夜间睡眠时低,原发性醛固酮增多症患者血、尿醛固酮明显升高。

(2)血、尿电解质:低血钾存在于较严重的病例中,只有 50% 的腺瘤和 17% 的增生患者血钾<3.5mmol/L,故低血钾作为诊断原醛症的敏感性、特异性都很低;血钠多处于正常高范围;血镁可低于正常;尿钾多在 25mmol/24h 以上。

2.特殊检查

(1)平衡餐试验:平衡餐试验是在普食条件下将患者每日钠钾摄入量分别控制在 160mmol 和 60mmol,共 8d,于第 5、6、7 天抽血测血 $Na^+$、血 $K^+$、$CO_2$ 结合力,并分别留 24h 尿测尿 $Na^+$、$K^+$、pH,第 8 天于上午 8 时抽血测血醛固酮及留 24h 尿测尿醛固酮。平衡餐试验的目的主要在于固定每日钠钾摄入条件下观察患者的钠钾代谢情况,并可作为选择进一步检查的依据及与其他试验比较后有助于原醛的诊断。原醛患者血钠为正常高水平或略高于正常,尿钠<150mmol/24h,亦可>160mmol/24h,表现“脱逸”现象。血钾<3.5mmo/L,尿钾>30mmol/24h。血 $CO_2$ 结合力可高于正常,呈碱血症,而尿 pH 呈中性或弱碱性,表现为反常性碱性尿。

(2)低钠试验:每日钠摄入量限制在 10～20mmol,钾摄入为 60mmol,连续 7d,每日测血压,第 5、6、7 天各测血 $Na^+$、$K^+$、$CO_2$ 结合力,并留 24h 尿测尿 $Na^+$、$K^+$、pH。第 7 天同时测血醛固酮及 24h 尿醛固酮排量。在此期间,原醛症患者在高醛固酮血症影响下,继续潴钠排钾,致尿钠数日内明显减少,可降至 10～20mmol/24h,甚至无钠排出,尿钾排量也明显减少,血钾有所升高,血及 24h 尿醛固酮无显著改变。

(3)高钠试验:每日摄入钠 240mmol,钾仍为 60mmol,连续 7d,每日测血压,第 5、6、7 天各测血 $Na^+$、$K^+$、$CO_2$ 结合力,并留 24h 尿测尿 $Na^+$、$K^+$、pH。第 7 天同时测血及 24h 尿醛固酮。由于原醛症患者醛固酮的分泌呈自主性,不受高钠摄入的抑制,当患者钠摄入量增加时,到达肾远曲小管的钠离子量增加,在醛固酮作用下钠的重吸收增加,促进钠钾交换,尿钾排泌增加血钾降低,故原醛症患者经高钠试验后尿钾排量增多,血钾下降,血压升高,症状及生化变化显著,血及 24h 尿醛固酮不受抑制。对低血钾不明显的患者可做此试验,若临床及生化表现明显,则不做此试验,以免加重病情。

(4)螺内酯试验:螺内酯 100mg,4/d,口服,共 7d,每日测血 $Na^+$、$K^+$、$CO_2$ 结合力,尿 $Na^+$、$K^+$ 和 pH,观察血压及临床症状。原醛症患者服药 1 周后尿钾减少,尿钠增多,血钾上升,血钠下降,血 $CO_2$ 结合力下降,尿 pH 酸性,症状改善,血压有不同程度下降。

(5)肾素-血管紧张素测定及动态试验:动态观察患者血浆肾素活性的变化可为原醛症的

诊断提供依据。

动态试验方法：清晨平卧位抽血测肾素活性及血管紧张素Ⅱ，再给患者注射呋塞米（0.7mg/kg，总量不超过 40mg），而后站立 4h 后再抽血测肾素活性及血管紧张素Ⅱ；或是清晨平卧位抽血测肾素活性及血管紧张素Ⅱ作为对照，给患者低钠饮食 5d，并于第 5 天让患者站立 4h 后再抽血测血浆肾素活性及血管紧张素Ⅱ。原醛症患者原来降低的血浆肾素活性在低钠饮食（或呋塞米 0.7mg/kg）及立位刺激下，无显著上升。血浆肾素活性正常基值 0.46～0.64ng/(ml·h)，正常人激发值为 2.96～4.00ng/(ml·h)；血管紧张素Ⅱ正常基值 24.11～27.89ng/(ml·h)，正常人激发值为 38.84～51.16ng/(ml·h)。

3.定位检查　可行 B 型超声检查，肾上腺 CT 和（或）MRI，[131] 碘化胆固醇肾上腺扫描及肾上腺血管造影等检查，也可行赛庚啶试验协助鉴别醛固酮瘤及特发性醛固酮增多症。

(1)肾上腺 B 型超声波检查：一般直径＞1cm 的腺瘤多可显示，但小腺瘤与肾上腺增生较难鉴别。

(2)肾上腺 CT 和（或）MRI：CT 及 MRI 对醛固酮瘤的诊断较为敏感，直径＜1cm 的腺瘤也可显示。如发现单侧肾上腺直径＞1cm 的肿块时，对诊断醛固酮有较大意义。直径＞3cm 的肾上腺肿块应警惕肾上腺皮质癌。

(3)[131] 碘化胆固醇肾上腺扫描：根据 [131] 碘化胆固醇在肾上腺转化为皮质激素的原理，用扫描法显示腺瘤及增生组织中 [131] 碘的浓集部位。如一侧肾上腺放射性浓集，提示该侧有腺瘤，一般腺瘤在 1cm 以上者，90% 能做出正确定位。如两侧均有放射性浓集，提示为双侧增生，对增生的诊断价值略低于腺瘤。

(4)肾上腺血管造影：以静脉造影价值较大，并可通过静脉导管分别自左右两侧静脉取血测醛固酮，以鉴别腺瘤或增生，以及腺瘤定位。此法属创伤性检查，多用于诊断无法明确者。

(5)赛庚啶试验：醛固酮瘤患者与特发性醛固酮增多症患者对赛庚啶的反应不同。赛庚啶为 5-羟色胺拮抗药，特发性醛固酮增多症患者中 5-羟色胺能使神经元活性增高致肾上腺球状带分泌醛固酮增多，服用赛庚啶后血浆醛固酮多下降 30% 以上，而醛固酮瘤患者的醛固酮分泌呈自主性，不受 5-羟色胺调节，故服用赛庚啶后血醛固酮无变化。

试验方法：口服赛庚啶 8mg，于服药前及服药后每 30 分钟抽血一次测定血醛固酮，共测 4 次。

## 【鉴别诊断】

1.原发性高血压　部分原发性高血压患者服用利尿药也可以导致低血钾，同时血醛固酮水平增高。

2.继发性醛固酮增多症　是指肾上腺以外的疾病引起醛固酮分泌过多的一组病症，如有效血容量减少、肾血流灌注减少、慢性肾病、肾素分泌瘤、雌激素治疗、妊娠等，临床上以血浆肾素、血管紧张素、醛固酮均增高为特点，而肌无力、低钾症状较轻。

3.肾性高血压　肾动脉狭窄性高血压、恶性高血压，均由于肾缺血，刺激肾素-血管紧张素系统，导致继发性醛固酮增多而合并低血钾。但本病患者血压呈进行性升高，较短时间内即可出现视网膜损害和肾损害，往往有氮质血症和酸中毒表现。肾动脉狭窄者在肾区可听到血管杂音，静脉肾盂造影及放射性肾图等可发现一侧肾功能减退，而肾动脉造影可确诊。另外，根据患者肾素-血管紧张素系统活动增高,可与原醛症鉴别。但亦要警惕肾动脉狭窄合并原醛症及终末期原醛症的情况,两者都可能掩盖原醛症的表现而致漏诊。

4.Liddle综合征　即假性醛固酮增多症,为一种家族性单基因遗传病,是由于编码远端小管上皮细胞钠通道蛋白β链或γ链的基因发生活化突变,使钠通道活性增高,钠重吸收增强,钾-钠交换、钠-氢交换过度加强,导致高血压、低血钾和碱血症,但尿酸化正常。肾素-血管紧张素-醛固酮系统受抑制,肾上腺影像学检查无异常,用螺内酯治疗无效,而用肾小管钠重吸收抑制药氨苯蝶啶治疗反应良好,可与原醛症鉴别。

## 【治疗方案】

原醛症治疗分手术治疗和药物治疗两方面。腺瘤手术效果好,增生型可行肾上腺次全切除术或药物治疗,特发性醛固酮增多症需药物治疗。如临床难以确定是腺瘤或增生,可行手术探查,也可用药物治疗并随访病情发展。

1.手术治疗

手术治疗对肾上腺醛固酮瘤的效果好。术前应做适当准备,纠正电解质代谢紊乱,使血钾恢复正常,并适当降低血压。术前螺内酯的降压效果较好者术后疗效佳。术后血钾多在 3～7d 恢复正常,血压可逐渐降至正常或接近正常。注意术前不宜用利血平类使体内儿茶酚胺耗损的降压药,可短期使用适量的肾上腺皮质激素,防止术后皮质功能不足的发生。

2.药物治疗

(1)醛固酮拮抗药:螺内酯可拮抗醛固酮对肾小管的作用,钠排泄增多,氢、钾排泄减少,当体内醛固酮过多时,螺内酯的作用就特别明显,但其合成不受影响,故用药期间醛固酮含量不变。螺内酯初始剂量为 200～400mg/24h,分坎口服,低血钾多可很快纠正,血压恢复正常则常需 4～8 周。治疗几个月后可减至 40～60mg/24h。可有胃肠道反应、性欲减退、男性乳房发育、女性月经紊乱等不良反应。

(2)钙通道阻滞药:可抑制醛固酮的分泌,并抑制血管平滑肌的收缩,减少血管阻力,降低血压。与螺内酯合用可使血钾过度升高,故需慎用。

(3)血管紧张素转化酶抑制药:可使醛固酮分泌减少,改善钾的平衡并使血压降至正常。与螺内酯合用时也需注意避免血钾过度升高。

(4)氨鲁米特:能阻断胆固醇转变为孕烯醇酮,使肾上腺皮质激素的合成受到抑制。可用 0.5～1.5g/d,分次口服。

(5)5-羟色胺抑制药:赛庚啶可抑制垂体 POMC 类衍生物的产生,对特发性醛固酮增多症患者有效。可予赛庚啶 8mg 分次口服。

(6)阻断醛固酮合成药:酮康唑,大剂量时可阻断几种细胞色素 $P_{450}$ 酶,干扰肾上腺皮质 11β-羟化酶和胆固醇链裂解酶活性,可用于治疗原醛症。氨鲁米特可阻断胆固醇变为孕烯醇酮,使肾上腺皮质激素合成受抑,亦可用于治疗原醛症,但两药均有较大不良反应,长期应用的疗效尚待观察。

(7)其他:顺铂可用于肾上腺醛固酮癌的治疗。一部分患者因属 ACTH 依赖,故用小剂量地塞米松可获缓解。

## 【小结】

原发性醛固酮增多症是因为肾上腺皮质本身病变,分泌过多的醛固酮,导致水钠潴留、血容量扩张、肾素-血管紧张素系统活性受抑制,患者的主要临床特征为高血压、低血钾、肌无力、血浆肾素活性受抑及醛固酮水平升高。高血压病患者,特别是出现过自发性低血钾或用利尿药很易诱发低血钾的患者均须考虑原醛症的可能。原醛症的治疗有手术和药物两种方式,腺瘤、癌肿、原发性肾上腺皮质增生应选择手术治疗,特醛症和糖皮质激素可抑制性醛固酮增多症应采用药物治疗。

(李　朵)

# 第十二节　内伤发热

内伤发热是指以饮食、情志、劳倦、病理产物、外伤、体质等病因,导致脏腑功能失调,气血阴阳亏虚为基本病机的以发热为主的病证。一般起病较缓,病程较长。临床上多表现为低热,但有时可以是高热。西医学中的功能性低热、肿瘤、血液病、结缔组织疾病、内分泌疾病,部分慢性感染性疾病所引起的发热,以及某些原因不明的发热,有内伤发热的临床表现时,均可参照本证辨证论治。

## 【病因病机】

本病主要是饮食、情志、劳倦、久病体虚等因素引起。饮食失调,劳倦过度,或久病失于调理,导致脾胃气虚,气虚阳浮;气虚发热日久,病损及阳,阳气虚衰,则发展为阳虚发热;素体阴虚,或热病津伤,或误用、过用温燥药物,阴精亏虚,水不制火;久病心、肝血虚,或脾虚不能生血,或外伤手术出血、失血,阴血不足无以敛阳;情志抑郁或恼怒,肝失条达,肝火内盛;诸病因产生瘀血、痰浊,瘀阻经络,气血瘀滞不畅,痰湿壅遏,郁久化热。因此内伤发热的主要病机为脏腑功能失调,气血阴阳亏虚,或气血痰湿郁遏引起发热。

## 【诊断与鉴别诊断】

1.诊断依据

(1)病程较长,多为低热,或自觉发热,表现为高热者较少。不恶寒,或虽有怯冷,但得衣被则温。常兼见头晕、种疲、自汗、盗汗、脉弱等症。

(2)一般有气、血、水壅遏或气血阴阳亏虚的病史,或有反复发热的病史。

(3)必要时可做有关的实验室检查,以协助诊断。

2.鉴别要点　主要与外感发热相鉴别,其主要特点:

(1)病史及起病特点。内伤发热由内因引起,起病缓慢,一般病程较长,有反复发作的病史。而外感发热由感受外邪所致,起病较急,病程较短。

(2)临床表现。内伤发热而不恶寒,或虽寒但得衣被则减,通常伴有头晕、神倦、自汗、盗汗、脉弱无力等症。而外感发热则多表现为高热,外邪不除则发热不退。发热初期常伴有恶寒,其寒虽得衣被而不减,常兼见身痛、鼻塞、流涕、咳嗽、脉浮等症。

### 【辨证论治】

1.辨证要点

(1)辨病位病性:内伤发热的病位在脾、胃、肝、肾。内伤发热之病性有虚热、实热之不同。其中气虚发热、阴虚发热、阳虚发热为虚火内生,均属虚热;肝郁发热与瘀血发热均属实热。

(2)辨病情之轻重:一般认为,发热间歇时间渐长,舌脉症相合者为顺证,病情较轻;而病程长,热势亢盛,持续不减,兼见症状多,病证错杂,舌脉症不相应者多为逆证,病情较重。

2.治疗原则　　内伤发热总的治疗原则,实火宜泻,虚火宜补。属实者,宜以解郁、活血、除湿为主,适当配伍清热。属虚者,则以益气、养血、滋阴、温阳,除阴虚发热可适当配伍清退虚热的药物外,其余均应以补为主。

3.分证论治

(1)气虚发热

主证:发热,热势或高或低,劳累后加剧,倦怠乏力,少气懒言,自汗,易患外感,食少便溏;舌质淡,苔薄白,脉沉细弱。

治法:益气健脾,甘温除热。

方药:补中益气汤加减。黄芪 20g,白术 12g,陈皮 6g,柴胡 6g,人参 10g,甘草 6g,升麻 6g,当归 10g。

(2)肝郁发热

主证:时觉身热心烦,热势常随情绪波动而起伏,精神抑郁或烦躁易怒,胸胁胀闷,喜叹息,口苦而干;苔黄,脉弦数。妇女常兼月经不调,经来腹痛,或乳房发胀。

治法:疏肝解郁,清肝泻热。

方药:丹栀逍遥散加减。牡丹皮 10g,栀子 10g,当归 10g,白芍 10g,柴胡 10g,茯苓 10g,白术 10g,甘草 6g,薄荷 3g,煨姜 6g。

(3)瘀血发热

主证:午后或夜晚发热,或自觉身体某些局部发热,口干咽燥而不欲饮,躯干或四肢有固定痛处或肿块,甚或肌肤甲错,面色萎黄或黯黑;舌质紫黯或有瘀点、瘀斑、脉涩。

治法:活血化瘀。

方药:血府逐瘀汤加减。桃仁 10g,当归 10g,川芎 6g,红花 10g,生地黄 10g,五灵脂 10g,枳壳 6g,赤芍 10g,柴胡 10g,桔梗 6g,川牛膝 10g,甘草 6g。

(4)血虚发热

主证:发热多为低热,头晕眼花,身倦乏力,心悸不宁,面白少华,唇甲色淡;舌质淡,脉细弱。

治法:益气养血。

方药:归脾汤加减。白术 10g,人参 10g,黄芪 20g,当归 10g,甘草 6g,茯神 15g,远志 6g,炒枣仁 15g,木香 6g,龙眼肉 10g,生姜 5g,大枣 10g。

(5)阴虚发热

主证:午后或夜间发热,手足心发热,或骨蒸潮热,心烦,少寐,多梦,颧红,盗汗,口干咽燥,大便干结,尿少色黄;舌质于红或有裂纹,无苔或少苔,脉细数。

治法:滋阴清热。

方药:清骨散加减。银柴胡 10g,地骨皮 10g,胡黄连 10g,知母 10g,青蒿 10g,秦艽 10g,鳖甲 15g,甘草 3g。

(6)阳虚发热

主证:发热欲近衣,面色苍白,形寒肢冷,四肢不温,头晕嗜寐,腰膝酸痛;舌质胖润或有齿痕,苔白润,脉沉细而弱或浮大无力。

治法:温肾助阳,佐以育阴。

方药:右归丸加味。肉桂 6g,炮附子 10g,鹿角胶 10g,熟地黄 15g,山药 15g,山茱萸 10g,枸杞子 10g,杜仲 10g,菟丝子 10g,当归 10g。

(7)痰湿郁热

主证:身热不扬或午后低热,身重倦怠或头昏沉,嗜睡,或汗出而黏,口干不欲饮,纳食不香或脘闷不知饥;舌淡红,苔白腻,或黄腻,脉弦滑或滑数。

治法:清热利湿。

方药:三仁汤加减。杏仁 10g,白蔻仁 6g,生薏苡仁 20g.半夏 10g,厚朴 6g,通草 5g,滑石 10g,竹叶 10g,黄连 6g,黄芩 10g。

4.单验方

(1)黄芪 15g,当归 10g,大枣 5 枚,共煎服。可用于治疗气血虚发热。

(2)熟地黄、白芍、当归、黄芪各 10g,水煎服。可用于血虚发热。

(3)黄芪、人参、肉桂、甘草各适量,水煎服。可用于治阳虚发热轻症。

(4)秦艽、地骨皮、鳖甲各 15g,水煎服。用于治疗阴虚发热。

(5)藿香、佩兰各 10g,生薏苡仁 30g,柴胡 10g,共煎服。用于治湿郁发热。

5.针灸疗法    阳虚发热者,针刺百会、大椎、内关、间使等穴;或熏灸,或隔姜、隔附子饼艾灸气海、关元、神阙、足三里等穴。痰湿发热者,针刺阴陵泉、丰隆、外关等穴。血虚发热者,针刺足三里、曲池等穴。阴虚发热者,针刺太溪、复溜、三阴交等穴。气郁发热者,针刺期门、行间、三阴交等穴。

【预防】

及时治疗外感发热及其他疾病,防止久病伤正,保持精神愉快,避免过劳,注意调节饮食,保护脾胃功能,均为预防内伤发热发生、发展的重要环节。

本病后期,热退后可行康复疗法,主要从药物、食疗及自我保健三方面着手。

(胡江东)

# 第七章　风湿免疫系统疾病

## 第一节　类风湿关节炎

**【概述】**

类风湿关节炎(简称 RA)是一种以关节病变为主的多系统性慢性炎症性的自身免疫性疾病。其主要病理为慢性滑膜关节炎,累及软骨、骨、韧带和肌腱,表现为持续反复发作的对称性手、腕、足等处小关节的特征性改变。常见的症状是关节肿痛,晚期可引起关节的强直、畸形和功能严重受损。本病属中医"痹证"、"顽痹"、"尪痹"、"鹤膝风"、"历节病"、"骨痹"等病证范畴。

**【病因与发病机制】**

1.病因　病因尚不清楚,可能与下列因素有关。

(1)感染因素:一些细菌、病毒、支原体等可能为本病的病原体,但均缺乏确切证据。

(2)遗传因素:研究表明 HLA-DR4 出现在 RA 患者的频率明显高于正常人群,被认为是 RA 易感基因。其他基因如 T 细胞受体基因、TNF 基因、球蛋白基因、性别基因等与 RA 的发病、发展亦有很大的关系,因此说 RA 是一个多基因疾病。

(3)其他因素:某些食物、疲劳、寒冷、潮湿、精神刺激等常为本病的诱发因素。

2.发病机制　抗体进入人体后使 B 细胞激活分化为浆细胞,分泌大量免疫球蛋白,其中有类风湿因子(RF)和其他的抗体,同时使关节出现炎症反应和破坏。免疫球蛋白和 RF 形成的免疫复合物,经补体激活后可以诱发炎症。

RA 滑膜组织有大量 $CD_4^+$ T 细胞浸润,其产生的细胞因子 IL-2、IFN-γ 数量增多,因此 $CD_4^+$ T 细胞在 RA 发病中起重要和主要作用。在病程中 T 细胞库的不同 T 细胞克隆因受到体内外不同抗原的刺激而活化增殖,滑膜的巨噬细胞也因抗原而活化,其所产生的细胞因子如 TNF-α、IL-1 等增多,使滑膜处于慢性炎症状态。TNF-α 使关节软骨和骨进一步破坏,造成关节畸形。IL-1 是引起 RA 全身性症状如低热、乏力、急性期蛋白合成增多而造成 C 反应蛋白和血沉升高的主要因素。

**【临床表现】**

1.关节表现　隐匿起病,数周或数月内逐渐起病。初起数周有低热、乏力、全身不适、纳差、体重减轻、手足麻木等症状,随后发展为多关节对称性肿痛,呈游走性,以腕、掌指关节、近端指间关节为多见,其次是足趾、膝、踝、肘、肩等关节。晨僵是本病的典型表现,多在夜间或休息后出现较长时间(至少 1h)僵硬,如胶粘着样的感觉,活动可减轻。病情迁延不愈或反复发作,病变关节最后变成僵硬、畸形。

2.关节外表现　20%～30%患者在关节隆突部位及受压的皮下,如前臂伸面、肘鹰嘴突、枕、跟腱等处出现类风湿结节,质坚硬如橡皮。30%～40%患者出现干燥综合征。约10%的患者在疾病活动期有淋巴结及脾大、贫血等。还可出现心、肺、肾、周围神经及眼等病变。

**【辅助检查】**

1.血液检查　血红蛋白降低显著。活动期血小板增高、血沉增快、白细胞及分类正常。

2.类风湿因子(RF)　RF是一种自身抗体,可分为IgM型、IgA型、IgG型和IgE型。在常规检查中测得的为IgM型RF,它见于约70%的患者血清,其数量与本病的活动性和严重性成比例。但RF也出现在系统性红斑狼疮、原发性干燥综合征、系统性硬化病、亚急性细菌性心内膜炎、慢性肺结核、寄生虫病、恶性肿瘤等其他疾病,并可见于5%的正常人。因此RF阳性者必须结合临床表现,方能诊断本病。

3.C反应蛋白(CRP)　本病活动期阳性率可达70%～80%。

4.抗角蛋白抗体谱　有抗核周因子(APF)抗体、抗角蛋白抗体(AKA)、抗聚角蛋白微丝蛋白抗体(AFA)、抗环瓜氨酸肽抗体(抗CCP)。它们有助于RA的早期诊断,尤其是血清RF阴性,临床症状不典型的患者。对RA的特异性高于RF,达90%以上。

5.关节滑液检查　滑液中白细胞增多,达$(2000\sim75000)\times10^6/L$,且中性粒细胞增多>70%。

6.关节X线检查　手指和腕关节X线摄片最具有诊断价值。X线片中可见周围软组织的肿胀阴影,关节端的骨质疏松(Ⅰ期);关节间隙因软骨的破坏而变得狭窄(Ⅱ期);关节面出现虫蚀样破坏性改变(Ⅲ期);晚期则出现关节脱位和关节破坏后的纤维性和骨性强直(Ⅳ期)。

7.CT及MRI　CT可显示在X线片上尚看不出的骨破坏;MRI可以显示关节软组织早期的病变,如滑膜水肿、骨膜水肿等。

**【诊断】**

1.1987年美国风湿病学会修订RA诊断标准

(1)晨僵持续至少1h(≥6周);

(2)有3个或3个以上的关节肿胀(≥6周);

(4)腕、掌指、近指关节肿(≥6周);

(4)对称性关节肿(≥6周);

(5)有皮下结节;

(6)手X线片改变(至少有骨质疏松和关节间隙的狭窄);

(7)类风湿因子阳性(滴度>1:32)。有上述7项中4项者即可诊断为RA。

2.2009年ACR和欧洲抗风湿病联盟提出了新的RA分类标准和评分系统

至少1个关节肿瘤,并有滑膜炎的证据(临床或超声或MRI);同时排除了其他疾病引起的关节炎,并有典型的常规放射学RA骨破坏的改变,可诊断为RA。另外,该标准对关节受累情况、血清学指标、滑膜炎持续时间和急性时相反应物4个部分进行评分,总得分6分以上也可诊断RA(表7-1)。

表 7-1 ACR/EULAR 2009 年 RA 分类标准和评分系统

| 关节受累情况 | | 得分(0~5 分) |
|---|---|---|
| 受累关节情况 | 受累关节数 | |
| 中大关节 | 1 | 0 |
| | 2~10 | 1 |
| 小关节 | 1~3 | 2 |
| | 4~10 | 3 |
| 至少 1 个为小关节 | >10 | 5 |
| 血清学 | | 得分(0~3 分) |
| RF 或抗 CCP 抗体均阴性 | | 0 |
| RF 或抗 CCP 抗体至少 1 项低滴度阳性 | | 2 |
| RF 或抗 CCP 抗体至少 1 项高滴度(>正常上限 3 倍)阳性 | | 3 |
| 滑膜炎持续时间 | | 得分(0~1 分) |
| <6 周 | | 0 |
| >6 周 | | 1 |
| 急性时相反应物 | | 得分(0~1 分) |
| CRP 或 ESP 均正常 | | 0 |
| CRP 或 ESP 增高 | | 1 |

3.关节功能的分级:

(1)Ⅰ级:能照常进行日常生活和各项工作。

(2)Ⅱ级:可进行一般的日常生活和某种职业工作,但参与其他项目活动受限。

(3)Ⅲ级:可进行一般日常生活,但参与某种职业工作或其他项目活动受限。

(4)Ⅳ级:日常生活的自理和工作的能力受限。

4.病情分期:根据 RA 的病情轻重共分为四期。

(1)Ⅰ期(早期):①X 线检查无软骨和骨质破坏性改变;②或有轻度骨质疏松的 X 线片证据。

(2)Ⅱ期(中期):①X 线检查可见明显骨质疏松,有轻度的软骨破坏,或伴见轻度的软骨下骨质破坏;②关节活动受限,但无关节畸形;③或见邻近肌肉萎缩;④或有关节外软组织病损,如腱鞘炎或结节。

(2)Ⅲ期(严重期):①X 线检查有骨质疏松、软骨或骨质破坏;②有关节畸形,如平脱位、尺侧偏斜或过度伸展,无纤维或骨性强直;③或见广泛性肌肉萎缩;④或有关节外软组织病损,如腱鞘炎或结节。

Ⅳ期(末期):①纤维性或骨性强直;②Ⅲ期各条标准。

## 【鉴别诊断】

1.强直性脊柱炎(AS)　青年男性易发病,主要侵犯脊柱、骶髂关节,易致关节骨性强直,非对称性大关节炎常见,很少累及手关节。脊柱 X 线检查呈竹节样改变。HLA-B27 阳性率达 90％以上。

2.银屑病关节炎　银屑病若干年后出现对称性多关节炎,与 RA 相似。但本病以远端指关节为主,亦可累及骶髂关节和脊柱。无皮下结节,RF 阴性。

3.增生性骨关节炎　中老年人发病。关节痛比 RA 轻,且活动后加重,休息后缓解。以膝、髋等负重关节为主,手指则以远端指关节出现骨性增生和结节为特点。血沉增快不明显,RF 阴性。

4.风湿性关节炎　多见于青少年,以四肢大关节游走性肿痛为特点,关节畸形少见,可伴有心肌炎。血抗“O”效价增高,血沉增快,RF 阴性。

5.系统性红斑狼疮(SLE)　早期出现手指关节肿痛的患者,难与 RA 相鉴别。本病血清抗核抗体、抗双链 DNA 抗体多阳性,可出现蝶形红斑、蛋白尿等。

6.痛风　多为男性,起病急骤,数小时内出现红肿热痛,疼痛剧烈,第一跖指关节或跗关节多发,易侵犯踝、膝、肘、腕及手指关节。以持续高酸血症和痛风结节为特征,关节腔穿刺或结节活检可见针状尿酸结晶。

7.Reiter 综合征　多发于 20～40 岁男性,急性发病,以关节炎、尿道炎、结膜炎并见为特征。反复发作的非对称性多关节炎主要侵犯膝、踝、跖趾及趾间关节,易可累及骶髂关节和脊柱。

8.其他病因的关节炎　如结核感染后或肠道感染后反应性关节炎,均有其原发病的特点。

## 【治疗】

1.一般治疗　急性期发热及关节肿痛甚者,应卧床休息,减少活动,但缓解期应适当活动,进行关节功能锻炼,以防关节失用,保护关节功能。病久者适当补充营养,选用高蛋白、高纤维素、低脂肪饮食。居处宜干燥、温暖、采光充足,远离阴冷潮湿。同时做好患者思想工作,树立战胜疾病的信心。

2.药物治疗

(1)非甾体抗炎药(NSAID):常用制剂有,①吲哚美辛:每次 25～50rng,3/d;胃肠道反应较重;②布洛芬:每次 0.2～0.4g,3/d,胃肠道反应少;③萘普生:每次 250mg,2/d;④双氯芬酸:每次 25～50mg,3/d;⑤美洛昔康:每次 7.5mg,2/d;⑥罗非昔布:每次 12.5～25mg,1/d。

(2)抗风湿药(DMARD):此类药物早期应用可控制 RA 活动性和防止关节破坏,两种药物联合应用效果较好。常用的制剂有:①雷公藤,以雷公藤总甙为例,每次 20mg,3/d。病情稳定后逐渐减量,其不良反应为月经减少、停经、精子数目及活力降低、胃肠道反应、肝损害等。②甲氨蝶呤(MTX)每周剂量为 7.5～20mg,ld 内服完,亦可静脉注射或肌内注射。4～6 周起效,疗程 6 个月以上,是目前治疗 RA 首选药。③金制剂,金诺芬,每次 3mg,2/d。常用注射剂硫代苹果酸金钠,每周肌内注射 1 次,由 10mg 开始,逐渐增至每次 50mg,待有效后注射间隔可延长。④氯喹和羟氯喹,前者 250mg/d,1/d,后者每次 200mg,2/d。长期服用可破坏视网膜色素层,须定期检查。⑤柳氮磺吡啶,每次 1g,2/d。⑥青霉胺,起始剂量为每次 125mg,1/

d,无不良反应者则每月后加倍剂量,至每日达 500～750mg,待症状改善后减为维持剂量(每次 250mg,1/d)。不良反应有肝肾损害、胃肠道反应、骨髓抑制、皮疹、肌无力等。⑦来氟米特,50rng,1/d,3d 后减为 10～20mg。⑧环孢素,3～5mg/(kg•d),2/d。严重的不良反应为血肌酐和血压升高,服药期间注意监测。⑨硫唑嘌呤,每次 50mg,2/d,病情稳定后改为 50mg/d 维持。用药期间应定期检查血象和肝肾功能。

(3)糖皮质激素:本药适用于关节炎突出或急性发作或有关节外症状者。泼尼松 20～30mg,症状控制后递减,维持量＜10mg/d,顿服或分次服。长期使用易造成依赖性并出现多种不良反应,应严格掌握适应证。

3.手术治疗　RA 晚期关节有畸形并失去其功能,可进行关节置换和滑膜切除手术。

4.中医辨证论治　RA 是一种以肝肾亏虚、气血不足为本,风、寒、湿、热之邪痹阻关节、经络,久则痰瘀互结,深筋着骨为标的慢性反复发作性疾病。初期多实,病久多虚,病变过程中每见虚实夹杂。治疗以祛邪扶正为基本法则。临证祛邪以祛风、散寒、除湿、清热、化痰、祛瘀、通络止痛为主,扶正以补肝肾、益气血为要。

(1)分型论治

①风寒湿阻:证见关节疼痛肿胀,屈伸不利,或疼痛走窜不定,自汗恶风,或固定剧痛,得温痛减,遇寒痛增,或酸楚困重,麻木不仁;苔白,脉弦紧或濡或浮。治以祛风散寒除湿,通络止痛。方药蠲痹汤加减。

②热邪痹阻:证见关节红肿热痛,痛不可触,遇冷则舒,得热痛增,常伴恶风发热、口渴、心烦不安等全身症状;舌红,苔黄,脉滑数或浮数。治以清热通络,祛风除湿。方药白虎加桂枝汤合宣痹汤加减。

③痰瘀互结:证见痹病日久,关节肿痛,屈伸不利,痛有定处,或痛如针刺,甚者关节僵硬、畸形,或皮下结节;舌质紫黯或有瘀斑、瘀点,脉弦涩。治以活血祛瘀,消痰散结,通络止痛。方药双合汤加减。

④气血亏虚:证见关节肿胀疼痛,活动后尤甚,屈伸不利,甚则关节强直变形,伴有心悸,气短,食少,汗出,面色萎黄,肢倦乏力;舌淡苔白,脉沉细无力。治以补气养血,散邪通络。方药黄芪桂枝五物汤加减。

⑤肝肾亏虚:证见痹病日久,关节肿胀疼痛,屈伸不利,或麻木不仁,甚者关节僵硬变形,腰膝酸软,足跟疼痛,头晕耳鸣;舌淡苔白,脉细弱。治以补肝肾,调气血。方药独活寄生汤加减。

⑥肾阴不足:证见关节酸痛肿胀,屈伸不利,腰膝酸痛,头晕耳鸣,形体消瘦,口渴咽干,甚者关节强直、畸形,或见潮热盗汗,五心烦热,便于尿赤;舌红少津,脉细数。治以滋补肝肾,祛邪通络。方药左归丸加减。

⑦肾阳不足:证见关节肿大冷痛,屈伸不利,僵硬强直,畸形,形寒肢冷,四肢不温,腰膝酸冷,小便清长;舌淡胖,苔白,脉沉迟无力。治以温阳散寒,通络止痛。方药右归丸加减。

⑧阴阳两虚:证见关节肿大疼痛,甚则强直,畸形,畏寒肢冷,腰脊酸楚,眩晕耳鸣,五心烦热,或潮热盗汗;舌淡,脉虚弱无力。治以补阳滋阴。方药补天大造丸加减。

(2)针灸疗法:针灸主要穴位有阳陵泉、足三里、三阴交、外关、曲池、大椎、合谷、太冲、承山、解溪等,交替选择使用,平补平泻,加温针,10 天为 1 个疗程。症状:肢体关节疼痛,痛处掀红灼热,肿胀疼痛剧烈,遇暖加重,得冷则舒,痛不可触,筋脉拘急,不能屈伸,日轻夜重,口渴烦闷,舌质红,苔黄燥,脉数小滑。

治法:1.清热通络

方药:石膏 30 克,知母 10 克,粳米 10 克,炙甘草 10 克,桑枝 30 克,丹参 15 克,络石藤 20 克,忍冬藤 20 克,白花蛇舌草 20 克

用法:一日剂,水煎,分两次温服。忌食辛辣之品

按语:热为阳邪,其性急迫,侵入人体经络关节之后,与人体气血相搏,导致气血郁滞,脉筋拘急,不能通痹。石膏偏清解,知母偏清润,二药清凉苦寒,以刹其火焰之势;粳米气寒,配知母养阴液;桑枝性平,络石藤苦寒、忍冬藤甘寒,三药合用能通络清热舒筋,利关节;白花蛇舌草苦寒,清热解毒;丹参苦、微寒,除烦凉血,补血活血;甘草缓急止痛,调和诸药。全方清热毒通经络,热去络通,气血调畅,通则不痛。

2.风热湿浸

症状:关节红肿疼痛,屈伸不利,局部有灼热感,伴有发热、恶风、咽喉疼痛,舌苔薄黄,脉浮数。

治法:透表清热,化湿通络。

方药:麻黄 5 克,连翘 15 克,赤小豆 30 克,防风 10 克,桂枝 5 克,赤芍 10 克,忍冬藤 30 克,生姜 3 克,生甘草 3 克,羌活 15 克。

用法:一日剂,水煎,分两次温服。慎起居。

按语:风热湿邪侵入,湿热交阻,留注关节而发病。麻黄祛风,赤小豆利湿,连翘清热,三药相配伍,解表清热利湿;防风、羌活祛风发表,胜湿通痹,再配桂枝舒筋通阳和络,忍冬藤清热解毒,清除经络间之风热从而止痛。全方祛风清热以解表,利湿和络以通痹。

3.脾肾阳虚

症状:痹证日久不愈,骨节疼痛,关节僵硬变形,冷感明显,肌肉萎缩,面色淡白无华,形寒肢冷,弯腰驼背,腰膝酸软,尿多便痛,舌淡,脉沉弱。

治法:清热通络

4.温阳益气

方药:附子 6 克,公丁香 4 克,桂枝 4 克,干姜 6 克,生姜 3 片,羌活 6 克,独活 6 克,陈皮 6 克,苍术 9 克,白术 9 克,红枣 5 枚,党参 9 克,牛膝 9 克,苏叶 6 克,苏梗 6 克

用法:一日剂,水煎,分两次温服。

按语:痹证日久不愈,导致脾肾阳虚,表卫不固,易感外邪。附子、生姜温经散寒;党参、白术、苍术、干姜益气温中健脾;公丁香入脾胃温中焦,入肾经温下焦助肾阳;陈皮理气健脾;桂枝温经通阳;牛膝补肝肾强筋骨;苏叶、苏梗、羌活、独活祛风湿,疏通开痹,全方标本兼顾,扶正法邪。

(熊丽桂)

# 第二节　系统性红斑狼疮

## 【概述】

系统性红斑狼疮(SLE)是一多因素(遗传、性激素、环境、感染、药物、免疫反应等)参与的特异性的自身免疫病。以病情累及多系统多器官、临床表现复杂、血液中产生多种自身抗体为特征。

## 【病因与发病机制】

系统性红斑狼疮病因尚不清楚,可能与多种因素有关。包括遗传因素、感染、激素水平、环境因素、药物等。

关于 SLE 的发病机理研究颇多,下列结果均证实该病属体内免疫功能障碍的自身免疫性疾病。

1.SLE 患者可查到多种自身抗体　如抗核抗体,抗单链、双链 DNa 抗体,抗组蛋白抗体,抗 RNP 抗体,抗 Sm 抗体等。以上均属抗细胞核物质(抗原)的抗体。其他尚有抗细胞浆抗原抗体,如抗核糖体抗体,抗血细胞表面抗原的抗体,如抗淋巴细胞毒抗体,抗红细胞抗体,抗血小板抗体等。

2.SLE 主要是一种免疫复合物病　这是引起组织损伤的主要机理。在 70% 患者有或无皮疹的皮肤中能查到免疫复合物沉积。多脏器的损伤也多是免疫复合物沉积于血管壁后引起。在胸水、心包积液、滑液、脑脊液和血液中均能查到免疫复合物。免疫复合物最主要是由 DNA 和抗 DNA 抗体形成。

3.免疫调节障碍在 SLE 中表现突出　大量自身抗体产生和丙种球蛋白升高,说明 B 细胞高度增殖活跃。T 淋巴细胞绝对量虽减少,但 T 辅助细胞百分比常减少,而 T 抑制细胞百分比增加,使 $T_4^+/T_8^+$ 比例失调。近年研究发现,白细胞介素 I、白细胞介素 II 在 SLE 中皆减少,α-干扰素增多而 r 干扰素减少或增多。SLE 是一种异质性疾病,不同患者的免疫异常可能不尽相同。

## 【临床表现】

1.典型的病人可见鼻梁和双颧颊部呈蝶形分布的红斑,或有手足掌面和甲周红斑,或有下肢网状青斑。部分患者可有雷诺现象,即寒冷时或情绪变化后四肢末端出现发白、发紫。

2.可见有关节疼痛和肿胀,但无畸形。

3.合并心包炎者,可见心界扩大,心音变低、遥远;合并心肌炎者,可有心动过速,心律不齐。

4.有胸腔积液者,听诊肺部呼吸音减低,叩诊为实音;有狼疮性肺炎者,肺部可闻及湿啰音。

## 【辅助检查】

1.实验室检查

(1)自身抗体检测:可根据所在医院的条件,检测血液中的自身抗体,抗核抗体(ANA)滴度≥1：20 可判为阳性(间接免疫荧光法、免疫扩散法、酶联免疫吸附法);抗 dsDNA 的抗体结合率≥20%(Farr 法)为阳性,对诊断有较高的特异性;抗 ENA 抗体常作为诊断的依据,其中抗 Sm 主要在 SLE 中出现,被视为 SLE 的标记性抗体,其阳性率 30％左右。另外抗 RNP 抗体、SSA 抗体、SSB 抗体也可以出现阳性。

(2)免疫功能检测:多有免疫球蛋白的异常,其中 IgG、IgA、IgM 均可升高,补体($C_3$、$C_4$、$CH_{50}$)可见下降。蛋白电泳中见 γ 球蛋白升高(除外肝病)。

(3)血常规:部分患者可出现贫血,或有白细胞减少、血小板减少。

(4)尿常规:有肾损害者尿中可出现蛋白、红细胞、管型等。

(5)生化检测:有免疫性肝、肾损害时,可见丙氨酸氨基移换酶(ALT)、门冬氨酸氨基移换酶(AST)、尿素氮、肌酐升高。

(6)其他:疾病活动时,可有血沉加快、C 反应蛋白(CRP)升高等。

2.特殊检查

(1)X 线检查:有呼吸道症状者,应做此项目检查,可确诊是否有狼疮性肺炎,如为急性者多见双肺弥漫性片状阴影,肺底尤为明显;如为慢性者多见弥漫性颗粒状、网状改变;如有肺动脉高压,常显示肺动脉段隆起、心脏扩大;如为胸腔积液者,X 线胸片可证实。有关节症状时,可见关节软组织肿胀、关节周围积液或弥漫性骨质疏松的征象,但关节软骨和骨损害少见。

(2)肺功能检测:有慢性肺病变者,均应做此检查,多为限制性通气功能障碍,肺容量和肺弥散性功能降低。

(3)肾活检:有肾受损害者,应行肾穿刺活检免疫病理检查,其特征性的表现是各种免疫球蛋白、补体均为阳性,所谓"满堂红"现象。

(4)其他检查有心脏病变者,可做心动超声图以明确是否为心包积液;对有精神神经系统症状者,应做脑电图检查,常可有异常波发现。

## 【诊断】

SLE 诊断目前普遍采用美国风湿病学会 1997 年推荐的 SLE 分类标准:

1.颊部红斑　平的或高于皮肤的固定红斑;

2.盘状红斑　面部隆起红斑,上覆有鳞屑;

3.光过敏　日晒后光过敏;

4.口腔溃疡　经医生检查证实;

5.关节炎　非侵蚀性关节炎,≥2 个外周关节;

6.浆膜炎　胸膜炎或心包炎;

7.肾脏病变　蛋白尿≥0.5g/天或细胞管型;

8.神经系统病变　癫痫发作或精神症状;

9.血液系统异常　溶血性贫血或血白细胞减少或淋巴细胞绝对值减少或血小板减少;

10.抗核抗体　阳性;

11.免疫学异常　抗 dsDNA 或抗 Sm 抗体阳性或梅毒血清试验假阳性。上述 11 项中如果具有 4 项或 4 项以上阳性,则可诊断为 SLE。其敏感性和特异性分别为 95％和 85％。

美国风湿病学会 2009 年推荐的 SLE 分类标准:

1.临床标准

(1)急性或亚急性皮肤狼疮表现;

（2）慢性皮肤狼疮表现；

（3）口腔或鼻咽部溃疡；

（4）非瘢痕性秃发；

（5）炎性滑膜炎，并可观察到 2 个或更多的外周关节有肿胀或压痛，伴晨僵；

（6）浆膜炎；

（7）肾病变：用尿蛋白/肌酐比值（或 24h 尿蛋白）算，至少 500mg 蛋白/24h，或有红细胞管型；

（8）神经病变：癫痫发作、精神病、多发性单神经炎、脊髓炎、外周或脑神经病变、脑炎（急性精神混乱状态）；

（9）溶血性贫血；

（10）白细胞减少（至少 1 次白细胞计数<$4.0×10^9$/L）或淋巴细胞减少（至少 1 次淋巴细胞计数<$1.0×10^9$/L）；血小板减少症（至少 1 次血小板计数<$100×10^9$/L）

2.免疫学标准

（1）ANA 滴度高于实验室参考标准；

（2）抗 dsDNA 抗体滴度高于于实验室参考标准（ELISA 法测需 2 次升高）；

（3）抗 Sm 抗体阳性；

（4）抗磷脂抗体：狼疮抗凝物阳性/梅毒血清学试验假阳性/抗心磷脂抗体是正常水平 2 倍以上或抗 $β_2$GPI 中滴度以上升高；

（5）补体减低：$C_3$，$C_4$，CH50；

（6）无溶血性贫血，但直接 Coomb 试验阳性。

【鉴别诊断】

1.类风湿性关节炎　多为对称性关节肿胀，并持续 6 周以上，晨僵≥1 小时，血清中类风湿因子阳性且为高滴度。

2.多发性肌炎/皮肌炎　为对称性进行性的近端肌无力，血清中肌酶升高，肌电图示典型的肌源性损害。

3.原发性肾小球肾炎　以蛋白尿或血尿为主，但无自身抗体阳性及皮疹等。

【治疗】

（一）一般治疗

对患者进行宣传教育，使其正确认识疾病，消除恐惧心理，明白规律用药的意义，配合治疗，遵从医嘱，定期随诊。懂得长期随访的必要性。避免过多的紫外光暴露，避免过度疲劳。

（二）药物治疗

1.轻型 SLE 的治疗　轻型指患者仅表现光过敏、皮疹、关节炎或少量浆膜炎，而无明显内脏损害，SLEDAI 积分<10 分。

（1）以光过敏、皮疹为主者，可用氯喹 0.25g，1 次/天，口服；或用羟氯喹 200mg，2 次/天，口服。这两种药服用 6 个月后必须停药 1 个月，如有心脏病者特别是心动过缓或传导阻滞者禁用。或用沙利度胺（反应停）50mg，1 次/天，睡前口服。

(2)以关节炎为主者,非甾体抗炎药(NSAIDs)可用于控制症状,可用美罗昔康(奠比可)7.5mg,2次/天,口服;以往有胃病者,可选用昔布类药,如塞米昔布(西乐葆)0.2g,1次/天,口服。

(3)以上症状缓解不明显者,可加用小剂量糖皮质激素(泼尼松)20～30mg,1次/天,口服,病情改善后逐步减量。

2.中度活动型SLE的治疗　指有明显重要脏器累及且需要治疗的患者。

(1)方案1:泼尼松(强的松)每天0.5～1mg/kg,口服,同时用氯化钾控释片(补达秀)0.5g,1次/天,口服。有胃部不适者,加用雷尼替丁0.15g,2次/天,口服;或用雷公藤20mg,3次/天,口服,注意拟生育的女性患者禁用。

(2)方案2:泼尼松(强的松)每天0.5～1mg/kg,口服。联合用其他免疫抑制剂:①甲氨蝶呤7.5～15mg,1次/周,口服;②硫唑嘌呤50～100mg,1次/天,口服。

(3)方案3:泼尼松(强的松)每天0.5～1mg/kg,口服,联合用长春新碱(VCR)2mg+0.9%氯化钠注射液250ml静脉点滴,1次/周,连续3～5周。

3.重型SLE的治疗　狼疮累及重要脏器,如中枢神经系统累及、肺间质病变、肺动脉高压、肠系膜血管炎、肾小球肾炎持续不缓解、血液系统累及。治疗主要分两个系统,即诱导缓解和巩固治疗。

(1)糖皮质激素泼尼松(强的松):1mg/kg,1次/天,病情稳定后2周或疗程8周内,以每1～2周减泼尼松剂量10%,减至泼尼松(强的松)每天0.5～1mg/kg,口服。

(2)环磷酰胺(CTX):是治疗重症SLE的有效药物之一,其冲击疗法:0.5～1.0g/m²体表面积+0.9%氯化钠注射液250ml静脉点滴,每3～4周1次,注意检测血白细胞,如白细胞≤3.0×10⁹/L应停止使用,等白细胞上升后再按以上方法使用,CTX总量为6～10g。

目前以上两药主要用于狼疮肾炎和血管炎。

(3)霉酚酸酯(MMF):0.5g,2～3次/天,口服,12个月为1疗程,治疗狼疮肾炎有效,尤其对Ⅳ型狼疮肾炎的活动期有效。

(4)环孢素:每天3～5mg/kg,分2次口服,注意检测肝、肾功能,有条件者测血药浓度。治疗血液系统累及有优势。

(5)泼尼松(强的松):1mg/kg,1次/天,口服+大剂量免疫球蛋白,每天0.4g/kg,静脉滴注,连续3～5天为1疗程,治疗重症血小板减少性紫癜。

病变累及中枢神经系统有癫痫发作或持续者应与神经科配合,予以抗癫痫药物治疗。

## 【中医治疗】

红斑狼疮的红斑有各种各样的形态,有蝴蝶形的红斑,盘状红斑,水肿性红斑,环状红斑,多形性红斑;皮疹,有红色皮疹,丘疹,斑丘疹,还有网状青班,青紫斑,色素斑,色素沉着等,中医把这些病变称作蝴蝶斑,日晒疮,瘟毒发斑等,这些皮肤斑疹是红斑狼疮最直观的特征性症状,中医认识红斑狼疮也是从皮肤的斑疹开始的。

由于这些皮损表现出的色泽、部位、大小不一,其引起的机理也不尽相同,面部蝶形红斑,光照加重,手背手指红斑,手指粗肿,或皮疹鲜红,发痒者多是风毒或瘀热发斑,在治疗中应用紫草、蝉衣、板兰根、土茯苓、苦参、银花、黄芩等药,祛除风毒瘀热。

面部斑疹暗红色,暗褐色,皮疹色暗紫,多是体虚伴有瘀血的表现,应用桃仁、红花、紫草、丹参、鬼箭羽等药,活血化瘀消斑。

皮下网状青斑,色素斑,色素沉着等表现,多是寒凝血瘀或是在治疗中长期大量使用滋阴凉血的药物,引起血流不畅,应用温阳活血治疗能够取得效果,常选用药物有肉桂、仙灵脾、莪术、川芎、桂枝、桑枝等药。

在皮肤红斑皮疹的治疗中要结合患者的具体情况,看每个人的整体表现用药,如果单独治疗皮肤的损害,常不能收到满意疗效,而整体治疗,加用消除皮肤斑疹的药物,随整体情况的好转,斑疹就会逐渐消退。

另外中药治疗皮肤斑疹,能消除新鲜的红斑,也能消除陈旧性斑块及增生性斑块,还能消除皮肤损伤后的斑痕及色素沉着,但这种疗效是逐渐取得的,需要长时期的服用药物,使皮肤逐渐增白,直到美容的效果,长期服用的药物主要是调补五脏的中药,如当归、太子参、何首乌、赤白芍、山萸肉等。

在整个皮肤斑疹的治疗中一般不选用大热之品,如川乌、草乌等,这些药虽能治疗寒凝血瘀的网状青斑,但也易升阳助火,出现面部红斑加重及洪热等症状。皮肤损害有许多伴有过敏因素,因此不要应用化学性的药品,更不可应用化学化妆品,避免紫外线,以免加重皮肤的损伤。

(熊丽桂)

# 第三节　成年人斯蒂尔病

## 【概述】

成年人斯蒂尔病(AOSD)是一组病因及发病机制不清,临床以持续或间断高热、一过性皮疹、关节肿痛、白细胞升高及伴有肝脾淋巴结肿大为主要临床表现的综合征。

1896年,英国医生Georger Still报道了22例以发热等全身发病为特征的特殊类型儿童类风湿关节炎,此后类似的病例报道逐渐增多,并有不同的命名,如Wissler-Fanconi综合征、超敏性亚败血症、幼年类风湿关节炎全身型等。1971年,Bywater等系统地报道了14例临床特征与儿童斯蒂尔病相同的成年人病例,并将其命名为成年人斯蒂尔病。1987年国际上采用了成年人斯蒂尔病的命名,使其成为一种独立于其他自身免疫病之外的疾病,目前,此命名已得到了广泛的认同。

成年人斯蒂尔病也包括在儿童期发病到成年期才出现全身症状的儿童型或在儿童期发生的斯蒂尔病至成年期复发的连续性病例,两者约占总例数的12%。成年人斯蒂尔病的发病年龄从14~83岁不等,好发于16~35岁的青壮年,平均年龄为21岁,大约80%患者在32岁之前发病,女性发病率稍高于男性[男女比例为1:(1.1~2)],病程2个月到14年。其分布呈世界性,无种族差异及地区聚集现象。发病情况各国报道不一,如在法国发病率约为0.16/10万,在日本男性和女性的发病率分别为0.22/10万和0.34/10万,我国暂无流行病学的确切数据。

## 【病因与发病机制】

本病的病因和发病机制未明,多数观念认为本病与感染、遗传和免疫异常有关。

1.感染　一般认为,感染是成年人斯蒂尔病的诱发因素。有文献提示,在具有遗传背景的人群中肠耶尔森菌、风疹病毒、腮腺炎病毒、柯萨奇病毒、埃可病毒、副流感病毒、EB病毒、巨细胞病毒、乙型肝炎病毒、丙型肝炎病毒、细小病毒及肺炎支原体等感染可能是导致疾病发作的诱发因素。一些多中心的研究结果提示,将近50%的患者血清中可检测到上述病原微生物的特异性抗体。

2.遗传　尽管感染在成年人斯蒂尔病的发病中起到了重要的作用,但单独的感染并不能诱发此病。研究发现,人类白细胞抗原(HLA)的多个基因位点与成年人斯蒂尔病的发病有关,包括HLA-B17,Bw35,B14,DR4,DR7及Dw6等。但是,对于HLA与此病的关系至今仍无统一的结论。一项日本的研究表明,IL-18基因的多态性也与此病的发生有关。但目前,尚无家族聚集发病的相关报道。

3.免疫异常　研究证实,在具有一定遗传背景的人群中,感染或其他诱发因素的共同作用可以导致机体发生免疫调节的紊乱及免疫功能的异常,进而诱发疾病的发作。这种免疫调节及功能的异常主要包括:

(1)$\gamma\delta$T细胞的异常:患者淋巴结活检可检测到大量T淋巴细胞的浸润,淋巴结的异常增生易于T细胞淋巴瘤混淆。有研究提示,患者外周血中T淋巴细胞的水平明显高于正常人,且与某些血清标志物(如C反应蛋白和铁蛋白)呈正相关。

(2)$Th_1/TH_2$相关细胞因子的失衡:多项研究显示,在成年人斯蒂尔病患者血清中可检测到明显升高的$Th_1$相关的细胞因子,如IL-2、IFN-$\gamma$及TNF-$\alpha$等;而$TH_2$相关的细胞因子,如IL-4,IL-5及IL-10等则可降低或者无明显变化。

(3)其他炎症因子的活化:除Th1相关细胞因子外,其他的细胞因子,如IL-6,IL-1,IL-8及IL-18等在成年人斯蒂尔病患者血清中的水平均高于正常人。特别是IL-6及IL-18的水平不仅和成年人斯蒂尔病的发热、皮疹及肝酶升高等临床表现有关,还和本病的预后有关。

【临床表现】

本病临床表现复杂多样,可累及多个系统,主要表现为持续或间断的高热、皮疹和关节炎(肿痛),次要表现有咽痛、淋巴结肿大、肝大、脾大及浆膜炎等。本病的各种临床表现及发生频率。

1.发热　发热为本病最常见和最早出现的临床症状,几乎见于所有的成年人斯蒂尔病患者(82%～100%)。发病初期多以高热为主,体温多超过39～40℃,持续3～4h部分患者体温可恢复正常;通常是突然高热,一天一个高峰,偶可有两个体温高峰。另约有20%的患者可呈持续高热。也有患者开始为中低热,2～4周出现高热,部分患者体温不规则。以弛张热多见,也可为不规则热和稽留热。约半数患者在发热前可出现畏寒,但很少出现寒战。热程可持续数天至数年,反复发作。发热时可伴随有皮疹、咽痛,肌肉和关节疼痛等症状的加重,热退后皮疹可隐退,咽痛、肌肉和关节疼痛减轻。多数患者虽然长期发热,但一般情况良好,无明显的高热中毒症状,故有人称之为"逍遥热"。

2.皮疹　皮疹是本病的另一主要表现,77%以上的患者在病程中可出现一过性皮疹,典型皮疹多分布于颈前、躯干或四肢近端皮肤,也可出现于手掌和足跖,约有15%的患者可表现为面部皮疹。皮疹形态大多为直径2～5mm的鲜红色或橘红色斑疹或斑丘疹,不隆起或微隆起于皮肤表面,压之褪色,范围可逐渐扩大或融合成片。同一患者不同部位的皮疹可形态不一,点状斑疹与成簇或融合成片的红斑往往混合存在。多数皮疹随发热而出现,热退而消失,有时会呈现昼隐夜现的特点,如不注意往往看不到。皮疹消退后多不留痕迹,少数可遗留大片色素沉着。很少伴有皮疹的瘙痒、脱屑及皮下结节;部分(约 1/3)患者有 Koebner 现象,即温热及机械刺激(如搔抓或摩擦等),可使皮疹加重或更明显,少数患者可出现皮肤"划痕征"阳性。典型的皮疹在其他疾病中(如血管炎、白血病、溃疡性结肠炎等)很少见到,可作为与其他疾病的鉴别要点之一。

3.关节和肌肉症状　关节痛和关节炎也是本病的主要临床表现之一,几乎所有的患者(95%～100%)在病程中都会出现关节痛,多数患者(72%～100%)会出现关节炎即关节肿痛。发病早期受累关节较少,后期可发展为多关节炎。关节炎的起病较隐匿,表现为关节及关节周围软组织疼痛、肿胀和压痛。有些患者关节症状可以很轻,容易被忽略。发病早期,大多数关节疼痛与发热相伴随,为一过性,随体温下降而缓解。部分患者在发热多日或数月后才出现关节的肿痛。

成年人斯蒂尔病受累关节的外观和分布与类风湿关节炎相似,但受累关节的严重程度较轻,若有滑膜炎时则可有渗出性关节积液,常轻微而短暂,很少导致关节的骨质侵蚀、破坏及半脱位等畸形。关节受累反复发作数年后,42%的患者可形成非侵蚀性关节强直,尤其常见于腕掌和腕关节持续受累的患者,这种强直性改变是本病的特征之一,少数颈椎、颞颌关节和跖趾关节持续受累者也可发生关节强直。与类风湿关节炎导致的关节畸形不同,成年人斯蒂尔病不出现骨与关节的侵蚀样改变。

多数患者发热时可出现不同程度的肌肉酸痛,如腓肠肌疼痛等,但很少出现肌酶谱的升高,少数患者出现肌无力及肌酶轻度升高。

4.咽痛　咽痛是成年人斯蒂尔病特征性表现之一,见于 35%～92%的患者,咽痛常在疾病早期出现,并可作为 AOSD 活动的先兆。常于发热前或发热同时出现(约 64%)。有时可伴随于整个病程中。其原因尚不明确。咽痛可随发热而出现或加重,热退后缓解。咽部检查可见咽部充血,咽后壁淋巴滤泡增生,伴有或不伴有无扁桃体肿大。咽拭子培养常为阴性;抗生素治疗对这种咽痛无效。

5.淋巴结及脾大　本病早期即可有全身浅表淋巴结及脾大,见于 35%～71%的患者,以颈部、腋下及腹股沟处淋巴结肿大显著,呈对称性分布,质软,大小不一,可有轻压痛,一般无红肿及粘连。部分患者有肠系膜淋巴结肿大,可造成腹部非固定性疼痛,疼痛一般较轻,但当肠系膜淋巴结坏死时,可引起剧烈腹痛。体温正常后,肿大的淋巴结可缩小或消失。淋巴结活检病理多提示为反应性增生。脾可出现轻至中度大,质软,边缘光滑,疾病缓解后可恢复正常。

6.肝损害　43%～76%的患者可出现肝功能异常,常为转氨酶轻至中度升高,部分患者伴有黄疸。而碱性磷酸酶、γ-谷氨酰转肽酶和肌酸激酶一般正常。多数患者转氨酶异常与病情相关,疾病缓解后,可恢复正常。极少数患者出现酶胆分离现象,表现为亚急性重型肝炎、急性肝衰竭以致死亡;既往有并发肝衰竭的个案报道。也有研究认为,肝功能的异常与发热时使用的 NSAIDs 相关,但目前尚无定论。

7.心脏损害　本病的心脏受损以心包病变多见,占 26%,其次为心肌炎,而心内膜炎少见。

临床表现为心悸、胸闷、心律失常和充血性心力衰竭等。心包积液一般起病隐匿，多为少量，仔细听诊可闻及心包摩擦音，超声心动图可显示心包积液，积液多随疾病缓解而消退，部分患者可出现心包缩窄，罕见心脏压塞。心肌炎可表现为心电图低电压、T 波低平和束支传导阻滞等。心肌病变一般不影响心脏功能。心内膜炎多较轻，且为一过性。

8.肺和胸膜病变　成年人斯蒂尔病累及呼吸系统时，患者可出现咳嗽、咳痰、胸闷及呼吸困难等症状。肺部受累时表现为浸润性炎症、肺不张、肺出血、间质性肺炎及淀粉样变等，严重时可出现成年人呼吸窘迫综合征或肺功能不全。胸膜病变表现有纤维素型胸膜炎（约占37%）、胸腔积液（约占 1/3）和胸膜肥厚等，多可随疾病缓解而消退，反复发作可出现限制性通气障碍。实验室检查痰液及胸腔积液培养均阴性。部分患者由于长期应用抗生素及免疫抑制药，可同时伴有肺部细菌感染或结核感染等。

9.胃肠道病变　12%～28% 的患者表现有腹痛，其发生可能与腹膜炎、功能性肠梗阻或肠系膜淋巴结炎有关。其他的表现包括全腹不适、腹泻、恶心及呕吐等。少数患者因剧烈疼痛被误诊为外科急腹症而行剖腹探查术，个别患者可并发消化性溃疡、阑尾炎或胰腺炎等。

10.神经系统病变　本病很少累及神经系统。累及中枢和周围神经系统时可出现脑膜刺激征及脑病等，表现为头痛、呕吐、癫痫、脑膜脑炎和脑内高压等。脑脊液检查多数正常，偶有蛋白含量轻度升高，脑脊液培养呈阴性。偶见伴随周围神经病变的报道。

11.其他表现　肾损害较为少见（大约占 5%），表现为轻度蛋白尿，发热时较常见。少数可表现为急性肾小球肾炎、肾病综合征、间质性肾炎及肾衰竭等。极少数患者伴发溶血性贫血、弥散性血管内凝血和病毒感染相关性嗜血细胞综合征。少数患者病情反复发作，持续多年后可出现多部位的淀粉样变，如累及肾可出现长期蛋白尿，累及肠道可发生慢性腹痛、胃灼热感、腹泻和便血等，累及心脏可出现低血压、水肿和心功能不全等。另外，还可出现乏力、脱发、口腔溃疡、虹膜睫状体炎、视网膜炎、角膜炎、结膜炎、全眼炎、干燥性眼炎和停经等。此外，本病患者常对多种药物和食物过敏，出现形态不一的药疹，易导致误诊。

12.成年人斯蒂尔病与妊娠的关系　成年人斯蒂尔病与妊娠的关系暂无定论。与类风湿关节炎和系统性红斑狼疮不同的是，成年人斯蒂尔病发病与性激素水平无明显相关性。故妊娠一般不会影响患者的病情。有人综述了国内外 17 例成年人斯蒂尔病孕妇，发现 9 例患者在第 5～6 个月开始有症状，产后病情可自行缓解。但也有妊娠使病情加重的个案报道。

【辅助检查】

1.实验室检查　成年人斯蒂尔病的实验室检查可出现多种异常，但均为非特异性。

(1)血常规：在疾病活动期，超过 90% 的患者外周血白细胞计数增高，一般在 $10 \times 10^9/L$～$20 \times 10^9/L$，多数患者发病期白细胞计数在 $15 \times 10^9/L$ 以上，也有报道呈类白血病样反应，高达 $50 \times 10^9/L$。多数患者以中性粒细胞增高为主，占白细胞分类的 90% 以上，核左移现象明显。约有 68% 的患者在无胃肠道失血的情况下出现持续性和进行性贫血，多为正细胞正色素贫血，也可为小细胞低色素性贫血或大细胞正色素性贫血，个别患者表现为溶血性贫血。半数以上的患者血小板计数高达 $300 \times 10^9/L$ 以上，病情稳定后可恢复正常。

(2)骨髓检查：骨髓穿刺病理显示，骨髓粒细胞增生活跃，核左移现象明显，可见中毒颗粒，与败血症骨髓象非常相似，常被报告为"感染性骨髓象"，但不同之处在于成年人斯蒂尔病患者的骨髓中,核浆发育不平衡的粒细胞和巨幼变粒细胞比例较高,而细胞核分叶过多的粒细胞相对少见,巨核细胞数量较少且易见病态巨核细胞。此外,骨髓细菌培养呈阴性。

(3)血清铁蛋白:血清铁蛋白是一种多亚基蛋白,具有强大的铁结合和储备能力。在正常人,血清铁蛋白的高低可表明铁过多或缺乏,而某些其他因素如炎症和恶性疾病等可使其合成增加,如肝细胞损害可使铁蛋白释放入血增多导致血清铁蛋白升高;铁蛋白受体数量的下降也可导致铁蛋白的清除减少使其血中水平增高。自从 20 世纪 80 年代以来,人们就已发现血清铁蛋白的升高是成年人斯蒂尔病的特征性实验室检查之一,可作为本病诊断的主要参考点,其敏感性和特异性分别为 74.8% 和 83.2%。尤其在疾病的急性期更为明显,其水平可常超出正常值范围上限的 5 倍或更高,可作为观察疾病活动性和监测治疗效果的指标。成年人斯蒂尔病出现的血清铁蛋白升高可能与其巨噬细胞的高度活化相关。

最近的研究显示,在发热的患者中,如果血清铁蛋白超过 2500mg/L,则诊断成年人斯蒂尔病的可能性约为 83%;如果血清铁蛋白低于 750mg/L,则排除成年人斯蒂尔病的可能性为 91%。这一结果提示了血清铁蛋白在成年人斯蒂尔病诊断中的重要作用。

另外有报道发现,在成年人斯蒂尔病的患者中,血清糖基化铁蛋白(GF)可持续低下(<20%),如果结合血清铁蛋白的升高,则更有利于成年人斯蒂尔病与其他疾病(如感染和肿瘤)的鉴别。糖基化铁蛋白在成年人斯蒂尔病的活动期和非活动期均持续较低水平。

(4)细胞因子检测:患者血清中 TNF-a,IL-1,IL-6,IL-2,IL-2R,IL-8,IL-18 等水平可升高,并且有研究证实,成年人斯蒂尔病患者血清中 IL-6 水平增高时,皮疹的发生率高;IL-8 水平与骨、关节的慢性病变密切相关;IL-6 和 IL-18 水平与疾病活动性相关;且 IL-18 明显升高者,发生肝功能损伤的概率增加。

(5)其他实验室检查:超过 90% 的患者血细胞沉降率(ESR)和 C 反应蛋白(CRP)升高,ESR 多在 100mm/L 以上,CRP 呈轻度或中度升高,且两者与疾病的活动性均相关。90% 以上患者的抗核抗体和类风湿因子阴性,少数患者可出现低滴度的抗核抗体和类风湿因子,类风湿因子阳性往往提示患者有发展为类风湿关节炎的可能。

免疫球蛋白和 γ 球蛋白可以升高,血清丙氨酸氨基转移酶、直接胆红素和间接胆红素均可升高,有时会出现白蛋白降低,球蛋白升高,甚至血氨升高。在并发肝炎的患者肌酸激酶和乳酸脱氢酶等升高。

血液和体液的病原学检查(血培养、OT 实验、肥达-外斐反应、抗"O"及乙型、丙型肝炎病毒外表面标志物、结核菌素纯蛋白衍生物试验和抗 HIV 抗体等)均为阴性。CEA 及 AFP 等肿瘤标志物阴性。可有病毒抗体水平的升高,包括抗风疹病毒抗体、EB 病毒抗体等,其中以副流感病毒抗体升高最常见。

2.影像学检查　影像学检查包括 X 线片、超声、CT 或 MRI 等手段,通常会发现肝、脾和淋巴结增大,而无感染或肿瘤迹象。

在疾病的早期 X 线片可见关节周围软组织肿胀和关节附近骨质疏松,少数反复或持续存在的关节炎则表现关节软骨破坏及骨坏死,受累关节附近骨膜下常见线状新生骨。比较有特征的放射学改变是腕掌和腕间关节非破坏性狭窄,可导致骨性强直。有研究发现,在诊断时约有 1/3 的病例已显示关节的放射学异常,如软组织肿胀、骨质疏松、关节间隙变窄和关节强直等,其中以骨质疏松最常见,其次是关节间隙狭窄,以腕、膝和距小腿关节多见。也有颈椎受累、掌跖关节及跖关节变化的报道。

## 【诊断】

1.诊断要点　如出现下列临床表现及实验室检查异常,应高度疑为本病。

(1)发热是本病最突出的症状,可为首发表现。高热为主,一般每日 1 次。

(2)皮疹于躯干和四肢较多见,也可见于面部,多表现为橘红色斑疹和斑丘疹,通常与发热伴随,为一过性发作。

(3)关节疼痛和(或)关节炎,早期呈少关节炎,也可发展为多关节炎。肌痛症状也很常见。

(4)外周血白细胞显著升高,主要为中性粒细胞增高,血培养阴性。

(5)血清学检查:多数患者类风湿因子和抗核抗体均阴性。

(6)多种抗生素治疗无效,而糖皮质激素治疗有效。

2.诊断标准　目前诊断成年人斯蒂尔病的标准有很多,现将临床常用的成年人斯蒂尔病的几种诊断标准列出。

(1)日本成年人斯蒂尔病研究委员会制订的诊断标准(1992):

1)主要条件:①发热≥39℃,并持续 1 周以上;②关节疼痛持续 2 周以上;③典型皮疹;④白细胞计数增高≥$10×10^9$/L,包括中性粒细胞≥0.80。

2)次要条件:①咽痛;②淋巴结肿大和(或)脾大;肝功能异常;③类风湿因子和抗核抗体阴性;④需排除感染性疾病(尤其是败血症和传染性单核细胞增多症);⑤恶性肿瘤(尤其是恶性淋巴瘤、白血病);⑥风湿病(尤其是多动脉炎、伴关节外征象的风湿性关节炎);⑦具有以上主要和次要条件的 5 项或 5 项以上标准,其中应有至少 2 项主要标准,并排除上述所列疾病者,可确立诊断。

(2)美国类风湿学会制订的诊断标准(1987):

1)主要条件:

①持续性或间断性发热;②过性的橙红色皮疹或斑丘疹;③多/少关节炎;④白细胞或中性粒细胞增高。

2)次要条件:咽痛、肝功能异常、淋巴结肿大、脾大及其他器官受累。

具有上述 4 项主要条件者可确诊。具有发热和皮疹中 2 项主要条件,再加上 1 项以上次要条件可怀疑本病。

(3)美国 Cush 诊断标准(1997):

1)必备条件 ①发热≥39℃;②关节痛或关节炎;③类风湿因子<1∶80;④抗核抗体<1∶100。

2)另备下列任何 2 项①血白细胞计数≥$15×10^9$/L;②斯蒂尔病样皮疹;③胸膜炎或心包炎;④肝大或脾大或淋巴结肿大。

由于成年人斯蒂尔病的诊断纯属一种临床性诊断,缺乏特异性诊断方法和统一诊断标准,临床误诊较多,有报道误诊率可高达 48%,误诊病种达 10 余种,误诊时间多在发病的 3 个月以上。所以要注意合理应用诊断标准,及早作出正确的诊断。

目前,引用最多的诊断标准为 Cush 诊断标准。但日本的成年人斯蒂尔病研究委员会制订的诊断标准,其敏感性较好,可应用于初步诊断;而美国风湿病学会的标准简单、易记,特异性较高,可用于确诊、鉴别诊断及指导临床工作。两者结合使用可能会明显降低漏诊率和误诊率。

【鉴别诊断】

成年人斯蒂尔病是以除外其他疾病为前提而诊断的疾病,其临床表现多种多样,缺乏特异性,因此鉴别诊断非常重要,而且须鉴别的疾病非常庞杂,主要包括以下几类(表 7-3)。

【治疗】

治疗目标是抑制全身的炎症反应、减轻受累脏器的病变、防止复发及保持关节功能。应根据炎症反应的程度、有无内脏病变及持续性关节炎等病情而制定相应的治疗方案。炎症反应的程度可参考患者的热型、血沉、C 反应蛋白、白细胞计数以及血清铁蛋白的检测结果判断。

治疗的具体原则包括:关节症状轻微、无脏器病变时可单独给予足够量的非甾体抗炎药或阿司匹林(3～6g/d)。全身症状明显,伴有关节炎,但无内脏器官病变的患者,可应用非甾体抗炎药或中等剂量的糖皮质激素;对持续性进行性关节炎的患者可加用慢作用抗风湿药物,关节强直发生时可进行必要的关节外科手术;对糖皮质激素耐受或停药后复发、或不能减量的患者可加用生物制剂、丙种球蛋白或者其他传统免疫抑制药。伴有内脏受累者应尽早加用免疫抑制药,必要时可激素冲击治疗。

由于本病发病率较低,治疗方面无大规模的随机对照研究。因此,此病治疗方面的证据大多来自于观察性研究。

表 7-3　成年人斯蒂尔病的鉴别诊断

| 类型 | 主要疾病 | 鉴别要点 |
| --- | --- | --- |
| 感染性疾病 | 病毒感染(乙型肝炎病毒、风疹病毒、细小病毒、柯萨奇病毒、EB 病毒、巨细胞病毒、HIV 等)<br>亚急性细菌性心内膜炎、慢性脑膜炎球菌血症、淋球菌血症、败血症、结核病、莱姆病、梅毒、风湿热等 | 这类疾病多表现较长时间的发热、皮疹;也可有反应性关节炎或化脓性关节炎,伴有血象增高。并且都有相应的特点,如发热呈弛张热,发热前有寒战,皮疹多为出血性,关节炎单发或为不对称大关节炎,感染中毒症状明显,血、骨髓培养阳性,可找到感染灶,抗生素治疗有效等 |
| 血液系统肿瘤 | 白血病、淋巴瘤、恶性组织细胞病等 | 该组疾病多有发热、贫血、淋巴结肿大、肝脾大、皮肤改变等,淋巴结或皮肤活检及骨髓穿刺可作为鉴别的重要依据 |
| 结缔组织病 | 系统性红斑狼疮、混合性结缔组织病、燥综合征、类风湿关节炎等 | 该组疾病各有自己的特点,特别是自身抗体的产生,对诊断不同的结缔组织病有很大帮助。到目前为止未发现成年人斯蒂尔病有自身抗体出现,可作为与其他结缔组织病鉴别点 |

1.非甾体抗炎药和糖皮质激素　尽管非甾体抗炎药物在幼年特发性关节炎(全身型)中效果较好,但单独应用的治疗效果并不理想,只有 20% 的患者病情得以控制。在这些非甾体抗

炎药中,吲哚美辛 150～250mg/d 治疗效果最佳。但是,在使用过程中,需要严密监测肝功能及肾功能的变化。目前常用的非甾类抗炎药物还包括:肠溶阿司匹林、双氯芬酸、尼美舒利及舒林酸等,也包括选择性或特异性环氧合酶(COX)-2 抑制药,如美罗昔康、塞来昔布等。

一旦成年人斯蒂尔病诊断明确,糖皮质激素均是首选用于诱导缓解的药物。本病对糖皮质激素反应较好,约有 80% 患者对此药物敏感。其最佳药物剂量为 0.5～1.0mg/(kg·d)醋酸泼尼松。当并发有严重的内脏器官受累时,需要用大剂量糖皮质激素进行冲击治疗。足量的糖皮质激素可在几小时或几天内起效,控制发热、皮疹和关节痛等症状,增大的肝脾和淋巴结也逐渐缩小,但白细胞计数和血沉恢复正常往往需 2 周到 1 个月甚至更长时间。关于糖皮质激素的减量目前无统一结论。一般认为,应在临床症状消失及实验室指标正常后再开始缓慢减少泼尼松剂量,每 1～2 周减药 2.5～5mg,后期减药更要谨慎,最终用最小有效剂量维持较长一段时间,总疗程不少于 3～6 个月,最好 6～12 个月。尽管成年人斯蒂尔病患者最终可以停用糖皮质激素,但是较长时间的服用仍需警惕激素的不良反应如感染、骨质疏松、无菌性骨坏死及消化道溃疡等。

2.慢作用抗风湿药　常用于控制成年人斯蒂尔病发展的药物是慢作用抗风湿药,包括硫酸羟氯喹、环孢素、来氟米特及硫唑嘌呤等。甲氨蝶呤是一种经典的慢作用抗风湿药物,可以很好地控制本病的发展,利于减停糖皮质激素。多数学者认为,小剂量甲氨蝶呤对成年人斯蒂尔病的慢性关节炎和慢性全身性病变均有良好疗效,一般起始剂量为 5mg,每周 1 次,以后根据患者有无不良反应酌情加量,最大剂量不超过每周 15mg。但用药期间应注意甲氨蝶呤不良反应,定期复查血、尿常规和肝肾功能,补充叶酸(1mg/d)可能达到预防口腔炎和肝损害发生的目的。但是,甲氨蝶呤是否可以控制和减轻表现为侵蚀型关节炎的成年人斯蒂尔病的关节结构破坏,仍然是个未知数。肝酶异常不是本病使用甲氨蝶呤的禁忌证,但是需要严密监测患者肝酶变化。

硫酸羟氯喹常用于伴有皮疹和关节炎的成年人斯蒂尔病的患者,对于控制发热及皮疹的症状有很好的疗效。硫酸羟氯喹与甲氨蝶呤有一定的协同作用,可联合使用。

3.生物制剂　生物制剂的出现给此病的治疗带来了希望,生物制剂包括 IL-1 受体拮抗药、TNF-α 抑制药及 IL-6 抑制药等。但是,其在控制成年人斯蒂尔病中的作用还需进一步较大规模临床试验来验证。

4.其他治疗　静脉注射多克隆免疫球蛋白:研究显示,每日 2g/kg 的免疫球蛋白,连续 2～5d,每月静脉注射一个周期,持续 6 个月,可以控制难治性成年人斯蒂尔病患者的病情。长期随访显示,14 例患者中 8 例能达到完全缓解。但是,此治疗方式仍存在争议。

有报道显示,其他的改善病情慢作用抗风湿药物,比如金制剂、环孢素、羟氯喹和柳氮磺吡啶等,均可用于甲氨蝶呤反应不好的成年人斯蒂尔病患者。但是,这些数据仅限于散发的病例报道,无较大规模的临床试验。

【中医治疗】

治法:养阴清热,中和气血。

方药:南北沙参 30g、石斛 15g、二地 15g、二冬 15g、天仙藤 15g、首乌藤 15g、鸡血藤 15g、钩藤 10g、丹参 15g、赤白芍 15g、当归 15g、坤草 10g。

分析:方中南北沙参、石斛、二地、二冬滋阴降火;天仙藤、首乌藤、鸡血藤、勾藤调和阴阳,养血通络;丹参、赤白芍、当归、坤草中和气血。高烧者加羚羊粉或犀角粉、生玳瑁、白茅根等;关节疼痛显著者加秦艽、老鹳草、伸筋草等。

局部治疗:①清凉膏外用;②黄连软膏外用;③止痒粉:滑石 30g、寒水石 9g、松花粉 10g、冰片 1.5g,混匀撒布。

(熊丽桂)

# 第四节　骨关节炎

## 【概述】

骨关节炎(OA)又称骨关节病、退行性关节病和增生性关节炎等。其基本病理改变为多种致病因素引起的进行性关节软骨变性、破坏和丧失,关节软骨及软骨下骨边缘骨赘形成,由此引起一系列的关节症状和体征,临床表现为关节疼痛、关节僵硬、功能障碍。

## 【病因与发病机制】

目前病因尚不明确,但认为主要与年龄增长和肥胖有关。另外可能与关节过量活动(如关节经常剧烈活动)、关节外伤、遗传、骨内高压、骨质疏松、代谢及内分泌异常有关。年龄增长及肥胖引起关节退变,这种退变就像老年人皮肤变皱一样,是一种自然衰老的表现。退变首先发生在软骨,使软骨成分发生改变,从而使软骨弹性降低甚至消失,承重软骨面从正常的光滑状态变为破棉絮状,软骨下骨露出,由于不断摩擦,骨面变得很光滑,呈象牙样骨,而非承重软骨面出现修复,新骨形成,在关节缘形成骨刺。另外疾病的整个过程还涉及韧带、关节囊、滑膜及关节周围肌肉,最终导致关节疼痛和功能丧失。

一般认为本病病因是老年性组织变性及慢性损伤;经常提重物、弯腰工作、姿势不良等都是致病因素。老年人的软骨细胞变大,含有较多的溶酶体,无细胞分裂,基质内的蛋白粘多糖含水量减少,蛋白质含量增加,这些变化使老年人软骨的弹性减少。

骨关节炎常累及操作多、负重大的关节,初期为单发,晚期为多发。骨关节炎的主要病理改变为软骨退行性变性和消失,以及关节边缘韧带附着处和软骨下骨质反应性增生形成骨赘,并由此引起关节疼痛、僵直畸形和功能障碍。

早期病变为软骨变性,最初软骨基质内水分增加,软骨细胞增殖活跃,随之可见软骨细胞坏死及软骨基质破坏。从动物实验性骨关节炎观察到,上述病变发生之前先有软骨下的骨小梁微骨折,软骨下的骨质为松质骨,它对应力的抵抗能力只是皮质骨的 1/10,微骨折吸收了应力,保护了关节面,但反复微骨折愈合后产生骨硬化,继之而来的是关节软骨的一系列病变。软骨细胞损伤之后,就不能产生正常的软骨基质,同时又可释放出破坏性酶,使病变发展。软骨变色、软化、脱落,骨面暴露并且硬化。软骨边缘、关节囊和韧带附着处有保护性新骨增生,产生骨刺和骨赘。骨刺或骨赘脱落即成关节内游离体(关节鼠)。晚期滑膜肥厚。

## 【临床表现】

1.症状

(1)关节疼痛。

(2)关节僵硬。

(3)关节功能障碍。

2.体征

(1)关节压痛。

(2)关节肿胀:可由关节积液、滑囊增厚和软骨及骨边缘增生所致。

(3)关节畸形:在指、趾、膝关节可触及无症状的骨性凸出物。

(4)摩擦音或摩擦感或骨响声。

(5)关节活动受限。

## 【辅助检查】

1.实验室检查　关节积液时应检查滑液。典型 OA 滑液清晰、黏稠、细胞数不高,多为单核细胞,滑液中可见软骨和(或)骨碎片颗粒。

2.影像学检查

(1)超声波检查:可以发现软骨的变化,早期超声波检查较 X 线灵敏。

(2)X 线检查:关节间隙狭窄、宽度不均匀;软骨下骨板粗糙、密度不均,增生、硬化,骨性关节面下囊肿;关节面增大,关节面边角锐利,形成骨刺或唇样突起。病变晚期上述表现明显,并出现关节半脱位及关节游离体等。

(3)磁共振检查:在骨质未出现病变之前,磁共振检查可以显示关节软骨、韧带、半月板变性、撕裂,滑囊和纤维囊病变等。

## 【诊断】

OA 一般根据临床表现和 X 线检查,并排除其他炎症性关节疾病而诊断。美国风湿病学会(ACR)提出手、膝、髋骨三个常见部位骨关节炎的诊断标准。

1.膝骨关节炎的诊断标准　临床:

(1)前个月大多数时间有膝痛;

(2)关节活动时有骨摩擦音;

(3)晨僵<30 分钟;

(4)年龄≥38 岁;

(5)膝检查有骨性膨大。

满足(1)+(2)+(3)+(4)条或(1)+(2)+(5)条或(1)+(4)+(5)条即可诊断。

临床+实验室+放射学:

(1)前个月大多数时间有膝痛;

(2)X 线片示骨赘形成;

(3)关节液检查符合 OA;

(4)年龄≥40 岁;

(5)晨僵≤30 分钟；

(6)关节活动时有骨摩擦音。

满足(1)+(2)条或(1)+(3)+(5)+(6)条或(1)+(4)+(5)+(6)条可诊断。

2.髋骨关节炎的诊断标准　临床：

(1)前个月大多数时间髋痛；

(2)内旋≤15°；

(3)内旋＞15°；

(4)血沉≤45mm/h；

(5)血沉未查、髋屈曲≤115°；

(6)晨僵≤60 分钟；

(7)年龄＞50 岁。

满足(1)+(2)+(4)条或(1)+(2)+(5)条或(1)+(3)+(6)+(7)条即可诊断。

临床+实验室+放射学：

(1)前个月大多数时间髋痛；

(2)血沉≤20mm/h；

(3)X 线片示股骨和(或)髋臼有骨赘形成；

(4)X 线片示髋关节间隙狭窄；

满足(1)+(2)+(3)条或(1)+(2)+(4)条或(1)+(3)+(4)条即可诊断。

3.手骨关节炎的诊新标准

(1)前个月大多数时间有手痛、发酸、发僵；

(2)10 个指定的指间关节(双侧第 2、3 指远端和近端指间关节及双侧第 1 腕掌关节)中有硬且膨大的≥2 个；

(3)掌指关节肿胀＜2 个；

(4)远端指间关节硬性组织肥大＞2 个；

(5)10 个指间关节中有畸形的≥1 个。

满足(1)+(2)+(3)+(4)条或(1)+(2)+(3)+(5)条即可诊断。

**【鉴别诊断】**

**(一)类风湿关节炎**

1.好发于育龄期女性。

2.以掌指关节、腕关节和近端指间关节最常受累,极少累及远端指间关节。

3.晨僵多大于 1 小时。

4.关节肿胀呈对称性。

5.有皮下结节。

6.RF 阳性。

7.关节滑液检查示炎性滑液表现。

8.X 线:示软组织肿胀、骨质疏松、关节间隙狭窄、囊性变、半脱位和强直。

### （二）强直性脊柱炎

1.好发于年轻男性。

2.主要表现为腰背疼痛、酸痛、僵硬,久坐或久卧后症状加重,活动后减轻。

3.可伴有下肢不对称关节炎症。

4.伴关节外表现:眼炎、口腔溃疡、心脏损害。

5.HLA-B27多阳性。

6.X线:示脊柱及骶髂关节损害,X线表现有助于强直性脊柱炎的诊断。

### 【治疗】

骨关节炎治疗是综合性治疗。包括非药物治疗、药物治疗和外科治疗。

1.非药物治疗　患者的健康教育、减肥、理疗、医疗体育锻炼,防止关节过度运动和过度负重。

2.药物治疗

(1)非特异性药物:扑热息痛;麻醉性镇痛药物;辣椒辣素外用;非甾体抗炎药;糖皮质激素,不宜全身用药,一般予关节腔注射。

(2)特异性药物:透明质酸;氨基葡萄糖(硫酸盐、盐酸盐等);双醋瑞因;硫酸软骨素。

3.其他药物　骨重吸收剂,如双磷酸盐;细胞因子;基质金属蛋白酶特异性抑制剂。

4.外科治疗　内科治疗无效,并有严重关节功能障碍时,可考虑手术治疗。早期:截骨矫形术、关节复位术;中期:关节清理术、软骨和软骨细胞移植术;晚期:关节置换术等。

(熊丽桂)

# 第五节　白塞病

### 【概述】

白塞病(BD)是一种累及多系统的慢性血管炎症性疾病。除复发性口腔溃疡、生殖器溃疡和前葡萄膜炎这三种具有特征性的临床表现外,还可累及血管、神经系统,消化道、关节、肺、肾、附睾等器官,为一系统性疾病。大部分患者预后良好,眼、中枢神经及大血管受累者预后不佳。

与其他血管炎疾病不同,本病累及全身各大、中、小血管,其中以静脉受累最多。组织病理学改变是血管周围淋巴单核细胞浸润,血管壁可有 IgG、IgM 和 $C_3$ 沉积。大静脉血栓形成;大动脉由于变性、坏死而形成的血管瘤。血管炎有渗出和增生两种病变,渗出性改变为血管腔出血,管壁水肿,内皮细胞肿胀,纤维蛋白沉积等,增生性病变是内皮细胞和外膜细胞增生,管壁增厚,有时有肉芽肿形成。

本病在东亚、中东和地中海地区发病率较高,被称为丝绸之路病。任何年龄均可患病,发病高峰年龄为 16~40 岁。我国以女性居多,男性患者血管、神经系统及眼受累较女性多且病情重。

### 【病因与发病机制】

本病病因不明,总体上认为是在个体遗传易感背景基础上,由于某种感染或环境因子作为促发因素而启动的自身免疫反应过程。

遗传因素在发病机制中占重要位置。BD患者多沿着从地中海到远东国家的古丝绸之路分布,欧美国家患病率较低。土耳其的调查显示BD患病率为(20～421)/10万,我国患病率约为14/10万,英国估计患病率仅0.64/10万。HLA-B51可能与本病发病有关。

多种致病机制在疾病中起作用。患者血清中多种炎性细胞因子水平增高,包括:IL-1,IL-4,IL-6,IL-8,IL-10,11-13,IL-18和TNF-α。在患者的黏膜损伤局部和外周循环中有增高水平的γδT细胞。BD患者的γδT细胞呈现出活化的淋巴细胞表型(如:$CD_{25}$,$CD_{29}$,$CD_{69}$),而且产生致炎细胞因子IFN-γ,TNF-α和IL-8。除了抗原递呈细胞异常辅助外,BD患者的中性粒细胞功能异常亢进,其趋化、吞噬、超氧化物的产生、髓过氧化物酶的表达等功能水平均增强,而且产生IL-12等炎性细胞因子。T细胞、抗原递呈细胞和中性粒细胞之间复杂的相互作用,使得患者对损伤刺激的反应表现为明显的持续炎症反应。

【诊断思路】

（一）病史特点

青年男性患者有:

1.反复、频繁发作的口腔溃疡;

2.生殖器溃疡(阴囊溃疡)且既往有过附睾炎病史;

3.面部和颈前皮肤有痤疮样皮疹;

4.针刺反应(＋)。根据上述病史特点,高度提示为:白塞病。

复发性口腔溃疡为本病的最基本必备症状几乎所有的患者均有类似口疮性口炎的复发性、疼痛性口腔溃疡(阿弗他溃疡),多数患者以此症为首发症状。溃疡可以发生在口腔的任何部位,多位于舌缘、颊、唇、软腭、咽、扁桃体等处。可为单发,也可成批出现,米粒或黄豆大小,圆形或椭圆形,边缘清楚,深浅不一,底部有黄色覆盖物,周围为一边缘清晰的红晕伴有疼痛。约1～2周可自行消退不留瘢痕。重症者溃疡深大愈合慢,偶可遗有瘢痕。

生殖器溃疡约75％患者出现生殖器溃疡,病变与口腔溃疡基本相似。但出现次数少。溃疡深大,疼痛剧、愈合慢。受累部位为外阴、阴道、肛周、宫颈、阴囊、阴茎等处。阴道溃疡可无疼痛仅有分泌物增多。有患者可因溃疡深而致大出血或阴囊静脉壁坏死破裂出血。附睾炎发生率约为4％～10％,较具特异性。急性起病,表现为单或双侧附睾肿大疼痛和压痛,1～2周可缓解,易复发。

皮肤病变皮损发病率高,可达80％,表现多种多样,有结节性红斑、疱疹、丘疹、痤疮样皮疹,多形红斑、环行红斑、坏死性结核疹样损害、大疱性坏死性血管炎、Sweet病样皮损、脓皮病等。一个患者可有一种以上的皮损。而特别有诊断价值的体征是结节红斑样皮损和对微小创伤(针刺)后的炎症反应。针刺反应试验:用20号无菌针头在前臂屈面中部垂直刺入约0.5cm沿纵向稍作捻转后退出,24～48小时后局部出现直径＞2mm的毛囊炎样小红点或脓疱疹样改变为阳性。此试验特异性较高且与疾病活动性相关。静脉穿刺或皮肤创伤后出现的类似皮损具有同等价值。

关节损害25％～60％的患者有关节症状。表现为相对轻微的局限性、非对称性关节炎。主要累及膝关节和其他大关节。本病有时在HLA-B27阳性患者中可累及骶髂关节,与强直性脊柱炎表现相似。

属于白塞病的诊断有提示价值的临床表现还有：眼炎约 50％ 左右的患者受累。眼炎可以在起病后数月甚至几年后出现。眼部病变表现为视物模糊，视力减退，眼球充血，眼球痛，畏光流泪，异物感，飞蚊症和头痛等。通常表现为慢性、复发性、进行性病程，双眼均可累及，眼受累致盲率可达 25％，是本症致残的主要原因。最常见的眼部病变为色素膜炎。眼球其余各组织均可受累。角膜炎、疱疹性结膜炎、巩膜炎、脉络膜炎、视网膜炎、视神经乳头炎、坏死性视网膜血管炎、眼底出血等。前房积脓是色素膜炎的最严重形式。色素膜炎及视网膜血管炎为眼损害的特征性表现。

### （二）辅助检查

辅助检查：WBC：$13.17 \times 10^9/L$，Hb：$150g/L$，PLT：$279 \times 10^9/L$。ESR：35mm/1. ANA（－），ENA（－），ANCA-PR3（－），ANCA-MPO（－），RF（－），HLA-B$_2$7（－）。HBV、HCV 和 HIV 病原学检查为（－）。

诊断缺乏特异性的实验室诊断标志。但为了排除其他自身免疫性疾病应该安排下列辅助检查：ANA、ENA、ANCA、RF 和抗 CCP、HLA-B$_{27}$ 等自身抗体谱的筛查；HBV、HCV、梅毒、HIV 病原学检查以及病理组织学活检。

活动期可有血沉增快、C 反应蛋白升高。ANA、ENA 谱、RF 和 ANCA 等自身抗体的检测多为阴性。部分患者冷球蛋白阳性。血小板凝集功能增强。HLA-B51 阳性率 57％～88％，与眼、消化道病变相关。

### （三）诊断依据

青年男性患者：

1.反复、频繁发作的口腔溃疡；

2.生殖器溃疡（阴囊溃疡）且既往有过附睾炎病史；

3.面部和颈前皮肤有痤疮样皮疹；

4.针刺反应（＋）。结合相应的辅助检查，排除了其他自身免疫性疾病，本例诊断为：白塞病。

诊断要点：本病无特异性血清学及病理学特点，诊断主要根据临床症状，故应注意详尽的病史采集及典型的临床表现。病程中有医生观察和记录到的复发性口腔溃疡、眼炎、生殖器溃疡以及特征性皮肤损害，另外出现大血管或神经系统损害高度提示 BD 的诊断。

为便于本病的诊断，国际白塞病研究组于 1989 年制定了白塞病国际分类标准，见表

应用标准时注意：国际研究组的标准并不能取代对个别患者的临床判断；对血管及神经系统病变的关注应成为进行疾病评价的一部分；患者的多种表现可以在几年内陆续出现，应有医生的记录作为诊断依据。

### （四）鉴别诊断

本病以某一系统症状为突出表现者易误诊为其他疾病。以关节症状为主要表现者，应注意与类风湿关节炎、赖特综合征、强直性脊柱炎相鉴别；皮肤黏膜损害应与多形红斑、结节红斑、梅毒、Sweet 病、Stevens-Johnson 综合征、寻常性痤疮、单纯疱疹感染、热带口疮、系统性红

斑狼疮、周期性粒细胞减少、AIDS 病相鉴别；胃肠道受累应与局限性肠炎和溃疡性结肠炎相鉴别。神经系统损害与感染性、变态反应性脑脊髓膜炎、脑脊髓肿瘤、多发性硬化、精神病相鉴别；附睾炎与附睾结核相鉴别。

**【病情评估】**

BD 几乎可以累及全身各个系统。除了常见的反复发作的口腔溃疡、生殖器溃疡和多形性皮肤损害影响患者的生活质量外，更值得关注的是重要脏器的损害。重要脏器的累及往往预示 BD 的病情严重，患者预后不良。

患者给予激素等药物治疗后，上述临床症状逐渐缓解。因惧怕激素的副作用，自行停服药物约半年后出现一次癫痫大发作，此后多次出现双眼凝视、呼之不应、四肢抽搐，每次发作持续约 2～3 分钟。无复视、肢体无力、吞咽困难和饮水呛咳等。MRI 头部水抑制增强扫描示：双侧额叶及左顶叶长 $T_1$ 长 $T_2$ 信号影，考虑脑白质脱髓鞘改变；左侧内囊后肢长 $T_1$ 长 $T_2$ 信号，考虑腔习性梗死灶或脱髓鞘斑。

神经系统损害中枢神经系统病变是 BD 的严重表现之一，约 5%～10% 的患者有中枢神经系统病变，引起致残率和病死率的增加。临床表现依受累部位不同而各异。中枢神经系统受累较多见，可有头痛、头晕，Horner 综合征、假性球麻痹、呼吸障碍、癫痫、共济失调、无菌性脑膜炎，视乳头水肿，偏瘫、失语、不同程度截瘫、尿失禁、双下肢无力、感觉障碍、意识障碍、精神异常等。周围神经受累较少见，表现较轻，仅有四肢麻木无力，周围型感觉障碍等。此外，当出现非脑膜炎型的头痛，呕吐，颅压增高的表现时，应考虑到有脑血栓的形成。神经系统损害亦有发作与缓解交替的倾向，可同时有多部位受累，神经系统受累者多数预后不佳，尤其是脑干和脊髓病损是本病致残及死亡的主要原因之一。

消化道损害又称肠白塞病。发病率为 10%～50%。从口腔到肛门的全消化道均可受累，溃疡可为单发或多发，深浅不一，可见于食管下端、胃部、回肠远端、回盲部、升结肠，但以回盲部多见。临床可表现为上腹饱胀、嗳气、吞咽困难、中下腹胀满、隐痛、阵发性绞痛、腹泻、黑便、便秘等。严重者可有溃疡穿孔，甚至可因大出血等并发症而死亡。

血管损害血管病变可累及静脉和动脉管壁，男性比女性更常见。1/3 的患者有下肢深静脉或浅静脉血管炎及血栓形成。下腔静脉受累可出现 Budd-Chiari 综合征、腹水、下肢浮肿；上腔静脉梗阻可有颌面、颈部肿胀、上肢静脉压升高。动脉病变虽较静脉病变少见，但多表现为动脉瘤，是主要的致死因素，尤其累及肺动脉是更严重。

其他：肺部损害发生率较低，约 5%～10%，但大多病情严重。肺血管受累时可有肺动脉瘤形成，瘤体破裂时可形成肺血管-支气管瘘，致肺内出血；肺静脉血栓形成可致肺梗死；肺泡毛细血管周围炎可使内皮增生纤维化影响换气功能。

肾脏损害较少见，可有间歇性或持续性蛋白尿或血尿，肾性高血压，肾病理检查可有 IgA 肾小球系膜增殖性病变或淀粉样变。

心脏受累较少。可有心肌梗死、瓣膜病变、传导系统受累、心包炎等。心腔内可有附壁血栓形成，少数患者心脏呈扩心样改变、缩窄性心包炎样表现，心脏病变与局部血管炎有关。

**【治疗】**

本病目前尚无公认的有效根治办法。治疗的目的在于控制炎症，缓解症状，限制或预防重要脏器损害、减缓疾病进展,较少疾病复发,防治并发症。

1.一般治疗　急性活动期,应注意休息。发作间歇期应注意预防复发。如控制口、咽部感染、避免进食刺激性食物。伴感染者可行相应的治疗。

2.局部治疗　口腔溃疡可局部用糖皮质激素膏、冰硼散、锡类散等,生殖器溃疡用 1:5000高锰酸钾清洗后加用抗生素软膏;眼结膜炎、角膜炎可应用皮质激素眼膏或滴眼液,眼色素膜炎须应用散瞳剂以防止炎症后粘连,重症眼炎者可在球结膜下注射肾上腺皮质激素。

3.全身治疗

(1)非甾类抗炎药:具消炎镇痛作用。对缓解发热、皮肤结节红斑、生殖器溃疡疼痛及关节炎症状有一定疗效,常用药物有布洛芬 $0.4\sim0.6,3/d$;萘普生,$0.2\sim0.4,2/d$;双氯酚酸钠 $25mg,3/d$ 等,或其他 COX-2 选择性抑制剂。

(2)秋水仙碱:可抑制中性粒细胞趋化,对关节病变、结节红斑、口、阴溃疡等均有一定的治疗作用,$1.0\sim2.0mg/d$。应注意肝肾等不良反应。

(3)肾上腺皮质激素:对控制急性症状有效,停药后易复发。故主要用于全身症状重、有中枢神经系统病变、内脏系统的血管炎、口、阴巨大溃疡及急性眼部病变。疗程不宜过长,一般 2 周内症状控制即可逐渐减量后停药。有大静脉炎时皮质激素可能促进血栓形成。长期应用可加速视网膜血管的闭塞。常用量为泼尼松 $40\sim60mg/d$,重症患者如严重眼炎、中枢神经系统病变、严重血管炎患者可考虑采用静脉应用大剂量甲基泼尼松龙冲击,$1000mg/d,3$ 天为一疗程。激素单独使用不能够避免疾病的复发,应同时配合免疫抑制剂治疗。

(4)免疫抑制剂:重要脏器损害时应选用此类药,常与肾上腺皮质激素联用。此类药物副作用较大,用药期间应注意严密监测。

1)硫唑嘌呤:用量为 $1\sim3mg/(kg\cdot d)$,可治疗关节炎、黏膜病变和眼炎,而且对减少疾病复发、减缓病情和改善远期预后有积极作用。应用时应注意监测血常规,避免骨髓抑制等副反应。

2)环孢素 A:对治疗眼白塞病效果肯定,亦有报道对 BD 的多数临床症状有治疗作用。剂量为每天 $3\sim5mg/kg$,应用时应特别注意监测血压、肝肾功能和神经毒性,避免不良反应。

3)环磷酰胺:在急性中枢神经系统损害或肺血管炎、眼炎时,与泼尼松配合使用,采用大剂量静脉冲击疗法,每次用量 $0.5\sim1.0/m^2$ 体表面积。$3\sim4$ 周后重复使用。使用时嘱患者大量饮水,以避免出血性膀胱炎的发生,此外可有消化道反应及白细胞减少等。对慢性病变作用有限。

4)甲氨蝶呤:低剂量(每周 $7.5\sim15mg$,口服)有助于治疗神经系统病变及较严重的皮肤黏膜病变,需要长时间的治疗。副作用有消化道及骨髓抑制、肝损害等。

5)沙利度胺:可用于治疗口腔、生殖器溃疡。宜从小剂量开始,逐渐增加至 $50mg,3/d$。注意妊娠妇女禁用,以免引起胎儿畸形,另外有引起神经轴索变性的副作用。

(5)其他

1)IFN-$\alpha$:可以降低外周循环中 $\gamma\delta$T 细胞的数量,体外试验证明可抑制 T 细胞对内皮细胞的黏附。对顽固性眼白塞病有较好的治疗反应,也有能改善神经系统累及的治疗报道。IFN-$\alpha$ 的使用剂量为 $3\sim6\times10^6$ 单位,每周 3 次。使用 IFN-$\alpha$ 的最佳剂量和疗程仍需要进一步的临床试验研究。

2）抗 TNF-α 治疗：

Infliximab 能减少眼葡萄膜炎的发作频率，对顽固性视网膜黄斑水肿、改善视敏度有效；有对中枢神经系统、胃肠道累及的患者治疗有效的报道。推荐剂量为 5～10mg/kg 静脉输注于 0,2,6,10 周，以后间隔 6～8 周输注一次维持治疗。

Etanercept 25mg/h 每周 2 次，持续 4 周，可明显减轻皮肤黏膜病变和关节炎。

Adalimumab 对眼白塞病、中枢神经系统病变、消化道累及治疗有效的临床病例报道。

3）中药雷公藤制剂对口腔溃疡、皮下结节、关节病、眼炎有肯定疗效。对肠道症状疗效较差。

4.手术治疗　重症肠白塞病并发肠穿孔时可行手术治疗，但肠白塞病术后复发率可高达 50%。复发与手术方式及原发部位无关，故选择手术时应慎重。血管病变手术后也可于术后吻合处再次形成动脉瘤，故一般不主张手术治疗，采用介入治疗可减少手术并发症。眼失明伴持续疼痛者可手术摘除。手术后应继续应用免疫抑制剂治疗可减少复发。

## 【中医治疗】

分型论治本病辩证应对典型的临床特征及伴随的症状综合分析，确定正形，治疗抓住湿热毒邪阻滞，滞关键结合正形予以施治。

1.热度至圣

临床表现：高热或反复高热，口舌多处溃疡，生殖器及肛门周围溃疡，溃疡面红肿疼痛，头痛目赤，颜面潮红，皮肤斑疹，烦躁不安，关节肿痛，尿赤便秘，舌红苔黄，脉悬数。

症候分析：本证多见于急性发作期

治法：清热解毒，滋阴凉血

2.湿热蕴结

临床表现：口腔溃疡、红肿、舌面覆有浓苔，下肢结节红斑，关节肿痛，目赤、多眵或低热心烦。口中黏腻，换们皖闷纳呆，胸胁胀满，女子带下变臭，小便黄赤大便不爽或秘结，舌质红，苔黄腻。

症候分析：本证多见于急性发作期

治法：清热利湿解毒

3.阴虚内热

临床表现：口腔溃疡红肿五心烦热，口干、尿赤、便秘或见精神恍惚、失眠多梦，腰膝酸软、头晕目眩，女子月经不调，男子遗精，舌质红或光洪少泽。

症候分析：本证多见于慢性缓解期或典型发作期，各体阴虚，虚火扰动，熏蒸于表里上下，故口腔外阴部溃烂灼痛，局部红肿阴虚生内热，故五心烦热，口干、便秘。

治法：滋补肝肾养阴清热

4.脾虚湿滞

临床表现：口咽、外阴部溃疡就不敛口，患处溃疡面多呈平塌或凹陷状，伴有低热倦怠乏力，头晕头疼。口干不欲饮，腹胀纳呆，大便稀溏舌苔或有齿痕苔，脉细缓。

治法：健脾益气，除湿解毒。

（李　静）

# 第六节　干燥综合征

## 【概述】

干燥综合征(SS)是一种慢性炎症性自身免疫病。由于其免疫性炎症反应主要表现在外分泌腺体的上皮细胞,故又名自身免疫性外分泌腺体上皮细胞炎或自身免疫性外分泌病。临床除有唾液腺和泪腺受损导致其功能下降而出现口干、眼干外,尚有其他外分泌腺及腺体外其他器官的受累而出现多系统损害的症状。其血清中则有多种自身抗体和高免疫球蛋白血症。

本病分为原发性和继发性两类,前者指不具另一诊断明确的结缔组织病(CTD)的干燥综合征;后者是指发生于另一诊断明确的 CTD 的干燥综合征。本指南主要叙述原发性干燥综合征。

原发性干燥综合征属全球性疾病,在我国人群的患病率为 $0.3\%\sim0.7\%$,在老年人群中患病率为 $3\%\sim4\%$。本病女性多见,男女比为 $1:9\sim1:20$。发病年龄多在 $40\sim50$ 岁。也见于儿童。

## 【病因与发病机制】

本病病因及发病机制尚不明确。患者有一定的遗传易感性,受到某些环境因素刺激,如病毒感染时,出现 T 细胞和 B 细胞的变化,继而产生大量抗体及细胞因子,造成病变区免疫炎症反应,持续的炎症反应导致病损发生。

本病有两类主要的病理改变:

1.受累腺体间淋巴细胞的进行性浸润,腺体上皮细胞先增生,随后萎缩,被增生的纤维组织取代。

2.外分泌腺以外的病变,以血管炎为主。长期的血管炎可导致闭塞性动脉内膜炎。

## 【临床表现】

口干眼干是干燥综合征的主要症状,典型的干燥综合征有如下的临床特点:

1.本病起病多隐匿,大多数患者很难说出明确起病时间。临床表现多样。病情轻重差异较大。

2.外分泌腺受累及的表现

(1)口干燥症:因唾液腺病变,使唾液黏蛋白缺少而引起下述常见症状:①有 $70\%\sim80\%$ 患者诉有口干,但不一定都是首发症状或主诉,严重者因口腔黏膜、牙齿和舌发黏以致在讲话时需频频饮水,进固体食物时必须伴水或流食送下,有时夜间须起床饮水等。②猖獗性龋齿是本病的特征之一。约 $50\%$ 的患者出现多个难以控制发展的龋齿,表现为牙齿逐渐变黑,继而小片脱落,最终只留残根。③成人腮腺炎,$50\%$ 患者表现有间歇性交替性腮腺肿痛,累及单侧或双侧。大部分在 10 天左右可以自行消退,但有时持续性肿大。少数有颌下腺肿大,舌下腺肿大较少。对部分有腮腺持续性肿大者应警惕有恶性淋巴瘤的可能。④舌部表现为舌痛、舌面干、裂,舌乳头萎缩而光滑。⑤口腔黏膜出现溃疡或继发感染。

(2)干燥性角结膜炎:此因泪腺分泌的黏蛋白减少而出现眼干涩、异物感、泪少等症状,严重者痛哭无泪。部分患者有眼睑缘反复化脓性感染、结膜炎、角膜炎等。

(3)其他浅表部位如鼻、硬腭、气管及其分支、消化道黏膜、阴道黏膜的外分泌腺体均可受累,使其分泌减少而出现相应症状。

3.系统表现 除口眼干燥表现外患者还可出现全身症状如乏力、低热等。约有 2/3 患者出现系统损害。

(1)皮肤:皮肤病变的病理基础为局部血管炎。有下列表现①过敏性紫癜样皮疹:多见于下肢,为米粒大小边界清楚的红丘疹,压之不褪色,分批出现。每批持续时间约为 10 天,可自行消退而遗有褐色色素沉着。②结节红斑较为少见。③雷诺现象:多不严重,不引起指端溃疡或相应组织萎缩。

(2)骨骼肌肉:关节痛较为常见。仅小部分表现有关节肿胀,但多不严重,且呈一过性。关节结构的破坏非本病的特点。肌炎见于约 5% 的患者。

(3)肾:国内报道约有 30%~50% 患者有肾损害,主要累及远端肾小管,表现为因 I 型肾小管酸中毒而引起的低血钾性肌肉麻痹,严重者出现肾钙化、肾结石及软骨病。表现为多饮、多尿的肾性尿崩亦常出现于肾小管酸中毒患者。通过氯化铵负荷试验可以看到约 50% 患者有亚临床型肾小管酸中毒。近端肾小管损害较少见。小部分患者出现较明显的肾小球损害,临床表现为大量蛋白尿、低白蛋白血症甚至肾功能不全。

(4)肺:大部分患者无呼吸道症状。轻度受累者出现干咳,重者出现气短。肺部的主要病理为间质性病变,部分出现弥漫性肺间质纤维化,少数人可因此而呼吸功能衰竭而死亡。早期肺间质病变在肺 X 片上并不明显,只有高分辨肺 CT 方能发现。另有小部分患者出现肺动脉高压。有肺纤维化及重度肺动脉高压者预后不佳。

(5)消化系统:胃肠道可以因其黏膜层的外分泌腺体病变而出现萎缩性胃炎、胃酸减少、消化不良等非特异性症状。约 20% 患者有肝脏损害,临床谱从黄疸至无临床症状而有肝功能损害不等。肝脏病理呈多样,以肝内小胆管壁及其周围淋巴细胞浸润、界板破坏等改变为突出。慢性胰腺炎亦非罕见。

(6)神经系统:累及神经系统的发生率约为 5%。以周围神经损害为多见,不论是中枢或周围神经损害均与血管炎有关。

(7)血液系统:本病可出现白细胞减少或(和)血小板减少,血小板低下严重者可出现出血现象。本病淋巴肿瘤的发生率约为正常人群的 44 倍。国内已有原发性干燥综合征患者出现血管免疫母细胞性淋巴结病(伴巨球蛋白血症)、非霍奇金淋巴瘤、多发性骨髓瘤等报道。

【辅助检查】

典型的口干、眼干的表现有助于本病的诊断,但是本病是一个排他性的诊断,故单凭症状难以建立可靠的诊断,干燥综合征的确诊有赖于免疫学和病理活检的检查。

血常规:Hb80g/L↓,PLT104×10⁹/L↑,WBC5.88×10⁹/L;尿常规正常;肝肾功:Alb28.9g/L↑,BUN5mmol/L,Crea1o1.4umol/L,余未见异常;血沉:34mmh↑;免疫:RF26.7IU/ml↑,ANA1:3200↑,CCP(-),CRP63.2mg/L↑,AKA(-),ENA 谱:SSA(2+),SSB(+),余阴性,IgG、IgA、IgM 均显著升高,C₃、C₄ 正常。双手 X 片:双手、双腕未见明显异常。唇腺活检示大量淋巴细胞浸润。双眼 Schirmer(滤纸)试验(+),角膜染色(+),双眼各自的染点>

10 个;泪膜破碎时间(＋)。唾液腺核素扫描提示腮腺、颌下腺分泌与排泄功能严重受损。

为明确诊断,需要做的辅助检查包括:

1.常规血液和尿液检查多数活动期患者有轻至中度正细胞性贫血,病情久的患者可以发现血小板低下,或偶有的溶血性贫血。而部分损害了肾小管的患者会出现尿比重的下降,可见红细胞、管型等,尿 pH 多次＞6 则有必要进一步检查肾小管酸中毒相关指标。

2.眼部

(1)Schirmer(滤纸)试验(＋),即≤5mm/5min(正常人为＞5mm/5min)。

(2)角膜染色(＋),双眼各自的染点＞10 个。

(3)泪膜破碎时间(＋),即≤10 秒(正常人＞10 秒)。

3.口腔

(1)唾液流率(＋),即 15 分钟内只收集到自然流出唾液≤1.5ml(正常人＞1.5ml)。

(2)腮腺造影(＋),即可见末端腺体造影剂外溢呈点状、球状的阴影。

(3)唾液腺核素检查(＋),即唾液腺吸收、浓聚、排出核素功能差。

(4)唇腺活检组织学检查(＋),即在 4mm² 组织内有 50 个淋巴细胞聚集则称为一个灶,凡示有淋巴细胞灶≥1 者为(＋)。

4.血清免疫学检查

(1)抗 SSA 抗体:是本病中最常见的自身抗体,见于 70％的患者。

(2)抗 SSB 抗体:有的称该抗体是本病的标记抗体,其特异性较抗 SSA 抗体更高,见于 45％的患者。

(3)高免疫球蛋白血症,均为多克隆性,见于 90％患者。

5.其他　如肺影像学,肝肾功能测定则可以发现有相应系统损害的患者。

【诊断】

1.症状及体征

(1)口腔症状

1)持续 3 个月以上每日感到口干,需频频饮水、半夜起床饮水等;

2)成人期后有腮腺反复或持续性肿大;

3)吞咽干性食物有困难,必须用水辅助;

4)有猖獗性龋齿,舌干裂,口腔往往继发有真菌感染。

(2)眼部症状

1)持续 3 个月以上的每日不能忍受的眼干;

2)感到反复的"砂子"吹进眼内的感觉或磨砂感;

3)每日需用人工泪液 3 次或 3 次以上。

(3)其他有阴道干涩、皮肤干痒、临床或亚临床型肾小管酸中毒或上述其他系统症状。

2.辅助检查

(1)眼部

1)Schirmer(滤纸)试验(＋),即≤5mm/5min(正常人为＞5mm/5min);

2)角膜染色(＋),双眼各自的染点＞10 个;

3）泪膜破碎时间（＋），即≤10 秒（正常人＞10 秒）。

（2）口腔

1）唾液流率（＋），即 15 分钟内只收集到自然流出唾液≤1.5ml（正常人＞1.5ml）；

2）腮腺造影（＋），即可见末端腺体造影剂外溢呈点状、球状的阴影；

3）唾液腺核素检查（＋），即唾腺吸收、浓聚、排出放射性核素功能差；

4）唇腺活检组织学检查（＋），即在 4mm² 组织内有 50 个淋巴细胞聚集则称为一个灶，凡示有淋巴细胞灶≥1 者为（＋）。

（3）尿 pH 多次＞6 则有必要进一步检查肾小管酸中毒相关指标。

（4）周围血检测可以发现血小板低下，或偶有的溶血性贫血。

（5）血清免疫学检查

1）抗 SSA 抗体：是本病中最常见的自身抗体，见于 70％的患者；

2）抗 SSB 抗体：有的称该抗体是本病的标记抗体，其特异性较抗 SSA 抗体更高，见于 45％的患者；

3）高免疫球蛋白血症，均为多克隆性，见于 90％患者。

（6）其他：如肺影像学，肝肾功能测定则可以发现有相应系统损害的患者。

3.诊断标准 2002 年干燥综合征国际分类（诊断）标准如下

干燥综合征分类标准的项目：

Ⅰ.口腔症状：3 项中有 1 项或 1 项以上

（1）每日感口干持续 3 个月以上

（2）成年后腮腺反复或持续肿大

（3）吞咽干性食物时需用水帮助

Ⅱ.眼部症状：3 项中有 1 项或 1 项以上

（1）每日感到不能忍受的眼干持续 3 个月以上

（2）有反复的砂子进眼或砂磨感觉

（3）每日需用人工泪液 3 次或 3 次以上

Ⅲ.眼部体征：下述检查任 1 项或 1 项以上阳性

（1）Schirmer Ⅰ 试验（＋）（≤5mm/5min）

（2）角膜染色（＋）（≥4vanBijsterveld 计分法）Ⅳ.组织学检查：下唇腺病理示淋巴细胞灶≥1（指 4mm² 组织内至少有 50 个淋巴细胞聚集于唇腺间质者为一灶）

Ⅴ.唾液腺受损：下述检查任 1 项或 1 项以上阳性

（1）唾液流率（＋）（≤1.5ml/15min）

（2）腮腺造影（＋）

（4）唾液腺放射性核素检查（＋）

Ⅵ.自身抗体：抗 SSA 或抗 SSB（＋）（双扩散法）

上述项目的具体分类

（1）原发性干燥综合征：无任何潜在疾病的情况下，有下述 2 条则可诊断

①符合表干燥综合征分类标准的项目中 4 条或 4 条以上，但必须含有条目Ⅳ（组织学检

查)和(或)条目Ⅵ(自身抗体)

②条目Ⅲ、Ⅲ、Ⅴ、Ⅵ4条中任3条阳性

(2)继发性干燥综合征:患者有潜在的疾病(如任一结缔组织病),而符合干燥综合征分类标准的项目的Ⅰ和Ⅱ中任1条,同时符合条目Ⅲ、Ⅳ、Ⅴ中任2条

(3)必须除外:颈头面部放疗史,丙肝病毒感染,AIDS,淋巴瘤,结节病,GVH病,抗乙酰胆碱药的应用(如阿耗品、莨菪碱、溴丙胺太林、颠茄等)

**【鉴别诊断】**

1.系统性红斑狼疮　干燥综合征多见于中老年妇女,发热,尤其是高热的不多见,无颧部皮疹,口眼干明显,肾小管酸中毒为其常见而主要的肾损害,高球蛋白血症明显,低补体血症少见,预后良好。

2.类风湿关节炎　干燥综合征的关节炎症状远不如类风湿关节炎明显和严重,极少有关节骨破坏、畸形和功能受限。类风湿关节炎者很少出现抗SSA和抗SSB抗体。

3.非自身免疫病的口干,如老年性外分泌腺体功能下降、糖尿病性或药物性口干则有赖于病史及各个病的自身特点以鉴别。

**【治疗】**

本病目前尚无根治方法。主要是采取措施改善症状,控制和延缓因免疫反应而引起的组织器官损害的进展以及继发性感染。

1.改善症状

(1)减轻口干较为困难,应停止吸烟、饮酒及避免服用引起口干的药物如阿托品等。保持口腔清洁,勤漱口,减少龋齿和口腔继发感染的可能。国外有服用副交感乙酰胆碱刺激剂,如匹罗卡品片及其同类产品,以刺激唾液腺中尚未破坏的腺体分泌,改善口干症状。它们有一定疗效,但亦有较多不良反应,如出汗及尿频。

(2)干燥性角结膜炎可予人工泪液滴眼,以减轻眼干症状,并预防角膜损伤。有些眼膏也可用于保护角膜。国外有人以自体的血清经处理后滴眼。

(3)肌肉、关节痛者可用菲甾类抗炎药以及羟氯喹。

(4)低钾血症:纠正低钾血症的麻痹发作可采用静脉补钾(氯化钾),待病情平稳后改口服钾盐液或片,因肾小管酸中毒致低钾血症需使用枸橼酸钾替代治疗。有的患者需终身服用,以防低血钾再次发生。多数患者低血钾纠正后尚可正常生活和工作。

2.系统损害者应根据受损器官及严重程度进行相应治疗。对合并有神经系统、肾小球肾炎、肺间质性病变、肝脏损害、血细胞低下尤其是血小板低的、肌炎等则要给予肾上腺皮质激素,剂量与其他结缔组织病治疗用法相同。对于病情进展迅速者可合用免疫抑制剂如环磷酰胺、硫唑嘌呤等。出现恶性淋巴瘤者宜积极、及时地进行联合化疗。

**【中医治疗】**

**分型治疗**

1.燥热阴亏治则　清热养阴生津润燥。

方药:养阴清肺汤加减。

生地 15 克,麦冬 12 克,玄参 12 克,白芍 12 克,丹皮 9 克,贝母 6 克,石斛 15 克,甘草 3 克,随症加减:五心烦热,少眠溲赤者,加黄连 3 克、知母 10 克,以清心泻火益阴。

2.燥热血瘀治则　滋阴润燥,清热凉血。

方药:清营汤加减。

水牛角 30 克,玄参 12 克,生地 15 克,麦冬 12 克,丹参 15 克,丹皮 12 克,赤芍 15 克,金银花 12 克,连翘 12 克,竹叶 6 克,随症加减;目涩而痛者,加枸杞子 15 克、石斛 15 克、菊花 6 克,以滋肝清火;腮部肿胀疼痛者,加蒲公英 30 克、僵蚕 10 克,以加强清热解毒,消肿散结;关节疼痛者,加秦艽 12 克、桑枝 15 克、络石藤 15 克,以通络止痛。

3.湿毒化燥治则　清化湿毒,养阴润燥。

方药:甘露消毒丹加减。

藿香 10 克,茵陈 15 克,黄芩 15 克,金银花 15 克,连翘 15 克,白蔻仁 5 克,滑石 15 克,(包煎)木通 6 克,沙参 12 克,石斛 12 克,芦根 30 克,天花粉 15 克,随症加减:双目干涩而痛者,加菊花 6 克、枸杞子 12 克,以清肝润目;口苦口臭者,加黄连 3 克、竹茹 9 克,以清胃降逆;大便秘结者,加生地卫 5 克、玄参 12 克,以养阴润肠通便。

4.气阴俱亏治则　益气养阴、润燥补虚。

方药:增液汤合补中益气汤加减。

生地 15 克,玄参 12 克,麦冬 12 克,黄芪 20 克,太子参 15 克,白术 12 克,当归 9 克,陈皮 6 克,枸杞子 15 克,石斛 15 克,升麻 6 克,炙甘草 6 克,随症加减:伴有低热者,加银柴胡 10 克、鳖甲 10 克、青蒿 10 克,以清虚热。

5.阴阳两虚治则　养阴益阳、润燥补虚。

方药:左归饮加减。

熟地 12 克,山药 15 克,山茱萸 9 克,枸杞子 12 克,菟丝子 15 克,鸡血藤 30 克,杜仲 12 克,牛膝 12 克,阿胶 9 克,(烊)鹿角胶(烊)肉桂粉 2 克,(兑服)。随症加减:四肢不温者,加当归 9 克、细辛 3 克,以活血通经;大便干结者,加肉苁蓉 15 克、玄参 12 克,以温润通便。

**中成药**

1.杞菊地黄丸 每次 6 克,每日 2 次。

2.生脉饮口服液 每次 10ml,每日 2 次。

简便方:生地、熟地、天冬、麦冬、山药、肉苁蓉各 15 克,水煎去渣,加牛奶 250 毫升冲服。适用于干燥综合征的口干舌燥,皮肤干燥,大便秘结者。

**其它疗法**

食疗法:梨汁、荸荠汁、鲜芦根汁、藕汁(或甘蔗汁)、麦冬汁各适量和匀,代茶频饮。适用于干燥综合征的口舌干燥者。

外治法:淡盐水漱口,甘油润唇,金霉素或红霉素眼膏睡前点眼,或平时用生理盐水滴眼。

针灸疗法:针刺选曲泽、大陵、三间、少商、承浆、完骨、外关、中渚、翳风、颊车等穴,每次~5 穴,平补平泻,留针 15 分钟。

（熊丽桂）

# 第七节　痛风

## 【概述】

痛风是嘌呤代谢异常导致的疾病。急性痛风关节炎是现代门、急诊较常见的疾病,它以高尿酸血症为特征,病因多数是尿酸排泄减少(占病例的90%)、少数是尿酸生成过多。血液中过多的尿酸结晶可沉淀在关节、软组织及肾脏产生相应的临床症状即:痛风关节炎、痛风石及痛风肾病。痛风过去多发于中、老年男性,也可见于绝经期妇女。随着人民生活水平的提高、饮食结构发生变化,痛风关节炎的出现有年轻化趋势,20~30岁发病的患者已不罕见。绝经前妇女出现痛风关节炎多有家族史。痛风关节炎与饮食无度和酒精中毒高度相关。约半数痛风患者超过理想体重或肥胖,3/4患者伴高脂血症,特别是高甘油三酯血症。高蛋白饮食可增加尿酸合成。酗酒影响较饮食更为明显,因为乙醇代谢使血乳酸浓度增高,乳酸可抑制肾脏对尿酸的排泄作用。另外,乙醇能促进腺嘌呤核苷酸转化而使尿酸增高。饥饿使血浆乙酰乙酸和β-羟丁酸水平增加导致高尿酸血症。所以如果有饥饿、摄入大量乙醇,加之高嘌呤、高蛋白膳食则引起尿酸水平迅速升高,就会造成急性痛风关节炎发作。此外,局部损伤、穿鞋紧、走路多、过度疲劳、受湿冷、感染及外科手术都可为急性痛风关节炎的诱因。

## 【病因与发病机制】

嘌呤,主要以嘌呤核苷酸的形式存在,它在能量供应、新陈代谢的调节及组成辅酶等方面起着十分重要的作用。嘌呤(包括腺嘌呤C、鸟嘌呤G)是构成核苷酸的物质基础,核酸(即我们熟知的DNA,RNA)为生命的最基本、最重要的物质之一,核酸则是由许多核苷酸聚合而成的生物大分子化合物。它们之间的关系是:嘌呤是核酸氧化分解的产物,而尿酸是嘌呤代谢的产物(2,6,8-三氧嘌呤)。

因此并非是嘌呤、尿酸导致的痛风,准确地说是核酸氧化分解出-嘌呤-氧化成(2,6,8-三氧嘌呤)-即尿酸等物质的代谢紊乱才是痛风的病理实质。

1.引起尿酸的原因　核酸的氧化分解占内源性嘌呤的80%,食物等外源性嘌呤占总嘌呤的20%。

进食含有过多嘌呤成份的食品,而在新陈代谢过程中,身体未能将嘌呤进一步代谢成为可以从肾脏中经尿液排出之排泄物。血中尿酸浓度如果达到饱和的话,这些物质最终形成结晶体,积存于软组织中。如果有诱因引起沉积在软组织如关节膜或肌腱里的尿酸结晶释出,那便导致身体免疫系统出现过敏而造成炎症。

如果血中尿酸浓度长期高于这个饱和点,医学上称为"高尿酸血症"。

2.高嘌呤成份的食品

(1)动物类:内脏如脑、肝、肾、心、肚。和颜色深的肉类、西式浓肉汤、牛素、鸡精等。海产类:沙甸鱼、仓鱼、鲱鱼、牙带鱼、多春鱼、带子、海参、瑶柱、蚝、青口、司鲶、虾米,小鱼干、鱼皮、鱼卵等。鹅肉、野生动物等。

(2)硬壳果:如花生腰果之类全麦制品、乳酸饮品、酵母菌、酒(过量)

(3)植物幼芽部分:一般含中度成份,不可多食,菜花类,豆苗,笋类,豆类。

3.痛风的诱因　痛风可以由饮食,天气变化如温度气压突变,外伤等多方面引发。

饮酒容易引发痛风,因为酒精在肝组织代谢时,大量吹收水份,使血浓度加强,使到原来已经接近饱和的尿酸,加速进入软组织形成结晶,导致身体免疫系统过度反应(敏感)而造成炎症。

一些食品经过代谢后,其中部分衍生物可以引发原来积蓄在软组织的尿酸结晶重新溶解,这时可诱发并加重关节炎。

【临床表现】

由于尿酸在人体血液中浓度过高,在软组织如关节膜或肌腱里形成针状结晶,导致身体免疫系统过度反应(敏感)而造成痛苦的炎症。一般发作部位为大母趾关节,踝关节,膝关节等。长期痛风患者有发作于手指关节,甚至耳廓含软组织部分的病例。急性痛风发作部位出现红、肿、热、剧烈疼痛,一般多在子夜发作,可使人从睡眠中惊醒。痛风初期,发作多见于下肢。

痛风可引起肾脏损害:痛风可以出现肾脏损害。据统计,痛风病人20%～25%有尿酸性肾病,而经尸检证实,有肾脏病变者几乎为100%。它包括痛风性肾病、急性梗阻性肾病和尿路结石。

1.痛风性肾病　持续性高尿酸血症,20%在临床上有肾病变表现,经过数年或更长时间可先后出现肾小管和肾小球受损,少部分发展至尿毒症。尿酸盐肾病的发生率仅次于痛风性关节损害,并且与病程和治疗有密切关系。研究表明,尿酸盐肾病与痛风性关节炎的严重程度无关,即轻度的关节炎病人也可有肾病变,而严重的关节炎病人不一定有肾脏异常。早期有轻度单侧或双侧腰痛,嗣后出现轻度浮肿和中度血压升高。尿呈酸性,有间歇或持续蛋白尿,一般不超过++。几乎均有肾小管浓缩功能下降,出现夜尿、多尿、尿相对密度偏低。约5～10年后肾病加重,进而发展为尿毒症,约17%～25%死于肾功能衰竭。

2.尿路结石　痛风病人的尿呈酸性,因而尿中尿酸浓度增加,较小的结石随尿排出,但常无感觉,尿沉淀物中可见细小褐色砂粒;较大的结石可梗阻输尿管而引起血尿及肾绞痛,因尿流不畅继发感染成为肾盂肾炎。巨大结石可造成肾盂肾盏变形、肾盂积水。单纯尿酸结石X线上不显影,当尿酸钠并有钙盐时X线上可见结石阴影。

3.急性梗阻性肾病　见于血尿酸和尿中尿酸明显升高,那是由于大量尿酸结晶广泛性梗阻肾小管所致。痛风常并有高血压、高脂血症、动脉硬化、冠心病及2型糖尿病。在年长者痛风死亡原因中,心血管因素远超过肾功能不全。但痛风与心血管疾病之间并无直接因果联系,只是两者均与肥胖、饮食因素有关。

4.缺血性心脏病　所谓缺血性心脏病,是指输送氧气及营养给心脏肌肉的冠状动脉硬化或阻塞,以致血液的流通受到阻碍,因而引起胸痛及心肌坏死,主要有狭心症及心肌梗塞,这就好像自来水管一样,由于污垢阻塞的关系,水管口径愈来愈小,终致水流量减少或完全不通。严格来说这种情况所有人均会发生,所不同的是有些人会受到特殊因素的影响而加速进行而已,目前美国心脏病协会就把痛风列为缺血性心脏病的危险因素及动脉硬化的促进因子。因为痛风如未好好治疗,持续的高尿酸血症会使过多的尿酸盐结晶沈淀在冠状动脉内,加上血小板的凝集亢进,均加速了动脉硬化的进展。

5.肥胖症　我国由于经济快速成长,粮食充足,因此肥胖的人越来越多;肥胖不但会使尿酸合成亢进,造成高尿酸血症,也会阻碍尿酸的排泄,易引起痛风、合并高血脂症、糖尿病等。其主要原因为经常暴饮暴食,因此肥胖者应减肥。

6.高血脂症  痛风的人较常暴饮暴食,且多有肥胖现象,因此合并高血脂症的很多,这与发生动脉硬化有很密切的关系。

7.糖尿病  对痛风病人做口服葡萄糖负荷试验,结果发现有 $30\sim40\%$ 合并[轻症非胰岛素依赖型]糖尿病;那是肥胖及暴饮暴食引起胰岛素感受性低所致,如能早期就用饮食疗法,并控制体重,胰岛素的感受性很快即可复原。

8.高血压  痛风病人大约一半合并高血压,除了上述因肾机能障碍引起的肾性高血压之外,痛风病人合并肥胖也是原因之一。

【诊断】

1.无症状高尿酸血症  当体液 pH 在 7.4 时,尿酸最高溶解度为 6.4mg/dl,更高的浓度就会形成过饱和状态,以尿酸盐形式沉积在关节软骨、滑膜和其他组织。当血尿酸 $>7mg/dl$ 时即可诊断高尿酸血症。

2.急性痛风关节炎  急性发作的单关节尤其是第一跖趾及踝关节的红、肿、热、痛就必须考虑是否是急性痛风关节炎。它是尿酸钠微结晶引起的炎症反应,以受累关节突发的疼痛和肿胀为普遍特征,$48\sim72$ 小时达高峰,其疼痛的剧烈程度在一些人甚至不能忍受被子的重量和他人走动引起的振动。痛风急性发作累及的关节依出现多寡次序为:足趾(76%)、踝(50%)、膝(32%)、手指(25%)、腕(10%)、肘(10%)和肩关节。突发第一跖趾关节红、肿、热、痛同时伴有高尿酸血症就可以诊断急性痛风关节炎。有急性单关节炎,并在该关节穿刺抽出的关节液中发现白细胞内有单尿酸钠结晶也能诊断急性痛风关节炎。极少数痛风累及多关节会给诊断带来一定难度。急性痛风关节炎发作持续数天至数周可自行缓解,仅炎症皮肤区色泽变暗,而无任何症状,进入所谓间歇期。历时数月(62%)、数年(16%)至十余年(4%)后复发,极少数患者长期追踪终生未复发。

3.慢性痛风关节炎  多数痛风关节炎患者愈发愈频,无症状间隔期逐渐缩短,受累关节亦越来越多,最终发展为慢性痛风关节炎。长期过度沉积在关节内的尿酸钠微结晶侵蚀骨质,使关节周围软组织纤维化,出现异物样结节(痛风石)。结节由软变硬、由小变大,使关节发生僵直畸形,容易磨损破溃形成瘘管,有白色糊状物排出,可见尿酸钠结晶。瘘管周围组织呈慢性炎性肉芽肿不易愈合,已钙化和纤维化的结节不能变小或消失。

一般血尿酸 9mg/dl 以上的患者 85% 有痛风石,其发生的典型部位在耳轮,亦常见于跖趾、指、腕、膝、肘等处,个别出现在鼻软骨、舌、声带、眼睑、主动脉和心瓣膜。

另外值得一提的是痛风和肾脏病变互为因果:一方面有慢性肾脏病变的人肾脏排尿酸功能下降,导致高尿酸血症,继而引发痛风。另一方面慢性痛风患者 1/3 有肾脏损害,可表现为单侧或双侧腰痛、轻度水肿、中度高血压、间歇或持续蛋白尿、尿比重低和夜尿增多,晚期可出现尿素氮升高、肌酐清除率下降,最终发展成为尿毒症。

【鉴别诊断】

1.感染性疾病(化脓性关节炎及蜂窝织炎)  乏力、发热、白细胞增多、血沉和 C-反应蛋白升高可见于细菌感染性疾病,亦可见于急性痛风性关节炎,但只有痛风关节的关节液中可见白细胞内有单尿酸钠结晶。因此关节液的检查、血尿酸的测定及病史的准确度对鉴别两种疾病至关重要。

2.假性痛风关节炎　由焦磷酸钙双水化结晶沉积关节引起。与急性痛风关节炎相同点是：多见于老人，易在凌晨急性发作，疼痛较重，3～10天可自限。

3.羟磷灰石沉积症　该病与痛风不同点是多见于老年女性，肩、膝、髋、脊椎关节为常发部位，发作时间较长，血尿酸不高，X线可见骨质钙化。

4.类固醇结晶关节炎　该病与痛风不同点是多见于女性，发作在曾被用皮质激素注射封闭的关节，病程较长，关节液内可见方形结晶，血尿酸不高，X线检查可见病变部位钙化。

【治疗】

治疗目的是及时控制痛风关节炎的急性发作，治疗高尿酸血症，减少关节炎复发，预防尿酸盐沉淀和导致的关节破坏、肾脏损害。

（一）一般处理

急性发作期应制动病变关节，嘱患者低嘌呤饮食（避免进食动物内脏、蠔、蛤、蟹等海味），严格戒酒，多饮水、使日尿量超过2000ml以上增加尿酸的排泄，饮苏打水、使尿pH值在6.2～6.8以增加尿酸在尿液中的溶解度，停服抑制尿酸排泄的药（利尿剂、小剂量阿司匹林等）。发表在新英格兰医学杂志的美国哈佛医学院的一项研究证实：经常饮用牛奶及多食奶制品者，患痛风的风险较一般人群低。研究人员对47150男性志愿者进行了为期12年的研究发现：每天饮1大杯牛奶（250ml），患痛风的风险减低21%，同时进低脂饮食患痛风的风险减半。

（二）药物治疗

1.非甾体类抗炎药　由于短期应用非甾体类抗炎药副作用少且容易得到处方，该药常被选用于急性痛风关节炎。关节疼痛会在12～24小时内减轻。但口服药剂量应大，连续用2～8天。如吲哚美辛的用法：50mg口服、每6小时1次、2天，继之50mg每8小时1次、2天，再改为25mg每8小时1次、2～3天。不推荐使用长效非甾体类抗炎药治疗急性痛风关节炎。选择性COX-2抑制剂治疗痛风尚无客观评价，但应该是有效的。

2.糖皮质激素　当应用非甾体类抗炎药有禁忌证时，可选用糖皮质激素。关节腔内注射糖皮质激素可使病变关节的疼痛迅速缓解。也可以给患者口服泼尼松40～60mg、每日一次，直至关节肿痛缓解，然后迅速撤药。

3.秋水仙碱　相对于短期用非甾体抗炎药止痛效果和耐受程度，秋水仙碱由于有胃肠毒性并不常用于治疗急性痛风关节炎。但对于那些应用非甾体类抗炎药和糖皮质激素有禁忌和不耐受的急性痛风患者，应用秋水仙碱6～12小时亦可使关节肿痛减轻，用药前12～24小时效果最好。

（1）口服给药：口服药剂量通常与胃肠毒副作用严重程度有关。可以0.5～0.6mg每1～2小时一次或1～1.2mg每2小时一次，直至关节肿痛减轻、胃肠毒副作用出现。每24小时6mg亦可达到相同疗效。对老人和有肝肾功能异常的患者，应下调用药剂量。在首剂给药后，24小时维持用药量不应超过1.2mg。另外，口服秋水仙碱0.5～0.6mg、每日1～2次，可预防急性痛风关节炎的发作。

(2)静脉给药:静脉用秋水仙碱疗效迅速且胃肠毒副作用少,但可产生严重的骨髓抑制,因而很少应用。可将秋水仙碱 2mg 溶于 10～20ml 生理盐水缓慢静脉推注,时间在 3～5 分钟以上。

4.别嘌呤醇　它是黄嘌呤氧化酶抑制剂,该酶是嘌呤代谢的最后一步,催化黄嘌呤生成尿酸。别嘌呤醇能减少痛风发作频率、降低严重程度,但仅作为预防和急性痛风缓解期用药,不在急性期使用。别嘌呤醇的应用指征是痛风反复急性发作和慢性痛风石形成。初用别嘌呤醇可引起痛风急性发作,此时并用秋水仙碱可预防诱发痛风。别嘌呤醇用药量应逐渐增加,由100mg/d 开始,1 周后加至 200mg/d,第三周 300mg/d。有肾功能异常者,应视其肌酐清除率酌减用药量。当 Cr1.2～2mg/dl 时,最大用药量为 200mg/d;当 Cr＞2mg/dl 时,最大用药量为 100mg/d。少数患者会出现对别嘌呤醇不耐受,表现为皮疹、血液异常和胃肠道症状,若出现应停药。

5.利加利仙　主要通过抑制近端肾小管对尿酸的重吸收促进尿酸排泄。低嘌呤饮食 5 天后测 24 小时尿尿酸在 600mg 以下是加用利加利仙的指征。为防止尿酸经肾脏大量排出时引起的肾损害及形成肾结石,应从小剂量用起:25mg/d、7～10 天后加至 50mg/d,最大剂量100mg/d。少数患者服药后有胃肠反应,极少数患者有皮疹、发热、肾绞痛及诱导痛风急性发作,若发生应停药。

6.非布司他　应以 40mg/d 开始,如必要,为达血尿酸目标值,至少治疗 2 周后可增加80mg,如出现毒性,应立即停用,可使用其他药物如别嘌醇或丙磺舒,但别嘌醇和非布司他不应联合使用。

近年来有很多流行病学研究报告,血清尿酸水平与多种心血管疾病有关,包括高血压、代谢综合征、冠状动脉疾病、脑血管疾病、血管性痴呆、先兆子痫和肾脏疾病。降低血尿酸水平具有辅助降压作用,并可能降低心脑血管疾病的发生率的死亡率。

## 【中医治疗】

痛风是属于中医"痹证"等范畴,由于脾肾功能失调,脾失健运,致使湿浊内生;肾分清泌浊的功能失调,则湿浊排泄障碍,此时若又酗酒暴食、劳倦过度等,则促使湿浊流注于关节、肌肉,造成气血运行不畅而形成痹痛,也就是痛风关节炎。如湿浊之邪进一步伤于肾则可导致肾损害,导致痛风性肾病,甚至慢性肾衰。中医辨证分型施治,有良好效果。

1.湿热痹阻型　症见关节红肿热痛,肿胀疼痛剧烈,筋脉拘急,手不可近,更难下床活动,日轻夜重,舌红苔黄、脉滑数。治宜清热除湿、活血通络。方用宣痹汤加减:防己、杏仁、连翘、蚕沙、赤小豆、姜黄、秦艽各 10 克,滑石、海桐皮、淫羊藿、泽泻各 15 克,山栀、半夏各 6克,薏苡仁、土茯苓各 30 克,虎杖 20 克,水煎服,每日 1 剂。

2.脾虚湿阻型　症见关节酸楚沉重、疼痛部位不移,关节畸形、僵硬,有痛风石,自觉气短,纳呆不饥,舌淡红苔白腻,脉濡而数。治宜健脾祛湿、泄浊通络。方用运脾渗湿汤(经验方)加减:淫羊藿、白术、川牛膝、石苇各 20 克,猪苓、滑石、桃仁各 15 克,瞿麦、车前子(包煎)、熟大黄、红花、穿山甲、当归各 10 克,桂枝 5 克,生薏仁 30 克,土茯苓 50 克,水煎服,每日 1 剂。

3.肝肾亏虚型　症见痛风日久,关节肿胀畸形,不可屈伸,重则疼痛、腰膝酸软、肢体活动不便,遇劳遇冷加重,时有低热,畏寒喜暖,舌淡苔薄白,脉沉细数或沉细无力。治宜补益肝肾、除湿通络。方用独活寄生汤加减：独活、防风、川芎各 10 克，秦艽、当归、生地、白芍、杜仲、川牛膝、茯苓、鸡血藤各 15 克，细辛 3 克，肉桂、人参各 5 克，甘草 6 克，桑寄生 20 克，水煎服，每日 1 剂。

4.寒湿痹阻型　症见肢体关节疼痛剧烈，红肿不甚，得热则减，关节屈伸不利，局部有冷感，舌淡红苔白，脉弦紧。治宜温经散寒、祛风化湿。方用乌头汤加减：制川乌、麻黄各 6 克，黄芪 20 克，炒白芍、鸡血藤、当归、生薏苡仁、淫羊藿各 15 克，甘草 9 克，桂枝 5 克，细辛 3 克，土茯苓 30 克，生姜 3 片，水煎服。

（熊丽桂）

# 第八章　传染性疾病

## 第一节　病毒性肝炎

### 【概述】

病毒性肝炎是由甲戊型肝炎病毒(A-E)等多种肝炎病毒引起。病理改变以肝脏炎症和坏死病变为主。主要传播途径为粪-口及血液或体液。临床常见表现为疲乏、食欲减退、肝肿大、肝功异常、可有黄疸,无症状感染常见。甲型肝炎病毒和戊型肝炎病毒引起急性肝炎,乙型肝炎病毒、丙型肝炎病毒、丁型肝炎病毒主要引起慢性肝炎,并可发展为肝硬化和肝癌。

### 【病原学】

#### (一)甲型肝炎病毒(HAV)

属于核糖核酸病毒科(嗜肝 RNA 病毒科)肠道病毒属 72 型。100℃1 分钟全部灭活。体内过程:肝细胞浆内复制,胆汁、粪便排出。血清学标志:1 个血清型、1 个抗原抗体系统,IgM仅存 3~6 个月,用于抗 HAV-IgM 早期诊断,而抗 HAV-IgM 主要应用与流行病学调查回顾,为既往感染指标。

#### (二)乙型肝炎病毒(HBV)

为嗜肝 DNA 病毒科,哺乳动物病毒属。60℃,4 小时和 100℃,10 分钟可以灭活。

乙型肝炎病毒血清学标志的意义如下:

1.HBV 抗原抗体系统

HBsAg:存在血液、体液、分泌物。

HBcAb:恢复期开始出现,为保 HBV 体。

HBcAg:存在肝细胞核内,血中 HBV 颗粒,为 HBV 复制标记。

HBcIgM 抗体:存在于急性期和慢肝急性发作期。

HBcIgG 抗体:低滴度反映过去感染标志,高滴度反映 HBV 活动性复制。低水平 HBV感染时血清可单独抗 HBc 阳性。

HBeAg 阳性:HBV 活动性复制,有传染性。

HBeAg 阴性:慢性乙型肝炎患者表明前 C 区基因突变,乙型肝炎病毒活动复制,甚至病情加重。

HBeAb 阳性:在急性患者可为自限性,与抗 HBs 同时出现,表示复制减少。慢性患者长期存在表示 HBV-DNA 与宿主 DNA 整合。

2.HBV 分子生物学指标

HBV-DNAP：反映逆转录酶活性，阳性说明 HBV 复制能力。

HBV-DNA：阳性反映 HBV 复制能力。

### （三）丙型肝炎病毒（HCV）

属黄病毒科的丙型肝炎病毒属，具有多变异性。血清 60℃，10 小时或 1/1000 福尔马林 37℃，6 小时处理后，可使 HCV 传染性丧失。根据基因序列可将 HCV 分为 6 个基因型。基因型有地域性，中国北方以 2a（Ⅲ）型为主，而南方则以 1b（Ⅱ）型多见。

血清学标志意义：抗 HCV 不是保护性抗体，是 HCV 感染的标志。HCV-RNV 阳性是病毒感染和复制的直接标志，其中定量检测 HCV-RNV 有助于了解 HCV 的复制程度，对于抗病毒治疗的选择和疗效的评估有参考价值。

### （四）丁型肝炎病毒（HDV）

是一种缺陷病毒，必须有 HBV 或其他嗜肝 DNA 病毒的辅助下才能复制、表达抗原，最终引起肝脏损害。HDV 定位于肝细胞核和细胞浆内。由单股环状闭合 RNA 构成。

病毒学标志分为 HDAg、抗 HDIgM 和抗 HD-IgG，一般 3 者不会同时存在。HDV-RNA 阳性是诊断 HDV 感染的直接依据。

### （五）戊型肝炎病毒（HEV）

为球形颗粒，无包膜，直径 32～34nm。由单股正链 RNA 构成，全长 7200～7600bp。对高热、氯仿和氯化铯敏感。

戊型肝炎病原学标志包括：抗 HEV-IgM、抗 HEV-IgG、HEV-RNA 大约感染后 2～3 周出现，6 周后下降，一般持续时间＜1 年，均可以作为近期感染指标。

### 【流行病学】

### （一）传染源

主要为患者和亚临床感染者。甲、戊型病毒性肝炎仅有急性患者或携带者。5 种肝炎病毒的病原体、潜伏期、传播途径和临床经过见表 8-1。

表 8-1　肝炎病毒病原、潜伏期、传播途径和临床经过

| 类型 | 病原体 | 潜伏期（周） | 传播途径 | 临床类型特点 |
| --- | --- | --- | --- | --- |
| 甲型 | HAV（27nm） | 2～6 | 消化道 | 急性肝炎多见，重型肝炎少见单链 RNA |
| 乙型 | HBV（42nm） | 4～26 | 非消化道 | 急性、慢性、重型肝炎和肝外损害多见双链 DNA |
| 丙型 | HCV（30～60nm） | 2～26 | 非消化道 | 急性多见，慢性化倾向明显单链 RNA |
| 丁型 | HDV（35～37nm） | 4～7 | 非消化道 | 与 HBV 共同感染或重叠感染，表现为急或慢性肝炎单链 RNA |
| 戊型 | HEV（27～38nm） | 2～8 | 消化道 | 急性黄疸型肝炎多见，孕妇易发展为重型单链 RNA |

### （二）传播途径

甲型病毒性肝炎和戊型病毒性肝炎主要是由粪-口传播，其中甲型病毒性肝炎往往因水源和食物污染引起暴发，而戊型病毒性肝炎常由水源污染引起暴发。乙型病毒性肝炎、丁型病毒

性肝炎和丙型病毒性肝炎的主要传播途径是经体液传播,而生活密切接触、性传播和母婴传播(垂直传播)亦在传播中起有重要意义;其中丙型病毒性肝炎以输血、血制品的应用和共用注射器的传播多见。母婴传播(垂直传播)在乙型肝炎病毒的传播占有重要的作用。院内感染也是构成各种病毒性肝炎传播的重要组分。

### (三)易感性与免疫力

人群对各种肝炎病毒普遍易感,除甲型病毒性肝炎可以终生免疫外,其他类型的肝炎病毒均可重复感染或再次感染。

### (四)流行特征

甲型病毒性肝炎及戊型病毒性肝炎在日常、母婴和家庭中往往为散发,当水源和食物污染时可出现暴发;流行时间以秋季、雨季和洪水季节常见;而地理特点分布不明显。乙型病毒性肝炎在世界各地流行差异很大,其中我国为高流行区。丁型病毒性肝炎在我国西南地区较多。戊型病毒性肝炎在我国有很高的发病率。

### 【临床分型】

1.急性肝炎　黄疸型、无黄疸型。

2.慢性肝炎　轻度、中度、重度。

3.重型肝炎　急性、亚急性、慢性。

4.淤胆型肝炎　急性、慢性。

5.肝炎肝纤维化

6.肝硬化　静止期、活动期。

### 【临床表现】

### (一)潜伏期

炎平均30天左右,乙型肝炎平均70天左右,丙型肝炎平均50天左右,戊型肝炎平均40天左右。

### (二)急性肝炎

典型改变的急性肝炎总病程2～4个月,以典型的急性黄疸型肝炎为例。

黄疸前期:有如发热、呼吸道症状、消化道症状、泌尿系感染症状和皮疹等非特异性症状。同时出现急性肝炎的乏力、食欲不振和尿色深浓症等特异性症状。

黄疸期:症状好转但黄疸继续加深,出现肝、脾肿大。

恢复期:黄疸减轻,肝脏功能恢复,肿大的肝脏和脾脏可以恢复正常。

### (三)慢性肝炎

症状体征不典型。可有消化道和神经系统症状和体征;肝脾增大,有肝掌和蜘蛛痣;肝功能异常。

### (四)重型肝炎

患者常有严重的乏力、食欲不振、恶心、呕吐和腹胀。肝脏迅速变小,有出血倾向、腹水、肝性脑病。可有黄疸迅速升高,总胆红素≥10g/L,或每日增加≥1g/L。

### （五）淤胆型肝炎

症状轻但黄疸重,总胆红素≥10g/L。

### 【实验室检查】

#### （一）血清酶类

丙氨酸氨基转移酶(ALT),肝脏含量最高,主要存在于肝细胞浆。门冬氨酸氨基转移酶,(AST)心肌含量最高。AST 在肝细胞浆内只占 40％,其余 60％存在于线粒体内。ALT 是反映肝病变最敏感的指标之一,而血中 AST 显著增高时,在排除心肌病变后,应考虑肝线粒体大量破坏、肝细胞坏死。它存在于血清转氨酶升高反映肝细胞受损,其增高程度大致与病变严重程度相平行。转氨酶下降可能是疾病恢复的标志,但也可能是肝细胞坏死殆尽的结果,此时转氨酶下降而胆红素升高即所谓"胆酶分离"。

乳酸脱氢酶(LDH),而缺乏特异性,测定 LDH 总量对诊断肝病无意义。血清胆碱酯酶(ChE),由肝脏生成后分泌入血,反映肝实质合成蛋白的能力,与血清白蛋白的减低大致平行,比白蛋白更敏感地反映病情变化。碱性磷酸酶(ALP),ALP 由肝细胞合成分泌,正常人血清中 ALP 小儿主要来自骨,成人主要来自肝。肝病时 ALP 升高程度,胆汁淤积＞肝癌＞肝细胞损伤。胆管内压增高可使肝脏合成增多,胆道排泄障碍,故血中 ALP 显著增加。ALP 的增高可先于黄疸出现。γ谷氨酰转肽酶(γ-GT、GGT),由肝细胞线粒体产生,局限于细胞浆及肝内胆管上皮中,从胆道排泄。γ-GT 活性增高程度:肝外胆道梗阻＞原发性肝癌＞肝内胆汁淤积＞急性肝炎＞肝硬化＞慢活肝＞正常对照组。急性肝炎时 γ-GT 升高,在病变恢复期 γ-GT 下降至正常较转氨酶为晚,当其他肝功能均已恢复正常,而 γ-GT 尚未恢复正常,提示肝内残存病变,肝炎尚未痊愈。如反复波动或长时间维持较高水平,则应考虑肝炎有慢转趋势。亮氨酸氨基肽酶(LAP),大多数肝胆疾病时 LAP 与 ALP 呈平行改变,两者的阳性率和敏感度相似。转移性肝癌时 LAP 稍敏感。骨病时 LAP 不升高。LAP 的阳性率及增高幅度:恶性肝外梗阻＞良性肝外梗塞≥肝癌≥肝内胆汁淤积≥急慢性肝炎及肝硬化。

#### （二）蛋白质代谢功能检查

血清总蛋白、白蛋白及球蛋白值可概略了解肝脏合成白蛋白的功能,由于白蛋白半衰期长(17～21 天),故急性肝损害初期其值多正常,慢性肝病与病情严重度呈正相关,尤以肝硬化失代偿期患者可降至甚低。正常白/球蛋白比值 1.5～2.5:1,肝硬化患者常可倒置。前白蛋白(PA),PA 下降与肝细胞损害程度一致,重症肝炎可处于低值,甚至接近零。随病情恢复 PA 也迅速恢复。故对判断肝脏急性损害是一项有价值的诊断指标。但营养不良蛋白不足时 PA 可降低。白蛋白急性肝炎初期可正常,病程较长的重症肝炎可明显降低。肝脏患者白蛋白降低往往意味着已进入慢性过程。肝硬化代偿期可正常,失代偿期多降低,若低于 20g/L 多提示肝损害严重难以恢复,预后不良。若治疗后白蛋白值回升,为治疗有效的最好标志。$\alpha_1$ 球蛋白在肝脏炎症性病变时常增多,肝细胞严重损害的肝坏死和肝硬化时则减少,肝功能衰竭可降到很低水平。故仅,球蛋白减少常揭示病情严重。肝癌患者常显著升高,可能与甲胎蛋白及 $\alpha_1$ 抗胰蛋白酶增加有关。$\alpha_2$ 球蛋白肝炎初期多属正常,以后逐渐增高;急性和亚急性重症肝炎时常减少;肝硬化失代偿期多见减少。急性血吸虫病、肝脓肿和肝癌时常增多。$\alpha_2$ 球蛋白含有脂蛋白,胆汁淤积尤以脂质增多时常升高。β球蛋白肝细胞严重损害时降低,重症肝炎转为坏死后肝硬化时,$\alpha_1$及β球蛋白升高常比白蛋白升高为快。胆汁淤积时及高脂血症者β球蛋白增多。γ球蛋白增高既可见于慢性肝病,又可见于某些系统性疾病,如慢性感染、结核病、结缔组织病等。

### (三)血清胆汁酸及胆红素测定

胆汁酸在肝功能障碍时空腹胆汁酸值升高。胆红素在胆汁淤积性黄疸时胆红素升高,见于阻塞性黄疸、肝内胆汁淤积等。

### (四)其他

1.糖代谢　血糖。

2.脂肪代谢　CHO-TG 低密度脂蛋白、高密度脂蛋白。

3.凝血系统　凝血因子缺乏及消耗 PTPTA。

4.解毒功能　血氨、内毒素。

5.外周血异型淋巴细胞。

6.尿　尿胆素管型等均可在不同程度反应肝脏的合成、分解和代谢功能。

## 【并发症及后果】

病毒性肝炎还可以存在消化、内分泌、血液、循环、肾脏、皮肤及关节等系统的病变。在肝脏疾病晚期可出现自发性腹膜炎、肝硬化和肝癌。

## 【诊断标准】

### (一)急性病毒肝炎感染

临床分为无黄疸型和黄疸型二类。

1.急性无黄疸型肝炎

(1)流行病学史:包括密切接触史和注射史等。密切接触史是与确诊病毒性肝炎患者(特别是急性期)同吃、同住、同生活或经常接触肝炎病毒污染物(如血液、粪便)或有性接触而未采取防护措施者。注射史是指在半年内曾接受输血、血液制品及用未经严格消毒的器具注射药物、免疫接种和针刺治疗等。

(2)临床症状和体征:近期内出现的、持续几天以上但无其他原因可解释的症状,如乏力、食欲减退、恶心等。肝肿大并有压痛、肝区叩击痛,部分患者可有轻度脾肿大。

(3)实验室检查:血清 ALT 升高。凡病原学检测阳性,且流行病学史、症状和体征 3 项中有 2 项阳性或化验及体征(或化验及症状)均明显阳性,排除其他疾病者可诊断为急性无黄疸型肝炎。不能满足上述条件的均为疑似病例。

2.急性黄疸型肝炎　凡符合急性肝炎诊断条件,血清胆红素＞171$\mu$mol/L,或尿胆红素阳性,排除其他原因引起的黄疸。

3.急性病毒性肝炎病原学诊断　病原学检测是诊断的重要依据,分为甲、乙、丙、丁和戊型肝炎病毒。

(1)甲型急性病毒性肝炎:抗-HAVIgM 阳性。粪便免疫电镜 HAV 颗粒。血清或粪便中检出 HAVRNA。注意鉴别甲型肝炎疫苗接种后 2～3 周产生抗 HAV-IgM 的患者。

(2)乙型急性病毒性肝炎:HBsAg 滴度由高到低,HBsAg 消失后抗-HBs 阳转,急性期抗-HBcIgM 滴度升高,抗-HBcIgG 阴性或低水平。

(3)丙型急性病毒性肝炎:血清或肝内 HCVRNA 阳性,或抗-HCV 阳性。

(4)丁型急性病毒性肝炎:HDV、HBV 合并感染者,除急性 HBV 感染标志物阳性外,血清抗-HDV IgM 阳性,抗-HDV IgG 低滴度阳性;或血清和(或)肝内 HDV Ag 及 HDV RNA 阳性。HDV、HBV 重叠感染者,慢性乙肝或慢性 HBsAg 携带者血清 HDV RNA 和(或)HDV Ag 阳性,或抗-HDV IgM 和抗 HDV IgC 阳性,肝内 HDV RNA 和(或)肝内 HDV Ag 阳性。

(5)戊型急性病毒性肝炎:血清抗-HEV 阳性或滴度由低到高,或抗-HEV 阳性>1:20、或斑点杂交法或聚合酶链反应检测血清和(或)粪便 HEVRNA 阳性。

4.急性淤胆型肝炎

(1)完全梗阻性黄疸>3 周。

(2)在黄疸出现前 1 周左右黄疸出现后有急性肝炎的胃肠道症状及乏力,但很轻有时几乎无症状。

(3)除外其他肝内外梗阻黄疸。

### (二)慢性乙型肝炎病毒感染

1.急性乙型病毒性肝炎病程超过半年,或原有乙型、丙型、丁型病毒性肝炎或 HBsAg 携带史,本次又因同一病原再次出现肝炎症状、体征及肝功能异常者。

2.发病日期不明或虽无肝炎病史,但肝组织病理学检查符合慢性病毒性肝炎,或根据症状、体征、化验及 B 超检查综合分析,亦可作出相应诊断。

3.乙型肝炎或 HBsAg 阳性史超过 6 个月,现 HBsAg 和(或)HBV DNA 仍阳性者,可诊断为慢性 HBV 感染。

4.根据 HBV 感染者血清学、病毒学、生化学试验及其他临床和辅助检查结果,可将慢性 HBV 感染分为。

(1)慢性乙型病毒性肝炎。血清 ALT 持续或反复升高,或肝组织学检查有肝炎病变。根据生化学试验及其他临床和辅助检查结果,上述两型慢性乙型肝炎也可进一步分为轻度、中度和重度。

轻度:临床症状、体征轻微或缺如,肝功能指标仅 1 或 2 项轻度异常。中度:症状、体征、实验室检查居于轻度和重度之间。重度:有明显或持续的肝炎症状,如乏力、纳差、腹胀、尿黄、便溏等,伴有肝病面容、肝掌、蜘蛛痣、脾大并排除其他原因,且无门脉高压症者。实验室检查血清 ALT 和(或)天门冬氨酸转氨酶(AST)反复或持续升高,白蛋白降低或白蛋白/球蛋白(A/G)比值异常、丙种球蛋白明显升高。除前述条件外,凡白蛋白≤32g/L,胆红素大于 5 倍正常值上限,凝血酶原活动度为<60%~>40%,胆碱酯酶<2500U/L,4 项检测 1 项达上述程度者即可诊断为重度慢性肝炎。

(2)慢性乙型病毒携带者

慢性 HBV 携带者:血清 HBsAg 和 HBV DNA 阳性,HBeAg 或抗-HBe 阳性,但 1 年内连续随访 3 次以上,血清 ALT 和 AST 均在正常范围,肝组织学检查一般无明显异常。对血清 HBV DNA 阳性者,应动员其做肝穿刺检查,以便进一步确诊和进行相应治疗。

非活动性 HBsAg 携带者：血清 HBsAg 阳性、HBeAg 阴性、抗-HBe 阳性或阴性，HBV DNA 检测不到（PCR 法）或低于最低检测限，1 年内连续随访 3 次以上，ALT 均在正常范围。肝组织学检查显示：Knodell 肝炎活动指数（HAI）<4 或其他半定量计分系统病变轻微。

（3）隐匿性慢性乙型肝炎

血清 HBsAg 阴性，但血清和（或）肝组织中 HBV DNA 阳性。患者可伴有血清抗-HBs、抗-HBe 和（或）抗-HBc 阳性。约 20% 隐匿性慢性乙型肝炎患者除 HBV DNA 阳性外，其余 HBV 血清学标志均为阴性。诊断需排除其他病毒及非病毒因素引起肝损伤。

5.慢性丙型病毒性肝炎 HCV 感染超过 6 个月，或发病日期不明、无肝炎史，但肝脏组织病理学检查符合慢性丙型病毒性肝炎，或临床符合慢性病毒性肝炎，除外其他型肝炎，根据症状、体征、实验室血清抗 HCV 阳性，或血清和（或）肝内 HCV RNA 阳性及影像学检查结果综合分析亦可诊断。

6.慢性丁型病毒性肝炎临床符合慢性肝炎，血清抗 HDV IgG 持续高滴度，HDV RNA 持续阳性，肝内 HDV RNA 和（或）HDVAg 阳性。

7.慢性淤胆型肝炎在慢性肝炎基础上出现上述急性淤胆型肝炎临床表现。

【鉴别诊断】

注意与各种黄疸（溶血性、梗阻性、先天性）和其他肝炎（各种微生物、药物、毒物）鉴别。

【治疗】

（一）急性肝炎

1.一般治疗　早期当总胆红素升高和血清酶明显异常时，应卧床休息，每日活动 1～2 小时，以不疲劳为限。肝功能正常后 1～2 个月可正常工作。清淡饮食。

2.病原治疗　急性丙型肝炎干扰素。

3.对症治疗　维生素类和中药类。

（二）慢性肝炎

1.原则和目的　综合疗法：强调抗病毒治疗，减轻炎症，减少或防止肝纤维化。

2.整体治疗方案　给予高蛋白、高维生素、新鲜蔬菜和维持标准体重的热量的饮食。适当休息，生活规律。当总胆红素升高和血清酶明显异常时，可卧床休息；当总胆红素升高和血清酶正常时，适当活动，保持精神愉快，忌酒及忌服损害肝脏药物。改善血浆蛋白及血浆氨基酸。每 1～3 个月复查一次肝脏超声、肝功能和甲胎蛋白。

3.药物治疗目的　治疗主要包括抗病毒、免疫调节、抗炎保肝、抗纤维化和对症治疗，其中抗病毒治疗是关键。

（1）一般治疗：活动期适当休息，病情好转后应注意动静结合，不宜过劳。慢性病毒携带者可照常工作，但应定期复查，随访观察，并动员其做肝穿刺检查，以便进一步确诊和做相应治疗。

（2）抗病毒治疗

1）目的：最大限度地长期抑制或消除病毒，减轻肝细胞炎症坏死及肝纤维化，延缓和阻止疾病进展，减少和防止肝脏失代偿肝硬化、肝癌及并发症，提高生存质量。

2)α干扰素:禁忌证,血清胆红素升高>2倍正常值上限;失代偿性肝硬化;自身免疫性疾病;有重要脏器病变(严重心、肾疾患、糖尿病、甲状腺功能亢进或低下和神经精神异常等)。

### (三)慢性乙型病毒性肝炎

治疗指征:

1.HBV DNA≥105拷贝/ml,HBeAg阴性者HBV-DNA≥104拷贝/ml)。

2.ALT≥2ULN,≤10ULN,血总胆红素水平<2ULN。

3.ALT<2ULN,肝组织学显示KnodellHAI≥4,或≥G2炎症坏死。有1+2或3的患者应进行抗病毒治疗;对达不到上述治疗标准者,应监测病情变化。应排除由药物、酒精和其他因素所致ALT升高,也应排除因应用降酶药物后ALT暂时性正常。特殊病例如肝硬化,AST水平可高于ALT,可参考AST水平。

### (四)慢性丙型病毒性肝炎

1.治疗指征　血清HCVRNA阳性和(或)抗HCV阳性;ALT或AST持续或反复升高,或肝组织学有明显炎症坏死(G≥2)或中度以上纤维化(S≥2);ALT持续正常者大多数肝脏病变较轻,活检病理已有明显纤维化($S_2$～$S_3$)者,无论炎症坏死程度如何,均应给予抗病毒治疗;轻微炎症坏死且无明显纤维化($S_0$～$S_1$)者暂不治疗,每隔3～6个月检测肝功能1次。

2.核苷类似物　仅用于慢性乙型病毒性肝炎,抑制HBV复制,使HBVDNA水平下降、ALT复常和改善肝组织病变。需治疗至出现HBeAg血清转换,才能考虑停药。

### 【预防】

1.控制传染源　对携带者应给予隔离,禁止献血及从事托幼和餐饮工作。

2.切断传播途径　甲型病毒性肝炎主要通过加强卫生措施来减少传播。乙型病毒性肝炎、丙型病毒性肝炎和丁型病毒性肝炎则需要通过预防血液及体液传播来预防。

3.保护易感人群　主动免疫甲型病毒性肝炎减毒活疫苗。乙型病毒性肝炎用乙型肝炎疫苗+高效价特异性乙型肝炎病毒免疫球蛋白。

(刘翠翠)

# 第二节　麻疹

麻疹是由麻疹病毒引起的急性呼吸道传染病,临床以发热、咳嗽、流涕、眼结膜充血、颊黏膜有麻疹黏膜斑及皮肤出现红色斑丘疹等为主要表现。任何年龄均可感染麻疹,但过去一般以8个月以上到5岁小儿发病率最高,每隔2～3年有一次大流行。自1965年普遍接种麻疹减毒活疫苗后,变为局部暴发流行或散发;发病年龄也向后推移,青少年及成人发病率相对上升,5岁以下学龄前儿童约占48.1%,而20岁以上成人可达22.5%。任何季节均可发病,以冬春季为最多。

### 【病因与发病机制】

麻疹病毒属副粘液病毒科,呈球形,直径为100～250nm。病毒核心为由负股单链RNA和三种核衣壳蛋白(L、P、N蛋白)组成的核壳体,外层为含脂质双层的包膜,表面有细小的糖蛋白突起。外膜中的蛋白成分主要有膜蛋白(M 蛋白)、血凝素(H 蛋白)和融合蛋白(F 蛋白)。M 蛋白功能与病毒装配、芽生、繁殖有关。H 蛋白含有细胞受体位点,可与宿主细胞表面的麻疹病毒受体($CD_{46}$)结合,启动感染过程。F 蛋白与病毒血溶活性和细胞融合活性有关,有利于病毒进入细胞和使细胞与细胞融合。F 蛋白和 H 蛋白是麻疹病毒引起人体产生抗体应答的主要抗原,抗 H 蛋白抗体具有免疫性保护作用,抗 F 蛋白抗体能阻止细胞间的感染。麻疹病毒可在 T 淋巴细胞和 B 淋巴细胞及单核细胞内复制。患者是本病唯一的传染源,从潜伏期末 2～3d 至出疹后 5d 内,眼结膜、鼻、咽、气管的分泌物、尿及血液中均含有病毒,有传染性,恢复期不携带病毒。主要通过喷嚏、咳嗽、说话、哭吵时借飞沫直接传播。人对麻疹普遍易感,凡未患过麻疹又未接种麻疹减毒活疫苗者,一旦接触麻疹病人后,95% 以上发病。病后可获得持久免疫力,第二次患麻疹者极少见。

麻疹病毒借助飞沫,经鼻、口咽、眼结膜等进入体内,首先在鼻咽部、眼结膜和上呼吸道黏膜上皮细胞、黏膜下和局部淋巴结进行繁殖,2～3d 后出现第一次病毒血症。病毒进入血中淋巴细胞后被送到全身淋巴组织、肝、脾等器官,在这些组织和器官中广泛增殖后再次进入血液,导致第二次病毒血症,引起广泛病变。病毒血症可持续至出疹后第 2d。麻疹病毒不断增殖时,使 T、B 淋巴细胞致敏,血流中致敏 T 淋巴细胞与受麻疹病毒感染的血管内皮细胞及其他组织细胞作用时引起迟发性变态反应,使受感染细胞破坏,释放各种淋巴因子,在局部形成纤维素样坏死,单核细胞浸润和血管炎,而表现为全身性皮疹,并伴有全身症状。B 淋巴细胞在感染细胞释放的游离病毒或细胞表面抗原的刺激下产生抗体,感染麻疹后第 12d 左右,特异性 lgM、IgG 抗体均增高,以后 IgG 逐渐升高,而 IgM 很快降低,IgG 抗体持续多年,因而免疫力持久。

麻疹时呼吸道黏膜有充血、水肿,毛细血管周围有单核细胞浸润、炎症渗出,出现呼吸道症状。口腔黏膜充血可见到针尖大小灰白小点,形成麻疹黏膜斑,系黏膜及黏膜下炎症、局部充血、渗出、细胞浸润、坏死和角化。在感染过程中,细胞免疫反应逐渐形成,致敏的淋巴细胞释放淋巴因子,引起炎症反应,使受染的细胞增大,融合成多核巨细胞,是麻疹特征性的病理改变,广泛分布于全身淋巴组织中,尤以扁桃体、脾脏与阑尾等多见。皮疹为真皮内毛细血管内皮细胞肿胀、增生、单核细胞浸润、毛细血管扩张、红细胞和血浆渗出。皮疹上的表皮细胞肿胀、坏死、变性、角化以后脱屑。皮疹处由于毛细血管炎引起血液的淤滞,通透性增加,粘附于血管内膜的红细胞崩解,血红蛋白渗出血管外,使皮疹消退后遗留色素沉着。此外,麻疹感染时对机体免疫系统有暂时抑制,如白细胞、血小板和补体等均有下降,结核菌素阴转患者易继发感染,结核病灶激活或扩散;而哮喘、湿疹、肾病综合征等疾病在麻疹期间可暂时缓解。

**【临床表现】**

潜伏期约 10d(8～12d),接受过被动免疫者可延长至 3～4 周。

**(一)典型麻疹**

疫苗接种免疫失败和未接种疫苗者几乎全部表现为典型麻疹,继发性免疫失败者中约有 1/6 左右的人也表现为典型麻疹。可分为以下三期:

1.前驱期(卡他期) 从发病到出疹一般约 3～5d(1～8d)。主要症状为上呼吸道及眼结膜炎症,有发热、咳嗽、喷嚏、流涕、流泪、畏光、结膜充血、眼睑浮肿,并有浆液脓性分泌物。起病后第2~3d约90％病人于双侧近臼齿颊黏膜处出现细小灰白色小点（约0.5~1mm大小），周围有微血管扩张的红晕，称麻疹黏膜斑，为本病早期特征。初起时仅数个，很快增多，且融合扩大成片，似鹅口疮，一般持续到出疹后1~2d内消失。也可见于下唇内侧及牙龈黏膜，偶见于上腭。偶见颈、胸、腹部出现风疹样或猩红热样皮疹，数小时后即消失，称前驱疹。有时在腭垂、扁桃体、咽后壁、软腭处见红色斑点，出疹期始消退，称黏膜疹。在发热同时可伴有全身不适、精神萎靡、食欲减退、腹泻、呕吐等症状。

2.出疹期　发热3~5d后，当呼吸道症状及体温达高峰时开始出现皮疹。皮疹先见于耳后发际，逐渐波及头面部、颈部，一日内自上而下蔓延到胸、背、腹及四肢，约2~3d内遍及手心、足底，此时头面部皮疹已可开始隐退。皮疹初为淡红色斑丘疹，直径2~4mm，散在分布，继而增多，呈鲜红色，以后逐渐融合成暗红色、形态不规则或小片状斑丘疹，疹间皮肤正常。皮疹为充血性，压之褪色，少数病例皮疹呈出血性。出疹时全身中毒症状加重，体温高达40℃左右，精神萎靡、咳嗽频繁，声音嘶哑、畏光、结膜红肿、眼睑浮肿。重者可有谵妄、抽搐。全身表浅淋巴结与肝脾可轻度肿大。肺部常有干湿性啰音。本期约3~5d。

3.恢复期　皮疹出齐后按出疹顺序消退，由红色转为棕褐色，全身症状随着体温下降而迅速减轻，精神与食欲开始好转，皮疹消退后留下特征性的棕褐色色素沉着及糠麸样脱屑，以躯干为多，约1~2周消失。这种色素沉着斑在麻疹后期有诊断价值。无并发症者整个病程约10~14d。

### （三）非典型麻疹

1.轻型麻疹　多见于具有对麻疹病毒有一定的免疫力者，如6个月以内婴儿尚留存来自母体的被动免疫抗体，近期接受过免疫制剂（如丙种球蛋白）或接种过麻疹免疫疫苗者，或第二次患麻疹者。其潜伏期较长（3~4周），临床症状轻，麻疹黏膜斑不典型或缺如，皮疹少而色淡，出疹期短，不留色素沉着，较少并发症但有传染性。病后所获免疫力与典型麻疹者相同。

2.重型麻疹　多见于免疫力低下者，如营养不良或其他疾病，或并发肺炎、心血管功能不全等患者。起病急骤，高热40℃以上，严重中毒症状，谵妄或昏迷，反复抽搐，呼吸急促，唇指发绀，脉细速，皮疹密集，呈暗红色且融合成片（中毒性麻疹）；有时皮疹呈出血性，形成紫斑，伴内脏出血（出血性麻疹）；有时皮疹呈疱疹样，可融合成大疱（疱疹性麻疹）；皮疹少或皮疹突然隐退，遗留少数皮疹呈青紫色，面色苍白或青灰色，大多因心功能不全或循环衰竭引起（休克性麻疹）。预后差。

3.成人麻疹　目前成人麻疹发生率已明显上升，与小儿相比中毒症状较重。临床特点起病急，可无卡他症状，发病第1d即高热，伴有头痛、全身乏力、萎靡不振、纳呆等；而后热型不规则或为稽留热，咳嗽较剧，发病后3~4d出现粗大的斑丘疹，融合，自上而下顺序出现，3~4d后逐渐消退，但留有色素沉着。麻疹黏膜斑十分常见但不典型，消失较晚。妊娠初期发病可致流产，孕期中得病可致死胎。孕妇产前7~10d感染麻疹，则小儿娩出时可无任何症状，而出生后可与母亲同时发生症状；若孕妇产前2周受感染，产时正患麻疹，则小儿出生时可见麻疹，称为先天性麻疹。

4.非典型麻疹综合征（AMS）　又称异型麻疹。急起高热、头痛、肌痛、乏力等，中毒症状重而卡他症状少，罕见麻疹黏膜斑。起病2~3d后出现皮疹，但从四肢远端开始，逐渐波及躯干与面部,皮疹为多形性,有斑丘疹、疱疹、紫癜或荨麻疹,一般可同时见于2～3种皮疹形态。常伴有四肢水肿、肺炎、胸腔积液,肺内阴影可持续数月至1～2年。血中嗜酸性粒细胞增多,有些病人有肝脾肿大,肢体麻木、无力和瘫痪。诊断依据为恢复期麻疹抗体上升,血凝抑制抗体和补体结合抗体可呈强阳性。本型见于接种麻疹灭活疫苗后4～6年再接种麻疹灭活疫苗,或再接触麻疹病人者,偶见于曾接受减毒活疫苗者。可能系人体对麻疹病毒的迟发性变态反应,或抗原抗体复合物沉积于血管基膜引起Arthus反应所致。国内均用麻疹减毒活疫苗,故此型极少见。

**【并发症】**

年幼体弱、营养不良及免疫力低下者,患麻疹后极易发生并发症,常见的有:

1.肺炎　除麻疹病毒本身可引起巨细胞肺炎外,在病程各期尚易并发继发性肺炎,为麻疹最常见的并发症,也是麻疹死亡的主要原因。多见于5岁以下的小儿,病原常为金黄色葡萄球菌、肺炎球菌、腺病毒等。大多发生在出疹期,全身中毒症状严重,有高热、咳嗽、气急、鼻翼扇动、唇指(趾)发绀,肺部有中、小细湿啰音。金黄色葡萄球菌感染尤易并发肺脓肿、脓胸或脓气胸、心包炎等,若病程迁延不愈,可导致支气管扩张症。

2.喉炎　麻疹患者常有轻度喉炎,出现声音嘶哑,有刺激性干咳,预后良好。继发性喉炎多由金黄色葡萄球菌或溶血性链球菌引起,有声嘶加重、犬吠样咳嗽、吸气性呼吸困难(可见三凹征:胸骨上窝、锁骨上窝、肋间隙内陷);严重者有面色苍白、发绀、气促、烦躁,如不及时抢救,可因喉梗阻引起窒息而死亡。

3.心肌炎、心功能不全　重症麻疹因高热、中毒症状严重,可影响心肌功能,尤其在营养不良小儿及并发肺炎时。主要表现为气急烦躁、面色苍白、四肢发绀、脉细速、心率快、心音弱、肝脾肿大,心电图示T波和S-T段改变。病情重危。

4.脑炎及亚急性硬化性全脑炎(SSPE)　麻疹并发中枢神经系统病变较其他出疹性疾病为多。麻疹脑炎的发病率为0.1%～0.5%,主要为儿童,多发生于出疹后2～6d,偶见于前驱期或出疹后2～3天内。可能为麻疹病毒直接侵入脑组织或(和)与神经组织变态反应有关。临床上有高热、头痛、嗜睡、抽搐、意识障碍、昏迷、呼吸衰竭、强直性痉挛瘫痪、脑膜刺激征和病理反射征阳性。脑脊液细胞数增加(多为单核细胞),蛋白质稍增,糖正常。少数脑脊液亦可正常。病死率约15%,多数病人经1～5周恢复,部分病人可留有瘫痪、智力障碍、癫痫、失明等后遗症。SSPE是麻疹的远期并发症,但很少见。表现为亚急性进行性脑组织退变,脑组织中能分离出麻疹病毒,血清和脑脊液的麻疹抗体持续强阳性。本病可能系麻疹病毒长期隐伏于脑组织中,产生缺失M膜蛋白的缺陷病毒颗粒所致,也有认为系基因突变致病毒RNA复制障碍而发生结构蛋白变异引起,从而引起脑部进行性退化病变。故目前认为这是一种类麻疹病毒或麻疹有关病毒所引起的亚急性或慢性脑炎。潜伏期约2～17年,发病年龄以5～15岁儿童为多,多发于男孩。患者逐渐出现智力减退,性格异常,运动不协调,各类癫痫发作,视觉、听觉及语言障碍,共济失调或局部强直性瘫痪,病情发展直至神志昏迷,呈去大脑强直状态。总病程约1年余,最后死于营养不良、恶病质及继发感染。

5.肝损害　多见于成人患者,其发生率为31%～86%,重症麻疹患者,肝损害尤甚。肝损害多见于麻疹急性期,即病程的第5～10d,临床表现可有厌食、恶心、腹胀、腹痛、乏力及黄疸等,肝脾肿大,肝脏酶学增高。肝功能大多于2～4周内恢复正常。

6.其他并发症　尚可并发口腔炎、中耳炎、乳突炎,大多为细菌继发感染。常因慢性腹泻、照顾不当、忌口等引起营养不良及各种维生素缺乏症。此外尚有结核感染恶化或播散,而致粟粒结核或结核性脑膜炎。

【实验室检查】

1.血象　前驱期周围血象白细胞计数正常或稍高,出疹期稍减少,淋巴细胞相对增高。

2.分泌物涂片检查多核巨细胞　鼻咽、眼分泌物及尿沉渣涂片,以瑞特染色,显微镜下可见脱落的上皮多核巨细胞。在出疹前后1～2d即可阳性,比麻疹黏膜斑出现早,有早期诊断价值。

3.病毒学检查　应用荧光标记特异抗体检测鼻黏膜印片及尿沉渣,可在细胞内找到麻疹抗原,阳性有诊断价值。早期从鼻咽部及眼分泌物和血液中分离到麻疹病毒即可肯定诊断。恢复期血清血凝抑制抗体及补体结合抗体有4倍以上增高或发病1个月后抗体滴度大于1：60,但只能作为回顾性诊断。而采用ELISA检测患者血清中麻疹IgM抗体,在发病后2～3d即可测到,可作为早期特异性诊断方法。

【诊断】

1.疑似病例　患者(多数为儿童)有发热、咽红等上呼吸道卡他症状,畏光、流泪、结合膜红肿等急性结膜炎症状,发热4d左右,全身皮肤出现红斑丘疹,与患者在14d前有接触史。

2.确诊病例

(1)在口腔颊黏膜处见到麻疹黏膜疹。

(2)咽部或结合膜分泌物中分离到麻疹病毒。

(3)1个月内未接种过麻疹疫苗而在血清中查到麻疹IgM抗体。

(4)恢复期血清中麻疹IgG抗体滴度比急性期4倍以上升高,或急性期抗体阴性而恢复期抗体阳性。

临床诊断:疑似病例加(1)项。

实验确诊:疑似病例加(2)或(3)或(4)项。

典型麻疹依据流行病学资料及临床表现即可诊断。麻疹黏膜斑对出疹前早期诊断极有帮助,上呼吸道卡他症状及皮疹形态分布特点均有助诊断,麻疹后留下色素沉着及糠麸状脱屑在恢复期有诊断意义。

鉴别诊断应与风疹、猩红热、传染性单核细胞增多症、二期梅毒、药疹、中毒性休克综合征和川崎病相鉴别但它们各有特点:风疹病情较轻,耳后淋巴结肿大,皮疹颜色更红;猩红热有咽痛,最终脱屑,舌如草莓,并有白细胞增多;传染性单核细胞增多症可作血清学检查。药物过敏时的皮肤症候,很少会有发热、黏膜疹及卡他症状。传染性红斑一般不发热,皮疹见于颊、臂、腿,无前驱性或伴随性呼吸道症候。川崎病成人罕见。

【治疗】

重点在于精心护理、对症治疗和防治并发症。

## （一）护理与对症治疗

合理护理是促进病情恢复的重要措施。患者应卧床休息，单间隔离，居室空气新鲜，保持适当温度和湿度，衣被不宜过多，眼、鼻、口腔、皮肤保持清洁。如结合膜炎可用 4％硼酸溶液或生理盐水清洗，再涂红霉素或四环素眼膏，防止继发感染。及时清除鼻腔分泌物及干痂，保持鼻腔通畅。给予足够水分及易消化富营养的食物，切不可"忌口"。高热时（39.5～40℃）可给小剂量退热剂，以免骤然退热引起虚脱。剧咳时可服适量的镇咳剂，并行超声雾化吸入，每日 2～4 次。体弱病重者可早期给丙种球蛋白肌注或静脉注射，少量多次输血或血浆。近年报告给麻疹病人补充维生素 A，一次口服 10 万～20 万 U，可减轻病情，使病死率下降。

## （二）治疗并发症

1.肺炎　按一般肺炎处理，继发细菌感染应选用 1～2 种抗菌药物治疗。高热中毒症状严重者，可考虑短期应用肾上腺皮质激素。吸氧，适当补液及支持疗法。

2.喉炎　保持居室内一定湿度，保持患者安静，烦躁不安时及早用镇静剂，并给雾化吸入（每 100ml 雾化液中加氢化可的松 100mg、麻黄碱 1mg），每 1～4h1 次。选用 1～2 种有效抗生素，重症者短期应用大剂量皮质激素静滴。喉梗阻进展迅速者，及早考虑气管插管或行切开术。

3.心血管功能不全　心力衰竭时给予强心、利尿、扩血管处理；周围循环衰竭时按感染性休克治疗。

4.脑炎重点在对症处理。SSPE 者可试用干扰素、转移因子等治疗，但疗效不确切。

（刘翠翠）

# 第三节　艾滋病

艾滋病又称获得性免疫缺陷综合征（AIDS）。是由人免疫缺陷病毒（HIV）引起的全身性传染病。主要临床表现是长期不规则发热、淋巴结肿大、机会性感染、Kaposi 肉瘤和淋巴瘤、$CD_4^+$ 细胞明显减少、$T_4/T_8$ 细胞比值≤1、抗-HIV 阳性。

## 【病因】

病原为 HIV，是一种逆转录病毒。分 HIV-Ⅰ型和 HIV-Ⅱ型。

HIV 侵入人体后，侵犯细胞膜上有 $CD_4$ 分子的细胞，引起淋巴细胞数减少，$T_4/T_8$ 淋巴细胞比值≤1，并发生严重的细胞免疫功能缺陷，导致各种机会性感染及恶性肿瘤。HIV 感染单核-巨噬细胞后，成为病毒的储存场所，不易被人体免疫机制清除，并可通过血脑屏障，感染脑、脊髓及神经组织引起炎症。

## 【诊断及鉴别诊断】

### （一）诊断要点

艾滋病高危人群；淋巴结肿大、各种机会性感染和恶性肿瘤；血清抗-HIV 阳性。

### （二）流行病学

高危人群如同性恋者、双性恋者、静脉吸毒者、多次输血及血制品者，如血友病患者、有其他性病者和 HIV 感染的母亲所生的婴儿。对诊断艾滋病意义很大。

### （三）临床表现

潜伏期:半年至 15 年,一般为 2～10 年。

根据临床表现不同,可分以下临床类型:

1.无症状 HIV 携带者　无临床症状。血清抗-HIV 抗体阳性。经过一定时期可转变为艾滋病相关综合征和典型艾滋病患者。

2.艾滋病相关综合征　有长期不规则发热,可持续数日,并有乏力、盗汗、消瘦、腹泻及血小板减少性紫癜等,此类患者的特点是伴有全身或多个部位的慢性持续性淋巴结肿大。部分患者可发展为典型艾滋病。

3.典型艾滋病　病初可有发热、乏力、盗汗、消瘦和食欲不振等症状。此型患者主要有以下表现:

(1)机会性感染可由多种条件致病性微生物如病毒、细菌、真菌以及寄生虫引起。

1)症状肺炎:以卡氏肺囊虫肺炎最常见,约占机会性感染的 60%～80%。主要表现为间质性肺炎,有发热、干咳、气促和发绀症状,肺部体征很少。X 线检查可见肺门有网状或弥漫性肺部斑点状炎性浸润。痰、支气管肺泡灌洗液和肺组织活检可查见卡氏肺囊虫。

巨细胞病毒、鸟型分枝杆菌、结核杆菌、白色念珠菌等亦可引起肺炎。

2)消化道感染:可由白色念珠菌、单纯疱疹病毒、巨细胞病毒等引起口腔炎、咽喉炎及食管炎,表现口腔及咽部有乳白色假膜、疼痛、吞咽困难和胸骨后疼痛等。隐孢子虫、白色念珠菌、巨细胞病毒、单纯疱疹病毒和鸟型分枝杆菌等引起肠炎,表现慢性腹泻,可长达数月,伴有消瘦及贫血等营养不良症状。

3)中枢神经系统感染:可由弓形虫、隐球菌、结核杆菌、鸟型分枝杆菌、巨细胞病毒和单纯疱疹病毒等引起的脑炎和脑膜炎。表现有发热、头痛、呕吐、颈强直、脑神经麻痹等症状。

4)全身播散性感染:多见于免疫功能极度低下的艾滋病晚期患者。可由巨细胞病毒、单纯疱疹病毒、EB 病毒、各种细菌和真菌等引起。表现为高热、严重毒血症及多脏器感染和败血症。病情危重,病死率极高。

(2)肿瘤最多见为 Kaposi 肉瘤,可在四肢及躯干皮肤上,先有淡红色、蓝紫色或青黑色的斑块或结节,可进一步做皮肤活检证实。可播散至内脏。还可发生 Burkitt 淋巴瘤。

(3)神经系统病变约有 60% 艾滋病患者可表现亚急性脑炎、脊髓炎和神经炎。最常见为亚急性脑炎,病变及症状呈进行性,初为注意力不集中、健忘。逐渐发展为表情呆滞、性格改变及行为反常,最后可发展为痴呆。

部分患者感染 HIV 后,可表现为急性感染。有发热、出汗、厌食、恶心、头痛、咽痛及关节、肌肉疼痛,可有皮疹及淋巴结肿大等类似传染性单核细胞增多症的表现。

### （四）实验室检查

1.血象　有白细胞减少,主要为淋巴细胞减少。有不同程度的贫血,血小板减少,血沉增快。

2.血清学检查　检测血清抗-HIV 抗体,可以确诊艾滋病。可用酶联免疫吸附法、间接免疫荧光法或放射免疫法(RIA)检测抗-HIV 抗体,如为阳性,应进一步做确诊试验,因上述检测方法可出现假阳性。确诊试验用免疫印迹法或放射免疫法检测,如确诊试验阳性,诊断可以确立。

凡原因不明(须除外应用免疫抑制剂或免疫功能低下的疾病)的机会性感染或(和)Kaposi肉瘤的患者;长期发热、消瘦、盗汗、乏力、腹泻伴有不明原因的多处或全身淋巴结肿大者应怀疑本病,如为艾滋病的高危人群则更应高度怀疑本病。进一步检测血中淋巴细胞数明显减少,T4/T8比值≤1,有重要的辅助诊断意义。确诊可检测血清抗-HIV。

急性感染艾滋病时,应与传染性单核细胞增多症鉴别。后者末梢血单核及淋巴细胞>50%,异型淋巴细胞>10%,血清嗜异性凝集试验及抗-EBVIgM抗体阳性。

发热及淋巴结肿大者,应与淋巴腺炎、淋巴腺结核、霍奇金病、淋巴瘤等鉴别。

发生机会性感染时,应与其他病原体引起的肺炎、肠炎、脑炎、脑膜炎、败血症等鉴别。艾滋病继发机会性感染,因患者有免疫缺陷,病情常反复及迁延不愈。可结合流行病学史、血清抗-HIV抗体阳性可以鉴别。

免疫功能低下应与应用免疫抑制剂治疗、先天性或继发性免疫功能缺陷疾病如肝硬化、糖尿病、慢性肾炎等鉴别。

【治疗】

1.抗病毒治疗　叠氮脱氧胸腺嘧啶核苷(AzT),能抑制病毒的逆转录酶活性,遏制病毒的复制。剂量:成人100～150mg,静脉注射,每4小时1次,2周后改为口服100～200mg,每4小时1次,持续4周。主要的副作用有头痛和骨髓抑制,白细胞减少和贫血。

2.增强免疫治疗　目前应用的免疫增强剂有白细胞介素-2、胸腺肽、香菇多糖等。亦有用胸腺移植、骨髓移植等治疗。增强免疫治疗常和抗病毒治疗合用。

3.并发症治疗

(1)治疗机会性感染:应根据机会性感染的病原,选择相应的病原治疗。卡氏肺孢子虫肺炎可用磺胺甲基异噁唑(SMZ),每日100mg/kg和甲氧苄胺嘧啶(TMP),每日20mg/kg,分4次静脉注射,疗程为2～3周。或用戊烷脒,每日4mg/kg,肌内注射,疗程为14日。白色念珠菌感染可用氟康唑、酮康唑或制霉菌素。隐孢子虫病可用螺旋霉素。巨细胞病毒、EB病毒和单纯疱疹病毒感染可用无环鸟苷或阿糖腺苷。弓形虫病用乙胺嘧啶和磺胺嘧啶治疗。

(2)Kaposi肉瘤:可用阿霉素、放线菌素D、博来霉素和长春新碱等治疗。亦可用放射治疗,可获暂时缓解。早期用干扰素亦有效。

4.中医中药治疗　应用中医中药治疗艾滋病,亦有一定效果。

【预防】

切断传播途径为主要预防措施。积极进行卫生宣教,普及艾滋病的传播及防治知识,开展正确的性道德教育。严禁吸毒。限制及严格管理进口的一切血制品。血抗-HIV阳性者禁止献血。做好各级卫生医疗机构的消毒隔离工作。严禁娼妓活动。对宾馆等涉外单位做好床上用品、用具等的消毒。艾滋病疫苗将能有效地预防本病。泰国已用艾滋病疫苗作新生儿和患者配偶的预防接种。亦可预防HIV携带者发展为艾滋病。

(刘翠翠)

# 参 考 文 献

1.钟南山,刘又宁.呼吸病学.北京:人民卫生出版社,2012

2.于世英,胡国清.肿瘤临床诊疗指南.北京:科学出版社,2013

3.邱茂良.针灸治法与处方.上海:上海科学技术出版社,2009

4.杨乃龙,袁鹰.内分泌临床备忘录.北京:人民军医出版社,2011

5.北京协和医院.肿瘤内科诊疗常规.北京:人民卫生出版社,2012

6.中华医学会,临床诊疗指南.血液学分册.北京:人民卫生出版社,2006

7.陈卫昌.内科住院医师手册.江苏:江苏科学出版社,2013

8.张文武.急诊内科学.北京:人民卫生出版社,2000

9.刘毅.风湿免疫系统疾病.北京:人民卫生出版社,2012

10.栗占国,张奉春,曾小峰.风湿免疫学高级教程.北京:人民军医出版社,2013

11.郭勇.恶性肿瘤并发症治疗.北京:人民军医出版社,2011

12.陈灏珠,林果为,王吉耀.实用内科学(第14版).北京:人民卫生出版社,2013

13.孟庆义.急诊医学新概念.北京:科学技术文献出版社,2000

14.吴爱琴,陈卫昌.内科门急诊手册.南京:江苏科学技术出版社,2010

15.陈明哲.心脏病学.北京:北京医科大学出版社,1999

16.吕永惠,宋卫兵.消化系统疾病临床治疗与合理用药.北京:科学技术文献出版社,2010

17.李羲.实用呼吸病学.北京:化学工业出版社,2010

18.褚熙.内科急症的诊断与治疗.天津:天津科学技术出版社,2011

19.刘宝林.针灸治疗.北京:人民卫生出版社,2010

20.翟丽.实用血液净化技术及护理.北京:人民军医出版社,2012

21.田健卿,张政.内分泌疾病诊治与病例分析.北京:人民军医出版社,2012

22.胡健.心血管系统与疾病.上海:上海科学技术出版社,2008

23.李娟,罗绍凯.血液病临床诊断与治疗方案.北京:科学技术文献出版社,2010

24.赵献龙.内科常见病中西医诊疗精要.北京:人民军医出版社,2010

25.周英信.中西医结核内科常见病诊疗手册.北京:人民军医出版社,2007

26.任闽山,史传昌,燕鹏.肿瘤内科最新诊疗手册.北京:人民军医出版社,2011

27.柯元南,曾玉杰.内科医师手册.北京:北京科学技术出版社,2011

28.徐金升,马慧慈,乔治斌.肾脏内科学.北京:中国医药科技出版社,2007

29.魏红霞,邱涛.艾滋病诊断与治疗.南京:东南大学出版社,2014